U0239977

国家出版基金项目
NATIONAL PUBLICATION FOUNDATION

毒理病理学应用研究丛书

临床前毒性试验的组织病理学

——药物安全性评价中的解释与相关性

第4版

著　者　〔英〕Peter Greaves

主　译　王和枚　吕建军　乔俊文　孔庆喜　富　欣

主　审　任　进　胡春燕　杨秀英　张泽安

译　者　（按姓氏笔画排序）

王　芬　　王　莉　　王　蕾　　王和枚　　王莉萍

王浩安　　王海林　　毛晶晶　　孔庆喜　　尹纪业

吕建军　　朱　琳　　乔俊文　　任　进　　刘　佳

孙景军　　杨秀英　　邱　爽　　宋向荣　　张秀娟

张泽安　　张思明　　陈　珂　　陈　涛　　林　志

欧周罗　　呼雪庆　　周　飞　　屈　哲　　胡春燕

赵　煜　　赵文霞　　贺　亮　　黄明姝　　崔　伟

董延生　　曾奇兵　　富　欣　　谢　敏　　霍桂桃

北京科学技术出版社

图书在版编目（CIP）数据

临床前毒性试验的组织病理学：药物安全性评价中的解释与相关性 /（英）彼得·格里夫斯（Peter Greaves）著；王和枚等主译. —北京：北京科学技术出版社，2018.1

书名原文：Histopathology of Preclinical Toxicity Studies: Interpretation and Relevance in Drug Safety Evaluation

ISBN 978-7-5304-9089-1

Ⅰ. ①临… Ⅱ. ①彼… ②王… Ⅲ. ①药物毒性–毒性实验–病理组织学 Ⅳ. ①R961-33

中国版本图书馆CIP数据核字（2017）第134691号

著作权合同登记：图字　01-2017-0832

临床前毒性试验的组织病理学

作　者：〔英〕Peter Greaves	电子信箱：bjkj@bjkjpress.com
主　译：王和枚　吕建军　乔俊文　孔庆喜　富　欣	网　址：www.bkydw.cn
责任编辑：于庆兰	经　销：新华书店
责任印制：李　茗	印　刷：北京捷迅佳彩印刷有限公司
图文制作：北京永诚天地艺术设计有限公司	开　本：889mm×1194mm　1/16
出 版 人：曾庆宇	字　数：1180千字
出版发行：北京科学技术出版社	印　张：40.5
社　址：北京西直门南大街16号	版　次：2018年1月第1版
邮政编码：100035	印　次：2017年10月第1次
电话传真：0086-10-66135495（总编室）	ISBN 978-7-5304-9089-1/R·2328
0086-10-66113227（发行部）	
0086-10-66161952（发行部传真）	定　价：460.00元

中文版序言

Since the first edition of this book was published in 1990 there have been many exciting advances in medicine, improvements in the understanding of many diseases and the development of new therapies. Despite this and the application of new biotechnological methods to screening of novel drugs, patient safety, particularly during early clinical trials, continues to rely on conventional toxicology studies performed in laboratory animals and histopathological assessment of tissue sections remains an integral part of many of these studies.

The pathologist working on these studies is not only required to distinguish spontaneous laboratory animal pathology from drug-induced lesions but also to indicate the likely pathogenesis of any treatment-induced effects and whether they have relevance for humans. This remains challenging. It requires discrimination between drug-induced tissue alterations which are the consequence of direct adverse effects on vital cellular mechanisms from those which are the result of exaggerated or unexpected pharmacological effects at excessive doses or an exacerbation of spontaneous disease unique to a particular laboratory animal species. Each of these processes may have quite different significance for the human safety of a novel drug.

The aim of this book is to capture in one volume, information relevant to evaluation of pathological changes in toxicity studies and assessment of their relevance to the clinical investigation of new drugs. Whilst it may appear unusual for a single book to contain references to both human and animal pathology, this follows a long tradition practiced by the famous 18th century Italian pathologist Morgagni in Padua, Italy1[1]. It is hoped that this approach will form a useful basis for the assessment of drug-induced pathology for Chinese readers.

Peter Greaves

London

England

---

1   Morgagni, G.B. The Seats and Causes of Disease Investigated by Anatomy, (Miller and Cadell, London, 1769).

中文版序言

自从本书的第1版于1990年出版以来，医学上取得了许多令人振奋的进展，对许多疾病的认识有了显著的提高，新疗法的开发也取得明显进步。尽管如此，虽然新的生物技术方法应用于新药筛选当中，但患者的安全性（尤其是在早期临床试验阶段）仍然依赖于在实验动物中进行的常规毒理学研究，对组织切片的病理学评估仍然是许多这些研究的有机组成部分。

从事这些研究的病理学家不仅要将自发实验动物病理学与药物引起的病变区分开来，而且还需要说明任何处理引起效应的可能发病机制，以及它们是否与人类存在关联。这仍然是具有挑战性的。它需要将药物引起的组织改变作为对重要细胞机制直接不良反应的结果，与过度剂量下放大的或非预期的药理作用结果或某些特定实验动物种属所特有的自然疾病恶化的结果区分开来。这些过程可能对新药的人类安全性具有完全不同的意义。

本书的目的是将毒性研究中病理学变化评价的相关信息及其与新药临床研究相关性的评价收集成册。虽然对一本书而言，同时涉及人类和动物病理学可能显得不同寻常，但这也沿袭了18世纪著名意大利病理学家Morgagni（帕多瓦）曾实践过的悠久传统[1]。希望这一方法能够为中国读者评价药物所致病理学提供有用的依据。

彼得·格里夫斯

于英格兰伦敦

1　Morgagni, G.B. The Seats and Causes of Disease Investigated by Anatomy, (Miller and Cadell, London, 1769).

目　录

第 1 章　引言

病理学与新药安全性评价

创新药物在被患者首次试用前，对其引起实验动物的病理改变进行评估是新药安全性评价的基石。这种主要基于传统的组织病理学技术的初步评价对开发人类和动物疾病新疗法做出了重大贡献[1]。

尽管在研究设计和实施的细节上发生了许多变化，但在开展人类试验前，药物试验的原则同60多年前Geiling和Cannon所阐述的原则一样，这些原则是他们在研究一种有毒的磺胺酏剂导致患者死亡的原因及病理学效应后而总结的（表1.1）[2]。以不同给药期限给予实验动物不同剂量的某种新药并进行细致的临床观察和生化及血液学监测，随后对各种组织进行组织病理学检查，这种范式基本保持未变，并经受住了时间的检验。病理学家不仅需要评估器官和组织的改变及其可能与药物处理间的任何联系，而且需要评估所有与处理相关的病变与患者的相关性。

表1.1　Geiling与Cannon 1938年确立的人类临床试验前药物试验原则

1. 须知晓药物的确切组成；如组成未知，则应知晓制备方法

2. 不同物种动物的急性毒性试验

3. 不同物种动物中不同剂量的慢性毒性实验，以观察累积效应

4. 细致并勤观察动物，汇总各种临床效应

5. 采用适当的染色方法，对组织进行细致的病理学检查

6. 药物对排泄或解毒器官的影响，尤其是肾脏和肝脏

7. 药物的吸收和清除速率、排泄方式和途径、不同时间血液与组织中的浓度

8. 其他药物与食物可能产生的影响

9. 仔细检查任何特异反应或不良反应

采用动物来研究化学品和治疗药物导致的病理变化已有很长的历史。18世纪Morgagni报道了尝试比较人类意外摄入化学品（如砷）与直接给予动物所产生的病理变化[3]。早在1815年，Orfila发表了一篇全面和系统讨论有关毒物引起人类和动物病理学变化的综述[4]。尽管从第二次世界大战之前以来，现代已广泛采用啮齿类动物和非啮齿类动物进行药物安全性评价，但很少有人对药物在人类和这些实验动物的效应进行严格的比较。大量潜在有用的信息仍保留在制药公司和政府机构的档案中。然而现有数据表明，采用实验药理学与包含病理学的传统毒理学研究相结合的方法通常足以预测重要的不良反应，并支持人类首次临床试验的安全实施[1]。的确，给予啮齿类和非啮齿类动物某种新药长达1个月即可识别90%以上曾在传统的动物试验中监测到的不良反应。然而，这些动物试验并不能预测发生在临床实践中的所有药物的不良反应，仍然存在严重高估或低估其对人类的毒性的情况。整体的真阳性符合率（灵敏度）在70%左右，还有约30%的人类毒性未被安全药理学或传统毒性试验预测到[5]。而且，这种符合率在不同器官和组织间存在差异。因此，每种药物引起的病理学变化需要基于个案原则对其可能的临床相关性进行评估。此外，对于某些系统而言，组织病理学仍然是至关重要的，而对于其他系统则不太重要。例如，动物试验很难预测主观的神经症状，但对抗癌药物处理的实验动物的神经系统进行组织病理学检查可发现人类潜在的严重神经毒性作用。同样，常规毒性试验中皮肤的病理学检查很难识别人类的重要不良皮肤超敏反应，然而对皮下注射和肌内注射部位的不良反应，动物和人类之间存在很好的相关性[1]。动物试验似乎高估了肾脏和肝脏毒性，但对于胃肠道的影响通常具有良好的相关性。组织病理学一直都被认为是检测对生殖系统影响的最敏感的技术之一[6]。然而病理学家也需要意识到，对于人类使用某种药物而言，某些器官（如肝脏）的轻微炎性病变比特定类型的严重损伤（如增强的血流动力学效应所介导的心内膜下心肌坏死）可能具有更大的意义。

在传统的毒性试验中，不同实验动物物种中所发现的处理引起的病变对人类的预测价值也有所不同。虽然资料零碎，但比格犬试验所发现的病变数据整体上似乎比啮齿类动物，甚至令人惊讶地比灵长类动物的数据能更好地预测人类的不良反应[1]。犬的胃肠和心血管生理学似乎能特别好地模拟人类[7,8]。

由环氧合酶-2（COX-2）抑制剂突显出来的另一个长期存在的问题是某些治疗与特定的人类疾病间存在不良相互作用。与传统药物相比，由于COX-2抑制剂能感知到的胃肠道副作用低而被用于炎症性疾病的治疗。这种益处在一些患者中被升高的心血管疾病发生率所掩盖，但这种药物从市场上退出可能会减少某些关节炎患者可用的有效治疗药物品种[9]。对罗格列酮也有类似的担忧。与其他非噻唑烷二酮类抗糖尿病药物相比，罗格列酮可以增加缺血性心血管事件的发生，这也一直是药品监管部门限制这种有效药物使用的依据[10]。这些效应即使能从通常的临床试验预测但也是很难的，更别说常规毒性试验了。不幸的是，在患者中监测某个常见事件（如心脏病发作或脑卒中）的发生率升高很难，因为它需要较高的怀疑指数，即使它可能对公共健康具有很大影响[11,12]。这种相互作用通常要求专门设计的随机对照试验来寻找此类风险[11]。需要铭记的是，阿司匹林在大约30年前被公认与雷尔综合征有关，而之前已经使用了100多年。雷尔综合征是儿童中一种破坏性很大的肝脏毒性反应[13]。虽然雷尔综合征涉及的确切机制不明，但它发病前通常伴有病毒综合征，一般为水痘、胃肠炎或上呼吸道感染（如流感），这些症状显示与摄入阿司匹林有很强的流行病学联系。

兽药

同样的原则也适用于新型兽药的开发和安全性评价，但对用于生产可食用动物的兽药而言，为消费者安全考虑需要评估对环境的影响和残留试验。当药物在实验动物中引起的病理学发现相关性的评价需要外推到更广泛的其他种属时，以数倍于目标种属中的治疗剂量开展毒性试验的能力常对此任务有帮助，但仍需要组织病理学检查的支持[14]。

毒理学筛查

在系列化合物中通过筛选选择出毒性最小的化合物已有着悠久的历史。1909年Paul Ehrlich为了寻找传染病的治疗方法，利用小鼠、豚鼠和兔筛选了大量含砷化合物[15]。他发现一种称为#606的化合物不仅可以杀灭梅毒病菌，还能治愈兔梅毒而不导致兔子死亡。这种化合物被作为第一个治疗梅毒的有效药物，以撒尔佛散（Salvarsan）的商品名投放市场。（Gerhard Zbinden及其同事采用标准品与少量动物在一个很短的周期内筛选出了毒性最小的候选新药，示范出了一个对系列相关化合物进行灵活、靶向毒性研究的令人信服的案例）[16]。这些研究已得到推广，但它们需要精心的设计、严格的模型选择和细致的病理学评价。就这一点而言，在疾病模型上从事的药理学研究中，重要器官（如肝脏和肾脏）的病理学评价也可为潜在的毒性问题提供借鉴。

致癌作用的评价

对开发用于长期治疗的药物进行潜在致癌性评估往往被视为病理学家进入了其自身的领域。致癌性试验需要对可能发生于啮齿类动物中的多种肿瘤和癌前病变进行仔细诊断。然而，这些试验对于人体安全性的贡献并不明确。过去20年间开发的药物中大约有一半已经在啮齿类动物中显示具有致癌性[17]。如果排除一些遗传毒性药物，那么似乎大部分药物诱发的肿瘤是由于高剂量下过度或不必要的药效学作用所致，但这点并不妨碍患者使用这些药物治疗疾病。

多种作用模式与这些肿瘤类型相关，但潜在的机制往往不清楚[18-22]。然而，从病理的角度来看，非相关性肿瘤往往发生在高剂量下，存在持续的细胞毒性、过度的药效学作用或其他扰动稳态的组织学证据[23]。相比之下，给予啮齿类动物一系列强DNA活性（遗传毒性）致癌物后引起致瘤反应的证据表明，与自发肿瘤相比，诱发肿瘤中恶性肿瘤增多存在明确的组织学证据。恶性表型的证据是存在

原发肿瘤部位的远隔转移，而不仅仅是细胞学外观。而且，与那些自发肿瘤以及给予非DNA活性化合物后诱发的肿瘤相比，DNA活性致癌物诱发的肿瘤通常发病年龄提前了很多。回顾美国国家毒理学计划（NTP）的数据库也表明，强遗传毒性致癌物在啮齿类动物试验中可产生特征性多部位的肿瘤[24]。大量相关的信息分散在病理学文献中，但许多病理学综述认为啮齿类动物肿瘤类型对人类的意义存有疑问[18,25-27]。

鉴于存在这些困难，以及在进行传统的为期2年的大鼠和小鼠致癌性试验中的花费和时间成本，人们提出了其他的方法。学术领域长期争论认为，传统的小鼠致癌性试验对致癌性评价很少或根本没有帮助，结果只是一个多余的试验[28]。鉴于人们对啮齿类动物肿瘤发生认识的提高，Monro认为单单一项12~18个月的大鼠试验就足以识别潜在的人类致癌物[29]。最近对大量药物的慢性毒性和致癌性试验的结果进行比较后也表明，6个月与12个月的毒性试验可以合理预测为期2年的致癌试验结果[30,31]。Cohen甚至认为，对仅仅13周期限动物试验中的细胞病变进行严格的评价，就可识别出许多在长期试验中继续作用产生肿瘤的化合物[32]。事实上，精明的病理学家一直在以这种方式评价慢性毒性试验中的病理学发现，以试图预测致癌性并避免2年致癌性试验结果时出现意外。这已成为生物技术药物潜在致癌性评价中必不可少的一部分。对生物技术药物而言，传统的2年试验或许是不可行的[33]。

鉴于传统的小鼠致癌性试验对潜在致癌性评价贡献甚微的事实，人们已采用基因工程小鼠短期试验来替代。最常用的替代模型是肿瘤抑制基因*p53*^+/-杂合小鼠和rasH2小鼠模型，后者除内源性的鼠类*Ha-ras*癌基因外，还携带人类*c-Ha-ras*癌基因[34]。然而，不确定性仍然存在，并且实验结果在某种程度上是混杂的。因此，传统的大鼠和小鼠致癌性试验仍在被广泛采用。

然而，无论采用什么方案，什么种属或品系的啮齿类动物，病理学家在体内致癌性评价中都是不可缺少的。评价体内致癌性试验的发现，为任何肿

瘤的发生提供解释，并指出与人类可能的相关性或缺乏相关性，仍然是病理学家的主要任务。人们已设计出各种框架以帮助肿瘤相关性的评估[19,20]。

比较病理学

对病理学家而言另一个问题是比较病理学。近些年来随着动物与人类共有受体、介质和基因研究的出现，动物和人类疾病之间的协同作用再次引起了人们的兴趣[35,36]。然而，很少有病理学家试图去严格和系统地评价动物和人类疾病。英国病理学家Willis所做的述评今天仍然中肯，他在大约50年前就开始研究动物和人类肿瘤。他说"在兽医、饲养员和屠夫间传递的病理学材料应得到更充分的利用，然而其中大部分被浪费了"[37]。

缺乏严格相关性意味着实验动物与人类病理学的通用术语可能产生误导。用于啮齿类动物病变的术语所反映的病变可能与人类的生物学行为完全不同。例如，大鼠的乳腺癌与妇女中同样的乳腺癌具有不同的生物学行为。小鼠的肺肿瘤为缓慢生长的膨胀性病变，而人类同样的肺癌却有高度侵袭性、预后差。有些情形在啮齿类动物中十分普遍，但在人类罕见，例如组织细胞肉瘤普遍发生于大鼠与小鼠，但两者发生率不同。此外，对相同副作用而言，动物的病理学反应可能不同于人类。皮肤的基底细胞癌是人类与紫外线暴露相关的最常见的癌症，而鳞状细胞癌是在动物中诱发的主要肿瘤类型[38]。

还有一点值得注意，实验动物和人类肿瘤性病变的诊断方法是不同的。在人类肿瘤的诊断中，由于能逐步通过影像学检查与活检知道肿瘤临床进展情况，许多可能是结节状并取代周围组织或显示细胞异型性的增生性病变在性质上可能被视为非肿瘤性的。这样的背景信息通常在实验情形下是缺乏的，其诊断几乎都是仅仅基于组织学和细胞学特性。因此，用于实验动物的诊断术语可能并不总是等同于人类相同名称的病变。

病理学技术

最近几年来，涌现出大量关于良好规范的优秀

综述，他们适用于毒理学试验中的组织学评价。它们涵盖了各种基本程序，如称重器官的选择、建议的组织列表、组织块包埋和切片程序、数据的收集和同行评议[39-47]。

也有当诊断或解释存在异议时，成立病理学工作组的规范标准程序[45]。

此外，现在有许多关于适用于毒性测试的特殊技术，如推荐用抗体进行实验啮齿类动物免疫细胞化学染色和重组DNA技术很好的综述[48-52]。然而，重要的是应该在仔细分析常规苏木精和伊红染色（H&E染色）的切片后，以一种理智的方式目的明确地使用这些技术。

最重要的是，良好的常规组织病理学分析不可替代。这里也有很多最佳实践的建议可在病理学文献中获得[53]。此外，现在有一系列国际认可的标准化的病变术语出版物，这些病变可见于常规啮齿类动物试验的绝大多数器官系统。这些正在系统修订中[54-56]。

遗憾的是关于病理学评价的性质仍然存在广泛的误解。组织病理学检查不是匹配图片的练习。它不仅是比较受处理动物与对照动物的器官组织学，这不能在重要病变和无关病变之间做出鉴别。它意味着对每个动物的组织和细胞形态进行细致的循序渐进的评估。包括评估不同细胞和组织成分的大小、形状、染色特点和组织结构，并且将各种发现整合成有意义的生物学结论。按照定义，良好的组织病理学评价包括半定量评价和对各种特征的整合，如细胞的数量、有丝分裂、血管与其他结构的大小。在这些方面人脑仍然优于计算机。在得出所发现的病变可能与处理相关的结论前，需要评价任何观察到的组间差异，判断是否可能由实验动物间常见的变异或固定引起的，以及是否为处理产生的人工假象。有些变化可能仅仅是动物的自发病理学和环境因素或其他实验变量之间相互作用引起的明显组间差异，而不是受试物处理的直接结果。

病理学报告

报告的撰写是病理学家最后的但也是最重要的任务之一，这方面有针对传统毒性试验推荐的最佳

实践[57]。报告需要特别简明，因为它面对的是一个非常多样化的读者群。在临床试验中有执业医生依靠病理报告的准确性来设计、实施和监测患者或志愿者的安全。有些医生在其自身专业领域对组织病理学有一个特别好的了解。另一个极端为非专业人员，例如伦理审查委员会，他们仅有一些基本的病理学知识。虽然大多数读者处在这两个极端之间（即对病理学知识有一定的了解），最好需要记住政府监管当局的毒理学家和医生通常会十分仔细地阅读病理学发现相关的文字，无论它是被整合到最终文件还是在一份独立的报告中。此外，表格化的病理总结往往会以同等的关注度被审查。语言表达不清，不恰当、误导性或未经解释的术语，不能由数据合理推出的结论、文本和表格之间的任何不一致，都可能引出不必要的问题。因此，报告简明并对所有发现做出解释是必不可少的。《1984》的作者、英国作家George Orwell提醒我们："在短词可以表述的情况下，不要使用长词；如果可以减少一个字，一定把它删掉；如果你能想到一个等同的日常用语，就不要使用术语。"

本书章节

随后的内容会像以前的版本一样按器官系统分章节设置。虽然主要目的是描述药物引起的实验动物病理学，但也尝试对动物中发现的病变可能与患者的相关性进行述评。为此，书中也包含了比较解剖学和病理学方面的内容以及患者的药物诱导反应。当然，它不可能很全面。今天的信息是如此庞大而零散，要想匹敌法国拿破仑时代末期Orfila所撰写书中涵盖的惊人信息范围是很难的[4]：他不仅对由广泛的化学和生物因子（包括那些具有治疗作用的因子，如金属盐、鸦片、箭毒、麦角碱和蛇毒）引起的人体症状和尸检变化方面的资料进行了综述，并且研究了这些因子在动物（绝大多数为犬）的临床和病理学效应；他对剂量、给药途径、盐的形式和配方进行了仔细考虑。从他那里我们了解到，18世纪早期爱丁堡和伦敦的居民为防止痛风和结石，每天早上吞服一定剂量的与食油混合的天然金属

汞，但没有引起不良影响。他在犬上证实这种制剂是无害的，但是如果以一种允许其被降解而吸收的方式使用的话，这种形式的汞可能是有毒的，并能导致死亡。

最终，临床试验的安全实施取决于对临床前发现，特别是病理学的合理解释，这些是基于对不完美的动物试验局限的正确判断和客观理解。我们希望在接下来的章节中提供的全面概述将对致力这方面研究的读者有所帮助。

（曾奇兵译，王和枚校）

参考文献

1. Greaves P, Williams A, Eve M. First dose of potential new medicines to humans: how animals help. *Nat Rev Drug Discov* 2004;**3**:226-36.

2. Geiling EMK, Cannon PR. Pathologic effects of elixir of sulphanilamide (diethylene glycol) poisoning. *JAMA* 1938;**111**:919-26.

3. Morgani JB. *The seats and causes of disease investigated by anatomy in five books, containing a great variety of dissections with remarks.* London: Millar, A. & Cadell, T. 1769.

4. Orfila MJB. *Traité des poisons. Tirés des regnes minéral, végétal et animal, ou Toxicologie générale, considerée sous les rapports de la physiologie, de la pathologie et de la médicine légale.* Paris: Crochard; 1815.

5. Olsen H, Betton G, Robinson D, Thomas K, Monro A, Kolaja G, et al. Concordance of the toxicity of pharmaceuticals in humans and animals. *Regul Toxicol Pharmacol* 2000;**32**:56-67.

6. Takayama S, Akaike M, Kawashima K, Takahashi M, Kurokawa Y. Study in Japan on optimal treatment period and parameters for detection of male fertility disorders in rats induced by medical drugs. *J Am Coll Toxicol* 1995;**14**:266-92.

7. Dressman JB. Comparison of canine and human gastrointestinal physiology. *Pharmacol Res* 1986;**3**:123-31.

8. Mitchell AR. Hypertension in dogs: the value of comparative medicine. *J R Soc Med* 2000;**93**:451-2.

9. Olsen NJ. Tailoring arthritis therapy in the wake of the NSAID crisis. *N Engl J Med* 2005;**352**:2578-80.

10. Woodcock J, Sharfstein JM, Hamburg M. Regulatory action on rosiglitazone by the U.S. Food and Drug Administration. *N Engl J Med* 2010;**363**:1489-91.

11. Drazen JM. COX-2 inhibitors-a lesson in unexpected

problems. *N Engl J Med* 2005;**352**:1131-2.

12. Trontell A. Expecting the unexpected-drug safety, pharmacovigilance and the prepared mind. *N Engl J Med* 2004;**351**:1385-7.

13. Monto AS. The disappearance of Reye's syndrome-a public health triumph. *N Engl J Med* 1999;**340**:1423-4.

14. Woodward KN. Veterinary pharmacovigilance. Part 6. Predictability of adverse reactions in animals from laboratory toxicology studies. *J Vet Pharmacol Ther* 2005;**28**:213-31.

15. Drews J. Paul Ehrlich: Magister Mundi. *Nat Rev Drug Discov* 2004;**3**:797-801.

16. Zbinden G, Elsner J, Boelsterli UA. Toxicological screening. *Regul Toxicol Pharmacol* 1984;**4**:275-86.

17. Davies TS, Monro A. Marketed human pharmaceuticals reported to be tumorigenic in rodents. *J Am Coll Toxicol* 1995;**14**:90-107.

18. Cohen SM. Human carcinogenicity risk evaluation: an alternative approach to the two-year bioassay. *Toxicol Sci* 2004;**80**:225-9.

19. Meek ME, Bucher JR, Cohen SM, Dellarco V, Hill RN, Lehman-McKeeman LD, et al. A framework for human relevance analysis of information on carcinogenic modes of action. *Crit Rev Toxicol* 2003;**33**:591-653.

20. Boobis AR, Doe JE, Heinrich-Hirsch B, Meek ME, Munn S, Ruchirawat M, et al. IPCS framework for analyzing the relevance of a noncancer mode of action for humans. *Crit Rev Toxicol* 2008;**38**:87-96.

21. Hoenerhoff MJ, Hong HH, Ton T-v, Lahousse SA, Sills RC. A review of the molecular mechanisms of chemically induced neoplasia in rat and mouse models in National Toxicology Program bioassays and their relevance to human cancer. *Toxicol Pathol* 2009;**37**:835-48.

22. Holsapple MP, Pitot HC, Cohen SH, Boobis AR, Klaunig JE, Pastoor T, et al. Mode of action in relevance of rodent liver tumors to human cancer risk. *Toxicol Sci* 2006;**89**:51-6.

23. Grasso P. Experimental liver tumors in animals. *Baillieres Clin Gastroenterol* 1987;**1**:183-205.

24. Gold LS, Manley NB, Slone TH, Ward JM. Compendium of chemical carcinogens by target organ: results of bioassays in rats, mice, hamsters, dogs and monkeys. *Toxicol Pathol* 2001;**29**:639-52.

25. Alison RH, Capen CC, Prentice DE. Neoplastic lesions of questionable significance to humans. *Toxicol Pathol* 1994;**22**:179-86.

26. Grasso P, Sharratt M, Cohen AJ. Role of persistent, non-genotoxic tissue damage in rodent cancer and relevance to humans. *Annu Rev Pharmacol Toxicol* 1991;**31**:253-87.

27. Williams GM, Iatropoulos MJ, Enzmann HG. Principles of testing for carcinogenic activity. In: Wallace Hayes A, editor. *Principles and methods of toxicology*. Philadelphia, PA: Taylor and Francis; 2008. p. 1265-316.

28. Schach von Wittenau M, Estes PC. The redundancy of mouse carcinogenicity bioassays. *Fundam Appl Toxicol* 1983;**3**:631-9.

29. Monro A. How useful are chronic (life-span) toxicology studies in rodents in identifying pharmaceuticals that pose a carcinogenic risk to humans? *Adverse Drug React Toxicol Rev* 1993;**12**:5-34.

30. Reddy MV, Sistare FD, Christensen JS, DeLuca JG, Wollenberg GK, DeGeorge JJ. An evaluation of chronic 6- and 12-month rat toxicology studies as predictors of 2-year tumor outcome. *Vet Pathol* 2010;**47**:614-29.

31. Jacobson-Kram D. Cancer risk assessment approaches at the FDA/CDER: is the era of the 2-year bioassay drawing to a close? *Toxicol Pathol* 2010;**38**:169-70.

32. Cohen SM. An enhanced 13-week bioassay: an alternative to the 2-year bioassay to screen for human carcinogenesis. *Exp Toxicol Pathol* 2010;**62**:497-502.

33. Vahle JL, Finch GL, Heidel SM, Hovland DN, Ivens I, Parker S, et al. Carcinogenicity assessments of biotechnology-derived pharmaceuticals: a review of approved molecules and best practice recommendations. *Toxicol Pathol* 2010;**38**:522-53.

34. Long GG, Morton D, Peters T, Short B, Skydsgaard M. Alternative mouse models for carcinogenicity assessment: industry use and issues with pathology interpretation. *Toxicol Pathol* 2010;**38**:43-50.

35. Lemon R, Dunnett SB. Surveying the literature from animal experiments. Critical reviews may be helpful-not systematic ones. *Br Med J* 2005;**330**:977-8.

36. Mitchell AR. What could Dr Finlay and Mr Herriot learn from each other? Comparison of human and animal diseases can benefit patients of all species. *Br Med J* 2005;**331**:1220-1.

37. Willis RA. *Pathology of tumours*. London: Butterworths; 1960.

38. de Gruijl F, Forbes PD. UV-induced skin cancer in a hairless mouse model. *Bioessays* 1995;**17**:651-60.

39. Bregman CL, Adler RR, Morton DG, Regan KS, Yano BL. Recommended tissue list for histopathologic examination in repeat-dose toxicity and carcinogenicity studies: a proposal

of the society of toxicologic pathology (STP). *Toxicol Pathol* 2003;**31**:252-3.

40. Ruehl-Fehlert C, Kittel B, Morawietz G, Deslex P, Keenan C, Mahrt CR, et al. Revised guides for organ sampling and trimming in rats and mice-Part 1. *Exp Toxicol Pathol* 2003;**55**:91-106.

41. Kittel B, Ruehl-Fehlert C, Morawietz G, Klapwijk J, Elwell MR, Lenz B, et al. Revised guides for organ sampling and trimming in rats and mice-Part 2. *Exp Toxicol Pathol* 2004;**55**:413-31.

42. Morawietz G, Ruehl-Fehlert C, Kittel B, Bube A, Keane K, Halm S, et al. Revised guides for organ sampling and trimming in rats and mice-Part 3. *Exp Toxicol Pathol* 2004;**55**:433-49.

43. Mikaelian I, Nanney LB, Parman KS, Kusewitt DF, Ward JM, Naf D, et al. Antibodies that label paraffinembedded mouse tissues: a collaborative endeavor. *Toxicol Pathol* 2004;**32**:181-91.

44. Sellers RS, Mortan D, Michael B, Roome N, Johnson JK, Yano BL, et al. Society of Toxicologic Pathology position paper: Organ weight recommendations for toxicology studies. *Toxicol Pathol* 2007;**35**:751-5.

45. Ward JM, Hardisty JF, Hailey JR, Streett CS. Peer review in toxicologic pathology. *Toxicol Pathol* 1995;**23**:226-34.

46. Greaves P. Pathological techniques in toxicology. In: Ballantyne B, Marrs TC, Syversen T, editors. *General and applied toxicology*, Vol. 2. Chichester, United Kingdom: Wiley; 2009.

47. Morton D, Sellers RS, Barale-Thomas E, Bolon B, George C, Hardisty JF, et al. Recommendations for pathology peer review. *Toxicol Pathol* 2010;**38**:1118-27.

48. Gant TW, Greaves P, Smith AG, Gescher AJ. Toxicogenomics applied to understanding cholestasis and steatosis in the liver. In: Borlak J, editor. *Handbook of toxicogenomics*. Weinheim: Wiley-VCH; 2005. p. 369-94.

49. Kunder S, Calzada-Wack J, Hölzlwimmer G, Müller J, Kloss C, Howat W, et al. A comprehensive antibody panel for immunohistochemical analysis of formalin-fixed, paraffin-embedded hematopoietic neoplasms of mice: analysis of mouse specific and human antibodies cross-reactive with murine tissue. *Toxicol Pathol* 2007;**35**:366-75.

50. Randall KJ, Pearse G. A dual-label technique for the immunohistochemical demonstration of T-lymphocyte subsets in formalin-fixed, paraffin-embedded rat lymphoid tissue. *Toxicol Pathol* 2008;**36**:795-804.

51. Foster WR, Chen S-J, He A, Truong A, Bhaskaran V, Nelson DM, et al. A retrospective analysis of toxicogenomics in the safety assessment of drug candidates. *Toxicol Pathol* 2007;**35**:621-35.

52. Malarkey DE, Maronpot RR. Polymerase chain reaction and in situ hybridization: applications in toxicological pathology. *Toxicol Pathol* 1996;**24**:13-23.

53. Crissman JW, Goodman DG, Hildebrandt PK, Maronpot RR, Prater DA, Riley JH, et al. Best practices guideline: toxicologic histopathology. *Toxicol Pathol* 2004;**32**:126-31.

54. Vahle J, Bradley A, Harada T, Herbert R, Kaufmann W, Kellner R, et al. The International Nomenclature Project: an update. *Toxicol Pathol* 2009;**37**:694-7.

55. Renne R, Brix A, Harkema J, Herbert R, Kittel B, Lewis D, et al. Proliferative and nonproliferative lesions of the rat and mouse respiratory tract. *Toxicol Pathol* 2009;**37**:5S-73S.

56. Thoolen B, Maronpot RR, Harada T, Nyska A, Rousseaux C, Nolte T, et al. Proliferative and nonproliferative lesions of the rat and mouse hepatobiliary system. *Toxicol Pathol* 2010;**38**:5S-81S.

57. Morton D, Kemp RK, Francke-Carroll S, Jensen K, McCartney J, Monticello TM, et al. Best practices for reporting pathology interpretations within GLP toxicology studies. *Toxicol Pathol* 2006;**34**:806-9.

第 **2** 章　体被系统

皮肤和皮下组织

　　皮肤损伤是临床实践中药物导致的最常见的不良反应之一。尽管在门诊患者中因缺乏资料而很难确定其真实发生率，但有报道称，在住院患者中，麻疹样皮疹、荨麻疹，以及全身瘙痒发生率多达2%或3%[1-4]；皮肤损伤可能是因药物相关的急诊和入院病例中占比最大的部分之一[5]。在女性及应用多种药物的老龄患者中，皮肤反应的发生更为频繁。皮肤也是儿童药物反应的常见靶器官之一[6]。非甾体抗炎药、青霉素和甲氧苄啶－磺胺甲噁唑与皮肤不良反应的高发生率有关，然而更新的药物会导致一些新型的反应模式[7]。这些皮肤反应多数是由于变态反应或其他免疫介导的反应引起的[8-9]。大部分皮肤反应并不严重，但有些皮肤反应，尤其是毒性表皮坏死松解症和烫伤样皮肤综合征，若不中断药物处理可能危及生命[10]。

　　组织学上，药物反应与多种皮肤或皮下组织炎症反应有关。尽管嗜酸性粒细胞的出现可能是一种典型特征，但似乎没有哪种模式是某种特定药物所特异的[11]。与全身用药相关的最常见的形式是真皮和皮下组织血管周围以淋巴细胞为主的炎细胞浸润[4]。由于皮肤对各种不良刺激仅产生相对非特异性的不良反应，因此，常不能准确阐述发病相关的确切机制。

　　皮肤因其很高的代谢率而成为抗癌药重要的靶器官。癌症患者接受抗癌药物治疗后，已报道有多种形式的皮肤反应，但由于多重治疗且在癌症患者也发现了一系列其他类型的皮肤损伤，因此，很难将某种皮肤损伤归于某种特定药物[12]。

　　皮肤药物反应在感染HIV病毒的患者中特别常见，其发生率随着免疫功能的恶化而增加[13]。皮肤癌的发生率随着免疫抑制治疗时间的延长而升高，特别是在白种移植受者中[14]。

　　皮肤是身体的最大器官，它不仅作为物理屏障，同时也起着先天性和适应性免疫防御的作用，因此皮肤好发生药物引起的反应或许并不奇怪。鳞状上皮细胞不仅是物理屏障，也是早期预警系统，其能够释放细胞因子和趋化因子来应对损伤。表皮中的免疫细胞包括特化的树突状细胞（称为朗格汉斯细胞）和上皮内淋巴细胞。正常真皮中的免疫细胞包括树突状细胞、肥大细胞及少量皮肤记忆性T淋巴细胞。真皮毛细血管后微静脉表达黏附分子，促使记忆性T淋巴细胞边集并迁出至非炎性皮肤，在炎症状态下直接募集中性粒细胞、嗜酸性粒细胞和自然杀伤细胞（NK细胞）[15]。包含B淋巴细胞、T淋巴细胞的适应性免疫系统，把向局部淋巴结的抗原递呈细胞及非致敏T细胞递送皮肤中所遇抗原的系统整合在一起。正是由于这些因素，使得通过皮肤进行预防接种在刺激皮肤归巢性效应细胞中最有效，而在其他部位预防接种能更有效地产生归巢到其他部位的效应性记忆T细胞[15]。

虽然人们对皮肤在调节皮肤免疫反应中作用的认识取得了明显进展，但有证据表明，传统的动物毒性试验对皮肤最常见的不良反应的预测十分有限。这与许多药物导致的人皮肤反应的异质性或不可预知性相一致。皮肤不良反应可能仅在大范围的临床试验或在新药上市后的常规临床实践中才明显出现。Olson及其同事对开发中新药的临床前数据与临床数据进行比较，研究表明，在所回顾的药物中虽然只有相对较少的药物（少于10%）在临床试验中发生了皮肤不良反应，但这些药物中仅有1/3在动物试验中显示出皮肤病变。

然而，临床前研究有助于提示人类患者中某些形式的潜在皮肤效应，局部应用的药品在动物模型上进行的局部刺激试验似乎能合理地预测对人体的潜在刺激性。以表皮为靶点的抗增殖药物（如博来霉素）可直接导致人和动物皮肤改变。放大的药效学变化，如表皮生长因子受体抑制剂引起的改变，在动物试验和人类患者中均已观察到[18-20]。设计用于激活免疫系统成分的药物局部应用后，也能引起人和动物药效性变化[21]。与黑色素有高亲和力的化合物会伴有人体的皮肤变化，因此，能够结合黑色素或抑制黑色素生物合成相关酶的新药，应在动物模型上仔细评价其对含黑色素器官的毒性。皮肤血管或皮脂腺也能够成为药物作用的靶标。也可见到药物对创伤愈合的副作用，而这点可在动物身上进行评价[22]。大鼠背部是创伤愈合研究中最常用的部位[23]。皮肤也会在全身性病理过程中出现改变，如凝血障碍可引起紫癜和出血，垂体和甲状腺疾病、胰腺内分泌异常、钙平衡失调也会出现皮肤改变[24]。

动物对注射或植入皮下组织的物质所产生的炎症反应与人类的炎症反应关联性较好，然而未必是临床耐受的。皮下组织由于能成为细胞因子的储存库，允许抗原在沉积部位持续更长时间，因此也被作为免疫途径之一。小鼠实验表明，相比于皮下注射，微粒疫苗递送系统皮内注射需要的剂量更低而产生的免疫应答反应更强[25]。有人认为这是由于与皮下组织相比，皮内注射增加了与皮肤免疫细胞发生相互作用的概率。

毛囊

毛囊可作为治疗药物的靶标[4,18]。尽管不同位置毛囊的大小和形状各异，但毛囊的基本结构类似，都是由毛球中快速增殖的毛母细胞和被真皮鞘包围的由中间丝和相关蛋白构成的毛干所组成。真皮乳头位于毛囊底部，由特化的成纤维细胞组成，被认为在控制基质细胞进而决定毛发的大小中非常重要。与表皮细胞所表达的分子不同，外根鞘细胞通常含有大量角蛋白、黏附分子、细胞因子和生长因子受体[26]。毛囊干细胞位于真皮鞘上部的一个叫作隆突（bulge）的部位，小鼠中较明显[27,28]。这些因素可能部分解释了为什么毛囊比表皮本身对一些治疗药物更敏感。

毛囊生长周期连续经历三个阶段：生长（生长期）、退化（退化期）和静止（休止期）。许多生长因子对毛囊的正常发育和生长周期很重要[26]。随着近期对缺乏转化生长因子α（EGF受体的主要配体）的基因敲除小鼠的研究，表皮生长因子（EGR）受体系统的重要性被逐渐认识。这些小鼠的毛囊发育异常[29]。

种属差异

皮肤的主要屏障功能在角质层，而角质层的厚度在不同物种和不同位置的皮肤之间差异很大（图2.1）。大鼠背部皮肤常被用作局部给药或注射用药的部位，其在厚度上显示出部位差异性，且雄性较雌性更厚。人的皮肤与猪相似，角质层比兔、豚鼠或小鼠的更厚。浓密的毛发部分充当了动物皮肤的天然保护层，因此，给受试动物皮肤刮毛的做法可能因影响皮肤的天然保护能力而影响皮肤的吸收。一般而言，受试物的皮肤渗透性是惰性角质层特性和受试物的理化特性，如脂/水分配系数差异的反映。皮肤的pH值在哺乳动物中相差很大。虽然皮肤pH值对功能的影响尚未完全被探明，但它似乎影响屏障功能和微生物生长。人类皮肤通常比大多数实验动物酸性高，犬是所有哺乳动物中皮肤pH值最高的种属之一[31]。

基于对各种标记化学品的体内研究，得出动物皮肤渗透性按照从高到低的顺序为：兔、大鼠、猪、人类。其中小型猪的皮肤渗透率与人类的皮肤最相近[32]。

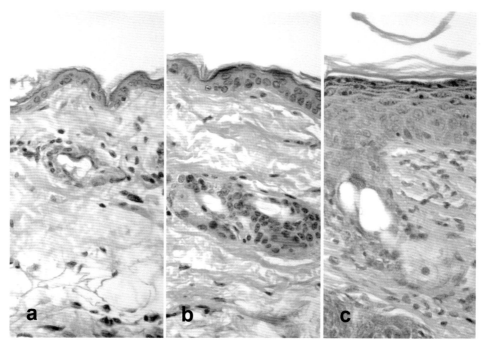

图2.1　图a：FVB/N小鼠腹部正常皮肤。图b：FVB/N小鼠背部正常皮肤。背部较腹部表皮更厚。图c：连续2周每日局部给予TPA和丙酮，FVB/N小鼠背部表皮增生。表皮有反应性增生。表皮细胞变大，透明角质层明显。各图放大倍数相同（H&E染色×280）

通过回顾2,4-二氯苯氧基乙酸经皮肤吸收的试验发现，小鼠、大鼠和兔的吸收测量值均高于人类，而恒河猴的吸收率与人类在同一范围。另一项比较研究，在无毛的Sprague-Dawley大鼠背部和人的多个解剖部位经皮肤吸收C14放射性标记的苯甲酸、苯甲酸钠盐、咖啡因和阿司匹林，结果显示这些分子的吸收率排序基本相同。虽然大鼠和人类不同部位皮肤的吸收率不同，但它们保持恒定[34]。这些结果表明，通过谨慎的控制给药条件（如给药面积、给药剂量、溶剂和接触时间）来预测人类对化合物的吸收是可能的。然而，需要牢记的是只有正常完整的皮肤能保持相对不渗透，由于创伤或疾病导致表皮屏障完整性丧失会严重影响外源性物质的吸收。

通过活性皮肤局部给药可发生明显的生物转化，且有相当大的物种差异性[35]。此外，高浓度的治疗药物皮肤局部给药后，下方的结缔组织、骨骼肌和关节的暴露量也会增加[36]。这一点已被用于治疗软组织疾病，但也要在皮肤毒性的研究中注意。由此而论，可能影响皮肤吸收的形态学差异是人类真皮血管要比实验动物丰富得多[37]。

参与皮肤迟发性过敏反应的组织学模式和细胞类型似乎因物种不同而异。例如，大鼠、小鼠主要发生单核-淋巴细胞反应，而在反应的最高点上豚鼠表现为中性粒细胞浸润。皮肤抗原呈递朗格汉斯细胞的密度因物种和皮肤部位而异。例如，小鼠尾部表皮的朗格汉斯细胞数量远远少于腹部皮肤，这种差异可能与不同部位的免疫学特性有关[39]。BALB/C雌性小鼠表皮朗格汉斯细胞的密度随着年龄增长而减少[40]。

物种间的形态差异，如皮下肌肉层（肉膜）的存在与否，可能影响皮下给药途径治疗剂的呈递。这对于生物治疗药物可能尤为重要，多肽和小分子蛋白类药物通过血管壁弥散直接进入毛细血管，而大分子药物需要通过多孔淋巴管摄入。

非肿瘤性病变

自发性炎症和坏死

皮肤和皮下组织发生炎症常伴随着因实验动物间自然发生的擦伤或日常小创伤引起的表皮屏障完整性丧失。这些病变的性质和分布情况通常可以帮助毒理学家明确区分这些改变是并发的还是药物引起的。然而，影响生发上皮增生或再生能力或炎症反应的化合物能够加重创伤部位的溃疡和糜烂。啮齿类动物的尾部因经过度的采血或静脉注射也可能诱发炎症和明显的瘢痕[42]。

皮肤和软组织自发的局部感染也能产生炎症变化。在毒性试验中，一些系统性细菌和病毒疾病也会导致皮肤和皮下组织的炎症和坏死。例如，鼠痘（传染性缺肢畸形）是众所周知的小鼠皮肤传染病，可以在实验动物种群中发生，其特征是真皮内有不同程度的淋巴细胞和巨噬细胞浸润、上覆的表皮因肿胀或增生而增厚。浅表表皮和毛囊中的角质细胞含有大的嗜酸性包涵体（马歇尔小体或A型包涵体），包涵体周围有清晰的光晕，其特征与感染痘病毒人类和其动物的皮肤类似[43]。

灵长类动物皮肤病毒感染在毒性试验中已有报道。这一点从一项毒性试验中报道的恒河猴因自发性尤巴病而发生皮下结节中得到了很好说明。尤巴病是一种由痘病毒引起的以组织细胞结状增生为特征的疾病[44]。在该病中，皮下结节由多形性细胞组成，胞质颗粒状，含有单个（偶见多个）不同形状的内涵病毒颗粒的嗜酸或嗜碱性包涵体。Gough及其同事报道过实验室狨猴（普通狨）暴发痘病毒感染[45]。在这场暴发感染中，被感染动物全身出现丘疹，其特点为上皮细胞的棘层肥厚伴表皮全层坏死和溃疡。据报道，嗜酸性颗粒胞质内包涵体的超微结构显示有砖块状病毒颗粒，表现出典型的痘病毒特征。

这种机会性皮肤感染带来的潜在问题是它们可能因为药物处理而加重。例如，据在临床前研究中报道称，以抑制免疫系统的药物处理灵长类动物，其初始发生的皮肤细菌感染发展成了严重的菌血症[46]。

血管的自发性炎症或血栓性疾病也能影响周围的软组织，这是由于局部缺血或炎症直接通过血管壁蔓延至邻近组织所导致（见第7章，心血管系统）。

局部用药引起的皮肤炎症

皮肤刺激

在人类使用局部用药治疗之前会在实验动物皮肤的局部使用以评估潜在的不良反应。然而动物模型在评价治疗药物的潜在刺激性中的确切预测潜力仍不确定。尽管人们已付出了极大努力以寻找新的体外方法，但似乎没有一种得到完全验证[47]。采用兔子的德雷兹（Draize）型测试及一些整合技术（如剃毛、擦伤和使用闭合型贴剂）仍被广泛使用[48]。白化豚鼠也在使用，有些权威人士认为与兔子相比，它对皮肤刺激物做出的反应与人更类似。有人提出使用小鼠耳朵模型对机制研究特别有用，对更精准地测定组织肿胀更好[49]。

然而，化学品皮肤刺激性的种属间比较显示，不论兔子还是豚鼠，皮肤模型对人类而言都不是完全可靠的预测模型，并且因刺激性物质的类型和强度不同，存在一定程度高估或低估现象[50-53]。总的来说，大多数动物模型能够预测化合物对人类的重度皮肤刺激性，但对轻度或中度刺激性的预测仍有不确定性[54]。

对不同类型化学品导致小鼠的皮肤刺激机制的研究表明，炎症发展的时程不只是由于渗透率的差异，也与所致炎症性质的不同有关[49]。化学品通过不同途径对皮肤产生刺激，组织病理学检查能够显示炎症过程中不同成分的差异。在化学诱导的皮肤刺激早期阶段，细致分段的组织病理学检查有助于区分不同血管和细胞反应。

受刺激物质影响的皮肤经组织学检查呈现出一系列不同的变化。导致表皮明显糜烂或溃疡并伴有急性炎症或肉芽组织的药物或制剂通常不能用于人类。然而，在应用皮肤擦伤技术时对照组动物中也能够观察到局灶性炎症。在多数轻度或中度反应中，表皮虽然完整，但已经发生反应性改变。这些变化包括过度角化并伴有颗粒细胞层更为明显，以及棘皮症（图2.1）。基底细胞层有丝分裂数目可明显增多。真皮常出现以淋巴细胞类型为主的炎细胞浸润。也可观察到水肿液、多形核白细胞与成纤维细胞数量增多，以及真皮血管明显增加。鉴于实验变量和组织取材因素，对这些皮肤反应的各种成分进行简单的半定量分析通常能满足原发性皮肤刺激评价的要求。分别对每种特征进行简单评分的方案[55]是对肉眼评价结果的一种有帮助的半定量辅助手段。

也有人提出皮肤炎症可由免疫调节药物的药效学作用所介导。咪喹莫特是一种通过Toll样受体7或8（TLR7和TLR8）介导的强效免疫刺激剂，局部用药后可引起小鼠皮肤产生炎症反应。连续用药几天后出现红斑、皮肤剥落和变厚，组织学特征是出现棘皮症、角化不全、颗粒层缺失、血管生成，并伴随炎性浸润，主要由辅助T细胞、树突状细胞、微小脓肿内的中性粒细胞以及巨噬细胞组成[21]。有人认为这些斑块状病变与人类银屑病所见相似。这一点值得注意，因为患者局部使用咪喹莫特与银屑病恶化有关。

某些化合物如用于治疗皮肤感染的局部治疗药物拟除虫菊酯杀虫剂，能够对人类皮肤产生刺激性，但不引起形态学变化。这可能也是对皮肤感觉神经末梢的药理学作用。这种反应在常规动物皮肤刺激性试验中检测不到。

接触性皮炎

暴露于低分子量化学品后发生的过敏性接触性皮炎不同于典型的原发性刺激性皮炎，这是因为其发展进程基于免疫学机制，需要初始致敏性暴露于沉积于皮肤的药物中。此反应由T淋巴细胞介导，需要过敏原侵入并结合皮肤蛋白形成抗原，朗格汉斯细胞或其他抗原递呈细胞共同参与。呈递的抗原与特异性致敏的淋巴细胞发生反应，产生淋巴因子并招募更多的效应细胞产生炎症反应。在一项药物非刺激性浓度的皮肤过敏试验中，接触性皮炎的典型特征是对含有非刺激性药物浓度的皮肤过敏试验的迟发型反应（24～96小时）[57]。

接触过敏原的临床前测试通常采用远交豚鼠，但小鼠也有采用[57]。反复给予皮肤高浓度受试物或采用其他技术措施来提高过敏原的穿透力。豚鼠最大化反应试验采用完全弗氏佐剂以加强反应并检测弱的接触性过敏原[58]。

这些方案得出的结果并不总能预测人类的接触变应原性，特别是对于那些同时也是原发性刺激物的弱致敏性化学品而言。因为免疫介导的炎症性皮肤反应的最终结果是非特异性炎症，所以使用常规技术的组织病理学检查被认为在区分原发性刺激与接触性皮炎中没有特别帮助。然而，就像它们已在人的炎症性皮肤病和接触性皮炎的组织病理学评价中得到证明的那样[59]，采用朗格汉斯细胞和T细胞的亚群标志物的免疫组织化学技术对表征动物模型中免疫介导的皮肤反应的性质可能会有帮助。免疫细胞化学研究表明，人类皮肤接触性皮炎的特点是成熟的辅助性T细胞与朗格汉斯细胞混合浸润[60]。

光毒性与光敏

多种药物在皮肤中达到足够数量后都能够导致光毒性或光敏反应。光毒性障碍似乎比光敏性疾病的发生率更高，大多数光致敏原和光毒素的作用光谱都在紫外线A范围内[61]。

尽管标准化的方法很少，实验变量也十分不同，但人们设计了许多体内和体外实验用于潜在光过敏性的临床前测试[62]。目前体外3T3中性红（3T3 NRU）光毒性试验被广泛认同，并成为OECD（经济合作与发展组织）指南的一部分[63]。然而，光敏作用的临床前试验（如接触致敏测试[64]）尚未进入验证程序。

豚鼠和无毛小鼠模型已受到广泛应用，每种方法采用肉眼评估受辐射皮肤或用皮肤褶皱游标卡尺测量皮肤厚度，而不是组织病理学检查。白化Balb/Crj（Balb/c）小鼠耳部皮肤已被用于组织学评估由喹诺酮抗菌药物引起的光毒性损伤。与体外3T3中性红光毒性试验相比，其结果似乎与所报道的患者光毒性反应相关性更好[66,67]。

Kimura及其同事提出，无毛有色犬是研究紫外线辐射情况下人类皮肤光毒性更好的模型[68]。组织学上，急性光毒性损伤的变化是非特异性炎症反应，伴有色物种中黑色素细胞激活和黑色素沉着。

全身用药引起的炎症和溃疡

一些全身性用药的治疗药物能够导致人类与动物皮肤的炎症改变。许多老的与新的化疗药物都与严重的皮肤毒性有关[12]，抗增殖性抗癌药物博来霉素就是一个众所周知的例子。由抗癌药物导致的皮肤损伤，从轻微的非特异性皮疹反应到那些剂量限制性的毒性反应不等。

给予细胞因子（如IL-3、粒细胞集落刺激因子和粒细胞-单核细胞集落刺激因子等）的人和实验动物可发生皮肤炎症和表皮细胞增生[69,70]。表皮生长因子受体（EGFR）单克隆抗体或EGFR酪氨酸激酶抑制剂也与人和动物的炎症性皮肤不良反应，如痤疮样疹、湿疹、龟裂、毛细管扩张，以及伴有化脓性肉芽肿的甲沟炎相关[71]。

有报道称，比格犬用治疗药物，如对鳞状黏膜具有拟辐射的作用的博来霉素处理后，可引起趾甲缺失（趾甲脱落）及足垫脱皮、糜烂或溃疡。博来霉素是从轮枝链霉菌中分离出的一种糖肽类混合物，具有抗鳞状细胞肿瘤的抗肿瘤活性，这可能是因为它能够干扰有丝分裂、抑制DNA合成[72]。人们认为博来霉素之所以在肺脏和皮肤的浓度高，是因为这些组织中灭活博来霉素的酶活力较低所致。博来霉素因其对人产生肺毒性（见第6章，呼吸道）及皮肤毒性而被大家熟知。博来霉素引起的人皮肤变化包括过度色素沉着、手部皮肤硬结和结节形成，其特点是表皮棘皮症和局部细胞异型性，随后形成坏疽[73]。

博来霉素给予比格犬可引起足垫溃疡，表皮损伤首先是脱毛和尾尖皮炎，以及足垫脱皮，随后发生溃疡、趾甲脱失、压疮性溃疡及口腔炎[74]。损伤大约发生在给药40天后，但也可能最早发生于给药1周之后或长至在首次给药后13周之后。高剂量下皮肤损伤更早更严重[75]。病变严重的程度也受足及尾尖物理创伤程度的影响，如果犬被养在实性塑料底板而不是栅网状底板，那么足垫溃疡程度会轻很多[74]。尾尖损伤也可能是由于在栅网状笼子的受限空间摇摆尾部相关的创伤所致。大鼠中报道的主要变化是真皮纤维化或硬皮症，而不是溃疡[76]。

比格犬给予高剂量的合成抗病毒核苷类似物BW134U和阿昔洛韦后，出现类似的趾甲脱失和足垫糜烂[77,78]。这些损伤可发生在用药后几天到4周或5周。足垫损伤的特点是足垫及爪的鳞状上皮基底细胞层成熟缺陷，基底细胞极性消失。基底细胞核大、淡染，胞质气球样变。角质层被破坏，形成糜烂、溃疡，趾甲脱失伴有慢性活动性炎症。

据推测，这些药物通过直接干扰细胞成分，如DNA或角蛋白，而影响鳞状细胞成熟[74]。当这些变化与足爪正常承重和轻度创伤共存时，即可产生足部溃疡和趾甲脱失[78]。

在评估这些损伤与人类的相关性时，重要的是要对发生于受累动物的组织暴露水平相对于人体可能达到的暴露量进行评估。例如，极高浓度的阿昔洛韦可在患者注射部位局部产生水疱样皮疹，但在正常临床情况下，局部不足以达到高浓度从而造成皮肤损伤[79,80]。相比之下，博来霉素在通常用于癌症治疗的剂量下可在人类皮肤达到高浓度，从而产生严重的皮肤毒性。

细胞因子，以及可改变生长因子的药物，也可以引起皮肤损伤。大鼠静脉注射或腹腔内注射高剂量的纯化重组人白介素2后，其真皮、结缔组织和实质组织发生淋巴细胞和嗜酸性粒细胞浸润[81]。大鼠嗜酸性粒细胞浸润被认为是继发于白细胞介素2刺激淋巴细胞产生嗜酸性细胞因子（见第6章，呼吸道）。干扰表皮生长因子受体（EGFR）酪氨酸激酶也可使实验动物及人类皮肤产生炎症并伴随表皮增生。实验动物面部及鼻子周围毛囊和皮脂腺的炎症似乎更为强烈（图2.2）。在受影响区域，也可发生表皮增生并形成新的毛囊[19]。动物的变化模式似乎与接受这些药物治疗的患者中报道的情况相似。患者在皮脂腺丰富的区域出现痤疮样皮疹，特别是在脸部、颈部、肩膀、上躯干和头皮，提示毛囊是主要的靶器官[4,71]。

某些胆固醇合成抑制剂引发皮肤炎症的其他类型化合物提供了例证。研究结果显示，抑制氧化角鲨烯环化酶的两种新型氨基嘧啶分子可引起犬皮肤的毛囊炎和毛发损伤，伴有表皮角化过度和棘皮症，尤其是在犬的耳朵和眼睑周围明显。这些变化被认为与胆固醇合成抑制有关，因为这些改变让人联想起人体中三苯乙醇、大鼠中的U18666A和其他胆固醇合成末期阶段抑制剂报道的变化[82]。这似乎是一种与作用方式相关的类效应，因为类似的发现在使用同类其他三种药物的犬和仓鼠中已有报道[83]。

全身给予高剂量麦角衍生物导致的不可松弛的血管收缩，可引起大鼠尾部及犬和兔子外耳边缘坏死，以及人体四肢末梢的缺血性改变[84]。也有报道称，犬长时间用麦角碱化合物溴隐亭处理后可使耳缘浅表上皮坏死[85]。

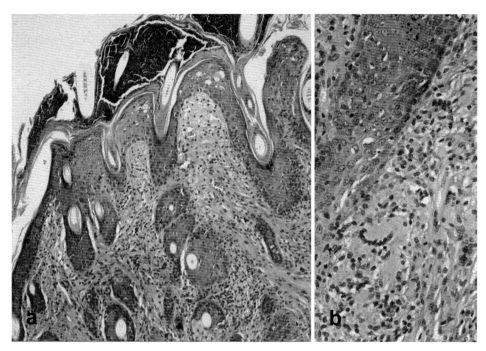

图2.2 抑制表皮生长因子药物处理的Wister大鼠脸部皮肤。图a：累及表皮、真皮和毛囊的活动性炎症。完整的表皮显示出明显不规则的反应性增生或棘皮症（H&E染色×110）。图b：真皮内肉芽肿性反应的高倍观（H&E染色×280）

皮肤色素沉着、色素沉着过度及色素减退

色素沉着过度

人类皮肤色素沉着增加（色素沉着过度）可由多种全身性用药治疗所导致，包括抗疟药物、四环素类、重金属、癌症化疗药物、激素、吩噻嗪类和类胡萝卜素[86,87]。有些药物，如促肾上腺皮质激素、口服避孕药、雌激素、乙内酰脲衍生物和细胞毒性药物，似乎通过直接作用黑色素细胞或通过垂体肽类激素介导而刺激黑色素生成。通常，促肾上腺皮质激素和促黑素细胞激素（MSH）产生弥漫性色素沉着，在光照暴露区域尤其明显，但也影响口腔黏膜，而雌激素引起的色素沉着主要影响性激素依赖的乳腺、生殖器和腹白线部位的皮肤[88]。

前列腺素类似物是目前最常用的降低眼压、治疗青光眼的药物，在眼睑皮肤、睫毛和虹膜靠近用药部位的含黑色素组织中可引起不可逆的色素沉着改变。这是由于原有的黑色素颗粒数量增多所致，只是影响美观，并没有严重的后果[89,90]。

其他物质如氯喹、氯丙嗪、β-胡萝卜素、金银盐和米诺环素并不使黑素沉积增加，而是通过局部产生药物–色素复合物而引起皮肤色素沉着。长期用吩噻嗪类药物治疗的患者，在阳光暴露部位出现皮肤色素沉着，这是由于脂褐素样色素在真皮浅层聚集所致[91]。米诺环素不仅能够使患者甲状腺色素沉着，而且在长期接受该药治疗的患者皮肤出现更罕见的一种蓝黑色变色[92-94]。这似乎是由于电子致密的含铁胞质颗粒在真皮浅层的巨噬细胞和单核细胞中蓄积所致，这有些类似于用米诺环素治疗患者甲状腺中报道的色素颗粒（见第13章中甲状腺）。含胶质银的产品可通过皮肤金属沉积导致人皮肤变灰[95,96]。

据报道毒性试验中许多化学品给予犬及啮齿类动物后可引起皮肤和毛发脱色，但这些影响并不与人类完全吻合。据报道称，白化Sprague–Dawley大鼠用高剂量的β-胡萝卜素处理后其皮毛出现橙色变[97,98]。犬用多巴胺能催乳素抑制剂溴隐亭处理后，据报道其皮肤发生了激素反应性的黑素沉积增加[85]。β受体阻断剂左布诺洛尔处理长达2年后，据报道称，白化Wistar大鼠出现了意义不明的肛周皮毛褐色变以及无毛皮肤的钢青色变，但对Swiss小鼠无影响[99]。

色素减退

在存在皮肤病理性色素增加的疾病中，可局部给予患者多种化学品以减少色素沉着[100]。这些化学品包括酚类化合物（特别是对苯二酚衍生物）和非酚类化合物（如壬二酸和维A酸等）[101]。令人担忧的是，为了减少皮肤的天然色素沉着，一些含汞面霜被肤色较深的年轻女性广泛使用，尤其在沙特阿拉伯。这种做法尽管有效，但可能会吸收大量的汞[102]。

许多全身治疗药物，如氟非那嗪、氯喹或糖皮质激素，可偶尔引起人皮肤或毛发色素减退，尤其当局部组织药物达到高浓度时[88,103,104]。黑色素细胞数量减少、黑色素小体合成减少或黑色素形成不全引起色素减退。可能的机制包括细胞毒性、与黑色素合成酶的相互作用，以及黑色素的氧化。在胆固醇代谢的氧化鲨烯环化酶抑制剂处理的仓鼠中也观察到毛发呈灰白色变，并伴随出现其他毛发改变[83]。一个可引起犬和大鼠皮肤脱色的令人印象深刻的例子是，一种研发中的血小板聚集抑制剂PD-89454引起的病变。使用该化合物处理4周可使Long-Evans大鼠头盖部含色素的毛发脱色。比格犬用该化合物处理4周后，其鼻子、嘴和眼周的皮肤，以及口腔黏膜也观察到色素脱失[105,106]。相比之下，有色小鼠的皮肤却不受影响。

受累大鼠皮肤的组织学检查揭示毛囊及毛质色素的减少或丧失（该品系大鼠皮肤无色素），而犬是皮肤基底细胞层色素丧失或减少。色素减少通过Masson-Fontana染色证实。以上两种动物受影响区域的DOPA（二羟基苯丙氨酸）反应均降低。犬受影响的皮肤经电子显微镜观察发现黑色素细胞仅含有少量较小未完全色素化的黑色素小体[106]。引起色素减少的确切机制还不清楚，但该化合物苯环的二甲基取代物提示，它可能抑制酪氨酸酶，一种与黑素生物合成有关的酶[105]。

另一个例子是Long-Evans大鼠用降压药盐酸美沙洛尔处理2年后所报道的黑色毛发灰色变[107]。有人猜测这种变化与美沙洛尔结合黑色素有关，因为放射自显影实验显示含黑色素的组织能够摄取标记的美沙洛尔。

一些酚类化合物对有色实验啮齿类动物黑色素细胞的选择性毒性，为其用于黑色素瘤化疗提供了合理化基础[75,108]。4-S-巯乙胺苯酚皮下给予C57BL/6J小鼠可导致毛发局部脱色，组织学检查显示黑发毛囊中的黑色素细胞肿胀、溶解和坏死，而给予同样药物的A/J白化小鼠毛囊则未发现变性改变[108]。据推测这种药物可能是通过干扰黑色素合成来介导其对黑色素细胞的毒性。

表皮萎缩

皮肤萎缩是人体长时间接受全身或局部皮质类固醇激素治疗众所周知的副作用[109-111]。啮齿类动物或猪使用促肾上腺皮质激素（ACTH）以及全身或局部使用皮质类固醇也可发生类似的萎缩[112-115]。

给予皮质类固醇后发生的这些变化主要与其效能与使用时间有关。在人体中病变可在数天内发生，身体部位和年龄等因素可影响萎缩的程度和可逆性[110,113]。研究表明，正常人体皮肤局部给予强效皮质类固醇（氯倍他索-13-丙酸盐）3周后，出现表皮萎缩并伴有真皮乳头缩小[111]。6周后，萎缩更加严重，并且累及更深层的真皮网状层，真皮也显示胶原蛋白和黏多糖丢失。成纤维细胞变小变圆，胞质减少，肥大细胞数量减少[111]。

皮质类固醇导致人体表皮变薄的典型特征是颗粒层消失，表皮与真皮交界处扁平化，基底层出现核固缩，并在正常颗粒层之上出现表皮细胞成簇的趋势[114]。研究表明，Fc-花结数、C3b-花结数和携带Ia抗原的朗格汉斯细胞数量发生剂量依赖性的减少，在一定程度上依赖特定的皮质类固醇[116]。

类似的组织学变化在局部使用皮质类固醇的动物皮肤中也有发生。家猪的实验显示局部连续7周给予皮质类固醇可导致颗粒层消失，表皮变平，但与人相比，该模型的真皮受影响较小[115]。

类固醇导致皮肤萎缩的机制还未完全阐明。研究表明，糖皮质激素能够降低表皮细胞有丝分裂率，减少真皮胶原蛋白含量，降低胶原纤维的平均直径，降低成纤维细胞生长速度，以及胶原蛋白的生物合成[110]。

博来霉素也可使大鼠皮肤萎缩并伴随皮下纤维化。给予博来霉素长达1年的大鼠，皮肤可发生色素沉着和增厚，3个月时即表现明显。这些病征的特点是表皮和皮脂腺萎缩，并伴随着以真皮成纤维细胞和胶原纤维数量增加为特征的纤维化[76]。

脱毛

很多药物由于其广泛的皮肤毒性或系统性疾病而直接或间接引起人体毛发损伤。这些药物包括细胞毒药物、秋水仙素类、类视黄醇、干扰素、锂、肝素、香豆素类、某些β肾上腺素能受体阻断剂和雄激素[117]。性激素，特别是雄激素能够通过调节毛发周期而引起脱发[26]。细胞毒性药物常常在几天内引起生长期的有丝分裂活动突然停止并在几天内导致毛发脱落（生长期脱发）。所谓的休止期脱发发生于静息期早期（休止期），毛发脱落成杵状毛要晚得多[117]。

实验动物脱毛也可伴随全身或局部使用药物或化学品导致的皮肤损伤而发生，也可能是由累及皮肤的病毒或细菌感染或伴随皮外寄生虫感染所致。脱毛也可能是由于动物梳理活动所致，特别是某些品系的小鼠在一起笼养时。这种类型的脱毛仅限于梳理区域，头部最常见，但也见于肩膀、背部和骨盆区。这种皮毛咀嚼常常从修剪胡须开始[118]。这些行为模式在小鼠中似乎部分是由遗传决定的，因为这些行为具有高度的品系依赖性。不过，啮齿类动物在给予治疗药物，尤其是那些具有中枢神经系统活性的药物后，这些修剪胡须和咀嚼皮毛的行为可能会得到强化。行为学相关脱毛的组织学特征是毛发丧失、表皮角化过度和棘皮症、毛囊角化栓伴轻度炎症反应，以及真皮异物型肉芽肿[119]。在有色品系中，黑色素沉着可分散于真皮深层，黑色小鼠的再生毛发可能变灰。

自发雄激素性脱毛模型似乎局限于灵长类动物，尤其是在短尾猴中有报道[120]。

狨猴（普通狨）的消耗综合征也伴随有脱毛（尤其是尾部），但病因不明，可能是广泛的全身性紊乱所致。该病的特点是体重减轻、肌肉萎缩、贫血、血小板减少、低蛋白血症、天冬氨酸转氨酶（AST）和碱性磷酸酶（ALP）升高[121]。

药物引起的毛发脱失在一系列治疗性药物毒性试验中都可以观察到，尤其是抗癌药物，以及那些引起广泛皮肤损害的药物，如博莱霉素[75]。

啮齿类动物给予性激素或其调节剂后会发生脱毛。雌性Wistar大鼠用高剂量的雌激素-孕激素联合处理后可观察到渐进性脱毛[122]。脱毛最初见于尾根部和腰部，然后进展到头部和腹部，直至用药50周后观察到完全脱毛。脱毛似乎是不可逆转的，甚至在停药30周后仍未恢复。在大鼠和犬的溴隐亭（一种抑制催乳素分泌的麦角类似物）慢性毒性试验中，也观察到脱毛或毛发生长受损[85]。虽然机制还不清楚，但这些效应可能是催乳素受抑制的结果。人类使用溴隐亭引起的脱发也有报道，但没有明确的证据表明是由治疗引起的[85]。也有报道称，他莫昔芬给予新生大鼠后可对毛囊产生不利的影响[123]。

毛发生长增强

环孢素A刺激裸鼠毛发生长，可能是通过引起该品系异常角化毛囊的毛发短暂角质化所引起的[124]。环孢素也可在50%的移植患者中导致毛发过度生长，在面部和背部尤为明显[117]。其他多种药物可引起患者非寻常部位的毛发生长，包括米诺地尔、苯妥英和二氮嗪[117]。值得注意的是这种情况称为多毛症（hypertrichosis）是指在非雄激素影响的部位出现多余的毛发，而妇女多毛症（hirsutism）指的是在女性中男性模式的粗毛过度生长。

皮脂腺的变化

许多药物和激素能调节皮脂腺的活性与形态。这种现象在毒性试验中可能因实验动物皮毛的正常柔滑外观发生变化而变得尤为明显。

关于药物或激素对皮脂腺的影响，人们采用仓鼠皮脂腺斑或仓鼠耳郭腹侧的毛皮脂单位进行了较为细致的研究[125,126]。去势后，皮脂腺斑的大皮脂腺萎缩，最初是皮脂细胞变性，在腺体边缘留下一圈完整的细胞。去势6周后，腺体与仓鼠正常皮肤所见的小皮脂腺类似[126]。鉴于其对雄激素的敏感性，仓鼠皮脂腺斑可用于鉴定新药的雄激素或抗雄激素活性[127]。

抗雄激素物质可引起仓鼠耳郭皮脂腺斑和大的皮脂单位发生类似的改变。

螺内酯可使仓鼠皮脂腺体积减小，标记指数降低，并呈剂量相关性[128]。相反，给予去势的未成熟雌性仓鼠或未去势的雄性仓鼠睾酮，可使其皮脂腺斑体积增大，色素沉着增多[126]。抗癌治疗后造成的脱发，可能部分是由于治疗导致的皮脂腺萎缩或丧失所致[129]。类视黄醇也能够导致仓鼠皮脂腺斑萎缩，其在腺体中的活性似乎与其对人类痤疮的治疗效果相关[126]。

表皮增生

表皮增生可见于实验动物和人类，是对各种伤害包括自发性或诱发性炎症、使用刺激或有毒物质、浅表角质层的反复摩擦或紫外线长时间暴露等的反应。

表皮增生的发生也可以是给予营养因子后的一种直接反应。表皮生长因子是一种刺激DNA合成与上皮组织增生的多肽，实验表明，给予表皮生长因子可导致实验动物单纯性表皮增生就不足为奇了[130]。作为内分泌应答组织，皮肤变厚常发生在生长激素或促生长激素应答后。人类肢端肥大症是因为生长激素过多，增厚的很大原因在于真皮结缔组织增生并伴有粗毛增多，以及皮脂腺与汗腺体积增大、功能增强的结果[24]。在正常比格犬中进行的生长激素作用的详细研究中，可观察到皮肤增厚，尤其是在前额和面部形成很深的皱褶，这主要也是由于真皮胶原蛋白的厚度增加所致[131]。

表皮增生的组织学变化在一定程度上取决于刺激的性质、轻重程度和持续时间。其病变特点包括不同程度的角化过度、角化不全、颗粒细胞层突出与棘细胞层增厚，严重时可能出现棘皮症和乳头瘤样增生的特征（图2.1）。后面这些特征可能表现得非常明显，但在本质上并非瘤前病变。

局部应用致癌性物质也可引起增生。这通常在肿瘤的进展期间显现。这种增生通常伴有非典型细胞的特征，比如核及细胞的多形性、有丝分裂活性增多或异常、异常角化（角化不良）及失去正常的成熟模式。人类和实验动物正常成熟模式的丧失与肿瘤性进展有关。虽然如此，但在早期阶段，组织学上很难区分单纯的反应性增生（或仅在促进后发生的增生）与在起始及促进后发生的增生。有学者认为，形态计量

法有助于区分在刺激物或致癌物导致的小鼠皮肤增生中不同类型的细胞核变化[132]。在一项多种致癌性与非致癌性矿物油对小鼠皮肤影响的研究中，Ingram和Grasso展示了表皮细胞核增大与长期试验中的致癌性存在相关性[133]。他们认为对细胞核大小的形态计量分析有助于区分皮肤的致癌物和非致癌物。

诱发性皮下炎症

注射部位炎症

皮下组织的炎症性变化可由拟用胃肠外给药的物质所引起。尽管因静脉内物质外渗至软组织所导致的皮肤明显坏死是成人治疗中一种罕见的并发症，但存在儿童静脉输注含有钾盐和钙盐的电解质溶液、10%葡萄糖液、缩血管药物、放射性染料、亚甲蓝和化疗药物后发生皮肤坏死的报道[134]。

大量的动物模型被用来评价药物的局部刺激性作用。在这些模型中，药物采用皮下注射，组织要经过组织病理学分析。常规胃肠外给药毒性试验中用的给药部位的组织病理学检查能有效评估治疗药物的局部刺激作用。局部炎症反应的强度和性质，以及发生于近端血管和局部淋巴组织的局部效应都能得到评估。在这种实验的可逆性研究部分，也能对完全修复各种损伤的能力进行评价。注射部位油性溶剂的分布可在淋巴结的组织学检查中进行评估[135]。大鼠试验中皮下注射橄榄油，能够在注射部位和远离注射部位的其他组织中产生炎症和脂肪肉芽肿（见下文，肉芽肿）。含铝佐剂可以在所有种属的组织中普遍引起炎症反应，这点对募集抗原递呈细胞及释放细胞因子和其他介质非常重要，这些细胞因子与介质可诱导树突细胞成熟和激活[137]。炎症常常以肉芽肿形式出现，皮下注射疫苗比骨骼肌注射疫苗产生的炎症反应更加严重（见下文，肉芽肿）。

药物注射导致的局部炎症反应在人类和动物之间存在合理的相关性，但一般临床耐受性可能与炎症程度无关。有人认为动物实验不能很好地预测生物制品注射部位的反应[139]。然而，对于这些药物而言，需要特别考虑特定的动物模型，以及在软组织中可能表现的种属特异性的药理学和免疫学差异。

植入生物材料引起的炎症

对植入啮齿类动物、兔子或其他种属软组织内的塑料、其他聚合材料和金属的组织反应进行组织学评价是对拟用于医学目的、可能与人体组织存在直接接触的物质进行安全性评价与生物相容性测试的重要组成部分[140,141]。各种各样的生物兼容性问题应当被考虑，为此国际标准化组织（ISO）10993标准中规定了测试的基本方案[142]。

多种动物种属可用于这种评价，包括犬、羊、猪和猴子。但是物种的选择非常重要，它取决于植入物的性质、大小和用途，以及建议植入的部位。植入物也越来越复杂，由一种以上的材料构成，并整合有生物活性物质[143]。

受试物以不同时长并采用合适的对照材料被植入相关软组织中。使用标准的组织学技术对组织反应进行评估。最常用的一种生物材料刺激性测试方法是兔子或大鼠的肌肉内植入（见第5章，肌肉骨骼系统），也可采用这些种属的皮下植入。腹腔内植入也可以使用，但它可能不能对人体的组织反应性做出可靠的预测[144]。

多种组织病理学评价方法已被采用，但大都采用半定量的方法对各种组织反应成分进行评估[145]。坏死的程度，炎症的特征和强度，是多形核白细胞还是淋巴细胞，是否出现浆细胞、巨噬细胞和巨细胞，血管化与纤维化的程度，都以半定量的方式进行评估，以得出组织反应的最终评分[144]。为避免出现假阴性和假阳性结果，需要在多个时间点对组织反应进行评估[140]。阴性对照如硅胶，阳性对照物如聚氯乙烯（PVC），对评价会有帮助[146]。电子显微镜检查包括扫描电镜，有助于观察紧邻植入体的细胞中发生的变化，尤其是蛋白沉积和腐蚀性产物[141]。

绝对惰性的植入性生物材料是罕见的，但某些材料如纯钛、高纯度氧化铝和某些高分子聚合物（如高分子量和高密度的聚乙烯）可以表现出惰性[141]。对生物材料的某些组织反应可能是人们所需要的，而长期的慢性炎症伴肉芽肿形成则需要避免。

近年来生物材料的进展提供了复杂的控释和植入递送系统，这些系统通常使用了活性生物成分。这些变化可能需要额外研究以阐明其免疫毒性和生物学反应。

然而，组织病理学检查仍然是评价机体组织对这些新材料产生的任何异常或持续炎症反应的重要内容[147]。

虽然这些动物模型似乎能准确地预测患者体内对植入材料产生的局部组织炎症反应，但它们可能对临床实践中治疗和美容植入的效果预测较差。例如，在人体中显示所植入的承压生物材料（如关节置换）具有降解（或碎片化）和播散的可能，从而会在其他器官系统中引起异物反应和炎症[148]。动物模型似乎不能对女性中硅胶或盐水充填硅胶的乳房植入物可能引起的包膜挛缩进行可靠的预测[149,150]（见第3章，乳腺）。

全身治疗引起的皮下及软组织炎症和纤维化

有报道称动物和人体给予各种基质金属蛋白酶抑制剂后在皮下组织以及其他结缔组织部位发生了一种特殊的炎症和纤维化。基质金属蛋白酶（MMP）是锌钙依赖性蛋白酶家族，能够在正常生理状况下以及多种病理过程中更新细胞外基质[151]。有些癌症过表达这些酶从而导致结缔组织降解并可能增强癌症的侵袭性，这些因素导致了其临床研究以用于癌症的治疗。

这些药物在大鼠、犬和灵长类动物的毒性试验显示，它们引起的结缔组织炎性细胞浸润和纤维化或成纤维细胞过程的模式非常一致[152-155]。这一过程可能涉及的不仅是皮下和脂肪组织，还有肌肉、关节和肌腱中的结缔组织（见第5章，肌肉骨骼系统）。Westwood及其同事对MMP2、MMP8、MMP9、MMP12和MMP13的新型抑制剂的作用在犬模型上进行了详细研究，显示为具有时间和剂量依赖性的广泛成纤维细胞过程，涉及许多结缔组织部位，包括皮下组织、滑膜、肌腱和骨骼肌[152]。显微镜下，病变由单一形态的片状或带状细胞型结缔组织构成，其中包含增生的成纤维细胞以及通过α-平滑肌肌动蛋白染色显示的肌成纤维细胞。此外，据报道，某些区域存在稀疏的混有圆形细胞和少量多形核细胞的炎性细胞浸润和水肿。这些组织学特征似乎与同类型化合物在大鼠和猴子体内的试验结果基本相同，但受影响的组织部位及程度有所不同。

用这些药物治疗的报道中，肌肉与骨骼副作用提示这些药物治疗后发生了类似的病理反应。患者经马立马司他（一种广谱的基质金属蛋白酶抑制剂）治疗后，据报道发生了肩周炎和掌腱膜挛缩症（Dupuytren's contracture）。掌腱膜挛缩症是一种由成纤维细胞和肌成纤维细胞组成的手掌成纤维细胞性疾病[156-158]。

肉芽肿和肉芽肿性炎症

肉芽肿是一种局灶性炎症，表现为组织细胞的聚积，有时伴有少量多形核白细胞浸润以及成纤维细胞和血管增生。典型的肉芽肿中央部坏死，被上皮样组织细胞包围，周围由淋巴细胞和单核细胞围绕。肉芽肿性炎症一词用于主要以组织细胞和巨噬细胞的广泛浸润。当游离脂肪释放到组织中时，作为多种炎症过程的成分之一，可以见到微小肉芽肿反应（图2.2）。肉芽肿的形成不只是对异质的局部反应，也普遍出现于软组织对感染性因子的反应中，或者是单核细胞/巨噬细胞系列细胞功能改变的反映。

所有物种中，含铝佐剂导致的组织炎症常表现为肉芽肿形式[138]。有报道称，人和动物接种疫苗后，在注射部位出现持续性炎性结节，被称为铝肉芽肿[159,160]。这些损伤表现多样，有时组织学改变特征明显，包括混合性炎性细胞浸润、肉芽肿形成、局部纤维化和脂肪坏死。共同的特征是出现含有紫罗兰色颗粒胞质的组织细胞，

这是免疫佐剂中所含的铝聚集所致[159]。

在油基溶媒的注射部位可发生脂肪肉芽肿形式的炎症。这种情况可在接种了含脂质佐剂疫苗的动物中发生[160]。大鼠皮下注射橄榄油可引起脂肪肉芽肿，其特点是出现形状不同的透亮小滴，单室或多室的巨噬细胞，一些淋巴细胞、浆细胞及少量纤维化反应。这些病变不仅出现在注射部位，也出现在远隔部位，包括肠系膜和肝脏上的脏腹膜[136]。

不应忽视的是，注射药物可能不小心混有颗粒物，它们也会在局部和远隔部位产生肉芽肿反应。这种情况在有些选择注射压碎的含填充物（如滑石物、玉米淀粉和纤维素）的口服处方药物的患者中可以见到[161]。

有些全身用药在毒性试验中显示，因干扰巨噬细胞功能而在软组织中引起肉芽肿或肉芽肿性炎。有一个例子是ICI 185282，它是一种血栓素受体拮抗剂，给予比格犬后可引起多器官肉芽肿，包括皮肤和皮下组织[162]。体外研究表明，ICI 185282能够增强外周单核细胞的迁移和积蓄。

脂肪组织炎症、脂肪坏死和脂织炎

脂肪坏死是炎症的另一种形式，通常肉眼可见，

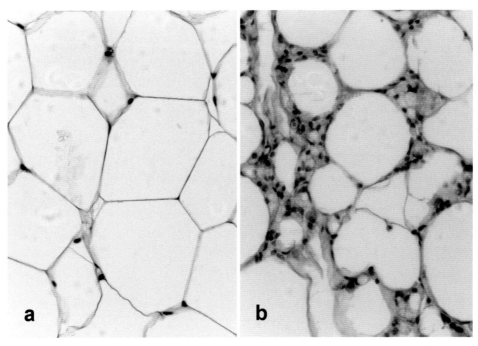

图2.3 摄入低脂（10 kcal%）和高脂饮食（60 kcal%）的C57BL/6J小鼠腹部脂肪。图a：摄入低脂饮食17个月小鼠的正常脂肪。图b：摄入高脂饮食17个月的肥胖小鼠脂肪组织，显示散在的间质圆形细胞浸润，泡沫状巨噬细胞和脂褐素（H&E染色×360）

为脂肪组织的白色病灶。组织学上，坏死可能不明显，但通常可见炎症细胞灶（包括巨噬细胞和巨细胞）。病灶中还会出现胆固醇结晶溶解后留下的裂隙。成纤维细胞、血管和其他结缔组织细胞发生反应性改变，严重时可形成具有假肉瘤样特征的病变。

一种被称为脂织炎的广泛性脂肪坏死在大鼠脂肪组织中有过报道。它的发生与过度摄入鱼或亚麻籽油中的多不饱和脂肪酸致使维生素E或抗氧化剂不足有关[163]，其特点是脂肪中存在广泛分布的黄色小病灶，这些黄色小病灶由含有小脂肪空泡和脂褐素的成簇巨噬细胞组成。

脂肪组织中轻度的慢性炎症过程是人类和实验动物肥胖症的常见特征。其特点是细胞因子产生异常，进而导致不良的代谢改变，尤其是胰岛素抵抗和心血管疾病[164-166]。研究显示，肥胖导致激活的巨噬细胞增多，并诱导基因如TNF-α和诱导性一氧化氮合酶的表达[167]。对肥胖小鼠的研究表明，组织学上脂肪中含有圆形细胞和巨噬细胞性小间质灶，这些细胞有时含有脂滴或脂褐素，巨噬细胞特异性抗原F4/80染色阳性[168,169]（图2.3）。有趣的是，罗格列酮，一种噻唑烷二酮同时也是一种过氧化物酶体增殖物激活受体（PPAR）γ激动剂，对肥胖小鼠脂肪组织中炎症基因的表达增强具有抑制作用[168]。

脂肪组织的其他变化

据报道，小鼠用曲格列酮处理后，白色脂肪相对减少，棕色脂肪相对增加。这是一种噻唑烷二酮类药物，靶向过氧化物酶体增殖物激活受体（PPAR）γ，该受体在脂肪组织中表达量最高，通过增强肝脏对葡萄糖的利用和糖酵解来调节细胞对胰岛素的反应[170]。脂肪细胞表现为胞质嗜酸性增强和胞质脂质空泡融合。这种变化伴随着棕色脂肪细胞、间质细胞和毛细血管内皮细胞Brdu标记增加，提示这种作用可能与药物诱导的细胞核PPARγ效应及其导致的棕色脂肪中解耦联蛋白（UCP-1）上调有关，UCP-1可促进前脂肪细胞分化为成熟的棕色脂肪细胞。然而据报道，多种其他PPARγ受体激动剂可作用于大鼠、小鼠和猴子的白色脂肪和棕色脂肪[171-173]。PPARx/y双重激动剂（主要

作用于亚型）那格列扎F344大鼠两年试验也表明棕色脂肪和白色脂肪发生了组织学变化。这些变化包括棕色脂肪中脂滴变大，白色脂肪中脂滴变小。然而，在这一长期试验中也出现了未分化的间充质细胞，以及细胞间与小叶间基质数量增多[174]。

棕色脂肪受交感神经系统调控，因此，它也可以受持续的寒冷、严重低氧及拟交感神经药，如去甲肾上腺素、异丙肾上腺素或β₃肾上腺素能受体激动剂的刺激[175-177]。转基因小鼠模型的研究表明，盐皮质激素受体对棕色脂肪的分化和调节产热也很重要[178]。

皮下脂肪组织萎缩

重组人苗条素是一种分子量16KD的蛋白质，可调节肥胖和体重，C57BL/6小鼠给予重组人苗条素15天后，显示白色脂肪和棕色脂肪均发生萎缩[179]。其特点是脂肪储存消失，白色和棕色脂肪细胞胞质脂质耗竭，棕色脂肪呈强嗜酸性，棕色和白色脂肪细胞内均含有大量的巨大线粒体。有学者认为，这些结果与棕色脂肪的脂质氧化和产热作用增加，以及两种脂肪的脂质分解增加和脂肪合成减少有关。

蛋白酶抑制剂在人类免疫缺陷病毒感染患者中产生的被很好描述过的不良反应是局部脂肪组织的丧失（即脂肪代谢障碍）。部分脂肪代谢障碍也发生于内源性或外源性长期皮质激素过量的患者中[180]。蛋白酶抑制剂可抑制脂肪细胞的分化，诱导脂肪细胞凋亡或引起与脂肪生成相关的转录因子调节异常。

髓外造血

注射部位的炎症需要与注射部位髓外造血进行区分。食蟹猴给予重组人白介素3（一种造血生长因子）后在皮下注射部位形成小的硬结。这些结节内含未成熟的髓系、红系和巨核细胞系细胞，从皮下组织扩展到深部真皮及周围的皮肤附属器。病灶内嗜酸性前体粒细胞最常见巨核细胞系细胞也很突出。轻度纤维化、新生血管形成、水肿、血管周围血细胞漏出，以及高剂量下胶原变性和嗜酸性粒细胞退变也有报道[70]。

弹性组织变性

日光性弹性组织变性见于晒伤的皮肤中，可与人

类日光性角化病和鳞状细胞癌伴发，也见于日光暴露的动物皮肤[183]。大鼠和小鼠皮肤长期暴露于人工紫外线也可诱发弹性组织变性[184,185]。组织学特点是受试动物真皮上层聚集有厚层的嗜碱性染色的弹性纤维。

用于治疗威尔逊病（Wilson's disease）的青霉胺能够增加患者可溶性胶原的量，并诱导弹性纤维改变。病变的组织学特征是在垂直于弹性纤维长轴方向出现"凹凸不平"或"荆棘状"的突起。这些特征与皮肤脆性改变有关，临床特征与弹性假黄瘤所见类似[186]。

淀粉样变

淀粉样物质沉积可见于真皮层，特点是出现弱嗜酸性物质。小鼠最常受累。沉积物可被刚果红染色阳性，偏振光下有苹果绿二向色性。有时，在发生严重的全身性淀粉样变时，真皮内沉积与表皮下水肿有关[187]。

矿化

虽然矿化最容易发生在肾脏、胃黏膜、大动脉和心肌等器官，但矿物质沉积有时也可见于皮下和软组织。大鼠在某些情况下可自发产生矿化，如饮食中高钙/磷比，以及给予诸如可动员钙库的二氢速留醇类物质[188]。这种形式矿化的组织学特点是真皮和皮下组织中出现纤细或粗大的钙颗粒物，并伴随出现异物巨细胞、组织细胞、淋巴细胞、成纤维细胞和纤维化。当沉积广泛时，皮肤会发生溃疡。大鼠最常受影响的区域是肩膀和四肢周围的创伤部位和繁殖期雌性动物的乳腺组织。

表皮来源的肿瘤

人类及实验动物在局部或全身用药，以及其他化学品和过度暴露于紫外线后均可发生皮肤癌。

众所周知，人的皮肤长时间暴露于多环烃类能够导致鳞状细胞癌。也有大量证据表明，人类三种主要类型的皮肤癌，即基底细胞癌、鳞状细胞癌和黑素瘤均可因过度暴露于日光下而发生。每种类型皮肤癌在浅肤色人群中的发生率均高于深肤色人群，且发生风险随外界太阳辐射增强而增大。鳞状细胞癌倾向于与职业暴露相关，而非职业性或娱乐性日光暴露主要与基底细胞癌和黑色素瘤有关[189]。

皮肤癌在人类全身使用甲氧沙林（8-甲氧补骨脂素或补骨脂素）后也有报道，该药与紫外线A（PUVA）联合用于治疗重度牛皮癣和皮肤T细胞淋巴瘤[190–193]。该药采用口服给药，但通过将患病皮肤暴露于紫外线A进行光激活，从而将惰性药物转化为瞬时激发状态，在该状态下药物可与DNA共价交联从而达到治疗效果[194]。虽然这个过程避免了内脏毒性，但这种治疗却会导致低度恶性的皮肤上皮性肿瘤[191,192,195,196]。暴露于高水平的紫外线B也会增加补骨脂素和紫外线A联合治疗患者患皮肤癌的风险[197]。

免疫系统抑制皮肤恶性肿瘤的作用可通过接受免疫抑制治疗患者中皮肤肿瘤发生率升高体现出来[14,186]。免疫抑制相关的皮肤癌不同于特发性皮肤癌，特发性皮肤癌中一般鳞状细胞癌与基底细胞癌的比例为1：4，而在移植患者中两者的比例正好相反。

自从1918年第一次发现致癌焦油涂抹引起兔子皮肤鳞癌以来，已有大量实验数据研究多环烃对皮肤的影响[198]。皮肤应用强致癌物如7,12-二甲苯（a）蒽（DMBA），然后应用促进剂，通常为12-O-十四酰佛波乙酯-13-醋酸盐（TPA），已被用于研究小鼠皮肤癌的启动和促进事件多年（图2.1）。这种启动-促进事件效应在大多数实验动物物种中似乎是相似的，在大鼠、家兔和仓鼠的皮肤中都观察到这种效应[199–202]。然而，通过使用DMBA启动，然后用巴豆油促进，Stenbäck证实发生皮肤肿瘤的敏感性方面存在相当大的物种和品系差异[199]。鳞状上皮肿瘤容易发生在Swiss小鼠、A系小鼠、Balb /c小鼠、C57B1小鼠、新西兰兔和远交系兔子中，但在AKR小鼠和小型猪中则较难发生。

无毛小鼠中SKH-2小鼠最为敏感，已被用来模拟紫外线引起的肿瘤发生过程[203]。SKH-2无毛小鼠中报道的紫外线引起的变化包括表皮增生、鳞状上皮乳突状瘤、角化棘皮瘤样肿瘤、皮肤附属器和基底细胞肿瘤、日光性角质症/原位癌和鳞癌[204]。该模型也被用于研究治疗药物（如喹诺酮类抗生素）的光致癌潜力[205]。无毛小鼠也可被于补骨脂素效应的研究[203]。例如，在一项为期13周的毒性试验中，以人类治疗中所使用的类似的方式给予无毛小鼠8-甲氧基补骨脂并用紫外线A照射，据报道引起了炎症、增生和上皮的异型性[206]。人们已建立了免疫抑制影响的实验动物模型，例如在小鼠皮肤中用DMBA引发并用TPA促进[207]。

另一个研究皮肤癌的小鼠模型是Tg.AC转基因小鼠，它有一个激活的*Ha-ras*转基因，只需要一些促进剂（如TPA）即可发展为乳突状瘤[208,209]。这一模型上发生的增生和鳞状细胞瘤，组织学上与小鼠用DMBA引发并用TPA促进后发生的病变类似[210]。其他的模型包括RasH2转基因小鼠和SENCAR小鼠，它们对DMBA引发和TPA促进的敏感性[211]增高。

啮齿类动物中仅有少量皮肤肿瘤自发，但在老龄动物中发生率有所增加。Zwicker及其同事[212]对老龄SD大鼠、Fischer 344大鼠和Wistar大鼠的自发皮肤肿瘤，Sommer[213]对Long–Evans品系大鼠的自发性皮肤肿瘤，Hasema及其同事对Fischer 344大鼠和B6C3F1小鼠[214]的自发性皮肤肿瘤的发生率进行了综述。

安全性评价

大量的美国国家毒理学计划（NTP）数据库综述显示，表皮及Zymbal腺（外耳中一种改良的皮脂腺）似乎是强遗传毒性致癌物的靶器官[215-217]。NTPZ的资料提示引起ymbal腺肿瘤的物质不仅与皮肤肿瘤发生有密切相关，而且与雄性包皮腺和雌性阴核腺及乳腺的肿瘤发生密切相关。非遗传毒性药物很少导致啮齿类动物发生这类肿瘤[218]。例外的情况是那些具有遗传毒性活性的药物，这些药物可在皮肤或包括皮肤在内的多个部位引起肿瘤。例如洛卡布韦，一种核苷类似物，在小鼠致癌试验中，不仅引起皮肤鳞状细胞瘤，而且引起其他器官鳞状细胞瘤以及哈氏腺腺瘤及腺癌[219]。用于治疗病毒感染的核苷类似物，被认为通过整合进入宿主DNA而导致DNA损伤。二氯甲基二乙胺，一种遗传毒性抗肿瘤的氮芥，连续涂抹于小鼠皮肤长达33周可导致皮肤鳞状细胞瘤[220]。

皮肤肿瘤的分类与诊断

鉴于安全性评价的目的，将表皮来源的肿瘤划分为两类：①表皮表面肿瘤；②表皮附属器官肿瘤。

人类很多种不同类型的肿瘤都采用这些通用标题，尤其是那些表现出向上皮附属器官分化的不同类型的肿瘤。并不是所有这些肿瘤都发生在家养动物身上，但皮肤肿瘤在家养动物（尤其是犬）中很常见[221,222]。在老龄啮齿类动物中，可以见到多种上皮分化模式的肿瘤亚型，但它们一般都未被很好地分类。因此，在啮齿类动物安全性研究中，组织起源相似的肿瘤常被归为一类进行统计分析，应用这

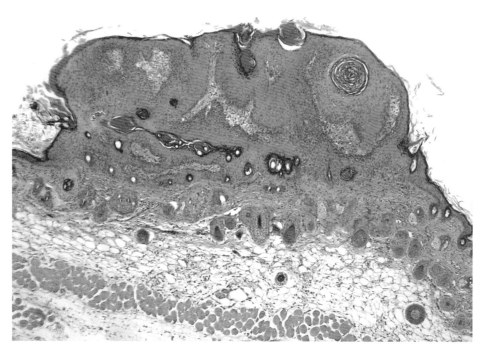

图2.4 局部应用DMBA和TPA 15周后，FVB/N小鼠背部出现分化良好的鳞状上皮乳头状瘤（H&E染色×50）

种简单的归类方法是审慎的。在啮齿类动物致癌试验中，相对简单的分类已被国际认可[223]。

Sommer重新评估Long-Evans大鼠皮肤病变并与SD、Fischer 344和Wistar大鼠比较，结果显示这些动物之间不同皮肤肿瘤的发生率是接近的[213]。

诊断的挑战在于区分表皮的增生、良性肿瘤和浸润性癌。由于炎症而发生改变或长期溃疡的皮肤，上皮的反应性改变可能表现出一种类似癌的外观，因此对皮肤这种病变的诊断比较困难。毛囊深处增生性改变也可能类似于癌细胞的浸润。正如在许多肿瘤系统中，评估先于肿瘤发生或与肿瘤发生相关的非肿瘤改变可以为发病机制提供重要的线索。这些发现需要结合药物的遗传毒性、药理学作用、代谢分布数据和临床拟适应证进行评估。

鳞状细胞乳头状瘤

鳞状细胞乳头状瘤为表面呈乳头状或有蒂的肿瘤，其特征是不规则折叠的鳞状上皮显示明显的棘层增厚、乳头瘤样增生和角化过度，并含有纤维血管核。没有证据表明它们浸润或侵袭下层结缔组织。这些病变偶发于未经处理的老龄大鼠[224]、小鼠[225]和仓鼠中[226]。

局部使用强致癌物也可使大鼠、小鼠和仓鼠皮肤发生乳头状瘤。这些肿瘤被认为是源自无毛上皮而不是毛囊[227]（图2.4）。Tg.AC转基因小鼠应用促进剂TPA后也发生类似病变[210]。

鳞状细胞乳头状瘤常发生在犬的皮肤中，它们由来自乳头状瘤病毒家族的病毒引起，不同于犬经口传入的乳头状瘤病毒。组织学上，犬这些乳头状瘤的颗粒层中含有成簇的细胞，这些细胞胞质透明、含有嗜酸性核内包涵体。虽然有很多不同种类的乳头状瘤病毒，但它们具有相同的抗原决定簇，从而可以使用免疫细胞化学方法显示不同种属中的乳头状瘤病毒，包括那些犬中的乳头状瘤病毒也是用相同的抗体进行识别[228]。仓鼠乳头状瘤病毒在某些群落的仓鼠皮肤乳头状瘤中可被检测到[226]。

皮脂腺腺瘤

皮脂腺腺瘤由增殖的上皮细胞团组成，在形态

学上与皮脂腺很相似。它们保持局限性，不浸润到下面的组织，但可能会出现囊性改变和鳞状上皮化生。皮脂腺腺瘤偶见于未经处理的大鼠[213,224]。仓鼠局部应用致癌物也可诱导发生皮脂腺腺瘤[202]。

毛囊分化型肿瘤

角化棘皮瘤

Ghadially通过对局部给予致癌物而诱导的兔子、小鼠、大鼠及仓鼠皮肤肿瘤的组织学研究，描述了一组截然不同的鳞状上皮肿瘤，它们形态学上与人的角化棘皮瘤相似[227]。与从浅表无毛上皮发生的鳞状细胞乳头状瘤不同，这些似乎是由毛囊发展而来。Ghadially认为浅表的杯状病变是由毛囊的浅表部分发展而来，位于下面更深的圆形囊性病变是由毛囊下部或毛基质发展而来。研究也表明，毛囊易于受到局部致癌物的影响，因为它能使致癌物质保留更长时间。过去的研究表明静止期的毛囊比生长期毛囊保留致癌物的时间更长[227]。最近的研究显示毛囊上部高增殖的隆突细胞寿命很长，这可能使得它们因为化学致癌物导致的遗传性损伤累积从而更易发生肿瘤[27]。

组织学上，这些实验性角化棘皮瘤的特点是界限清楚的杯状或芽型基底和鳞状上皮细胞增生，中央为过量的旋涡状角蛋白形成的火山口样团块或囊肿。

很多实验性角化棘皮瘤，与毛囊本身一样生长、退化，可认为是良性肿瘤[227]。对移植实验的退化研究表明，退化源于毛囊，不是免疫介导的现象。相似的肿瘤可在未处理的大鼠、小鼠和仓鼠中偶见[213,225,230]。

皮肤中表现出毛囊分化的其他肿瘤已有报道，如小鼠、大鼠和仓鼠中的毛发上皮瘤或毛母质瘤[202,224,225,231]。然而，不是所有病变都能明确分类，所以混合形式较常见。例如，其他典型鳞状上皮乳头状瘤也表现局部毛囊分化或角化棘皮瘤类型的分化形式。

癌

皮肤癌呈现出多种不同类型的组织学表现，可根据主要细胞类型进行分类，即基底细胞癌、鳞状细胞癌或皮脂腺癌。

*基底细胞癌*是人类常见的皮肤肿瘤，但在啮齿

类实验动物包括暴露于紫外线辐射的无毛小鼠中不常见[204]。典型的基底细胞肿瘤是由含有大的、椭圆形或细长形的核，以及胞质境界不清的细胞组成，类似表皮的基底细胞。它们常排列成不同形状的肿块，肿瘤细胞呈栅栏状排列。

*鳞状细胞癌*是用致癌物处理或紫外线照射后的啮齿类动物皮肤中最常见的皮肤肿瘤。它们是由不规则的浸润性表皮细胞团块组成的侵袭性肿瘤，显示为不同比例正常形态的鳞状细胞和更多的非典型、多形性或间变性细胞。有些恶性上皮性肿瘤表现为向毛囊分化，但这些肿瘤通常全部被归类为鳞状细胞癌。鳞状细胞癌的细胞也可能表现为特别多形性，表现为个别角质化或类似于间叶细胞的梭形细胞分化。实验表明，有些发生在携带*v-Ha-ras*转基因的转基因Tg.AC小鼠皮肤的梭形细胞肿瘤，由于它们包含细胞角蛋白和细胞桥粒，因此属于低分化癌[232]。

另一种分化模式即所谓的*皮脂鳞状细胞癌*，通常发生在大鼠外耳皮脂腺（Zymbal腺）。它们由增生的鳞状细胞、皮质腺细胞或基底细胞不规则团块或条索组成，显示为不同程度的有丝分裂和细胞多形性。单个细胞、细胞团或细胞索浸润到真皮或侵入到深层组织，最终它们可能累及附近淋巴结或远隔的器官。

在致癌性生物检测中，皮肤癌在未处理的老龄大鼠、小鼠、仓鼠中仅有零星发生，但通过皮肤给予致癌物质或促进剂后可在全部三个种属及兔子中被诱发[199,200,202]。无毛小鼠受紫外线照射后尤其容易发生向表皮附属器官分化的癌[204]。

据报道，在高强度日光照射下饲养的非常年轻的比格犬中可发生鳞状细胞癌，这些鳞状上皮癌发生于毛发稀疏、轻度色素沉着的腹部皮肤，通常伴有日光性角化病[233]。日光性角化病的特点是角化过度、角化不全、棘层增生和真皮上层胶原增厚。日光性弹性组织变性也可能伴随这些病变发生（见上文）。

黑色素源性系统肿瘤

流行病学证据提示阳光照射是人类黑色素瘤发生的主要危险因素[234]。紫外线照射致DNA损伤在这些肿瘤发病机制中起着核心作用。不同于常见的鳞状细胞癌和基底细胞癌与紫外线照射的累积暴露的总量有关，黑色素瘤与强烈间断性的照射有关。在不同部位的黑色素瘤中已经确认有基因改变，提示黑色素瘤有不同的分子通路，每种通路都与紫外照射存在特殊的关系[235]。

有报道称，恶性黑色素瘤在接受免疫抑制治疗的患者中发生率略有升高[236]。癌症化疗的儿童良性痣数量增加[237]。甲氧沙林（8-甲氧基补骨脂素或补骨脂素）与A波段紫外线（PUVA）合用治疗严重的牛皮癣和皮肤T细胞淋巴瘤也与恶性黑色素瘤的发生有关，这些肿瘤在第一次治疗大约15年后发生，尤其是那些接受了250次或以上治疗的患者[238]。

有色啮齿类动物随年龄增长会偶发黑色素细胞肿瘤，所以在用这些品系的动物进行致癌性试验可能会偶见这些肿瘤[213,225,239-243]。黑色素产生细胞的肿瘤普遍发生于某些家养动物中，尤其在色素沉着较明显的物种中[222]。

皮下给予致癌物也可使有色啮齿类动物（如仓鼠和C57BL/6小鼠）的皮肤发生黑色素瘤[202,244]。紫外线照射也可导致动物发生黑色素瘤[245,246]。

黑色素瘤这个术语在人医诊断病理学中通常用于描述恶性黑色素瘤，而在兽医病理学中，这个术语经常更广泛地被用来描述各种良性肿瘤，这些良性肿瘤在人类中被称为痣[221]。

痣（良性黑色素瘤）

与人类一样，在动物中也发现了交界痣（junctional nevi）、皮内痣（intradermal nevi）和混合痣（compound nevi）[221]。交界痣由圆形或多边形黑色素细胞呈簇状或巢状出现在表皮–真皮交界处。皮内痣是分化良好的圆形黑色素细胞，呈巢状或束状，只出现于真皮内，所谓的混合痣是指兼有交界痣和皮内痣特点的痣。

在实验动物中还发现了与人类的蓝痣（blue nevus）类似的皮内痣。这种痣存在于真皮中，组织学特点是边界不清的梭形细胞或纤维性黑色素细胞增生，通常细胞内充满黑色素。它们在有色小鼠、仓鼠和大鼠中均有发现[247]。

恶性黑色素瘤

这些肿瘤与良性的痣在组织学模式上极其相似，但由非典型或多形性细胞组成，可显示出明显的有丝分裂活性。肿瘤由上皮样细胞组成，可沿着表皮扩散，亦可扩散进入真皮，肿瘤也可由纤维形或梭形细胞组成。

在仓鼠中，不论是具有交界活性的上皮样类型还是纺锤形或纤维形细胞类型都有很多报道[248]。梭形细胞在有色小鼠和大鼠中似乎更常见。Burek在310只老龄Brown-Norway大鼠中发现8例恶性黑色素瘤[239]。不同于仅头颈部为深色毛发的Long-Evans大鼠，Borwn-Norway大鼠全身都为深色皮肤和棕色毛发。这些黑色素瘤大多发生在四肢，并侵入到局部组织和局部淋巴结。Sommer发现在980只对照Long-Evans大鼠中仅有2例发生恶性黑色素瘤[213]。Ward在5065只有色B6C3F1小鼠中仅发现2例恶性黑色素瘤[225]。

C5BL/6小鼠应用7,12-二甲苯（a）蒽和巴豆油处理，在真皮出现梭形细胞型恶性黑色素瘤，似乎是由与人类蓝痣相似的良性痣发展而来，中间经过癌前细胞型蓝痣阶段[244]。

近年来大鼠的无黑色素性黑色素瘤逐渐被人们认识。Fischer 334/N老龄大鼠发生率不到1%，耳郭是常发生的部位。它们显示出黑色素瘤细胞的特性，但缺乏色素。虽然可以用S100蛋白染色，但并不能将其与神经鞘瘤区分，因为许多间叶组织肿瘤和正常组织中都含有S100蛋白。然而，用电子显微镜已显示胞质内的前黑素体和含有膜性向丝的单膜细胞器[249,250]。

皮下肿瘤（软组织肿瘤或间叶组织肿瘤）

软组织肿瘤的组织病理学诊断仍然是肿瘤病理学中的难点之一。通常这些肿瘤在常规啮齿类动物致癌试验中相对较少，简单分类通常是合适的。然而，在软组织慢性炎症情况下，区分反应性增生改变和间叶组织肿瘤是一项极其困难的诊断性挑战。这些肿瘤的特征与人的软组织肿瘤诊断有很多相似之处，在临床管理中的分类远没有根据组织分化具体类型的"科学分类"复杂[251]。

注射物或植入物引起的皮下软组织肿瘤

大鼠或小鼠皮下给予强效致癌性化学品（如多环烃）或重复性皮下注射一定量通常认为非致癌的物质，可在注射后导致注射位点周围发生肉瘤，但诱发时间可有差异。后者包括葡萄糖和其他糖的浓缩液、氯化钠、某些水溶性食用色素、表面活性剂，以及羧甲基纤维素和高分子右旋糖酐[252-254]。这些物质中某些（如高分子右旋糖酐铁）很多年来都被用来肠外给药治疗，但并未发现其导致肿瘤的证据[253]。同样地皮下植入各种物质（包括惰性塑料和用于医学假体的其他材料）能导致啮齿类动物植入部位周围发生肉瘤[144,255,256]（图2.5），即所谓的奥本海默效应（Oppenheimer effect）或固态致癌作用（solid state carcinogenesis）。这些现象仍无法解释，不符合肿瘤发生、促进和进展的传统观点。因此，发生于新型治疗药物注射或植入部位的肿瘤可能给解释带来问题，因为可能很难区分这是一种固态致癌作用还是由注射物或植入物的化学性质引起的作用。

对反复皮下注射非致癌物质引起的局部组织反应后进行的系列研究似乎表明早期损伤的性质与肉瘤最终形成有关。如果注射的物质不引起大量巨噬细胞反应，仅导致轻微损伤或不导致损伤，并经注射部位充分吸收，就不会形成肿瘤[252]。相比之下，如果药物引起严重的炎症、组织损伤、巨噬细胞反应、成纤维细胞增生和纤维化等反应，往往与肉瘤的发生有关。

在植入的大小适当可产生肉瘤的惰性塑料周围所观察到的早期组织反应，其特点也表现为炎症、单核细胞和巨噬细胞反应、成纤维细胞的增生及致密的纤维化[256]。虽然还不明确组织反应的类型与注射物或植入物化学结构之间的关系，但有人提出组织反应的初始模式与材料的物理特性（如表面活性、脂溶性和蛋白质结合）有关[253,257]。对于皮下植入物而言，其大小、形状和形式似乎是动物模型发生肉瘤的最关键因素。Kirkpatrick及其同事研究发现，在Fischer 344大鼠中植入各种不同商品化、大小和表面特性均相同的光滑圆盘状植入物后，在埋植部位均产生肉瘤，发生最早的是在植入26周后[258]。

啮齿类动物植入固体与纤维状矿物颗粒致肿瘤

的作用相同，这种致瘤作用似乎取决于纤维的尺寸和耐用性，而不是它们的精确化学结构[259]。这也提出了关于注射纳米颗粒的致瘤性问题。Hansen和他的同事们已经证明，注射纳米颗粒能够导致大鼠注射局部位发生肉瘤。然而，在这项研究中，肉瘤仅发生于注射镍或钴组成的纳米颗粒，而不发生在注射二氧化钛、二氧化硅胶或聚氯乙烯组成的纳米粒子的实验中[260]。这说明，在这项研究中，重要的是物质而不是粒子尺寸。纳米材料的镍和钴可能具有更强的致炎效应[261]。

通常，当一种非遗传毒性物质即使可在该注射部位诱发肉瘤，但人们通过其他途径给予患者使用该物质时，不认为它具有潜在的致癌风险。长期毒性试验中，经常通过避免皮下给药来避开诱发肉瘤的风险，然而，为了避免首过效应和胃肠道吸收不足的缺陷，越来越多的药物采用肠外给药的方式来进行安全性评价，加之需要进行评价的新型生物材料也在增多，这可能迫使人们需要考虑这些材料在注射部位或植入部位造成的局部影响。在啮齿类动物长期试验中，一些生物可降解材料比预期保持完整的时间更长，从而导致肿瘤的意外发生，可认为是固态致瘤作用所致。

其他方式引起的组织慢性损伤也可能与间叶性肿瘤的发生有关。例如，大鼠耳尖长时间给予麦角胺，在组织损伤部位可发生梭形细胞肿瘤[263]。

注射或植入各种不同药物形成的肉瘤通常有纤维肉瘤、恶性纤维组织细胞瘤（或简单地称作梭形细胞肉瘤或多形性肉瘤）（图2.5）。然而纤维瘤、骨源性肉瘤、横纹肌肉瘤、组织细胞瘤、平滑肌肉瘤、血管肉瘤和脂肪肉瘤都存在报道[253,256,258]。对这些大鼠肉瘤近期的研究表明，大部分梭形细胞和多形性肿瘤与人类的肉瘤相似[258,264]。不同药物导致的肿瘤类型似乎有些差别，但不明显。Roe和Carter认为大鼠注射右旋糖酐铁在注射部位产生的肿瘤，其组织呈剂量依赖性[265]。似乎高剂量的右旋糖酐铁更多引起多形性肿瘤，而低剂量则更多产生纤维形和梭形细胞亚型的肿瘤[265,266]。Kirkpatrick及其同事在近期的研究中表明，诱发肉瘤的组织学特点与生物材料成分几乎无关或完全无关，除了植入聚氨酯似乎有些诱发血管肉瘤的倾向[258]。

与惰性材料和多种非致癌药物引起的周围组织反应相比，明确的遗传毒性致癌药物在肉瘤发生之前引起的早期组织反应及潜伏期是不同的。致癌物，如N-甲基-N-亚硝基脲、7,12-二甲苯（a）蒽或N-硝基

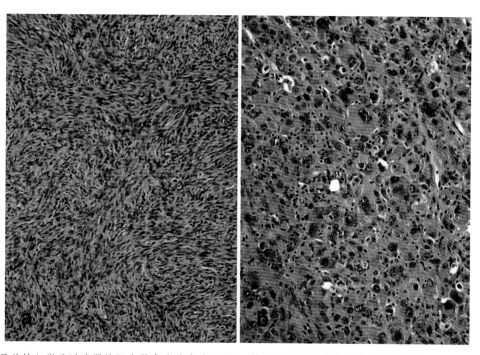

图2.5　12个月前植入微孔过滤器的SD大鼠发生的肉瘤。图a：梭形细胞排列成束并呈辐射状模式。图b：细胞发生多形性改变并包含大量的巨细胞

喹啉-N-氧氮芥引起的早期反应似乎为抑制结缔组织修复，产生形态学上非典型的或形状怪异的成纤维细胞[267,268]。大鼠发生肉瘤所需时间相对较短，大约需要20周，但在惰性塑料植入物或非致癌化学品周围形成肉瘤需要50周或者更久[267]。尽管给予7,12-二甲苯（a）蒽的新生大鼠似乎产生更多的是横纹肌肉瘤[269]，但最终发生的肉瘤通常为多形性肉瘤（恶性纤维组织细胞瘤）。值得注意的是，也有报道认为用作抗癌药的遗传毒性放线菌素D能够导致小鼠局部注射部位发生肉瘤，但缺乏这种药物对人类的致癌性的证据[270]。

种属差异

不同种属似乎对固态致癌作用的敏感性不同，据报道，Fischer大鼠在植入小玻璃和聚丙烯包裹的微芯片部位的肉瘤发生率约为1%，B6C3F1小鼠为2%~4%，CBA/J雌性小鼠为1.2%，CBA/J雄性小鼠为0.5%，而CD-1小鼠的抵抗性更强[271-273]。值得注意的是，杂合转基因$P53^{+/-}$小鼠皮下植入微芯片导致的异物软组织肉瘤最短可在15周内发生[274]。这些肉瘤与传统啮齿类动物中异物引起的肉瘤在组织学外观上相似。

猫似乎特别容易在接种部位或异物植入后发生软组织肉瘤[275-277]。在2005年英国收到的关于猫注射部位肉瘤的34份报告中，23例与注射活疫苗有关，9例与注射灭活疫苗有关，1例与体外寄生虫杀虫剂有关[278]。对于猫这种特定倾向的原因还不清楚，然而相比其他小型食肉动物（如貂和雪貂），猫对商业狂犬疫苗的局部早期炎症反应不同，因此认为这可能与猫对疫苗导致的肉瘤有易感性相关[279]。

关于人和家畜中在金属和非金属异物周围发生肉瘤的零星报道已引起关注，固态致癌作用（或奥本海默效应）可能与医疗器械和假体的植入有一些关联。在人类中，偶尔报道过弹片、骨科金属和陶瓷假体周围发生不同组织学类型的肉瘤，包括骨肉瘤、纤维肉瘤、恶性纤维组织细胞瘤和未分化肉瘤[280,281]。然而，对这些案例报道回顾后，注意到植入物的性质和啮齿类动物金属致癌性的实验数据，Sunderman认为致癌效应可能与植入的合金中某些金属有关，尤其是镍和钴发生腐蚀后，这些金属离子会释放入周围组织中[281]。尽管人类工业暴露和手术暴露于这两种金属会在直接暴露的组织中发生炎症和其他免疫反应，并且长期接触工业六价铬也会增加肺脏患癌的风险，但人体中在由这些金属组成的固体植入物周围发生肉瘤似乎比较罕见[261]。

全身给药引起的皮下软组织肿瘤

化学品全身性给药导致软组织肿瘤的报道很少见，导致皮下及其他器官肿瘤的大多是遗传毒性工业化学品[282]。直到最近，只有1~2个上市药物在大鼠或小鼠传统致癌性实验中被认为与软组织肿瘤的发生有关。然而，近年来研究用于糖尿病治疗过氧物酶体增殖物激活受体（PPAR）γ和γ/α激动剂显示其与软组织肿瘤及胆囊肿瘤的发生有关，所以这已经被认为是这类药物引起的类效应。

过氧物酶体增殖物激活受体γ和γ/α激动剂被认为与大鼠纤维肉瘤、脂肪瘤和脂肪肉瘤及小鼠的血管肉瘤有关[171,173,281-284]。这些化合物并不致突变。纤维肉瘤和脂肪肉瘤的出现似乎与皮下脂肪的增加和间叶细胞增生增强密切相关，后者可通过Brdll标记而显示[171]。与人类相比，小鼠血管肿瘤反应与其内皮细胞的基础增生率升高有关[285]（见下文）。

盐酸喹那普利，一种血管紧张素转化酶抑制剂，在常规生物测定中以最高剂量给予雌性大鼠，皮下脂肪瘤和肠系膜淋巴结血管瘤的发生率会轻微增加[286]。将抗真菌药伊曲康唑以人类最高推荐剂量的3倍给予雄性大鼠，发现软组织肉瘤的发病率略微增加。有人认为这与大鼠高胆固醇血症有关，而其他种属不存在这种情况[287]。

分类

软组织肿瘤的组织病理学特点种属间差异相对较小，人与大鼠间的一个传统差异是所报道的纤维肉瘤的发生率。在大鼠中，常见的肉瘤组织学外观上可见从单一形态的梭形细胞肿瘤到高度多形性的肿瘤[288]。在人的纤维肉瘤中很少见单一型的梭形细胞排列成交错的束状或鱼骨形，而恶性纤维组织细胞瘤直到最近仍被认为是成人软组织肿瘤中最常见的类型之一。这种肿瘤直至近年才被实验病理学所认识，目前人们才认识到，之前在大鼠中被认为是纤维肉瘤的许多肉瘤与人恶性纤维组织细胞瘤非常相似[289-291]。在其他种属，如小鼠[292,293]、仓鼠和犬中也观察到类似的现象[294]。

然而，近年来人体软组织肿瘤的分类有了重大转变，体现了世界卫生组织在分类上达成的共识[295,296]。随着更全面的免疫组织化学和分子学研究，人类软组织肿瘤分类主要变化之一是，多形性恶性纤维组织细胞瘤并不是一个单一的实体，而是多种不同类型的肿瘤，每一类型都可能有特定的生物学行为，并可能需要不同的治疗方法[297]。例如，成肌分化在免疫组织化学或超微结构下显示为一种更激进的方式[297,298]。那些无特殊分化模式的多形性肿瘤现在被命名为未分化多形性肉瘤，但它们在成人发生的软组织肉瘤中占的比例不到5%[296]。

另一个类似的例子是病毒导致的啮齿类梭形细胞型肉瘤。多年前，Chesterman和他的同事发现这种形式的肉瘤与人卡波西肉瘤（Kaposi's sarcoma）相似[299]。通过对人嗜T淋巴细胞病毒（获得性免疫缺陷综合征，AIDS）导致的或移植患者发生的卡波西肉瘤观察发现，免疫抑制在肉瘤的发生和临床进展中扮演着重要的角色[300,301]。啮齿类动物梭形细胞型肉瘤与卡波西肉瘤相关的疱疹病毒或称疱疹病毒8相关。90%以上的卡波西肉瘤体能够通过聚合酶链反应检测出这种病毒[302]。现已有有力证据表明这种病毒是这种肿瘤发生的主要因素[303]。

目前公认的啮齿类动物软组织肿瘤的标准命名是依据分化的主要模式使用相对简单的分类，因此，在啮齿类动物中确定的肿瘤类型比人类少得多[304-307]。这些分类稍加改动就可适用于对PPAR受体激动剂引起的大鼠、小鼠和仓鼠间叶组织瘤的评价中[283]。

组织发生

认识和诊断间叶组织肿瘤的一些难点在于，不同类型肿瘤间多样的组织学外观以及大量相似的形态学特点。最近更加强调的是，这类肿瘤的超微结构特点都很相似，特别是都存在原始间叶细胞，并且免疫组织化学方法证实它们具有共同的抗原成分。这些特征可以解释为，肉瘤不是由成熟细胞发展而来，而是发生于多能原始间叶细胞。多能原始间叶细胞有一种或多种可能的细胞分化途径，当其分化失败或保持在阻滞状态便产生肉瘤[308,309]。

纤维瘤

纤维瘤这一术语仅限于皮下结节或肿物，由致密的编织成带状的胶原纤维组成，其间散在分布着稀少的小成纤维细胞样细胞，几乎没有细胞多形性或有丝分裂活动。这些病变局限，通常是实性的，但局部可见黏液样变性。在未经处理的老龄大鼠中，很难将纤维瘤与乳腺发生腺成分萎缩的乳腺纤维腺瘤区分。

纤维肉瘤

纤维肉瘤指的是单一形态的肉瘤，由卵圆形胞核、嗜碱性胞质、交错排列成束或交织成鱼骨形的梭形细胞组成。这些肿瘤表现出不同程度的有丝分裂活动，有的表现很活跃，通常有胶原化的细胞间基质。这种肿瘤中通常没有巨细胞和呈轮辐状的平滑肌分化等特点。

肉瘤细胞胞质的超微结构特点是，通常有大量粗面内质网，它们或呈细长形，或用充满中等电子密度的无定型物质而扩张。纤维肉瘤细胞的典型特征是胞质中含有波形蛋白类型的中间丝（直径7~10nm）[310]。在大鼠纤维肉瘤中也可见直径4~6nm的细丝，通常在细胞膜附近成束排列，这些特征提示肿瘤的成肌纤维细胞分化[311]。

在动物和人类身上，纤维肉瘤表现为局部浸润性的肿瘤，在骨骼肌中广泛扩散，转移扩散相对较少见且发生较晚。最近有报道称，给予大鼠过氧化物酶体增殖物激活受体α与γ亚型双重激动剂可导致纤维肉瘤，但其与人类的相关性还不确定[172]。

多形性纤维肉瘤、多形性肉瘤、恶性纤维组织细胞瘤

这一组恶性肿瘤最近被认为是人类（尤其是老年人群体）最常发生的一些软组织肿瘤[312,313]。基于构成细胞类型的免疫组织化学和电镜特征，目前把它们分成几个亚组[296-298,314]。那些缺乏任何分化证据的肿瘤现被命名为未分化多形性肉瘤。

类似的肿瘤在大鼠自发性肿瘤中得到了很好表征[290]。这些多形性肿瘤是植入化学品和惰性物

质所诱导的啮齿类实验动物发生的肉瘤的主要类型[258,264,315-317]。它们自发于小鼠、仓鼠、犬、猫、马、猪、兔、牛和鸟类[293,294,318-320]。它们似乎也是家猫疫苗接种部位发生的主要肉瘤类型[275]。

多形性纤维肉瘤的组织学特征不一，从胖梭形细胞排列成非常有序的轮辐状或车轮状模式到由梭形细胞、小圆细胞及多核及奇异巨细胞组成的高度多形性的混合模式（图2.5）。肿瘤中也可见单个核或多形核白细胞浸润，血管成分可能很明显。胶原形成通常在梭形细胞区域明显，也可看到黏液样变。还可发生出血、坏死和局灶性铁色素沉积。巨细胞可能出现带状特征，提示向骨骼肌分化。然而未见横纹，并且通过免疫细胞化学技术在肿瘤细胞胞质中也未检测到肌红蛋白。

这些多形性肿瘤大多数都是恶性的，广泛性局灶性浸润到周围软组织，并在淋巴结形成转移性沉积，肺脏和肝脏中发生转移相对少见，但在肿瘤晚期可见[290,316]。

酶细胞化学研究显示人和啮齿类动物的这些肿瘤存在溶酶体酶活性，如酸性磷酸酶、β-葡萄糖醛酸酶、α-萘丁酸盐或α-乙酸萘酯酶，这些都是组织细胞的特征，但不具有诊断意义[264,317]。超微结构研究显示成纤维细胞和组织细胞的双重特征，也存在具有未分化特征的原始细胞[320]。然而，组成这些肿瘤的细胞并不是真正的组织细胞，而是成纤维细胞、肌成纤维细胞和未分化的细胞。它们具有吞噬细胞特性，并且在发挥这项作用时呈现出单核/巨噬细胞系的抗原表位特征[251]。

同样，对大鼠皮下植入惰性材料导致的肿瘤和细胞系的研究表明，这些肿瘤起源于原始局部组织的间叶细胞，而不是组织细胞系的细胞。Alderley Park Wistar大鼠自发性肉瘤的免疫组化研究显示，这些肿瘤中有些表达多种不同抗原，不仅包括组织细胞标志物，如α₁抗胰蛋白酶、α₁抗胰凝乳蛋白酶和溶菌酶，还包括神经元特异性烯醇化酶、S100蛋白和神经胶质纤维酸性蛋白。这些肿瘤内的肌成纤维细胞也含有α平滑肌肌动蛋白。有人认为这些发现支持肿瘤由共同间叶细胞前体分化而来的观点，这种前体细胞具有向不同方向分化的能力[321]。对9,10-二甲基-1,2-苯并蒽诱导的大鼠肉瘤进行免疫组化研究也提示这些肿瘤不是组织细胞系[322]。采用免疫细胞化学技术和抗特定细胞标志物的抗血清组合研究发现，人类大多数所谓的纤维组织细胞型肿瘤也源自于原始髓外干细胞[323-325]。

恶性组织细胞瘤、组织细胞肉瘤

组织细胞肉瘤或恶性组织细胞瘤在大鼠和小鼠中报道很多，与纤维组织细胞瘤具有某些共同的组织学特征，特别是它们的组织细胞外观和酶学特征（图4.5）。然而它们也以一种弥散性或淋巴瘤的方式出现。它们可能是真正的组织细胞系来源的肿瘤，所以最好将它们与淋巴瘤一并考虑（见第4章，造血和淋巴系统）。关键的一点是，它们与上述的间叶组织肉瘤截然不同，与固态致癌作用无关，而且在人类是一种罕见的肿瘤。

犬皮肤组织细胞瘤

这是一种罕见的肿瘤，有时可在比格犬的毒性试验中观察到，常发于年轻的犬。年发生率统计每100 000只中超过100只患有该肿瘤，其中50%的病例发生在2岁以下的犬，且常见于头部[326,327]。虽然被命名为组织细胞瘤，但这种犬的肿瘤却不同于人类和啮齿类动物中相同名称的肿瘤，因为它具有不同的组织学特征且常能自行消退。犬皮肤组织细胞瘤在光学显微镜下检查显示为在皮肤的浅表处聚集有中等度多形性的组织细胞样细胞，细胞具有椭圆形或锯齿状细胞核，有丝分裂活性高，胞质丰富、弱嗜酸性、呈空泡状或颗粒状。上覆的表皮可能发生溃疡，伴有化脓性炎性渗出物。该肿瘤的特征性成分是淋巴细胞浸润，这一点可能表现很明显，呈结节状聚集体出现，并伴有肿瘤细胞小灶状凝固性坏死，它被看作宿主介导的抗肿瘤免疫反应的证据[328]。

肿瘤细胞显示α-醋酸萘酯酶活性，超微结构特征符合肿瘤细胞来源于组织细胞/单核细胞系的观点[329]。最近细胞表面标志物研究显示，这些肿瘤细胞主要表达表皮朗格汉斯细胞表型，提示肿瘤是一种局部的、自限形式的朗格汉斯细胞组织细胞增生症[330]。

肥大细胞肿瘤、肥大细胞瘤

肥大细胞肿瘤在某些品系的犬中很常见，相似的病变在其他物种（包括啮齿类实验动物和人类）中偶见[331-335]。组织学上，它们通常在皮肤或皮下组织中包膜完整，由片状或条索状嗜酸性及不同程度颗粒状胞质的立方形或圆形细胞组成。经甲苯胺蓝、亚甲蓝或罗马诺夫斯基染色（Romanovsky stain）后，常可见异染性的胞质颗粒。犬肥大细胞瘤的特征是含有嗜酸性粒细胞，受累的胶原纤维表现为变性和坏死[331]。

它们普遍被认为是良性肿瘤，但它们可能表现细胞异型性，并表现出局部淋巴结浸润和转移到内脏等侵袭性行为[335]。

脂肪瘤

脂肪瘤被认为是脂肪组织的真肿瘤，它们是由结缔组织间隔分割的成熟脂肪细胞构成的分叶样质软包块。可见局部纤维化、脂肪坏死和炎性细胞，但未见黏液样区、细胞多形性和丰富的有丝分裂活性，因为这些是脂肪肉瘤的特征。脂肪瘤可发生于任何软组织部位，但大鼠在皮下组织、胸腔内或肠系膜中最常见。该肿瘤偶见于小鼠和仓鼠[214,225,240]。

蛰伏脂瘤（棕色脂肪瘤）

这种肿瘤十分特别，组织学特点为棕色脂肪分化。肿瘤细胞呈圆形、卵圆形或多边形，含有大小不一的致密嗜碱性细胞核，胞质淡染，泡沫样，冰冻切片油红O染色阳性。电子显微镜研究显示有大量的线粒体和小脂滴。通常这些肿瘤边界清晰，无明确的恶性组织学证据，但据报道大鼠中这种类型的肿瘤存在核多形性、显著的有丝分裂活动、局部组织浸润，以及肺转移[336-338]。

人类的蛰伏脂瘤罕见。1986年Rigor发现，在全世界文献中报道的人类蛰伏脂瘤大约有80例[339]。即便在今天，它们仍然是文献报告中十分不常见的个例[340]。临床上，人类发生的这类肿瘤几乎都是良性的[251]。

虽然这类肿瘤通常在啮齿类动物中不常见，但发生率在实验室间是有差异的。Bruner和他的同事报道了在来自3个致癌实验共1760只Sprague-Dawley大鼠中共发生了62例蛰伏脂瘤，均与处理因素无关，得出的总患病率为3.5%[341]。

在人类，棕色脂肪瘤见于棕色脂肪分布的解剖部位，如背部、颈部、纵隔和后腹壁。据报道，大鼠蛰伏脂瘤也呈类似的解剖学分布[336,338,342]。

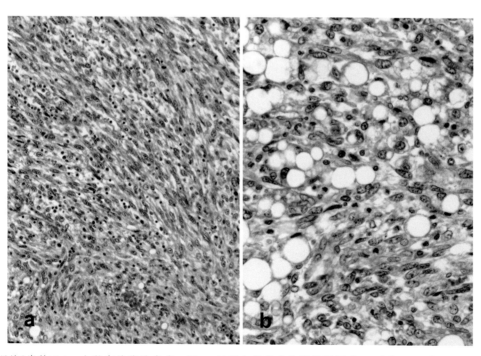

图2.6　未经处理的2岁龄Wistar大鼠中的脂肪肉瘤。图a：纤维肉瘤成分的低倍视野（H&E染色×180）。图b：高倍视野下显示分化良好的恶性脂肪母细胞（H&E染色×360）

酚妥拉明———一种α肾上腺素能受体拮抗剂，用于治疗高血压已有50余年，在其24个月的大鼠致癌性试验中，高剂量的酚妥拉明可导致棕色脂肪瘤发生率升高[343]。然而，棕色脂肪的增生受交感神经系统调控。棕色脂肪增生受长时间暴露于寒冷、严重缺氧，以及给予去甲肾上腺素、异丙肾上腺素或β₃肾上腺素能受体激动剂的刺激[175-177]。因此，可能这种致瘤反应是高剂量酚妥拉明放大的药理作用，与使用酚妥拉明治疗的患者相关性不大。

脂肪肉瘤

脂肪肉瘤组织学外观多样，虽然它可以表现出混合型的特点，但顾名思义它是一种能形成脂肪并具有恶性脂肪母细胞特征的肿瘤（图2.6）。肿瘤细胞可呈圆形或卵圆形，核大，位于中央或偏于细胞一侧。胞质通常呈空泡化，油红O或锇染色阳性。间质内通常含有丰富的血管，可呈现明显的黏液样外观。肿瘤中可见梭形细胞及未分化细胞，有丝分裂可能很活跃。脂肪肉瘤在人类中相当常见，多种亚型已被很好地定义和描述。人们对实验动物脂肪肉瘤的认识相对较少，但作为自发性病变在大鼠[344]、小鼠[225]和仓鼠[230]的致癌实验中均可见到。

在少数几种可诱发大鼠与小鼠脂肪瘤与脂肪肉瘤的药物中，过氧化物酶体增殖物激活受体γ和α/γ激动剂是其中之一[172-174]。涉及的机制尚不清楚，但它们似乎与皮下脂肪增多和间叶细胞的增生加强密切相关[171]。

横纹肌肉瘤

横纹肌肉瘤在啮齿类动物致癌实验诊断中很难做出的诊断，因为其他各种肉瘤中也可能含有胞质丰富、嗜酸性、表面看上去与横纹肌母细胞相像的大肿瘤细胞。诊断难点在于，许多肉瘤都有沿骨骼肌纤维浸润的倾向，从而使变性或变异的骨骼肌似乎是肿瘤的有机组成部分。

鉴于此，当有明确的证据表明肿瘤细胞向骨骼肌分化时，诊断为横纹肌肉瘤。这在光学显微镜下表现为横纹或在超微结构水平表现为Z线（图2.7）。肌红蛋白是氧合血红素蛋白，仅见于横纹肌，其免疫细胞化学显色可用于横纹肌肉瘤的诊断。但在肌红蛋白的显色中需要谨慎。已有实验表明，当所有其他不相关的肿瘤浸润到骨骼肌时，在肿瘤细胞中

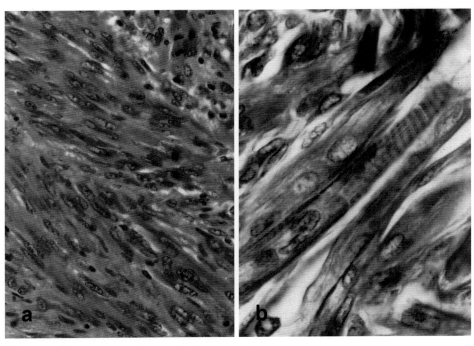

图2.7 老龄Wistar大鼠腿部肿瘤。图a：典型的分化良好的横纹肌肉瘤含有多形的梭形细胞，带状细胞和多核巨细胞（H&E×280）。图b：来自同一肿瘤的横纹肌母细胞中的横纹（PATH×425）

也会出现肌红蛋白，而且这些肌红蛋白的量可能足以在免疫组化中着色。其他抗原包括骨骼肌肌球蛋白、肌动蛋白和肌原性调节蛋白，后者因其耐受福尔马林固定，似乎特别有用[345]。

虽然人类中报道有多种横纹肌肉瘤亚型，但在啮齿类动物中这类肿瘤还没有被很好认识。大鼠横纹肌肉瘤可由带横纹且富含嗜酸性胞质的分化良好的成束肌细胞组成[346]。在大鼠横纹肌肉瘤中可见多核巨细胞，圆形细胞分化也有报道[347,348]。也有报道称，年轻大鼠可自发横纹肌肉瘤[349]。在未给药的老龄小鼠和仓鼠中也偶见横纹肌肉瘤[225,350]。横纹肌肉瘤是一种不常见的肉瘤类型，可在大鼠中通过植入生物材料诱发产生[258]。

平滑肌瘤

良性的平滑肌肿瘤偶见于老龄啮齿类动物的软组织，但它们更多见于雌性生殖器官或其他具有丰富平滑肌的组织，如胃肠道。在所有部位，其组织学特征是一致的梭形细胞交织成束，核端钝圆或呈雪茄形，胞质含有纵向的肌原纤维，可通过磷钨酸苏木素染色（PATH）显示。平滑肌瘤的有丝分裂活性低。事实上，任何过度的有丝分裂活动和细胞多形性应被视为潜在恶性的证据。这些肿瘤结蛋白免疫细胞化学染色呈一致的阳性。

平滑肌瘤的超微结构特征包括：胞质内含有紧密排列的细肌丝，局部形成致密体，并可见线粒体，稀疏的内质网，核的两端有高尔基复合体，有大量的吞饮小泡，肌丝与胞膜附着处有致密斑，可有发育不良的基膜。

平滑肌肉瘤

平滑肌肉瘤类似于平滑肌瘤，但细胞有丝分裂活性和细胞多形性更为明显。由于平滑肌肉瘤分化较差，所以在光学显微镜下区分平滑肌肉瘤、纤维肉瘤和神经鞘瘤可能特别困难，但应用结蛋白、平滑肌肌动蛋白和S100蛋白的免疫细胞化学染色有助于区分这些肿瘤。然而，根据对人类的平滑肌肉瘤研究经验，它们能够表达包括上皮来源抗原在内的多

种抗原[351]。平滑肌肉瘤见于未经处理的小鼠、仓鼠和大鼠的软组织中[225,230]。

增生性血管病变

在皮下组织、肝脏、脾脏和淋巴结可以出现腔内充满血液、内衬单层扁平内皮细胞的小血管组成的小的非增生性病变，将它们与血管肿瘤进行区分是很重要的。一个病理工作组对PPAR激动剂诱导的小鼠和仓鼠血管病变进行了详细的研究，建议将血管病变分为几个不同类别：淤血、血管瘤样增生、血管瘤和血管肉瘤[283]。

Weibel和Palade[352]所描述的棒状微管小体可用于在电镜下识别人类组织的血管内皮细胞，但这对啮齿类动物的血管肿瘤可能并不是一个有用的诊断特征。这种细胞器在多种品系小鼠发生的一系列12种血管瘤和血管肉瘤中没有发现[353]。

淤血

血管淤血的特点是在器官的毛细血管床或更大的血管内出现数量明显增多的红细胞，但血管腔无明显扩张。

血管扩张

血管扩张的特征是内皮衬覆的血管管腔单纯性扩张（膨胀）。

血管瘤样增生

血管瘤样增生是一种边界清楚的局部病变，通常因毛细血管及其他血管结构数量增多而显得较为突出。血管腔大小非常一致，通常充满血液，外形呈圆形到椭圆形，血管间距很小，缺乏支持组织，无有丝分裂象和核异型性。

血管瘤（血管瘤、血管内皮瘤、血管外皮细胞瘤）

血管瘤是指内衬单层分化良好内皮的毛细血管或窦状结构呈局灶性，非侵袭性扩张。内皮细胞核可以增多，并轻度增大，但有丝分裂罕见。它们通常挤压周围组织，但常没有包膜（图2.8）。海绵状血

管瘤主要由大血管腔组成，管腔周围为胶原基质，常伴有散在的胞质内含有含铁血黄素的巨噬细胞。毛细血管瘤由毛细血管网构成，毛细血管的周围是增厚的网状或胶原纤维。

偶尔可见到其他形式的血管瘤，可以是衬覆多层外观良性的内皮细胞的血管结构（即血管内皮瘤），或者是外周为增生的梭形和卵圆形细胞及受其压迫的毛细血管结构（即血管外皮细胞瘤）。

血管肉瘤

这些肿瘤可表现出各种不同的血管模式，与良性肿瘤中所见血管模式类似。内皮细胞数量增多，可以肥胖并呈多形性，胞核增大，呈多形性，染色深。通常存在有丝分裂象。血管肉瘤中经常会出现由梭形细胞组成的实体区域中有血管腔塌陷的区域和血管腔形成不充分、形状不规则的区域。内皮细胞可以是多层或形成簇状，也可能发生转移[283]。

血管肿瘤安全性评价

在未给药的小鼠、大鼠和仓鼠中偶可见增生性血管变化[214,224,225,230,354]。尽管血管肉瘤在啮齿类动物中的发病率通常很低，但是发生率的不同和组织起源的不同可以给生物学试验结果的解释带来困难，特别是在小鼠中进行的试验。Duddy和他的同事报道了B6C3F1小鼠致癌性试验历史对照中血管肉瘤的发生率为0~12%，甚至以上[355]。这种变异和好发倾向提示长期给予曲格列酮〔一种与过氧化物酶体增殖物激活受体γ（PPARγ）结合的胰岛素增敏剂〕的B6C3F1小鼠血管肉瘤发生率增加可能是仅限于这种品系小鼠的一种间接或非特异性效应[355]。这些小鼠血管肉瘤表现出低的ras癌基因突变频率，几乎不显示p53活化的迹象[356]。然而，由于那时采用相同类型的其他药物（包括作用于α和γ受体亚型的激动剂）处理后报道的血管瘤和血管肉瘤，提示这是一种类效应[172,283]。最新的研究表明曲格列酮促进小鼠内皮细胞的增生与存活，但在相似条件下却对人内皮细胞无效，提示人类可能对PPAR激动剂表现出与小鼠不同的反应[357]。

普瑞巴林，一种抑制性神经递质γ-氨基丁酸的结构衍生物（GABA），用于治疗神经病理性疼痛，通过在食物中饲喂给予B6C3F1和CD-1小鼠两年，也显示剂量依赖性的引起血管肉瘤发生率增加，这种升

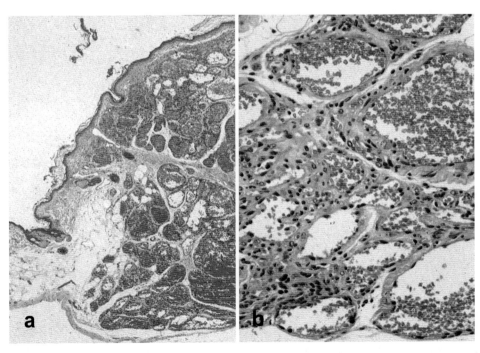

图2.8　CD-1小鼠皮肤自发性血管瘤。图a：肿瘤界限清楚，大血管腔内充满血液（H&E染色×50）。图b：可见平常规则的内皮细胞沿着增厚的血管壁排列（H&E染色×280）

高见于所有剂量水平，包括与人类临床用药最大推荐暴露剂量近似的最低剂量[358]。普瑞巴林无致突变活性，在Wistar大鼠两项致癌性试验中均没有证据表明其具有致癌性。普瑞巴林的致病机制仍然不清楚，这些发现的临床意义也不确定。事实上，虽然普瑞巴林对多种神经递质具有多重效应，但是普瑞巴林自身的作用机制尚不清楚[359]。

Hailey和他的同事也报道了感染肝螺旋杆菌的B6C3F1小鼠肝脏血管肉瘤发生率增加[360]，虽然与肝炎有关，但机制仍不明确。

实验小鼠特别易于发生血管肿瘤的原因还不清楚。在一项比较B6C3F1小鼠、Fischer 344大鼠和人类的内皮增生的研究中，采用标记内皮细胞的CD31，以及细胞增生标志物Ki-67双重免疫组织化学方法，表明小鼠比大鼠或人类都具有更高的背景性内皮细胞增生率[361]。此外，人类血管肿瘤似乎不同于啮齿类动物的血管肿瘤，尽管人类血管肿瘤的组织形态千变万化，但大多数是良性的，一些很可能不是真正意义上的肿瘤，而是与血管肉瘤无关联的错构瘤[362]。

其他软组织肿瘤

鉴于间叶组织肿瘤多样的组织学外观，并不总是能够给予一个准确的诊断，尤其是当不能获得供超微结构检测或免疫细胞化学研究的材料时。在这种情况下，常常最明智的方法是，在肿瘤分布的最终分析中，使用一种未确定或未另行规定的类别而与其他间叶组织肿瘤归为一类。监于免疫细胞化学方法的使用越来越广泛，人们对人类肉瘤的理解也有了改变，这种情况在今天就更是如此，但免疫细胞化学不常适用于啮齿类致癌性试验中发现的间叶组织肿瘤。有些肿瘤可能表现出混合性形态，例如给予PPAR激动剂的小鼠中出现的肿瘤表现为同时向血管和脂肪组织分化（血管脂肪瘤）[283]。

然而，在啮齿类动物试验中可能没必要对所有间叶组织肿瘤进行准确的诊断，关注点在于区分完全不同类型的肿瘤，例如表现为肌上皮瘤样分化的乳腺肿瘤、神经鞘细胞型（施万细胞）的梭形细胞肿瘤、真性组织细胞瘤和假肉瘤性癌。后面这种类型的肿瘤可用人类和大鼠中发现的一些胰腺外分泌部癌作为例证，它们显示出肉瘤的外观（见第9章，肝脏与胰腺）。在这些情况下，细胞化学和超微结构研究揭示腺体和上皮分化的证据。如前所述，发生在转基因Tg.AC小鼠皮肤的梭形细胞肿瘤也已被证实为癌，含有细胞角蛋白和细胞桥粒[232]。

区分神经鞘细胞瘤（施万细胞瘤）与其他类型的梭形细胞瘤是一项困难的鉴别诊断。神经鞘瘤的特征是胞核呈明显的栅栏状，有突出的细胞膜外板，具有细长的胞质突起，桥粒样细胞间连接和板层状胞质内包涵体（提示为髓鞘和免疫反应性S100蛋白）[363]。然而，这些特征中有些见于其他梭形细胞肿瘤，重要的是注意S100蛋白能在非神经源类型的细胞中表达[364,365]（见第14章，神经系统和特殊感觉器官）。

（赵煜译，孔庆喜校）

参考文献

1. Bigby M, Jick S, Jick H, Arndt K. Drug-induced cutaneous reactions. A report from Boston Collaborative Drug Surveillance Program on 15438 consecutive inpatients 1975 to 1982. *JAMA* 1986;**256**:358-3363.

2. Levenson DE, Arndt KA, Stern RS. Cutaneous manifestations of adverse drug reactions. *Immunol Clin North America* 1991;**11**:493-507.

3. Hernández-Salazar A, de Leon-Rosales SP, Rangel-Frausto S, Criollo E, Archer-Dubon C, Orozco-Topete R. Epidemiology of adverse cutaneous drug reactions. A prospective study in hospitalized patients. *Arch Med Res* 2006;**37**:899-902.

4. Justiniano H, Berlingeri-Ramos AC, Sanchez JL. Pattern analysis of drug-induced skin diseases. *Am J Dermatopathol* 2008;**30**:352-69.

5. Capuano A, Motola G, Russo F, Avolio A, Filippelli A, Rossi F, et al. Adverse drug events in two emergency departments in Naples, Italy: an observational study. *Pharmacol Res* 2004;**50**:631-6.

6. Clavenna A, Bonati M. Adverse drug reactions in childhood: a review of prospective studies and safety alerts. *Arch Dis*

Child 2009;**94**:724-8.

7. Rubio M, Bousquet PJ, Demoly P. Update in drug allergy: novel drugs with novel reaction patterns. *Curr Opin Allergy Clin Immunol* 2010;**10**:457-62.

8. Pichler WJ. Delayed drug hypersensitivity reactions. *Ann Intern Med* 2003;**139**:683-93.

9. Thyssen JP, Maibach HI. Drug-elicited systemic allergic (contact) dermatitis - update and possible pathomechanisms. *Contact Dermat* 2008;**59**:195-202.

10. Wolf R, Orion E, Marcos B, Matz H. Life-threatening acute adverse cutaneous drug reactions. *Clin Dermatol* 2005;**23**:171-81.

11. Ramdial PK, Naidoo DK. Drug-induced cutaneous pathology. *Am J Clin Pathol* 2009;**62**:493-504.

12. Payne AS, James WD, Weiss RB. Dermatologic toxicity of chemotherapeutic agents. *Semin Oncol* 2006;**33**:86-97.

13. Coopman SA, Johnson RA, Platt R, Stern RS. Cutaneous disease and drug reactions in HIV infection. *N Engl J Med* 1993;**328**:1670-4.

14. Euvrard S, Kanitakis J, Claudy A. Skin cancers after organ transplantation. *N Engl J Med* 2003;**348**:1681-91.

15. Kupper TS, Fuhlbrigge RC. Immune surveillance in the skin: mechanisms and clinical consequences. *Nat Rev Immunol* 2004;**4**:211-22.

16. Greaves P, Williams A, Eve M. First dose of potential new medicines to humans: how animals help. *Nat Rev Drug Discov* 2004;**3**:226-36.

17. Olsen H, Betton G, Robinson D, Thomas K, Monro A, Kolaja G, et al. Concordance of the toxicity of pharmaceuticals in humans and animals. *Regul Toxicol Pharmacol* 2000;**32**:56-67.

18. DeWitt CA, Siroy AE, Stone SP. Acneiform eruptions associated with epidermal growth factor receptor-targeted chemotherapy. *J Am Acad Dermatol* 2007;**56**:500-5.

19. Brown AP, Dunstan RW, Courtney CL, Criswell KA, Graziano MJ. Cutaneous lesions in the rat following administration of an irreversible inhibitor of erbB receptors, including the epidermal growth factor receptor. *Toxicol Pathol* 2008;**36**:410-9.

20. Tomkova H, Kohoutek M, Zabojnikova M, Pospiskova M, Ostrizkova L, Gharibyar M. Cetuximab-induced cutaneous toxicity. *J Eur Acad Dermatol Venereol* 2010;**24**:692-6.

21. van der Fits L, Mourits S, Voerman JSA, Kant M, Boon L, Laman JD, et al. Imiquimod-induced psoriasis-lke skin inflammation in mice is mediated via the IL-23/IL-17 axis. *J*

Immunol 2009;**182**:5836-45.

22. Braiman-Wiksman L, Solomonik I, Spira R, Tennenbaum T. Novel insights into wound healing sequence of events. *Toxicol Pathol* 2007;**35**:767-79.

23. Dorsett-Martin WA. Rat models of skin wound healing: a review. *Wound Repair Regen* 2004;**12**:591-9.

24. Feingold KR, Elias PM. Endocrine-skin interactions. Cutaneous manifestation of pituitary disease, thyroid disease, calcium, and diabetes. *J Am Acad Dermatol* 1987;**17**:921-40.

25. Puri N, Weyand EH, Abdel-Rahman SM, Sinko PJ. An investigation of the intradermal route as an effective means of immunization for microparticulate vaccine delivery systems. *Vaccine* 2000;**18**:2600-12.

26. Paus R, Cotsarelis G. The biology of hair follicles. *N Engl J Med* 1999;**341**:491-7.

27. Cotsarelis G. Gene expression profiling gets to the root of human hair follicle stem cells. *J Clin Invest* 2006;**116**:19-22.

28. Yang CC, Cotsarelis G. Review of hair follicle dermal cells. *J Dermatol Sci* 2010;**57**:2-11.

29. Cotsarelis G. The hair follicle. Dying for attention. *Am J Pathol* 1997;**151**:1505-600.

30. Wells MY, Voute H, Bellingard V, Fisch C, Boulifard V, George C, et al. Histomorphology and vascular lesions in dorsal rat skin used as injection sites for a subcutaneous toxicity study. *Toxicol Pathol* 2010;**38**:258-66.

31. Matousek JL, Campbell KL. A comparative review of cutaneous pH. *Vet Dermatol* 2002;**13**:293-300.

32. Bartek MJ, Labudde JA, Maibach HI. Skin permeability in vivo: comparison in rat, rabbit, pig and man. *J Invest Dermatol* 1972;**58**:114-23.

33. Ross JH, Driver JH, Harris SA, Maibach HI. Dermal absorption of 2,4-D: a review of species differences. *Regul Toxicol Pharmacol* 2005;**41**:82-91.

34. Rougier A, Lotte C, Maibach HI. The hairless rat: a relevant animal model to predict in vivo percutaneous absorption in humans? *J Invest Dermatol* 1987;**88**:577-81.

35. Kao J, Patterson FK, Hall J. Skin penetration and metabolism of topically applied chemicals in six mammalian species including man: an in vitro study with benzo(a)pyrene and testosterone. *Toxicol Appl Pharmacol* 1985;**81**:501-16.

36. Rabinowitz JL, Feldman ES, Weinberger A, Schumacher HR. Comparative tissue absorption of oral 14Caspirin and

topical triethanolamine 14C salicylate in human and canine knee joints. *J Clin Pharmacol* 1982;**22**:42-8.

37. Hood DB. Practical and theoretical considerations in evaluating dermal safety. In: Driff VA, Lazar P, editors. *Cutaneous toxicity*. New York: Academic Press; 1977. p. 15-30.

38. Haley PJ. Species differences in the structure and function of the immune system. *Toxicol* 2003;**188**:49-71.

39. Bergstresser PR, Fletcher CR, Streilein JW. Surface densities of Langerhans cells in relation to rodent epidermal sites with special immunological properties. *J Invest Dermatol* 1980;**74**:77-80.

40. Choi KL, Sauder DN. Epidermal Langerhans cell density and contact sensitivity in young and aged BALB/c mice. *Mech Ageing Dev* 1987;**39**:69-79.

41. McDonald TA, Zepeda ML, Tomlinson MJ, Bee WH, Ivens IA. Subcutaneous administration of biotherapeutics: current experience in animal models. *Curr Opin Mol Ther* 2010;**12**:461-70.

42. Weichbrod RH, Patrick DH, Cisar CF, Hall JE. Diagnostic exercise: tail sloughing in mice. *Lab Anim Sci* 1987;**37**:644-5.

43. Allen AM, Lock A. Mousepox, skin, mouse. In: Jones TC, Mohr U, Hunt RD, editors. *Integument and mammary glands, monograph on pathology of laboratory animals*. Berlin: Springer-Verlag; 1989. p. 158-71.

44. Spencer AJ. Subcutaneous nodules in rhesus monkeys. *Lab Anim Sci* 1985;**25**:79-80.

45. Gough AW, Barsoum NJ, Gracon SI, Mitchell L, Sturgess JM. Poxvirus infection in a colony of common marmosets(*Callithrix jaccus*). *Lab Anim Sci* 1982;**32**:87-90.

46. Price KD. Bacterial infections in cynomolgus monkeys given small molecule immunomodulatory antagonists. *J Immunotoxicol* 2010;**7**:128-37.

47. Fentem JH, Botham PA. Update on the validation and regulatory acceptance of alternative tests for skin corrosion and irritation. *ATLA* 2004;**32**:683-8.

48. Draize J, Woodward G, Calvery HO. Methods for the study of irritation and toxicity of substances applied topically to the skin and mucous membranes. *J Pharmacol Exp Ther* 1944;**83**:377-90.

49. Patrick E, Burkhalter A, Maibach HI. Recent investigations of mechanisms of chemically induced skin irritation in laboratory mice. *J Invest Dermatol* 1987;**88**:24s-31s.

50. Brown VKH. A comparison of predictive irritation tests with surfactants on human and animal skin. *J Soc Cosmet Chem* 1971;**22**:411-20.

51. Philips L, Steinberg M, Maibach HI, Akers WA. A comparison of rabbit and human skin responses to certain irritants. *Toxicol Appl Pharmacol* 1972;**21**:369-82.

52. Nixon GA, Tyson CA, Wertz WC. Interspecies comparison of skin irritancy. *Toxicol Appl Pharmacol* 1975;**31**:481-90.

53. Griffith JF, Buehler EV. Prediction of skin irritancy sensitizing potential by testing with animals and man. In: Drill VA, Lazar P, editors. *Cutaneous toxicity*. New York: Academic Press; 1977. p. 155-73.

54. Steinberg M. Dermatotoxicology test techniques: an overview. In: Drill VA, Lazar P, editors. *Cutaneous toxicity*. New York: Raven Press; 1984. p. 41-53.

55. Ingram AJ, Grasso P. Patch testing in the rabbit using a modified patch test method. *Br J Dermatol* 1975;**92**:131-42.

56. McKillop CM, Brock JAC, Oliver GJA, Rhodes C. A quantitative assessment of pyrethroid-induced paraesthesia in the guinea pig flank model. *Toxicol Lett* 1987;**36**:1-7.

57. Andersen KE. Testing for contact allergy in experimental animals. *Pharmacol Toxicol* 1987;**61**:1-8.

58. Magnusson B, Kligman AM. Usefulness of guinea pig tests for detection of contact sensitizers. In: Marzulli FN, Maibach HI, editors. *Dermatotoxicity and pharmacology*. New York: Wiley; 1977. p. 551-60.

59. Wood GS, Volterra AS, Abel EA, Nickoloff BJ, Adams RM. Allergic contact dermatitis: novel immunohistologic features. *J Invest Dermatol* 1986;**87**:688-93.

60. McMillan EM, Stoneking L, Burdick S, Cowan I, Husain-Hamzavi SL. Immunophenotype of lymphoid cells in positive patch tests of allergic contact dermatitis. *J Invest Dermatol* 1985;**84**:229-33.

61. Stein KR, Scheinfeld NS. Drug-induced photoallergic and phototoxic reactions. *Expert Opin Drug Saf* 2007;**6**:431-43.

62. Maurer T. Phototoxicity testing - *in vivo* and *in vitro*. *Food Chem Toxicol* 1987;**25**:407-14.

63. OECD. In Vitro 3T3 NRU phototoxicity test. In: Guidelines for the testing of chemicals. No. 432. Paris: Organization for Economic Cooperation and Development; 2004.

64. Ulrich P. Preclinical photosensitization testing: models and challenges. *Toxicol Lett* 2009;**189** S52-S52

65. Lowe NJ. Cutaneous phototoxicity reactions. *Br J Dermatol* 1986;**115**(Suppl 31):86-92.

66. Shimoda K, Yoshida M, Wagai N, Takayama S, Kato M. Photoxic lesions induced by quinolone antibacterial agents in auricular skin and retina of albino mice. *Toxicol Pathol* 1993;**21**:554-61.

67. Matsumoto N, Akimoto A, Kawashima H, Kim S. Comparative study of skin phototoxicity with three drugs by an in vivo mouse model. *J Toxicol Sci* 2010;**35**:97-100.

68. Kimura T, Kuroki K, Doi K. Dermatoxicity of agricultural chemicals in the dorsal skin of hairless dogs. *Toxicol Pathol* 1998;**26**:442-7.

69. Johnson ML, Grimwood RE. Leukocyte colony-stimulating factors: a review of associated neutrophilic dermatoses and vaculitides. *Arch Dermatol* 1994;**130**:77-81.

70. Kahn KNM, Kats AA, Fouant MM, Snook SS, McKearn JP, Alden KL, et al. Recombinant human interleukin-3 induces extramedullary hematopoiesis at subcutaneous injection sites in cynomolgus monkeys. *Toxicol Pathol* 1996;**24**:391-7.

71. Segaert S, Van Cutsem E. Clinical signs, pathophysiology and management of skin toxicity during therapy with epidermal growth factor receptor inhibitors. *Anna Oncol* 2005;**16**:1425-33.

72. Suzuki H, Nagai K, Yamaki H, Tanaka N, Umezawa H. On the mechanism of action of bleomycin: scission of DNA strands *in vitro* and *in vivo*. *J Antibiot (Tokyo)* 1969;**22**:446-8.

73. Cohen IS, Mosher MB, O'Keefe EJ, Klaus SN, De Conti RC. Cutaneous toxicity of bleomycin therapy. *Arch Dermatol* 1973;**107**:553-5.

74. Thompson GR, Baker JR, Fleischman RW, Rosenkrantz H, Schaeppi UH, Cooney DA, et al. Preclinical toxicologic evaluation of bleomycin (NSC 125 006), a new anti-tumor antibiotic. *Toxicol Appl Pharmacol* 1972;**22**:544-55.

75. Ito K, Handa J, Mori M, Ezura H, Kumagai M, Suzuki A, et al. Toxicity test of bleomycin oil suspension. Chronic toxicity in Beagle dogs. *Jpn J Antibiot* 1980;**33**:29-72.

76. Mountz JD, Downsminor MB, Turner R, Richards F, Pisko E. Bleomycin-induced cutaneous toxicity in the rat: analysis of histopathology and ultrastructure compared with progressive systemic sclerosis (scleroderma). *Br J Dermatol* 1983;**108**:679-86.

77. Tucker Jr WE, Krasny HC, De Miranda P, Goldenthal EI, Elion GB, Hajian G, et al. Preclinical toxicology studies with acyclovir: carcinogenicity bioassays and chronic toxicity tests. *Fundam Appl Toxicol* 1983;**3**:579-86.

78. Szczech GM, Tucker Jr WE. Nail loss and footpad erosions in beagle dogs given BW 134U, a nucleoside analog. *Toxicol Pathol* 1985;**13**:181-4.

79. Sylvester RK, Ogden WB, Draxler CA, Lewis B. Vesicular eruption: a local complication of concentrated acyclovir infusions. *JAMA* 1988;**255**:385-6.

80. Arndt KA. Adverse reactions to acyclovir: topical, oral and intravenous. *J Am Acad Dermatol* 1988;**18**:188-90.

81. Anderson TD, Hayes J. Toxicity of human recombinant interleukin-2 in rats. Pathologic changes are characterised by marked lymphocytic and eosinophilic proliferation and multisystem involvement. *Lab Invest* 1989;**60**:331-46.

82. Pyrah IT, Kalinowski A, Jackson D, Davies W, Davis S, Aldridge A, et al. Toxicologic lesions associated with two related inhibitors of oxidosqualene cyclase in the dog and mouse. *Toxicol Pathol* 2001;**29**:174-9.

83. Funk J, Landes C. Histopathologic findings after treatment with different oxidosqualene cyclase (OSC) inhibitors in hamsters and dogs. *Exp Toxicol Pathol* 2005;**57**:29-38.

84. Griffith RW, Grauwiler J, Hodel C, Leist KH, Matter B. Toxicologic considerations. In: Berde B, Schild HO, editors. *Ergot alkaloids and related compounds. handbook of experimental pharmacology*, vol. 49. Berlin: Springer-Verlag; 1978.

85. Richardson BP, Turkalj I, Flückiger E. Bromocriptine. In: Laurence DR, Mclean AEM, Weatherall M, editors. *Safety testing of new drugs. Laboratory predictions and clinical performance*. London: Academic Press; 1984. p. 19-63.

86. Hendrix JD, Greer KE. Cutaneous hyperpigmentation caused by systemic drugs. *Int J Dermatol* 1992;**31**:458-66.

87. Boet DJ. Toxic effects of phenothiazines on eye. *Doc Ophthalmol* 1970;**28** :1-69

88. Krebs A. Medikamentös bedingte Hyper-und Depigmentierungen. *Schweiz Rundsch Med Prax* 1987;**76**:1069-75.

89. Cracknell KPB, Grierson I. Prostaglandin analogues in the anterior eye: their pressure lowering action and side effects. *Exp Eye Res* 2009;**88**:786-91.

90. Alm A, Grierson I, Shields MB. Side effects associated with prostaglandin analog therapy. *Surv Ophthalmol* 2008;**53**:S93-105.

91. Dencker SJ, Enoksson P, Persson PS. Pigment deposits in various organs during phenothiazine treatment. *Acta Psychiatr Scand* 1969;**43**:11-31.

92. McGrae JD, Zelickson AS. Skin pigmentation secondary to minocycline therapy. *Arch Dermatol* 1980;**116**:1262-5.

93. Sato S, Murphy GF, Bernhard JD, Mihm MC, Fitzpatrick

TB. Ultrastructural and X ray microanalytical observations of minocycline-related hyperpigmentation of the skin. *J Invest Dermatol* 1981;**77**:264-71.

94. Johnson AM, Memon AA. Mystery of the blue pigmentation. *N Engl J Med* 1999;**340**:1597-8.

95. Hollinger MA. Toxicological aspects of topical silver pharmaceuticals. *CRC Crit Rev Toxicol* 1996;**26**:255-60.

96. Bouts BA. Argyria. *N Engl J Med* 1999;**340**:1554.

97. Heywood R, Palmer AK, Gregson RL, Hummler H. The toxicity of beta-carotene. *Toxicology* 1985;**36**:91-100.

98. Woutersen RA, Wolterbeek APM, Appel MJ, Van den Berg H, Goldbohm RA, Feron VJ. Safety evaluation of synthetic b-carotene. *CRC Crit Rev Toxicol* 1999;**29**:515-42.

99. Rothwell CE, Mcguire EJ, Martin RA. Chronic toxicity/ oncogenicity studies of the b-blocker levobunolol. *Toxicologist* 1989;**9**:213.

100. Rendon MI, Gaviria JI. Review of skin-lightening agents. *Dermatol Surg* 2005;**31**:886-9.

101. Katsambas AD, Stratigos AJ. Depigmenting and bleaching agents: coping with hyperpigmentation. *Clin Dermatol* 2001;**19**:483-8.

102. Al-Saleh I, Shinwari N, El-Doush I, Billedo G, Al-Amodi M, Khogali F. Comparison of mercury levels in various tissues of albino and pigmented mice treated with two different brands of mercury skin-lightening creams. *Biometals* 2004;**17**:167-75.

103. McCormack PC, Ledesma GN, Vaillant JG. Linear hypopigmentation after intra-articular corticosteroid injection. *Arch Dermatol* 1984;**120**:708-9.

104. Dupré A, Ortonne JP, Viraben R, Arfeux F. Chloroquine-induced hypopigmentation of hair and freckles. Association with congenital renal failure. *Arch Dermatol* 1985;**121**:1164-6.

105. Gracon SI, Martin RA, Barsoum NJ, Mitchell L, Sturgess M, de la Iglesia FA. Hypopigmentary changes with a platelet aggregation inhibitor. *Fed Proc* 1982;**41**:702.

106. Walsh KM, Gough AW. Hypopigmentation in dogs treated with an inhibitor of platelet aggregation. *Toxicol Pathol* 1989;**17**:549-53.

107. Sells DM, Gibson JP. Carcinogenicity studies with medroxalol hydrochloride in rats and mice. *Toxicol Pathol* 1987;**15**:457-67.

108. Ito Y, Jimbow K. Selective cytotoxicity of 4-S-cysteaminylphenol on follicular melanocytes of the black mouse: rational basis for its application to melanoma

chemotheraphy. *Cancer Res* 1987;**47**:3278-84.

109. Sneddon IB. Atrophy of the skin. The clinical problems. *Br J Dermatol* 1976;**94**:121-3.

110. Thomas RHM, Black MM. Corticosteroids. In: Maibach HI, Lowe NJ, editors. *Models in dermatology*, vol. 2. Basel: Karger; 1985.

111. Lavker RM, Schechter NM, Lazarus GS. Effects of topical corticosteroids on human dermis. *Br J Dermatol* 1986;**115**(Suppl 31):101-7.

112. Baker BL, Ingle DJ, Li CH, Evans HM. Growth inhibition of the skin induced by parenteral administration of adrenocorticotropin. *Anat Rec* 1948;**102**:313-31.

113. Kirby JD, Monro DD. Steroid-induced atrophy in an animal and human model. *Br J Dermatol* 1976;**94**(Suppl 12): 111-9.

114. Winter GD, Burton JL. Experimentally induced steroid atrophy in the domestic pig and man. *Br J Dermatol* 1976;**94**:107-9.

115. Winter GD, Wilson L. The effect of clobetasone butyrate and other topical steroids on skin thickness of the domestic pig. *Br J Dermatol* 1976;**94**:545-50.

116. Berman B, France DS, Martinelli GP, Hass A. Modulation of expression of epidermal Langerhans cell properties following *in situ* exposure to glucocorticosteroids. *J Invest Dermatol* 1983;**80**:168-71.

117. Smith AG. Drug-induced disorders of hair and nails. *Adverse Drug React Bull* 1995;**173**:655-8.

118. Militzer K, Wecker E. Behaviour associated alopecia areata in mice. *Lab Anim* 1986;**20**:9-13.

119. Thornburg LP, Stow HD, Pick JR. The pathogenesis of the alopecia due to hair chewing in mice. *Lab Anim Sci* 1973;**23**:843-50.

120. Sundberg JP, Beamer WG, Uno H, Van Neste D, King LE. Androgenetic alopecia: *in vivo* models. *Exp Mol Pathol* 1999;**67**:118-29.

121. Logan AC, Khan KNM. Clinical pathology changes in two marmosets with wasting syndrome. *Toxicol Pathol* 1996;**24**:707-9.

122. Lumb G, Mitchell L, de la Iglesia FA. Regression of pathologic changes induced by long-term administration of contraceptive steroids to rodents. *Toxicol Pathol* 1985;**13**:283-95.

123. Inaloz HS, Deveci E, Inaloz SS, Unal B, Eralp A, Can I. The effects of tamoxifen on rat skin. *Eur J Gynaecol Oncol* 2002;**23**:50-2.

124. Sawada M, Terada N, Taniguchi H, Tateishi R, Mori Y. Cyclosporin A stimulates hair growth in nude mice. *Lab Invest* 1987;**56**:684-6.

125. Plewig G, Luderschmidt C. Hamster ear model for sebaceous glands. *J Invest Dermatol* 1977;**68**:171-6.

126. Gomez EC. Hamster flank organ: assessment of drugs modulating sebaceous gland function. In: Maibach HI, Lowe NJ, editors. *Models in dermatology*, vol. 2. Basel: Karger; 1985.

127. Celasco G, Moro L, Bozzella R, Ferraboschi P, Bartorelli L, Quattrocchi C, et al. Biological profile of cortexolone 17 alpha-propionate (CB-03-01), a new topical and peripherally selective androgen antagonist. *Arzneimittelforschung* 2004;**54**:881-6.

128. Luderschmidt C, Bidlingmaier F, Plewig G. Inhibition of sebaceous gland activity by spironolactone in Syrian hamster. *J Invest Dermatol* 1982;**78**:253-5.

129. Selleri S, Seltmann H, Gariboldi S, Shirai YF, Balsari A, Zouboulis CC, et al. Doxorubicin-induced alopecia is associated with sebaceous gland degeneration. *J Invest Dermatol* 2006;**126**:711-20.

130. Maraschin R, Bussi R, Conz A, Orlando L, Pirovano R, Nyska A. Toxicological evaluation of u-hEGF. *Toxicol Pathol* 1995;**23**:356-66.

131. Prahalada S, Stabinski LG, Chen HY, Morrissey RE, De Burlet G, Holder D, et al. Pharmacological and toxicological effects of chronic porcine growth hormone administration in dogs. *Toxicol Pathol* 1998;**26**:185-200.

132. Kosma V-M, Collan Y, Naukkarinen A, Aalto M-L, Mannisto P. Histopathological and morphometrical analysis applied to skin changes in NMRI mice induced by dithranol (anthranil) and its acyl analogues. *Arch Toxicol Suppl* 1986;**9**:451-4.

133. Ingram AJ, Grasso P. Nuclear enlargement produced in mouse skin by carcinogenic mineral oils. *J Appl Toxicol* 1987;**7**:289-95.

134. Dufresne RG. Skin necrosis from intravenously infused materials. *Cutis* 1987;**39**:197-8.

135. Svenson O, Aaes-Jørgensen T. Studies of the fate of vegetable oil after intramuscular injection into experimental animals. *Acta Pharmacol Toxicol* 1979;**45**:352-78.

136. Ramot Y, Ben-Eliahu S, Kagan L, Ezov N, Nyska A. Subcutaneous and intraperitoneal lipogranulomas following subcutaneous injection of olive oil in Sprague-Dawley rats. *Toxicol Pathol* 2009;**37**:882-6.

137. Hem SL, HogenEsch H. Relationship between physical and chemical properties of aluminum-containing adjuvants and immunopotentiation. *Expert Rev Vaccines* 2007;**6**:685-98.

138. Goto N, Akama K. Local histopathological reactions to aluminum-adsorbed tetanus toxoid. *Naturwissenschaften* 1984;**71**:427-8.

139. Engelhardt JA. Predictivity of animal studies for human injection site reactions with parenteral drug products. *Exp Toxicol Pathol* 2008;**60**:323-7.

140. Darby TD. Safety evaluation of polymer materials. *Annu Rev Pharmacol Toxicol* 1987;**27**:157-67.

141. Williams DF. Review. Tissue-biomaterial interactions. *J Mater Sci* 1987;**22**:3421-45.

142. Helmus MN, Gibbons DF, Cebon D. Biocompatibility: meeting a key functional requirement of next-generation medical devices. *Toxicol Pathol* 2008;**36**:70-80.

143. Andersen JM. Biological responses to materials. *Annu Rev Mater Res* 2001;**31**:81-110.

144. Autian J. The new field of plastics toxicology - methods and results. *CRC Crit Rev Toxicol* 1972;**2**:1-40.

145. Schuh JCL. Medical device regulations and testing for toxicologic pathologists. *Toxicol Pathol* 2008;**36**:63-9.

146. Henderson Jr JD, Mullarky RH, Ryan DE. Tissue biocompatibility of Kevlar aramid fibers and polymethyl-methacrylate composites in rabbits. *J Biomed Mater Res* 1987;**21**:59-64.

147. Anderson JM, Langone JJ. Issues and perspectives on the biocompatibility and immunotoxicity evaluation of implanted controlled release systems. *J Control Release* 1999;**57**:107-13.

148. Jacobs JJ, Urban RM. More on reaction to a foreign body after hip replacement. *N Engl J Med* 1996;**335**:1690-1.

149. Spear SL, Elmaraghy M, Hess C. Textured-surface saline-filled silicone breast implants for augmentation mammaplasty. *Plast Reconstr Surg* 2000;**105**:1542-52.

150. Burkhardt BR. A rabbit model for capsular contracture: development and clinical implications. *Plast Reconstr Surg* 2006;**117**:1220-1.

151. Chang C, Werb Z. The many faces of metalloproteases: cell growth, invasion, angiogenesis and metastasis. *Trends Cell Biol* 2001;**11**:S37-43.

152. Westwood R, Scott RC, Somers RL, Coulson M, Maciewicz RA. Characterization of fibrodysplasia in the dog following inhibition of metalloproteinases. *Toxicol Pathol*

2009;**37**:860-72.

153. Pace V, Okada M, Thomas H, Germann P-G. Matrix metalloproteinases inhibitors (MMPIs). In: Drommer W, Karbe E, Germann P-G, Morawietz G, editors. *Classic examples in toxicologic pathology*. Hannover: European Society of Toxicologic Pathology (ESTP); 2005.

154. Renkiewicz R, Qiu LP, Lesch C, Sun X, Devalaraja R, Cody T, et al. Broad-spectrum matrix metalloproteinase inhibitor marimastat-induced musculoskeletal side effects in rats. *Arthritis Rheum* 2003;**48**:1742-9.

155. Drummond AH, Beckett P, Brown PD, Bone EA, Davidson AH, Galloway WA, et al. Preclinical and clinical studies of MMP inhibitors in cancer. In: Greenwald RA, Zucker S, Golub LM, editors. *Inhibition of matrix metalloproteinases: therapeutic applications*, vol. 878. New York: New York Acad Sciences; 1999.

156. Krzeski P, Buckland-Wright C, Balint G, Cline GA, Stoner K, Lyon R, et al. Development of musculoskeletal toxicity without clear benefit after administration of PG-116800, a matrix metalloproteinase inhibitor, to patients with knee osteoarthritis: a randomized, 12-month, double-blind, placebo-controlled study. *Arthritis Res Ther* 2007;**9**.

157. Peterson JT. The importance of estimating the therapeutic index in the development of matrix metalloproteinase inhibitors. *Cardiovasc Res* 2006;**69**:677-87.

158. Hutchinson JW, Tierney GM, Parsons SL, Davis TRC. Dupuytren's disease and frozen shoulder induced by treatment with a matrix metalloproteinase inhibitor. *J Bone Joint Surg Br* 1998;**80B**:907-8.

159. Chong H, Brady K, Metze D, Calonje E. Persistent nodules at injection sites (aluminium granuloma) - clinicopathological study of 14 cases with a diverse range of histological reaction patterns. *Histopathology* 2006;**48**:182-8.

160. Day MJ. Vaccine safety in the neonatal period. *J Comp Pathol* 2007;**137**:S51-6.

161. Chute DJ, Rawley J, Cox J, Bready RJ, Reiber K. Angiocentric systemic granulomatosis. *Am J Forensic Med Pathol* 2010;**31**:146-50.

162. Westwood FR, Duffy PA, Malpass DA, Jones HB, Topham JC. Disturbance of macrophage and monocyte function in the dog by a thromboxane receptor antagonist. *Toxicol Pathol* 1995;**23**:373-84.

163. Danse BHJC. Steatitis, subcutaneous tissue and generalised, rat. In: Jones TC, Mohr U, Hunt RD, editors. *Monographs on pathology of laboratory animals. Integument and mammary glands*. Berlin: Springer-Verlag; 1989. p. 146-52.

164. Andersson CX, Gustafson B, Hammarstedt A, Hedjazifar S, Smith U. Inflamed adipose tissue, insulin resistance and vascular injury. *Diabetes Metab Res Rev* 2008;**24**:595-603.

165. BarbarrojaN, López-PedreraR, MayasMD, García-FuentesE, Garrido-SánchezL, Macías-GonzálezM, et al. The obese healthy paradox: is inflammation the answer? *Biochem J* 2010;**430**:141-9.

166. Wellen KE, Hotamisligil GS. Obesity-induced inflammatory changes in adipose tissue. *J Clin Invest* 2003;**112**:1785-8.

167. Lumeng CN, Bodzin JL, Saltiel AR. Obesity induces a phenotypic switch in adipose tissue macrophage polarization. *J Clin Invest* 2007;**117**:175-84.

168. Xu H, Barnes GT, Yang Q, Tan G, Yang D, Chou CJ, et al. Chronic inflammation in fat plays a crucial role in the development of obesity-related insulin resistance. *J Clin Invest* 2003;**112**:1821-30.

169. Weisberg SP, McCann D, Desai M, Rosenbaum M, Leibel RL, Ferrante Jr AW. Obesity is associated with macrophage accumulation in adipose tissue. *J Clin Invest* 2003;**112**:1796-808.

170. Breider MA, Gough AW, Haskins JR, Sobocinski G, De la Iglesla FA. Troglitazone-induced heart and adipose tissue cell proliferation in mice. *Toxicol Pathol* 1999;**27**:545-52.

171. Hellmold H, Zhang H, Andersson U, Blomgren B, Holland T, Berg AL, et al. Tesaglitazar, a PPAR alpha/ gamma agonist, induces interstitial mesenchyrnal cell DNA synthesis and fibrosarcomas in subcutaneous tissues in rats. *Toxicol Sci* 2007;**98**:63-74.

172. El Hage J. Preclinical and clinical safety assessments for PPAR agonists.<http://www.fda.gov/cder/present/DIA2004/elhage.ppt/> Rockville: Center for Drug Evaluation and Research, FDA; 2004.

173. Tannehill-Gregg SH, Sanderson TP, Minnema D, Voelker R, Ulland B, Cohen SM, et al. Rodent carcinogenicity profile of the antidiabetic dual PPAR a andg agonist muraglitazar. *Toxicol Sci* 2007;**98**:258-70.

174. Long GG, Reynolds VL, Dochterman LW, Ryan TE. Neoplastic and non-neoplastic changes in F-344 rats treated with naveglitazar, a g-dominant PPAR a/g agonist. *Toxicol Pathol* 2009;**37**:741-53.

175. Tsukazaki K, Nikami H, Shimizu Y, Kawada T, Yoshida T, Saito M. Chronic administration of beta-adrenergic agonists can mimic the stimulative effect of cold exposure on protein synthesis in rat brown adipose tissue. *J Biochem (Tokyo)*

1995;**117**:96-100.

176. Klaus S, Muzzin P, Revelli JP, Cawthorne MA, Giacobino JP, Ricquier D. Control of beta 3-adrenergic receptor gene expression in brown adipocytes in culture. *Mol Cell Endocrinol* 1995;**109**:189-95.

177. Nagase I, Sasaki N, Tsukazaki K, Yoshida T, Morimatsu M, Saito M. Hyperplasia of brown adipose tissue after chronic stimulation of beta 3-adrenergic receptor in rats. *Jpn J Vet Res* 1994;**42**:137-45.

178. Zennaro M-C, Le Menuet D, Viengchareun S, Walker F, Ricquier D, Lombes M. Hibernoma development in transgenic mice identifies brown adipose tissue as a novel target of aldosterone action. *J Clin Invest* 1998;**101**:1254-60.

179. Sarmiento U, Benson B, Kaufman S, Ross L, Qi M, Scully S, et al. Morphologic and molecular changes induced by recombinant human leptin in the white and brown adipose tissue of C57BL/6 mice. *Lab Invest* 1997;**77**:243-57.

180. Capeau J, Magre J, Caron-Debarle M, Lagathu C, Antoine B, Bereziat V, et al. Human lipodystrophies: genetic and acquired diseases of adipose tissue. *Endocr Dev* 2010;**19**:1-20.

181. Jain RG, Lenhard JM. Select HIV protease inhibitors alter bone and fat metabolism ex vivo. *J Biol Chem* 2002;**277**:19247-50.

182. Garg A. Acquired and inherited lipodystrophies. *N Engl J Med* 2004;**350**:1220-34.

183. Knowles DP, Hargis AM. Solar elastosis associated with neoplasia in two dalmations. *Vet Pathol* 1986;**23**:512-4.

184. Nakamura K, Johnson WC. Ultraviolet light induced connective tissue changes in rat skin: a histopathologic and histochemical study. *J Invest Dermatol* 1968;**51**:253-8.

185. Berger H, Tsambaos D, Mahrle G. Experimental elastosis induced by chronic ultraviolet exposure. *Arch Dermatol Res* 1980;**269**:29-49.

186. Smith AG. Important cutaneous adverse drug reactions. *Adverse Drug React Bull* 1994;**167**:631-4.

187. Faccini JM, Abbott DP, Paulus GJJ. *Mouse histopathology. A glossary for use in toxicity and carcinogenicity studies.* Amsterdam: Elsevier; 1990.

188. Von Gialamus J, Hoger H, Adamiker D. Spontane Hautkalzinose bei der Ratte. *Z Versuchstierkd* 1985;**27**:155-62.

189. Armstrong BK, Kricker A. The epidemiology of UV induced skin cancer. *J Photochem Photobiol B* 2001;**63**:8-18.

190. Raiss M, Templier I, Beani JC. Skin cancer and psoralen plus UVA: a retrospective study of 106 patients exposed to high number of PUVA treatments. *Ann Dermatol Venereol* 2004;**131**:437-43.

191. Stern RS, Thibodeau LA, Kleinerman RA, Parrish JA, Fitzpatrick TB. Risk of cutaneous carcinoma in patients treated with oral methoxsalen photochemotherapy for psoriasis. *N Engl J Med* 1979;**300**:809-13.

192. Stern RS, Laird N, Melski J, Parrish JA, Fitzpatrick TB, Bleich HL. Cutaneous squamous-cell carcinoma in patient treated with PUVA. *N Engl J Med* 1984;**310**:1156-61.

193. Naldi L. Malignancy concerns with psoriasis treatments using phototherapy, methotrexate, cyclosporin, and biologics: facts and controversies. *Clin Dermatol* 2010;**28**:88-92.

194. Song PS, Tapley KJJ. Photochemistry and photobiology of psoralens. *Photochem Photobiol* 1979;**29**:1177-97.

195. Parrish JA, Fitzpatrick TB, Tanenbaum L, Pathak A. Photochemotherapy of psoriasis with oral methoxsalen and longwave ultraviolet light. *N Engl J Med* 1974;**291**:1207-11.

196. Cox NH, Jones SK, Downey DJ, Tuyp EJ, Jay JL, Moseley H, et al. Cutaneous and ocular side-effects of oral photochemotheraphy: results of an 8-year follow-up study. *Br J Dermatol* 1987;**116**:145-52.

197. Lim JL, Stern RS. High levels of ultraviolet B exposure increase the risk of non-melanoma skin cancer in psoralen and ultraviolet A-treated patients. *J Invest Dermatol* 2005;**124**:505-13.

198. Yamagiwa K, Ichikawa K. Experimental study of pathogenesis of carcinoma. *J Cancer Res* 1918;**3**:1-29.

199. Stënback F. Skin carcinogenesis as a model system: observations on species, strain and tissue sensitivity to 7,12-dimethylbenz(a)anthracene with or without promotion from croton oil. *Acta Pharmacol Toxicol* 1980;**46**:89-97.

200. Schweizer J, Loehrke H, Goerttler K. 7,12-Dimethylbenz(a)anthracene/12-0-tetradecanoyl-phorbol-13-acetatemediated skin irritation and promotion in male Sprague-Dawley rats. *Carcinogenesis* 1982;**3**:785-9.

201. Parkinson EK. Defective responses of transformed keratinocytes to terminal differentiation stimuli. Their role in epidermal tumour promotion by phorbol esters and by deep skin wounding. *Br J Cancer* 1985;**52**:479-93.

202. Goerttler K, Loehrke H, Hesse B, Schweizer J. Skin tumour formation in the European hamster(*Cricetus crictus*)after topical initiation with 7,12-dimethylbenz(a)anthracene (DMBA) and promotion with 12-0-tetradecanoylphorbol-

13-acetate (TPA). *Carcinogenesis* 1984;**5**:521-4.

203. de Gruijl F, Forbes PD. UV-induced skin cancer in a hairless mouse model. *Bioessays* 1995;**17**:651-60.

204. D'Agostini F, Fiallo P, Di Marco C, De Flora S. Detection of p53 and histopathological classification of skin tumours induced by halogen lamps in hairless mice. *Cancer Lett* 1994;**86**:167-75.

205. Mäkinen M, Forbes PD, Stenbäck F. Quinolone antibacterials: a new class of photochemical carcinogens. *J Photochem Photobiol B* 1997;**37**:182-7.

206. Dunnick JK, Forbes PD, Davies RE, Iverson WO. Toxicity of 8-methoxypsoralen, 5-methoxypsoralen, 3-carbethoxypsoralen, or 5-methylisopsoralen with ultraviolet radiation in hairless (HRA/SKU) mouse. *Toxicol Appl Pharmacol* 1987;**89**:73-80.

207. Niwa Y, Terashima T, Sumi H. Topical application of the immunosuppressant tacrolimus accelerates carcinogenesis in mouse skin. *Br J Dermatol* 2003;**149**:960-7.

208. Leder A, Kuo A, Cardiff RD, Sinn E, Leder P. V-Ha-Ras transgene abrogates the initiation step in mouse skin tumorigenesis - effects of phorbol esters and retinoic acid. *Proc Natl Acad Sci USA* 1990;**87**:9178-82.

209. Thompson KL, Rosenzweig BA, Tsong Y, Sistare FD. Evaluation of *in vitro* reporter gene induction assays for use in a rapid prescreen for compound selection to test specificity in the Tg.AC mouse short-term carcinogenicity assay. *Toxicol Sci* 2000;**57**:43-53.

210. Ridd K, Zhang SD, Edwards RE, Davies R, Greaves P, Wolfreys A, et al. Association of gene expression with sequential proliferation, differentiation and tumor formation in murine skin. *Carcinogenesis* 2006;**27**:1556-66.

211. Lynch D, Svoboda J, Putta S, Hofland HEJ, Chern WH, Hansen LA. Mouse skin models for carcinogenic hazard identification: utilities and challenges. *Toxicol Pathol* 2007;**35**:853-64.

212. Zwicker GM, Eyster RC, Sells DM, Gass JJ. Comparative incidences of skin neoplasms in Sprague-Dawley, F344, and Wistar rats. In: Mohr U, Dungworth DL, Capen CC, editors. *Pathobiology of the aging rat*, vol. 1. Washington DC: ILSI Press; 1994.

213. Sommer MM. Spontaneous skin neoplasms in Long-Evans rats. *Toxicol Pathol* 1997;**25**:506-10.

214. Haseman JK, Hailey JR, Morris RW. Spontaneous neoplasm incidence in Fischer 344 rats and B6C3F1 mice in two-year carcinogenicity studies: a National Toxicology Program update. *Toxicol Pathol* 1998;**26**:428-41.

215. Gold LS, Slone TH, Stern BR, Bernstein L. Comparison of target organs of carcinogenicity for mutagenic and nonmutagenic chemicals. *Mutat Res* 1993;**286**:75-100.

216. Gold LS, Manley NB, Slone TH, Ward JM. Compendium of chemical carcinogens by target organ: results of bioassays in rats, mice, hamsters, dogs and monkeys. *Toxicol Pathol* 2001;**29**:639-52.

217. Ashby J, Tennant RW. Definitive relationships among chemical-structure, carcinogenicity and mutagenicity for 301 chemicals tested by the United States NTP. *Mutat Res* 1991;**257**:229-306.

218. Davies TS, Monro A. Marketed human pharmaceuticals reported to be tumorigenic in rodents. *J Am Coll Toxicol* 1995;**14**:90-107.

219. Woicke J, Durham SK, Mense MG. Lobucavir-induced proliferative changes in mice. *Exp Toxicol Pathol* 2007;**59**:197-204.

220. Anon. MUSTARGEN® (Mechlorethamine HCl) prescribing information. Whitehouse Station, NJ.: Merck & Co., Inc; 1999.

221. Weiss E, Frese K. Tumors of the skin. *Bull World Health Organ* 1974;**50**:79-100.

222. Madewell BR. Neoplasms in domestic animals: a review of experimental and spontaneous carcinogenesis. *Yale J Biol Med* 1981;**54**:111-25.

223. Bruner R, Küttler K, Bader R, Kaufmann W, Boothe A, Enomoto M, et al. Integumentary system. In: Mohr U, editor. *International classification of rodent tumors. The mouse.* Heidelberg: Springer-Verlag; 2001.

224. Anver MR, Cohen BJ, Lattuada CP, Foster SJ. Age associated lesions in barrier-raised male Sprague-Dawley rats. A comparison between Hap:(SD) and CrL:COBS-CD(SD) stocks. *Exp Aging Res* 1982;**8**:3-24.

225. Ward JM, Goodman DG, Squire RA, Chu KC, Linhart MS. Neoplastic and non-neoplastic lesions in aging (C57BL/6N x C3H/HeN) F1 (B6C3F1) mice. *J Natl Cancer Inst* 1979;**63**:849-54.

226. Coggin Jr JH, Hyde BM, Heath LS, Leinback SS, Fowler E, Stadtmore LS. Papovavirus in epitheliomas appearing on lymphoma-bearing hamsters: lack of association with horizontally transmitted lymphomas of Syrian hamsters. *J Natl Cancer Inst* 1985;**75**:91-7.

227. Ghadially FN. The role of the hair follicle in the origin and evolution of some cutaneous neoplasms of man and

experimental animals. *Cancer* 1961;**14**:801-16.

228. Sundberg JP, Junge RE, Lancaster WD. Immunoperoxidase localization of papilloma viruses in hyperplastic and neoplastic epithelial lesions of animals. *Am J Vet Res* 1984;**45**:1441-6.

229. Ramselaar CG, Ruitenberg EJ, Kruizinger W. Regression of induced keratocanthomas in anagen (hair growth phase) skin grafts in mice. *Cancer Res* 1980;**40**:1668-73.

230. Van Hoosier Jr GL, Trentin JJ. Naturally occurring tumors of the Syrian hamster. *Progr Exp Tumor Res* 1979;**23**:1-12.

231. Maekawa A. Trichoepithelioma, skin, rat. In: Jones TC, Mohr U, editors. *Integument and mammary glands, monographs on pathology of laboratory animals.* Berlin: Springer-Verlag; 1989. p. 56-63.

232. Asano S, Trempus CS, Spalding JW, Tennant RW, Battalora MS. Morphological characterization of spindle cell tumors induced in transgenic Tg.AC mouse skin. *Toxicol Pathol* 1998;**26**:512-9.

233. Hargis AM, Thomasson RW, Phemister RD. Chronic dermatosis and cutaneous squamous cell carcinoma in the Beagle dog. *Vet Pathol* 1977;**14**:218-28.

234. Gilchrest BA, Eller MS, Geller AC, Yaar M. The pathogenesis of melanoma induced by ultraviolet radiation. *N Engl J Med* 1999;**340**:1341-8.

235. Curtin JA, Fridlyand J, Kageshita T, Patel HN, Busam KJ, Kutzner H, et al. Distinct sets of genetic alterations in melanoma. *N Engl J Med* 2005;**353**:2135-47.

236. Gupta AK, Cardella CJ, Haberman HF. Cutaneous malignant neoplasms in patient with renal transplants. *Arch Dermatol* 1986;**122**:1288-93.

237. Hughes BR, Cunliffe WJ, Bailey CC. The development of excess numbers of benign melanocytic naevi in children after chemotherapy for malignancy. *Br J Dermatol* 1988;**119**(Suppl 33):30.

238. Stern RS, Nichols KT, Vakeva LH. Malignant melanoma in patients treated for psoriasis with methoxsalen (psoralen) and ultraviolet light (PUVA). *N Engl J Med* 1997;**336**:1041-5.

239. Burek JD. Age-associated pathology. In: Pathology of aging rats. West Palm Beach, FL: CRC Press; 1978.

240. Sher SP. Tumors in control hamsters, rats and mice: literature tabulation. *CRC Crit Rev Toxicol* 1982;**10**:49-79.

241. Kanno J. Melanocytic tumors, skin, hamster. In: Jones TC, Mohr U, editors. *Integument and mammary glands, monographs or pathology of laboratory animals.* Berlin: Springer-Verlag; 1989. p. 70-5.

242. Kanno J. Melanocytic tumors, skin, mouse. In: Jones TC, Mohr U, editors. *Integument and mammary glands, monographs or pathology of laboratory animals.* Berlin: Springer-Verlag; 1989. p. 63-70.

243. Zurcher C, Roholl PJM. Melanocytic tumors. In: Jones TC, Mohr U, Hunt RD, editors. *Integument and mammary glands, monographs on pathology of laboratory animals.* Berlin: Springer-Verlag; 1989. p. 76-86.

244. Berkelhammer J, Oxenhandler RW. Evaluation of premalignant and malignant lesions during the induction of mouse melanomas. *Cancer Res* 1987;**47**:1251-4.

245. Setlow RB, Woodhead AD, Grist E. Animal model for ultraviolet radiation-induced melanoma: platyfishswordtail hybrid. *Proc Natl Acad Sci USA* 1989;**86**:8922-6.

246. Kusewitt DF, Applegate LA, Ley RD. Ultraviolet radiation-induced skin tumors in a South American opossum(*Monodelphis domestica*). *Vet Pathol* 1991;**28**:55-65.

247. Bogovski P. Tumours of the skin. In: Turusov VS, editor. *Pathology of tumours in laboratory animals, tumours of the mouse,* vol. 23. Lyon: IARC; 1979.

248. Fortner JG. Spontaneous tumors including gastrointestinal neoplasms and malignant melanomas in the Syrian hamster. *Cancer* 1957;**10**:1153-6.

249. Nakashima N, Takahashi K, Harada T, Maita K. An epithelioid cell type of amelanotic melanoma of the pinna in a Fischer-344 rat: a case report. *Toxicol Pathol* 1996;**24**:258-61.

250. Yoshitomi K, Elwell MR, Boorman GA. Pathology and incidence of amelanotic melanoma of the skin in F344/N rats. *Toxicol Pathol* 1995;**23**:16-25.

251. Kempson RL, Fletcher CDM, Evans HL, Hendrickson MR, Sibley RK. *Tumors of the soft tissues.* Washington DC: Armed Forces Institute of Pathology; 2001.

252. Grasso P, Goldberg L. Early changes at the site of repeated subcutaneous injections of food colorings. *Food Chem Toxicol* 1966;**4**:269-82.

253. Carter RL. Induced subcutaneous sarcomata: their development and critical appraisal. In: Roe FJC, editor. *Metabolic aspects of food safety.* Oxford: Blackwell; 1970. p. 569-91.

254. Hooson J, Grasso P, Gangolli SD. Injection site tumours and preceding pathological changes in rats treated subcutaneously with surfactants and carcinogens. *Br J Cancer* 1973;**27**:230-44.

255. Oppenheimer BSC, Oppenheimer ET, Stout AP. Carcinogenic effect of imbedding various plastic films in rat and mice. *Surg Forum* 1953;**4**:672-8.

256. Brand KG, Johnson KH, Buoen LC. *Foreign body tumorigenesis. CRC Crit Rev Toxicol*, 4. 1976

257. Grasso P. Persistent organ damage and cancer production in rats and mice. *Arch Toxicol Suppl* 1987;**11**:75-83.

258. Kirkpatrick CJ, Alves A, Kohler H, Kriegsmann J, Bittinger F, Otto M, et al. Biomaterial-induced sarcoma - a novel model to study preneoplastic change. *Am J Pathol* 2000;**156**:1455-67.

259. Stanton MF, Layard M, Tegeris A, Miller E, May M, Morgan E, et al. Relation of particle dimension to carcinogenicity in amphibole asbestos and other fibrous minerals. *J Natl Cancer Inst* 1981;**67**:965-75.

260. Hansen T, Clermont G, Alves A, Eloy R, Brochhausen C, Boutrand JP, et al. Biological tolerance of different materials in bulk and nanoparticulate form in a rat model: sarcoma development by nanoparticles. *J R Soc Interface* 2006;**3**:767-75.

261. Keegan GM, Learmonth ID, Case CP. A systematic comparison of the actual, potential, and theoretical health effects of cobalt and chromium exposures from industry and surgical implants. *Crit Rev Toxicol* 2008;**38**:645-74.

262. Gross P. Man-made vitreous fibers: present status of research on health effects. *Int Arch Occup Environ Health* 1982;**50**:103-12.

263. Fitzhugh OG, Nelson AA, Calvery HO. The chronic toxicity of ergot. *J Pharmacol Exp Ther* 1944;**82**:364-76.

264. Greaves P, Martin JM, Rabemampianina Y. Malignant fibrous histiocytoma in rats at sites of implanted millipore filters. *Am J Pathol* 1985;**120**:207-14.

265. Roe FJC, Carter RL. Iron-dextran carcinogenesis in rats: influence of dose on the number of types of neoplasm induced. *Int J Cancer* 1967;**2**:370-80.

266. Roe FJC, Haddow A, Dukes CE, Mitchley BCV. Iron-dextran carcinogenesis in rats: effects of distributing injected material between one, two, four or six sites. *Br J Cancer* 1964;**18**:801-8.

267. Hooson J, Grasso P, Gangolli SD. Injection site tumours and preceding pathological changes in rats treated subcutaneously with sunfactants and carcinogens. *Br J Cancer* 1973;**27**:230-44.

268. Nikitin AY, Rajewsky MF, Pozharisski KM. Development of malignant fibrous histiocytoma induced by 7,12 dimethylbenz(a)anthracene in the rat - characterization of early atypical cells. *Arch B Cell Pathol Incl Mol Pathol* 1993;**64**:151-9.

269. Taguchi S, Kuriwaki K, Souda M, Funato M, Ninomiya K, Umekita Y, et al. Induction of sarcomas by a single subcutaneous injection of 7,12-dimethylbenz[a]anthracene into neonatal male Sprague-Dawley rats: histopathological and immunohistochemical analyses. *Toxicol Pathol* 2006;**34**:336-47.

270. Anon. Actinomycin D. In: IARC monograph on the evaluation of the carcinogenic risks for humans. Supplement 7. Lyon, France: International Agency for Reseach on Cancer; 1987: p. 80-82.

271. Elcock LE, Stuart BP, Wahle BS, Hoss HE, Crabb K, Millard DM, et al. Tumors in long-term rat studies associated with microchip animal identification devices. *Exp Toxicol Pathol* 2001;**52**:483-91.

272. Tillmann T, Kamino K, Dasenbrock C, Ernst H, Kohler M, Morawietz G, et al. Subcutaneous soft tissue tumours at the site of implanted microchips in mice. *Exp Toxicol Pathol* 1997;**49**:197-200.

273. Le Calvez S, Perron-Lepage M-F, Burnett R. Subcutaneous microchip-associated tumours in B6C3.F1 mice: a retrospective study to attempt to determine their histogenesis. *Exp Toxicol Pathol* 2006;**57**:255-65.

274. Blanchard KT, Barthel C, French JE, Holden HE, Moretz R, Pack FD, et al. Transponder-induced sarcoma in the heterozygous p53(+/–)mouse. *Toxicol Pathol* 1999;**27**:519-27.

275. Madewell BR, Griffey SM, McEntee MC, Leppert VJ, Munn RJ. Feline vaccine associated fibrosarcoma: an ultrastructural study of 20 tumors (1996-1999). *Vet Pathol* 2001;**38**:196-202.

276. Jelinek FE. Postinflammatory sarcoma in cats. *Exp Toxicol Pathol* 2003;**55**:167-72.

277. Buracco P, Martano M, Morello E, Ratto A. Vaccine-associated-like fibrosarcoma at the site of a deep nonabsorbable suture in a cat. *Vet J* 2002;**163**:105-7.

278. Dyer F, Spagnuolo-Weaver M, Tait A. Suspected adverse reactions, 2005. *Vet Rec* 2006;**158**:464-6.

279. Carroll EE, Dubielzig RR, Schultz RD. Cats differ from mink and ferrets in their response to commercial vaccines: a histologic comparison of early vaccine reactions. *Vet Pathol* 2002;**39**:216-27.

280. Ryu RKN, Bovill EG, Skinner HB, Murray WR. Soft tissue

sarcoma associated with aluminium oxide ceramic total hip arthroplasty. A case report. *Clin Orthop* 1987;**216**: 207-12.

281. Sunderman Jr FW. Carcinogenicity of metal alloys in orthopedic prostheses: clinical and experimental studies. *Fundam Appl Toxicol* 1989;**13**:205-16.

282. Gold LS, Manley NB, Slone TH, Ward JM. Compendium of chemical carcinogens by target organ: results of chronic bioassays in rats, mice, hamsters, dogs, and monkeys. *Toxicol Pathol* 2001;**29**:639-52.

283. Hardisty JF, Elwell MR, Ernst H, Greaves P, Kolenda-Roberts H, Malarkey DE, et al. Histopathology of hemangiosarcomas in mice and hamsters and liposarcomas/fibrosarcomas in rats associated with PPAR agonists. *Toxicol Pathol* 2007;**35**:928-41.

284. Waites CR, Dominick MA, Sanderson TP, Schilling BE. Nonclinical safety evaluation of muraglitazar, a novel PPAR a/g agonist. *Toxicol Sci* 2007;**100**:248-58.

285. Kakiuchi-Kiyota S, Vetro JA, Suzuki S, Varney ML, Han HY, Nascimento M, et al. Effects of the PPAR gamma agonist troglitazone on endothelial cells *in vivo* and *in vitro*: differences between human and mouse. *Toxicol Appl Pharmacol* 2009;**237**:83-90.

286. Anon. ACCUPRIL® (quinapril hydrochloride) prescribing information. New York: Parke-Davis. Division of Pfizer Inc; 2003.

287. Anon. SPORANOX® (itraconazole) prescribing information. Titusville NJ: Janssen Pharmaceutical Products LP; 2004.

288. Carter RL. Tumours of the soft tissues. In: Turusov VS, editor. *Pathology of tumours in laboratory animals. Tumours of the rat, part 1*, vol. 1. Lyon: IARC Scientific; 1973.

289. Enterline HT. Histopathology of sarcomas. *Semin Oncol* 1981;**8**:33-155.

290. Greaves P, Faccini JM. Spontaneous fibrous histiocytic neoplasms in rats. *Br J Cancer* 1981;**43**:402-11.

291. Greaves P. Fibrous histiocytoma, malignant, subcutis, rat. In: Mohr U, Hunt RD, editors. *Integument and mammary glands, monographs on pathology of laboratory animals*. Berlin: Springer-Verlag; 1989. p. 106-12.

292. Becker FF, Navares D, Mackay B. Transplantable lines of spontaneous mouse fibrosarcomas. *Vet Pathol* 1982;**19**:206-9.

293. Stewart HL. Tumours of the soft tissues. In: Turusov VS, editor. *Pathology of tumours in laboratory animals. Tumours of the mouse*, vol. 2. Lyon: IARC; 1979.

294. Gleiser CA, Raulston GL, Jardine JH, Gray KN. Malignant fibrous histiocytoma in dogs and cats. *Vet Pathol* 1979;**16**:199-208.

295. Fletcher AP, Unni KK, Mertens F. *World Health Organisation classification of tumours. Pathology and genetics of tumours of soft tissue and bone*. Lyon: IARC Press; 2002.

296. Fletcher CDM. The evolving classification of soft tissue tumours: an update based on the new WHO classification. *Histopathology* 2006;**48**:3-12.

297. Tos APD. Classification of pleomorphic sarcomas: where are we now? *Histopathology* 2006;**48**:51-62.

298. Franchi A, Massi D, Santucci M. The comparative role of immunohistochemistry and electron microscopy in the identification of myogenic differentiation in soft tissue pleomorphic sarcomas. *Ultrastruct Pathol* 2005;**29**: 295-304.

299. Chesterman FC, Harvey JJ, Dourmashkin RR, Salaman H. The pathology of tumors and other lesions induced in rodents by virus derived from a rat with Moloney leukemia. *Cancer Res* 1966;**26**:1759-68.

300. Real FX, Krown SE, Koziner B. Steroid-related development of Kaposi's sarcoma in a homosexual man with Burkitt's lymphoma. *Am J Med* 1986;**80**:119-22.

301. Dictor MR. Kaposi's sarcoma: a trifactorial model. *Med Hypotheses* 1987;**22**:429-41.

302. Katano H, Sato Y, Kurata T, Mori S, Sata T. High expression of HHV-8 encoded ORF73 protein in spindle-shaped cells of Kaposi's sarcoma. *Am J Pathol* 1999;**155**:47-52.

303. Antman K, Chang Y. Kaposi's sarcoma. *N Engl J Med* 2000;**342**:1027-38.

304. Carlton WW, Ernst H, Faccini JM, Greaves P, Krinke GJ, Long PH, et al. Soft tissue and musculoskeletal system, 2. Part 1. In: Mohr U, editor. *International classification of rodent tumours*. Lyon: International Agency for Research on Cancer; 1992.

305. Greaves P, Faccini JM, Courtney CL. Proliferative lesions of soft tissues and skeletal muscle in rats. In: Guides for toxicologic pathology, vol. MST1 Washington DC: STP/ARP/AFIP; 1992.

306. Greaves P, Carlton WW, Courtney CL, Ernst H, Halm S, Isaacs: KR, et al. Proliferative and non-proliferative lesions of soft tissues and skeletal muscle in mice. In: Guides for toxicologic pathology, vol. MSTM-1. Washington DC: STP/ARP/AFIP; 2000.

307. Ernst H, Carlton WW, Courtney C, Rinke M, Greaves P,

Isaacs KR, et al. *Soft tissue and skeletal muscle*. Heidelberg: Springer Verlag; 2001.

308. Brookes JJ. The significance of double phenotypic patterns and markers in human sarcomas. A new model of mesenchymal differentiation. *Am J Pathol* 1986;**125**: 113-23.

309. Hajdu SI. Histogenesis and classification. In: Differential diagnosis of soft tissue and bone tumours. Philadelphia: Lea and Febiger, 1986: p. 3-34.

310. Virtanen I, Lehto VP, Lehtonen E, Vartio T, Stenman S, Kurki P, et al. Expression of intermediate filaments in cultured cells. *J Cell Sci* 1981;**50**:45-63.

311. Katenkamp D, Neupert G. Experimental tumours with features of malignant fibrous histiocytomas. Light microscopic and electron microscopic investigations on tumours produced by cell implantation of an established fibrosarcoma cell line. *Exp Pathol* 1982;**22**:11-27.

312. Enjoji M, Hahimoto H, Tsuneyoshi M, Iwasaki H. Malignant fibrous histiocytoma. A clinicopathologic study of 130 cases. *Acta Pathol Jpn* 1980;**30**:727-41.

313. Weiss SW, Enzinger FM. Malignant fibrous histiocytoma. An analysis of 200 cases. *Cancer* 1978;**41**:2250-66.

314. Fisher C. The comparative roles of electron microscopy and immunohistochemistry in the diagnosis of soft tissue tumours. *Histopathology* 2006;**48**:32-41.

315. Konishi Y, Maruyama H, Mii Y, Miyauchi Y, Yokose Y, Masuhara K. Malignant fibrous histiocytomas induced by 4-(hydroxyamino)quindine 1-oxide in rats. *J Natl Cancer Inst* 1982;**68**:859-65.

316. Mii Y, Maruama H, Miyauchi Y, Yokose Y, Masuhara K, Konishi Y. Experimental studies on malignant fibrous histiocytomas in rats. I. Production of malignant fibrous histiocytomas by 4-hydroxyaminoquinoline 1-oxide in bone of Fischer 344 strain rats. *Cancer* 1982;**50**:2057-65.

317. Sakamoto K. Malignant fibrous histiocytoma induced by intra-articular injection of 9,10-dimethyl-1,2-benzanthracene in the rat. Pathological enzyme histochemical studies. *Cancer* 1986;**57**:2313-22.

318. Ford HG, Empson RN, Plopper CG, Brown PH. Giant cell tumor of soft parts: a report of an equine and a feline case. *Vet Pathol* 1975;**12**:428-33.

319. Renlund RC, Pritzker KPH. Malignant fibrous histiocytoma involving the digit of a cat. *Vet Pathol* 1984;**21**:442-4.

320. Schneider P, Busch U, Meister H, Qasem Q, Wü nsch PH. Malignant fibrous histiocytoma (MFH). A comparison of MFH in man and animals. A critical review. *Histol Histopathol* 1999;**14**:845-60.

321. Wright JA, Goonetilleke URP, Waghe M, Horne M, Stewart MG. An immunohistochemical study of spontaneous histiocytic tumours in the rat. *J Comp Pathol* 1991;**104**:223-32.

322. Tsuchiya T, Takahashi K, Takeya M, Hosokawa Y, Hattori T, Takagi K. Immunohistochemical, quantitative immunoelectron microscopic, and DNA cytofluorometric characterization of chemically induced rat malignant fibrous histiocytoma. *Am J Pathol* 1993;**143**:431-45.

323. Roholl PJM, Kleijne J, Van Basten CDH, Van Der Putte SCJ, Van Unnik JAM. A study to analyse the origin of tumor cells in malignant fibrous histiocytoma. A multiparametric characterization. *Cancer* 1985;**56** 2809-2281

324. Lawson CW, Fisher C, Gatter KC. An immunohistochemical study of differentiation in malignant fibrous histiocytoma. *Histopathology* 1986;**11**:375-83.

325. Fletcher CDM. Malignant fibrous histiocytoma? *Histopathology* 1987;**11**:433-7.

326. Taylor DON, Dorn CR, Luis OS. Morphologic and biologic characteristics of the canine cutaneous histiocytoma. *Cancer Res* 1969;**29**:83-92.

327. Dobson JM, Samuel S, Milstein H, Rogers K, Wood JLN. Canine neoplasia in the UK: estimates of incidence rates from a population of insured dogs. *J Small Anim Pract* 2002;**43**:240-6.

328. Cockerell GL, Slausen DO. Patterns of lymphoid infiltrate in the canine cutaneous histiocytoma. *J Comp Pathol* 1979;**89**:193-203.

329. Glick AD, Holscher M, Campbell GR. Canine cutaneous histiocytoma: ultrastructural and cytochemical observations. *Vet Pathol* 1976;**13**:374-80.

330. Moore PF, Schrenzel MD, Affolter VK, Olivry T, Naydan D. Canine cutaneous histiocytoma is an epidermotropic Langerhans cell histiocytosis that expresses CD1 and specific b$_2$-integrin molecules. *Am J Pathol* 1996;**148**:1699-708.

331. Hottendorf GH, Nielsen SW. Collagen necrosis in canine mastocytomas. *Am J Pathol* 1966;**49**:501-13.

332. Cotchin E. Veterinary oncology: a survey. *J Pathol* 1984;**142**:101-27.

333. Wilcock BP, Yager JA, Zink MC. The morphology and behaviour of feline cutaneous mastocytomas. *Vet Pathol* 1986;**23**:320-4.

334. Takashi M, Miyakawa Y. Mast cell tumor, skin, mouse. In: Jones TC, Mohr U, Hunt RD, editors. *Integument and mammary glands. Monographs on pathology of laboratory animals*. Berlin: Springer-Verlag; 1989. p. 112-7.

335. Baselmans AHC, Kuijpers HM, Van Dijk JE. Histopathology of a spontaneous developing mast cell sarcoma in a Wistar rat. *Toxicol Pathol* 1996;**24**:365-9.

336. Coleman GL. Four intrathoracic hibernomas in rats. *Vet Pathol* 1980;**17**:634-7.

337. Coleman GL. Hibernoma, rat. In: Jones TC, Mohr U, Hunt RD, editors. *Integument and mammary glands, monographs on pathology of laboratory animals*. Berlin: Springer-Verlag; 1989. p. 126-9.

338. Stefanski SA, Elwell MR, Yoshitomi K. Malignant hibernoma in a Fischer 344 rat. *Lab Anim Sci* 1987;**37**:347-50.

339. Rigor VU, Goldstone SE, Jones J, Bernstein R, Gold MS, Weiner S. Hibernoma. A case report and discussion of a rare tumor. *Cancer* 1986;**57**:2207-11.

340. Evers LH, Gebhard M, Lange T, Siemers F, Mailander P. Hibernoma - case report and literature review. *Am J Dermatopathol* 2009;**31**:685-6.

341. Bruner RH, Novilla MN, Picut CA, Kirkpatrick JB, O'Neill TP, Scully KL, et al. Spontaneous hibernomas in Sprague-Dawley rats. *Toxicol Pathol* 2009;**37**:547-52.

342. Al Zubaidy AJ, Finn JP. Brown fat tumors (hibernomas) in rats: histopathological and ultrastructural study. *Lab Anim* 1983;**17**:13-7.

343. Poulet FM, Berardi MR, Halliwell W, Hartman B, Auletta C, Bolte H. Development of hibernomas in rats dosed with phentolamine mesylate during the 24-month carcinogenicity study. *Toxicol Pathol* 2004;**32**:558-66.

344. Port CD, Nunez C, Battifora H. An unusual neoplasm of adipose tissue in a rat. *Lab Anim Sci* 1979;**29**:214-7.

345. Newsholme SJ, Zimmerman DM. Immunochemical evaluation of chemically induced rhabdomyosarcoma in rats. Diagnostic utility of MyoD1. *Toxicol Pathol* 1997;**25**:470-4.

346. Glaister JR. Rhabdomyosarcoma in a young rat. *Lab Anim* 1981;**15**:145-6.

347. Allen JR, Hsu I-C, Carstens LA. Dehydroretronecine-induced rhabdomyosarcomas in rats. *Cancer Res* 1975;**35**:997-1002.

348. Altmannsberger M, Weber K, Droste R, Osborn M. Desmin is a specific marker for rhabdomyosarcomas of human and rat origin. *Am J Pathol* 1985;**118**:85-95.

349. Chang SC, Inui K, Lee WC, Hsuan SL, Chien MS, Chen CH, et al. Spontaneous rhabdomyosarcoma in a young Sprague-Dawley rat. *Toxicol Pathol* 2008;**36**:866-70.

350. McMartin DN. Morphologic lesions in aging Syrian hamsters. *J Gerontol* 1979;**34**:502-11.

351. Iwata J, Fletcher CDM. Immunohistochemical detection of cytokeratin and epithelial membrane antigen in leiomyosarcoma: a systematic study of 100 cases. *Pathol Int* 2000;**50**:7-14.

352. Weibel ER, Palade CE. New cytoplasmic components in arterial endothelia. *J Cell Biol* 1964;**23**:101-12.

353. Murray AB. Weibel-Palade bodies are not reliable ultrastructural markers for mouse endothelial cells. *Lab Anim Sci* 1987;**37**:483-5.

354. Alison RH. Neoplastic lesions in the cardiovascular system. In: Mohr U, Dungworth DL, Capen CC, editors. *Pathobiology of the aging rat*, vol. 2. Washington DC: ILSI Press; 1992.

355. Duddy SK, Gorospe SM, Bleavins MR, De La Iglesia FA. Spontaneous and thiazolidinedione-induced B6C3F1 mouse hemangiosarcomas exhibit low ras oncogene mutation frequencies. *Toxicol Appl Pharmacol* 1999;**160**:133-40.

356. Duddy SK, Parker RF, Bleavins MR, Gough AW, Rowse PE, Gorospie SM, et al. p53 is not inactivated in B6C3F1 mouse vascular tumors arising spontaneously or associated with long-term administration of the thiazolidinedione troglitazone. *Toxicol Appl Pharmacol* 1999;**156**:106-12.

357. Kakiuchi-Kiyota S, Vetro JA, Suzuki S, Varney ML, Han H-Y, Nascimento M, et al. Effects of the PPARg agonist troglitazone on endothelial cells in vivo and in vitro: differences between human and mouse. *Toxicol Appl Pharmacol* 2009;**237**:83-90.

358. Anon. LYRICA® (pregabalin) prescribing information. New York: Pfizer Inc; 2005.

359. Fehrenbacher JC, Taylor CP, Vasko MR. Pregabalin and gabapentin reduce release of substance P and CGRP from rat spinal tissues only after inflammation or activation of protein kinase C. *Pain* 2003;**105**:133-41.

360. Hailey JR, Haseman JK, Bucher JR, Radovsky AE, Malarkey DE, Miller RT, et al. Impact of *Helicobacter hepaticus* infection in B6C3F$_1$ mice from twelve national toxicology program two-year carcinogenesis studies. *Toxicol*

Pathol 1998;**26**:602-11.

361. Ohnishi T, Arnold LL, Clark NM, Wisecarver JL, Cohen SM. Comparison of endothelial cell proliferation in normal liver and adipose tissue in B6C3F1 mice, F344 rats, and humans. *Toxicol Pathol* 2007;**35**:904-9.

362. Kempson RL, Fletcher CDM, Evans HL, Hendrickson MR, Sibley RK. Vascular tumors. In: Atlas of tumor pathology. Tumors of the soft tissues. Washington DC: Armed Force Institute of Pathology; 1998: p. 307-370.

363. Gough AW, Hanna W, Barsoum NJ, Moore J, Sturgess JM. Morphologic and immunohistochemical features of two spontaneous peripheral nerve tumors in Wistar rats. *Vet Pathol* 1986;**23**:68-73.

364. Egan MJ, Crocker J, Newman J, Collard M. Immunohistochemical localization of S100 protein in skin tumors. *Arch Pathol Lab Med* 1986;**110**:765-7.

365. Smith TA, Machen K, Fisher C, Goldblum JR. Usefulness of cytokeratin subsets for distinguishing monophasic synovial sarcoma from malignant peripheral nerve sheath tumor. *Am J Clin Pathol* 1999;**112**.

第 **3** 章　乳腺

　　乳腺是下丘脑–垂体–性腺轴功能的敏感指针，因此对乳腺的组织学评价为那些调节其功能活动的化合物提供了重要信息。但是，在许多大鼠和小鼠的品系中，乳腺肿瘤可自发或相对容易由激素处理所诱发。虽然这是实验肿瘤学研究的兴趣所在，但是在对能改变下丘脑–垂体–性腺轴功能的潜在治疗药物进行安全性评价时，它也带来了问题。许多广泛使用的治疗药物在致癌性实验中会加速乳腺肿瘤的发展。1994年出版的《医生的案头参考》（*Physician's Desk Reference*）一书中，除雌激素、黄体酮、雄激素和复方产品以外，Davies和Monro还列举了11种以上可致大鼠乳腺肿瘤，6种可致小鼠乳腺肿瘤的药物[1]。利用那些在啮齿类动物致癌性试验中被确定为阳性的非治疗性化学物进行大鼠致癌性试验，结果显示乳腺是第三个最易发生肿瘤的部位，部分上述化学物在短期试验中还具有致突变性[2]。

　　啮齿类动物中，由于乳腺发育和功能方面的激素调节存在种属差异，使得评估药物引起的乳腺变化变得十分复杂，过度饲喂的实验动物的人为生理状态也可使其变得更为复杂[3]。有人建议，因为乳腺是仅限于哺乳动物的进化较晚的结构，所以乳腺发育的内分泌控制和功能在不同的物种方式也不同。该观点与在更大范围的哺乳动物和非哺乳动物种属有相似控制系统的较原始的生物进程的观点形成对比[4]。这也反映在非人灵长类动物尤其是食蟹猴和恒河猴的乳腺在解剖学、生理学及周期性特点与人类乳腺极为相似[5-11]。

　　与子宫内膜相似，乳腺代表了一类激素依赖性的腺体，其从未分化上皮发展成新上皮结构依赖于与间叶细胞或与间叶细胞产物之间的复杂相互作用[12,13]。那些通过植入物质达到隆胸目的的女性出现的问题，突出了乳腺实质内间叶细胞、基质和淋巴细胞的重要性。乳腺间质组织中发生的病变在体内其他部位间叶组织也同样常见。植入异物会产生与其他部位相似的软组织反应（见第2章，体被系统）。

　　目前对药物进入乳汁和乳腺组织的机制所知尚少。然而运输蛋白质、脂类、铁、营养物和水进入乳汁的几种常规通路已有描述。一些是通过跨细胞途径，涉及至少通过两种胞膜屏障的转运，另一种是细胞旁途径，可允许物质在间质和乳汁成分之间进行直接交换。转运受激素、发育和生理因子的介导[14]。

内分泌学

乳腺的发育和功能受许多激素的协调控制，包括性类固醇雌激素和孕激素、催乳素和生长激素、胰岛素、儿茶酚胺和促肾上腺皮质激素（ACTH）。多年前人们就意识到性激素对乳腺正常生长发育的重要性。对雌激素和孕激素基因敲除小鼠的乳腺分析支持了这些观察结果。缺乏雌激素受体α的小鼠乳腺虽然貌似可以正常发育，但是在青春期后小叶腺泡发育不足，仍呈未发育状态[15,16]。基质的雌激素受体α是导管生长发育所必需的。与此相反，缺少雌激素受体β小鼠乳腺的发育与野生型小鼠乳腺的发育相差不大[15]。啮齿类动物中，催乳素是调控乳腺生长发育的重要垂体激素，与雌激素协同作用。催乳素受体基因敲除小鼠至青春期乳腺发育正常，但之后其导管分支较野生型小鼠少，并且终末乳芽样结构持续存在[17]。犬的乳腺较为特殊，因为生长激素更为重要，所以当孕激素和生长激素联合时，主要表现为生长激素的作用。给予犬孕激素后会间接导致生长激素分泌过量综合征。例如，给犬注射甲羟孕酮会刺激乳腺中生长激素基因的表达，导致循环中生长激素升高和肢端肥大症的表现[18]。然而，在女性人类、非人灵长类、啮齿类实验动物以及犬中，生长激素均具有刺激乳腺发育和催乳的作用[19-21]。近年来，与啮齿类动物相比，非人灵长类显然已成为研究女性乳腺更好的动物模型[6,10]。非人灵长类和人类女性对雌激素、孕激素受体、雄激素受体及类固醇代谢酶具有相似的表达，并且具有相似的生殖周期[22]。

乳腺对儿茶酚胺也有反应，大鼠乳腺含有功能性β胆碱能受体，这些受体特异性和亲和力与在其他组织中相似[23]。其他影响乳腺细胞存活的重要调节因子包括表皮生长因子α、转化生长因子α、胰岛素样生长因子和肿瘤坏死因子α[24]。

解剖学

虽然各种实验动物乳腺的形态学细节不一致，但是静止期乳腺的解剖结构大体相似。它由一系列的腺泡乳芽或腺泡，以及分支导管、汇聚至乳头的主导管系统连接构成。导管和腺泡组织不是静止结构，它会随着动情周期、孕期及泌乳期激素变化而改变，也会随年龄、饮食和环境的变化而改变。

大鼠有6对乳腺，年轻未交配雌性大鼠静止期乳腺的腺体组织由分支小导管、终末乳芽、腺泡乳芽构成，这些结构存在于脂肪组织中的结缔组织基质中。大鼠发育期乳腺最初增生的部分是终末乳芽，进一步分化为腺泡乳芽，最终分化成多个腺泡，形成一个小叶。

导管和小导管被覆1~2层立方上皮，上皮与基底膜之间是一层肌上皮细胞。肌上皮细胞的长轴垂直于上皮细胞排列，在H&E染色切片中很难见到。未交配的雌性大鼠的静止期乳腺运用免疫细胞化学方法对肌球蛋白和前角蛋白染色，发现肌上皮细胞以连续排列的方式包绕在上皮细胞外周[25]。大约妊娠第5天，终末乳芽被腺泡乳芽和明显的腺泡替代，妊娠第10天，几乎所有乳腺都由排列成小叶的腺泡构成。超微结构水平显示细胞质内核糖体和脂滴同时增多。开始泌乳，腺泡因富含脂类分泌物而膨胀，腺体细胞失去脂滴并形成大量粗面内质网。肌上皮细胞开始延伸拉长覆盖整个腺体细胞，并且细胞质内肌丝和胞饮小泡数量增加[26]。妊娠期间质成纤维细胞和血管增生的程度与上皮细胞和肌上皮细胞增生的程度相当。

静止期雌性和雄性大鼠乳腺显微结构有一个特征性的区别。雌性大鼠乳腺的特征是导管明显、腺泡较少，被命名为*导管腺泡型*；相反，雄性大鼠乳腺含有显著的腺泡，由含有丰富空泡的嗜酸性胞质的上皮细胞组成，被命名为*小叶腺泡型*[27]。

小鼠虽然只有5对乳腺（比大鼠少1对），但是其静止期、妊娠期和泌乳期乳腺却有着与大鼠相似的光镜和电镜显微变化。

基于对40只9月龄至3岁雌性比格犬的乳腺组织、卵巢和子宫进行的组织学检查，研究者详细描述了其动情周期的周期性变化特征[28]。未成熟的乳腺只有基本的导管结构。发情前期，可见轻度导管和导管周围基质的增生。发情期，导管增生更加明显，导管分化更好，被覆1层或2层上皮细胞，基质细胞数量增多，间质水肿。发情后期的早期阶段，腺泡的早期出芽以一小群来源于导管结构的上皮细胞芽为特征。发情后期（发情期后60~90天），腺泡的增生更为明显，并伴有少量的分泌物产生。随后，这种增生随着腺泡结构退化而减少，间情期进一步出现广泛退化。

人类与非人灵长类动物的乳腺大体结构和组织学结构相似。实验显示，恒河猴只有一对胸部乳腺，然而与人类乳腺不同的是，它的乳腺组织分布更为广泛，以薄层皮下组织的形式弥散性地分布于前胸壁和上腹部[29]。所谓的小导管（腺泡）开口于小叶内终末导管，依次与小叶外导管连接，最终汇入大导管。这些小导管和终末导管系统被称为终末导管小叶单位[30]。该命名与啮齿类动物乳腺主要功能单位术语，即小叶腺泡单位不同。猴乳腺细胞角蛋白特点与人类相似，但与啮齿类动物不同[31]。

乳腺中另一个重要细胞组成是淋巴细胞。因为乳腺是黏膜免疫系统的一部分，对乳汁中免疫组分的形成起着重要作用[32]。正常小鼠乳腺T细胞（Thy 1.2）较B细胞多，且辅助型T细胞亚群（L3T4或CD_4^+）形成了较大群体，超过抑制性或细胞毒性T细胞（Lyt 2或$CD8^+$）[33]。在肿瘤前和肿瘤状态时，小鼠和人类女性的乳腺T细胞数目都会增加，以抑制性或细胞毒性T细胞为主[33]。而且，伴随基因组内超抗原基因的发现，已证明小鼠乳腺肿瘤病毒（MMTV），是一种B型反转录病毒，拥有与CD4、CD8 T细胞以及B细胞的免疫应答有紧密关系的生命周期[34]。

细胞化学和免疫细胞化学

用于评估乳腺的技术方法包括运用免疫细胞化学法对中间丝进行染色，特别是基底膜特征的细胞角蛋白、肌丝、Ⅳ型胶原蛋白和层粘连蛋白，结缔组织标志物、细胞质内乳脂肪球膜抗原和细胞增殖标志物的Ⅰ型胶原蛋白和纤连蛋白[8,25,35-38]。

雌激素受体α是一种已经确定的女性乳腺癌独立预后因子，因为它的存在决定了进行辅助内分泌治疗的临床意义[39]。通过免疫细胞化学技术已证明两种雌激素受体均存在于啮齿类、犬和猴的乳腺内，尽管这两种雌激素受体的细胞染色百分比随着月经期或动情周期的不同阶段会有所不同[7,22,40-42]。

酶细胞化学技术早已经被用于乳腺研究，尤其是ATP酶的测定。肌上皮细胞特征是Na^+-K^+-ATP酶反应阳性，而上皮细胞则表现出$Mg^{2+}ATP$酶反应阳性和Na^+-K^+-ATP酶反应阴性[43]。另一种被用于研究妇女、大鼠和小鼠乳腺的技术是通过凝集素组织化学方法来识别糖基化的细胞组分[44-46]。与β D-Gal（1-3）GalNAc具有亲和力的花生凝集素（花生）已被用于啮齿类动物乳腺的研究，因为结合位点的数量会因切除卵巢或给予雌激素而有所变化。

非肿瘤性病变

炎症

虽然乳腺炎症可以由注射或植入异物所诱发，但是在常规安全性实验中，自发性乳腺炎症相对少见。实际上，通过植入异物使乳腺增大是女性整形手术中最常见的一种形式，对这些植入物的组织反应已在动物模型上进行测试。

通常，为了隆胸而使用的硅胶、生理盐水填充硅胶、聚氨酯泡沫包裹的植入物在兔和大鼠等动物的皮下组织中进行了测试，动物局部组织反应的严重程度可代表人乳腺组织的局部反应[47-49]。人们已开发一种小鼠模型，其乳腺中可测试拟植入人类乳腺的物质[50]。然而，在该模型中，乳腺组织对植入物的反应与将植入物植入其他皮下组织中的反应相似（参见第2章，体被系统）。

虽然动物模型为植入物及其表面特征的炎症和纤维化反应提供了合理评价，但它们并不能很好地预测女性的一些临床结果，尤其是对植入物周围纤维被膜发生晚期变形收缩不能预测[51-53]。这种收缩的原因尚不清楚，但它可能与植入物的某些表面纹理、手术定位及伴细菌植入袋的亚临床定植有关[54]。对人类组织的组织学研究表明植入物周围的组织随着时间的推移会渐渐出现纤维化，植入物一定程度的碎裂和肉芽肿形成[55]。有些植入物与乳腺组织和植入物交界面出现的滑膜化生相关，其组织学特征为在被膜与植入物交界面排列成栅栏状的具有圆形到卵圆形细胞核和丰富嗜酸性细胞质的滑膜样细胞的增殖。聚氨酯泡沫包裹的植入物周围出现的滑膜化生更严重，提示这可能是一种重要的保护性因子，借助于在交界面分泌由软骨素和硫酸角质构成的生物膜来对抗被膜的收缩[55]。

萎缩

当激素调控被抑制时，乳腺便会萎缩。动物给予选择性雌激素受体调控剂他莫昔芬便是一个非常好的案例[56]。大鼠长期给予他莫昔芬后，乳腺导管变细，被覆扁平的上皮细胞，周围包绕同心层排列的纤维组织（图3.1）。有趣的是，选择性雌激素受体拮抗剂LY2066948却不会导致大鼠乳腺的萎缩，但当联合给予雄激素受体拮抗剂氟他胺完全阻断时，雌性大鼠乳腺出现了雄激素依赖性的雄性化现象[57]。这说明了这种改变的产生对整体激素平衡的重要性。单独给予氟他胺可以导致雄性大鼠乳腺小叶的萎缩，但雌性大鼠乳腺不发生这种变化[58]。

乳腺增大

药物治疗会引起乳腺出现类似于妊娠期或泌乳期时生理性变化的增大，但是乳腺增大常是病理性改变的结果。给予影响下丘脑功能的抗精神病药物（如利舍平、吩噻嗪衍生物、氯氮䓬和氟哌啶醇）可导致大鼠、豚鼠和兔出现伴有泌乳现象的弥漫性乳腺增大[59-61]。已知抗精神病药引起的高泌乳素血症会导致女性溢乳[62]。螺内酯是一种可以结合细胞内盐皮质激素受体的醛固酮拮抗剂，可以增加猴的乳腺活性，也与呈剂量相关性的男性乳腺增大或乳腺肿痛有关[63,64]。超生理剂量的合成类固醇会导致男性运动员的乳腺女性化，而女性乳腺表现为萎缩[65,66]。

囊肿、囊性变、囊性变性、乳汁囊肿、积乳囊肿、导管扩张

乳腺小导管（腺泡）扩张可伴有或不伴有明显的上皮增生，这一变化在绝经后的女性较为常见，也是老年猴或啮齿类实验动物的自发性病变[67-69]。

扩张的导管腔内含有嗜伊红性蛋白类物质、脂质和散在的巨噬细胞。大鼠乳腺扩张的导管内出现

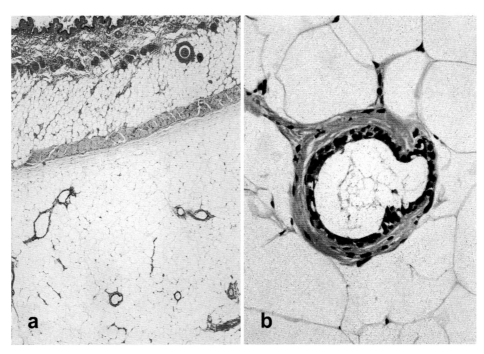

图3.1 雌性Wistar大鼠乳腺，给予选择性雌激素受体调节剂他莫昔芬35 mg/（kg·d）2年。图a：导管萎缩，被同心层的纤维组织包绕（H&E染色×50）。图b：萎缩的导管高倍图像（H&E染色×280）

同心叠层的嗜酸性小体或淀粉样小体，在组织化学及超微结构上显示具有淀粉样纤维的特征[70]。

据推测，囊性变是周期性激素调控活动不完整、复原不均匀的结果，其原因可能是过量激素刺激或异常敏感的乳腺组织的过度反应。基于以上原因，给予外源性药物诱导动物乳腺囊性变提示该药物可影响下丘脑-垂体-性腺轴。口服避孕类固醇的研究是说明这种现象最突出的例子。曾有报道指出，长期给予雌、雄Sprague-Dawley大鼠和恒河猴联合避孕类固醇醋炔诺酮-炔雌醇片或其中的雌激素或孕激素组分，会出现乳腺导管分泌增强和囊性扩张[71-74]。不过，值得注意的是随着大鼠年龄的增加，也会自发性地出现乳腺导管的囊性扩张，并可伴有乳腺增生和化生[75]。

当在给药组观察到实验动物乳腺囊性变时，最好记录下所有出现增生的乳腺组织的增生程度。

增生

在人类女性和实验动物乳腺中，已有多种不同增生状态的描述。乳腺癌筛查乳腺X线照相技术的使用显著增加了女性乳腺增生性病变的检出率，据报道，大量非典型性病变与乳腺癌发生的风险增加有关[76-79]。虽然这些病变的特征在实验动物中没有被很好地描述，但是相似的增生性病变或非典型性增生性病变的特征却在非人灵长类有更好的描述。

虽然乳腺增生的组织学特征在不同种属和品系的动物间存在差异，但是缺乏统一的术语使得对实验动物的评估变得更为混乱。*上皮增生、腺病和小叶增生*等术语均是从人医借用过来的术语，只适用于非常特殊的病变。兽医病理学对这些术语的使用有所不同。相反，增生性腺泡结节和妊娠反应性肿瘤等术语被特别用于实验性小鼠乳腺癌模型，这可能会误导缺乏小鼠乳腺详细知识的医学审阅者。再者，这也是组织学分类常见难点——分类的数量越多，相互重叠的可能性越大，重现的可能性就越小。

乳腺上皮增生主要分为两大组织学类型（也能以混合型的形式出现）：第一种类型以小叶外导管上皮增生为特点，被称为导管增生（上皮增生或乳头瘤样增生）；第二种类型以小叶内小导管（腺泡）上皮增生为特点，被称为小叶增生。

导管增生

导管增生是指导管基底膜上方上皮层数（通常三层或更多层）的增加。这种增生形式在人类女性乳腺表现最为典型，也会使用上皮增生或乳头瘤样增生等术语。通常，上皮增生指导管内"实质样"增生，而乳头瘤样增生则指具有乳头状特点的增生。使用Ⅳ型胶原蛋白抗体基底膜免疫细胞化学法可用于区分这两种类型，因为该方法可确定乳头状柄[80]。管腔内增生的细胞可形成局灶的、实质性的、筛孔状的或乳头状结构。细胞异型性的有无是评估女性乳腺癌发生风险的一个最重要的组织学特征[81]。

伴或不伴细胞异型性的相同形式的导管增生都在给予性类固醇的恒河猴中有报道。评估人类乳腺增生的半定量分析法类似标准也适用于非人灵长类模型[29]。以导管内不典型微乳头状或筛孔状生长模式为特点的严重导管增生，与人类乳腺导管内癌相似。猴给予口服合成避孕药十年发现了这种严重形式的导管增生[29]。近来，在绝经后的食蟹猴中发现了以终末导管小叶单位内出现柱状细胞为特点的柱状细胞病变[10]。由于这些变化可能与更多的不典型病变和明显的乳腺癌的发生有关，所以也在人类女性有描述[82]。

对犬和啮齿类动物乳腺导管增生性病变的特征描述较差，尚不清楚其是否与人类女性或非人灵长类导管增生性病变相对应。尽管有人建议这些变化通常不具有人类女性类似病变的异型性，但在犬中也可见导管内上皮增生和乳头瘤样增生[83]。

啮齿类动物乳腺导管上皮层数的增加、上皮乳头状和囊腺瘤样性增生可以由致癌物质诱导产生，但是这些变化也在老龄大鼠和小鼠通过激素调节而自发出现[27,75]。

在啮齿类动物乳腺增生性病变的分类中，这些导管病变被归为局灶性增生，但是这些表现出细胞异型性的病变往往被误认为是肿瘤。

小叶增生

小叶内小导管增生通常被称为小叶增生。在人类乳腺组织中，小叶增生主要分为两种组织学类型。一种类型是指小叶内小导管数量的增加，常被称作腺病；第二种类型是指小叶内小导管上皮细胞增生，组织切片上无小导管数量增加。术语不典型小叶增生用于后一种类型小叶内增生，细胞显示不典型性，但是只有当其显示足够的增生和扩张后才可被诊断为小叶原位癌。猴长期口服给予避孕药后，可在其乳腺观察到相同形式的伴有或不伴有细胞异型性的小叶增生[22,29]。

啮齿类实验动物和比格犬，乳腺小叶上皮细胞增生比导管内病变更为常见。组织学上，这些形式的小叶增生通常与妊娠期或泌乳期时发生不恰当的、过度的或局部的生理反应相似。

犬乳腺小叶增生是很常见的现象，包括类似于女性腺病的小导管数量增加[83]。Hampe和Misdorp认为，与人类女性乳腺小叶增生相比，这种形式的小叶增生表现出更加一致的生长模式和更为规律的细胞学特征[83]，但是尚不能得出与乳腺癌发生相关的任何结论。比格犬给予黄体酮或口服避孕类固醇可导致乳腺小叶增生[87,88]。同样，皮质醇也可导致犬乳腺小叶增生，这可能与黄体酮的反馈作用相关[89]。

Burek描述了老年Brown Norway品系和Wistar衍生品系的大鼠乳腺小叶增生也曾出现在其他品系中[90]。其特点是多灶性增生和腺泡分泌物增加，分泌物常被视为含有脂滴的蛋白类物质。导管、腺泡上皮细胞、肌上皮细胞和基质之间维持着一种正常的关系。通常腺泡上皮细胞形成单层立方上皮，这与乳腺导管扩张有关。Burek发现乳腺小叶增生与垂体腺瘤的发生率无关，并指出垂体腺瘤的发生与乳腺增生之间也无直接关系。需要谨记雄性大鼠乳腺正常而明显的腺泡是由富含空泡且嗜酸性细胞质的上皮细胞组成。当雌性大鼠被给予雄激素样物质时，乳腺会呈现出与雄性动物乳腺结构更相似的导管腺泡样外观[27]。

另一种形式的小叶增生在携带乳汁传播小鼠乳腺肿瘤病毒（MMTV阳性）的乳腺癌易感小鼠品系中的发生率很高，这类增生被命名为增生性腺泡结节。组织学上，腺泡结节由一群大小不一的腺泡组成，腺泡内衬单层较小的嗜碱性细胞，并表现出不同的分裂和分泌能力。MMTV阳性小鼠实验性癌症模型的转化过程中似乎需要通过腺泡结节形成的增

生阶段，该阶段与MMTV整合造成的不同修饰基因的改变有关[91]。增生性腺泡结节的发生与乳腺肿瘤病毒之间的关系复杂。小鼠乳腺病毒的转化是多步骤的过程，一项针对乳腺肿瘤病毒的研究表明：该病毒只是介导转化所需的两个或多个协同因子其中之一[92]。

增生性结节并非只在MMTV阳性小鼠中发生，Highman和同事研究发现：在MMTV阳性和MMTV阴性C3H两种品系小鼠中均能自发性地形成增生性腺泡结节，不过MMTV阳性小鼠更常见[93]。此外，高剂量己烯雌酚会增加两种品系小鼠增生性腺泡结节的发生率，但不会增加MMTV阴性小鼠腺癌的发生率。因此，若将所有类似于增生性腺泡结节的病变视为肿瘤前病变不足以令人信服。在非人灵长类和人类女性中，增生性腺泡结节与局灶性腺泡过度生理性增生比与不典型性小叶增生有更多的共同点。

乳腺肿瘤

乳腺癌是发达国家女性死亡的主要原因之一，其发生率在过去50年内一直稳步上升。可引发的风险因素包括家族病史、早发月经初潮、未生育、高龄初次生育、绝经期晚、肥胖、缺乏运动、身高、良性乳腺疾病、使用雌激素和暴露于电离辐射。

女性乳腺癌发生的一个重要决定性因素似乎是持续地暴露于高剂量水平的内源性雌激素。抗雌激素药物（如他莫昔芬）能使患者体内肿瘤消退，并且在治疗这类疾病中起到重要作用，这一事实支持了雌激素的重要性。有人指出大多数已知可致乳腺癌的风险因素都与雌激素在体内的逐渐蓄积有关[94]。例如，初潮早或绝经晚会使排卵周期最大化，而体力活动会使其缩短。绝经后肥胖增加了女性患乳腺癌的风险，因为绝经后女性雌激素主要来源于脂肪组织对雄烯二酮到雌酮的转变。但是，这种风险的增加是否与雌激素代谢和代谢物的作用导致暴露于雌激素有关，是否由涉及细胞核、细胞膜或线粒体的多种雌激素受体信号转导通路之一介导，目前尚不清楚[95]。

许多涉及乳腺癌发生和调控的潜在机制已在实验

动物模型中进行研究。虽然已有大量的实验信息，但是很难运用这些信息去解释传统药物安全性实验中药物相关的乳腺肿瘤发病率的差异。大量实验数据与给予啮齿类动物强遗传毒性致癌物（如7,12-二甲基苯并蒽，DMBA）快速诱导的肿瘤有关。近年来，越来越多基因工程小鼠的实验为人类乳腺癌分子机制的研究提供了真知灼见[96]。在药物安全性评价中，多数乳腺肿瘤发生在非基因毒性化学物质的啮齿类动物的长期毒性试验里，啮齿类动物随着年龄的增长容易发生自发性乳腺肿瘤。众所周知，啮齿类动物自发性乳腺肿瘤在对照组动物中的发病率和发病起始年龄是不规律的。即使是同种品系的动物在同一实验室相似环境中同时饲养，自发性乳腺肿瘤的发生率随着时间和试验之间也不尽相同。

分类

实验性乳腺肿瘤分类主要基于肿瘤的组织学结构特征而非组织发生特征。人类乳腺癌诊断分类同样如此，但与多数实验性乳腺肿瘤不同，这些依据多年积累的临床经验的生物学行为、治疗和预后的人类乳腺癌分类对于医生有相当大的意义[97]。

部分学者认为大鼠和人类女性乳腺肿瘤的组织学特征相似性很少，有必要建立完全不同的分类方法[98]。Dunn建立了针对小鼠乳腺肿瘤独特的分类方法[99,100]。这些分类方法本质是描述性的，通常与特定啮齿类的品系或肿瘤模型有关。然而，在药物安全评价中使用A型或B型腺癌这样的术语难以理解，因为很多审阅者更精通人类乳腺病理而非小鼠乳腺病理。有多种组织学特点的小鼠乳腺癌转基因模型发展起来后，这种情况变的更加复杂，有些小鼠模型重现了人类乳腺癌的组织学模式。

大多数学者认为人类乳腺肿瘤的分类方法也适用于啮齿类动物。Barsoum和同事的组织学研究表明：Wistar大鼠自发性的乳腺肿瘤和女性的乳腺肿瘤存在共同的组织学特征[75]。他们认为传统的人类乳腺肿瘤分类方法也适用于大鼠。运用这种分类方法唯一的风险在于，严格按照人类肿瘤的分类方法会导致一种动物种属增生性病变生物学行为的错误归纳。

因此，在药物安全性评价中倾向于采用相对简单的分类方法，其根据为人类肿瘤病理学诊断的常见大类，尤其是表现腺体、基质或者混合腺体和基质分化的良性和恶性肿瘤。最近啮齿类动物乳腺增生性病变已经开始使用这种分类方法[84-86]。

纤维腺瘤

纤维腺瘤是许多品系大鼠中最常见的一种乳腺肿瘤。它们的特点是界限清晰、肿块呈分叶状或结节状，由穿插于上皮成分之间的细胞较少的胶原结缔组织构成（图3.2a）。上皮成分由大小不等内衬单层或复层上皮的分支导管构成。导管内常含有嗜酸性同心圆式的凝固物。有些腺体成分被结缔组织挤压，出现人类女性纤维腺瘤中常见的典型管内型或管周型模式。大鼠的纤维腺瘤中也可出现腺泡内空泡状细胞的聚集，在非常年轻的大鼠中偶尔会自发出现[101]。

尽管纤维腺瘤并不常见，而且人们对其认识也不足，但是它偶尔会在老龄小鼠乳腺中少量出现，包括毒理学实验常用的B6C3F1品系小鼠。

腺瘤

腺瘤是适用于啮齿类动物乳腺许多特定的腺性肿瘤的一个实用术语，此病变具有局限性，并且没有恶性肿瘤的细胞异型性。根据定义，它们与周围组织分界清晰，由结缔组织被膜包裹或压迫周围无肿瘤性病变的实质组织，但无局部浸润的证据。肿瘤细胞异型性和有丝分裂活性均低。基质通常仅限于细股的结缔组织并形成纤细的支持网。腺体组织则由单层或双层导管型上皮，或者由有序排列的腺泡型细胞构成。如果病变呈乳头状且局限于导管腔内，则称为导管内乳头状瘤。

纤维瘤

大鼠中发现的纤维瘤常代表着上皮成分减少或萎缩的纤维腺瘤[75]。组织学上，该肿瘤以活跃的成纤维细胞和较厚的胶原带不同程度混合为特征，其一般特征为透明样变或矿化。这些肿瘤之中可能残

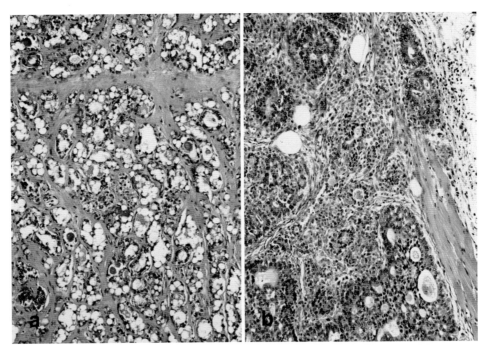

图3.2 2岁龄雌性Sprague-Dawley大鼠乳腺。图a：纤维腺瘤由含有小的嗜酸性凝固物的、分化程度良好的腺体构成（H&E染色×50）。图b：典型的腺癌并浸润骨骼肌（H&E染色×50）

留正常的乳腺组织。

导管内乳头状瘤

这类肿瘤表现为增生性乳头状肿瘤，肿瘤的发展一直局限于乳腺导管内。乳头状分叶被覆一层或

两层形态相当一致的立方状导管样细胞，胞质可有空泡化。受累导管通常扩张并且上皮变薄。

癌

在几种常用啮齿类动物品系中，由外源性化合

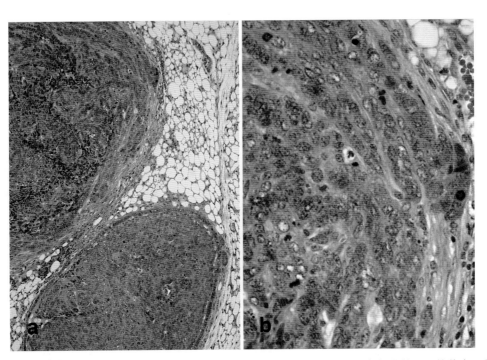

图3.3 C3(1)/SV40T-抗原转基因小鼠乳腺癌模型，伴有导管内癌的乳腺。图a：肿瘤下半部分局限于导管内，但肿瘤上半部分已表现出对周围组织的早期浸润（H&E染色×70）。图b：高倍镜下的肿瘤细胞（H&E染色×210）

物诱导的或自发性乳腺肿瘤通常都是分化较好的腺癌，它们对局部组织造成浸润，但很少会出现远处转移，这与女性常见的浸润性导管癌或小叶癌常浸润局部淋巴结并向远处转移形成对比。不过实验动物自发性乳腺癌也能发生转移性沉积。Mait和同事报道了两年致癌性实验研究中CD-1小鼠对照组自发性乳腺癌远处转移的发生率为14/59（23.7%），多数转移至肺[103]。另有报道该品系小鼠中分化较好且恶性程度较高的乳腺癌会转移到大脑、肝脏、肾脏、淋巴组织、骨髓和其他器官[104]。然而，一般对于同时具有组织学分化程度较好和恶性程度较低两种特点的啮齿类动物乳腺肿瘤，区分其是否为良性是肿瘤诊断的一个主要难点。

可以辅助诊断的组织学特征包括：多层腺样组织存在、导管和腺泡样腺体背靠背模式排列、基质较少、细胞和核异型、分裂象明显，以及对周围正常组织的浸润（图3.2b和3.3）。最后一种特征也会带来诊断的困难，因为这些肿瘤的生长方式更类似于内分泌性肿瘤向外膨胀性生长，而不同于人类乳腺癌中常见的浸润性生长。当然对局部组织侵袭性的充分评估需要对含有肿瘤边缘的组织切片进行充分检查。

乳腺癌——大鼠

大鼠中出现的乳腺腺癌有多种不同的组织学模式（图3.2b），通常，广泛的组织学检查会发现单个肿瘤中存在混合型细胞，因此，常规大鼠致癌性实验中腺癌的亚型分型似乎没有太多的价值。乳头状、筛孔状、管状、囊状、腺管状、实质状和梭形细胞形式的肿瘤均有报道。大鼠中偶尔也能观察到与人类女性相似的分叶状形式的肿瘤[75,105]。有时可见到分化程度较差或者未分化形式的肿瘤。在不显著的腺癌中也能观察到不同类型的化生，包括鳞状上皮化生（腺鳞癌、腺角化癌）、梭形细胞分化（肌上皮瘤或癌肉瘤）和少见的间质分化（如软骨化生或骨化生）[85,106]。需要谨记，非常年轻的雌性大鼠中也可能偶见典型的乳腺癌[101,107,108]。如果这种肿瘤发生在短期毒理实验的给药动物，可能会给毒理实

验的解释带来困扰。

乳腺癌——小鼠

虽然乳腺癌在CD-1、C57BL6、B6C3F1小鼠及毒理学实验使用的其他小鼠品系中相对来说并不常见，但是它的组织学形态却有很多不同形式[102,109,111]。每种类型乳腺癌的发病率取决于小鼠的品系和小鼠乳腺肿瘤病毒（MMTV）的有无。该病毒作为插入诱变剂激活附近基因的转录，这些基因包括成纤维细胞生长因子家族中的若干基因和两个*Wnt*基因[111]。这些不同的形式将小鼠乳腺腺癌分为许多不同的亚型[100]。然而，我们并不经常将这种详细分类方法用于评估具有致癌潜能的药物试验中小鼠乳腺癌的诊断。

Dunn将具有腺泡分化特性的小鼠乳腺癌命名为A型，其特征是出现内衬单层细胞腺泡，有时表现出分泌活性[99]。这种类型的乳腺癌在CH3 MMTV阳性品系小鼠中比在携带低效价病毒的相似品系小鼠中更为常见[93]。Dunn将多形性、管状、乳头状和实质样或粉刺状的腺癌命名为B型。其他类型还包括具有管状和分支腺样结构的Y型，以及"花边样"外观的具有胞质内空泡，向腺腔内突出和含有稀疏纤维血管基质的腺细胞的L型[100]。

与大鼠相同，一些小鼠乳腺腺癌也会出现鳞状上皮化生。这种类型的肿瘤包括类似大鼠典型的腺鳞癌的肿瘤及被称为浅色细胞癌或P型肿瘤。浅色细胞癌是首次描述于GR小鼠品系具有激素依赖性的肿瘤[112]。它由大的含有圆形或卵圆形核的弱嗜酸性细胞构成的条索、实性巢或岛组成，其间穿插着成簇的含有卵圆形核且胞质少的嗜碱性细胞。一个明显的特征是嗜碱性细胞围绕囊性区呈辐射状排列，超微结构研究显示：嗜碱性细胞和弱嗜酸性细胞本质上是相似的，但是后者具有较大的桥粒、大量的张力微丝和透明角质颗粒[113]。CD-1小鼠自发性乳腺癌曾报道过腺样和鳞状分化[109]。

许多基因工程小鼠乳腺肿瘤的组织学形态大不相同，但有一些乳腺肿瘤与人类女性中特定的肿瘤亚型非常相似。它们的形态依赖于乳腺组织中特定转基因的表达[114,115]。例如，C3（1）SV40T抗原转基

因小鼠乳腺导管内病变与人类女性导管原位癌相似（图3.3）[116]。这与人类乳腺癌的分子分析相当，即不同的基因图谱反映出来不同的形态[117]。在安纳波利斯举行的一次病理学家会议中，提出了小鼠乳腺肿瘤的命名法，即通过直接比较小鼠模型和相应人类肿瘤，可以更容易进行命名[118]。

乳腺癌——仓鼠

虽然叙利亚仓鼠的乳腺癌曾偶见报道，但与大鼠和小鼠的乳腺肿瘤相比却是十分少见。

乳腺癌——犬

犬类乳腺肿瘤有一系列相似的组织学特征，其中包括比格犬的乳腺肿瘤。它们是老年犬中最常见肿瘤的一种[83,120-122]。封闭群比格犬中，雌性犬乳腺肿瘤发生率仅在8岁龄后开始明显升高，并成为最常见的自发性肿瘤[123]。发生于人类女性中的小叶癌和硬癌是在犬类中也是比较常见的肿瘤类型，但是更为常见的亚型是混合性上皮和间质肿瘤。在84只患有恶性乳腺肿瘤的雌性犬中，肿瘤的大小、组织学分级、血管内生长和坏死均是最显著的预后因素，之后是淋巴结和类固醇受体的状态[42]。

乳腺癌——灵长类动物

毒理实验中幼年猴的乳腺癌并不常见[124]。然而，已存在的一些数据显示，非人灵长类乳腺癌与人类女性乳腺癌拥有一系列相似的组织学特征，而且也易向淋巴结、肝脏和肺脏发生转移。有人认为灵长类动物的肿瘤与人类女性中发现的乳腺癌极为相似，并且随着年龄增加发病率也与人类相似[15,125]。因此，人们认为猴是阐明性类固醇激素在乳腺癌发展中作用最好的模型[5]。然而，必须使用诸如细胞增殖的替代标志物，因为乳腺癌仅发生在老龄动物并且当以有明显症状的癌（frank carcinoma）作为实验终点时，会需要很多动物[6]。

长期给予口服避孕类固醇的恒河猴乳腺组织肿瘤特征与人类女性小叶内原位癌的组织学特征相同[29]。

实验研究中影响乳腺肿瘤患病率的因素

大鼠

随着年龄增加，各种品系大鼠易自发形成乳腺肿瘤，催乳素和雌激素是乳腺肿瘤发生的重要诱因。易感品系大鼠自发性乳腺肿瘤的发生通常由催乳素水平升高，促性腺激素和卵巢的激素分泌降低伴有正常动情周期的缺失引起。因此，有人认为相比致癌物的诱导，自发性乳腺肿瘤的发生需要更多的催乳素和较少的卵巢类固醇激素[126]。溴隐亭是催乳素的一种有效抑制剂，几乎可以避免老龄大鼠乳腺肿瘤的发生[127]。多巴胺抑制剂可反过来诱导催乳素的释放，啮齿类动物对其非常敏感。催乳素在啮齿类具有促黄体生成的作用，可以导致黄体酮升高[128]。利舍平可封闭多巴胺转运，长期给予大鼠利舍平能够增加自发性乳腺肿瘤的总数量，然而给予左旋多巴可抑制自发性乳腺肿瘤的发生和发展[126]。思瑞康®（喹硫平）是一种多巴胺D₂受体拮抗剂，可导致Wistar大鼠高泌乳素血症，同时也会增加两年实验中该品系大鼠和小鼠乳腺肿瘤和甲状腺肿瘤的数量[129]。利培酮，另外一种抗精神病药物，对大鼠的乳腺组织具有相似的作用[130]。

卵巢切除术几乎可以完全抑制易患肿瘤Sprague-Dawley大鼠乳腺肿瘤的发生[131,132]。在一项2年致癌性研究中，给予Wistar大鼠选择性雌激素受体调节剂他莫昔芬，可显著降低自发性乳腺肿瘤的发生率[56]。相反，给予健康雌性大鼠雌激素则导致乳腺肿瘤发生率增加[132]。给予易感雌性WAG/Rij大鼠雌激素不仅增加了乳腺肿瘤的发生率，而且每只患有肿瘤动物中乳腺肿瘤数量增加，恶性肿瘤与良性肿瘤的比例升高，与未给药大鼠中出现的管状管内乳头状肿瘤相比，筛孔状-粉刺状肿瘤比例升高[132]。长期给予Sprague-Dawley大鼠高剂量（人用剂量的100倍）的口服联合避孕药醋炔诺酮-炔雌醇片平均约500天后会出现乳腺肿瘤[73]。醋炔诺酮-炔雌醇片导致雄性动物纤维上皮性乳腺肿瘤的增加以及雌性动物腺瘤和腺癌的增多，但是肿瘤发生的潜伏期和给药动物的存活期在一定程度上高于平行对照动物。

啮齿类动物对雌激素抑制多巴胺分泌十分敏感，因为这会导致催乳素的释放。与灵长类不同，催乳素对大鼠有促黄体生成的作用，从而导致黄体酮的增加[128]。这些激素相互协作被认为会刺激乳腺组织，长期刺激便可导致乳腺肿瘤的发生。

饮食因素也是大鼠自发性乳腺肿瘤的重要调节剂。多年来已经证明，限制饮食可降低老龄雌性大鼠自发性乳腺肿瘤的发生率[133]。不过，适度的限制饮食仅能延迟乳腺肿瘤的发病时间，但不能阻止其进展[134]。在一项比较Sprague-Dawley大鼠体重、存活率与肿瘤疾病之间关系的研究中发现，体重较高的雌性大鼠乳腺纤维腺瘤、腺瘤和腺癌更常见，并且其相关性具有高度显著的统计学意义[135]。

大鼠转基因模型

因为在小鼠乳腺肿瘤病毒长末端重复启动子序列的控制下，转基因大鼠乳腺中的人转化生长因子α（TGFα）和c-erbB-2基因过表达，所以转基因大鼠乳腺癌模型表现出不同形式的乳腺增生性病变[136]。这说明TGFα作用于大鼠乳腺肿瘤发病机理的相对早期阶段，而c-erbB-2在诱导良性病变（如纤维腺瘤和腺癌）中发挥作用。

大鼠遗传毒性致癌物模型

遗传毒性致癌物7,12-二甲基苯并蒽（DMBA）、3-甲基胆蒽（MCA）或N-甲基亚硝脲（MNU）诱导而建立的大鼠乳腺肿瘤模型用于乳腺癌的研究已经有多年历史了，并且建立了一个与此类模型相关的巨大数据库。该数据库显示，乳腺癌的发生和增长受到不同因素的调节。虽然致癌物诱导的肿瘤既不同于相应的人类乳腺肿瘤也不同于老龄啮齿类动物的自发性肿瘤，但是多数乳腺癌的概念和乳腺癌危险因子的发现均是基于对这些模型的研究。

对致癌物诱导的乳腺肿瘤研究表明，垂体前叶和卵巢的激素是肿瘤发生和生长的关键因素。垂体切除术、垂体柄切断术、卵巢切除术、注射抗垂体激素抗血清、抗雌激素和抑制垂体功能的药物均可抑制致癌物诱导的大鼠乳腺癌发生和增长[137,138]。麦角生物碱、麦角灵衍生物或抗催乳素血清可抑制

催乳素分泌，从而抑制肿瘤生长。给予多巴胺激动剂可抑制乳腺癌的发生，然而给予致癌物后，再给予降低下丘脑多巴胺能活性并增加催乳素水平的药物则可促进乳腺癌的发生和增长，如利舍平、奋乃静、舒必利、氟奋乃静、甲基多巴、哌咪清、对甲基酪氨酸、氟哌啶醇[138]。

研究表明：卵巢切除术、抗雌激素药如他莫昔芬和类固醇生成抑制剂对致癌物诱导的乳腺癌和癌前病变的发生和增长有明显的抑制作用[138-142]。虽然对黄体酮作用的研究相对较少，但Jabara和同事的研究表明：中等剂量的黄体酮可促进大鼠致癌物诱导肿瘤发生，尤其是与雌二醇联合使用时更加明显[143,144]。

可增加致癌物诱导大鼠乳腺癌发生和增长的其他因素包括胰岛素和饮食中较高水平的不饱和脂肪酸[145-147]。饮食不足、给予类视黄醇物质、硒和抗氧化剂如丁羟甲苯（BHT）和丁基甲基苯酚（BHA）均可降低大鼠由DMBA诱导的乳腺癌的发生[148-151]。

小鼠

也有证据显示催乳素和雌激素对小鼠自发性乳腺癌的发生有重要作用。给予催乳素、垂体移植术、下丘脑病变和给予利舍平均可增加小鼠乳腺癌的发生率[152]。有趣的是，许多可升高催乳素水平的抗精神病药物如氟哌啶醇、哌咪清和利培酮也能增加小鼠乳腺瘤的发生率[120,153,154]。相反，长期给予雌性C3H小鼠催乳素释放抑制剂溴隐亭可抑制乳腺瘤的发生[155]。

某些小鼠品系中必须考虑经乳汁传播乳腺肿瘤病毒（MMTV）的作用。乳腺肿瘤病毒是一种B型反转录病毒，被认为是介导乳腺转化所需的众多协同因子之一[92]。众所周知，感染MMTV高发生率的小鼠品系有A、CH3、DBA/2和GR小鼠[119,156]。MMTV的有无可以在小鼠乳腺肿瘤的解剖位置上反映出来。病毒感染的小鼠乳腺癌发生在胸部与腹股沟的比例约为6：4，而无病毒感染的小鼠乳腺癌易发位置主要在胸部的乳腺[157,158]。位于胸部的腺癌也比位于腹股沟区域的腺癌更容易转移至肺[159]。

Highman和同事进行了一项研究，对分别携带高

效价和低效价MMTV的C3H/HeJ和CBHeB/FeJ小鼠长期给予雌激素，结果显示乳腺癌在MMTV阳性小鼠品系的发生率比MMTV阴性小鼠高[93]。虽然两种品系对照动物小鼠乳腺癌组织学类型的分布有所不同，但是肿瘤类型的比例未受激素影响。随后给予雌性MMTV阳性C3H/HeN小鼠己烯雌酚的研究中证明，肿瘤首次出现时间主要依赖于暴露持续时间而非剂量水平，但是之后肿瘤发生率则主要取决于剂量[160]。

在40多年前的一系列实验中，Tannenbaum和同事证明了饮食或热量的限制可降低乳腺肿瘤高发品系如DBA和C3H小鼠中乳腺肿瘤的发生率[161]。相反，高脂饮食会增加小鼠乳腺肿瘤的患病率[147,162,163]。Gridley和同事研究表明：给MMTV阳性C3H/HeJ小鼠饲喂低脂低乳蛋白饮食不发生肿瘤的时期要比饲喂含牛肉或鱼肉饮食的时期长[164]。向MMTV阳性C3H小鼠的饮食中添加硒也会降低自发性乳腺癌的发生率[165]。

在小鼠致癌性研究中报道的另一种小鼠乳腺肿瘤的发生方式为给予免疫调节剂阿巴西普，它可以增加乳腺肿瘤和淋巴瘤的发生率[166]。阿巴西普是一种重组融合蛋白，可调节T细胞共同刺激并抑制T活化的细胞，用于治疗严重的自身免疫性疾病（如破坏性的类风湿关节炎）。在给予小鼠人拟用剂量2~3倍的阿巴西普时，由于出现长期的免疫调节降低了对小鼠乳腺肿瘤病毒的控制，其乳腺癌发生率会增加，因此它也具有种属特异性。

过去10年间，基因工程小鼠实验已经被允许用于详细研究和分析与乳腺致癌作用潜在相关的大量和多种基因改变，以及外源性化合物和饮食因素对这些改变的影响[115,165,167-169]。这些基因工程小鼠不仅包括病毒癌基因，而且还涉及与细胞更新、金属蛋白的合成、雌激素受体α、生长因子和生长因子受体以及信号转导蛋白等相关的基因[115,167]。

犬

乳腺肿瘤是老龄雌性犬比较常见的肿瘤[123,170]，有多种内分泌变化都与犬自发性乳腺肿瘤的发生有关，这些变化包括雌激素、黄体酮、肾上腺皮质激素、甲状腺激素、催乳素和生长激素的变化。来源于

犬乳腺的孕酮诱导生长激素过量可能为乳腺肿瘤在乳腺内的发生和发展提供了高度增殖的环境[171,172]。给予比格犬联合口服避孕药物7年的研究证明生长激素对犬乳腺癌发生的重要性。所有的孕激素，尤其是17-羟孕酮-1型具有刺激局部乳腺组织增生的能力，如果给药方式适当，也会导致良性和恶性的乳腺肿瘤。该机制与孕激素刺激生长激素有关，而生长激素似乎是刺激犬乳腺组织的重要辅助因子，但对其他种属没有此类作用[20,88,171,173]。据报道，长期给予有效的肾上腺皮质类固醇也会诱导犬乳腺组织的增生，这可能是由与黄体酮相关的反馈机制造成的[89]。

猴

虽然外源性化合物对猴乳腺组织作用的研究远没有对啮齿类动物研究得多，但是影响导管增生和小叶病变发展的激素因子是相似的。据报道，猴给予高剂量合成口服避孕药7~10年后，乳腺出现导管增生伴细胞异型性[29]。另一报道给予绝经后的猴17β雌二醇8个月会出现乳腺增生性的导管病变，该病变与人类女性良性增生性导管病变相似[10]。来自于Valerio的一篇关于长期给予猴避孕类固醇的综述描述了处理组动物与对照组动物相比乳腺出现了大量的增生性病变，表现为小叶内结节状增生性变化或乳头状和非乳头状的导管内增生[174]。

乳腺肿瘤和安全性评价

1988年一篇综述中介绍的啮齿类动物致癌性研究有致瘤作用的73种上市药物中，有12种可致乳腺肿瘤[175]。随后，Davies和Monro也作了相似的调查，他们发现除去雌激素、黄体酮、雄激素和联合产物外，241种药物中超过11种药物可以导致大鼠乳腺肿瘤，6种药物可导致小鼠乳腺肿瘤[1]。所报道的药物种类很多，包括短期实验中表现出遗传毒性的抗肿瘤药和抗真菌药，β肾上腺素能受体阻断剂、抗精神病药物、抗高血压药物（如利舍平）。

目前普遍被接受的观点是，这些药物中的大多数与人类乳腺癌发生的重大风险无关。这是因为啮齿类动物存在不同激素调控机制，尤其是它们对多

巴胺分泌的抑制非常敏感，反过来导致了催乳素释放的增加[128]。催乳素在啮齿类动物具有促黄体生成的作用，继而导致了黄体酮的上升[128]。这些激素的协同作用共同刺激乳腺组织，长期如此，便会导致乳腺肿瘤的发生[127]。虽然有证据表明催乳素可能与某些女性乳腺癌的病因相关，但是在某些作为治疗使用此类药物的长期研究中，这些药物却并没有增加女性患乳腺癌的患病风险[176,177]。

妥拉洛尔是可以在安全性评价中发生问题的一个例子，妥拉洛尔是一种与普萘洛尔相似的β肾上腺素能受体阻断剂。当妥拉洛尔在大鼠致癌性实验中被报道可致乳腺肿瘤发生，便从临床退出使用[178,179]。在短期测试中妥拉洛尔并没有致突变性。然而，有报道指出人类服用妥拉洛尔会出现剂量相关的催乳素水平升高，这一点与普萘洛尔不同，提示这种药物具有改变垂体激素水平的能力[180]。另外一种β肾上腺素能受体阻断剂阿替洛尔，尽管该药物上市多年来并没有增加人类患乳腺肿瘤的风险，但会引起大鼠乳腺和垂体肿瘤的发生[1,181]。

雌激素、孕激素和口服联合避孕药物致瘤作用之间的相关性在啮齿类动物很难评估，因为许多人类乳腺癌具有雌激素依赖性，还有一些实验工作显示雌激素在体外能够转化乳腺细胞[182]。另外，虽然有大量的女性服用避孕类固醇的风险的流行病学数据，但是有不同的解释。然而，啮齿类动物依旧对雌激素抑制多巴胺分泌非常敏感，这也会导致催乳素的释放。

血液中内源性雌激素水平的持续升高与乳腺癌风险轻微升高之间有一定的联系。一些实验指出激素替代性疗法可能会刺激绝经后女性乳腺癌的发生[183,184]。激素替代疗法减少使用后，2003年开始出现乳腺癌患病率下降的报道，这些报道充分支持了绝经后女性的激素替代疗法与乳腺癌发生率之间的关系[185]。虽然其因果关系存在争论，但有人认为这些数据最支持激素替代疗法对预先存在的临床前疾病有一定的影响这一概念[184]。

基于大量数据，几乎没有证据能够说明长期使用含雌激素的口服避孕药与显著提升女性乳腺癌风险有关[186,187]。在英国，一项涉及超过100万人年随访

的研究表明，口服避孕药与乳腺癌风险增加无关[188]。女性避孕与生殖经历研究（CARE）——一项以人群为基础的病例对照研究也表明：与从未服用过口服避孕药的女性相比，正在服用或先前服用过口服避孕药物的女性患浸润性或原位乳腺癌的风险并没有增加[189]。美国的一项大型研究也表明，与从未服用过避孕药的女性相比，先前服用过口服避孕药的女性死于乳腺癌的风险没有增加[190]。尽管如此，一些工作者认为有数据表明口服避孕药使用者乳腺癌风险有小幅度的绝对增加，但它不足以超过服用避孕药的好处[95,191]。

虽然癌症的治疗（尤其是使用了烷化剂）与人类患实体癌风险的增加有关系，但是患有霍奇金淋巴瘤并在30岁之前接受治疗的年轻女性中，化疗药物本身并不是增加乳腺癌风险的主要因素，而是可能与胸部接受放疗有关，因为与甲状腺和骨髓一样，乳腺组织是身体中对可诱发癌症的电离辐射最敏感的组织之一[192]。

不过，在非临床评价中区分药物是通过直接机制〔如7,12-二甲基苯并蒽（DMBA）主要通过对DNA的直接损伤而诱发肿瘤〕还是通过间接机制诱导肿瘤的产生非常重要。典型的损伤DNA的药物可快速诱导乳腺癌，并在短期致突变实验中表现出活性。吡唑胺（一种拟用于神经松弛的药物）便是说明这一关键区别的案例。在13周的毒性实验中，该药物导致雌、雄Wistar大鼠均发生乳腺癌[193]。实验的第12周，发现了伴有筛孔样特点的结节状导管内癌。肿瘤发生率在高剂量组（100 mg/kg）雌、雄动物均为20%，较低剂量组（50 mg/kg）雄性动物为13%。与该药物结构类似的药物也具有相似的致瘤作用[194]。该药物的作用机制并不涉及催乳素刺激。研究表明这些药物和它们共同的化学核心在细菌突变和姐妹染色单体互换检测分析中具有改变细胞DNA的能力[195]。有人推测这种致瘤作用的机制位于这一系列化合物的共同核心上，并且可能与改变目标乳腺组织的DNA有关[194,195]。

（张秀娟译，杨秀英、吕建军校）

参考文献

1. Davies TS, Monro A. Marketed human pharmaceuticals reported to be tumorigenic in rodents. *J Am Coll Toxicol* 1995;**14**:90-107.

2. Gold LS, Manley NB, Slone TH, Ward JM. Compendium of chemical carcinogens by target organ: results of bioassays in rats, mice, hamsters, dogs and monkeys. *Toxicol Pathol* 2001;**29**:639-52.

3. Roe FJC. Testing for carcinogenicity and the problem of pseudocarcinogenicity. *Nature* 1983;**303**:657-8.

4. Neumann F, Elger W, El Etreby MF. Endokrinologie und pathologie der mammogenese im experiment. *Verh Dtsch Ges Pathol* 1985;**69**:1-19.

5. Clarkson TB, Appt SE. Controversies about HRT - lessons from monkey models. *Maturitas* 2005;**51**:64-74.

6. Clarkson TB, Appt SE, Wood CE, Cline JM. Lessons to be learned from animal studies on hormones and the breast. *Maturitas* 2004;**49**:79-89.

7. Stute P, Wood CE, Kaplan JR, Cline JM. Cyclic changes in the mammary gland of cynomolgus macaques. *Fertil Steril* 2004;**82**:1160-70.

8. Wood CE, Hester JM, Cline JM. Mammary gland development in early pubertal female macaques. *Toxicol Pathol* 2007;**35**:793-803.

9. Cline JM, Wood CE. The mammary glands of macaques. *Toxicol Pathol* 2008;**36**:130S-41S.

10. Wood CE, Hester JM, Appt SE, Geisinger KR, Cline JM. Estrogen effects on epithelial proliferation and benign proliferative lesions in the postmenopausal primate mammary gland. *Lab Invest* 2008;**88**:938-48.

11. Van Esch E, Cline JM, Buse E, Wood CE, deRijk EPCT, Weinbauer GF. Summary comparison of female reproductive system in human and the cynomolgus monkey (Macaca fascicularis). *Toxicol Pathol* 2008;**36**:171S-2S.

12. Cunha GR, Chung LWK, Shannon JM, Taguchi O, Fujii H. Hormone-induced morphogenesis and growth: role of mesenchymal-epithelial interactions. *Recent Prog Horm Res* 1983;**39**:559-98.

13. Parmar H, Cunha GR. Epithelial-stromal interactions in the mouse and human mammary gland in vivo. *Endocr-Relat Cancer* 2004;**11**:437-58.

14. McManaman JL, Neville MC. Mammary physiology and milk secretion. *Adv Drug Deliv Rev* 2003;**55**:629-41.

15. Korach KS, Emmen JMA, Walker VR, Hewitt SC, Yates M, Hall JM, et al. Update on animal models developed for analyses of estrogen receptor biological activity. *J Steroid Biochem Mol Biol* 2003;**86**:387-91.

16. Bocchinfuso WP, Lindzey JK, Hewitt SC, Clark JA, Myers PH, Cooper R, et al. Induction of mammary gland development in estrogen receptor-alpha knockout mice. *Endocrinol* 2000;**141**:2982-94.

17. Brisken C, Kaur S, Chavarria TE, Binart N, Sutherland RL, Weinberg RA, et al. Prolactin controls mammary gland development via direct and indirect mechanisms. *Dev Biol* 1999;**210**:96-106.

18. Capen CC. Overview of structural and functional lesions in endocrine organs of animals. *Toxicol Pathol* 2001;**29**:8-33.

19. Lincoln DT, Sinowatz F, El-Hifnawi E, Hughes RL, Waters M. Evidence of a direct role for growth hormone (GH) in mammary gland proliferation and lactation. *Anat Histol Embryol* 1995;**24**:107-15.

20. Mol JA, Van Garderen E, Rutteman GR, Rijnberk A. New insights in the molecular mechanism of progestin-induced proliferation of mammary epithelium: induction of the local synthesis of growth hormone (GH) in the mammary gland of dogs, cats and humans. *J Steroid Biochem Mol Biol* 1996;**57**:67-71.

21. Bondy CA. Growth hormone augmentation - a new era? *Toxicol Pathol* 1998;**26**:213-6.

22. Cline JM. Assessing the mammary gland of nonhuman primates: effects of endogenous hormones and exogenous hormonal agents and growth factors. *Birth Defects Res B Dev Reprod Toxicol* 2007;**80**:126-46.

23. Lavandero S, Ponoso E, Sapag-Hagar M. b-Adrenergic receptors in rat mammary gland. *Biochem Pharmacol* 1985;**34**:2034-6.

24. Lamote I, Meyer E, Massart-Leen AM, Burvenich C. Sex steroids and growth factors in the regulation of mammary gland proliferation, differentiation, and involution. *Steroids* 2004;**69**:145-59.

25. Warburton MJ, Mitchell D, Ormerod EJ, Rudland P. Distribution of myoepithelial cells and basement membrane proteins in the resting, pregnant, lactating and involuting rat mammary gland. *J Histochem Cytochem* 1982;**30**:667-76.

26. Joshi K, Ellis JTB, Hughes CM, Monaghan P, Neville AM. Cellular proliferation in the rat mammary gland during pregnancy and lactation. *Lab Invest* 1986;**54**:52-61.

27. Lucas JN, Rudmann DG, Credille KM, Irizarry AR, Peter A, Snyder PW. The rat mammary gland: morphologic changes

as an indicator of systemic hormonal perturbations induced by xenobiotics. *Toxicol Pathol* 2007;**35**:199-207.

28. Nelson LW, Kelly WA. Changes in canine mammary gland histology during the estrous cycle. *Toxicol Appl Pharmacol* 1974;**27**:113-22.

29. Tavassoli FA, Casey HW, Norris HJ. The morphologic effects of synthetic reproductive steroids on the mammary gland of rhesus monkeys. Mestranol, ethynerone, mestranol-ethynerone, chloroethynyl norgestrel-mestranol, and anagestone acetate-mestranol combinations. *Am J Pathol* 1988;**131**:213-34.

30. Russo J, Russo IH. Development of the human breast. *Maturitas* 2004;**49**:2-15.

31. Tsubura A, Hatano T, Hayama S, Morii S. Immunophenotypic difference of keratin expression in normal mammary glandular cells from different species. *Acta Anat*, 140. 1991

32. Slade HB, Schwartz SA. Mucosal immunity: the immunology of breast milk. *J Allerg Clin Immunol* 1987;**80**:346-56.

33. Wei WZ, Malone K, Mahoney K, Heppner G. Characterisation of lymphocytic infiltrates in normal, preneoplastic, and neoplastic mouse mammary tissues. *Cancer Res* 1986;**46**:2680-5.

34. Acha-Orbea H, Finke D, Attinger A, Schmid S, Wehrli N, Vacheron S, et al. Interplays between mouse mammary tumor virus and the cellular and humoral response. *Immunol Rev* 1999;**168**:287-303.

35. Sonnenberg A, Daams H, Van Der Valk MA, Hilkins J, Hilgers J. Development of mouse mammary gland: identification of stages in differentiation of luminal and myoepithelial cells using monoclonial antibodies and polyvalent antiserum against keratin. *J Histochem Cytochem* 1986;**34**:1037-46.

36. Dulbecco R, Allan WR, Bologna M, Bowman M. Marker evolution during the development of the rat mammary gland: stem cells identified by markers and the role of myoepithelial cells. *Cancer Res* 1986;**46**:2449-56.

37. Molinolo AA, Lanari C, Charreau EH, Sanjuan N, Pasqualini CD. Mouse mammary tumor induced by medroxyprogesterone acetate: immunohistochemistry and hormonal receptors. *J Natl Cancer Inst* 1987;**79**:1341-50.

38. Borgerink HM, Cline JM. Triple immunolabeling in a single section of mammary gland using Ki67-MIB1, ER alpha, and ER beta antibodies. *J Histotechnol* 2004;**27**:39-41.

39. Carder PJ, Murphy CE, Dervan P, Kennedy M, McCann A, Saunders PTK, et al. A multi-centre investigation towards reaching a consensus on the immunohistochemical detection of ER beta in archival formalin-fixed paraffin embedded human breast tissue. *Breast Cancer Res Treat* 2005;**92**:287-93.

40. Zeps N, Bentel JM, Papadimitriou JM, Dawkins HJS. Murine progesterone receptor expression in proliferating mammary epithelial cells during normal pubertal development and adult estrous cycle: association with ER alpha and ER beta status. *J Histochem Cytochem* 1999;**47**:1323-30.

41. Zeps N, Bentel JM, Papadimitriou JM, D'Antuono MF, Dawkins HJS. Oestrogen receptor negative epithelial cells in mouse mammary gland development and growth. *Differ* 1998;**62**:227-37.

42. de las Mulas JM, Millan Y, Dios R. A prospective analysis of immunohistochemically determined estrogen receptor alpha and progesterone receptor expression and host and tumor factors as predictors of disease-free period in mammary tumors of the dog. *Vet Pathol* 2005;**42**:200-12.

43. Russo J, Tay LK, Russo IH. Differentiation of the mammary gland and susceptibility to carcinogenesis. *Breast Cancer Res Treat* 1982;**2**:5-73.

44. Vierbuchen M, Klein PJ, Uhlenbruck G, Fischer R. Hormonabhängige Lektin-Bindungsstellen: I. Histochemischer Nachweis von Lektin-Bindungsstellen und ihre hormonelle Steuerung im Brustdrusengewebe der Ratte.. *Tumor Diagnostik* 1981;**2**:235-9.

45. Walker RA. The binding of peroxidase-labelled sections to human breast epithelium. I. Normal hyperplastic and lactating breast. *J Pathol* 1984;**142**:279-91.

46. Mori T, Ohmiya S, Nagasawa H. Histochemical analysis by lectin in comparison with immunohistochemical prolactin staining of preneoplastic and neoplastic mammary glands in four strains of mice. *Acta Histochem Cytochem* 1986;**19**:421-8.

47. Adams WP, Haydon AS, Raniere J, Trott S, Marques M, Feliciano M, et al. A rabbit model for capsular contracture: development and clinical implications. *Plast Reconstr Surg* 2006;**117**:1214-9.

48. Zimman OA, Tobli J, Stella L, Ferder M, Ferder L, Inserra F. The effects of angiotensin-converting enzyme inhibitors on the fibrous envelope around mammary implants. *Plast Reconstr Surg* 2007;**120**:2025-33.

49. Vieira VJ, d'Acampora AJ, Marcos ABW, Di Giunta G,

de Vasconcellos ZAA, Bins-Ely J, et al. Vascular endothelial growth factor overexpression positively modulates the characteristics of periprosthetic tissue of poly-urethane-coated silicone breast implant in rats. *Plast Reconstr Surg* 2010;**126**:1899-910.

50. Devor DE, Waalkes MP, Goering P, Rehm S. Development of an animal model for testing human breast implantation materials. *Toxicol Pathol* 1993;**21**:261-73.

51. Spear SL, Elmaraghy M, Hess C. Textured-surface saline-filled silicone breast implants for augmentation mammaplasty. *Plast Reconstr Surg* 2000;**105**:1542-52.

52. Handel N, Cordray T, Gutierrez J, Jensen JA. A long-term study of outcomes, complications, and patient satisfaction with breast implants. *Plast Reconstr Surg* 2006;**117**:757-67.

53. Burkhardt BR. A rabbit model for capsular contracture: development and clinical implications. *Plast Reconstr Surg* 2006;**117**:1220-1.

54. Adams WP. Capsular contracture: What is it? What causes it? How can it be prevented and managed? *Clin Plast Surg* 2009;**36**:119-26.

55. Bassetto F, Scarpa C, Caccialanza E, Montesco MC, Magnani P. Histological features of periprosthetic mammary capsules: silicone vs. polyurethane. *Aesthetic Plast Surg* 2010;**34**:481-5.

56. Greaves P, Goonetilleke R, Nunn G, Topham J, Orton T. 2-Year carcinogenicity study of tamoxifen in Alderley-Park Wistar-derived rats. *Cancer Res* 1993;**53**:3919-24.

57. Rudmann DG, Cohen IR, Robbins MR, Coutant DE, Henck JW. Androgen dependent mammary gland virilism in rats given the selective estrogen receptor modulator LY2066948 hydrochloride. *Toxicol Pathol* 2005;**33**:711-9.

58. Toyoda K, Shibutani M, Tamura T, Koujitani T, Uneyama C, Hirose M. Repeated dose (28 days) oral toxicity study of flutamide in rats, based on the draft protocol for the 'Enhanced OECD Test Guideline 407' for screening for endocrine-disrupting chemicals. *Arch Toxicol* 2000;**74**:127-32.

59. Meites J. Induction of lactation in rabbits with reserpine. *Proc Soc Exp Biol Med* 1957;**98**:728-30.

60. Khazan N, Primo CH, Danon A, Assael M, Sulman FG, Winnik HZ. The mammotropic effect of tranquillizing drugs. *Arch Int Pharmacodyn Ther* 1962;**136**:291-305.

61. Leuschner F, Neuman W & Hempel R. Toxicology of antipsychotic agents. In *Handbook of experimental pharmacology*, Vol. 55/1, 225-265 1981.

62. Dickson RA, Seeman MV, Corenblum B. Hormonal side effects in women: typical versus atypical antipsychotic treatment. *J Clin Psychiatry* 2000;**61**(supplement 3):10-5.

63. Lumb G, Newberne P, Rust JH, Wagner B. Effects in animals of chronic administration of spironolactone - review. *J Environ Pathol Toxicol* 1978;**1**:641-60.

64. Pitt B, Zannad F, Remme WJ, Cody R, Castaigne A, Perez A, et al. The effect of spironolactone on morbidity and mortality in patients with severe heart failure. *N Engl J Med* 1999;**341**:709-17.

65. Wu FCW. Endocrine aspects of anabolic steroids. *Clin Chem* 1997;**43**:1289-92.

66. Kicman AT. Pharmacology of anabolic steroids. *Br J Pharmacol* 2008;**154**:502-21.

67. Sarnelli R, Squartini F. Fibrocystic condition and at risk lesions in asymtomatic breasts. A morphologic study of postmenopausal women. *Clin Exp Obst Gynecol* 1991;**18**:271-9.

68. Cline JM, Wood CE, Vidal JD, Tarara RP, Buse E, Weinbauer GF, et al. Selected background findings and interpretation of common lesions in the female reproductive system in macaques. *Toxicol Pathol* 2008;**36**:142S-63S.

69. Greaves P, Faccini JM. *Rat histopathology. A glossary for use in toxicity and carcinogenicity studies*. 2nd ed. Amsterdam: Elsevier; 1992.

70. Beems RB, Gruys E, Spit BJ. Amyloid in the corpora amylacea of the rat mammary gland. *Vet Pathol* 1978;**15**:347-52.

71. Schardein JL. Studies of the components of an oral contraceptive agent in albino rats. 1. Estrogenic component. *J Toxicol Environ Health* 1980;**6**:885-94.

72. Schardein JL. Studies of the components of an oral contraceptive agent in albino rats. 11. Progestogenic component and comparison of effects of the components and the combined agent. *J Toxicol Environ Health* 1980;**6**:895-906.

73. Schardein JL, Kaump DH, Woosley ET, Jellema MM. Long term toxicologic and tumorigenesis studies on an oral contraceptive agent in albino rats. *Toxicol Appl Pharmacol* 1970;**16**:10-23.

74. Fitzgerald J, de la Iglesia F, Goldenthal EI. Ten-year oral toxicity study with norlestrin in rhesus monkeys. *J Toxicol Environ Health* 1982;**10**:879-96.

75. Barsoum NJ, Gough AW, Sturgess JM, De la Iglesia FA. Morphologic features and incidence of spontaneous hyperplastic and neoplastic mammary gland lesions in

Wistar rats. *Toxicol Pathol* 1984;**12**:26-38.

76. Hartmann LC, Sellers TA, Frost MH, Lingle WL, Degnim AC, Ghosh K, et al. Benign breast disease and the risk of breast cancer. *N Engl J Med* 2005;**353**:229-37.

77. Koss LG, Fineberg S. Benign breast disease and breast cancer. *N Engl J Med* 2005;**353**:1856.

78. Santen RJ, Mansel R. Benign breast disorders. *N Engl J Med* 2005;**353**:275-85.

79. Lopez-Garcia MA, Geyer FC, Lacroix-Triki M, Marchio C, Reis JS. Breast cancer precursors revisited: molecular features and progression pathways. *Histopathol* 2010;**57**:171-92.

80. Willebrand D, Bosman FT, De Goeij AFPM. Patterns of basement membrane deposition in benign and malignant breast tumours. *Histopathol* 1986;**10**:1231-41.

81. Dupont WD, Page DL. Risk factors for breast cancer in women with proliferative breast disease. *N Engl J Med* 1985;**312**:146-51.

82. Boulos FI, Dupont WD, Simpson JF, Schuyler PA, Sanders ME, Freudenthal ME, et al. Histologic associations and long-term cancer risk in columnar cell lesions of the breast. A retrospective cohort and a nested case-control study. *Cancer* 2008;**113**:2415-21.

83. Hampe JF, Misdorp W. Tumours and dysplasias of the mammary gland. *Bull World Health Organ* 1974;**50**:111-33.

84. Mohr U. Integumentary system. In: Mohr U, editor. *International classification of rodent tumours. Part 1. The rat.* Lyon: International Agency for Research on Cancer; 1993.

85. Mann PC, Boorman GA, Lollini LO, McMartin DN, Goodman DG. *Proliferative lesions of the mammary gland in rats. Guides for toxicologic pathology.* Washington DC: Society of Toxicologic Pathologists/American Registry of Pathology/Armed Forces Institute of Pathology; 1996.

86. Bruner R, Küttler K, Bader R, Kaufmann W, Boothe A, Enomoto M, et al. Integumentary system. In: Mohr U, editor. *International classification of rodent tumours. The mouse.* Heidelberg: Springer-Verlag; 2001. p. 1-22.

87. Nelson LW, Kelly WA. Progestogen-related gross and microscopic changes in female beagles. *Vet Pathol* 1976;**13**:143-56.

88. Johnson AN. Comparative aspects of contraceptive steroids - effects observed in beagle dogs. *Toxicol Pathol* 1989;**17**:389-96.

89. Miller GK, Valerio MG, Pino MV, Larson JL, Viau A, Hamelin N, et al. Chronic effects of the novel glucocorticosteroid RPR 106541 administered to beagle dogs by inhalation. *Toxicol Pathol* 2000;**28**:226-36.

90. Burek JD. *Age-related pathology. Pathology of aging rats.* West Palm Beach Florida: CRC Press; 1978.

91. Callahan R. MMTV-induced mutations in mouse mammary tumors: their potential relevance to human breast cancer. *Breast Cancer Res Treat* 1996;**39**:33-44.

92. Slagle BL, Medina D, Butel JS. Mammary cancer stages in BALB/CV mice: mouse mammary tumor virus expression and virus-host interactions. *J Natl Cancer Inst* 1987;**79**:329-35.

93. Highman B, Greenman DL, Norvell MJ, Farmer J, Shellenberger E. Neoplastic and preneoplastic lesions induced in female C3H mice by diets containing diethylstilbestrol or 17 b-estradiol. *J Environ Pathol Toxicol* 1980;**4**:81-95.

94. Henderson BE, Feigelson HS. Hormone carcinogenesis. *Carcinogenesis* 2000;**21**:427-33.

95. Yager JD, Davidson NE. Mechanisms of disease: estrogen carcinogenesis in breast cancer. *N Engl J Med* 2006;**354**:270-82.

96. Ursini-Siegel J, Schade B, Muller WJ, Cardiff RD. Insights from transgenic mouse models of ERBB2-induced breast cancer. *Nat Rev Cancer* 2007;**7**:389-97.

97. Harris JR, Lippman MC, Veronesi U, Willett W. Medical progress: breast cancer. *N Engl J Med* 1992;**327**:319-28.

98. Komitowsky D, Sass B, Laub W. Rat mammary tumor classification: notes on comparative aspects. *J Nat Cancer Inst* 1982;**68**:147-56.

99. Dunn TB. Morphology of mammary tumors in mice. In: Homburger F, editor. *Physiopathology of cancer.* 2nd edition New York: Hoeber; 1959. p. 38-84.

100. Sass B, Dunn TB. Classification of mouse mammary tumors in Dunn's miscellaneous group including recently reported types. *J Nat Cancer Inst* 1979;**62**:1287-93.

101. Son W-C, Gopinath C. Early occurrence of spontaneous tumors in CD-1 and Sprague-Dawley rats. *Toxicol Pathol* 2004;**32**:371-4.

102. Haseman JK, Hailey JR, Morris RW. Spontaneous neoplasm incidences in Fischer 344 rats and B6C3F1 mice in two-year carcinogenicity studies: a National Toxicology Program update. *Toxicol Pathol* 1998;**26**:428-41.

103. Maita K, Hirano M, Harada T, Mitsumori K, Yoshida A, Takahashi K, et al. Mortality, major cause of moribundity,

and spontaneous tumors in CD-mice. *Toxicol Pathol* 1988;**16**:340-9.

104. Chandra M, Riley MGI, Johnson DE. Spontaneous disseminating mammary adenocarcinoma in a CD-1 mouse. *Toxicol Pathol* 1990;**18**:687-9.

105. Prejean JD, Peckham JC, Casey AE, Griswold DP, Weisburger EK, Weisburger JH. Spontaneous tumors in Sprague-Dawley rats and Swiss mice. *Cancer Res* 1973;**33**:2768-73.

106. Majeed SK, Gopinath C. Mixed mammary tumour in a CD female rat. *J Comp Pathol* 1984;**94**:629-31.

107. Oishi Y, Yoshizawa K, Suzuki J, Makino N, Hase K, Yamauchi K, et al. Spontaneously occurring mammary adenocarcinoma in a 10-wk-old female rat. *Toxicol Pathol* 1995;**23**:696-700.

108. Son WC, Bell D, Taylor I, Mowat V. Profile of early occurring spontaneous tumors in Han Wistar rats. *Toxicol Pathol* 2010;**38**:292-6.

109. Faccini JM, Abbott DP, Paulus GJJ. *Mouse histopathology. A glossary for use in toxicity and carcinogenicity studies.* Amsterdam: Elsevier; 1990.

110. Blackwell B-N, Bucci TJ, Hart RW, Turturro A. Longevity, body weight, and neoplasia in *ad libitum*-fed and diet restricted C57BL6 mice fed NIH-31 open formula diet. *Toxicol Pathol* 1995;570-82.

111. Vanleeuwen F, Nusse R. Oncogene activation and oncogene cooperation in MMTV-induced mouse mammary cancer. *Semin Cancer Biol* 1995;**6**:127-33.

112. Van Nie R, Dux A. Biological and morphological characteristics of mammary tumors in GR mice. *J Natl Cancer Inst* 1971;**46**:885-97.

113. Strum JM. Pale cell carcinoma. Ultrastructure of a hormone-dependent mammary tumor in GR mice.. *Am J Pathol* 1981;**103**:283-91.

114. Cardiff RD, Wellings SR. The comparative pathology of human and mouse mammary glands. *J Mammary Gland Biol Neoplasia* 1999;**4**:105-22.

115. Blackshear PE. Genetically engineered rodent models of mammary gland carcinogenesis: an overview. *Toxicol Pathol* 2001;**29**:105-16.

116. Green JE, Shibata MA, Yoshidome K, Liu ML, Jorcyk C, Anver MR, et al. The C3(1)/SV40 T-antigen transgenic mouse model of mammary cancer: ductal epithelial cell targeting with multistage progression to carcinoma. *Oncogene* 2000;**19**:1020-7.

117. Geyer FC, Weigelt B, Natrajan R, Lambros MBK, de Blase D, Vatcheva R, et al. Molecular analysis reveals a genetic basis for the phenotypic diversity of metaplastic breast carcinomas. *J Pathol* 2010;**220**:562-73.

118. Cardiff RD, Moghanaki D, Jensen RA. Genetically engineered mouse models of mammary intraepithelial neoplasia. *J Mammary Gland Biol Neoplasia* 2000;**5**:421-37.

119. Sher SP. Tumors in control hamsters, rats, and mice: literature tabulation. *CRC Crit Rev Toxicol* 1982;**10**:49-79.

120. Fowler EH, Wilson GP, Koestner A. Biologic behaviour of canine mammary neoplasms based on a histogenetic classification. *Vet Pathol* 1974;**11**:212-29.

121. Frese K. Vergleichende Pathologie der Mammatumoren bei Haustieren. *Verh Dtsc Ges Pathol* 1985;**69**:152-70.

122. Moulton JE, Rosenblatt LS, Goldman M. Mammary tumors in a colony of beagle dogs. *Vet Pathol* 1986;**23**:741-9.

123. Taylor GN, Shabestari L, Williams J, Mays CW, Angus W, McFarland S. Mammary neoplasia in a closed beagle colony. *Cancer Res* 1976;**36**:2740-3.

124. Kaspareit J, Friderichs-Gromoll S, Buse E, Habermann G. Spontaneous neoplasms observed in cynomolgus monkeys (Macaca fascicularis) during a 15-year period. *Exp Toxicol Pathol* 2007;**59**:163-9.

125. Uno H. Age-related pathology and biosenescent markers in captive rhesus macaques. *Age* 1997;**20**:1-13.

126. Meites J. Relation of neuroendocrine system to the development and growth of experimental mammary tumors. *J Neural Transm* 1980;**48**:25-42.

127. Richardson BP, Turkalj I, Fluckiger E. Bromocriptine. In: Laurence DR, McLean AEM, Weatherall M, editors. *Safety testing of new drugs. Laboratory predictions and clinical performance.* London: Academic Press; 1984. p. 19-63.

128. Alison RH, Capen CC, Prentice DE. Neoplastic lesions of questionable significance to humans. *Toxicol Pathol* 1994;**22**:179-86.

129. Anon. *SEROQUEL® (quetiapine fumarate) prescribing information* (AstraZeneca Pharmaceuticals LP, Wilmington, 2005).

130. Chalecka-Franaszek E. Invega (paliperidone) extended-release tablets. *Pharmacology and toxicology review and evaluation.* NDA 021999 (Food and Drug Adminstration Center for Drug Evaluation and Review, Rockville MD, 2006).

131. Durbin PW, Williams MH, Jeung N, Arnold JS. Development of spontaneous mammary tumours over

the lifespan of female Charles River (Sprague-Dawley) rat: the influence of ovariectomy, thyroidectomy, and adrenalectomy-ovariectomy. *Cancer Res* 1966;**26**:400-11.

132. Solleveld HA, Van Zwieten MJ, Broerse JJ, Hollander CF. Effects of x-irradiation, ovariohysterectomy and estradiol-17b on incidence, benign/malignant ratio and multiplicity of rat mammary neoplasms - a preliminary report. *Leuk Res* 1986;**10**:755-9.

133. Tucker MJ. The effect of long-term food restriction on tumours in rodents. *Int J Cancer* 1979;**23**:803-7.

134. Keenan KP, Soper KA, Smith PR, Ballam GC, Clark RL. Diet, overfeeding, and moderate dietary restriction in control Sprague-Dawley rats: I. Effects on spontaneous neoplasms. *Toxicol Pathol* 1995;**23**:269-86.

135. Turnbull GT, Lee PN, Roe FJC. Relationship of bodyweight gain to longevity and to risk of development of nephropathy and neoplasia in Sprague-Dawley rats. *Food and Chem Toxicol* 1985;**23**:355-61.

136. Davies BR, Warren JR, Schmidt G, Rudland PS. Induction of a variety of preneoplasias and tumours in the mammary glands of transgenic rats. *Biochem Soc Symp* 1998;**63**:167-84.

137. Pierpaoli W, Sorkin E. Inhibition of growth of methylcholanthrene-induced mammary carcinoma in rats by anti-adenohypophysis serum. *Nature* 1972;**238**:58-9.

138. Welsch CW. Host factors affecting the growth of carcinogen-induced rat mammary carcinomas: a review and tribute to Charles Brenton Huggins. *Cancer Res* 1985;**45**:3415-43.

139. Nicholson RI, Golder MP. The effect of synthetic anti-oestrogen on the growth and biochemistry of rat mammary tumours. *Eur J Cancer* 1975;**11**:571-9.

140. Jordan VC. Effect of tamoxifen (ICI 46,474) on initiation and growth of DMBA-induced rat mammary carcinomata. *Eur J Cancer* 1976;**12**:419-24.

141. Levin JM, Goldman AS, Rasato FE, Rasato EE. Therapy of dimethylbenzanthracene induced mammary carcinomas in the rat by selective inhibition of steroidogenesis. *Cancer* 1976;**38**:56-61.

142. Osborne MP, Ruperto JF, Crowe JP, Rosen PP, Telang NT. Effect of tamoxifen on preneoplastic cell proliferation in N-nitroso-N-methylurea-induced mammary carcinogenesis. *Cancer Res* 1992;**52**:1777-80.

143. Jabara AG. Effects of progesterone on 9,12-dimethyl-1,2-benzanthracene-induced mammary tumours in Sprague-Dawley rats. *Br J Cancer* 1967;**21**:418-29.

144. Jabara AG, Toyne PH, Harcourt AG. Effect of time and duration of progesterone administration in mammary tumours induced by 7,12-dimethylbenzanthracene in Sprague-Dawley rat. *Br J Cancer* 1973;**27**:63-71.

145. Cohen ND, Hilf R. Influence of insulin on growth and metabolism of 7,12-dimethylbenz-anthracene-induced mammary tumors. *Cancer Res* 1974;**34**:3245-52.

146. Hilf R, Hissin PJ, Shafie SM. Regulatory interelationships for insulin and estrogen action in mammary tumors. *Cancer Res* 1978;**38**:4076-85.

147. Welsch CW, Aylesworth CF. Enhancement of murine mammary tumorigenesis by feeding high levels of dietary fat: a hormonal mechanism? *J Natl Cancer Inst* 1983;**70**:215-21.

148. Ip C. Prophylaxis of mammary neoplasia by selenium supplementation in the initiation and promotion phases of chemical carcinogenesis. *Cancer Res* 1981;**41**:4386-90.

149. Sylvester PW, Aylsworth CF, Van Vugt DA, Meites J. Influence of underfeeding during the 'critical period' or thereafter on carcinogen-induced mammary tumors in rats. *Cancer Res* 1982;**42**:4943-7.

150. McCormick DL, Burns FJ, Albert RE. Inhibition of rat mammary carcinogenesis by short dietary exposure to retinyl acetate. *Cancer Res* 1980;**40**:1140-3.

151. McCormick DL, Major N, Moon RC. Inhibition of 7,12-dimethylbenzanthracene-induced rat mammary carcinogens by concomitant or post carcinogen antioxidant exposure. *Cancer Res* 1984;**44**:2858-63.

152. Welsch CW, Nagaswa H. Prolactin and murine mammary tumorigenesis: a review. *Cancer Res* 1977;**37**:951-63.

153. Anon. *HALDOL® (haloperidol injection) prescribing information* (Ortho-McNeil Pharmaceutical, Inc., Raritan, NJ, 2005).

154. Anon. *ORAP® (Pimozide) Tablets prescribing information* (Gate Pharmaceuticals, Sellersville PA, 2010).

155. Welsch CW, Lambrecht LK, Hassett CC. Suppression of mammary tumorigenesis in C3H He mice by ovariectomy or treatment with 2-bromo-a-ergocryptine: a comparison. *J Natl Cancer Inst* 1977;**58**:1135-8.

156. Staats J. Standardised nomenclature for inbred strains of mice: eight listing. *Cancer Res* 1985;**45**:945-77.

157. Prehn RT, Main JW. Factors influencing tumour distribution among the mammary glands of the mouse. *J Natl Cancer Inst* 1954;**14**:895-904.

158. Eaton GJ, Johnson FN, Custer RP, Crane AR. The Icr: Ha (ICR) mouse: a current account of breeding, mutations,

diseases and mortality. *Lab Anim* 1980;**14**:17-24.

159. Sheldon WG, Owen K, Weed L, Kodell R. Distribution of mammary gland neoplasms and factors influencing metastases in hybrid mice. *Lab Anim* 1982;**32**:166-8.

160. Greenman DL, Kodell RL, Highman B, Schieferstein GJ, Norvell MJ. Mammary tumorigenesis in C3H/HENMTV + mice treated with diethylstilboestrol for varying periods. *Food Chem Toxicol* 1987;**25**:229-32.

161. Tannenbaum A. The genesis and growth of tumors. II. Effects of caloric restriction per se. *Cancer Res* 1942;**2**:460-7.

162. Tannenbaum A. The genesis and growth of tumors. III. Effects of a high fat diet. *Cancer Res* 1942;**2**:468-75.

163. Tinsley IJ, Schmitz JA, Pierce DA. Influence of dietary fatty acids on the incidence of mammary tumours in the C3H mouse. *Cancer Res* 1981;**41**:1460-5.

164. Gridley DS, Kettering JD, Slater JM, Nutter RL. Modification of spontaneous mammary tumours in mice fed different sources of protein, fat and carbohydrate. *Cancer Lett* 1983;**19**:133-46.

165. Schrauzer GN, Kuehn K, Hamm D. Effect of dietary selenium and of lead of the genesis of spontaneous mammary tumours in mice. *Biol Trace Elem Res* 1981;**3**:185-96.

166. Anon. ORENCIA® (abatacept) prescribing information (Bristol-Myers Squibb Company, Princeton, 2005).

167. Hewitt SC, Harrell JC, Korach KS. Lessons in estrogen biology from knockout and transgenic animals. *Annu Rev Physiol* 2005;**67**:285-308.

168. Kaur S, Greaves P, Cooke DN, Edwards R, Steward WP, Gescher A, et al. Breast cancer prevention by green tea catechins and black tea theaflavins in the C3(1) SV40 T,t antigen transgenic mouse model is accompanied by increased apoptosis and a decrease in oxidative DNA adducts. *J Agric Food Chem* 2007;**55**:3378-85.

169. Kaur S, Verschoyle RD, Greaves P, Steward WP, Gescher A, Marczylo T. The comparative efficacy of black tea theaflavins and green tea catechins on mammary carcinogenesis in C3 (1) SV40 TAg transgenic mice. *Mutagen* 2004;**19**:49.

170. Gamlem H, Nordstoga K, Glattre E. Canine neoplasia - introductory paper. *APMIS* 2008;**116**:5-18.

171. Mol JA, Lantinga-van Leeuwen IS, van Garderen E, Selman PJ, Oosterlaken-Dijksterhuis MA, Schalken JA, et al. Mammary growth hormone and tumorigenesis - lessons from the dog. *Vet Quarterly* 1999;**21**:111-5.

172. Kooistra HS, Galac S, Buijtels J, Meij BP. Endocrine diseases in animals. *Horm Res* 2009;**71**:144-7.

173. El Etreby MF, Muller-Peddinghaus R, Bhargava AS, Fath El Bab MR, Graf K-J, Trautwein G. The role of the pituitary gland in spontaneous canine mammary tumorigenesis. *Vet Pathol* 1980;**17**:2-16.

174. Valerio MG. Comparative aspects of contraceptive steroids: effects observed in the monkey. *Toxicol Pathol* 1989;**17**:401-10.

175. Griffith RW. Carcinogenic potential of marketed drugs. *J Clin Res Drug Dev* 1988;**2**:141-4.

176. Tworoger SS, Hankinson SE. Prolactin and breast cancer etiology: an epidemiologic perspective. *J Mammary Gland Biol Neoplasia* 2008;**13**:41-53.

177. Harvey PW. Human relevance of rodent prolactin-induced non-genotoxic mammary carcinogenesis: prolactin involvement in human breast cancer and significance for toxicology risk assessments. *J Appl Toxicol* 2005;**25**:179-83.

178. Anon. Status report on beta-blocker. *FDA Drug Bull* 1978;**8**:13.

179. Jackson CD, Fishbein L. A toxicological review of beta-adrenergic blockers. *Fundam Appl Toxicol* 1986;**6**:395-422.

180. Saxton CA, Faulkner JK, Groom GV. The effect of plasma prolactin, growth hormone and luteinising hormone concentrations of single oral doses of propranolol and tolamolol in normal man. *Eur J Clin Pharmacol* 1981;**21**:103-8.

181. Anon. TENORMIN® (atenolol) prescribing information (AstraZeneca Pharmaceuticals, Wilmington, 2005).

182. Fernandez SV, Russo J. Estrogen and xenoestrogens in breast cancer. *Toxicol Pathol* 2010;**38**:110-22.

183. Chlebowski RT, Hendrix SL, Langer RD, Stefanick ML, Gass M, Lane D, et al. Influence of estrogen plus progestin on breast, cancer and mammography in healthy postmenopausal women - The Women's Health Initiative Randomized trial. *JAMA* 2003;**289**:3243-53.

184. Chlebowski RT, Kuller LH, Prentice RL, Stefanick ML, Manson JE, Gass M, et al. Breast cancer after use of estrogen plus progestin in postmenopausal women. *N Engl J Med* 2009;**360**:573-87.

185. Ravdin PM, Cronin KA, Howlader N, Berg CD, Chlebowski RT, Feuer EJ, et al. The decrease in breast-cancer incidence in 2003 in the United States. *N Engl J Med* 2007;**356**:1670-4.

186. Kaunitz AM. Hormonal contraception in women of older reproductive age. *N Engl J Med* 2008;**358**:1262-70.

187. Davidson NE, Helzlsouer KJ. Good news about oral contraceptives. *N Engl J Med* 2002;**346**:2078-9.

188. Hannaford PC, Iversen L, Macfarlane TV, Elliott AM, Angus V, Lee AJ. Mortality among contraceptive pill users: cohort evidence from Royal College of General Practitioners' Oral Contraception Study. *Br Med J* 2010;**340**.

189. Marchbanks PA, McDonald JA, Wilson HG, Folger SG, Mandel MG, Daling JR, et al. Oral contraceptives and the risk of breast cancer. *N Engl J Med* 2002;**346**:2025-32.

190. Wingo PA, Austin H, Marchbanks PA, Whiteman MK, Hsia J, Mandel MG, et al. Oral contraceptives and the risk of death from breast cancer. *Obstet Gynecol* 2007;**110**:793-800.

191. Yager JD, Davidson NE. Estrogens and breast cancer. *N Engl J Med* 2006;**354**:1647-8.

192. Travis LB. Therapy-associated solid tumors. *Acta Oncologica* 2002;**41**:323-33.

193. Gough AW, Barsoum NJ, Smith GS, Sturgess JM, De la Iglesia FA. Early development of mammary gland carcinomas in rats induced by a neuroleptic agents. *Fed Proc* 1984;**43**:592.

194. Fitzgerald JE, McGuire EJ, Andrews LK, De la Iglesia FA. Structure-activity relationships in the induction of mammary gland neoplasia in male rats with substituted aminopyrazoles. *Am J Pathol* 1986;**124**:392-8.

195. Aust AE, Wold SA. Induction of bacterial mutations by aminopyrazoles, compounds which cause mammary cancer in rats. *Carcinogenesis* 1986;**7**:2019-23.

第**4**章　造血系统和淋巴系统

血液和骨髓

人

　　尽管很难估计药物引起血液恶液质的准确发病率，但是药物诱导的造血细胞损害大约占人群中不良反应的10%。瑞典的一份调查显示，尽管不良药物暴露的模式已改变，但是近年来平均年发病率并没有显著变化[1]。血液恶液质成为药物治疗最严重的并发症之一，因为再生障碍性贫血或粒细胞缺乏可导致大量患者死亡[2-4]。例如，已证实氯氮平比其他药物能更有效地减轻精神分裂症患者的症状，然而粒细胞缺乏的副作用限制了它仅能用于大约10%的患者[5]。人群中药物导致的血液系统反应包括再生障碍性贫血、粒细胞缺乏症、单纯红细胞再生障碍性贫血、低色素性贫血、铁粒幼细胞性贫血、巨幼细胞性贫血、溶血性贫血、高铁血红蛋白血症、血小板减少、出血、血栓性疾病，以及白血病和淋巴瘤。

　　人类患者中药物诱导血液系统恶病质包括两种主要的发病机制。第一种机制就是药物或代谢物直接作用于骨髓的增殖成分，最常见的骨髓衰竭的原因是通过肿瘤化疗或放疗对骨髓细胞产生直接毒性作用，而且这种毒性作用通常有剂量依赖性和可逆性。这种直接毒性可以在实验动物中复制，并且在临床试验中通过仔细监控可有效地控制其毒性。实际上，癌症患者药物诱导的贫血通常需要给予输血治疗，但是给予促红细胞生成素这种更有效的治疗作为替代也是可行的[6]。第二种机制涉及免疫介导过程，多种不同的免疫作用机制均可引起影响红细胞、血小板或粒细胞的不良反应。

　　已证实多种药物与溶血性贫血相关。某些药物（如青霉素）似乎能形成药物蛋白加合物，从而诱导半抗原依赖的抗体生成。其他某些药物可以促进抗红细胞抗体或自身抗体的产生，引起的病变类似于自身免疫性溶血性贫血[7]。

　　血小板减少常常是由于药物依赖的抗体所引起，靶向糖蛋白Ⅱb/Ⅲa复合物和PIb/Ⅸ复合物，分别作用于纤维蛋白原和维勒布兰德因子受体。在某些患者中，血小板减少也与依替巴肽及替诺昔康等药物相关，此类药物通过作用于血小板糖蛋白Ⅱb/Ⅲa上的精氨酸–甘氨酸-天门冬氨酸识别位点，阻断血小板活化过程中血小板与纤维蛋白原的结合[8,9]。有趣的是，阿昔单抗（一种用于冠脉手术靶向该受体的嵌合型Fab抗体片段）可导致血小板减少，有人认为是抗鼠源抗原表位抗体和被覆阿昔单抗血小板的抗体产生的结果[10]。

与血小板减少有关的其他单抗药物也是很常见的，但其机制并不是完全明确[8,9,11]。比如，阿来组单抗（一种人源化抗CD52的单抗，用于消减T细胞、自然杀伤细胞和单核细胞）可增加免疫性血小板减少性紫癜发生的风险[12]。

在人类中，药物诱导的血液凝固可能是由多种机制引起的，而并非仅是血小板功能的紊乱。其他因素还包括内皮细胞的损伤，凝血系统的改变或血流状态的改变，或者上述因素的综合[13-15]。

药源性特异性中性粒细胞减少症可能与两种不同的发病机制相关，一种可能与免疫介导无关，而是药物直接影响了易感患者白细胞的功能，但是其具体的机制知之甚少。这些药物包括吩噻嗪类药物、丙硫氧嘧啶和相关的抗甲状腺药、抗惊厥药、抗精神病药氯氮平[16]。免疫介导的机制似乎与治疗导致的血小板减少症和溶血性贫血有关的机制类似。药物诱导的中性粒细胞减少与某一特定的人类白细胞抗原（human leukocyte antigen, HLA）亚型有关，提示T（CD4+）淋巴细胞的早期参与[7,17]。

再生障碍性贫血是血细胞生成完全障碍造成的全血细胞减少以及骨髓空化，而粒细胞减少症只有粒细胞生成受影响，单纯性红细胞再生障碍只有红细胞生成受到影响。尽管这些病变并不常见，但是再生障碍性贫血和粒细胞减少症可能都是一些药物导致的免疫介导反应或特异质性非免疫反应的结果[3,4]。约有25%的再生障碍性贫血患者是由药物诱导引起的，而粒细胞减少症则更多与药物治疗相关[17]。治疗性单抗可能也会造成某些造血细胞系的消减，比如，阿仑珠单抗与长期、严重的多系血细胞减少、骨髓发育不全及脊髓发育不良有关[18]。

不幸的是，由于涉及的药物种类多以及很难明确个体患者的病因导致临床研究难以开展。此外，抗药物的抗体仅仅偶尔在再生障碍性贫血患者中发现，并且与特定药物的关联性只是通过临床病史而不是依靠实验室检测来确定。这意味着该类疾病病因仍不太清楚。

实验动物

毒理研究中常规血液学实验的结果使人们普遍意识到血液系统在临床前安全性研究中的重要性。全自动化血液分析系统提供了一系列的分析检测靶点，建议在毒理学研究中开展大量的核心实验[19,20]。此外，与临床生化一样，血液学检查在安全性评价中有重要的实用性，因为它在新药的临床前以及临床试验中对细胞系统进行连续的监测，并且比较实验动物以及患者的结果以形成有用的对比。此外，人白细胞易于获取以进行形态、代谢以及药物蓄积的比较性研究[21]。

总之，大量的数据显示，人和实验动物中药物对血液系统的直接影响具有良好的一致性，伴适度的过度预测和过低预测[22]。30多年前病理效应的仔细比较性研究显示：抗癌药物在大鼠、小鼠、犬和猴的毒理学试验中能合理地预测人类患者的血液系统结果，尽管受累的细胞亚型并不总是一致[23-25]。在这方面，比格犬对于患者中血小板减少反应的预测价值高，而猴对其预测过低。早在1966年人们就发现与基于表面积的研究相比，造血系统反应的定量研究更为简单[25]。

过去的研究中比较可信的一致性已经在之后新的抗癌药物以及其他类型治疗的试验中得到证实。比如，具有抗病毒活性的核苷类似物代表了最近研发的一类药物，该类药物与实验动物和人的造血细胞的不良反应有关[26,27]。齐多夫定（一种嘧啶核苷类似物，用于治疗人免疫缺陷病毒感染）中最严重的不良反应就是骨髓毒性。甘昔洛韦（一种合成的鸟嘌呤衍生物，可有效地治疗巨细胞病毒疾病）也能导致人类粒细胞减少、血小板减少以及贫血，但其临床治疗价值远远超过这些风险[28,29]。然而，动物实验的预测性可能是不精确的。例如，尽管核苷类似物2',3'-双去氧胞苷既能影响动物的骨髓也能影响人的骨髓，但是实验动物和人红系、髓系或巨核系的靶点并不相同[30]。

细胞毒性化合物重复给药对骨髓细胞的影响是复杂的，并且依赖于药效最佳时细胞增殖周期所处的阶段以及给药剂量。血小板、中性粒细胞和红细胞的寿命和池容量的差别也能影响血象，而这又往往明显滞后于骨髓形态学的变化。髓外造血和异常色素沉着可反映溶血过程。药物也能对骨髓基质微环境造成不良影响，这将间接地影响造血细胞。其他器官的细胞损害以及之后出现的炎症反应也能影响血液学研究结果。这就强调了需要在评估血液学变化时考虑到所有造血组织：骨髓、脾脏和外周血以及其他脏器。关注到药物诱导的任何一个不寻常的或非典型的血液学改变是非常重要的，这样在之后临床研究中便可以充分地监测这些改变。

与直接毒性或药效学作用引起的血液学变化具有相对良好的一致性不同，目前缺乏针对药物特异质反应可靠的动物模型。目前仍无法准确地预测哪些药物可能导致严重的血液学不良反应，例如少数患者因过敏亦可导致再生障碍性贫血和粒细胞减少等[17]。

由动物实验来预测治疗性单抗对人的血液学毒性也是一个比较困难的特殊领域。在猴与人的单抗靶抗原类似的情况下，尽管猴的研究对于描述单抗在血细胞的预期药效学作用是非常有用的，但仍缺乏良好的动物模型用以预测免疫介导的药物反应，包括如血小板减少之类的血液学毒性[9,31]。

尽管实验动物可表现出药物对血细胞或造血组织直接的影响，但是免疫介导的药物作用在实验动物中并不常见。一项与人类特异质反应相关的多种传统β内酰胺抗生素的研究表明：无论是恒河猴还是Sprague-Dawley大鼠都无法发生免疫介导的血液学变化，甚至是轻微的变化，在高剂量组的灵长类动物中也未出现非免疫介导的贫血[32]。然而，针对造血细胞免疫介导的或特异质毒性可以在动物中出现。例如，某磺胺类抗菌药物和非固醇类抗炎药物在犬中可通过免疫介导过程诱导中性粒细胞减少、血小板减少或溶血性贫血[33,34]。

最后，值得注意的是毒性研究中最常见的实际困难之一是对血液学数值的细小差异的解释。尽管这种细微的差异可能缺乏毒理学意义，通常是非特异性高剂量效应或继发于其他器官变化，但是它们的出现通常提示我们在早期临床研究中对志愿者和患者仍需密切监测这些血液学指标。

红细胞值

多种非特异性试验因素可影响毒性研究中红细胞测量参数。血液循环、水和盐的平衡、摄食量和食物利用率的改变能间接影响红细胞值。这就提示在评估红细胞值时需要避免对组间小差异的过评价。已证实不仅限制进食而且摄食速度和喂食方式等均能影响幼年Wistar大鼠的血红蛋白、红细胞压积和红细胞计数[35]。在大鼠中，饥饿或蛋白缺乏达4～5周后会抑制骨髓祖细胞的活性，从而导致外周血中红细胞、白细胞和血小板数目的减少[36-40]。蛋白营养不良比单纯减少热量更容易造成晚幼红细胞数目的减少。

其他实验条件的差别也可影响红细胞值，包括静脉穿刺和采血等。大鼠和小鼠的采血使体内血量减少，而导致血红蛋白轻度降低以及持续多天的网织红细胞代偿性增生。单独静脉穿刺可能会导致血液渗漏，尤其是给予具有抗凝作用的药物或溶媒时更明显。非经口途径给药所用的溶媒也可能会对外周血循环中的红细胞产生不良影响。

与小型的啮齿类动物比较而言，穿刺对大型动物（如犬和猴）的影响不太明显。但是反复频繁采血也会影响血液学数据[41]。甚至在人临床医疗中，也已证实成人采用静脉切开术用以试验检测诊断也会由于血液丢失而产生不良影响[42]。

由于每组犬或猴的数量较少，大多数犬和猴个体差异显著以及单个动物的红细胞值随时间的波动性，使得对组间红细胞值之间较小差异的解释与预期相比不太明确。猴反转录病毒感染也使得灵长类的毒性研究更为复杂，它们可引起一系列血液学改变，包括贫血、中性粒细胞减少、血小板减少、淋巴细胞减少和淋巴细胞增多[43]。有研究表明，与对照组比较，病毒血症的动物红细胞压积降低以及外周淋巴细胞和中性粒细胞数目的减少均具有统计学差异[44]。

常规毒性研究中常见血红蛋白、红细胞压积（PCV）和红细胞计数（RBC）的微小组间差异和与处理相关的轻度变化趋势。这些变化可能并不伴有网织红细胞增多、红细胞破坏增多、骨髓或脾脏可见的变化。比如，某些现在广泛使用的药物（如苯二氮䓬类、西咪替丁、奥美拉唑等药物）的临床前大鼠毒性研究中可见血红蛋白值微小的变化[45-47]。有些调节性激素或生长激素水平的药物的毒理学研究中出现红细胞值降低，这可能是药理学作用的放大[48-50]。犬对于雌激素尤为敏感，雌激素能抑制其骨髓干细胞的活性，这在大多数其他物种中并不出现[51]。据报道长期使用齐多夫定进行抗反转录病毒治疗可提高红细胞分布宽度[52]。在人类患者中使用这些药物治疗时，这些改变不具有任何临床意义。

但是，血红蛋白、红细胞压积以及红细胞计数显著剂量相关的降低能提示红细胞破坏的增加或红细胞生成的减少。犬和猴循环血液中红细胞寿命较长，这意味着犬和猴比起啮齿类动物需要较长时间才会出现继发于骨髓抑制的贫血。因此，犬和猴的白细胞计数是比网织红细胞计数更能反映骨髓毒性的指标[41]。

损伤红细胞膜可引起血红蛋白氧化损伤或抑制抗氧化防御系统的药物可造成红细胞破坏。当溶血增加时，血红蛋白、红细胞计数以及红细胞压积降低，并伴有网织红细胞计数增加、红细胞大小不等、红细胞体积及红细胞分布宽度的增加。

在啮齿类动物脾脏中红细胞更新增加的证据表现为脾脏重量增加，脾脏内色素变化，泡沫细胞出现以及红细胞生成增加。但犬和猴的脾脏对于溶血作用通常较不敏感[41]。在血涂片制备中可见异常的红细胞。高铁红细胞是指胞质内含非血红蛋白铁（代表铁蛋白颗粒）细小颗粒的红细胞。这些颗粒铁染色为蓝色，它们的出现是血红蛋白合成受损的证据。

某些高剂量可引起动物轻度溶血的化合物被成功开发用于人类临床治疗。例如，血管紧张素转换酶（ACE）抑制剂卡托普利给予犬或大鼠3个月或更长时间时，可以观察到剂量相关的溶血作用，特征表现为血红蛋白值、红细胞计数和红细胞压积减少，伴骨髓及脾脏红细胞生成增加，以及脾脏红髓及肝脏含铁血黄素沉着增加[53-55]。然而在人类临床实践中很少见到卡托普利血液学毒性报道，比起红细胞毒性而言，中性粒细胞减少还更常见些[56]。

细胞因子也可对红细胞生成产生刺激或抑制作用，但是若想在外周血中观察到明确改变部分依赖于评价时间的长短[57]。例如，大鼠给予重组促红细胞生成素或白介素-6（IL-6）后表现为网织红细胞增多，血红蛋白浓度和血细胞压积增加[58]。与之相反，肿瘤坏死因子-α（TNF-α）可诱导贫血和骨髓红系发育不良[59]。这些变化常出现小红细胞、低色素性贫血伴有网织红细胞增生和血浆铁含量下降，这些提示网状内皮系统铁释放受损[60]。重组白介素-12（IL-12），一种自然杀伤细胞刺激因子，通常由单核细胞、中性粒细胞、B淋巴细胞和树突状细胞在应答感染时产生，在所有试验物种均引起贫血[61,62]。

血小板值

毒性研究中经常观察到血小板计数变化是自发性疾病、其他器官发生组织损伤或修复的结果。但是，药物也可以直接靶向作用于血小板，迅速造成血小板减少。例如，给予犬一种实验性抗抑郁药物MDL 19660〔5-（4-氯苯基）-2,4-二氢-2,4-二甲基-3H-1,2,4-三唑-3-硫酮〕后出现血小板计数进行性减少，不伴有其他血细胞或器官的明显变化。血液中出现明显的血小板体积增大、空泡增多或退化的血小板，可能反映了药物对于血小板的直接毒性作用[63]。

血小板计数降低通常见于显著的与给药相关的全身性骨髓抑制，比如由抗增殖的抗肿瘤药物所引起。这些药物的比较性研究显示，尽管啮齿类动物和犬能很好地预测人类患者全身性骨髓抑制，但是却无法很好地预测血小板减少症[23,24]。例如，Owens的研究显示：烷化剂、甲氨蝶呤、6-巯嘌呤、4-氨基吡唑（3,4D）嘧啶和长春花素可较好地预测骨髓抑制。相反，啮齿类动物和犬的研究中并未出现与卡唑酰胺、放线菌素P₂、普卡霉素和玫瑰酸相关的显著血小板减少症[23]。

据报道，猴给予人源化抗CD40单抗（其受体主要分布于活化的T细胞和血小板）会造成血小板功能的变化伴有血栓栓塞并发症[64]。靶向作用于该受体后，可通过干扰T细胞与抗原呈递细胞的相互作用而有效预防同种异体移植反应[65]。这种血栓形成似乎与药物作用方式相关，可能在人群中造成风险。

白细胞和分类计数

不同动物种属间白细胞计数存在差异，犬的中性粒细胞绝对值和相对值比其他种属动物通常要高一些。多种情况可导致中性粒细胞和淋巴细胞数目的增加，通常与自发性炎性疾病、应激或继发于给药引起的其他器官的组织损伤有关。几分钟内白细胞计数翻倍的生理性白细胞增加可能是实验室恒河猴对应激反应的一种常见现象[41]。自然感染D型猴反转录病毒的食蟹猴相比未感染的食蟹猴具有明显的白细胞数目减少[44]。

尽管在一种或多种临床前实验物种给予抗增生性抗肿瘤药物、免疫抑制剂以及抗病毒药物后均出现白细胞数目的下降，但是这样的变化对某些临床指征是完全可以接受的。实际上，严重的粒细胞减少与抗癌治疗密切相关，常常指示肿瘤治疗方案的进程。

与此相反，即使对于在人群中大量使用的对生命威胁较小的创新药物，如果在临床前毒性研究中发现任何严重的粒细胞减少症或淋巴细胞减少症，考虑到在人类患者中应用的可能后果，该类研发也有可能被叫停。有一例报道关于甲硫米特，一种早期组胺H₂受体拮抗剂，因为犬和少数患者出现粒细胞减少而被终止研发[66,67]。成功的类似药西咪替丁没有在动物试验或人试验或研发中出现相似的变化[46]。

另外一个报道的例子是给予犬和大鼠一种硫代吗啉喹唑嗪类抗高血压药物PD-88823后均出现剂量依赖性的粒细胞减少和骨髓抑制。而其相似药物哌唑嗪并没有出现类似改变，这提示硫代吗啉基在血液学毒性具有重要作用，可能与其硫基相关[68]。

骨髓

采用组织切片，特别是包埋在坚硬物质（如异丁烯酸甲酯）中是评估骨髓细胞构成的理想方法，如果辅以半定量分析则更佳[69-71]。对细胞学特征用骨髓涂片进行评估更好。但是，脱钙后石蜡包埋切片是常规研究中更方便使用的方法。制作标本时取样部位应保持一致，因为骨髓不同区域细胞构成存在相当大的差异。大鼠不同部位的骨髓细胞构成的评估表明：胸骨、椎骨和股骨近端细胞构成较为一致[72,73]。多数实验室的常规处理程序是从椎骨中制备组织切片，从股骨制备骨髓涂片。

众所周知，未处理的大鼠中存在着与年龄相关的骨髓细胞构成的差异[74]。在Fischer 344大鼠中，小于4月龄的大鼠的骨髓细胞构成要始终高于7月龄和16月龄的大鼠。24月龄的大鼠存在显著的动物个体间差异[72]。

骨髓最重要的组织学变化之一就是萎缩（细胞数目减少、发育不良、发育不全），这是给予药物后骨髓抑制的结果（图4.1）。毒性研究中抗有丝分裂的抗肿瘤药物常导致骨髓萎缩，但是其他类型的药物也能引起相似的改变。骨髓萎缩的组织学表现通常不是某一特定药物类型的特异性变化[70]。所有物种骨髓萎缩的特点是不同程度的粒细胞和红细胞前体细胞的丢失或减少。残留的成熟细胞常包括巨核细胞。骨髓窦的扩张及红细胞外渗到骨髓腔内是啮齿类动物给予抗有丝分裂药物常报道的其他特征[75]。间质细胞增生还可形成类骨质或骨（参考第5章，肌肉骨骼系统和图5.2）。

骨髓增生常见于多种反应性状态，尤其红细胞或血小板的更新或破坏增加时。增生也可见于老年的啮齿类动物，是各种各样自发性炎症和肿瘤性疾病的结果。在外源性物质导致的外周循环中成熟血细胞破坏增加时也可发生。红系增生是机体对红细

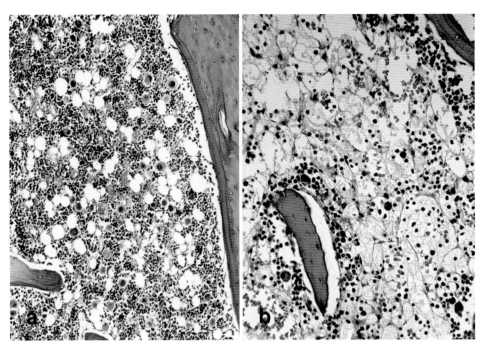

图4.1　图a：正常未处理组雌性Sprague-Dawley大鼠的胸骨骨髓，显示良好的骨髓细胞构成（H&E染色×50）。图b：短期给予阿霉素处理的Sprague-Dawley大鼠的相同区域骨髓，显示骨髓细胞严重缺失，髓窦几乎空化（H&E染色×85）

胞的需求增加的反应，通常继发于失血或溶血。粒系增生与炎症有关。最初骨髓中成熟粒细胞池的衰竭而不成熟粒细胞的增生，致使髓系/红系比例增加，这常常伴随着外周血不成熟的杆状核细胞的存在。巨核细胞增生的发生与外周血小板的耗竭相关。啮齿类动物骨髓增生常常伴有脾脏红髓的变化，而犬和灵长类的脾脏这些反应性变化较不常见。

在毒理学研究中评估骨髓变化时，比较有效的是评估胞核或胞质的所有异常变化，这些变化可能会反映出对血细胞干扰的方式。有时被称为造血细胞发育不全，这些改变通常在骨髓涂片上观察最佳[74]。例如，当胞质成分合成速度大于DNA的合成速度时，就会形成大的或巨幼红细胞性的造血细胞。这可见于给予某些药物（如核苷类似物）后[30]。铁幼粒红细胞的出现提示血红蛋白合成受损。给予犬一种新型的恶唑烷酮抗生素后，骨髓中出现分叶过多的多核巨核细胞，这被认为可能是药物干扰了巨核细胞有丝分裂特定的调节机制的结果[76]。

最有意思的一组药物由于其部分药理学作用是细胞因子，近年来有人表明它们可以在实验动物和人中造成骨髓的萎缩或增生，并伴随外周血的变化。"细胞因子"这个术语被用于称呼一组多肽类细胞调节因子，也可称为淋巴因子、白介素和干扰素。大多数因子都具有修饰造血系统或淋巴系统的功能，可刺激、抑制、增强分化或促进内皮细胞黏附或组织浸润。但是，这些效应是复杂的，因为细胞因子间的功能协作效应以及效应的时间依赖性。总之，这些效应上调或下调某一种或所有的造血细胞系[57]。相对剂量而言，依赖于评估的时间骨髓可能表现出"左移（不成熟的增生反应）"或"右移（成熟的细胞反应）"。在评估细胞因子的效应时，考虑造血系统的所有方面非常重要，因为这些因子可能在不同器官中对造血功能影响有所不同[57]。

据报道，实验动物中存在多种类型的纤维化，其特征通常是纤维组织或网状纤维局灶性或弥漫性的增生。大鼠和犬的骨髓纤维化通常是骨髓受损及瘢痕形成的结果，比如给予抗增生的药物和电离辐射后造成骨髓纤维化[77,78]。

骨髓纤维化有报道见于伴侣犬并与某些药物相关[73,79]。也有报道在处于围生期的年轻雌性比格犬中骨髓纤维化是病因不明的自发性病变，与严重的非再生性贫血有关。尽管骨髓腔中含有足够数量的各系的造血细胞，但仍可见明显的骨髓纤维化[80]。

应该强调的是人的骨髓纤维化（原发性骨髓纤维化）并不是简单的纤维化或骨髓中网状纤维的增加。它代表了一种克隆干细胞疾病，导致继发的或反应性骨髓基质应答，以弥补受损的造血组织。该病属于慢性骨髓增生性疾病大家族，这个家族中包括真性红细胞增多症和原发性血小板增多症。自从2005年初人们发现95%的真性红细胞增多症患者以及50%的原发性血小板增多症及骨髓纤维化患者出现体细胞Janus激酶2（JAK2）突变以来，最近对于该病的理解又有了显著进展[81,82]。该发现导致了最近这些疾病分类的修订，包括使用JAK2突变分析以及更加强调骨髓组织学[83,84]。有趣的是，现实中唯一的人骨髓纤维化疾病的动物模型是改变巨核细胞增殖和成熟的基因修饰小鼠[85]。

淋巴系统

免疫毒性

考虑到环境中广泛使用的化学物，以及人们最近对免疫系统、自身免疫性疾病和人群严重免疫抑制导致机会感染的严重后果认识的发展，人们对于药物和化学物对免疫系统的潜在不良反应更为关注。获得性免疫缺陷综合征（AIDS）患者中通常高发的卡波西肉瘤强调了免疫系统在保护机体抵抗恶性进程中发挥的作用[86]。器官移植的巨大成功主要是基于使用非特异性免疫抑制药物，该药物不仅能阻止移植排斥反应，但不幸的是其也能降低机体对于细菌、真菌和病毒等病原体的反应，而导致机体易患与EB病毒及疱疹8病毒感染相关的恶性疾病[87-90]。最近，关于自身免疫性疾病的新疗法也出现了类似的问题，如类风湿关节炎的治疗非常有效，因为药物能够改变细胞因子的级联反应以及参与关节不可逆性损伤的巨噬细胞和成纤维细胞的聚集[91]。比如，肿瘤坏死因子-α（TNF-α）拮抗剂能影响机体的对于感染和恶性疾病的防御，增加机会感染的风险，尤其是潜伏性结核杆菌感染的再激活[91-93]。

鉴于环境化学品和工业化学品治疗效应以及潜在的不良免疫作用，对于如何在实验工作中评估化合物对免疫系统的作用已经存在大量的争论。这些争论反映在美国国家毒理学计划中多年大量的检验组合试验、提出的众多筛选方案以及大量的讨论，还有化学和制药企业、学术界、专业团体以及监管部门的科学家们发表的综述文章中[94-105]。政府机构给制药企业提供了多种指南[106,107]。

不幸的是，即便仔细地改进免疫系统实验，用动物实验来预测人类免疫介导的药物反应的能力仍然有限。近年来治疗性单抗的研究强调，猴也无法可靠地预测人类患者中药物的免疫原性[11,31]。

尽管免疫功能的特殊试验已经成为研究免疫毒性机制的公认方法，但是这些实验对于新药的临床前安全性评价的常规筛查通常没有帮助。数据显示：传统在两个种属动物开展的毒理学研究在筛查新药对于免疫系统主要直接或药效学作用方面已经非常有效，只要这些毒理学研究已经仔细检查了血液、造血器官、胸腺、脾脏、淋巴结和黏膜相关淋巴组织，就可以允许药物进入详细的人类临床实验[22]。

毒理学研究中关于器官标本取材和组织病理学检查的详细方法已经出版了许多篇详细的综述[108-112]。对何为啮齿类动物研究组织取材的最佳操作尚存诸多争论，特别是哪些淋巴结需要取材[103,113]。哪些淋巴结需要取材，对新药给予人之前重要效应的筛查并不是很重要。如果传统毒性研究发现免疫系统特定成分受到影响，那么需要进行特殊研究直接用以确定功能效应以及探索涉及的发生机制。这将为精心设计的研究中仔细监测患者提供必要的信息，该研究在合适的环境下开展并进行风险–利益评估。

不要忘记传统的毒理学研究允许检查淋巴及造血器官的同时进行广泛的其他器官的检查。这是非常重要的，因为免疫系统与神经、内分泌和其他系统相互作用。对免疫系统的干扰也可能表现出继发改变，如肾小球或血管的免疫复合物沉着、自身免疫性疾病的发生、肉芽肿的出现，或其他组织淋巴网状内皮细胞的浸润、淋巴肿瘤的发生、自发感染性疾病的患病率的变化，或机会性感染的发生[114,115]。

近几年，人们对于新型抗炎性治疗方法的研究表现出强烈的兴趣，这些治疗靶点或针对先天免疫系统中性粒细胞募集和激活的基本过程，或是与特异性免疫有关的大量细胞因子。这就产生了众多的多效药物，不但能改变免疫功能，还能改变参与多种病理过程中的细胞因子，因此在临床前安全性评价中全面评估所有器官系统非常重要[116]。

其他器官的自发性或药物诱导的病变也会造成淋巴器官和免疫系统的改变。据报道内分泌或性激素变化，营养不良状态下，应激状态下，如手术、创伤、麻醉、限制、过度拥挤，或炎性疾病和肿瘤所致的全身健康不佳均会导致人和动物免疫系统的变化[39,115,117-121]。

最后，人群药物暴露后的仔细观察能够为药物对人免疫系统的作用提供唯一明确的证据。

淋巴网状内皮细胞的免疫细胞化学

实验动物T细胞亚型及免疫球蛋白的单克隆抗体已经使用多年，用以帮助解释临床前研究中免疫器官和免疫系统的改变。近年来检测仪器的发展迅速，比如流式细胞仪和海量抗体的出现可用于检测血细胞表面标志物。

采用针对淋巴亚群的抗原决定簇的单克隆抗体的免疫细胞化学能在传统毒理学研究用于评估组织切片和血细胞。鉴于大量的识别相似抗原决定簇的

克隆不断涌现，簇定义（cluster definition, CD）的术语被用于命名实验动物所使用的试剂。尽管现有的抗体是非常有用的研究工具，但是在常规固定包埋的组织切片上容易染色的抗体并不容易获得。大量针对啮齿类动物T细胞抗原的单克隆抗体已经应用于研究免疫抑制剂对胸腺、淋巴组织以及外周血的作用中，但是大多数T细胞和自然杀伤细胞标志物的检测需要进行冰冻切片[122-125]。

比较性研究显示除非人灵长类动物之外，针对人淋巴细胞抗原的抗体与其他种属动物的相同细胞几乎不存在交叉反应[126]。有一个例外是与T细胞受体相关的CD3复合物抗体能与人、大鼠、犬和其他哺乳动物存在交叉反应[127,128]。人和非人灵长类组织（包括食蟹猴组织）的单克隆抗体研究明确灵长类动物中CD抗原存在大量交叉反应[129,130]。

据报道传统的固定剂和福尔马林固定和石蜡包埋的切片能够用于针对啮齿类动物T细胞抗原的某些特定抗体，也可用于针对B淋巴细胞抗原、免疫球蛋白轻链和巨噬细胞标志物[131-134]。一套商品化的可用于福尔马林固定的小鼠淋巴组织标志物的抗体已经确定[135]。大鼠中，CD3抗体（泛T细胞标志物）、CD8抗体（细胞毒T细胞抗原）能够用于福尔马林固定的组织切片，双标记可用于区别辅助性T细胞和细胞毒性T细胞[136]。

树突状细胞可以在石蜡切片中由S100蛋白和其他钙结合蛋白的相应抗体进行识别，这反映了钙离子对淋巴滤泡微环境调节的重要作用[137]。采用溶菌酶以及溶酶体酶的免疫细胞化学定位是证实大鼠、小鼠和仓鼠石蜡包埋组织切片中淋巴结巨噬细胞的另一种方法[138,139]。

淋巴结

淋巴结是毒性研究和致癌性研究中组织病理学常规检查的脏器。制作良好的淋巴结切片的组织病理学检查，必要时辅助形态学、酶学和免疫组织化学技术，代表了评估药物和化学物对淋巴系统的作用的一个有效手段。

尽管淋巴结结构在种属间、品系间、不同年龄和不同部位存在差异，并受外来抗原刺激的影响，但是实验

动物中淋巴结的一般结构还是相似的[128,140-145]。小型猪的淋巴结显示相反的结构特点，即生发中心位于腺体的中心，但是没有任何功能影响[146]。小鼠淋巴结的解剖学结构术语已经提出[147]。在静止的淋巴结中，皮质被分为分散的B细胞区（称为一级滤泡）和T细胞区（称为弥散、深部或滤泡旁皮质区域）。淋巴细胞进入淋巴结是通过特殊的后毛细血管或高内皮静脉，而其他血细

胞流经时不会与这些特殊脉管的内衬细胞黏附[148]。通过这个特殊的皮质区域后，再循环的T、B淋巴细胞进入髓窦，而后进入淋巴管[143,149]。尽管大型动物的淋巴结拥有数量较多的深层皮质单位，但深层皮质单位的绝对大小在种属间差异微小[144]。淋巴结结构存在区域差异，这一点实验动物与人是不同的[128]。腹部淋巴结的T细胞区域相比颌下淋巴结、腋窝和腹股沟淋巴结而言较小[145,149]。其他重要的细胞是树突状细胞，也就是交错的网状细胞，它们表面可以捕获抗原并且呈递给B淋巴细胞，并通过抗原呈递给T细胞后被激活。

淋巴结被暴露于多种不同形式抗原，并且它们对于抗原的应答可以在淋巴结的组织学反映出来。免疫反应可以发生于一个或多个淋巴结特定区域：滤泡、副皮质区、髓索或髓窦中。近年来，大量的工作已经加深了我们对于淋巴结结构和功能之间关系的理解，特别是抗原捕获和转运过程导致生发中心的激活[150,151]。

多种描述、定量以及半定量的方法已经用于人类癌症患者和致癌实验中淋巴结的评价[152-159]。这些方法由Cottier和他的同事在1972年建立，基于标准化系统用以报告与免疫功能相关的人淋巴结的形态[160]。用于评价癌症患者淋巴结及相应的免疫功能一个简单方法就是定义淋巴结的主要组织学特点[161]。淋巴细胞为主型是指深层皮质和髓质部分出现大量增多的淋巴细胞；生发中心为主型是指外皮质区显示大量活化生发中心；淋巴细胞耗竭型是皮质缺乏淋巴细胞，常伴有纤维化或透明样变性；非刺激型是实质皮质较薄，生发中心少或不活跃[161]。另外一种方法是定量或半定量分析生发中心、副皮质的大小以及髓窦组织细胞增多的程度[154]。其他方法已经建议用于毒理学研究的特定情况。在这些方法中淋巴结的每一个区域都应该被准确地描述或进行半定量特征分析[103,113,162,163]。

萎缩、发育不全、不发育、淋巴细胞耗竭、非刺激模式

在不同的情况下，临床前安全性研究会出现淋巴组织的萎缩或淋巴细胞亚群的耗竭，这些变化常见于老龄的啮齿类动物，并且其变化程度与种属、品系和环境有关[132,164]。Burek描述了BN大鼠和Wistar大鼠随着月龄的增长生发中心数目逐渐减少，并且髓窦内浆细胞数目逐渐增多[165]。广泛的形态异常如副皮质、生发中心和髓索的萎缩可以发生在老年的CD-1、C3H、B10A和（B10AX A/J）F1小鼠中[166]。无菌小鼠和大鼠的颈部淋巴结和肠系膜淋巴结发育不良[167]。淋巴细胞耗竭（更确切命名为发育不全或不发育，而不是萎缩）发生于裸鼠的深层皮质区[168-170]。应激、营养不良和濒死现象一直与人和动物淋巴细胞快速耗竭相关。毒理学研究中猴出现反转录病毒感染时也会出现T淋巴细胞和B淋巴细胞同时耗竭[43,44]。

在临床前研究中，许多免疫抑制药物、细胞因子和生物免疫调节药物以及融合蛋白均会造成不同区域的淋巴细胞耗竭或萎缩[60,171-173]。受累淋巴结的特定区域以及改变性质不但与受试物的类型相关，也与给药剂量、时间和持续时间有关。如果存在明显的生发中心增生，给予高剂量的皮质类固醇后，可以观察到生发中心内细胞坏死[174]。其他情况下很难看到生发中心淋巴细胞的溶解，仅仅能在淋巴滤泡顶部看到单纯淋巴细胞耗竭[175]。

应激本身就能造成胸腺出现类似皮质类固醇在淋巴结引起的改变，原因可能是由于内源性类固醇释放，这很难与特异的免疫抑制剂产生的病变相区分。但是，免疫抑制剂通常能在大多数剂量水平（包括那些不会造成全身毒性的剂量）对淋巴组织造成损伤。与之相反，应激所致的淋巴结的改变仅出现在高剂量水平，而且此时已经出现全身毒性的证据了。

免疫调节药物的经验显示淋巴组织增生可以发生于低剂量组，而高剂量组出现皮质或副皮质的萎缩。这并不令人惊奇，因为许多免疫抑制药物显示实验动物中T细胞的抑制特性有剂量依赖性[176]。此外，人类的证据也显示选择性的T细胞抑制可以导致B细胞高反应性，而后出现淋巴组织增殖和增生[177]。

增生（淋巴细胞为主的增生、生发中心为主的副皮质增生）

在不同的刺激下，小鼠、大鼠、仓鼠、犬和猴

的淋巴结都会出现增生。不同的区域会受累，包括胸腺依赖的副皮质区、生发中心和髓索。尽管实验室之间存在差异，但在大多数正常啮齿类动物中，生发中心并不明显。通常比格犬淋巴结的生发中心非常明显。食蟹猴的淋巴结和脾脏可出现巨大的淋巴组织增生，这可能与D型反转录病毒感染有关，淋巴增生之后可能会出现淋巴细胞耗竭[43,44,178]。

啮齿类动物生发中心增生（滤泡增生）是感染或给予化学物的结果，尤其是伴随组织损伤时。尽管大多数啮齿类群体中很少见慢性感染，某些因素（如支原体）导致的长期炎症和组织损伤与淋巴增生明显相关，以至于增生需要仔细地与淋巴瘤相区别。

如上所述，在给予选择性的免疫抑制剂后淋巴结会出现滤泡增生。人和小鼠的淋巴结的比较性研究显示两种类型生发中心的增生（滤泡增生）是可以区分的[179]。典型性增生是指明显的生发中心活跃，但保留着完整的正常形态。与之不同，在非典型性增生中，突出的生发中心表现出融合、边缘带的消失，以及正常淋巴结构的消失。后者提示可能是淋巴瘤前期。淋巴滤泡的边缘带增生提示机体对免疫调节药物的应答[60]。

典型性滤泡增生

典型性滤泡增生反映了一种正常的体液免疫应答，在人和实验动物中其特点表现为皮质中出现明显的生发中心，由滤泡中央型B细胞及其膜表面免疫球蛋白的轻链和重链、C3b的受体、IgG的Fc受体，以及Ⅰ型和Ⅱ型组织相容性抗原构成[180]。生发中心的特征是由小和大的中心细胞以及一些浆细胞组成周围一个浅色的半球体，以及中心母细胞和免疫母细胞组成的一个深色的半球体。深色区可见大量的易染体巨噬细胞，而树突网状细胞主要在浅色区。滤泡周围环绕着一圈小淋巴细胞，其主要聚集在生发中心的深色半球的一极。这些细胞主要是富含IgM和IgD，以及C3b和Fc受体的多克隆B细胞。该区域也有一些辅助和诱导型细胞。

非典型性滤泡增生

这些滤泡显示出非典型的形态学特征，包括生

发中心正常结构的破坏。标志物研究显示正常免疫组织化学染色的解体。瘤前或瘤形成一个关键特征是出现抗原的单克隆性，如细胞表现出仅一个轻链（κ链或λ链）的阳性染色[161]。

副皮质增生

副皮质增生（深部皮质，T细胞区）的特点是副皮质区增宽，该区域内可见小的深染的淋巴细胞，经常可见少量免疫母细胞、浆细胞、具有苍白胞质和卵圆形或弯曲核的网状细胞簇、增厚的毛细血管后微静脉[180]。这些变化可能还伴有浆细胞增生（髓质浆细胞增多），尤其在小鼠。

淋巴增生的安全性评价

当动物给予外源性物质出现淋巴增生时，认识淋巴增生的不同形式非常重要，因为这为免疫系统改变的类型或特定作用机制提供线索。例如，小鼠皮下注射给予抗癫痫药物苯妥英后出现淋巴结病。给药后两天病变出现在T细胞依赖区。4~6天后，大量的淋巴细胞和免疫母细胞出现在副皮质区，并伴有增大的初级淋巴滤泡及髓窦内的出现细胞。第8天出现生发中心，第10天生发中心更加明显。第4天的浆细胞主要是IgM或IgG阳性染色，但是第6天以IgG阳性染色的浆细胞为主[181]。基于这些发现和功能性研究，Gleichmann和他的同事指出在人类使用苯妥英后有关的免疫介导变化可能是由相似的T细胞依赖性增殖及B细胞功能激活，然后产生药物诱导的移植物抗宿主反应[181]。给予该药物后患者出现各种类型的非典型性淋巴结增生，其特点是出现众多的免疫母细胞、浆细胞及明显的血管[182]。

有报道在目罗他新（一种胞壁酰二肽衍生物，一个潜在的免疫刺激调节剂和佐剂）传统的亚急性和慢性毒性研究中发现了淋巴增生。这可能是它能激活巨噬细胞分泌白介素1的结果。该药物也会导致小鼠和犬副皮质区的增生、生发中心的增生以及浆细胞数目的增多[183]。据报道给予数周白介素-1后，BDF小鼠和Sprague-Dawley大鼠可见淋巴结增生，其特点是副皮质区增宽，生发中心明显，出现大量的含有圆形嗜酸

性包涵体（russell bodies）的浆细胞，以及富含淋巴细胞和嗜酸性细胞的被膜下淋巴窦增宽，推测反映了其对T和B淋巴细胞和造血细胞的广泛影响[184,185]。据报道，小鼠给予抗淋巴细胞血清出现了类似的情况，即淋巴结髓索中浆细胞增生[186]。

据报道，在食蟹猴和小鼠开展的重组多能细胞因子（白介素-18）的临床前毒性研究中出现淋巴增生[187]。淋巴增生的特点表现为动脉周围淋巴鞘增宽，主要是淋巴母细胞增多。相似的病变在小鼠中有报道，但有成熟淋巴细胞耗竭并且缺乏生发中心。食蟹猴中循环淋巴细胞和多形核白细胞减少，单核细胞增多，而小鼠中循环淋巴细胞数目增多。有人建议这与不同物种中正常循环白细胞的比例以及这些白细胞对细胞因子的应答存在差异有关[187]。

据报道，一系列反义硫代磷酸寡核苷酸（为DNA短片段，旨在与RNA结合形成双链，干扰基因的表达）在临床前研究中表现出剂量依赖的淋巴增生[188]。小鼠对其比猴更敏感。其特点是B细胞型淋巴滤泡增生，多克隆IgG和IgM分泌增多，单核细胞的多器官浸润，以及细胞因子分泌增多。有人认为这个特点是许多具有不同特异性的硫代磷酸寡核苷酸的共同特征。

窦组织细胞增生、组织细胞增生、肉芽肿

窦组织细胞增生常见于老年动物和人的淋巴结，但通常以腹部和外周淋巴结的髓窦更为明显[128]。窦组织细胞增多作为非特异性反应改变存在于炎症病变或大的、坏死的溃疡型肿瘤中，其特点是髓窦内可见大量的圆形、具有弱嗜酸性胞质的巨噬细胞，并常伴有多量突出的窦壁细胞。某些情况下组织细胞增生可能累及淋巴结的大部分区域，因此命名为组织细胞增生。肉芽肿代表了组织细胞在淋巴结实质内聚集。

组织细胞增多和肉芽肿可在淋巴结诱发，特别是经口给予药物、颗粒物、矿物油和油脂、磷脂和其他大分子物质，还有一些细胞因子（如白介素12或自然杀伤细胞刺激因子等）更容易诱发腹部淋巴结的组织细胞增多和肉芽肿（图4.2）[61,115,189-192]。大鼠和小鼠经口给予硫酸戊聚糖钠（爱泌罗®）可诱发组织细胞空泡化。该药物是一种半合成的肝素样高分子碳水

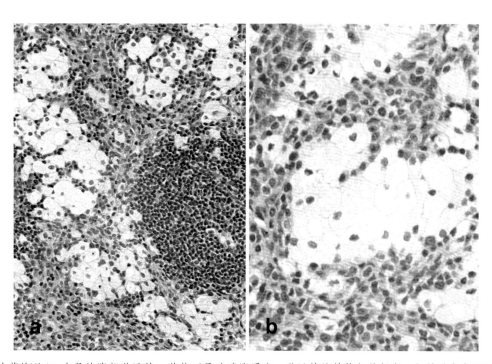

图4.2　图a：给药的Wistar大鼠的腹部淋巴结，药物可导致磷脂质病。淋巴结的结构仍然保留，但是髓窦内可见增大的巨噬细胞，胞质内为淡染颗粒（H&E染色×140）。图b：为高倍镜图像（H&E染色×300）

化合物衍生物，分子量为4~6 kDa，用于缓解膀胱疼痛[193,194]。在颗粒物吸入性研究中也出现颗粒物邻近区域的淋巴结中巨噬细胞聚集增多[109]。暴露于粉尘的矿工也有相似的病变[195]。

其他病变

在淋巴结中也能看到多种轻微的自发性非肿瘤性病变，包括色素沉着（铁和脂褐素）、纤维化、矿化。坏死和明显的炎症非常罕见。老年小鼠淋巴结中能看到淀粉样蛋白。啮齿类动物淋巴结的髓窦内转移性肿瘤非常罕见。

脾脏

人的脾脏具有两个主要功能，一是过滤，二是免疫处理和破坏[196]。在成年人中，正常或缺氧时，骨髓可提供大部分红细胞生成的能力。但是在大鼠甚至小鼠中，如果需求增加时，脾脏会出现髓外造血[197,198]。这种差异的原因是基于解剖结构的不同，即人骨髓提供红细胞的能力高于小的啮齿类动物[199]，这就致使啮齿类动物的脾脏比人的脾脏对造血改变引起的不利改变更易感。在某些动物中，脾脏作为储备器官，尤其是犬和猫的脾脏具有较厚的外膜及非常多发达的平滑肌小梁。

尽管不同种属和品系动物脾脏的结构存在差异，但其共有特征是有被称作白髓和红髓的区域[199]。啮齿类动物、犬和人的广泛研究显示白髓具有一个带状结构，由中央动脉、外围动脉周围淋巴鞘和具有边缘窦和生发中心的边缘区或套区组成[200]。除淋巴细胞外，白髓还有巨噬细胞和树突状细胞。循环B细胞和T细胞穿越边缘窦壁，进入它们相应的区域。红髓由大量的血窦组成，窦壁内衬巨噬细胞（littoral吞噬细胞），它能处理衰老细胞和细胞碎片。苏木素和伊红染色的切片中不容易观察基质的结构，但是在网状纤维染色及α平滑肌肌动蛋白及波形蛋白免疫细胞化学染色中可以很好地观察基质结构[201]。

药物和化学物对淋巴和造血系统的效应可以通过脾脏不同区域的形态学变化反映出来。中央动脉周围淋巴鞘是T细胞依赖区域，可以用各种抗T细胞抗体进行标记。该处的大多数细胞属于T细胞循环池[200]。在免疫应答的早期阶段，抗原激活的T淋巴细胞通过与指突状网状细胞密切联系而在此处增殖和分化[200,202]。边缘区是抗原和免疫复合物沉积的第一个部位，也是循环淋巴细胞的入口[203,204]。在该区域抗原敏感性循环细胞最早接触到抗原。这些细胞被选择后激活进而增殖。T淋巴细胞和B淋巴细胞的相互作用可能就出现在白髓的这个区域。产生抗体细胞的前体细胞也定居于边缘区，然后迁移至滤泡，接受刺激后增殖。与之类似，胸腺皮质来的淋巴细胞，很有可能是静止态细胞，接受抗原刺激后也会在该区域停留。因此，生发中心的活化可以视作捕获表达的抗原，由特定抗原结合B细胞穿越滤泡归位后，并在生发中心被刺激进而增殖[174]。

尽管红髓也能在免疫刺激后发生变化，但是它的变化也有可能来源于其他众多因素：循环的变化、髓外造血、巨噬细胞、结缔组织或色素的聚集，以及对于异常红细胞滤过需求增加的反应[196]。给予药物和化合物可引起所有这些变化。

技术考虑

尽管称量脾脏的重量非常容易，但是解释与处理因素相关的脾脏重量的改变非常困难，需要考虑脾脏血管和存在不同应答的复杂情况。犬的脾脏重量不是一个可靠的细胞免疫系统改变的指标，但是在啮齿类动物中比较可信。此外，啮齿类动物的脾脏体积小，不连续的形态使其易于定向、包埋和制作标准化切片进行形态学分析。已经提出了毒性研究中啮齿类动物脾脏取材和修块的标准化方案[205]。这个标准化方案要求在脾脏最厚的直径处取一个横切面，这样能涵盖所有适当的组织成分，但是有些病理学家喜欢纵切面[206]。

在应用T淋巴细胞单克隆抗体的时候，制作脾脏冰冻组织切片技术上要比制作标准化淋巴结冰冻组织切片容易。这些因素促使脾脏成为定量或半定量显微分析的有用器官。

苏木素和伊红染色的整个脾脏横切面切片的简单形态学分析可以很好地与脾脏重量相关联，并为脾脏组织成分的评估提供了良好的基础。此外，可以在解剖中未进行脾脏称量的时候，通过使用计算机化图像分析系统快速测量脾脏大小，作为回顾性分析评估脾脏体积的方法。

充血和出血

这是毒性研究中几乎所有种属动物的脾脏最常见的病变之一，它是与动物的死亡方式或安乐死方法有关的一种濒死痛苦现象。红髓严重的充血在Fischer大鼠自发性大颗粒细胞白血病的早期阶段有描述[207]。

多种药物可能与脾脏的充血和出血相关。血管扩张药物能影响脾脏红髓中血液的聚集[208]。考虑到犬脾脏的储血功能，犬的脾脏充血尤为明显，这也导致脾脏重量变化并不是反映淋巴组织细胞变化的可信指标。

能直接或间接影响红细胞生成的化合物也可引起类似的变化。大鼠给予多种苯胺类化合物（包括氨苯砜药物）时，脾脏表现为充血和出血并伴有含铁血黄素沉积、脂肪变性、髓外造血和纤维化[209]。有人提出这是这些化合物导致高铁血红蛋白血症的结果，也可能是当红细胞在红髓中被破坏时，红细胞内积聚的潜在毒性代谢物在脾脏高浓度释放的结果[209,210]。

髓外造血

脾脏造血的程度在不同种属、不同品系和不同的饮食及饲养条件下存在差异。尽管比小鼠和仓鼠中少见，正常成年大鼠也可在脾脏看见髓外造血。犬和人类似，正常情况下很罕见或不会见到脾脏的髓外造血。通常只有在严重溶血时可以在犬和非人灵长类动物中见到髓外造血[41]。

红髓扩张和出现显著的造血主要可以存在于多种情况下。在啮齿类动物中很多这种刺激是非特异性的，可以在长期研究中偶然发现。能影响血细胞的药物和化学物可以在脾脏引起明显的造血，细胞特点随受累细胞类型而不同。因此，作为红细胞需求增加的造血增加，脾脏中出现的主要是红系细胞，而非特异情况下（如感染）脾脏中出现多样化的细胞群（包括巨核细胞）。然而，红细胞生成增多很难与红髓中浆细胞增生鉴别。红髓中出现含色素巨噬细胞以及大量的红细胞时，提示脾脏中红细胞的更新增加。

当缺氧时，大鼠脾脏中红细胞生成快速增多。50日龄和120日龄的Wistar大鼠在缺氧状态下，相当于在海拔6000米时，脾脏几乎立即出现造血反应，但是形态正常，在2~4周后脾脏红细胞生成增多达到峰值[197]，还伴有脾脏重量的增加以及脾脏含铁血黄素的减少。当返回到正常海拔时，在4周内脾脏恢复正常。

造成红细胞损伤的化学物和药物能增加红细胞的周转，造成脾脏内出现大量的红细胞生成细胞[209]。啮齿类动物给予某些细胞因子会造成脾脏肿大及髓外造血。例如给予白介素-2后，脾脏出现红系增多，尽管可能是继发于贫血。给予大鼠促红细胞生成素和白介素-6后出现巨大的脾以及红细胞增生[58]。给予白介素-1后出现粒细胞的前体细胞增多，给予白介素-5后出现嗜酸性粒细胞增多[57]。

色素沉着

铁色素（含铁血黄素）常见于老年大鼠的脾脏中，主要在红髓。不同品系和不同实验室的大鼠中色素颗粒的数量存在相当大的差异[132]。类似病变通常在老年小鼠和仓鼠中并不明显，可能是因为这些种属脾脏中最重要的特点是淀粉样物质的沉积。据报道，脾脏中铁色素可以在至少10%的野外抓获、实验室驯养的食蟹猴中存在，这些猴的大肠和肝中也存在寄生虫病变，然而目的饲养的食蟹猴很少看到脾脏的色素沉着[211,212]。

啮齿类动物中脾脏红髓中铁色素沉着增加可能反映了红细胞的受损，以及与血红蛋白水平降低相关的红细胞周转增加。然而，脾脏铁色素沉着的确切原因并不清楚。苯胺和相关药物可能会增加脾脏的铁含量（图4.4b）[210]。大鼠给予过量膳食铁时会出现脾脏和其他组织（如心肌、肝脏和胰腺）中铁的聚集[213]。

除了铁色素以外，脂褐素色素也常在老年大鼠脾脏积聚。在特定的小鼠品系中也能发现相当多的脂褐素沉着，特别在年轻成年鼠的脾上极[214]。仓鼠也能在脾脏红髓中见到脂褐素的聚集。

脂肪变、透明细胞变、泡沫细胞聚集、磷脂质病

在人类的多种血液疾病（包括地中海贫血、特发性血小板减少性紫癜、白血病）中可见脾脏红髓中泡沫细胞聚集，这可能是血细胞转化增加以及脾

脏组织细胞内分解产物聚集的结果[215]。临床前毒性研究中可在脾脏的红髓中见到透明细胞和泡沫细胞聚集，这是因为内源性分解产物在脾脏的聚集，尤其是老年的啮齿类动物[206]。在对血细胞有损伤的药物和化学物的毒性研究中，药物，如苯胺类化合物，可以导致降解产物在脾脏以泡沫细胞的形式聚集[209]。由于当血细胞转化增加或破坏增加时泡沫细胞并不总是聚集在脾脏中，所以其具体机制很难解释清楚。由于可能涉及巨噬细胞，因此能影响巨噬细胞功能的因素也起一定作用。

脾脏也是血液循环中外源性物质滤过的器官，会出现复合物的聚集，比如毒性研究中反复注射糖蛋白、磷脂或脂质体等（图4.3）。含脂质的物质输液给予肠外营养后也能在人的脾脏中看到脂类。边缘区的巨噬细胞是第一个接触到从白髓毛细血管中出来的颗粒物质（如碳和脂质体）的细胞[216]。注射含有损害巨噬细胞物质的脂质体也能影响边缘区的淋巴细胞构成，这种影响可能是即将死亡的巨噬细胞所释放的蛋白水解酶或注射的活性物质所造成的[217]。

杀锥虫的药物苏拉明会在大鼠中产生全身性的

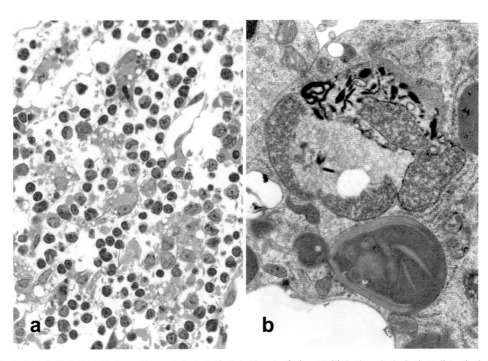

图4.3 图a：静脉注射药物载体脂质体7天的CD-1小鼠的脾脏红髓。切片中可见增大的、空泡化的巨噬细胞（亚甲蓝染色，塑料包埋，×150）。图b：a图中脾脏的巨噬细胞的电镜图像。丰富的胞质内含大量的次级溶酶体，一些次级溶酶体中含片状脂质体碎片。蒙Dr N.G. Read友情提供图片（EM，×5000）

糖胺聚糖和鞘脂的聚集，类似于黏多糖贮积症。高剂量时脾脏肿大，红髓可见弥漫性泡沫样巨噬细胞聚集，阿尔新蓝染色时在被膜下区域这种情况特别明显[218]。该病变伴有髓外造血和淋巴滤泡减少。见第14章，神经系统和特殊感觉器官。

并不令人惊讶的是，能产生全身性胞质内磷脂聚集（磷脂质病）的药物可导致脾脏红髓中泡沫细胞的聚集[219-221]（见第6章，呼吸道）

肉芽肿

肉芽肿可见于脾脏红髓中，这是吸收大分子物质的结果。多硫酸戊聚糖钠（爱泌罗）是一种高度硫酸化的半合成戊糖多糖，其性质类似于肝素，用于治疗间质性膀胱炎。大鼠和小鼠该药物的口服毒性研究和致癌性研究中发现高剂量组脾脏出现肉芽肿病变，其病变特点是在脾脏实质中出现圆形的病灶，为聚集的淡染的组织细胞。这些细胞内包含溶酶体黏多糖和层状物质。多硫酸戊聚糖钠吸收后聚集在巨噬细胞内，分布于包括脾脏在内的多个器官，这是全身性溶酶体储存过程的一部分[193,206,222]。

脾脏萎缩

啮齿类动物和犬的脾脏实质淋巴细胞群消减可见于多种情形下，啮齿类动物随着年龄增加就会出现这种情况。小鼠和仓鼠脾脏的淋巴细胞可能会被淀粉样物质聚集所取代。作为一种对应激、体重严重下降的非特异性反应或者作为一种濒死性反应，淋巴细胞的萎缩或缺失也能见于所有物种中。

淋巴细胞消减也可见于给予外源物质时，特别是糖皮质激素、免疫抑制和抗肿瘤药物（图4.4）。胸腺和淋巴结中淋巴细胞的数量也会受到影响，其改变程度依赖于药物特性、药物剂量以及给药的持续时间。

免疫抑制药物环孢素会导致大鼠脾脏动脉周围淋巴鞘和边缘区淋巴细胞数量的减少[223]。环磷酰胺也会造成动脉周围淋巴鞘淋巴细胞的减少。最初可见细胞碎片以及巨噬细胞数目增多。之后，动脉周围淋巴鞘仅含少量淋巴细胞和大量的上皮样细胞。

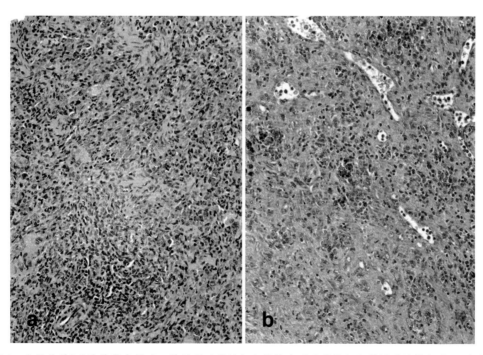

图4.4　图a：Wistar大鼠给予7天的地塞米松后，脾脏显示淋巴组织的缺失以及结缔组织基质明显增加（H&E染色×140）。图b：Wistar大鼠给予数月的氨苯砜类物质，脾脏显示淋巴组织的缺失、纤维化以及（铁）色素的蓄积（H&E染色×180）

甚至，萎缩会扩展到红髓，出现有核细胞明显减少、红细胞聚集、明显的内皮细胞以及散在的具有弱嗜酸性胞质的圆形细胞。

Lewis大鼠和Swiss小鼠单次给予一个无毒剂量的抗肿瘤药物蒽醌衍生物米托蒽醌时，脾脏的边缘区首先受累[224]。给药4~6小时候后，出现破坏的过程，主要限于边缘区，组织学特点是该区域出现含有细胞核碎片的空泡化巨噬细胞的苍白带。随后，边缘区萎缩，仅存少量残余巨噬细胞和间质细胞。生发中心也出现轻微改变，但是动脉周围淋巴鞘基本正常。有人推测米托蒽醌主要影响了B细胞亚型，如在边缘区普遍存在的一种IgM型B淋巴细胞[224]。与之相反，抗有丝分裂药物羟基脲会造成小鼠脾脏弥漫性损伤，累及红髓、白髓以及骨髓中大多数的有核细胞[75]。大鼠单次给予抗增生的抗肿瘤药物乙酰地那林CI-994也会造成脾脏弥漫性细胞减少，仅仅残留间质细胞[225]。

给予重组肿瘤坏死因子α后，处理组大鼠中出现脾脏边缘区减小[60]，由于与循环B淋巴细胞的减少有关，有人认为是肿瘤坏死因子α影响B淋巴细胞的分化和增殖的结果[60]。

淋巴增生

与淋巴结一样，脾脏的反应性状态也表现为多个区域的淋巴组织增生。它可能的形式是动脉周围淋巴鞘、边缘区或淋巴滤泡的增生，每一种都代表了特定的功能状态。这些病变可偶见于未处理组动物中，是动物感染或患肿瘤的结果。在啮齿类动物中存在一个困难，即弥漫性增生和淋巴肿瘤形成连续改变，在常规H&E染色的切片中区分不明显，通常认为正常结构的消失以及单一形态浸润为淋巴瘤的特点[206]。

猕猴的脾脏（和淋巴结）出现巨大的淋巴组织增生时怀疑存在D型反转录病毒感染[178]。

注射抗原性或免疫刺激性外源物质也会导致淋巴组织的增生和脾脏肿大，小鼠和大鼠给予纯化的人重组白介素-2后，脾脏体积变大，并伴有脾脏红髓、T区和B区的增大。这可能是该物质导致了造血组织和淋巴系统的改变[57,184,185]。

浆细胞增生

浆细胞增生的组织学特点是脾脏红髓里成熟浆细胞数目增多，是一种已被充分认识的现象，与免疫系统刺激有关，常伴有脾脏生发中心的增殖[202]。

注意仔细区分红髓中浆细胞和成红细胞，成红细胞因为造血需求的增加而出现数目的增多。

纤维化

有多种药物（包括多种苯胺类药物或氨苯砜）可导致脾脏出现纤维化（图4.4b）[209]。有人提示是代谢物在脾脏红髓蓄积的结果，或者是这些化合物诱发铁蓄积导致的直接后果[209,210]。

淀粉样蛋白

在未处理的老年小鼠和仓鼠中，脾脏是易于出现淀粉样蛋白聚集的器官。给予小鼠和仓鼠实验处理（如反复注射酪蛋白）后脾脏也会受到影响，产生淀粉样变性。大鼠脾脏不易出现淀粉样变性。系统性淀粉样变性常见于慢性炎症的猴，比如反转录病毒感染或是植入了装置（如导管）。通常是脾脏和肝脏受累，有时也会累及胃肠道[178]。

目前已明确淀粉样蛋白聚集并不是一种单一的实体疾病，而是多个组织受累的过程，引起各种蛋白错误的组装形成的特征性扭转β折叠纤维的沉积[226]。这个过程会导致多种神经退行性疾病（如人的阿尔兹海默病、帕金森病和心肌病）[227,228]。实验动物和人的淀粉样蛋白的特征为排列精确，直径7.5~10 nm的无分支纤维，刚果红染色后在偏振光下观察呈橙-绿色二色性。

淀粉样变性可以依据前体蛋白的特点进行分类。这些蛋白是不同的，但是均能形成扭转β折叠纤维。最主要的一组来源于同源性免疫球蛋白轻的多肽链被指定为AL。类似的一组蛋白，每一个都有几乎相同的N末端氨基酸序列，被指定为淀粉样蛋白

A或AA[229]。其中最常见的一种家族性淀粉样变性与异常的运甲状腺素蛋白有关，其他家族性类型与载脂蛋白A-1、凝溶胶蛋白、纤维蛋白原和溶菌酶相关[230]。年龄的增长在淀粉样变性的发生中非常重要。有人指出：淀粉样蛋白的作用就像是"种子"效应，会导致进一步的纤维沉积。

实验动物（包括小鼠、仓鼠、豚鼠和猴）的淀粉样蛋白纤维素的主要成分是AA型蛋白的同源蛋白，其显色方法与高锰酸钾反应类似，即一种用以区别淀粉样蛋白的不同化学类型的组织学方法[231,232]。来源于不同品系小鼠的淀粉样蛋白具有较强的免疫交叉反应，且抗鼠源性淀粉样蛋白的抗体可以与人的AA型淀粉样蛋白存在交叉反应[233,234]。

小鼠脾脏的淀粉样蛋白沉积常常在边缘区很显著[235,236]。淀粉样蛋白的沉积似乎要从边缘区扩展到红髓，因此最终整个红髓被大量的致密弱嗜酸性淀粉样蛋白占据。老龄仓鼠也可见类似的病变。小鼠模型的研究显示，脾脏淀粉样变最初始于边缘区内侧的小动脉毛细血管周围，这是由于小动脉毛细血管的损伤，而不是循环中AA蛋白前体固有特性造成的[237,238]。

毒性研究和致癌性研究中小鼠和仓鼠淀粉样变性的发生率在不同品系、雌性和雄性动物之间及相同条件下相同饲养的同一品系的不同时期均存在差异。不同实验室的饮食标准会影响淀粉样变性的发生率[232]。实验数据显示淀粉样蛋白沉积可能会受到B和T淋巴细胞反应性和免疫系统影响因素（如给予胸腺激素[231]、雌激素和垂体激素）的影响[239]。据报道，在给予了7年高剂量抗关节炎有机金药物金诺芬的犬中出现了与处理因素相关的淀粉样蛋白沉积[240]。处理还会导致免疫系统的紊乱，包括血小板减少症、溶血性贫血、淋巴细胞性甲状腺炎及肾的淀粉样蛋白沉积。

肿瘤

淋巴瘤是啮齿类动物脾脏最常见的肿瘤，下面将对其进行讨论。其他类型的肿瘤相对并不常见，但是软组织肿瘤，特别是成纤维细胞瘤、血管瘤和血管肉瘤偶尔也能在未处理组的老年大鼠、小鼠和仓鼠的脾脏中看到[201,241,242]。脾脏间皮细胞的增生性病变（间皮瘤）也会出现在未处理的老年大鼠中[243]。

脾脏肉瘤主要是成纤维细胞型，但也会出现血管分化或类骨质分化，可见于给予各种不同种类化学物的大鼠中，这些化学物包括苯胺和苯胺相关的芳香胺、对氯苯胺、D和C红9号、邻甲苯胺和药物氨苯砜[209,244,245]。这些肿瘤在慢性组织损伤后会出现，组织形态上显示血管充血、出血伴有色素沉着和纤维化，但是目前具体的机制仍不清楚。已证实苯胺暴露会导致脾脏铁聚集以及氧化应激反应，以及白介素-1α、白介素-6、TNF-α表达增强和纤维形成有关基因的转录[246,247]。

Fischer344大鼠和B6C3F1小鼠的氨苯砜（4,4'二氨基-二苯砜，一种重要的治疗麻风病以及与乙胺嘧啶联合治疗疟疾的药物）致癌性试验非常有趣。在给予混合600 ppm和1200 ppm氨苯砜的饲料时，仅在雄性大鼠的脾脏和腹膜出现分化程度不等的梭形细胞肉瘤。纤维化、充血、出血、坏死以及骨化生也可见于受累动物的脾脏中。这些诱发的肿瘤的组织学特点主要是成纤维细胞型的，有时也出现旋涡状形态和局灶性的类骨质分化[209]。

某一啮齿类种属单一性别发生的肉瘤与长期慢性组织损伤背景的相关性并不确定。现已知氨苯砜在人体中能产生一种代谢物，该代谢物可导致海因兹体、溶血性贫血、高铁血红蛋白症的发生。但是，人类脾脏并不是髓外造血的主要器官，这使得在出现红细胞破坏增多时脾脏不是该不良反应的敏感的靶器官。尽管氨苯砜已经广泛使用，但是它并不导致人类肿瘤的发生。

胸腺

大鼠和犬对许多不同药物制剂的免疫抑制反应均依靠对胸腺的组织病理学检查和与胸腺重量紧密相关的组织学发现以及对外周淋巴细胞计数来确定。人体的相关研究表明，以组织病理学检查为主同时补充形态学分析的小块胸腺活组织检查方法是临床环境下研究胸腺功能（如癌症）的一种灵敏的方法[248]。

胸腺皮质的特点是淋巴细胞的密度高于髓质。T淋巴细胞成熟的四个阶段在胸腺中非常明显，即被膜下、皮质、髓质胸腺细胞以及成熟的外周T细胞。被膜下胸腺细胞是最不成熟的细胞，皮质胸腺细胞较被膜下胸腺细胞成熟，但不如髓质胸腺细胞和T细胞成熟度高。胸腺细胞通过被膜下区域进入胸腺。识别自身MHC细胞且含有T细胞受体的细胞在皮质经选择迁移进入皮髓质交界处，在此，那些和自身抗原发生反应的T细胞通过凋亡程序被清除；那些自我免疫耐受性的T细胞离开胸腺，它们能够识别外源性抗原[249]。

上皮细胞和交错突细胞也主要存在于髓质，巨噬细胞分布于整个胸腺。电子显微镜及抗原决定簇研究表明这些辅助性细胞存在很大的差异[250]。正常的胸腺中有时会存在囊状的胸腺咽管发育的残余结构，内附立方上皮或柱状上皮[111]。

胸腺的重量、形态及功能受多种因素影响，如年龄、健康状况及肾上腺和性腺类固醇激素活性[117,118,251]。任何形式的应激都会使胸腺表现出快速退化，所以在毒性研究中解释胸腺的变化时必须要考虑到应激因素。胸腺依赖性的免疫功能的发生、速率及年龄相关的下降幅度在一定程度上是由基因决定的，这可能是小鼠恶性淋巴瘤发生的一个因素[252]。

犬和人一样，其胸腺存在正常的淋巴滤泡，有时会包含生发中心，这代表B淋巴细胞的活性正常[127]。

萎缩、退化及淋巴细胞减少

大鼠、小鼠、仓鼠、犬、猴子及人类胸腺的萎缩是一种常见的、年龄相关的变化[251,253,254]。随着年龄的变化，胸腺皮质、髓质通常会出现淋巴细胞丢失并且被脂肪组织代替。在毒性研究中，用作实验的比格犬和食蟹猴的胸腺随着年龄的增长出现退化[127,255]。在老龄的啮齿类动物体内很难找到胸腺淋巴组织。由于淋巴组织的丢失，胸腺哈赛尔小体（Hassall's corpuscles）的上皮细胞变得更加明显，可能出现囊性变化、增殖及增生。一项详细的老龄Wistar大鼠胸腺自发性病变的研究显示，性别不同，胸腺退化的组织学模式也不同[254]。尽管雌性动物胸腺上皮细胞增生和囊性结构形成的发生率更加明显，但严重的胸腺退化在雄性动物发生比例却更高。尽管存在上述不同，但雄性和雌性动物的存活率是相似的。唯一和胸腺退化相关的组织病理学发现是卵巢萎缩，这就突出了性腺类固醇激素对胸腺的影响。尽管在毒性研究中所使用的犬通常比较年轻，但胸腺萎缩和上皮细胞增殖有时也会在对照组的犬中发现。

在给予免疫抑制剂后，淋巴细胞耗竭或减少以弥散性的方式发生，或者局限在皮质或髓质。例如，当给予大鼠环孢素，可引起胸腺皮质细胞减少，并且导致散在的苍白的组织细胞呈"星空"现象，髓质则出现明显的体积减小[122,223,250]。现已证明环孢素对大鼠胸腺的这种作用是复杂的。在胸腺髓质中，与细胞毒性抑制物（CD8）T淋巴细胞相比，辅助（CD4）T淋巴细胞的数量相对减少，而在皮质中无此现象。此外，通过细胞角蛋白和Ia抗原免疫细胞化学染色发现，胸腺髓质哈塞尔小体和上皮细胞数目也是减少的[250]。环磷酸胺同样也会导致胸腺出现类似现象，但对胸腺皮质的影响可能更明显[117]。给予高剂量重组白介素-2的小鼠的胸腺皮质也会出现严重的淋巴细胞减少、皮质和髓质交界消失以及血管渗漏综合征和其他器官淋巴细胞浸润[185]。

胸腺和T细胞功能的重要调节剂还有性类固醇，其通过作用于前T细胞、前B细胞、成熟的T细胞、巨噬细胞及胸腺上皮细胞来影响淋巴细胞[117]。尽管这些影响是复杂的，但给予高剂量的性类固醇后，胸腺萎缩的发生具有剂量依赖性[256]。在一些小鼠的研究中显示，胸腺中一定数量的T（Lyt-2或CD8）细胞对性激素的作用特别敏感。一般雌激素会减少CD8淋巴细的数量，而雄激素则维持CD8淋巴细胞的数量。

胸腺重量减少和萎缩是由供试品的免疫调节性引起还是其广泛的高剂量应激反应引起的类似形态学变化，在常规毒性研究中很难明确区分。广泛的应激反应导致的刀豆球蛋白A反应活性的下降和NK细胞活性的降低而引发的胸腺退化与给予糖皮质激素引起的胸腺退化相似[257,258]。此外，在传统的毒性研究结束时，伴有纤维化的萎缩以及上皮细胞增殖不能为胸腺萎缩发生的机制提供形态学上的线索。

然而，剂量-效应关系对于确定胸腺萎缩是免疫抑制的直接结果还是应激的非特定性结果有一些帮助。强力的免疫抑制药物（如环磷酰胺）以剂量相关的方式对胸腺（以及淋巴结、脾脏）造成影响，在非毒性剂量水平引起胸腺重量减轻和胸腺萎缩。与此相反，由应激所导致的萎缩通常局限于高剂量水平，而且具有其他明显的与应激相关的现象，如一般的临床抑郁、体重减轻或其他明显的中毒证据[258]。

胸腺肥大和增生

在特定的环境条件下，淋巴细胞数量增多可导致胸腺体积增大。老龄啮齿类动物最常见，特别是小鼠，混合型淋巴细胞呈边界明显的局灶或区域性分布，压迫周围胸腺组织，但对周围胸腺组织无浸润。如果周围胸腺或结缔组织未出现淋巴细胞浸润，血液学正常以及其他淋巴器官未见改变，那么胸腺的这些局灶性变化可能被视为局灶性（结节性）增生。

胸腺的重量、胸腺细胞含量以及细胞增殖也会因生理改变而受到影响（如在怀孕期间的改变），至少对于大鼠来说，胸腺这种变化的性质和程度具有品系依赖性[259]。睾丸切除术，特别是对未成熟动物实施该切除术，可导致胸腺退化延迟及胸腺增生发生[117]。这种效应也会出现在老年大鼠中。实施睾丸

切除术和给予芳香酶抑制剂4-羟雄甾烯二酮或1,4,6-雄三酮-3,17-二酮均可引起18月龄雄性大鼠胸腺体积增大[260]。

在评价胸腺随年龄出现的改变过程中，可能会观察到物种和品系间的差异，如雌性（NZB x SJL）F1杂交小鼠可能出现胸腺细胞数量随年龄的增长而增多。形态学上，这种增生与皮质的萎缩有关，其特点为髓质中出现小淋巴细胞数量的增加以及出现淋巴滤泡[261,262]。这些增生的细胞群的特点提示性别依赖的成熟T细胞集合的扩张及B淋巴细胞、浆细胞的出现。

有报道称食蟹猴连续2周每天给予重组人表皮生长因子会出现一种奇特形式的增生[172]。虽然在高剂量水平时淋巴组织出现萎缩，但胸腺的皮质和髓质均出现上皮成分的增生。

胸腺瘤

术语"胸腺瘤"是指胸腺上皮细胞的肿瘤，与淋巴成分的出现与否及其数量无关。胸腺瘤分为三种主要的组织学类型，即上皮细胞型、上皮-淋巴细胞混合型以及纯粹的淋巴细胞型。然而，后一种类型也含有上皮细胞，需要与小鼠和大鼠常见的胸腺淋巴瘤相区别。上皮细胞有多种形式，包括鳞状、梭形细胞、腺样或玫瑰花环形式。这些细胞在淋巴细胞中间呈局部聚集或分散分布。

在常用的大鼠和小鼠品系中，胸腺瘤是非常罕见的[254,263-267]。它们似乎在某些Wistar大鼠中比较常见，但Sprague-Dawley大鼠和Fisher大鼠很少发生[268]。国家毒理学项目数据库显示B6C3F1小鼠或Fischer344大鼠背景发生率范围是0~2%[112]。Buffalo大鼠类似的肿瘤非常常见，该肿瘤的光学显微镜检查结果和超微结构形态与人的胸腺瘤相似[269]。胸腺瘤在老年仓鼠中也是研究较广的自发性肿瘤。

淋巴网状系统肿瘤

在新药长期潜在安全性评价实验中，经常会遇到造血系统肿瘤，特别是一些小鼠品系或特定类型的大鼠[270]。病毒感染的仓鼠也容易发生淋巴瘤[271]。

淋巴肿瘤是犬类最常见的肿瘤之一，因犬的品种和遗传背景不同而存在不同的亚型[272]，但这些肿瘤却很少发生在传统安全性评价研究中所使用的年轻的

比格犬中[273,274]。淋巴瘤也可自发于新、旧大陆猴，这和大量的病毒有关，特别是反转录病毒[178,275]。有报道称少数淋巴瘤也可发生于实验用3～6岁的猕猴[276]。

啮齿类动物自发性淋巴瘤和白血病

人们比以前更确信病毒可能参与人类和动物血液和淋巴组织肿瘤的发生[277-279]。和化学物质一样，病毒能够起到启动剂的作用，且病毒特异性的细胞转化可通过化学制剂加强[280,281]。超过80％的器官移植受者体内由环孢素、皮质类固醇和其他药物所产生的淋巴增生紊乱和免疫抑制与EB（Epstein-Barr）病毒感染密切相关[88,282-285]。研究发现，世界上一些地区在器官移植后的发生的T细胞增生紊乱主要因致癌性人类T细胞白血病I型病毒高度流行引起[284,285]。

关于致癌性病毒的许多基础知识是通过研究鼠科动物淋巴瘤和白血病而获得的。研究表明，近郊系小鼠白血病和淋巴瘤的发生率存在明显差异，如C58和AKR小鼠白血病和淋巴瘤呈高发态势，而C3H小鼠很少发生[286]。毒理学实验中所使用的近郊系小鼠如C57BL和BALB/c以及远交系的Swiss小鼠淋巴瘤和白血病的发生率也不尽相同[287,288]。基于Gross和其同事的开创性工作，目前认为若干致癌性RNA病毒（反转录病毒）可以整合到小鼠宿主DNA中，作为DNA原病毒，并且可能由亲代垂直传播给后代[278,289]。在小鼠中，C型病毒粒子与白血病、淋巴瘤和自身免疫性疾病有关，A型和B型病毒粒子则与乳腺肿瘤有关。对AKR小鼠的研究表明，胸腺上皮细胞是十分利于致癌性病毒复制的场所。很可能骨髓来源的前胸腺细胞返回胸腺并且在胸腺增殖时发生病毒诱导的细胞恶性转化[290]。或许这就可以解释胸腺或T细胞白血病或淋巴瘤在许多小鼠群中高度流行的原因。已经从大鼠、仓鼠和豚鼠体内分离到类似的白血病病毒[291]。仓鼠的一种水平传播的DNA病毒样病原体能在仓鼠群体中导致淋巴细胞瘤、淋巴浆细胞瘤及免疫母细胞性淋巴瘤的发生。

淋巴瘤和白血病在药物安全性评价中的重要性

在药物临床前安全性研究中，对给药相关的淋巴瘤或白血病的发生率增加的解释以及后续对患者用药的风险评估困难重重，因为多种因素能影响网状内皮系统肿瘤的表达。

在啮齿类动物临床前安全性研究中，多种非特异性因素可以影响淋巴瘤和白血病的发生率。这些因素包括实验室条件（如笼具的尺寸、笼架的水平）、动物的密度、吸入还是口服研究及摄食量、氨基酸缺乏、矿物质（镁）缺乏以及激素水平[292-297]。据报道，玉米油和红花油灌胃会降低雄性Fischer344大鼠大颗粒细胞白血病的发生率[298-300]。

在同一条件下饲养的同一品系的小鼠随着时间的推移其淋巴瘤的发生率也不同[301]。随着时间推移，对照组之间淋巴瘤发生率出现差异在药物安全性评价实验室是经常发生的[302]。对1973～1980年间以C57B1/10J小鼠为实验动物的致癌性研究项目的其中5个对照组的小鼠进行研究后发现，各个对照组之间淋巴瘤发生率的差异非常明显（15％～34％）。这表明环境因素，特别是饮食因素对近交系小鼠的影响可能要大于其遗传特性[303]。

啮齿类动物淋巴瘤和白血病的另一个特性是可以在非常年轻的动物中出现，因而在短期毒性研究的给药组动物中可以见到[304,305]。在对20只Sprague-Dawley大鼠及20只CD-1小鼠的致癌性研究所做的一项评论中显示，淋巴瘤可最早发生于9周龄的小鼠及11周龄的大鼠[304]。

小鼠和大鼠结节性肝脏病变（包括肝细胞癌）和恶性淋巴瘤之间的负相关使其更复杂。已经证明未患有恶性淋巴瘤的动物比那些患有淋巴瘤的动物更可能患肝细胞癌，当然这其中也有淋巴瘤引起早期死亡的部分因素[306]。

给药相关的淋巴瘤及白血病

据报道，在致癌性研究中许多药物可增加实验动物淋巴瘤和白血病的发生率。仅有一些抗增殖的抗癌药和免疫抑制剂及治疗性电离辐射在人身上使用时可以增加造血系统肿瘤的发生率。

抗癌药物：现已证明，长期给予烷化剂可引起啮齿类动物发生淋巴瘤、白血病以及其他肿瘤[307-309]。

这并不奇怪，因为烷化剂可以和DNA相互作用且具有致突变性。癌症患者为生存更长时间而服用抗肿瘤药物，但这些药物居然能引起继发肿瘤的形成。然而，不能把抗肿瘤药物在动物中的致癌作用与其对癌症患者中的致癌性直接联系起来。以动物进行的烷化剂的一些初步研究对其致癌性的评价非常有限[309]。癌症患者中所发生的继发肿瘤的类型和治疗方法以及其他多种因素有关。治疗本身是复杂的，因为要使用多种药物，其中的一些治疗药物也具有免疫抑制作用。电离辐射通常也是治疗的组成部分。癌症的类型也受生活方式因素及遗传倾向性影响[310]。

使用烷化剂对癌症患者进行抗癌治疗也可能导致急性或非淋巴细胞性白血病及非淋巴细胞性白血病早期病症[311-314]。少数接受烷化剂治疗霍奇金淋巴瘤、非霍奇金淋巴瘤、卵巢癌或乳腺癌或多发性骨髓瘤的患者也能发生急性髓系白血病[315]。这种白血病与第五和第七染色体的一致性缺陷有关，而与药物无关，其对常规治疗的反应性不及那些源于起始的白血病[316]。这种癌症发生的风险依赖于药物剂量的积累以及动物的年龄。然而在一些癌症人群中，因化疗引发的继发性癌症以实体肿瘤最常见[317]。

电离辐射：根据职业暴露、原子弹爆破的幸存者及暴露于治疗性辐射的患者的数据，暴露于离子辐射人群具有罹患白血病以及实体肿瘤的风险。身体组织对辐射的敏感性不同，骨髓、乳腺及甲状腺组织对辐射最敏感[310]。在原子弹爆炸的幸存者中尽管有少数慢性淋巴细胞性白血病病例，但有力的证据表明，除了急性T淋巴细胞性白血病，辐射有诱发所有白血病亚型发生的风险[318,319]。然而因暴露时的年龄不同白血病类型也存在很大的差异。在癌症患者中，化疗是复合型治疗的主要方式，它比放疗更容易引发白血病[320]。

虽然在放射条件下，小鼠发生的胸腺肿瘤类型主要是胸腺淋巴瘤，但是CBA小鼠和RF小鼠在全身X线照射后可发生髓系（包括粒细胞）白血病[321,322]。RF小鼠的髓系白血病通常是自发性的，但是电离辐射可增加该病的发生率及提前该病的发生时间。接受辐照小鼠的诱发性改变因辐射剂量、年龄、性别和生理状态的不同而不同[322]。以恒河猴为实验动物

的研究也表明，电离辐射可增加肿瘤病变的发生。然而，尽管肿瘤发生的潜伏期缩短了，但是所诱发肿瘤大多数为多个组织发生的实体肿瘤[323]。

免疫抑制：人类长期的免疫抑制与淋巴组织增生性疾病的发生有关，而这与EB病毒（Epstein-Barr病毒）感染或一些国家中人类T淋巴细胞白血病病毒I型感染有关[88,282-285,324,325]。尽管免疫抑制的程度很重要，但目前尚不清楚特定的治疗方案或某些个别药物是否能增加发生淋巴组织增生性疾病的风险[283,285,326,327]。一些研究表明，某些免疫抑制性药物引发淋巴组织增生性疾病的风险较小[283]。

对于实验动物（尤其是小鼠）来说，在长期免疫抑制的状态下，主要是当伴有免疫刺激时，淋巴网状系统肿瘤的数量增加[186,328,329]。Krueger及其同事的研究发现，长期以硫唑嘌呤或抗淋巴细胞血清处理并伴有非致癌性抗原的持续刺激时，BALB/c小鼠出现弥漫性、低分化的淋巴细胞或淋巴母细胞淋巴瘤[186]。在同一研究中，C57BL小鼠对同样的免疫抑制剂的毒性更为敏感，以至于不能存活到形成恶性淋巴瘤的时期。最近这种现象已经在使用新的免疫系统调节剂处理的小鼠中观察到。例如，在一项小鼠的致癌性研究中，每周皮下注射阿贝西普Orencia®（一种可溶性融合蛋白，选择性共刺激调节剂）能抑制T淋巴细胞的活化，可引起所有剂量组恶性淋巴瘤的发生率升高[173]。人们认为鼠源性白血病病毒感染可引起小鼠免疫抑制并由此发生淋巴瘤。

其他药物：在致癌性生物检测过程中，对人类没有表现出任何致白血病或淋巴瘤风险的其他类型的治疗药物也可能诱导实验动物的淋巴瘤及白血病，例如激素的摄入可能改变小鼠白血病或淋巴瘤的发生。已证明摄入雌激素可促进C3H、CBA及PM小鼠发生白血病，而A、C57B、JK或C121品系的小鼠则不会发生[296]。以促黄体生成激素释放激素的强效类似物戈舍瑞林（Zoladexs®）饲喂C57Bl/10J小鼠2年，可增加组织细胞肉瘤（C57Bl/10J小鼠的常见肿瘤）的发生率[330]。在同期大鼠的研究中却看不到类似的结果。

在β拮抗剂普罗纳赛洛的致癌性研究中发现Alderley Park小鼠出现胸腺淋巴瘤，但这一发现对阻

止这种拮抗剂成为治疗药物具有重大作用[331]。然而以其他品系小鼠来研究普罗纳赛洛时却没有看到上述现象[332,333]。对抗感染药物甲硝唑的研究也有类似发现，该药物对于腹部手术后厌氧菌感染治疗非常有用。在三种不同的Swiss品系小鼠中进行的甲硝唑致癌性研究中，与对照组相比，发现有一个品系给药组雌性小鼠恶性淋巴瘤的发生率增加[334,335]。然而，没有证据表明广泛而持续使用甲硝唑的患者会发生任何类型的癌症[336]。

一致公认在啮齿类致癌性研究中发生的两种特殊类型的造血系统肿瘤发生率的变化与人类不相关。这两种肿瘤是大鼠、小鼠的组织细胞肉瘤（组织细胞淋巴瘤）和Fischer344大鼠的大颗粒淋巴细胞（单核细胞）白血病（见下文）。

分类

造血系统肿瘤的分类方法已经有很多种，并且在安全性评价研究中得到应用。对于分类方法的选择通常不仅仅依赖于研究中所使用的特定物种，而且还依赖特定病理学家的背景和经验，如是否拥有医学、兽医学或实验病理学专门知识[337]。随着免疫细胞化学和各种分子技术应用的增加，人们对免疫系统功能和功能与形态学之间联系的认识有了新的进展，因此对淋巴瘤和白血病以前的分类方法也过时了。虽然对于人类淋巴瘤和白血病较新的分类方法还不太完善，但详细的免疫细胞化学研究显示这些分类方法可基本应用于小鼠淋巴瘤[179,338]。其他人已经报道在大鼠[270]及仓鼠上有类似的发现[232]。

然而，鉴于在安全性评价中人们普遍接受将基本类型相同的淋巴系统肿瘤和造血系统肿瘤一起进行分组，所以一种简单的形态学分类方法在常规的药物及化学物质的啮齿类动物安全性评价研究中具有很多优点。这是一种主要的且公认的啮齿类造血系统肿瘤的分类原则[268,339]。表4.1列出了淋巴瘤的多种分类方法，同时表中包含了Rappaport分类方法，该分类方法已经广泛应用于人类病理学，也适用于几种动物淋巴瘤的分类，因此该方法在解释过往研究时非常有用[340,341]。

表4.1　淋巴瘤的分类方法

目前公认的分类方法[268,339]	Pattingale & Taylor[179]	Rappaport[340]	Wogan[337]
滤泡/多形性	滤泡中心细胞（B细胞）		
	小细胞	低分化淋巴细胞	多形性（复合，小鼠Dunn B型）
	大裂解细胞	混合淋巴细胞/组织细胞	多形性
	大无裂解细胞 混合细胞	组织细胞 混合淋巴细胞/组织细胞	多形性 多形性
免疫母细胞	免疫母细胞（B或T）	组织细胞	未分化的/干细胞（小鼠Dunn B型）
淋巴细胞	小淋巴细胞/淋巴细胞（B或T）	淋巴细胞，分化良好	淋巴细胞
淋巴母细胞	淋巴母细胞（B或T）	淋巴母细胞	未分化的/干细胞
浆细胞	浆细胞（B）	具有浆细胞样特征的淋巴细胞	浆细胞

注：Pattengale &Taylor[179]分类（基于Lukes & Collins[380]分类）和Wogan[337]分类主要适用于小鼠，但也可适用于大鼠和仓鼠。Rappaport[340]分类法广泛应用于人类和动物的淋巴瘤。大颗粒淋巴细胞（单核细胞）白血病发生于大鼠，而非小鼠。组织细胞肉瘤很可能是一种真正的组织细胞肿瘤。这些简单公认的分类方法（比如应用于小鼠的分类方法）通常适用于不进行细胞标志物研究的常规致癌性研究。

由于需要对主要的淋巴瘤和白血病亚型进行统计分析，所以上述分类方法不常用于常规致癌性研究中。对啮齿类动物淋巴瘤的分类还有另外一种技术，即对免疫球蛋白和细胞表面标志物进行免疫组织化学染色。这些标志物在评估单克隆性以及区别增生和肿瘤时可能非常有用[132]。用于大鼠和小鼠试验的试剂可广泛运用于福尔马林固定、石蜡包埋的切片[131,135]。B细胞来源的淋巴瘤可能具有易于检测的表面免疫球蛋白或胞质免疫球蛋白，而T细胞淋巴瘤具有易于检测的表面T细胞标志物[179]。

淋巴瘤通常被看作淋巴或组织细胞的恶性肿瘤，呈局部侵袭性生长。白血病是淋巴细胞和造血细胞的肿瘤，主要累及骨髓，通常在外周血中存在恶性细胞。然而，淋巴瘤和白血病并不是完全独立的，安全性评价中需要将相同细胞类型的淋巴瘤和白血病分为同一类。国家毒理学计划（National Toxicology Program，NTP）评价致癌性试验的指南推荐将B6C3F1小鼠所有类型的恶性淋巴瘤与淋巴细胞白血病合并，但不要将Fischer344大鼠中大颗粒淋巴细胞（单核细胞）白血病与其他恶性淋巴瘤类型合并[342]。组织细胞肉瘤也需要单独分析。

恶性淋巴瘤

滤泡中心细胞淋巴瘤

小鼠滤泡中心细胞淋巴瘤起源于淋巴滤泡的B细胞部分，Pattengale和Taylor已经进行了非常详细的阐述并表明：小鼠淋巴瘤的细胞学和免疫细胞化学特性与人类淋巴瘤相似[179]。在一些品系的小鼠中，滤泡中心细胞淋巴瘤是一些更常见的淋巴瘤类型[270,303,343]。鉴于其经常以混合型细胞的形式出现，Wogan[337]将这种小鼠淋巴瘤命名多形性淋巴瘤，Della Porta和他的同事们[344]将其命名为混合淋巴瘤。滤泡中心细胞淋巴瘤也可形成Dunn[236]所描述的B型网状细胞肉瘤的主要部分。最新公认的小鼠滤泡中心细胞淋巴瘤的分类采用了一种混合形式的命名：多形性/滤泡淋巴瘤[339]。

对BABL/c小鼠淋巴网状细胞肿瘤的详细研究表明：滤泡中心细胞淋巴瘤为最常见的细胞类型，大约占这些品系中形成的所有淋巴瘤的60%[343]。类似的淋巴瘤可以在其他常用品系的小鼠，包括Swiss（CrL CD-1, ICR BR）小鼠中自发出现。但是，在C57Bl/10J小鼠中发现的多形性淋巴瘤已经被命名为

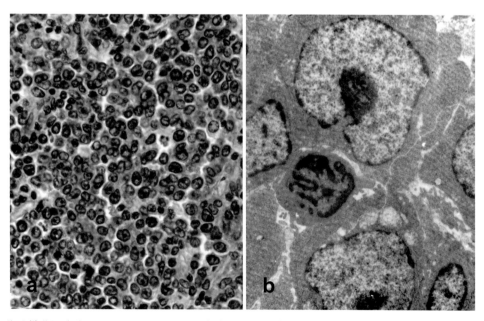

图4.5 2岁龄患淋巴样淋巴瘤的Sprague-Dawley大鼠，病灶局限于胸腺但具有正常的骨髓和血涂片。 a图：一片均一的、含胞质少的大淋巴样细胞（H&E染色×360）。b图：电镜照片显示原始细胞的胞核皱缩，核仁明显，但是与图4.6中组织细胞肉瘤的细胞相比，其胞质无明显特征

混合瘤，已被证明拥有T细胞表面标记物[345]。大鼠通常较少发现淋巴瘤，但是少量动物可以发现类似的滤泡中心细胞淋巴瘤（图4.5）。在Sprague-Dawley和Long-Evans大鼠中，滤泡中心细胞淋巴瘤通常出现于腹部、胸部和颈部的淋巴结[346]。

已经尝试用免疫形态学的方法对仓鼠种群中出现的淋巴肿瘤特点进行描述[353,271,347]。通常来源于潘氏结或腹部淋巴结的一些肿瘤，包括明确由DNA类病毒试剂诱发的肿瘤，是滤泡中心细胞淋巴瘤。在法国，对LVG/LAK和Evic-Ceba 2个品系叙利亚仓鼠的130个淋巴肿瘤的形态学分类表明，有12%是滤泡中心细胞淋巴瘤[232]。

对犬淋巴瘤进行免疫形态学随机研究表明，滤泡中心细胞型占很高的比例，与在啮齿类动物中观察到的不同的是，一些淋巴瘤具有结节状生长模式[273,341]。

所有物种（包括人类）的滤泡中心细胞淋巴瘤由单一或者混合的小而不规则的裂解细胞、大的裂解或非裂解细胞组成，这些细胞浸润脾脏和淋巴结，但可蔓延到邻近的器官，比如肝脏、肾脏和肺脏。人和犬中滤泡状或者结节状生长模式的淋巴瘤在啮齿类罕见，啮齿类动物的淋巴瘤中呈弥漫性生长。因为这些淋巴瘤来源于B细胞，所以适当的免疫细胞化学技术可以显示细胞表面的免疫球蛋白。

淋巴母细胞性淋巴瘤

这种类型淋巴瘤可能为T或B细胞型，由胞质稀少和不成熟的圆形或不规则形状胞核的较大的圆形细胞组成，胞核的染色质呈散布状态，核仁不显著。在Kiel、Lukes和Collins以及Rappaport分类中，这种淋巴瘤被称为淋巴母细胞性淋巴瘤（表4.1）。一些小鼠品系T和B细胞来源的淋巴母细胞性淋巴瘤可以自发[179]。Pattengale和Frith在雌性老年BABL/c小鼠的研究中，在70例肿瘤中有23例具有淋巴母细胞性淋巴瘤的形态学特征[343]。根据胞质pyrinophilia和免疫球蛋白的存在与否，23例中有7例被分为B细胞型的淋巴母细胞性淋巴瘤，其余的16例淋巴瘤具有明显的胸腺和纵隔成分，均为免疫球蛋白阴性且被认为是T淋巴母细胞淋巴瘤，这种T淋巴母细胞淋巴瘤类

似于AKR小鼠自发或C57BL/6小鼠受辐射诱发的Thy-1阳性胸腺淋巴瘤[348]。包括远交系Swiss小鼠在内的其他品系出现并观察到相似的临床病理特征，经过长期免疫抑制的小鼠也可以发生这种病变[186]。

在Wistar、Sprague-Dawley和Long-Evans大鼠中可见类似的起源于外周淋巴组织或胸腺的淋巴母细胞性淋巴瘤[270,346,349]。

免疫母细胞性淋巴瘤

免疫母细胞是大圆形细胞，具有中等量胞质以及特征性大泡状圆形胞核，核仁显著。B细胞型免疫母细胞具有特征性的两性或者pyrinophilic胞质。Pattengale和Frith在雌性BABL/c小鼠70个淋巴瘤的研究中发现了5个免疫母细胞淋巴瘤，而这5个免疫母细胞淋巴瘤全部是B细胞型的[343]。在未经处理的老年大鼠中偶见具有相似细胞学形态的淋巴瘤[270,346]。B细胞来源的免疫母细胞性淋巴瘤同样可以在类病毒药物感染的LVG/LAK和LSH/LAK叙利亚仓鼠腹部发现[271]，犬偶发的淋巴瘤也为B细胞型免疫母细胞性淋巴瘤[273]。

淋巴细胞性淋巴瘤

淋巴细胞性淋巴瘤由小而成熟的细胞组成，胞质少，细胞核小而圆，染色质致密。这些细胞形成了致密的片状，广泛地扩散到脾脏、淋巴结乃至其他器官，通常发展成一种白血病生长模式（参见淋巴细胞性白血病）。淋巴细胞性淋巴瘤是某些品系小鼠中较常见的淋巴瘤类型，但其主要是B细胞起源的[179,271]。这种细胞学形态的淋巴网状内皮细胞肿瘤可见于大多数品系的大鼠中，但通常都以白血病的形式出现。

浆细胞淋巴瘤

尽管浆细胞淋巴瘤在小鼠、大鼠和仓鼠并不常见，但其特征明显。构成浆细胞淋巴瘤的成熟淋巴样细胞具有浆细胞分化的特征，即含有丰富两性的胞质和致密染色质边集的圆形胞核。浆细胞淋巴瘤在一些小鼠品系的回盲部可自发形成[350,351]。也可发生在仓鼠[271]。浆细胞淋巴瘤偶尔发生在未经处理的老年大鼠[346]。

组织细胞性淋巴瘤（组织细胞肉瘤、恶性组织细胞瘤）

组织细胞性淋巴瘤可能来源于真正的组织细胞，在啮齿类动物中相对常见，是与真正的淋巴肿瘤有区别的一类肿瘤。应该将它与Rappaport分类中所称的组织细胞性淋巴瘤相区分，当然如果称之为淋巴样细胞的大细胞淋巴瘤也是不恰当的（表4.1）。

Dunn已经将小鼠的这种组织细胞肿瘤使用"*A型网状细胞肉瘤*"这个术语进行描述[236]，这种肿瘤通常累及小鼠的腹部器官，特别是肝脏和子宫，但其本质上可能是白血病或形成单独的皮下或软组织肿物。肿瘤细胞的细胞学形态多变，但是通常拥有不规则的胞核，染色质边集，偶尔可见显著的核仁存在。丰富的嗜酸性胞质可能表明吞噬红细胞的作用[267]。一些肿瘤中纺锤形、梭形细胞明显[267]。超微结构研究已经表明肿瘤细胞拥有高度折叠的胞核，高电子密度且边缘化的染色质，胞质含有数量不等的线粒体和大小不一的粗面和滑面内质网。一些细胞尽管缺少基底膜和朗格汉斯颗粒，但具有大量的溶酶体，这些细胞培养时有高度的吞噬性[267]。肿瘤细胞具有转

移性，转移到很多器官，但主要是肺脏和肝脏。病变也可产生胸腔积液。小鼠的髓外造血与组织细胞肉瘤密切相关[352]。一些研究人员已经注意到大小鼠组织肉瘤的广泛分布与近端肾小管细胞胞质中含有溶菌素的透明液滴的出现有关[353]。

BALB/c小鼠的骨髓和淋巴结通常也会受累。溶菌酶和MAC-2可以作为这种肿瘤的免疫细胞化学标志物[339,354]。对照组组织细胞肉瘤的发生率变化很大，对照组CD-1小鼠组织细胞肉瘤的发生率从0到15%，甚至超过15%[355]。不像某些淋巴瘤和白血病，组织细胞肉瘤直到12月龄后才常见，18月龄后发病率急剧升高。雌性发病率高于雄性[270,355]，C57BL/6J小鼠的发病率高于BALB/c或C3H小鼠[352]。

在大鼠中也观察到了类似临床病理特征的肿瘤，通常命名为组织细胞肉瘤，组织细胞性淋巴瘤或恶性组织细胞瘤（图4.6），尽管这种肿瘤可以表现为局部的软组织肿物，但是同样可以类似小鼠淋巴瘤的方式浸润到骨盆和腹部器官[356]。大鼠的肿瘤细胞和小鼠的组织细胞性淋巴瘤细胞表现出几乎相同的细胞学和超微结构特征，并且其分布与在小鼠的内脏器官的分布

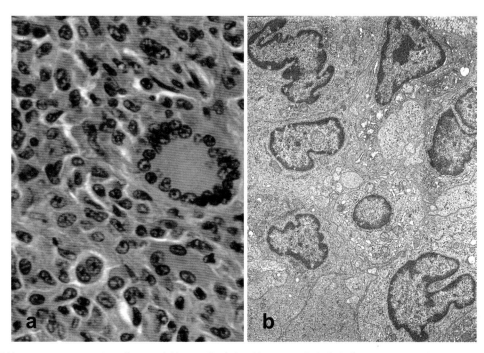

图4.6　2岁龄雌性Sprague-Dawley大鼠软组织肿物显示典型的恶性组织细胞肉瘤的特征。图a：一致的组织细胞具有丰富嗜酸性的胞质和典型的组织细胞多核巨细胞（H&E染色×210）。图b：相对一致的细胞电子显微照片，表现出折叠胞核及丰富的中度电子密度胞质，胞质包含一些包含物、线粒体和稀疏分布的内质网等组织细胞的典型特征（×1800）

特征相似，主要也是肝脏和肺脏受累[357,358]。

类似的肿瘤在仓鼠偶尔也能观察到，或是局部浸润性软组织肿物，或是弥漫性淋巴瘤。

一个有趣的现象是，当处理因素引起组织细胞肉瘤的发生率增加单独存在时，人们普遍认为与人类致癌危险无关。人类的*组织细胞肉瘤*非常少见，没有化学物可以增加大鼠组织细胞肉瘤的发生率，仅仅几种化学物可增加小鼠组织细胞肉瘤的发生率。美国*国家毒理学计划*（National Toxicology Program，NTP）开展的研究中，仅有几个在B6C3F1小鼠的研究表明该肿瘤与化学物暴露有关，这些化学物包括1,3-丁二烯、酚酞和四氟乙烯[359,361]。这些化学物相当于诱变剂，因为在这些研究中，它们均与多个组织的其他肿瘤发生率的提高有关。

霍奇金样淋巴瘤

类似人类霍奇金淋巴瘤组织学特征的淋巴网状内皮细胞病变在犬、小鼠和大鼠中有记录，但罕见[362,363]。

恶性肥大细胞瘤

恶性肥大细胞瘤非常罕见，会偶发于小鼠并且以播散性的形式发生[268,364]。在所有的这种病例中，肿瘤细胞分化良好并含有许多的异染颗粒。

白血病

大鼠、小鼠和仓鼠均可以自发产生白血病，但是患病率、生长模式和细胞类型在种属和品系间差异很大。白血病是以一种成血细胞的肿瘤性增生为特点的一种疾病，根据增生细胞的类型通常可以分为淋巴细胞性、淋巴母细胞性、粒细胞性、成髓细胞性、髓单核细胞和红细胞性白血病。

大体来说，其他物种该疾病的分类大都遵循人类所用的分类。这种分类也适用于啮齿类动物，但涂片和使用Romanovski染色印记对啮齿类动物很有用。最好谨慎地避免对疾病是急性还是慢性进行预判，因为我们对啮齿类动物白血病自然历史的了解远远少于对人类白血病的了解。

淋巴细胞性白血病

淋巴细胞性白血病是一种以小或中等大小的成熟淋巴细胞广泛增殖为特点的疾病，这些淋巴细胞胞质少，圆而成熟的细胞核中含有致密的染色质。典型病例中，外周血中的绝对淋巴细胞数量显著增加，而且通常与受累动物的贫血和全身性疾病有关。当对动物进行病理检查时，骨髓通常被淋巴细胞严重浸润，脾脏和淋巴结增大。这就使得淋巴细胞性淋巴瘤与淋巴细胞性白血病难以区分。肝门区也可见特征性单一形态细胞浸润。

这类的白血病似乎可见于大部分的大鼠品系。淋巴细胞性白血病与小淋巴细胞淋巴瘤相似，在一些小鼠品系（包括Swiss小鼠）中很常见，在该品系中它们要么来源于B细胞，要么来源于T细胞[179]。

大颗粒淋巴细胞性（单核细胞）白血病（淋巴瘤）

自发于10%～35%老年Fischer大鼠的大颗粒淋巴细胞性白血病被认为是T细胞型淋巴细胞性（慢性）白血病，但其中某些细胞（幼稚细胞）比典型的小淋巴细胞更不成熟[207,365]。NCI/NTP两年的研究显示，在过去的二三十年内，大颗粒状淋巴细胞性白血病在Fischer 344大鼠对照组中发病率不断提高，但其原因未明[366]。

尽管这些细胞形态各种各样，但它们与大鼠正常的大颗粒（Tγ）淋巴细胞相似。除了全身性的疾病状态、贫血和黄疸之外，这种白血病的特征还包括显著脾肿大和脾红髓、淋巴结、骨髓和其他器官中有直径10～15 μm的多形性颗粒淋巴细胞群弥漫性浸润，这些细胞有着明显的嗜苯胺蓝胞质颗粒和圆形到不规则的胞核[367]。在Fischer 344大鼠中，这种情况似乎从脾脏的边缘区发展而快速蔓延到其他器官，尤其是肝脏和肺脏[368]。白细胞计数每立方毫米5～370个不等。

这些细胞胞质的β-葡萄糖醛酸酶、酸性碳酸酶萘酚AS-D醋酸酯酶对氟化钠表现出不同的敏感活性，对MRC OX8单克隆抗体（抑制因子/细胞毒性T细胞抗原或CD8）、MRC OX7（Thy-1.1抗原）和W3/13（大鼠胸腺细胞/T淋巴细胞抗原或CD49）免疫反应均为阳性[367-369]。这些细胞的准确来源尚未明确。但脾脏几乎普遍受累支持着这样的假设：这些细胞的来源存在于脾脏或者需要脾脏的环境进行致瘤性的转化。有人指出在大多数自发性和转移的病例中显示出自然杀伤细胞（NK细胞）的细胞毒性，表明自然杀伤细胞可能是这些细胞的来源[370]。

大鼠致癌性试验中，处理引起的肿瘤发生率增加与人类致癌风险缺乏相关性，Fischer大鼠单核细胞白血病是说明上述观点的另一个例子[371-373]。这种肿瘤并不常见，因为这种肿瘤只明显出现在年老的Fischer 344大鼠中，是致癌性试验中动物死亡或提前安乐死的主要原因。人类很可能也有这种肿瘤，但十分罕见[366]。此外，改变实验变量（包括改变饮食、使用玉米油作为灌胃溶媒）可以影响该病的发生率。通过对脾脏的电离辐射和给予外源性毒性物质能减少这种白血病的发病率。这种作用不受体重或存活率的影响，但似乎与这些化合物对脾脏的非特异性不良反应有关[374]。免疫抑制会提高这种白血病的发病率。但严谨的统计分析（如在趋势检验中$P<0.005$或在两两比较中$P<0.01$）表明，仅有少量化学物能明确地明显提高这类肿瘤的发生率。对分析证据的衡量表明发病率提高也有可能是种属和品系特异性的作用[366,373]。

淋巴母细胞性白血病

在淋巴母细胞性白血病中，外周血和骨髓包含大量淋巴母细胞，该细胞的特征是核浆比高，圆形的胞核中含有精细分散的染色质和1~2个核仁。Sprague-Dawley大鼠这种白血病出现通常少于淋巴细胞性白血病，但比淋巴细胞性白血病有更高的白细胞数量，每立方毫米超过200 000个[346]。

小鼠中在成淋巴细胞性白血病的发生过程中很普遍地出现继发性白血病。但单纯的该白血病形式也可以在小鼠体内观察到。它们可能来源于B或T细胞或非B和非T细胞类型[179]。

粒细胞白血病、髓细胞白血病

在所有的种属中，这类白血病以白细胞计数增加伴随严重的脾脏受累为特征，比如人类的该白血

病中会出现巨脾。白细胞通常处于中间成熟状态，一般也能观察到成熟的粒细胞。大鼠可能出现非常高的白细胞计数（每立方毫米20 000~1 000 000个细胞），在患该病的小鼠中也能达到相近的数目[344]。粒细胞白血病可发生在仓鼠，但并不常见[253]。

在啮齿类动物中，有一个偶然但惊人的发现，这种肿瘤的浸润组织出现特征性的绿色（绿色瘤），这是因为该肿瘤细胞中含有高浓度的髓过氧化物酶。这个现象已经在大鼠和小鼠中发现。这些细胞偶尔也会出现局部增长（粒细胞肉瘤）。

在石蜡包埋组织切片中，粒细胞白血病和其他类型的白血病区分并不是太明显。最重要的鉴别诊断是粒细胞白血病和类白血病反应。不经过涂片而单纯依靠细胞学形态是很难鉴别的。此时，认真查阅所有有关炎症状态、坏死或溃烂的肿瘤方面的组织病理学资料是非常重要的。

髓母细胞性白血病

在大鼠中，这种类型的白血病细胞与正常髓母细胞很相似。在外周血中，这类细胞有轻微的异常，表现为与成淋巴细胞相比胞质更丰富且包含嗜苯胺蓝颗粒。此外，可观察到早幼粒细胞，而其他更成熟的细胞很少（中断现象）[346]。这些细微的诊断细节可能在常规的石蜡切片中无法获得。由于这种原因，在区别这类和其他类型的未成熟白血病细胞时，使用涂片的方法有助于诊断。在小鼠也能发现相似形态学的白血病。

其他类型白血病

红白血病（erythroid leukemia）是一种骨髓增生性疾病，特征为红细胞的过量增殖，这在啮齿类动物是极其罕见的自发性肿瘤，尽管在小鼠[375]和大鼠[376]中都有报道。累及肝脏的红白血病大多发生于未经处理的Tg .AC转基因小鼠[377]。Tg .AC转基因小鼠种系是通过在FVB/N小鼠原核注入一种连接到胎儿ζ-球蛋白启动子和SV40聚腺苷酸化/或剪接序列的v-Ha-ras转基因序列获得的。据推测这种白血病应该与转入的基因有关，因为正常的FVB/N品系很少发生

该病。

大鼠给予7,8,12-三甲基苯并[a]蒽和亚硝基脲可能诱导红白血病[378,379]，特征为脾脏和肝脏严重的红系细胞浸润。

其他类型的白血病也有发现和报道，但是病理学家在区分各种大细胞白血病亚型（如髓单核细胞白血病和单核细胞白血病）方面没有达成完全一致。在小鼠中，有关于恶性肥大细胞瘤转移到外周血的描述[364]。

（林志、霍桂桃、吕建军译，吕建军、杨秀英校）

参考文献

1. Arneborn P, Palmblad J. Drug induced neutropenia: survey from Stockholm, 1973-978. *Acta Med Scand* 1982;**212**:289-92.

2. Bottiger LE, Furhoff AR, Holmberg L. Fatal reactions to drugs. A study of 10 year material from the Swedish Adverse Drug Reaction Committee. *Acta Med Scand* 1979;**205**:457-61.

3. Juliá A, Olona M, Bueno J, Revilla E, Rosselló J, Petit J, et al. Drug-induced agranulocytosis. *Br J Haematol* 1991;**79**:366-71.

4. Young NS, Maciejewski J. Mechanisms of disease: the pathophysiology of acquired aplastic anemia. *N Engl J Med* 1997;**336**:1365-72.

5. Freedman R. The choice of antipsychotic drugs for schizophrenia. *N Engl J Med* 2005;**353**:1286-8.

6. Kuhn JG. Chemotherapy-associated hematopoietic toxicity. *Am J Health Syst Pharm* 2002;**59**:S4-7.

7. Patton WN, Duffull SB. Idiosyncratic drug-induced haematological abnormalities. Incidence, pathogenesis, management and avoidance. *Drug Saf* 1994;**11**:445-62.

8. Aster RH, Curtis BR, Bougie DW. Thrombocytopenia resulting from sensitivity to GPIIb-IIIa inhibitors. *Semin Thromb Hemost* 2004;**30**:569-77.

9. Aster RH, Bougie DW. Current concepts - drug-induced immune thrombocytopenia. *N Engl J Med* 2007;**357**:580-7.

10. Curtis BR, Divgi A, Garritty M, Aster RH. Delayed thrombocytopenia after treatment with abciximab: a distinct clinical entity associated with the immune response to the drug. *J Thromb Haemost* 2004;**2**:985-92.

11. Hansel TT, Kropshofer H, Singer T, Mitchell JA, George AJT. The safety and side effects of monoclonal antibodies. *Nat Rev Drug Discov* 2010;**9**:325-38.

12. Lopez-Diego RS, Weiner HL. Novel therapeutic strategies for multiple sclerosis - a multifaceted adversary. *Nat Rev Drug Discov* 2008;**7**:909-25.

13. Zbinden G. Evaluation of thrombogenic effects of drugs. *Annu Rev Pharmacool Toxicol* 1976;**16**.

14. Zbinden G, Grimm L. Thrombogenic effects of xenobiotics. *Arch Toxicol Suppl* 1985;**8**:131-41.

15. Ramot Y, Nyska A. Drug-induced thrombosis - experimental, clinical, and mechanistic considerations. *Toxicol Pathol* 2007;**35**:208-25.

16. Aster RH. Adverse drug reactions affecting blood cells. *Handb Exp Pharmacol* 2010;57-76.

17. Young NS, Maciejewski J. The pathophysiology of acquired aplastic anemia. *N Engl J Med* 1997;**336**:1365-72.

18. Gibbs SDJ, Westerman DA, McCormack C, Seymour JF, Prince HM. Severe and prolonged myeloid haematopoietic toxicity with myelodysplastic features following alemtuzumab therapy in patients with peripheral Tcell lymphoproliferative disorders. *Br J Haematol* 2005;**130**:87-91.

19. Bloom JC. Principles of hematotoxicology: laboratory assessment and interpretation of data. *Toxicol Pathol* 1993;**21**:130-4.

20. Weingand K, Bloom JC, Carakostas M, Hall R, Helfrich M, Latimer K, et al. Clinical pathology testing recommendations for nonclinical toxicity and safety studies. *Toxicol Pathol* 1992;**20**:539-43.

21. Read NG, Beesley JE, Blackett MN, Trist DG. The accumulation of an aryloxylkylamidine (501C) and 5-hydroxytryptamine in human polymorphonuclear leucocytes: a quantitative electron microscopic study. *J Pharm Pharmacol* 1985;**37**:96-9.

22. Greaves P, Williams A, Eve M. First dose of potential new medicines to humans: how animals help. *Nat Rev Drug Discov* 2004;**3**:226-36.

23. Owens AH. Predicting anticancer drug effects in man from laboratory animal studies. *J Chronic Dis* 1962;**15**:223-8.

24. Schein PS, Davis RD, Carter S, Newman J, Schein DR, Rall DP. The evaluation of anticancer drugs in dogs and monkeys for the prediction of qualitative toxicities in man. *Clin Pharmacol Ther* 1970;**11**:3-40.

25. Freireich EJ, Gehen EA, Rall DP, Schmidt LH, Skipper HE. Quantitative comparison of toxicity of anticancer agents in mouse, rat, hamster, dog, monkey,and man. *Cancer*

Chemother Rep 1966;**50**:219-44.

26. Tucker WE. Pre-clinical toxicology profile of acyclovir: an overview. *Am J Med* 1982;**73**:27-30.

27. Luster MI, Germolec DR, White KL, Fuchs BA, Fort MM, Tomaszewski JE, et al. A comparison of three nucleoside analogues with anti-retroviral activity on immune and haemopoietic functions in mice. *In vitro* toxicity to precursor cells and microstromal environment. *Toxicol Appl Pharmacol* 1989;**101**:328-39.

28. Hirsch MS, D'Aquila RT. Drug therapy: therapy for human immunodeficiency virus infection. *N Engl J Med* 1993;**328**:1686-95.

29. Crumpacker CS. Drug therapy: ganciclovir. *N Engl J Med* 1996;**335**:721-9.

30. Riley JH, Davidovich A, Lipman JM, Arceo R, Anderson TD. Hematological effects of 2′,3′-dideoxycytidine in rabbits. *Toxicol Pathol* 1992;**20**:367-75.

31. Loisel S, Ohresser M, Pallardy M, Daydé D, Berthou C, Cartron G, et al. Relevance, advantages and limitations of animal models used in the development of monoclonal antibodies for cancer treatment. *Crit Rev Oncol Hematol* 2007;**62**:34-42.

32. Kornbrust D, Eydelloth R, Garratty G. Investigations of the potential for five b-lactam antibiotics to elicit type II hypersensitivity reactions in rats and monkeys. *Fundam Appl Toxicol* 1989;**12**:558-66.

33. Mellor PJ, Roulois AJA, Day MJ, Blacklaws BA, Knivett SJ, Herrtage ME. Neutrophilic dermatitis and immune-mediated haematological disorders in a dog: suspected adverse reaction to carprofen. *J Small Anim Pract* 2005;**46**:237-42.

34. Trepanier LA. Idiosyncratic toxicity associated with potentiated sulfonamides in the dog. *J Vet Pharmacol Ther* 2004;**27**:129-38.

35. Pickering RG, Pickering CE. The effects of reduced dietary intake upon the body and organ weights, and some clinical chemistry and hematological variates of the young Wistar rat. *Toxicol Lett* 1984;**21**:271-7.

36. Brown JW. A quantitative study of cellular changes occurring in bone marrow following protein deficiency in the rat. *Anat Rec* 1954;**120**:515-33.

37. Fruhman G, Gordon A. Influence of starvation upon the formed elements of blood and bone marrow of the rat. *Anat Rec* 1955;**122**:492.

38. Ito K, Schmaus J, Reissman K. Protein metabolism and erythropoiesis. III The erythroid marrow in proteinstarved

rats and its response to erythropoietin. *Acta Haematol* 1964;**32**:257-64.

39. Farnel D, Maronpot R. Inanition in animals, an important consideration in evaluating pathologic effects of test substances. *Toxicol Pathol* 1987;**15**:367.

40. Levin S, Semler D, Ruben Z. Effects of two weeks of feed restriction on some common toxicologic parameters in Sprague-Dawley rats. *Toxicol Pathol* 1993;**21**:1-14.

41. Hall RL, Everds NE. Factors affecting the interpretation of canine and nonhuman primate clinical pathology. *Toxicol Pathol* 2003;**31**(supplement):6-10.

42. Smoller BR, Kruskall MS. Phlebotomy for diagnostic laboratory tests in adults. Pattern of use and effect on transfusion requirements. *N Engl J Med* 1986;**314**:1233-5.

43. Lerche NW, Osborn KG. Simian retrovirus infections: potential confounding variables in primate toxicology studies. *Toxicol Pathol* 2003;**31**(supplement):103-10.

44. Guzman RE, Kerlin RL, Zimmerman TE. Histologic lesions in cynomolgus monkeys (*Macaca fascicularis*) naturally infected with simian retrovirus type D: comparison of seropositive, virus-positive, and uninfected animals. *Toxicol Pathol* 1999;**27**:672-7.

45. Owen G, Smith THF, Agersborg Jr HPK. Toxicity of some benzodiazepine compounds with CNS activity. *Toxicol Appl Pharmacol* 1970;**16**:556-70.

46. Brimblecombe RW, Leslie GB, Walker TF. Toxicology of cimetidine. *Hum Toxicol* 1985;**4**:13-25.

47. Ekman L, Hansson E, Havu N, Carlsson E, Lundberg C. Toxicological studies on omeprazole. *Scand J Gastroenterol* 1985;**20**:53-69.

48. Iswaran TJ, Imai M, Betton GR, Siddall RA. An overview of animal toxicology studies with bicalutamide (ICI 176,334). *J Toxicol Sci* 1998;**22**:75-88.

49. Prahalada S, Stabinski LG, Chen HY, Morrissey RE, De Burlet G, Holder D, et al. Pharmacological and toxicological effects of chronic porcine growth hormone administration in dogs. *Toxicol Pathol* 1998;**26**:185-200.

50. Frank D, Sharpe N, Scott MC, Mirro E, Hartman B, Halliwell WH. Chronic effects of flutamide in male beagle dogs. *Toxicol Pathol* 2004;**32**:243-9.

51. Johnson AN. Comparative aspects of contraceptive steroids - effects observed in beagle dogs. *Toxicol Pathol* 1989;**17**:389-96.

52. Rivas P, Górgolas M, Fernández-Guerrero ML. Zidovudine and red-cell distribution width. *N Engl J Med*

2005;**325**:2141-2.

53. Hashimoto K, Imai K, Yoshimura S, Ohtaki T. Experimental toxicity studies with captopril, an inhibitor of angiotensin 1-converting enzyme. 3. Twelve month studies of chronic toxicity of captopril in rats. *J Toxicol Sci* 1981;**6**(supplement 2):215-46.

54. Imai K, Yoshimura S, Ohiaki T, Hashimoto K. Experimental toxicity studies with captopril, an inhibitor of angiotensin 1-converting enzyme. 2. One month studies of chronic toxicity of captopril in rats. *J Toxicol Sci* 1981;**6**(supplement 2):189-214.

55. Ohtaki T, Imai K, Yoshimura S, Hashimoto K. Experimental toxicity studies with captopril, an inhibitor of angiotensin 1-converting enzyme. 4. Three months subacute toxicity of captopril in beagle dogs. *J Toxicol Sci* 1981;**6**(supplement 2):247-70.

56. DiBianco R. Adverse reactions with angiotensin converting enzyme (ACE) inhibitors. *Medical Toxicology* 1986;**1**:122-41.

57. Anderson TD. Cytokine-induced changes in the leukon. *Toxicol Pathol* 1993;**21**:147-57.

58. Ulich TR, Del Castillo J, Yin S, Egrie JC. The erythropoietic effects of IL-6 and erythropoietin *in vivo*. *Exp Hematol* 1991;**19**:29-34.

59. Ulich TR, Del Castillo J, Yin S. TNF exerts dose-dependent effects on erythropoiesis and myelopoiesis *in vivo*. *Exp Hematol* 1990;**19**:29-34.

60. Kakinuma C, Hamada Y, Futamura Y, Kuwayama C, Shimoi A, Shibutani Y. Human natural tumour necrosis factor a induced multiple endocrine and hematologic disorders in rats. *Toxicol Pathol* 1999;**27**:402-11.

61. Car BD, Eng VM, Lipman JM, Anderson TD. The toxicology of interleukin-12: a review. *Toxicol Pathol* 1999;**27**:58-63.

62. Car BD, Eng VM, Schnyder B, Lehir M, Shakhov AN, Woerly G, et al. Role of interferon-gamma in interleukin 12-induced pathology in mice. *Am J Pathol* 1995;**147**:1693-707.

63. Yarrington JT, Loudy DE, Sprinkle-Cavallo J, Broersma R, Gibson JP. Short-term studies of MDL 19,660-induced canine thrombocytopenia. *Toxicol Pathol* 1990;**18**:651-60.

64. Kawai T, Andrews D, Colvin RB, Sachs DH, Cosimi AB. Thromboembolic complications after treatment with monoclonal antibody against CD40 ligand. *Nat Med* 2000;6 114-114

65. Kirk AD, Burkly LC, Batty DS, Baumgartner RE, Berning JD, Buchanan K, et al. Treatment with humanized monoclonal antibody against CD154 prevents acute renal allograft rejection in nonhuman primates. *Nat Med* 1999;**5**:686-93.

66. Forrest JAH, Shearman DJC, Spence R, Celestin LR. Neutropenia associated with metiamide. *Lancet* 1975;**1**:392-3.

67. Brimblecombe RW, Duncan WAM, Walker TF. Toxicity of metiamide. In: Wood CJ, Simkins MA, editors. *International symposium on histamine H₂-receptor antagonists*. Oxford: Excepta Medica; 1973. p. 54-65.

68. Martin RA, Barsoum NJ, Surgess JM, De la Iglesia FA. Leukocyte and bone marrow effects of a thiomorpholine quinazosin antihypertensive agent. *Toxicol Appl Pharmacol* 1985;**81**:166-73.

69. Burkhardt R, Firsch B, Bartl R. Bone biopsies in haematological disorders. *J Clin Pathol* 1982;**25**:257-84.

70. Krech R, Theile J. Histopathology of the bone marrow in toxic myelopathy. *Virchows Arch A Pathol Anat Histopathol* 1985;**405**:225-35.

71. Travlos GS. Normal structure, function, and histology of the bone marrow. *Toxicol Pathol* 2006;**34**:548-65.

72. Cline JM, Maronpot RR. Variations in the histologic distribution of rat bone marrow cells with respect to age and anatomic site. *Toxicol Pathol* 1985;**13**:349-55.

73. Wright JA. A comparison of rat femoral, sternebral and lumbar vetebral bone marrow fat content by subjective assessment and image analysis of histological sections. *J Comp Pathol* 1989;**100**:419-26.

74. Travlos GS. Histopathology of bone marrow. *Toxicol Pathol* 2006;**34**:566-98.

75. Lévy M, Raphaël M. Effects of antimitotic treatment on haematopoietic tissues in mice. *Ann Inst Pasteur Immunol* 1987;**138**:347-57.

76. Lund JE, Brown PK. Hypersegmented megakaryocytes and megakaryocytes with multiple separate nuclei in dogs treated with PNU-100592, an oxazolidinone antibiotic. *Toxicol Pathol* 1997;**25**:339-43.

77. Stodtmeister R, Fliedner TM. Morphological aspects of myelofibrosis, observed in rats following sublethal whole body irradiation and subsequent allogenic bone marrow cell transfusion. *Folia Haematol* 1973;**100**:23-50.

78. Seed TM, Chubb GT, Tolle DV, Fritz TE, Poole CM, Doyle DE, et al. The ultrastructure of radiation-induced endosteal myelofibrosis in the dog. *Scan Electron Microsc* 1982;**1**:377-91.

79. Weiss DJ, Smith SA. A retrospective study of 19 cases of canine myelofibrosis. *J Vet Intern Med* 2002;**16**:174-8.

80. Reagan WJ. A review of myelofibrosis in dogs. *Toxicol Pathol* 1993;**21**:164-9.

81. Baxter EJ, Scott LM, Campbell PJ, East C, Fourouclas N, Swanton S, et al. Acquired mutation of the tyrosine kinase JAK2 in human myeloproliferative disorders. *Lancet* 2005;**365**:1054-61.

82. James C, Ugo V, Le Couedic JP, Staerk J, Delhommeau F, Lacout C, et al. A unique clonal JAK2 mutation leading to constitutive signalling causes polycythaemia vera. *Nature* 2005;**434**:1144-8.

83. Tefferi A, Thiele J, Orazi A, Kvasnicka HM, Barbui T, Hanson CA, et al. Proposals and rationale for revision of the World Health Organization diagnostic criteria for polycythemia vera, essential thrombocythemia, and primary myelotibrosis: recommendations from an ad hoc international expert panel. *Blood* 2007;**110**:1092-7.

84. Michiels JJ, De Raeve H, Hebeda K, Lam KH, Berneman Z, Schroyens W, et al. WHO bone marrow features and European clinical, molecular, and pathological (ECMP) criteria for the diagnosis of myeloproliferative disorders. *Leuk Res* 2007;**31**:1031-8.

85. Chagraoui H, Wendling F, Vainchenker W. Pathogenesis of myelofibrosis with myeloid metaplasia: insight from mouse models. *Best Pract Res Clin Haematol* 2006;**19**:399-412.

86. Lane HC, Depper JM, Greene WC, Whalen G, Waldmann TA, Fauci AS. Qualitative analysis of immune function in patients with the acquired immunodeficiency syndrome. Evidence for a selective defect in soluble antigen recognition. *N Engl J Med* 1985;**313**:79-84.

87. Bach FH, Sachs DH. Transplantation immunology. *N Engl J Med* 1987;**317**:489-92.

88. Liebowitz D. Epstein-Barr virus - an old dog with new tricks. *N Engl J Med* 1995;**332**:55-7.

89. Nickoloff BJ, Foreman KE. Charting a new course through the chaos of KS (Kaposi's sarcoma). *Am J Pathol* 1996;**148**:1323-9.

90. Fishman JA, Rubin RH. Medical progress: infection in organ-transplant recipients. *N Engl J Med* 1998;**338**:1741-51.

91. Olsen NJ, Stein CM. New drugs for rheumatoid arthritis. *N Engl J Med* 2004;**350**:2167-79.

92. Criscione LG, St Clair EW. Tumor necrosis factor-a antagonists for the treatment of rheumatic diseases. *Curr Opin Rheumatol* 2002;**14**:204-11.

93. Seymour HE, Worsley A, Smith JM, Thomas SHL. Anti-TNF agents for rheumatoid arthritis. *Br J Clin Pharmacol* 2001;**51**:201-8.

94. Davies GE. Toxicology of the immune system. *Histochem J* 1981;**13**:879-84.

95. Norbury KC. Immunotoxicology in the pharmaceutical industry. *Environ Health Perspect* 1982;**43**:53-9.

96. Loose LD. Overview of progress in immunotoxicology - 1983. *Surv Immunol Res* 1984;**3**:238-40.

97. Dean JH, Thurmond LM. Immunotoxicology: an overview. *Toxicol Pathol* 1987;**15**:265-71.

98. Koller LD. Immunotoxicology today. *Toxicol Pathol* 1987;**15**:346-51.

99. Dean JH. Issues with introducing new immunotoxicology methods into the safety assessment of pharmaceuticals. *Toxicology* 1997;**119**:95-101.

100. Dean JH, Hincks JR, Remandet B. Immunotoxicology assessment in the pharmaceutical industry. *Toxicol Lett* 1998;**102-103**:247-55.

101. Vos JG, Van Loveren H. Experimental studies on immunosuppression: how do they predict for man? *Toxicology* 1998;**129**:13-26.

102. Dayan AD, Kuper F, Madsen C, Smialowicz RJ, Smith E, Van Loveren H, et al. Report of validation study of assessment of direct immunotoxicity in the rat. *Toxicology* 1998;**125**:183-201.

103. Haley P, Perry R, Ennulat D, Frame S, Johnson C, Lapointe JM, et al. STP position paper: best practice guideline for the routine pathology evaluation of the immune system. *Toxicol Pathol* 2005;**33**:404-7.

104. Dean JH, Luster MI, Boorman GA. Methods and approaches for assessing immunotoxicity: an overview. *Environ Health Perspect* 1982;**43**:27-9.

105. Luster MI, Munson AE, Thomas PT, Holsapple MP, Fenters JD, White KL, et al. Development of a testing battery to assess chemical induced immunotoxicity: National Toxicology Program's guidelines for immunotoxicity evaluation in mice. *Fundam Appl Toxicol* 1988;**10**:2-19.

106. Anon. *Note for guidance on immunotoxicity studies for human pharmaceuticals* (EMEA/CPMP/167235/2004) (European Medicines Agency, London, 2005).

107. Anon. *Guidance for industry: Immunotoxicology evaluation of investigational new drugs* (Food and Drug Administration, Rockville MD, 2002).

108. Willard-Mack CL. Normal structure, function, and histology

of lymph nodes. *Toxicol Pathol* 2006;**34**:409-24.

109. Elmore SA. Histopathology of the lymph nodes. *Toxicol Pathol* 2006;**34**:425-54.

110. Cesta MF. Normal structure, function, and histology of the spleen. *Toxicol Pathol* 2006;**34**:455-65.

111. Pearse G. Normal structure, function and histology of the thymus. *Toxicol Pathol* 2006;**34**:504-14.

112. Pearse G. Histopathology of the thymus. *Toxicol Pathol* 2006;**34**:515-47.

113. Ruehl-Fehlert C, Bradley A, George C, Germann PG, Bolliger AP, Schulte A. Harmonization of immunotoxicity guidelines in the ICH process - pathology considerations from the Guideline Committee of the European Society of Toxicological Pathology (ESTP). *Exp Toxicol Pathol* 2005;**57**:1-5.

114. Taffs LF. Some diseases in normal and immunosuppressed experimental animals. *Lab Anim* 1974;**8**:149-54.

115. Gopinath C. Pathology of toxic effects on the immune system. *Inflamm Res* 1996;**45**:S74-8.

116. Descotes J. Integrating immunotoxicity with effects on other biological systems in preclinical safety evaluation: a perspective. *Toxicology* 2000;**142**:157-60.

117. Ahmed SA, Penhale WJ, Talal N. Sex hormones, immune responses, and autoimmune diseases. Mechanisms of sex hormone action. *Am J Pathol* 1985;**121**:531-51.

118. Ohtaki S. Quantitative interactions in weight of lymphoid organs and steroid hormonal organs in hamsters under several experimental conditions. *Br J Exp Pathol* 1988;**69**:1-16.

119. Gisler RH. Stress and the hormonal regulation of the immune response in mice. *Psychother and Psychosom* 1974;**23**:197-208.

120. Pollock RE, Babcock GF, Romsdahl MM, Nishioka K. Surgical stress-mediated suppression of murine natural killer cell cytotoxicity. *Cancer Res* 1984;**44**:3888-91.

121. Blazar BA, Rodrick ML, O'Mahony JB, Wood JJ, Bessey PQ, Wilmore DW, et al. Suppression of natural killer-cell function in humans following thermal and traumatic injury. *J Clin Immunol* 1986;**6**:26-36.

122. Beschorner WE, Namnoum JD, Hess AD, Shinn CA, Santos GW. Cyclosporin and the thymus. Immunopathology. *Am J Pathol* 1987;**126**:487-96.

123. Hattori A, Kunz HW, Gill TJ, Shinozuka H. Thymic and lymphoid changes and serum immunoglobulin abnormalities in mice receiving cyclosporin. *Am J Pathol* 1987;**128**:111-20.

124. Evans GO, Flynn RM, Lupton JD. An immunogold labelling method for rat T lymphocytes. *Lab Anim* 1988;**22**:332-4.

125. Bruder MC, Spanhaak S, Bruijntjes JP, Michielsen CPPC, Vos JG, Kuper CF. Intestinal T lymphocytes of different rat strains in immunotoxicity. *Toxicol Pathol* 1999;**27**:171-9.

126. Greenlee PG, Calvano SE, Quimby FW, Hurvitz AI. Investigation of cross-reactivity between commercially available antibodies directed against human, mouse and rat lymphocyte surface antigens and surface markers on canine cells. *Vet Immunol Immunopathol* 1987;**15**:285-96.

127. Ploemen J, Raveslot WTM, van Esch E. The incidence of thymic B lymphoid follicles in healthy beagle dogs. *Toxicol Pathol* 2003;**31**:214-9.

128. Taniguchi I, Sakurada A, Murakami G, Suzuki D, Sato M, Kohama G. Comparative histology of lymph nodes from aged animals and humans with special reference to the proportional areas of the nodal cortex and sinus. *Ann Anat* 2004;**186**:337-47.

129. Neubert R, Foerster M, Nogueira AC, Helge H. Cross-reactivity of antihuman monoclonal antibodies with cell surface receptors in the common marmoset. *Life Sci* 1996;**58**:317-24.

130. Li SL, Kaaya E, Feichtinger H, Biberfeld G, Biberfeld P. Immunohistochemical distribution of leukocyte antigens in lymphoid-tissues of cynomolgus monkeys (*Macaca-fascicularis*). *J Med Primatol* 1993;**22**:285-93.

131. Kuper CF, Harleman JH, Richter-Reichelm HB, Vos JG. Histopathologic approaches to detect changes indicative of immunotoxicity. *Toxicol Pathol* 2000;**28**:454-66.

132. Ward JM, Uno H, Frith CH. Immunohistochemistry and morphology of reactive lesions in lymph nodes and spleens from rats and mice. *Toxicol Pathol* 1993;**21**:199-205.

133. El Fouhil AFI, Iskander FA, Turkall RM. Effect of alternate-day hydrocortisone therapy on the immunologically immature rat. II. Changes in T- and B-cell areas in spleen. *Toxicol Pathol* 1993;**21**:383-90.

134. Ward JM, Erexson CR, Faucette LJ, Foley JF, Dijkstra C, Cattoretti G. Immunohistochemical markers for the rodent immune system. *Toxicol Pathol* 2006;**34**:616-30.

135. Kunder S, Calzada-Wack J, Hölzlwimmer G, Müller J, Kloss C, Howat W, et al. A comprehensive antibody panel for immunohistochemical analysis of formalin-fixed, paraffin-embedded hematopoietic neoplasms of mice: analysis of mouse specific and human antibodies cross-reactive with

murine tissue. *Toxicol Pathol* 2007;**35**:366-75.

136. Randall KJ, Pearse G. A dual-label technique for the immunohistochemical demonstration of T-lymphocyte subsets in formalin-fixed, paraffin-embedded rat lymphoid tissue. *Toxicol Pathol* 2008;**36**:795-804.

137. Tsunoda T, Yamakawa M, Takahashi T. Differential expression of Ca^{2+}-binding proteins on follicular dendritic cells in non-neoplastic and neoplastic lymphoid follicules. *Am J Pathol* 1999;**155**:805-14.

138. Klockars M, Osserman EF. Localization of lysozyme in normal rat tissue by an immunoperoxidase method. *J Histochem Cytochem* 1974;**22**:139-46.

139. Spicer SS, Frayser R, Virella G, Hall BJ. Immunocytochemical localization of lysozymes in respiratory and other tissues. *Lab Invest* 1977;**36**:282-95.

140. Saintemarie G, Peng FS. Morphological anomalies associated with immunodeficiencies in the lymph-nodes of aging mice. *Lab Invest* 1987;**56**:598-610.

141. Sainte-Marie G, Peng FS. Distribution pattern of drained antigens and antibodies in the subcapsular sinus of the lymph-node of the rat. *Cell Tissue Res* 1985;**239**:31-5.

142. Sainte-Marie G, Peng FS. Lymph-nodes of the N-NIH(S)li-nu nu mouse. *Lab Invest* 1985;**52**:631-7.

143. Sainte-Marie G, Peng FS, Bélisle C. Overall architecture and pattern of lymph-flow in the rat lymph-node. *Am J Anat* 1982;**164**:275-309.

144. Bélisle C, Sainte-Marie G. Topography of the deep cortex of the lymph nodes of various mammalian species. *Anat Rec* 1981;**201**:553-61.

145. Hoshi H, Horie K, Tanaka K, Nagata H, Aizawa S, Hiramoto M, et al. Patterns of age-dependent changes in the numbers of lymph follicles and germinal centres in somatic and mesenteric lymph nodes in growing C57Bl/6 mice. *J Anat* 2001;**198**:189-205.

146. Bode G, Clausing P, Gervais F, Loegsted J, Luft J, Nogues V, et al. The utility of the minipig as an animal model in regulatory toxicology. *J Pharmacol Toxicol Methods* 2010;**62**:196-220.

147. Van den Broeck W, Derore A, Simoens P. Anatomy and nomenclature of murine lymph nodes: descriptive study and nomenclatory standardization in BALB/cAnNCr1 mice. *J Immunol Methods* 2006;**312**:12-9.

148. Sainte-Marie G, Peng FS. High endothelial venules of the rat lymph node - a review and a question: is their activity antigen specific? *Anat Rec* 1996;**245**:593-620.

149. Tilney N. Patterns of lymphoid drainage in the adult laboratory rat. *J Anat* 1971;**109**:369-83.

150. Tew JG, Wu J, Qin D, Helm S, Burton GF, Szakal AK. Follicular dendritic cells and presentation of antigen and costimulatory signals to B cells. *Immunol Rev* 1997;**156**:39-52.

151. Kamel OW. Unraveling the mystery of the lymphoid follicle. *Am J Pathol* 1999;**155**:681-2.

152. Gillman J, Gillman T. The pathogenesis of experimentally produced lymphomata in rats (including Hodgkin's-like sarcoma). *Cancer* 1952;**5**:792-846.

153. Tsakraklides V, Olson P, Kersey JH, Good RA. Prognostic significance of the regional lymph node histology in cancer of the breast. *Cancer* 1974;**34**:1259-67.

154. Patt DJ, Brynes RK, Vardiman JW, Coppleson LW. Mesocolic lymph node histology is an important prognostic indicator for patients with carcinoma of the sigmoid colon: an immunomorphologic study. *Cancer* 1975;**35**:1388-97.

155. Kaufman M, Wirth K, Scheurer J, Zimmermann A, Luscieti P, Stjernswärd J. Immunomorphological lymph node changes in patients with operable bronchogenic squamous cell carcinoma. *Cancer* 1977;**39**:2371-7.

156. Ciocca DR. Immunomorphologic lymph node changes in rats bearing experimental breast tumors. *Am J Pathol* 1980;**99**:193-206.

157. Pihl E, Nairn RC, Milne BJ, Cuthbertson AM, Hughes ESR, Rollo A. Lymphoid hyperplasia. A major prognostic feature in 519 cases of colorectal carcinoma. *Am J Pathol* 1980;**100**:469-80.

158. Van Nagell JR, Donaldson ES, Parker JC, Van Dyke AH, Wood EG. The prognostic significance of pelvic lymph node morphology in carcinoma of the uterine cervix. *Cancer* 1977;**39**:2624-32.

159. Nacopoulou L, Azaris P, Papacharalampous N, Davaris P. Prognostic significance of histologic host response in cancer of the large bowel. *Cancer* 1981;**47**:930-6.

160. Cottier H, Turk J, Sobin L. A proposal for a standardized system of reporting human lymph node morphology in relation to immunological function. *Bull World Health Organ* 1972;**47**:375-408.

161. Van Der Valk P, Meijer CJLM. Histology of reactive lymph nodes. *Am J Surg Pathol* 1987;**11**:866-82.

162. Elmore SA. Enhanced histopathology evaluation of lymphoid organs. In: Dietert RR, editor. *Immunotoxicity testing: Methods and protocols*. Humana Press Inc.; 2010. p. 323-39.

163. Elmore SA. Enhanced histopathology of the lymph nodes. *Toxicol Pathol* 2006;**34**:634-47.

164. Anver MR, Cohen BJ, Lattuada CP, Foster SJ. Age-associated lesions in barrier-reared male Sprague-Dawley rats: a comparison between Hap: (SD) and Crl COBS-CO(SD) stocks. *Exp Aging Res* 1982;**8**:3-24.

165. Burek JD. *Age-associated pathology. Pathology of aging rats*. West Palm Beach, FL: CRC Press; 1978.

166. Sainte-Marie G, Peng FS. Morphological anomalies associated with immunodeficiencies in the lymph-nodes of aging mice. *Lab Invest* 1987;**56**:598-610.

167. Bélisle C, Sainte-Marie G, Peng F-S. Tridimensional study of the deep cortex of the rat lymph node. VI. The deep cortex units of the germ-free rat. *Am J Pathol* 1982;**107**:70-8.

168. Fossum S, Smith ME, Bell EB, Ford WL. The architecture of rat lymph nodes. III. The lymph nodes and lymph-borne cells of the congenitally anthymic node rat (rnu). *Scand J Immunol* 1980;**12**:421-32.

169. Sainte-Marie G, Peng F-S. Structural and cell population changes in the lymph nodes of the athymic nude mouse. *Lab Invest* 1983;**49**:420-9.

170. Sainte-Marie G, Peng F-S, Pelletier M. Development of the lymph nodes in the very young and their evolution in the mature, nude rat. *Dev Comp Immunol* 1984;**8**:695-710.

171. Loy JK, Davidson TJ, Berry KK, Macmaster JF, Danle B, Durham SK. Oncostatin M: development of a pleiotropic cytokine. *Toxicol Pathol* 1999;**27**:151-5.

172. Reindel JF, Gough AW, Pilcher GD, Bobrowski WF, Sobocinski GP, de la Iglesia FA. Systemic proliferative changes and clinical signs in cynomolgus monkeys administered a recombinant derivative of human epidermal growth factor. *Toxicol Pathol* 2001;**29**:159-73.

173. Anon. *ORENCIA® (abatacept) prescribing information* (Bristol-Myers Squibb Company, Princton NJ, 2005).

174. Durkin HC, Thorbecke GJ. The relationship of germinal centres in lymphoid tissue to immunologic memory. The effect of prednisolone administered after peak of the primary response. *J Immunol* 1971;**106**:1079-85.

175. Van Den Broek AA, Keuning FJ, Soeharto R, Prop N. Immune suppression and histophysiology of the immune response. I. Cortisone acetate and lymphoid migration. *Virchows Arch B Cell Pathol Incl Mol Pathol* 1983;**43**:43-54.

176. Noble C, Norbury KC. The differential sensitivity of rat peripheral blood T cells to immunosuppressants: cyclophosphamide and dexamethazone. *J Immunopharmacol* 1983;**5**:341-58.

177. Biberfeld P, Porwit-Ksiazek A, Böttiger B, Morfeldt-Mansson L, Biberfeld G. Immunohistopathology of lymph nodes in HLTV-III infected homosexuals with persistent adenopathy or AIDS. *Cancer Res* 1985;**45**:4665s-70s.

178. Lowenstine LJ. A primer of primate pathology: lesions and nonlesions. *Toxicol Pathol* 2003;**31** (supplement):92-102.

179. Pattengale PK, Taylor CR. Experimental models of lymphoproliferative disease. The mouse as a model for human non-Hodgkin's lymphomas and related leukemias. *Am J Pathol* 1983;**113**:237-65.

180. Audouin J, Diebold J. Modifications histologiques des ganglions lymphatiques au cours des réactions de stimulation immunitaire. *Ann Pathol* 1986;**6**:85-98.

181. Gleichman HIK, Pals ST, Radaszkiewicz T. T cell-dependent B-cell proliferation and activation induced by administration of the drug diphenylhydantoin to mice. *Hematol Oncol* 1983;**1**:165-76.

182. Dorfman RF, Warnke R. Lymphadenopathy simulating the malignant lymphomas. *Hum Pathol* 1974;**5**:519-50.

183. Ono Y, Iwasaki T, Sekiguchi M, Onodera T. Subacute toxicity of muroctasin in mice and dogs. *Arzneimittelforschung* 1988;**7**:1024-7.

184. Anderson TD, Hayes TJ. Toxicity of human recombinant interleukin-2 in rats. Pathologic changes are characterized by marked lymphocytic and eosinophilic proliferation and multisystem involvement. *Lab Invest* 1989;**60**:331-46.

185. Anderson TD, Hayes TJ, Gately MK, Bontempo JM, Stern LL, Truitt GA. Toxicity of human recombinant interleukin-2 in the mouse is mediated by interleukin-activated lymphocytes. Separation of efficacy and toxicity by selective lymphocyte subset depletion. *Lab Invest* 1988;**59**:598-612.

186. Krueger GRF, Malmgren RA, Berard CW. Malignant lymphomas and plasmacytosis in mice under prolonged immunosuppression and persistent antigenic stimulation. *Transplantation* 1971;**11**:138-44.

187. Herzyk DJ, Bugelski PJ, Hart TK, Wier PJ. Preclinical safety of recombinant human interleukin-18. *Toxicol Pathol* 2003;**31**:554-61.

188. Henry SP, Templin MV, Gillett N, Rojko J, Levin AA. Correlation of toxicity and pharmacokinetic properties of a phosphorothioate oligonucleotide designed to inhibit ICAM-1. *Toxicol Pathol* 1999;**27**:95-100.

189. Firriolo JM, Morris CF, Trimmer GW, Twitty LD, Smith JH, Freeman JJ. Comparative 90-day feeding study

with low-viscosity white mineral oil in Fischer-344 and Sprague-Dawley-derived CRL:CD rats. *Toxicol Pathol* 1995;**23**:26-33.

190. Smith JH, Mallett AK, Priston RAJ, Brantom PG, Worrell NR, Sexsmith C, et al. Ninety-day feeding study in Fischer-344 rats of highly refined petroleum-derived food-grade white oils and waxes. *Toxicol Pathol* 1996;**24**:214-30.

191. Trimmer GW, Freeman JJ, Priston RAJ, Urbanus J. Results of chronic dietary toxicity studies of high viscosity (P70H and P100H) white mineral oils in Fischer 344 rats. *Toxicol Pathol* 2004;**32**:439-47.

192. Carlton WW, Boitnott JK, Dungworth DL, Ernst H, Hayashi Y, Mohr U, et al. Assessment of the morphology and significance of the lymph nodal and hepatic lesions produced in rats by the feeding of certain mineral oils and waxes - proceedings of a pathology workshop held at the Fraunhofer Institute of Toxicology and Aerosol Research Hannover, Germany, May 7-9, 2001. *Exp Toxicol Pathol* 2001;**53**:247-55.

193. Abdo KM, Johnson JD, Nyska A. Toxicity and carcinogenicity of Elmiron in F344/N rats and B6C3F(1) mice following 2 years of gavage administration. *Arch Toxicol* 2003;**77**:702-11.

194. Anon. *ELMIRON® (pentosan polysulfate sodium) prescribing information* (Ortho-McNeil Pharmaceutical Inc., Rariton NJ, 2004).

195. Cox-Ganser JM, Burchfiel CM, Fekedulegn D, Andrew ME, Ducatman BS. Silicosis in the lymph nodes: the canary in miner? *J Occup Environ Med* 2009;**51**:164-9.

196. Rosse WF. The spleen as a filter. *N Engl J Med* 1987;**317**:704-6.

197. Stutte HJ, Sakuma T, Falk S, Schneider M. Splenic erythropoiesis in rats under hypoxic conditions. *Virchows Arch A Pathol Anat Histopathol* 1986;**409**:251-61.

198. Haley PJ. Species differences in the structure and function of the immune system. *Toxicology* 2003;**188**:49-71.

199. Seifert MF, Marks SC. The regulation of haemopoiesis in the spleen. *Experientia* 1985;**41**:192-9.

200. Veerman AJP, Ewijk Van W. White pulp compartments in the spleen of rats and mice. A light and electron microscopic study of lymphoid and non-lymphoid cell types in T- and B-areas. *Cell Tissue Res* 1975;**156**:417-41.

201. Ruehl-Fehlert C, Hartmann E, Rinke M. Reactive and proliferative changes of splenic reticulum cells of rats investigated with special staining methods and immunohistochemistry. *Exp Toxicol Pathol* 2008;**59**:281-90.

202. Veerman AJP, De Vries H. T- and B-areas in immune reactions. Volume changes in T and B cell compartments of the rat spleen following intravenous administration of a thymus-dependent (SRBC) and a thymusindependent (paratyphoid-vaccine-endotoxin) antigen. A histometric study. *Zeitschrift für Immunitätsforschung* 1976;**151**:202-18.

203. Van Rooijen N. Mechanism of follicular antigen trapping. Migration of antigen-antibody complexes from marginal zone toward follicle centres. *Immunology* 1973;**25**:847-52.

204. Van Rooijen N. Immune complexes in the spleen: three concentric follicular areas of immune complex trapping, their inter-relationships and possible function. *J Reticuloendothel Soc* 1977;**21**:143-51.

205. Morawietz G, Ruehl-Fehlert C, Kittel B, Bube A, Keane K, Halm S, et al. Revised guides for organ sampling and trimming in rats and mice - Part 3 - A joint publication of the RITA and NACAD groups. *Exp Toxicol Pathol* 2004;**55**:433-49.

206. Suttie AW. Histopathology of the spleen. *Toxicol Pathol* 2006;**34**:466-503.

207. Losco PE, Ward JM. The early stage of large granular lymphocyte leukemia in the F344 rat. *Vet Pathol* 1984;**21**:286-91.

208. Fort FL, Tekeli S, Majors K, Heyman IA, Cusick PK, Kesterson JW. Terazasin: intravenous safety evaluation in rats. *Drug Chem Toxicol* 1984;**7**:435-49.

209. Weinberger MA, Albert RH, Montgomery SB. Splenotoxicity associated with splenic sarcomas in rats fed high doses of D & C Red No. 9 or aniline hydrochloride. *J Natl Cancer Inst* 1985;**75**:681-90.

210. Goodman DG, Ward JM, Reichardt WD. Splenic fibrosis and sarcomas in F344 rats fed diets containing aniline hydrochloride, p-chloroaniline, azobenzene, o-toluidine hydrochloride, 4,40sulfonyldianiline, or D and C Red No. 9. *J Natl Cancer Inst* 1984;**73**:265-73.

211. Chamanza R, Marxfeld HA, Blanco AI, Naylor SW, Bradley AE. Incidences and range of spontaneous findings in control cynomolgus monkeys (*Macaca fascicularis*) used in toxicity studies. *Toxicol Pathol* 2010;**38**:642-57.

212. Ito T, Chatani F, Sasaki S, Ando T, Miyajima H. Spontaneous lesions in cynomolgus monkeys used in toxicity studies. *Exp Anim* 1992;**41**:455-69.

213. Whittaker P, Hines FA, Robl MG, Dunkel VC. Histopathological evaluation of liver, pancreas, spleen, and heart from iron-overloaded Sprague-Dawley rats. *Toxicol*

Pathol 1996;**24**:558-63.

214. Crichton DN, Busuttil A, Price WH. Splenic lipofuscinosis in mice. *J Pathol* 1977;**126**:113-20.

215. Ishihara T, Yamashita Y, Okuzono Y, Yokota T, Takahashi M, Kamei T, et al. Three kinds of foamy cells in the spleen: comparative histochemical and ultrastructural studies. *Ultrastruct Pathol* 1985;**8**:13-23.

216. Van Rooijen J, Roeterink CH. Phagocytosis and lymphocyte migration: evidence that lymphocyte trapping in the spleen following carbon injection is not due to direct lymphocyte-macrophage adherence. *Immunology* 1980;**39**:571-6.

217. Van Rooijen N, Van Nieuwmegen R, Kamperdijk EWA. Elimination of phagocytic cells in the spleen after intravenous injection of liposome-encapsulated dichloromethylene diphosphonate. *Virchows Arch B Cell Pathol Incl Mol Pathol* 1985;**49**:375-83.

218. Rees S, Constantopoulos G, Barranger JA, Brady RO. Organomegaly and histopathology in an animal model of mucopolysaccharidosis induced by suramin. *Naunyn-Schmiedebergs Arch Pharmacol* 1982;**319**:262-70.

219. Shikata T, Kanetaka T, Endo Y, Nagashima K. Drug-induced generalized phospholipidosis. *Acta Pathol Jpn* 1972;**22**:517-31.

220. Gray JE, Weaver RN, Stern KF, Phillips WA. Foam cell response in the lung and lymphatic tissues during long-term high-level treatment with erythromycin. *Toxicol Appl Pharmacol* 1978;**45**:701-11.

221. Nelson AA, Fitzhugh OG. Chloroquine: pathological changes observed in rats which for two years had been fed various proportions. *Arch Pathol* 1948;**45**:454-62.

222. Nyska A, Nold JB, Johnson JD, Abdo K. Lysosomal-storage disorder induced by Elmiron following 90-days gavage administration in rats and mice. *Toxicol Pathol* 2002;**30**:178-87.

223. Blair JT, Thomson AW, Whiting PH, Davidson RJL, Simpson JG. Toxicity of the immune suppressant cyclosporin A in the rat. *J Pathol* 1982;**138**:163-78.

224. Levine S, Gherson J. Morphologic effects of mitoxantrone and a related anthracenedione on lymphoid tissues. *Int J Immunopharmacol* 1986;**8**:999-1007.

225. Graziano MJ, Galati AJ, Walsh KM. Immunotoxicity of the anticancer drug CI-994 in rats: effects on lymphoid tissue. *Arch Toxicol* 1999;**73**:168-74.

226. Merlino G, Bellotti V. Molecular mechanisms of amyloidosis. *N Engl J Med* 2003;**349**:583-96.

227. Kelly JW. Attacking amyloid. *N Engl J Med* 2005;**352**:722-3.

228. Merlini G, Bellotti V. Molecular mechanisms of amyloidosis. *N Engl J Med* 2003;**349**:583-96.

229. Glenner GG. Amyloid deposits and amyloidosis. the b-fibrilloses. *N Engl J Med* 1980;**302**:1283-92.

230. Falk RH, Comenzo RL, Skinner M. The systemic amyloidoses. *N Engl J Med* 1997;**337**:898-909.

231. Cohen AS, Cathcart ES, Skinner M. Amyloidosis: current trends in investigation. *Arthritis Rheum* 1978;**21**:153-60.

232. Michel-Fouque M-C, Greaves P, Martin J, Masson M-T. Etude ultrastructurale des lymphomes malins non Hodgkiniens gastro-intestineaux spontanés chez le hamster Syrien (*Mesocricetus auratus*). *Biol Cell* 1983;**48**.*10a* 1983.

233. Isersky C, Page DL, Cuatrecasas P, DeLellis RA, Glenner GG. Murine amyloidosis: immunologic characterization of amyloid fibril protein. *J Immunol* 1971;**107**:1690-8.

234. Livni N, Laufer A, Levo Y. Demonstration of amyloid in murine and human secondary amyloidosis by the immunoperoxidase technique. *J Pathol* 1980;**132**:343-8.

235. Dunn TB. Relationship of amyloid infiltration and renal disease in mice. *J Natl Cancer Inst* 1944;**5**:17-28.

236. Dunn TB. Normal and pathologic anatomy of the reticular tissue in laboratory mice, with a classification and discussion of neoplasms. *J Natl Cancer Inst* 1954;**14**:1281-390.

237. Schultz RT, Pitha J. Relation of hepatic and splenic micro-circulations to the development of lesions in experimental amyloidosis. *Am J Pathol* 1985;**19**:123-7.

238. Schultz RT, Pitha J, McDonald T, Debault LE. Ultrastuctural studies of vascular lesions in experimental amyloidosis of mice. *Am J Pathol* 1985;**119**:138-50.

239. Russfield AB, Green MN. Serum protein patterns associated with amyloidosis in the Syrian hamster. *Am J Pathol* 1965;**46**:59-69.

240. Bloom JC, Thiem PA, Morgan DG. The role of conventional pathology and toxicology in evaluating the immunotoxic potential of xenobiotics. *Toxicol Pathol* 1987;**15**:283-93.

241. Percy DH, Jonas AM. Incidence of spontaneous tumors in CD(R)-1 HaM/ICR mice. *J Natl Cancer Inst* 1971;**46**:1045-65.

242. Pour P, Althoff J, Salmasi SZ, Stepan K. Spontaneous tumors and common diseases in three types of hamsters. *J Natl Cancer Inst* 1979;**63**:797-811.

243. Sass B, Rabstein LS, Madison R, Nims RM, Peters RL, Kelloff GJ. Incidence of spontaneous neoplasms in F344 rats throughout the natural life-span. *J Natl Cancer Inst*

1975;**54**:1449-56.

244. Anon. *Bioassay of dapsone for possible carcinogenicity.* Carcinogenesis technical report series No. 20 [DHSS publication No. (NIH) 77-820] (National Cancer Institute, Washington DC, 1977).

245. Matsumoto M, Aiso S, Senoh H, Yamazaki K, Arito H, Nagano K, et al. Carcinogenicity and chronic toxicity of para-chloronitrobenzene in rats and mice by two-year feeding. *J Environ Pathol Toxicol Oncol* 2006;**25**:571-84.

246. Khan MF, Kannan S, Wang JL. Activation of transcription factor AP-1 and mitogen-activated protein kinases in aniline-induced splenic toxicity. *Toxicol Appl Pharmacol* 2006;**210**:86-93.

247. Wang JL, Kannan S, Li H, Khan MF. Cytokine gene expression and activation of NF-kappa B in anilineinduced splenic toxicity. *Toxicol Appl Pharmacol* 2005;**203**:36-44.

248. Papaioannou AN, Tsakralides V, Critselis AN, Good RA. The thymus in breast cancer. Observations in 25 patients and controls. *Cancer* 1978;**41**:790-6.

249. Parkin J, Cohen B. An overview of the immune system. *Lancet* 2001;**357**:1777-89.

250. Rezzani R, Cyclosporine A. and adverse effects on organs: histochemical studies. *Prog Histochem Cytochem* 2004;**39**:85-128.

251. Tak Cheung H, Vovolka J, Terry DS. Age- and maturation-dependent changes in the immune system of Fisher F344 rats. *J Reticuloendothel Soc* 1981;**30**:563-72.

252. Hirokawa K, Utsuyama M, Goto H, Karamoto K. Differential rate of age-related decline in immune functions in genetically defined mice with different tumor incidence and life span. *Gerontology* 1984;**30**:223-33.

253. McMartin DN. Morphological lesions in aging Syrian hamsters. *J Gerontol* 1979;**34**:502-11.

254. Kuper CF, Beems RB, Hollanders VMH. Spontaneous pathology of the thymus in aging Wistar (Cpb.WU) rats. *Vet Pathol* 1986;**23**:270-7.

255. Spoor MS, Radi ZA, Dunstan RW. Characterization of age- and gender-related changes in the spleen and thymus from control cynomolgus macaques used in toxicity studies. *Toxicol Pathol* 2008;**36**:695-704.

256. Luster MI, Blank JA, Dean JH. Molecular and cellular basis of chemically induced immunotoxicity. *Annu Rev Pharmacool Toxicol* 1987;**27**:23-49.

257. Monjan AA, Collector MI. Stress-induced modulation of the immune response. *Science* 1977;**196**:307-8.

258. Smialowicz RJ, Luebke RW, Riddle MM, Rogers RR, Rowe DG. Evaluation of the immunotoxic potential of chlordecone with comparison of cyclophosphamide. *J Toxicol Environ Health* 1985;**15**:561-74.

259. Leeming G, McLean JM, Gibbs ACL. The cell content and proliferative response of the rat thymus during first syngeneic and allogeneic pregnancy, and the effects of strain difference. *Thymus* 1985;**4**:247-55.

260. Greenstein BD, Debridges EF, Fitzpatrick FTA. Aromatase inhibitors regenerate the thymus in aging male rats. *Int J Immunopharmacol* 1992;**14**:541-53.

261. Dumont F, Robert F. Age- and sex-dependent thymic abnormalities in NZB×SJL F1 hybrid mice. *Clin Exp Immunol* 1980;**41**:63-72.

262. Dumont F, Robert F, Gerard H. Abnormalities of the thymus in aged female (NZB3SJF) F1 mice: separation and characterization of intrathymic T cells, B cells and plasma cells. *J Immunol* 1981;**126**:2450-6.

263. Abbott DP, Cherry CP. Malignant mixed thymic tumour with metastases in a rat. *Vet Pathol* 1982;**19**:721-3.

264. Goodman DG, Ward JM, Squire RA, Chu KC, Linhart MS. Neoplastic and non-neoplastic lesions in ageing F344 rats. *Toxicol Appl Pharmacol* 1979;**48**:237-48.

265. Maekawa A, Kurokawa Y, Takahashi M, Kokubo T, Ogiu T, Inodera H, et al. Spontaneous tumors in F344/ Du Crj rats. *Jpn J Cancer Res* 1983;**74**:365-72.

266. Ward JM, Hamlin MH, Ackerman LJ, Lattuada CP, Longfellow DG, Cameron TP. Age-related neoplastic and degenerative lesions in aging male virgin and ex-breeder AC1/seg Hap BR rats. *J Gerontol* 1983;**38**:538-48.

267. Frith CH, Davis TM, Zolotor LA, Townsend JW. Histiocytic lymphoma in the mouse. *Leuk Res* 1980;**4**:651-62.

268. Hailey JR, Harleman JH, Stromberg P, Ward JM. Haemopoietic system. In: Mohr U, editor. *International classification of rodent tumours. Part 1: The rat.* Lyon: International Agency for Research on Cancer; 1993.

269. Matsuyama M, Suzuki H, Yamada S, Ito M, Nagayo T. Ultrastructure of spontaneous and urethan-induced thymomas in Buffalo rats. *Cancer Res* 1975;**35**:2771.

270. Frith CH, Ward JM, Chandra M. The morphology, immunohistochemistry, and incidence of hemopoietic neoplasms in mice and rats. *Toxicol Pathol* 1993;**21**:206-18.

271. Coggin JH, Bellomy BB, Thomas KV, Pollock WJ. B-cell and T-cell lymphomas and other associated diseases induced by an infectious DNA viroid-like agent in hamsters

(*Mesocricetus auratus*). *Am J Pathol* 1983;**110**:254-66.

272. Modiano JF, Breen M, Burnett RC, Parker HG, Inusah S, Thomas R, et al. Distinct B-cell and T-cell lymphoproliferative disease prevalence among dog breeds indicates heritable risk. *Cancer Res* 2005;**65**:5654-61.

273. Holmberg CA, Manning JS, Osburn BI. Canine malignant lymphomas: comparison of morphologic and immunologic parameters. *J Natl Cancer Inst* 1976;**56**:125-35.

274. Priester, WA & McKay, FW. The occurence of tumors in domestic animals. In *National Cancer Institute Monograph 54* (National Cancer Institute, Bethesda, 1980).

275. Cianciolo RE, Hubbard GB. A review of spontaneous neoplasia in baboons (*Papio* spp.). *J Med Primatol* 2005;**34**:51-66.

276. Kaspareit J, Friderichs-Gromoll S, Buse E, Habermann G. Spontaneous neoplasms observed in cynomolgus monkeys (*Macaca fascicularis*) during a 15-year period. *Exp Toxicol Pathol* 2007;**59**:163-9.

277. Gallo RC, Wong-Staal F. Retroviruses as etiologic agents of some animal and human leukemias and lymphomas and as tools for elucidating the molecular mechanism of leukemogenesis. *Blood* 1982;**60**:545-57.

278. Gross L. The role of viruses in the etiology of cancer and leukemia in animals and in humans. *Proc Natl Acad Sci U S A* 1997;**94**:4237-8.

279. Epstein MA. Historical background. *Philos Trans R Soc Lond B Biol Sci* 2001;**356**:413-20.

280. Klein G. Lymphoma development in mice and humans: diversity of initiation is followed by convergent cytogenetic evolution. *Proc Natl Acad Sci U S A* 1979;**76**:2442-6.

281. Rapp F. Current knowledge of mechanisms of viral carcinogenesis. *CRC Crit Rev Toxicol* 1984;**13**:197-204.

282. Nalesnik MH, Jaffe R, Starzel TE, Demetris AJ, Porter K, Burnham JA, et al. & Locker, J. The pathology of posttransplant lymphoproliferative disorders occurring in the setting of cyclosporin A-prednisone immunosuppression. *Am J Pathol* 1988;**133**:173-92.

283. Caillard S, Dharnidharka V, Agodoa L, Bohen E, Abbott K. Posttransplant lymphoproliferative disorders after renal transplantation in the United States in era of modern immunosuppression. *Transplantation* 2005;**80**:1233-43.

284. Taylor AL, Marcus R, Bradley JA. Post-transplant lymphoproliferative disorders (PTLD) after solid organ transplantation. *Crit Rev Oncol Hematol* 2005;**56**:155-67.

285. Hoshida Y, Li T, Dong ZM, Tomita Y, Yamauchi A, Hanai J, et al. Lymphoproliferative disorders in renal transplant patients in Japan. *Int J Cancer* 2001;**91**:869-75.

286. Wyke JA. Oncogenic viruses. *J Pathol* 1981;**135**:39-45.

287. Rowlatt C, Chesterman FC, Sherriff MU. Lifespan, age changes and tumour incidence in an aging C57BL mouse colony. *Lab Anim* 1976;**10**:419-42.

288. Everett R. Factors affecting spontaneous tumor incidence rates in mice: a literature review. *CRC Crit Rev Toxicol* 1984;**13**:235-51.

289. Gross L, Feldman D, Dreyfuss Y. C-type virus particles in spontaneous and virus-induced leukemia and malignant lymphomas in mice and rats. *Cancer Res* 1986;**46**:2984-7.

290. Kato A, Hays EF. Development of virus-accelerated thymic lymphoma in AKR mice. *J Natl Cancer Inst* 1985;**75**:491-7.

291. Wyke JA. Oncogenic viruses. *J Pathol* 1981;**135**:39-45.

292. Greenman DL, Kodell RL, Sheldon WG. Association between cage shelf level and spontaneous and induced neoplasms in mice. *J Natl Cancer Inst* 1984;**73**:107-13.

293. Roe FJC, Tucker MJ. Recent developments in the design of carcinogenicity tests on laboratory animals. *Proc Eur Soc Study of Drug Toxic* 1974;**15**:171-7.

294. White J, Mider GB, Heston WE. Effects of aminoacids on the induction of leukemia in mice. *J Natl Cancer Inst* 1944;**4**:409-11.

295. Grossrau R, Vormann J, Gunther T. Enzyme histochemistry of malignant T cell lymphoma due to chronic magnesium deficiency in rats. *Histochemistry* 1984;**80**:183-6.

296. Gardner WU, Dougherty TF, Williams WL. Lymphoid tumors in mice receiving steroid hormones. *Cancer Res* 1944;**4**:73-87.

297. Haseman JK, Ney E, Nyska A, Rao GN. Effect of diet and animal care/housing protocols on body weight, survival, tumor incidences, and nephropathy severity of F344 rats in chronic studies. *Toxicol Pathol* 2003;**31**:674-81.

298. Rao GN, Haseman JK. Influence of corn oil and diet on body weight, survival, and tumor incidence of spontaneous tumors in rats and mice. *Nutr Cancer* 1993;**19**:21-30.

299. Anon. *NTP technical report on the comparative toxicology studies of corn oil, safflower oil and tricaprylin in male F334 rats*. NTP Technical Report No. 426, NIH Publication No. 94-3157 (US Department of Health and Human Services, Research Triangle Park NC, 1994).

300. Haseman JK, Rao GN. Effects of corn-oil, time-related changes, and inter-laboratory variability on tumor occurrence in control Fischer-344 (F344/N) rats. *Toxicol*

Pathol 1992;**20**:52-60.

301. Clayson DB. Modulation of the incidence of murine leukemia and lymphoma. *CRC Crit Rev Toxicol* 1984;**13**:183-95.

302. Faccini JM, Irisarri E, Monro AM. A carcinogenicity study in mice of a beta-adrenergic antagonist, primidolol; increased total tumour incidence without tissue specificity. *Toxicology* 1981;**21**:279-90.

303. Tucker MJ. Effect of diet on spontaneous disease in the inbred mouse strain C57B1/10J. *Toxicol Lett* 1985;**25**:131-5.

304. Son W-C, Gopinath C. Early occurrence of spontaneous tumors in CD-1 and Sprague-Dawley rats. *Toxicol Pathol* 2004;**32**:371-4.

305. Son WC, Bell D, Taylor I, Mowat V. Profile of early occurring spontaneous tumors in Han Wistar rats. *Toxicol Pathol* 2010;**38**:292-6.

306. Young SS, Gries CL. Exploration of the negative correlation between proliferative hepatocellular lesions and lymphoma in rats and mice - establishment and implications. *Fundam Appl Toxicol* 1984;**4**:632-40.

307. Hottendorf GH. Carcinogenicity testing of antitumor agents. *Toxicol Pathol* 1985;**13**:192-9.

308. Schmähl D, Habs M. Carcinogenic action of low-dose cyclophosphamide given orally to Sprague-Dawley rats in a life time experiment. *Int J Cancer* 1979;**23**:706-12.

309. Anon. Overall evaluations of carcinogenicity: an updating of IARC monographs. Supplement 7 in *IARC Monographs on the evaluation of the carcinogenic risk to humans* (International Agency for Research on Cancer, Lyon, 1987).

310. Travis LB. Therapy-associated solid tumors. *Acta Oncol* 2002;**41**:323-33.

311. Hoover R, Fraumeni JF. Drug-induced cancer. *Cancer* 1981;**47**:1071-80.

312. Pedersen-Bjergaard J, Specht L, Larsen SO, Ersboll J, Struck J, Hansen MM, et al. Risk of therapy-related leukaemia and preleukaemia after Hodgkin's disease, relative to age, cumulative dose of alkylating agents, and time from chemotherapy. *Lancet* 1987;**2**:83-8.

313. Schmähl D. Zweittumoren nach Chemotherapie maligner Tumoren. *Arzneimittelforschung* 1987;**37**:288-90.

314. Kaldor JM, Day NE, Pettersson F, Clarke EA, Pedersen D, Mehnert W, et al. Leukemia following chemotherapy for ovarian cancer. *N Engl J Med* 1990;**322**:1-6.

315. Löwenberg B, Downing JR, Burnett A. Acute myeloid leukaemia. *N Engl J Med* 1999;**341**:1051-62.

316. Coltman CA, Dahlberg S. Treatment-related leukaemia. *N Engl J Med* 1990;**322**:52-3.

317. Hoppe RT. Hodgkin's disease: complications of therapy and excess mortality. *Ann Oncol* 1997;**8**:115-8.

318. Ishimaru T, Hoshino T, Ichimaru M, Okad H, Tomiyasu T, Tsuchimoto T, et al. Leukemia in atomic bomb survivors, Hiroshima and Nagasaki, October 1, 1950-September 30, 1966. *Radiat Res* 1971;**45**:216-33.

319. Preston DL, Kusumi S, Tomonaga M, Izumi S, Ron E, Kuramoto A, et al. Cancer incidence in atomic-bomb survivors. 3. Leukemia, lymphoma and multiple-myeloma, 1950-1987. *Radiat Res* 1994;**137**:S68-97.

320. Swerdlow AJ, Barber JA, Hudson GV, Cunningham D, Gupta RK, Hancock BW, et al. Risk of second malignancy after Hodgkin's disease in a collaborative British cohort: the relation to age at treatment. *J Clin Oncol* 2000;**18**:498-509.

321. Major IR. Induction of myeloid leukemia by whole-body single exposure of CBA male mice to X-rays. *Br J Cancer* 1979;**40**:903-13.

322. Wolman SR, McMorrow LE, Cohen MW. Animal model of human disease: myelogenous leukemia in the R. F. mouse. *Am J Pathol* 1982;**107**:280-4.

323. Hollander CF, Zurcher C, Broerse JJ. Tumorigenesis in high-dose total body irradiated rhesus monkeys - a life span study. *Toxicol Pathol* 2003;**31**:209-13.

324. Hanto DW, Gajl-Peczalska KJ, Firzzera G, Arthur DC, Balfour HH, McClain K, et al. Epstein-Barr virusinduced polyclonal and monoclonal B-cell lymphoproliferative diseases occurring after renal transplantation: clinical pathologic and virologic findings and implications for therapy. *Ann Surg* 1983;**198**:356-69.

325. Starzl TE, Nalesnik MA, Porter KA, Ho M, Iwatsuki S, Griffith BP, et al. Reversibility of lymphomas and lymphoproliferative lesions developing under cyclosporin-steroid therapy. *Lancet* 1984;**1**:583-7.

326. Hoshida Y, Aozasa K. Malignancies in organ transplant recipients. *Pathol Int* 2004;**54**:649-58.

327. Vial T, Descotes J. Immunosuppressive drugs and cancer. *Toxicology* 2003;**185**:229-40.

328. Metcalf D. Reticular tumors in mice subjected to prolonged antigenic stimulation. *Br J Cancer* 1961;**15**:769-79.

329. Cohen SM, Erturk E, Skibber JL, Bryan GT. Azathiaprine induction of lymphomas and squamous cell carcinomas in rats. *Cancer Res* 1983;**43**:2768-72.

330. Anon. *ZOLADEX® (goserelin acetate) prescribing*

information (AstraZeneca, Wilmington DE, 2005).

331. Cruickshank JM, Fitzgerald JD, Tucker M. Beta-adrenoceptor blocking drugs: pronethalol, propanolol and practolol. In: Laurence DR, McLean AEM, Weatherall M, editors. *Safety testing of new drugs. laboratory predictions and clinical performance.* London: Academic Press; 1984. p. 93-123.

332. Alcock SJ, Bond PA. Observations on the toxicity of 'Alderlin' (pronethalol) in laboratory animals. *Proc Eur Soc Study of Drug Toxic* 1964;**4**:30-7.

333. Newberne JW, Newberne PM, Gibson JP, Huffman KK, Palolpoli FP. Lack of carcinogenicity of oxprenolol, a beta-adrenergic blocking agent. *Toxicol Appl Pharmacol* 1977;**41**:535-42.

334. Rustia M, Shubik P. Induction of lung tumors and malignant lymphomas in mice by metronidazole. *J Natl Cancer Inst* 1972;**48**:721-9.

335. Rust JR. An assessment of metronidazole tumorigenicity studies in mouse and rat. In: Finegold SM, McFadzean JA, Roe FJC, editors. *Metronidazole - proceedings of the international metronidazole conference.* Montreal; 1981.

336. Roe FJC. Toxicologic evaluation of metronidazole with particular reference to carcinogenic, mutagenic and teratogenic potential. *Surgery* 1983;**93**:158-64.

337. Wogan GN. Tumors of the mouse hematopoietic system: their diagnosis and interpretation in safety evaluation tests. Report of a study group. *CRC Crit Rev Toxicol* 1984;**13**:161-81.

338. Pattengale PK, Frith CH. Contributions of recent research to the classification of spontaneous lymphoid cell neoplasms in mice. *Crit Rev Toxicol* 1986;**16**:185-212.

339. Frith CH, Ward JM, Harleman JH, Stromberg PC, Halm S, Inoue T, et al. Hematopoietic system. In: Mohr U, editor. *International classification of rodent tumors. The mouse.* Berlin: Springer; 2001. p. 417-51.

340. Rappaport, H. Tumors of the hemopoietic system. In *Atlas of tumor pathology* 1-442 (Armed Forces Institute of Pathology, Washington DC, 1966).

341. Krueger GRF, Konorza G. Classification of animal lymphomas: the implications of applying Rappaport's classification for human lymphomas to experimental tumors. *Exp Hematol* 1979;**7**:305-14.

342. McConnell EE, Solleveld HA, Swenberg JA, Boorman GA. Guideline for combining neoplasms for evaluation of rodent carcinogenicity studies. *J Natl Cancer Inst* 1986;**76**:283-9.

343. Pattengale PK, Frith CH. Immunomorphologic classification

of spontaneous lymphoid cell neoplasms occurring in female BALB/c mice. *J Natl Cancer Inst* 1983;**70**:169-79.

344. Della-Porta G, Chieco-Bianchi L, Pennelli N. Tumours of the haemopoietic system. In: Turusov VS, editor. *Pathology of tumours in laboratory animals. Tumours of the mouse*, Vol. 2. Lyon: International Agency for Research on Cancer; 1979.

345. Wright JA, Horne M, Stewart MG. An immunohistochemical study of spontaneous lymphomas in the C57Bl/10J mouse. *J Comp Pathol* 1991;**104**:211-22.

346. Greaves P, Faccini JM. *Rat histopathology. A glossary for use in toxicity and carcinogenicity studies.* Amsterdam: Elsevier; 1992.

347. Pour P, Mohr U, Althoff J, Cardesa A, Kmoch N. Spontaneous tumors and common diseases in two colonies of Syrian hamsters. IV. Vascular and lymphatic systems and lesions at other sites. *J Natl Cancer Inst* 1976;**56**:963-74.

348. Pattengale PK, Taylor P, Twomey P, Hill S, Jonasson J, Beardsley T, et al. Immunopathology of B cell lymphomas induced in C57BL/6 mice by dual-tropic murine leukemia virus (MuLV). *Am J Pathol* 1982;**107**:362-77.

349. Kroes R, Garbis-Berkvens JM, De Vries T, Van Nesselrooy HJ. Histopathological profile of a Wistar rat stock including a survey of the literature. *J Gerontol* 1981;**36**:259-79.

350. Dunn TB, Deringer MK. Reticulum cell neoplasm, type B, or the 'Hodgkin's-like lesion' of the mouse. *J Natl Cancer Inst* 1968;**40**:771-820.

351. Rask-Nielsen R, Ebbesen P. Spontaneous reticular neoplasms in (CBA x DBA/2) F1 mice, with special emphasis on the occurrence of plasma cell neoplasms. *J Natl Cancer Inst* 1969;**43**:553-64.

352. Lacroix-Triki M, Lacoste-Collin L, Jozan S, Charlet JP, Caratero C, Courtade M. Histiocytic sarcoma in C57BL/6J female mice is associated with liver hematopoiesis: review of 41 cases. *Toxicol Pathol* 2003;**31**:304-9.

353. Hard GC, Snowden RT. Hyaline droplet accumulation in rodent kidney proximal tubules - an association with histiocytic sarcoma. *Toxicol Pathol* 1991;**19**:88-97.

354. Ward JM, Sheldon WG. Expression of mononuclear phagocyte antigens in histiocytic sarcoma of mice. *Vet Pathol* 1993;**30**:560-5.

355. Haseman JK, Winbush JS, O'Donnell Jr MW. Use of dual control groups to estimate false positive rates in laboratory animal carcinogenicity studies. *Fundam Appl Toxicol* 1986;**7**:573-84.

356. Squire RA, Brinkhous KM, Peiper SC, Firminger HI, Mann

RB, Strandberg JD. Histiocytic sarcoma with a granuloma-like component occurring in a large colony of Sprague-Dawley rats. *Am J Pathol* 1981;**105**:21-30.

357. Greaves P, Faccini JM. Fibrous histiocytic neoplasms spontaneously arising in rats. *Br J Cancer* 1981;**43**:402-11.

358. Greaves P, Martin J, Masson M-T. Spontaneous rat malignant tumors of fibrohistiocytic origin. An ultrastructural study. *Vet Pathol* 1982;**19**:497-505.

359. Anon. Toxicology and Carcinogenesis Studies of 1,3-Butadiene (CAS No. 106-99-0) in B6C3F1 Mice (Inhalation Studies). In *Technical Report Series No. 434, NIH Publication No. 93-3165* (National Toxicology Program (NTP). US Department of Health and Human Service, National Institutes of Health, Research Triangle Park, 1993).

360. Anon. Toxicology and Carcinogenesis Studies of Phenolphthalein (CAS No. 77-09-8) in F344/N Rats and B6C3F1 Mice (Feed Studies). In *Technical Report Series No. 465, NIH Publication No. 97-3390* (National Toxicology Program (NTP). US Department of Health and Human Service, National Institutes of Health, Research Triangle Park, 1996).

361. Anon. Toxicology and Carcinogenesis Studies of Tetrafluoroethylene (CAS No. 116-14-3) in F344/N Rats and B6C3F1 Mice (Inhalation Studies). In *Technical Report Series No. 450, NIH Publication No. 97-3366* (National Toxicology Program (NTP). US Department of Health and Human Service, National Institutes of Health, Research Triangle Park, 1996).

362. Majeed SK, Gopinath C. Hodgkin's disease-like lesion in a rat. *J Comp Pathol* 1985;**95**:123-6.

363. Wells GAH. Hodgkin's disease-like lesions in the dog. *J Pathol* 1974;**112**:5-10.

364. Lewis DJ, Offer JM. Malignant mastocytoma in mice. *J Comp Pathol* 1984;**94**:615-20.

365. Stromberg PC. Large granular lymphocyte leukemia in F344 rats. Model for human T lymphoma, malignant histiocytosis and T cell chronic lymphocytic leukemia. *Am J Pathol* 1985;**119**:517-9.

366. Thomas J, Haseman JK, Goodman JI, Ward JM, Loughran TP, Spencer PJ. A review of large granular lymphocytic leukemia in Fischer 344 rats as an initial step toward evaluating the implication of the endpoint to human cancer risk assessment. *Toxicological Sciences* 2007;**99**:3-19.

367. Ward JM, Reynolds CW. Large granular lymphocyte leukemia. A heterogeneous lymphocyte leukemia in F344 rats. *Am J Pathol* 1983;**111**:1-10.

368. Stromberg PC, Vogtsberger LM, Marsh LR, Wilson FD. Pathology of the mononuclear cell leukemia of Fischer rats. II. Hematology. *Vet Pathol* 1983;**20**:709-17.

369. Stromberg PC, Rojko JL, Vogtsberger LM, Cheney C, Berman R. Immunologic, biochemical and ultrastructural characterization of the leukemia cell in F344 rats. *J Natl Cancer Inst* 1983;**71**:173-81.

370. Thomas J, Haseman JK, Goodman JI, Ward JM, Loughran TP, Spencer PJ. A review of large granular lymphocytic leukemia in Fischer 344 rats as an initial step toward evaluating the implication of the endpoint to human cancer risk assessment. *Toxicol Sci* 2007;**99**:3-19.

371. Cohen SM. Human carcinogenicity risk evaluation: an alternative approach to the two-year bioassay. *Toxicol Sci* 2004;**80**:225-9.

372. Williams GM, Iatropoulos MJ, Enzmann HG. Principles of testing for carcinogenic activity. In: Wallace Hayes A, editor. *Principles and methods of toxicology*. Philadelphia, PA: Taylor and Francis; 2008. p. 1265-316.

373. Caldwell DJ. Review of mononuclear cell leukemia in F-344 rat bioassays and its significance to human cancer risk: a case study using alkyl phthalates. *Regul Toxicol Pharmacol* 1999;**30**:45-53.

374. Elwell MR, Dunnick JK, Hailey JR, Haseman JK. Chemicals associated with decreases in the incidence of mononuclear cell leukemia in the Fischer rat. *Toxicol Pathol* 1996;**24**:238-45.

375. Frith CH, McConnell RF, Johnson AN. Erythroleukemia in a mouse. *Lab AnimSci* 1990;**40**:418-9.

376. Nonoyama T, Hayashi S-M, Urano T, Yagami K-I, Miyajima H. Spontaneous erythroleukemia in a 16-wk-old female Slc:SD rat. *Toxicol Pathol* 1993;**21**:335-9.

377. Mahler JF, Flagler ND, Malarkey DE, Mann PC, Haseman JK, Eastin W. Spontaneous and chemically induced proliferative lesions in Tg.AC transgenic and p53-heterozygous mice. *Toxicol Pathol* 1998;**26**:501-11.

378. Higgins CB, Grand L, Ueda N. Specific induction of erythro-leukemia and myelogenous leukemia in Sprague-Dawley rats. *Proc Natl Acad Sci U S A* 1982;**79**:5411-4.

379. Ogiu T, Odashima S. Induction of rat leukemias and thymic lymphomas by N-nitrosoureas. *Acta Pathol Jpn* 1982;**32**(supplement 1):223-35.

380. Lukes RJ, Collins RD. New approaches to the classification of the lymphomata. Symposium on non-Hodgkin's lymphomata. *Br J Cancer* 1975;**32**(S2):1-28.

第5章 肌肉骨骼系统

骨

骨和软骨的机械性能依赖于细胞外基质的物理性质，主要通过钙羟磷灰石晶体加强 I 型胶原蛋白而提供最佳强度。骨骼还包括具有生长、修复和重塑能力的细胞群。骨重塑是一个动态过程，包括由机械应力应答所产生的多种激素和大量局部生长因子对成骨细胞和破骨细胞的调节过程。这些调控机制可能因给予外源性物质后发生改变而影响到骨的形态和功能[1]。

骨包含两种单独、不同的干细胞。间充质干细胞构成骨髓基质，骨髓中的造血干细胞则具有维系成熟血细胞的功能[2]。它们两者之间相互作用，因为骨髓基质细胞是维持造血功能的关键[3,4]。

成骨细胞呈立方形或柱状，位于骨缝，负责合成骨基质。成骨细胞含有丰富的粗面内质网、高尔基体和具有较高的碱性磷酸酶活性。成骨细胞起源于原始、多能的间充质细胞，与骨髓基质中其他增殖的间充质细胞密切相关[5]。骨祖细胞起源于成纤维细胞集落生成单位。成纤维细胞集落生成单位可能也是成纤维细胞、软骨细胞、脂肪细胞和肌肉细胞的生成单位。

破骨细胞是一种多核巨细胞，能吸收骨和钙化的软骨。它包含溶酶体、丰富的酸性磷酸酶和胶原酶。活跃的破骨细胞有突出的皱褶缘，在电镜下或在塑料或树脂包埋的光镜下表现为高度盘曲的细胞膜。破骨细胞起源于多能造血干细胞或骨髓粒细胞–巨噬细胞集落生成单位[6–8]。

多种激素、细胞因子和生长因子已被证实能影响骨细胞的功能。巨噬细胞集落刺激因子是破骨细胞前体发育过程中的关键因素[9]。一些蛋白（如肿瘤坏死因子受体家族）影响成骨细胞和破骨细胞之间的相互作用。成骨细胞前体表达破骨细胞分化因子，该因子通过与核受体κB或RANK的受体激活剂相互作用从而激活破骨细胞系谱。第三种分子，由骨髓中成骨细胞谱系和其他细胞产生的骨保护素，它是破骨细胞分化因子的诱导受体并阻碍其与RANK相互作用[10]。骨保护素基因缺失的啮齿类动物患有严重的骨质疏松症，表现为骨的过度吸收。狄诺塞麦，针对RANK配体的人源化单克隆抗体，已被证实是通过模拟人类骨保护素的功能来减少骨的吸收[11]。

在生理性骨重塑中具有功能的生长因子包括胰岛素样生长因子、转化生长因子β和相关蛋白、血小板源性生长因子、甲状旁腺激素相关蛋白和成纤维细胞生长因子[12]。系统性激素也影响骨重塑。两种主要的钙调节激素，甲状旁腺激素和1,25-二羟维生素能激活成骨细胞表达的受体。同样重要的还有降钙素、雌激素、雄激素、生长激素、甲状腺素和糖皮质激素[12]。机械负荷造成的骨应力似乎也能产生影响骨代谢和重塑的细胞信号，但经常被忽略[13]。

长骨和管状骨的轴或骨干由密质骨组成，终止于干骺端。干骺端由一层较轻的松质骨框架组成。尽管密质骨具有很大的抗压力强度，较轻的松质骨也具一定的机械强度，因其最厚的骨小梁位于承受最大机械力的方向。松质骨具有高表面容积比，因为它极度贴近骨髓细胞，适合于高强度的代谢活动和细胞更新，因此松质骨是一个代谢状态改变最直观、病理改变常发生的地方。

Ⅰ型胶原蛋白是骨的主要有机组成部分，分布于成熟的密质骨和松质骨的平行骨板下。常规包埋切片中这些骨板在偏振光下可见，并且能用于骨结构完整性的测量。骨折修复或胚胎状态时骨代谢加速，骨板消失并被随机排列的纤维所取代，此时的骨被称为编织骨。

矿物质沉积是一个复杂的过程，为多因素的共同作用所致，如有机磷酸酯的酶性裂解、核化位点形成和抑制剂失活后局部离子浓度的改变[14]。超微结构研究表明，矿化前端出现细胞外基质囊泡，代表矿物质沉积的起始部位。囊泡可能来自邻近细胞的胞膜，具有补充囊泡中膜磷酸酶启动矿化的能力[15]。

最初，矿化以相对低结晶形式沉积在之前已矿化组织（类骨质）的交界处，随后会形成更成熟的羟基磷灰石晶体。四环类抗生素和其他自体荧光抗生素能以化学形式与未成熟矿物质二价阳离子结合，这一特性可以用于标记类骨质-矿化骨的界面。

生长板

生长板位于长骨的干骺端和次级骨化中心（骨

骺）之间（图5.3a），由多个不同的区域组成。临时钙化带紧接干骺端。与之相邻的是肥大区，包含大的软骨细胞。增殖区紧邻肥大区，是生长板中唯一有分裂细胞的区域（图5.3a）。紧接着是储备区（又叫休息区或生发区），其构成成分被认为是干细胞。这一区域通常较其他区域包含更多的脂肪，而酸性和碱性磷酸酶、6-磷酸葡萄糖脱氢酶和乳酸脱氢酶的活性较低[16]。这种多层结构合成由胶原蛋白（Ⅱ、Ⅸ、Ⅹ、Ⅺ型）和蛋白聚糖（聚集蛋白聚糖、核心蛋白聚糖、膜联蛋白Ⅱ、Ⅴ、Ⅵ）组成的细胞外基质[17]。

生长板中软骨细胞的增殖和分化受一系列生长因子和不同的激素调控，例如生长激素、甲状腺激素和性激素、β-连环蛋白、骨形态发生蛋白、胰岛素样生长因子、瘦素、脱碘酶、一氧化氮、转化生长因子β和维生素D代谢物[17]。甲状旁腺激素和甲状旁腺激素相关蛋白之间的生理平衡是影响软骨细胞增生和分化的主要因素。关节周围软骨细胞能产生甲状旁腺激素相关蛋白，但其受体在前肥大细胞和生长板低增殖区表达[17]。

增殖软骨细胞的数量及其分裂速度是控制骨骼纵向生长的关键因素[18]。任何影响骨骺发育及其生理的因素都会导致骨骼的异常。例如，现已证实大鼠限制饮食可能减少生长板增殖区软骨细胞的增殖，并抑制增殖的软骨细胞转化为肥大的软骨细胞及缩短生长板的高度[19-21]。抗有丝分裂的药物可能会损伤增殖区的细胞[21]。因为生长板中表达多种血管生成因子，这些因子的改变可以通过生长板的形态变化表现出来[22]。小鼠去卵巢已被证实能增加生长板的总厚度[23]。

Yamasaki证实毒性研究中用于对照的雄性比格犬股骨两端的生长板均在12个月时消失，与股骨在6~12个月完成生长一致[24]。尽管老龄大鼠存在生长板，但不会再纵向生长。通过对不同年龄Wistar大鼠生长板细致的组织学研究表明，在快速生长期到5周龄这个阶段，生长板的高度是最大的，特别是肥大区。8~16周龄时，生长速度放缓，生长板的高度逐渐降低[25]。此外，62~80周龄大鼠被证实生长板失去同步性，不规则，细胞数量减少，软骨细胞灶性成骨，生长板和骨基质停止向干骺端生长。这种情况与人类不同，人类在20岁时股骨生长板会出现典型的完全闭合和骨化，女性早于男性2年左右[26]。

胸骨常用于啮齿类动物毒性研究的组织学检查，它由软骨原基的几个骨化中心发育而成。这些胸骨节段通常不会融合，软骨原基的残留体以软骨结合体的形式保留。性成熟后，活跃的软骨内骨化区域被软骨下骨板取代。

最后值得注意的是自发的局灶性变性可能会在幼龄实验动物的生长板中出现。幼龄未经处理的比格犬和食蟹猴的股骨生长板可能出现局灶性坏死、骨折和变性[24,27]。

技术考虑

常规福尔马林固定后脱钙、H&E染色已能满足毒性研究的大多数目的。在啮齿类动物研究中，通常进行胸骨取材，但理想的取材样本包括一侧远端带膝关节的股骨和相邻近端带有关节软骨的胫骨[28]。

活性四环素染色，用70%的乙醇或甲醇固定为好[16]。使用冰缓冲福尔马林固定有利于组织化学检测破骨细胞酸性磷酸酶活性时的组织保存[19]。不脱钙切片通常采用甲基丙烯酸甲酯包埋介质，这对充分评估矿化骨是必要的。Von Kossa染色、Goldner trichrome染色、Movat's pentachrome染色或砂罗铬花青染色可以用来很好地鉴别多糖、胶原蛋白和矿化组织。

形态计量技术在详细评估代谢性骨改变中有一定作用。这些技术的应用需要综合判断，因为它们不仅耗费时间，而且要求严格的实验设计、细致的采样和测量技术。同一动物的不同骨以及不同性别、年龄或营养状况改变的动物的骨的重建率和沉积率都会存在差异[30-32]。即使是标准化纯种的正常比格犬，不同肋骨或同一肋骨的不同部位的皮质总骨率、骨缝数量、吸收空间数量和骨形成率都可能显示显著的统计学差异[30]。一个更大的问题是骨组织形态计量学术语应用的混乱，但已经尝试运用系统命名法来克服这些语义障碍[33]。

尽管茜素红S、钙黄绿素、普施安和血卟啉已被用于实验动物，但活性四环素染色却是普遍认可的

骨矿化部位的荧光标记物[34]。

骨坏死（无血管性坏死、缺血性坏死）

骨坏死是骨创伤和其他一些疾病的并发症[35]。它通常是由外伤、感染（骨髓炎）、恶性细胞侵袭、其他异常物质的浸润或骨血管中断后梗死引起。骨坏死是公认的高剂量皮质激素治疗引起的一种并发症，脂肪栓子通过栓塞软骨下毛细血管和小动脉而堵塞骨内血管[14,35-37]。由于骨脉管系统解剖学结构的复杂性，所以研究原发性血管影响可能比较困难。人类肺癌、乳腺癌和多发性骨髓瘤的细胞对骨有亲和力，它们也可能通过引起正常骨重塑过程失调而导致溶骨性病变[38,39]。然而，大量人类骨坏死病例并没有找到明确的病因[35]。

实验犬和啮齿类动物可自发各种形式的无菌性坏死，但对其发病机制仍然知之甚少[27,37,40,41]。关节下区域、生长板或骨干中可能会发生局灶性或弥漫性坏死。这可能与周围结缔组织细胞增生有关。老龄ICR小鼠胫骨坏死的程度和分布表明坏死是由血液供应障碍所致[41]。据报道，自发性高血压大鼠的股骨头中发生的骨坏死与关节未完全形成和动脉血供狭窄或障碍有关[37]。类固醇处理实验动物后引起的骨坏死与含有载脂蛋白或血小板的栓子所致梗死相关[42]。骨坏死可引发犬的恶性骨肿瘤，这也可能是由梗死导致的[43]。然而，甚至是毒理学研究中的幼龄比格犬也可能会出现灶性股骨生长板坏死[24]。虽然不清楚何种程度的局灶性损伤是幼龄动物的骨重建中的一种正常表现，但在评估药物相关改变中应该将此加以考虑。

骨质疏松症

骨质疏松症的定义是矿化骨质量异常降低。骨质疏松症的组织学表现为正常矿化的骨小梁厚度减少并且在骨中穿插着相对宽的非纤维化骨髓腔。程度轻微的骨质疏松症可能很难在组织学切片中鉴别。为了明确组织学诊断，利用不脱钙切片的方法来鉴别骨质疏松症和伴骨骼肌质量减少的类骨质增多的情况[14]。

骨质疏松症是人类一个重要的问题，因为它导致大量骨折、独立性丧失和死亡[44,45]。它也代表了一

批新治疗药物的靶点，包括双膦酸盐、选择性雌激素受体调节剂雷洛昔芬、重组甲状旁腺激素肽段、雷奈酸锶和核因子κB（RANK）配体（RANKL）的受体活化剂抗体[11,46]。许多治疗方法已被证实可以加速人体的骨丢失。在女性，雌激素是骨质量的一个重要决定因素，而在男性中，骨质量则由雄激素和雌激素共同决定[47]。在用醋酸亮丙瑞林（促性腺激素释放激素激动剂）治疗前列腺癌的男性患者中，骨快速流失的原因可能是雌二醇和睾酮水平低，后者是雌二醇产生的主要底物[47]。类似的发现在使用吸入性糖皮质激素的女性患者中被报道，可能也是因为间接影响了性腺激素产生。

众所周知，人类骨质疏松症是糖皮质激素过多的结果，可能与库欣综合征或长期使用糖皮质激素治疗类风湿关节炎等慢性疾病相关。类似的效应也会发生在用皮质类固醇处理的实验动物身上[48]。我们对糖皮质激素诱导骨质疏松的机制的理解尚不完全。糖皮质激素治疗有许多种影响，包括影响钙的肠吸收、抑制骨形成和刺激骨细胞凋亡[49]。

大鼠使用高剂量的维A酸（维生素A的一种代谢产物，用于治疗严重的皮肤病）会诱导一种特殊形式的骨质疏松症。骨改变的发展依赖于处理的剂量和持续时间，但是病变的特点是临近骨髓腔区域的长骨骨干骨质异常溶解，使骨基质出现"磨损"的外观。通常在生长板形成的编织骨，如同骨折后所形成的骨痂般特别容易碎裂[50]。超高剂量处理的大鼠中可见骨折发生。大鼠中所报道的骨病变与人类和其他物种的维生素A中毒表现相似。

另一种形式的骨质疏松也见于用苏酮处理的幼龄大鼠中。苏酮，一种免疫刺激性药物，能导致硫酸黏多糖在溶酶体内的广泛蓄积。异常的胞质空泡表明糖胺聚糖聚集于软骨细胞和成骨细胞中。胫骨生长板相对不受影响，但主要骨小梁的长度和厚度减少，这可能是对破骨细胞活性刺激的反应[51]。

骨量和类骨质的增加

矿化骨或类骨质的增加可以在多种不同的情况下发生。它在本质上可以是增生或非增生性病变。人类该类型骨疾病的术语与明确的临床病理状况相关联。对于外源性物质诱导的实验动物的骨病变，不加鉴别地使用相同的诊断术语会产生误导。在描述实验动物非肿瘤性增生性骨病变的出版物中确实有很多术语的混淆使用。在毒性病理学中不管采用何种术语，重要的是准确地描述药物引起的变化，为可能的发病机制提供依据。下面描述一些与类骨质、编织骨或板层骨增加相关的各种改变。

术语

骨类骨质增加称为类骨质增多症。在人类和实验动物中，它是骨软化症最常见的结果，是矿化率不足导致的一种非增生的情况，通常是由维生素D摄入不足或维生素D代谢异常所致。

在矿化率正常而骨沉积率增加的情况下，类骨质增多症也可能出现。这两种类型类骨质增多症的组织切片形态相似，但可以通过动态（不同时段）活性四环素染色进行区别[14]。

类骨质增多也与一些非肿瘤增生性病变相关。用于这些情况下的术语特别容易混淆。因此，Long和他的同事对毒性实验的术语使用给出了一个合理的建议：所有编织骨或板层骨出现肿瘤性增多的情况都使用骨质增生这个术语。这个术语还包括"*骨硬化*"，骨硬化是指骨髓腔内每单位体积中矿化骨体积的增大[52]。

*纤维性骨炎*用于描述应答各种刺激时大量骨细胞激活和骨骼肌快速更新，这些刺激因素包括甲状旁腺功能亢进、甲状腺功能亢进、骨佩吉特病（Paget's disease）和肾功能衰竭等[14]。组织学上，这种情况的特点是成骨细胞和破骨细胞的数量增加、骨小梁表面不规则伴表面体积比增加。

骨佩吉特病是仅次于骨质疏松症的常见的人类骨疾病，其特点是局部区域高度夸张的骨重建。破骨细胞的数量、大小和吸收活性的增加导致其骨吸收能力大大增强。成骨细胞试图以形成更多骨的方式来补偿骨吸收的增加，但收效甚微，从而导致局部骨骼结构薄弱和变形（图5.1a）。佩吉特病中破骨细胞发生这种改变的原因可能是由于遗传影响或环

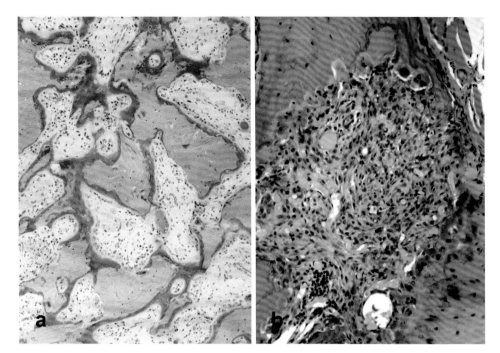

图5.1 图a：患有佩吉特病的52岁男性的尺骨，表现为典型的骨重塑过程中出现骨小梁和成纤维细胞基质混乱（Masson三色染色×100）。图b：患有晚期肾脏疾病的2岁龄Sprague-Dawley大鼠，表现为成骨细胞和破骨细胞活性增加伴纤维化，出现典型的肾性骨营养不良特征（H&E染色×85），也可参见图10.3和图13.11

境因素，如副黏病毒感染[53,54]。

肾性骨营养不良是用于诊断包括伴随慢性肾衰竭的骨的一系列改变的术语。它在人类和实验动物中均能发生，可能具有广泛的组织学改变，如纤维性骨炎、类骨质增多症、骨质硬化和骨质疏松症样改变。肾性骨营养不良可以发生在肾功能受损的患者和晚期肾小球硬化的老年大鼠（图5.1b）[55]。它被认为是由于无机磷的分泌和潴留减少，刺激甲状旁腺激素的合成而引起继发性甲状旁腺激素亢进，从而造成矿物质代谢紊乱而导致的。

实验动物自发性骨和类骨质增加

各种形式的骨硬化被报道可以自发于实验动物中。骨硬化和骨髓纤维化已在未经处理的Fischer 344大鼠中发现[56,57]。这种情况在大约6月龄雄性和雌性大鼠的胫骨和胸骨中均有发生，发生率和严重程度随着年龄的增长而增加。组织学上，改变的最初表现是皮质骨和骨小梁骨髓表面纤维组织局灶性增生。随后，增厚的骨小梁导致板层骨几乎完全取代骨髓腔。除了具有显著的年龄关系，这种情况的发

病机制未知。

患单核细胞（大颗粒细胞）白血病的Fischer 344大鼠中已出现类似改变[58]。雌性大鼠较雄性大鼠更易受影响。骨的特点是骨髓增生、骨髓纤维化和骨硬化。骨硬化由皮质内层的骨小梁增生构成，可以延伸到整个骨髓腔。自发于老龄B6C3F1小鼠的相似组织学改变被称为纤维骨性病变[59,60]。最近，在股胫关节患有骨关节炎样病变的NIH black Swiss小鼠中发现了相似改变（见后文）[61]。这种情况在胸骨和长骨可见，其特征是骨髓腔一端或两端的局部被致密的成纤维细胞样细胞、纤维组织和巨细胞浸润，最终形成骨小梁网。另外，也可发生于长骨骨干骨内膜表面增厚的局部区域。造成小鼠这种状况的原因不确定。基于其在雌性小鼠中的高发病率，特别是那些表明性激素失调的证据，据推测雌激素可能参与了该病的发生[59]。一种自发的原因不明的骨膜性骨增生也在雄性DBA/1小鼠中发生。其特点是跗骨和长骨的类骨质、编织骨和板层骨浅表增生[62]。

治疗引起的骨量和类骨质的增加

据报道，外源性物质暴露可直接引起骨软化症。

医疗实践中的一个例子是血液透析或尿毒症状态患者的铝含量超标引起的骨软化症。引起骨软化症的原因包括铝透析污染或口服铝盐（如磷酸盐结合剂）过量[63]。甲状旁腺切除和糖尿病可能会加速铝诱导产生骨疾病，因为这些条件下会出现铝聚集的增加从而导致骨形成率低。

在正常大鼠或尿毒症大鼠中通过肠外途径给予过量铝盐可诱发类似的改变[64,65]。铝相关骨疾病的特点是类骨质–矿化骨交界处出现类骨质增多症和铝沉积[66]。给予高剂量铝盐的大鼠，骺软骨生长板仅出现轻微的增厚，但软骨间隔覆盖很厚的编织骨类骨质。此外，骨干和骨骺骨小梁中出现过量的片状板层骨类骨质[64]。存在于类骨质与骨交界处的铝可以通过福尔马林固定后经玫瑰红三羧酸铵染色的非脱钙切片证实[67]。

肾衰竭、透析患者或肠外途径给予动物铝导致的铝毒性代表一种特殊的情况。铝盐被广泛、安全地应用于医学，包括作为疫苗佐剂的注射盐形式。在自然状态下铝吸收通常很低，只有当绕过保护机制时才能达到异常高的铝水平。这发生在透析的肾功能不全患者或给予高剂量的含有铝的口服磷酸盐结合剂或肠外途径给予大量铝的实验动物。现已从动物模型（包括终身研究的动物模型）中收集了大量的铝盐毒性的数据[68]。在常规口服毒性研究中，肾功能正常的实验动物给予剂量方案的盐未发现明显的器官病理学改变，这种盐通常用于口服治疗或疫苗佐剂。给予大鼠过量的铁可以出现类似于骨软化症的改变，组织化学方法可以证明在类骨质–矿物质交界处存在铁[69]。

长期给予抗惊厥药物也可影响癫痫患者的矿物质代谢。受影响的患者可能表现为骨软化症的生化及骨活检特征。尽管其机制尚不清楚，但药物引起的肝酶诱导使维生素D代谢改变可能是主要原因，当然可能还有其他一些重要的原因[70-73]。大鼠的研究则表现出不同的变化。苯妥英似乎以假性甲状旁腺功能减退症的特有方式减少骨生长[74]。

双磷酸盐是一类含有P–C–P化学键的化合物，能抑制骨吸收。它们通过P–C–P结构结合到骨，主要作用是降低破骨细胞活性。这些药物对治疗佩吉特病

或恶性高钙血症的骨退化增加是很重要的[53]。给予高剂量该类药物的动物骨骼表现为骨缝的蓄积[75,76]。在该类药物大鼠和犬常规毒性研究中，肋骨、胸骨和胸椎中的主要松质骨长度增加[77,78]。在较高的剂量出现骨小梁增厚和骨缝增宽。临时钙化带出现成骨细胞和破骨细胞数量增加。据报道，给予犬双磷酸盐YM175可出现不成熟膜内髓内骨形成，但这种特殊的作用只出现于高剂量组，可能是细胞因子参与的对毒性作用的一种修复反应[78]。此外，大鼠的研究表明这些化合物也可能产生剂量相关的肠钙吸收降低、骨骼纵向生长减少及血浆总钙浓度增加[79]。不同双磷酸盐类药物的毒性是不同的，并且病理发现受剂量、治疗持续时间、给药途径和动物物种的影响。因此，在将双磷酸盐类药物用于人类之前，必须认真研究其在动物中引起的骨改变[80]。

集落刺激因子已被证明能调节造血细胞、成骨细胞和破骨细胞的分化。在毒理学研究中，给予高剂量重组集落刺激因子能改变骨结构。大鼠静脉注射重组人粒细胞集落刺激因子28天，可引起骨吸收和骨形成[81]。病变主要发生在干骺端，组织学特征为间充质细胞取代骨髓腔中的造血细胞及不规则骨小梁形成的编制骨增生。这些病变在6周龄大鼠中表现得比14周龄大鼠更为明显，这表明粒细胞集落刺激因子对生长骨的影响可能大于成熟骨。

灶性增生性的骨内膜病变被证实发生于经抗有丝分裂类抗癌药处理后的Wistar大鼠股骨和胸骨的干骺端和骨干上[82]。这些病变的组织学特征是编织骨岛被增生的骨髓间充质干细胞所包围（图5.2）。这些病变表现与大颗粒细胞白血病的Fischer 344大鼠骨变化相似。由此推测局部骨髓损伤引起的炎性介质或生长因子释放可导致增生性骨病变。

据报道，给予小鼠雌激素后可引起骨硬化。C57BL/6J小鼠给予0.1 mg的17β–雌二醇环戊丙酸盐，胫骨干骺端出现骨硬化。组织学特征是干骺端的骨小梁厚度、长度和数量增加形成致密骨网[83]。这些改变与骨髓抑制、胸腺萎缩和淋巴细胞减少症有关。相似的改变可发生在其他品系小鼠的骨干骺端或髓腔[84]。Highman和同事报道给予C3H/HeJ–C3HeJ和

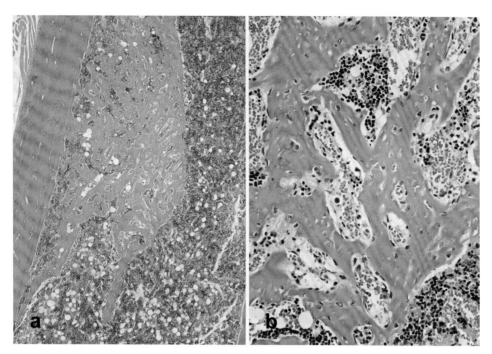

图5.2 给予Wistar大鼠高剂量抗增殖类抗癌药5天后的股骨，随后停药。图a：高度成熟的灶性增生区域，可见编制骨（H&E染色×50）。图b：同一切片的高倍视野显示灶性骨形成区域，骨髓腔中含有血管（H&E染色×140）

C3HeB/FeJ雌性小鼠己烯雌酚或17β–雌二醇超过1年后，胸骨和股骨骨小梁均出现增生[85,86]。

类似的改变被报道发生在长期给予高剂量选择性雌激素受体调节剂他莫昔芬的Alderley Park小鼠中[87]。给药6个月后，小鼠出现与骨密度明显增加相关的驼背，其组织学表现为骨硬化。由此推测这些骨的改变是雌激素作用的结果，因为他莫昔芬是小鼠雌激素受体激动剂，相反，他莫昔芬在灵长类动物中表现出抗雌激素的作用，因此没有观察到骨骼变化[87]。

据报道，CD-1小鼠经口给予高剂量合成前列腺素E₁类似物米索前列醇21个月也发生骨硬化[88]。这些变化在雌性存在剂量相关性，以胸骨和股骨生长板成纤维组织和板层骨向心生长为特点，但没有完全侵占骨髓腔。这一变化的机理仍然不清楚，但并未出现在犬及大鼠身上，所以推测这是一种小鼠特异性的变化[89,90]。然而，给予其他前列腺素的犬和大鼠出现骨肥大。年轻大鼠给予前列腺素E₂ 21天，脱钙胫骨的形态学分析显示骨纵向生长受抑制，生长软骨厚度增加伴随骨沉积率和形成率显著增加，从而导致胫骨骨髓腔中出现骨小梁生长[89]。前列腺素一直被认为是作用于骨骼的许多局部介质之一[12]。有

趣的是，发绀型先天性心脏病婴儿给予低剂量前列腺素E₁后，放射学证据显示其长骨骨膜增厚[91]。

众所周知，给予生长激素或甲状旁腺激素能使骨重量增加。犬给予14周猪生长激素，肋骨出现成骨细胞增生和骨髓减少[92]。全段甲状旁腺激素（一种含84个氨基酸的多肽）和特立帕肽（含活性N-端的34个氨基酸分子的多肽片段）因为对治疗骨质疏松症有潜在作用，近些年被广泛研究[93]。然而，这些作用依赖于分布和暴露时间，所以是很复杂的。似乎骨形成（或骨合成）仅需要短期的暴露，而持续的高剂量暴露会导致分解代谢改变[94]。然而，大鼠重复给予特立帕肽后出现时间和剂量依赖性的皮质骨和骨小梁增加并达到了几乎占满骨髓腔的程度[95-98]。在等效剂量下，患有骨质疏松症的人和猴似乎并没有出现那么夸张的作用，它更倾向于恢复骨的正常结构[99]。

雷奈酸锶用于治疗人骨质疏松症，也有调节啮齿类动物骨代谢的作用。雷奈酸锶重复给药能增加骨小梁的矿化骨体积，但也有报道它能引起肾功能低下的大鼠和人发生软骨病[100-102]。

给予降钙素25天的大鼠和兔与未经处理的对照组动物比较，也表现出骨皮质厚度增加[103]。尽管

降钙素是一种甲状腺旁激素拮抗剂的低血钙肽类激素，但其药理剂量能抑制破骨细胞活性和迅速减少骨吸收。因此它用于治疗佩吉特病一类的骨疾病[53]。羟甲基戊二酰辅酶A（HMG-CoA）还原酶抑制剂的抑制剂（他汀类药物）也被证实可能通过干扰破骨细胞凋亡和减少骨吸收而引起大鼠松质骨质量少量增加[104]。

有趣的是，给予实验猴骨保护素（通过抑制破骨细胞成熟而作为抗吸收药物的糖蛋白）与骨质量增加有关[105]。食蟹猴每周3次静脉或皮下注射给予这类药物后，作为骨吸收和骨形成标记的血清离子钙和磷减少。骨小梁密度增加，胸骨的显微镜检查显示骨相应增加。这些特征都与骨保护素（一种破骨细胞抑制剂）的药理作用一致[105]。

生长板的变化——发育不良和增生

长骨生长板软骨显著增厚被称为骺板发育不良，已经在给予多种药物的传统毒理学研究中有所描述，这些药物可以影响调节骨生长的重要因子。这些改变似乎是一种意料之外的或夸大的高剂量药效作用的结果。这类药物包括血管内皮细胞生长因子的单克隆抗体和小分子抑制剂、基质金属蛋白酶、pp60c-Src激酶信号因子和微管蛋白结合剂的抑制剂，它们均有抗血管生成的特性[106]。另一种是激活素样激酶5抑制剂，是一种转化生长因子（TGF）β信号强效抑制剂[107]。

给予食蟹猴和大鼠抗血管生成的人源化单克隆抗体，表现出生长板软骨的对称增宽，这主要是由肥大区扩张，相邻血管长入减少及软骨和钙化基质比例减少所导致的（图5.3）[108]。这似乎是进入生长板的新生血管减少的结果，这些新生血管是调节生长板形态、刺激软骨重塑、钙化和骨形成的基本信号[22]。给予食蟹猴和大鼠sunitab马来酸盐，一种多靶点受体酪氨酸激酶抑制剂（包括血管内皮生长因子受体），出现明显的骨骺生长板增厚特点为肥大区软骨细胞数量增多，沿生长板钙化的肥大区明显增宽[109]。

相似的改变已被报道出现在给予PD17067的大鼠中。PD17067是具有抗血管生成活性的成纤维细胞生长因子受体酪氨酸激酶的一种选择性抑制剂。成纤维细胞生长因子（FGF）和其受体（FGFR）被认为是软骨细胞生长的负调节剂[111]。作为一种以TGF-β信号通路为靶点的抗纤维化因子，激活素样激酶5抑

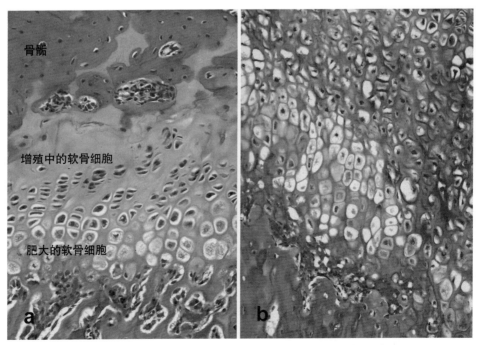

骨骺

增殖中的软骨细胞

肥大的软骨细胞

a

b

图5.3　图a：对照组Wistar大鼠长骨生长板（H&E染色×140）。图b：给予抗血管生成类抗癌药物的Wistar大鼠的相同区域，血管长入减少导致肥大区增宽（H&E染色×140）

制剂GW788388也能引起大鼠生长板发生相似改变。尽管这些改变出现在超药理剂量时，但精确的途径不是完全明确[112]。

生长板——其他改变

各种代谢紊乱、饮食改变、给予激素和外源性物质可能会改变未成熟动物的生长板形态。5周龄雄兔禁食24或48小时表现出胫骨近端生长速度降低和生长板肥大区和增生区均增宽[20]。限饲的大鼠表现出每列肥大区软骨细胞增多伴随其高度的降低，提示肥大区细胞尺寸减小和生长迟缓[21]。鉴于激素对骨生长调节的重要性，激素状态变化能改变骨的生长形态是理所当然的。例如，卵巢切除能引起8~9周龄小鼠股骨远端生长板增生区厚度增加[23]。给予双磷酸盐的12周龄兔，生长板软骨细胞的常规排列被扰乱，提示细胞排序障碍、增殖减少或细胞凋亡[113]。抗增生类抗癌药也能通过影响增殖区的细胞而改变生长板。例如，4周龄Wistar大鼠每周2次给予日剂量为15 mg/m²体表面积的多柔比星9周，研究表明其增殖区的高度随干骺端骨髓细胞减少而显著降低[21]。

骨硬化症

骨硬化是一种特殊情况，其特征为正常的皮质和髓质骨被非典型的骨小梁替代，这些骨小梁由被矿化不足的骨基质围绕的钙化软骨组成。骨硬化被认为是异常骨吸收的结果。人有三种突变与骨硬化症相关，但大多数患者没有明显的基因缺陷[9]。也有报道称骨硬化能发生在突变品系的大鼠、小鼠和犬中[114-119]。Walker的研究表明骨硬化症小鼠通过从表型正常的同窝小鼠身上移植造血细胞能恢复其正常的骨吸收功能[115,116]。相反，正常小鼠从同窝骨硬化症小鼠身上移植造血细胞能引起骨发育异常。

尽管引起骨硬化症发生的机制还没有完全清楚。但该病与造血细胞、巨噬细胞和破骨细胞功能缺陷密切相关。已经确定了三种突变能产生骨酸化缺陷。很多与骨密度增加有关的基因已经在小鼠身上被研究。这些缺陷可能是破骨细胞本身所固有的，它们通过改变破骨细胞的分化或功能或其他细胞的进程来支持破骨细胞的活动。然而，很少有药物引起的骨硬化症的报道，但曾有一例经大量双膦酸盐治疗的男孩出现骨硬化样病变的报道[120,121]。

肿瘤

原发性骨肿瘤在人和实验动物中是不常见的。一种较为常见的骨肿瘤——骨肉瘤在年轻人群体中多发，是一种重要的人类肿瘤。很多骨肉瘤的发病机理仍然不明确。但是其病因可能与化学因素（如铍）、电烧伤、电离辐射、外伤、佩吉特病以及遗传因素（如Rothmund–Thomson综合征、Bloom综合征和Li–Fraumeni综合征）有关[122]。治疗和偶然的电离辐射直接导致的骨外或骨内的骨肉瘤增多，这是因为存活超过5年或10年的患者也在增多[123]。一个关于儿童癌症的研究已证实除了电离辐射，烷化剂化疗也能增加随后发生骨癌症的风险[124]。

实验动物自发性骨肿瘤发生率较低。骨肉瘤似乎是被报道最多类型的骨肿瘤，但良性骨瘤和软骨样肿瘤偶尔发生。骨肉瘤发生于老龄大鼠[125-128]、小鼠[129,130]、仓鼠[131]、老龄犬[132]、偶尔发生在非人灵长类动物中[133]。

鉴于实验动物自发性骨肿瘤相对较少发生，一批不同的诱导剂已经被用于骨肿瘤动物模型的研究。例子包括在多种动物物种中使用电离辐射和在大鼠胫骨内接种莫洛尼肉瘤病毒（Moloney sarcoma virus）[134-136]。据报道，在大鼠或小鼠局部骨给予一种广谱遗传毒性化学物质能诱导骨肉瘤及其他组织学类型的肉瘤。这些化学物质包括多环碳氢化合物、N-羟基-2-乙酰氨基芴、氯乙烯、亚硝胺、亚硝基脲和4-硝基喹啉-1-氧化物[133]。皮下植入惰性化学物质能偶然诱发骨肉瘤以及更为常见的软组织肉瘤[137]。

和治疗药物更直接相关的是与雌激素诱导的增生性骨病变相关的小鼠骨肉瘤。外源性雌激素能促进小鼠骨肉瘤的发生。C3H小鼠长期摄入己烯雌酚或17β-雌二醇不仅出现骨硬化，也可增加骨肉瘤的发生率[86]。这些骨肉瘤发生在饲喂含雌激素的饲料超过

1年的小鼠中。这些肿瘤发生在胸骨节间和肋胸软骨下的骨板末端骨纤维变性区域。这类似于常见的人长骨干骺端骨肉瘤，这些位置骨生长活跃和细胞活性显著。因此，推测雌激素可能在小鼠骨肉瘤的发生过程中可能不起主要作用，而只是通过增加骨小梁增生和骨纤维化，间接诱发小鼠发生骨肉瘤[86]。

最值得关注的报道是在特立帕肽的大鼠致癌性研究中出现骨肉瘤发生率的增加。该研究以治疗人类骨质疏松症用量的3倍、20倍及58倍剂量给予大鼠这种甲状旁腺激素的多肽片段2年。增生性病变（主要是骨肉瘤）呈剂量依赖性地发生在所有剂量水平，高剂量甚至达到了50%的发生率[95,97]。肉瘤发生在多个位置，但通常是椎骨，其次为胫骨、肋骨和股骨。组织学检查显示细胞多形性和基质产生。许多骨肉瘤分化不良并呈侵入式生长。也有出现成骨细胞瘤和骨瘤的报道。由于人类和大鼠的骨骼生长模式存在差异，以及该药物对大鼠骨骼存在夸大影响，并且基于该药物并没有遗传毒性的特性，因此有人认为这一发现并不妨碍该药用于人长达2年的时间[95]。

少量的增生性骨病变（包括骨瘤和骨肉瘤）也可发生在饲喂肾上腺皮质类固醇2年的Sprague-Dawley大鼠中[138]。导致这类病变轻微增加的原因仍然不明。

分类

骨肿瘤的分类与其他间质肿瘤的分类方法相似，也是基于其起源。向骨或类骨质分化的肿瘤通常被称为骨瘤或骨肉瘤，然而，向软骨样分化则表明是软骨瘤或软骨肉瘤的一种。免疫组化和电镜显示的骨肿瘤表现出的分化模式可能反映了细胞因子和局部组织因子的结合。这些因子能启动、调节原始多能间充质干细胞表达。只有这样才能充分解释观察到的骨肉瘤和其他间质肿瘤之间的混合分化模式和密切的形态学关系[139,140]。骨和其他间质肉瘤之间的紧密关系在实验病理学上很明显。在形成间质肿瘤类似的条件下也可形成骨肉瘤和软组织肿瘤。对小鼠骨肉瘤的研究表明，当其入侵如肌肉等新组织时，可能会由成骨细胞性肿瘤转变为其他细胞类型的肿瘤[86]。

组织学表现

骨肉瘤

大部分报道的实验动物发生的骨肿瘤是骨肉瘤，通常由组织切片中出现类骨样肿瘤来确定。在人类，它们可能出现在长骨、椎骨或扁骨，并且组织学表现差异较大。除此之外，基质细胞的形态和大小也表现出明显差异。其变化范围从如纤维肉瘤中排列成束的恶性小梭形细胞，到具高度多形性和深染的肿瘤细胞，并有不规则散在分布的多核巨细胞，形态类似破骨细胞。成软骨细胞或血管分化模式可发生在人和实验动物骨肉瘤中[52,127,128,135,141-144]。大约有一半的报道显示人的骨肉瘤产生大量的类骨样肿瘤并被命名为成骨细胞性骨肉瘤。少量的关于人骨肉瘤的报道显示软骨样细胞和梭形细胞是主要的分化模式[141]。尽管有不同亚型发生在实验动物中，但其发生率、生物学行为和影像学表现还没有被很好地描述。其中一些在光学显微镜下的表现和纤维肉瘤及恶性纤维组织细胞瘤相似，这可能会造成鉴别诊断困难。骨肉瘤典型的特点是入侵局部组织和最终产生转移定植，通常出现转移至肺脏、肝脏、肾脏和淋巴结。

人骨肉瘤的超微结构研究显示大部分骨肉瘤含有包括成骨细胞在内的多种细胞类型[139]。这些细胞包括成软骨细胞、骨细胞、未分化的细胞和肌成纤维细胞，这类似于在其他间质肿瘤中发现的混合细胞群。

骨瘤

良性的成骨肿瘤或骨瘤能发生在大鼠和小鼠中[52,125,143,130,145]。它们常发生在老年的CF1小鼠中，并且雌性动物的发生率明显更高。该品系动物大多数病例的肿瘤发生在颅骨，但骨瘤常累及四肢、脊椎和骨盆。它们大小不一，特征是致密骨小梁出现不规则的骨板和小梁内腔隙含骨髓细胞、血管和结缔组织。

软骨瘤和软骨肉瘤

软骨瘤和软骨肉瘤是少见的实验动物自发性肿瘤。软骨瘤是一种膨胀性的限制性团块，由不规则的软骨小叶组成，包含分化良好的软骨细胞。这些软骨细胞通常位于单独的陷窝中。软骨瘤中可能出现的骨化生区域应与肿瘤性成骨细胞产生的骨相区别[52]。软骨肉瘤有更多的细胞多形性，而且排列紊乱。多种细胞可能出现在陷窝，并可能出现低分化的区域。

脊索瘤

脊索瘤是人和实验动物中另一种罕见的肿瘤，它被认为来源于胚胎脊索。它通常沿着脊髓出现，主要是出现在腰骶区。组织学上，大而圆的空泡细胞位于由结缔组织分隔成的不规则小叶中。肿瘤细胞胞质丰富、清晰、脂质阴性、PAS阳性，胞核小而深染，位于中央或偏心位置。肿瘤中可出现黏液样基质，细胞含有免疫反应性S100蛋白。该肿瘤罕见细胞分裂象，但多数表现出局部侵袭性[52,146]。

关节

关节可以由纤维软骨组织形成，如椎体，也可以由骨端覆盖一层透明软骨和包围一层滑液囊组成，如动关节。生长板软骨细胞的增生和分化对于长骨的纵向生长来说也是重要的。很多生长因子和激素参与这些过程的调控，但所涉及的细胞内机制仍然不清楚。成纤维细胞生长因子及其受体被认为是软骨细胞生长的负调节物[111]。视网膜母细胞瘤家族中的细胞周期蛋白D1和p130表现出互补的表达模式，它们与软骨细胞不同的增殖阶段和分化阶段相对应。Wnt家族蛋白似乎能通过差异性调节细胞周期蛋白D$_1$和p130的表达，以及软骨细胞特异性Col2a1的表达，从而协调软骨细胞增生和分化[147]。细胞周期抑制剂（如视网膜母细胞瘤家族的p21、p57、p107和p130）也与软骨细胞增生和分化有关，它们的改变可能导致软骨的异常[147]。

透明软骨基质的成分按重量计为超过70%的水，10%～15%的胶原和10%～15%的蛋白聚糖[148]。软骨中的蛋白聚糖是复杂的糖复合物，由黏多糖链、N-和O-端低聚糖共价结合到一个蛋白核心形成[149]。它们主要在软骨细胞的内质网中合成。糖基化过程主要在高尔基体中进行，蛋白聚糖在此被包装进小泡并分泌到基质。软骨中的蛋白聚糖由一个连接黏多糖链、硫酸角质素和硫酸软骨素的蛋白核心组成，但软骨还合成一种称为连接蛋白的小的糖蛋白和硫酸软骨素B。不同类型的蛋白聚糖在软骨基质中分布不均匀。例如，少量的硫酸软骨素B位于关节面，然而含有硫酸角质素的软骨位于更深的区域[148]。详细的组织化学研究表明犬的滑膜基质中也含有黏多糖，主要成分是硫酸软骨素和相对较多数量的硫酸软骨素B、硫酸乙酰肝素和透明质酸，但几乎没有硫酸角质素[150]。

关节软骨的胶质大部分为Ⅱ型，包含3个α1链，而Ⅰ型胶原含有2个α1链和1个α2链[151]。胶原基质中糖蛋白的完整性是关节软骨正常机械性能的基础。

关节软骨在解剖学上一般分为浅表层（或切线层）和其下的过渡层。放射层位于过渡层的下面并与骨骺软骨相连。与其他层相比，浅表层的胶原纤维直径更小，编织更紧密并且这些纤维牢固地附着于关节面的边缘。这一胶原致密层被认为是防止蛋白聚糖渗漏以及蛋白水解酶等潜在有害物质进入的屏障[14]。

软骨细胞（Chondrocyte）代表软骨中的成熟细胞。它们具有丰富的内质网和高度发达的高尔基体，但只有很少的线粒体。它们能在低氧的环境下进行胶原基质合成。关节（和骨骺）软骨复合体的软骨细胞在代谢和超微结构方面存在区域性差异。对新西兰兔股骨软骨头细胞的酶组织化学分析显示，所有区域的糖酵解酶、乳酸脱氢酶活性强，所以关节在厌氧的条件下能够运行[152]。相比之下，三羧酸循环酶（琥珀酸和异柠檬酸脱氢酶）、细胞色素氧化酶和磷酸己糖转化的酶（6-磷酸葡萄糖脱氢酶、二磷酸吡啶和三磷酸吡啶硫辛酸脱氢酶）活性从浅表层到骺软骨逐渐增强。这些数据与定量电子显微证据相符。定量电子显微分析显示从浅表层到钙化层的上半部分，胞质中的内质网、高尔基体、线粒体和电子致密体（溶酶体）逐渐增多[153]。

低氧环境被认为有利于软骨分化，而高氧环境则刺激骨形成[152]。软骨的组成和完整性也依赖于骨的承载量，因为承载的改变可能影响关节软骨的厚度以及黏多糖含量。年轻比格犬膝关节固定11周后经番红O染色显示其关节软骨黏多糖含量减少近一半[154]。在这个特定的研究中，尽管对侧关节随负荷的增加而表现出黏多糖含量增多及软骨厚度增加，但被固定关节中未钙化软骨的实际厚度并没有减少。相反的，啮齿类实验动物及人增加关节承载负荷并通过适度的锻炼能增加软骨质量和黏多糖含量[155,156]。

关节腔周围包绕着被覆滑膜细胞的强力纤维膜。通常有两层结构包含滑膜细胞，即滑膜内膜和内膜下层。内膜下层也叫滑膜下层，它并入关节囊的结缔组织。内膜下层包含脉管系统、淋巴管和滑膜内衬的神经纤维。被覆在滑膜上的细胞不连续排列，有1～3层厚，有2种基本形态学类型的细胞组成，被称作A型细胞和B型细胞。

A型细胞具有明显的高尔基体，丰富的胞质空泡，少量的小囊泡，几乎不含粗面内质网，但具有胞质突起或者丝状伪足。B型细胞在特征上更像成纤维细胞，空泡和小囊泡更少，但是粗面内质网更加明显。这些细胞的作用为通过吞噬或胞饮清除关节腔内的细胞碎片和其他物质。关节内注射外源性物质的实验数据表明，A型滑膜细胞具有巨噬细胞样作用，很可能起源于骨髓。A型细胞的吞噬功能较B型细胞更强[157]。

技术考虑

许多组织学和组织化学染色技术可以用来鉴别软骨黏多糖（或称为葡糖氨基葡聚糖），尤其是使用甲苯胺蓝或者番红O的染色方法。番红O染色被广泛地用于实验病理学，它可以定量或半定量地分析软骨中的黏多糖，因为番红O是一种阳离子染料，通过化学结合的方式与黏多糖多聚阴离子结合[154]。凝集素由于具有良好的复合糖结合特性，也可通过组织化学方法用于鉴别软骨。凝集素与细胞外复合糖的结合亲和力可能与生长板软骨不同的功能有关[158]。

对Ⅱ型胶原（一种特殊的软骨基质蛋白）进行纤连蛋白（细胞周期蛋白）和活化的caspase 3免疫组织化学染色在研究软骨改变方面可能也会有帮助[159,160]。

软骨：变性

自发性变性

啮齿类实验动物关节和关节软骨的变性有许多报道，但其发病机理和发生率仍然是不明确的。然而，物种和品系的差异、不同实验室关节取材程序和组织切片方向的不同都会在很大程度上影响关节病变的报道率。

在一些实验室中，大鼠关节软骨深层区域灶性变性很常见，这些改变可能发生在胸骨及其他关节。组织病理学表现为：灶性变性，软骨黏蛋白改变或者灶性坏死，并伴随成纤维细胞、成骨细胞、破骨细胞和类骨质形成等组织反应[127,161,162]。该病变病因不明，但可见于非常年幼的大鼠。

年龄相关的关节变性也可见于实验小鼠，但这些病变的发生率与程度被认为有品系差异。这似乎与老龄小鼠相当常见的关节软骨及其蛋白多糖含量的轻微减少有关[163]。

药物诱导的变性

系统性给予的外源性物质跨滑膜转运很缓慢，并且软骨本身可拮抗改变葡萄糖利用和氧化磷酸化的药物[151]。然而，一些系统性给予的药物能够损伤软骨并且一旦异常物质到达关节软骨，损伤更易发生。药物引起的软骨损伤通常主要表现为软骨变性而非炎症。

喹诺酮羧酸化合物及其类似物（如西诺沙星、萘啶酸、吡哌酸和奥索利酸、诺氟沙星和环丙沙星）为系统性给药导致软骨变性的典型例子。这些药物可以导致幼龄动物（也可能会导致人类年轻患者）的关节软骨损伤[164-172]。因此，这些药物在被推荐用于儿童时仍仅限于治疗具有高感染风险的患者[173]。

喹诺酮类药物诱导的关节病变可见于青年比格犬，这些动物似乎特别敏感。给药后很快出现与许多关节损伤相关的跛行[164,169]。受损关节显微检查发现不同程度的囊泡和大泡形成，以及浅表层从关节软骨表面脱离。在一些病例中，滑膜液带有血液，滑膜呈黄色，可见瘀点。组织学表现为关节软骨出现灶性基质消失，并伴随不同程度空洞形成。大的空洞可被由成簇的软骨细胞形成的纤维状或层状软骨所包裹。软骨糜烂可深达骨板，在严重病例中可见骨针、组织碎片和炎症。反应性的滑膜改变，例如绒毛增生、纤维性或蛋白性渗出、小动脉纤维素性坏死，以及进入黏膜下组织的液体外渗等也可见[164,169]。

给予青年犬噁喹酸后，对其关节软骨进行超微研究发现，蛋白多糖颗粒的消失，胶原纤维数量和结构的改变与明显的软骨细胞坏死有关[174,175]。对犬软骨基质进行免疫细胞化学分析显示，纤连蛋白的表达增加是喹诺酮诱导软骨改变的早期及敏感标志[159]。

尽管这些化合物可能对幼龄犬的软骨或者软骨细胞代谢具有毒性作用，但该病变的发病机理不明。类似的改变可由缺镁引起，提示软骨损伤可能与镁的作用有关[176,177]。

类似的软骨改变可在其他种属（包括非人灵长类动物）中被诱导[166,171,178-180]。也有报道称，大鼠给予喹诺酮类抗菌药物后出现肌腱炎[181]。虽然人类软骨可能对这些影响不敏感，但服用喹诺酮类抗菌药物的患者也出现了可逆性的关节症状、肌腱炎和跟腱断裂[167,187]。

化学物质直接注射到关节腔也可以导致关节变性，但是通常与活动性炎症和滑膜炎密切相关（见下文）。然而，一些化学物质诱导的关节变性几乎不伴有明显的关节炎。在白化豚鼠和大鼠的膝关节注射碘乙酸钠可以导致软骨变性，其组织学特征为关节表面原纤维及裂隙形成，细胞外及胞间基质糖蛋白减少，软骨细胞减少，底层骨重塑并产生骨赘[183,184]。骨赘的特征为生长在关节边缘的外生性骨被覆一层透明软骨。

关节内注射皮质类固醇激素对软骨造成的潜在影响具有更普遍的临床意义。皮质类固醇激素常被用于治疗滑膜炎症伴骨关节炎、类风湿关节炎或其他类型的关节炎[151]。皮质类固醇激素可以减轻关节炎实验模型和关节炎患者的炎症[183]。但是，患者关节软骨以及下层骨的变性也归因于关节内注射皮质类固醇激素，但这些改变的机理不明。变性可能与许多因素有关，如血凝增加、血管炎、局部疼痛抑制剂或者软骨基质合成减少[151,185,186]。

兔膝关节注射曲安奈德（一种强力的氟化皮质类固醇）6周，结果导致关节软骨浅表层和过渡层的软骨细胞变性。这种改变的特征为核染色消失、核变性以及出现空的骨陷窝[185]。此外，含有变性软骨细胞和微纤维碎片的大量不同形状的囊肿也可见。病变的程度与注射的次数成比例。这种病变更多地发生在兔胫骨中间平台，未处理的对照组动物在这个区域也可以看到轻微的变性改变。这表明承受更多压力的软骨区域更容易发生类固醇激素导致的变性。

体外研究表明，一些细胞因子（如白细胞介素1和肿瘤坏死因子）能介导软骨基质糖蛋白的破坏[148]。虽然动物实验表明一些细胞因子能导致软骨变性，但其作用机制不明。白细胞介素1，一种由活化的巨噬细胞释放的多肽，也是宿主对感染产生反应的一种重要调节因子，被认为可以减少蛋白多糖，并且产生与抗体诱导的关节炎相似的组织学改变，其注射到实验动物的关节后产生的关节炎大约可以持续1周的时间[187]。

实验动物关节内注射抗癌的细胞毒药物也可以导致软骨变性，但会伴随炎症的出现。成年兔膝关节内注射氮芥12周后可出现严重的关节软骨结构破坏，累及髌板和下层骨，并伴有滑膜炎症反应和纤维化的组织学表现[188]。与之相比，在相同的实验条件下，以类似的方式给予氨甲蝶呤或塞替派仅产生相对轻微的病变。

萎缩

长期使用抗惊厥类药物除了干扰矿物代谢外，也可导致关节萎缩性改变。幼龄大鼠给予6~7周的苯妥英或者丙戊酸钠可以减少股骨骨骺和下颌骨髁状突的软骨细胞数量，也使软骨厚度减少[189]。这表明这些药物可能干扰了软骨细胞增生和基质合成的调节。这种对软骨的影响可能有助于解释儿童长期服用抗惊厥类药物导致异常骨骼生长的病理机制[190]。

关节炎

虽然在实验动物中可以出现自发性的关节变

性，但是关节的炎症却并不常见。类似于骨关节炎伴轻微炎症的关节变性已在NIH black Swiss小鼠中被发现。股-胫关节的病变包括关节软骨变性、表面粗糙和微纤维改变以及关节浅表层状缺失、下层骨骨质象牙化和硬化并伴有骨赘形成[61]。

鉴于类风湿关节炎在人类中的重要性，许多该类关节炎实验模型已经建立。最常使用的模型是采用抗原和佐剂诱发的慢性免疫性关节炎，但是局部给予刺激性物质也可诱发非免疫性关节炎。

单次注射给予溶于油性溶媒的加热灭活微生物（尤其是分枝细菌、诺卡菌、链球菌）或它们的细胞壁成分和纯化合成佐剂｛烷基胺［N,N-十八烷基-N′，N′-双（2-羟乙基）丙二酰胺］或N-乙酰胞壁酰-L-丙氨酰-D-异谷氨酰胺（MDP）｝及其衍生物可以在实验啮齿类动物或兔中诱发佐剂型关节炎[191-193]。

佐剂型关节炎的组织学特征在初期以急性渗出性滑膜炎和关节周围炎症为主，随后出现滑膜绒毛肥大、滑膜细胞增生、关节组织内产生肉芽组织和骨膜新骨形成[192]。在关节边缘形成新生的纤维血管翳并侵蚀关节软骨。虽然内源性的蛋白多糖抗原和非免疫机制也可能参与，但佐剂型关节炎被认为是由T细胞与细菌细胞壁成分（如肽聚糖）所引发的一种迟发型超敏反应。

实验动物关节内注射多种数量的抗原可引起致敏而诱发类似形式的免疫性关节炎，这些抗原包括同源或异源的纤维蛋白、卵白蛋白、牛血清白蛋白、免疫球蛋白、Ⅱ型胶原和软骨蛋白多糖[194-196]。抗糖尿病BB/Wor大鼠特别容易出现由胶原引起的侵袭性多发性关节炎[197]。具有特定组织相容性单倍型品系的小鼠，如H2-q小鼠，也对由单独使用软骨Ⅱ型胶原皮内免疫诱发的多发性关节炎具易感性[198]。

正如在肾小球中一样，注射抗原的电荷在软骨损伤的发生中可能非常重要。关节内注射阳离子化牛血清白蛋白证实能诱导免疫小鼠慢性关节炎，然而如果是负电荷，则不会产生慢性疾病[199]。据此推测，正电荷抗原与带负电荷的软骨结构具有较高的亲和性。正电荷随后的深部穿透和潴留提供了持续的抗原供应，因此造成持续炎症。相反，负电荷抗原不能在软骨基质内停留。组织学上，慢性破坏性炎症过程通常在这些形式的关节炎中发生，虽然高剂量的抗原可能会引起急性破坏性过程并伴有软骨坏死和血管损伤，但这些特征在人类风湿关节炎中并不常见[200]。

类似的病理过程也出现在非免疫型关节炎模型中，例如在关节内注射酵母多糖所引起的关节炎。使用酵母多糖的非免疫过程和使用牛血清白蛋白的免疫介导方式在C57BL小鼠中都导致了相似程度的关节炎症，免疫模型中的关节周围损伤更严重，并且骨膜骨沉积更明显[201]。与酵母多糖不同，免疫介导过程抑制了骨髓有丝分裂活性，这与关节炎最初几天的炎症过程密切相关。

治疗药物也可引起实验动物免疫型和非免疫型关节炎。兔关节内注射两性霉素和菲律宾菌素等多烯类抗生素可以导致急性和慢性非免疫型关节炎。重复注射后，这些抗生素导致早期急性滑膜炎，随后出现单核细胞和成纤维细胞浸润，并伴随滑膜及其绒毛增生[202]。关节翳由数层被增生的滑膜细胞所覆盖的细长成纤维细胞组成，可延伸到关节表面的外周边缘。未被关节翳影响的关节软骨表现为浅表层软骨细胞和软骨细胞簇缺失以及蛋白多糖缺失，用番红O或甲苯胺蓝染色可见其着色缺失。在严重的病例中，关节表面出现原纤维化和垂直的裂缝或裂纹。有人认为，这些病变是由于多烯类抗生素与细胞膜脂质结构发生反应造成的，因为这些药物的反应程度类似于它们在分离溶酶体和人工膜上的活性[202]。

在测试免疫调节剂的传统毒性实验中，实验动物的关节炎已被报道。据报道，免疫刺激剂处理的犬可出现滑膜炎症，其特征为浆细胞和淋巴细胞弥漫性浸润，具有生发中心的淋巴滤泡形成，绒毛滑膜增生[121]。同样的，密罗他辛，一种合成的胞壁肽，潜在的临床作用为免疫刺激剂，在传统的毒理实验中也可以导致关节炎症，这也许是不足为奇的，因为密罗他辛与经典佐剂中发现的物质有密切的化学关系。犬每日给予这种药物28天可以出现白细胞增多和皮质淋巴增生。在中剂量和高剂量，组织学表现为滑膜炎[203]。同样是给药28天，在大鼠中出现了类似的改变而在小鼠中却没有。然而，在小鼠为期26周的更长期给药中，踝关节确实出现了轻微、可逆的炎症以及滑膜增生[204]。

另一个例子是免疫毒素ZD0490，它由一个小鼠的单克隆抗体共轭结合在重组蓖麻毒素A链上组成，蓖麻毒素A链正在用于针对大肠癌表面抗原的研究。当大鼠和猴被给予这种制剂时，关节滑膜出现变性和炎症反应，也可出现滑膜缺失。尽管所有受检关节都受到了影响，但踝关节的病变最为严重。炎症改变与肉芽组织和成纤维细胞增生共同形成关节翳，侵蚀关节表面的软骨[205]。滑膜炎是否与糖蛋白中甘露糖末端寡糖残基的蓖麻毒蛋白A链所产生的选择性凝集素样靶向作用有关还存在争议。这在许多细胞上都存在，特别是巨噬细胞，巨噬细胞样的A型滑膜细胞上也有。另外一种蓖麻毒素A链的免疫毒素也与大鼠及猴的滑膜损伤有关，从而支持蓖麻毒素A链是毒性化合物的观点[206]。

马立马司他和CGS 27023A，两者均为基质金属蛋白合成抑制剂，已被证实在大鼠的膝关节腔中可以导致肌腱周围炎症和纤维化伴渗出以及滑膜增生[207]。它们也与患者的关节疼痛有关。这应该是基质金属蛋白抑制剂的普遍性质，但一系列对此类药物的研究表明，广谱抑制剂比选择性抑制剂具有更强的促肌腱炎活性[208]。

关节软骨增生

与人类软骨瘤病相似的一种关节软骨增生在转基因TAg小鼠中被报道[209]。关节和胸骨的透明软骨厚度增加是由于间质基质的增加，这与软骨细胞不规则增生有关。有人认为发生在这些TAg小鼠中的关节软骨增生是由于在由C57BL品系小鼠培育过程中猴病毒40大肿瘤抗原（TAg）转移序列重排的结果，而由FVB/N小鼠培育则会发生乳腺和前列腺肿瘤。这种抗原被认为可以使P53和视网膜母细胞瘤蛋白失活，它们通常会导致细胞转化，而且也可能是软骨细胞增生和分化的细胞周期调节剂[111,147,210]。

骨骼肌

虽然骨骼肌占全部机体质量的40%，但药物诱导的人类肌病直到最近也少见报道。1982年Mastaglia注意到人们忽视了药物诱导的轻微程度肌肉病变，并且其患病率在当时比实际情况高[211]。从那以后，治疗性化学物质或其他化学物质对骨骼肌结构和功能的不良作用逐渐被意识到[212]。导致降血脂类药物从市场上撤回的原因不仅是因为其对肌肉有严重的不良作用（如横纹肌溶解），而且大量广泛使用降脂类药物的患者中发生的骨骼肌症状可能与剂量和遗传因素有关[213-215]。

药物能够通过许多不同的方式导致骨骼肌生理和结构紊乱。其中最重要的是肌肉和皮下注射对肌纤维产生的局部毒性。肌肉是免疫注射的一个部位，肌肉注射疫苗比皮下注射具有更好的耐受性[216,217]。然而，动物研究表明，疫苗注射后出现的一些局部肌肉损伤主要是由佐剂引起的[218]。

骨骼肌损伤也可以继发于药物导致的其他作用，比如电解质和代谢紊乱、免疫反应、缺血、意识状态改变导致的肌肉挤压或者对神经肌肉接头处过度的神经激活发生反应[211]。肌肉损伤也是运动神经元损伤的一个重要组成部分，无论是自发性的还是药物引起的。

骨骼肌纤维在本质上是异质性的，不同的肌纤维对药物和其他刺激有不同的反应。基于骨骼肌的酶和生理学特征以及收缩蛋白的性质，成年哺乳动物的骨骼肌纤维分为两种主要类型。实际上，慢肌纤维（或称为I型肌纤维）冰冻切片孵育在pH 4.3而非pH 10.4的条件下表现出慢肌球蛋白ATP酶活性以及低糖酵解活性和高氧化活性。快肌纤维（或称为II型肌纤维）包含快肌球蛋白异构体，在pH 10.4而非pH 4.3的条件下表现出肌球蛋白ATP酶活性，并且具有高糖酵解活性和低氧化活性[219-223]。根据II型肌纤维肌球蛋白的ATP酶活性和pH敏感性，将II型肌纤维分为A、B、C三个亚型，但是在人、大鼠和兔中，这些反应也不相同。由于不同的肌纤维对代谢变化、工作负荷以及包括外源性物质引起的不同刺激具有不同的敏感性，在毒理学中应考虑这些纤维的不同之处[224-228]。脂类调节药物，特别是贝特类和他汀类药物，在啮齿类动物中产生肌肉损伤的研究表明，不同类型的肌纤维对这些药物的毒性作用具有不同的敏感性[228-232]。

尽管我们对激素因素影响肌肉发育和生长的理解远远落后于我们对于激素对其他组织的知识，但清楚的是，生长激素、甲状腺素和胰岛素具有促骨骼肌生长作用，并且糖皮质激素影响骨骼肌的分解代谢。

组织学技术

在传统的毒性实验中，对骨骼肌进行组织学检查可以使用良好的石蜡包埋的HE染色切片，还可辅以使用PAS染色、银染和三色染色。尽管传统毒理学的常规实践通常只对一种肌肉进行取材，但当怀疑有肌肉损伤时，需要考虑将 I 型和 II 型肌纤维都进行取材。例如，比目鱼肌代表以 I 型肌纤维为主的骨骼肌，而股四头肌和趾长伸肌则代表以 II 型肌纤维为主的骨骼肌。

在过去的50年中，冰冻切片和肌球蛋白ATP酶的免疫化学反应是鉴别肌纤维类型的基础方法。然而，基于肌球蛋白快慢亚型的免疫细胞化学技术与来自于标准ATP酶法中的肌纤维类型分析方法具有相当好的关联性，并且可适用于固定后的标本[228-233]。

其他肌肉成分（例如肌红蛋白、肌间线蛋白、胶原蛋白、纤连蛋白和层粘连蛋白）的免疫细胞化学染色在鉴别肌肉改变时也有帮助。在实验研究中，肌间线蛋白染色是评价骨骼肌再生十分有用的方法[227]。在人和大鼠中，凝集素组织化学也提供了鉴别肌纤维改变的另外一种方法[227,234-236]。在包括大鼠、仓鼠和兔在内的许多脊椎动物中，双花扁豆（DBA）凝集素选择性地在神经肌肉接头处着色[237]。

电子显微镜能够显示药物引起亚细胞结构改变的精细特征。肌纤维大小的形态学分析也是鉴别肌肉改变的另一种有用方法。

炎症和肌肉坏死

对人类不同类型肌炎的回顾表明，肌组织内的炎症过程可以表现出不同的组织学特征，这与特定的临床条件有关[238]。骨骼肌炎症的初期表现为几乎不伴有肌纤维坏死的间质炎症。而伴随轻微炎性浸润的纤维坏死可能是主要形式。炎性浸润也可能很明显，其本质是由多型核细胞、巨噬细胞、淋巴细胞或肉芽肿组成。肌组织炎症也可能与动脉炎或小血管炎症有关。

许多种不同的外源性物质与人类肌坏死有关。在近期的一系列住院病例中，与肌肉成分泄漏进血液中相关的严重肌坏死（横纹肌溶解）最常见原因是由毒品、酒精和药物（如抗精神病药物、他汀类药物、选择性5-羟色胺再摄取抑制剂、抗反转录病毒治疗药物和秋水仙素等）所引起[239]。

无论是实验动物自发性疾病引起的炎症还是由于肌肉注射、皮下注射、静脉注射或口服给予化学品所造成的炎症，在临床前药物安全性评价的范围内，这些炎症改变都将被描述。

灶性炎症

自发性灶性炎症

不明原因的骨骼肌非特异性炎症可偶见于未处理的实验动物中。通常是局灶性的，程度轻微并且无影响。然而，程度更重的灶性亚急性或慢性炎症被报道在小型猪中十分常见，这种炎症以肌细胞变性伴巨噬细胞及其他慢性炎性浸润为特征[240]。虽然这种炎性反应在一些病例中可能与肉孢子虫感染有关，但其在小型猪中的发生原因仍不清楚[241]。

肠外制剂

临床前研究中，骨骼肌中大部分炎性反应是由于肌肉或皮下注射供试品，或者是不溶性物质植入后所造成的局部刺激作用所引起的。肌肉注射剂的潜在刺激性评价通常在兔的骶棘肌中进行，但也可用狗、大鼠和其他物种[242]。在这些实验中，注射以后要进行几天到几周的临床观察，解剖后要对注射部位进行大体和显微观察评价。显微病变采用半定量的方法进行评估，包括评价肌坏死程度、出血、炎性反应的程度和性质。诸如矿化、微囊形成、晶体物质沉着以及异物巨细胞反应等特征性的伴随性改变应该被记录，这些改变可以提供注射物质局部作用的额外信息。例如，注射抗生素钙盐与矿化增加和异物巨细胞反应有关[243]。

由于许多药物在肌肉注射时会造成损伤，因此精心设计新型药物的实验研究非常重要。实验设计要求允许其与临床上可接受的剂型进行比较，并且表明任何产生的损伤可修复。由于溶解性差的药物通常需要溶剂，而溶剂对局部组织相对来说是有毒性的，所以使用已知的阳性对照和溶媒对照十分重要。肌肉注射溶媒也可以导致肌肉损伤，例如甘油醛或丙二醇[244,245]。即便仅仅是重复穿刺或注射如生理盐水等无害物质也可造成一定程度的局部骨骼肌损伤，但损伤通常是轻微的[246]。

进行超过几周的时程实验来确保任何炎性过程得以恢复可能十分必要。为了能够对任何损伤的程度提供一个三维图片，对注射部位进行仔细固定、修切和选择性包埋是很有帮助的。通常，单次标准注射后对肌肉进行组织学检查的方法足以在临床前研究中用来评价供试品潜在的局部刺激性。对多次注射部位的损伤程度或修复效果进行评价可能十分困难。因此，评价单次注射后的组织学改变更为有效。

组织化学技术可能很有帮助。例如，在肌肉损伤后的前2天，如果不进行特殊染色，很难将再生的成肌细胞和巨噬细胞鉴别开来。在冰冻切片上，利用吖啶橙荧光染色法来检测增加的胞质RNA量是区别上述困难的一种方法。在传统切片上，对肌间线蛋白进行免疫化学染色是鉴别早期再生肌纤维的另一种方法[227]。

注射24小时以后，在实验模型中测量诸如肌酸磷酸激酶（CPK）等来源于骨骼肌的血清酶活性，也可反映肌纤维损伤程度[224,227]。在动物和人类注射相似药物以后，检测CPK的活性有助于开展两者肌肉损伤的比较研究。Steiness及其同事发现，人类志愿者肌肉注射利多卡因或地西泮以后，CPK活性出现小幅升高；而对猪和兔进行等效剂量的该药物注射，出现相似情况但CPK活性升高更明显[247]。CPK活性的升高程度似乎主要依赖于从损伤肌肉释放的CPK分布总量，而非依赖于不同物种的组织对药物局部作用的敏感性不同。基于这样的事实，在以等效剂量给药情况下，能够造成实验动物骨骼肌局部损伤的药物，也可能在人类肌肉组织中产生类似的作用。

目前临床使用的多种肌肉注射药物可导致人类和动物在给药部位的损伤（图5.4），例如局部麻醉剂、

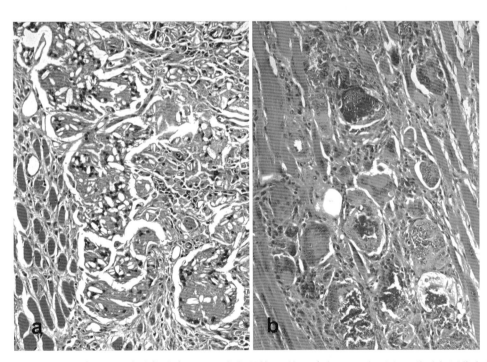

图5.4 图a：单次注射某种目前用于临床的抗生素后10天的兔骶棘肌（H&E染色×140）。图b：给予相同体积的局部麻醉剂利多卡因后出现相似的肌肉改变（H&E染色×140）。两者均引起肌纤维损伤及修复，图a的裂隙中可见残留的注射物质。图b可见肌纤维灶性矿化。几周后，这些炎症完全修复

抗生素、地西泮和地高辛[247-250]。鉴于肠外治疗大型农场动物感染具有优势，所以即便这种治疗比人类患者产生更严重的注射部位炎症也是可以接受的。

由于某些肌肉毒性药物是脂溶性的或是阳离子双亲性分子，所以有人认为药物的这些性质会使它们在局部注射时具有破坏肌细胞膜的能力[250]。然而，这些特性的药物可能需要更复杂的溶媒或有机溶剂，后者也可能对肌细胞产生不良影响。

局部注射麻醉药物可致肌纤维快速坏死及再生，所以这类药物多需进行肌肉刺激实验的研究。局部麻醉药注射后肌纤维可快速修复并恢复至原肌纤维状态。采用免疫细胞化学方法，已证实大鼠比目鱼肌（主要为Ⅰ型慢肌纤维）和腓肠肌（主要为Ⅱ型快肌纤维）局部注射麻醉剂丁哌卡因后，肌纤维再生后最终可复原如初[226]。尽管起初认为局部麻醉剂产生肌肉损伤的特殊机制是神经阻滞和去神经萎缩的间接影响，但现在看来是对肌膜系统产生直接影响。钙通道阻滞剂（如维拉帕米）几乎可以完全抑制甲哌卡因引起的局部损伤，表明肌毒性与细胞内钙稳态相关，而不是因改变细胞膜钠传导能力所致[248]。尽管临床用局部麻醉剂已通过了肌肉坏死实验的研究，但仍有报道称人类局部给予麻醉药后可出现类似的组织病理学改变并且可能是引起术后骨骼肌功能障碍的主要原因[251]。

疫苗作为另一种骨骼肌注射剂的代表，通过免疫活性引起局部炎症反应。它通过含铝佐剂诱导炎症来促进抗原提呈细胞和细胞因子及其他介质的释放，引起树突状细胞的成熟和活化。啮齿类动物和猴的炎症最初表现为中性粒细胞浸润，随后出现单核细胞反应，最终形成持续肉芽肿并可伴随囊性变及纤维化[252-254]。

固体材料植入

骨骼肌内或骨骼肌旁植入固体材料可引起局部炎症。用于人类的可与骨骼肌接触的材料，通常使用啮齿类或兔进行皮下或肌肉注射实验。和药品一样，对植入的固体材料也有监管的指导性文件，且有一个医疗器械的检测标准ISO 10993[255,256]。

大多数治疗用植入性材料是具有活性的，它们具有潜在的能力以各自的方式改变正常炎症反应和组织修复反应。例如，不同的纯金属可能产生不同的组织反应[257]。植入材料的形状和表面性质都可能改变组织反应。例如，不规则表面的聚合物诱导的巨噬细胞反应较表面光滑聚合物的反应更重且伴随的纤维化较少。

一般来说，测试组织对固体材料的适应性的方法为，将植入部位的固体材料取出数天或数周后，对组织进行显微镜下半定量评价，并与已知的阳性对照和阴性对照材料进行比较[261-263]。组织损伤和炎症反应的性质和程度与植入材料的类型和时间相关。通常，植入后第1周，主要表现为中性粒细胞和单核细胞浸润伴随早期异物巨细胞反应[264]。第2周，中性粒细胞消失，单核细胞增多，异物巨细胞、成纤维细胞和早期的毛细血管形成。随后几周，纤维增生及血管生成，其间散在分布巨噬细胞，部分可能含有铁色素（含铁血黄素）。未经固定的冰冻切片酶组织化学方法被推荐用于肌组织与聚合物适应性评价。例如，肌细胞琥珀酸脱氢酶活性的降低与肌肉损伤程度相关。酸性磷酸酶活性的增加与组织损伤、巨噬细胞和成纤维细胞的出现成比例关系。腺苷三磷酸酶，通常局限于血管，被用作血管形成程度的有用指标[265]。

其他引起局灶性肌炎的原因

灶性肌纤维坏死和炎症也发生于由自发性血管疾病或实验性闭塞所致的骨骼肌微循环障碍和阻塞中。兔股动脉注射直径20 μm和80 μm的葡聚糖颗粒可引起骨骼肌灶性坏死、再生和血管周围炎。随后结缔组织包裹不同大小的肌纤维，部分肌纤维核位于中央[266]。这些病灶分布不一致，但通常发生于肌束中央区，外周区肌纤维相对不受影响。

感染

寄生虫感染也偶尔会导致局灶性骨骼肌炎症。有报道称由于线虫幼虫在实验用比格犬内脏中迁移，骨骼肌中可发现幼虫伴局灶性慢性肉芽肿性炎[267]。一种球虫类寄生虫——肉孢子虫同样可见于许多非人灵长类动物的骨骼肌（如舌、食管和心肌）。病变表现为圆形或椭圆形生物体聚集，没有炎症反应，也可伴随炎症和纤维化[268]。小型猪也可出现灶性肌炎，其中某些与肉孢子虫目感染相关。

肌病、肌变性（肌病性改变）、坏死、弥漫炎症、坏死性炎症

术语"肌病"或"肌病性改变"包含了多种不同的病理过程。然而，对于啮齿类动物病变的分类，肌病或肌病性改变通常包括肌纤维空泡变性，胞质嗜碱性小滴，靶样或裂缝样纤维和玻璃样变[269,270]。这样的胞质改变可能不会单独出现，可伴随炎症和萎缩，因此组织病理学特点可能是混合型的。

肌肉受挤压、癫痫发作、感染、全身炎性疾病、乳酸性酸中毒及一些肌肉代谢的遗传缺陷均能引起全身性肌损伤[271]。弥漫性坏死性炎性肌病也与全身给予治疗药物相关，如降脂治疗药物、抗精神病药物、选择性5-羟色胺再摄取抑制剂、抗反转录病毒治疗药物、秋水仙素、锂、抗组胺药、ε-氨基己酸以及消遣性毒品[211,213,239,271-273]。一些药物可引起弥漫性单纯性炎细胞反应而不是以变性坏死为主的改变（图5.5a）。严重的肌破坏可引起高水平循环肌酸激酶

和潜在毒性水平肌红蛋白，称为横纹肌溶解症。

3-羟基-3-甲基戊二酰辅酶A（HMG-CoA）还原酶抑制剂和他汀类药物相关的肌肉损伤是近年来最有指导性的例子。由于其耐受性较好，已被普遍应用，其与肌肉损伤的关系被广泛报道。这类药物引起肌肉损伤涉及的明确的细胞学机制或分子机制尚不完全清楚，但HMG-CoA还原酶产物的消耗途径可能是其原因[228,274]。然而在治疗的人类患者和高剂量处理的实验动物中出现的肌纤维坏死似乎是剂量依赖性的[228,229,275-277]。在大鼠研究中，病变特征为在给药后至少几天才出现肌纤维坏死，Ⅱ型肌纤维（或快肌纤维）似乎比Ⅰ型肌纤维更敏感[228-230]，随后出现间质炎症反应和肌纤维再生。

与其余同类药物相比，由于西立伐他汀具有引起肌纤维坏死的高风险，该药物自动退出市场[278,279]。这促使对这类药物间差异的可能原因进行了回顾。有人认为西立伐他汀具有高的生物利用度和亲脂性，这可能增加了对肌纤维中HMG-CoA还原酶的抑制，从而导致对肌肉有一种过大的影响，这超出了主要对肝脏的治疗作用的范围。

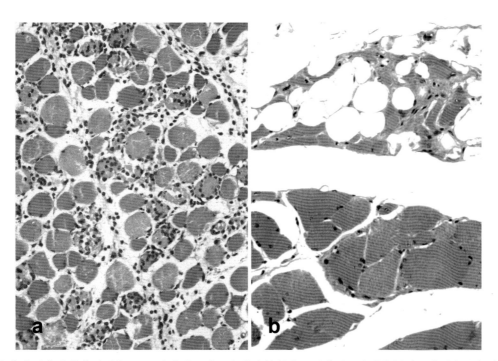

图5.5　图a：长期给予某种药物后引起Wistar大鼠股四头肌轻微炎性损伤。图片显示弥漫的圆形细胞浸润及个别肌纤维变性。图b：2岁龄Wistar大鼠股四头肌表现为年龄相关的肌萎缩伴随特征性的肌纤维大小改变及被脂肪代替。上方肌纤维束的损伤程度较下方肌纤维束重（图片均为H&E染色×40）

氯贝丁酯和其他贝特类药物（过氧化物酶体增生物激活受体α激动剂）极少引起人类的肌病。然而，据报道，特别高剂量的氯贝丁酯可以引起肾功能不全患者的局灶性肌纤维坏死，其原因为组织暴露于其主要代谢产物氯苯氧异丁酸。肌病的特点是肌肉疼痛、血清磷酸肌酸激酶水平高，组织学证据表现为节段性破碎的玻璃样变、空泡变性和散在的单个肌纤维吞噬作用[280]。大鼠给予高剂量的氯贝丁酯后，组织病理学检查发现骨骼肌出现相似的形态学改变。Sprague-Dawley大鼠给予500 mg/（kg·d）的氯贝丁酯为期6天后，Ⅰ型和Ⅱ型骨骼肌纤维均出现灶性变性，组织学改变特点为肌纤维坏死和吞噬作用引起的肌纤维参差不齐[281]。最近研究表明，相比Ⅱ型肌纤维而言，Ⅰ型肌纤维对贝特类药物的损伤更敏感[231,232]。给予贝特类药物引起肌肉改变的生化基础仍不清楚，可能与脂质和碳水化合物代谢相关或者是肌纤维膜直接受损的结果。基于骨骼肌肌病的改变不同，有人认为PPARα激动剂和他汀类药物通过不同的和独立的途径引起肌肉毒性[282]。

相反，患者给予全身纤溶-ε-氨基己酸后发生的肌病并未在实验动物中出现[211]。患者给药几天后，肌纤维出现坏死和再生伴随肌红蛋白尿。药物引起肌损伤的机制不明，可能与肌膜受损或血管内凝血相关。

另一种引起肌纤维变性的药物为抗胆碱酯酶药，如溴吡斯的明。动物给药后出现肌纤维变性、炎症、水肿或小范围的肌纤维空泡变性。虽然最终整体肌纤维均受累，但认为原发部位是神经肌肉接头的突触后区域。

肌病也与用于抗反转录病毒治疗的核苷类反转录酶抑制剂有关。然而，由于人免疫缺陷病毒（HIV）感染本身也与肌病相关，所以区分肌病是原发性疾病还是药物引起的比较困难。这种肌病似乎与线粒体DNA的损耗相关，但并不常见[284-286]。在实验动物身上很难再现明显的肌肉损伤，这说明在发病过程中存在着治疗和疾病之间的相互作用[287,288]。

靶向基质金属蛋白的抗癌药也有使实验动物和患者骨骼肌损伤的报道。马马司他和其他基质金属蛋白1合成抑制剂在毒理学实验中被证明可以产生肌纤维变性、炎症或纤维化（见第2章，体被系统）[207,289]。它们也与患者的肌损伤相关。

易感个体全身麻醉过程中发生的恶性高热是一种潜在的威胁生命的反应。它的特点是肌肉僵硬、肌红蛋白尿和代谢性酸中毒[211]。高热后存活患者肌肉组织学变化不明显，但包括肌纤维大小不等、含有中央核的肌细胞增多和肌细胞坏死[290]。该疾病有遗传倾向，被认为是常染色体显性遗传和多基因遗传[291,292]。引发该病最常见的药物包括氟烷和琥珀胆碱，但其他卤化麻醉药、氧化亚氮、肌松药和局部麻醉药也可引起相似改变[291]。细胞反应的机制不明，研究表明其机制可能为钙稳态失衡而导致的肌原纤维收缩降低、ATP减少和产热增加[293]。由于这个原因，受影响的肌损伤患者可能也对其他药物（如降低胆固醇的药物）敏感[294]。据报道，与该症状相关的突变基因涉及两种，编码骨骼肌钙释放通道的RYR1基因（心肌雷诺丁受体基因）和编码L-1型钙通道同工型α1亚型的CACNA1S基因（二氢吡啶受体基因）[292,295]。阿诺碱受体是细胞内钙离子渗透的通道，它促进骨骼肌和心肌收缩需要的肌浆网钙离子释放[296]。丹曲林是唯一可用于治疗这种情况的药物，它可以抑制阿诺碱受体，从而稳定钙离子水平[297]。

对这些基因突变的遗传学测试正在开发中[298]。易感个体常常表现有血浆CPK水平升高，或应用体外咖啡因氟烷挛缩实验表现有活检肌纤维反应性收缩能力增强。

猪似乎是少数对麻醉引起的恶性高热敏感的动物之一[300]。这是由于猪存在RYR1基因的单个点突变，因此利用猪能产生此反应的特点来对神经肌肉阻断剂阿曲库铵进行临床前评价[301]。与人类似的突变也发生在肌肉发达品种的敏感猪中[302]。部分犬也出现易感和相似的基因改变[303]。阿诺碱受体基因突变的转基因小鼠已被用于帮助阐释恶性高热的病理生理学机制。

空泡变性

动物和人类的多种肌病都出现了空泡形成的特点。阿霉素为治疗恶性病的一种蒽类抗生素，众所周知其有心脏毒性（见第7章，心血管系统），相似的形态学变化也发生在给予同类药物后的骨骼肌中。大鼠经腹腔给予阿霉素实验表明，骨骼肌变化的严重程度与局部组织中的药物浓度相关，因为邻近注射部位膈肌的形态学变化较比目鱼肌重[305]。受影响的骨骼肌表现为间质水肿导致的不同程度的空泡变性，并可见胞质脂滴较正常肌纤维中的大且多。电镜特点表现为肌浆网中囊泡形成、髓鞘样结构、肌纤维组织和Z线变形或消失、核碎裂和线粒体损伤。虽然仅局部肌纤维受损，但对肌纤维的类型无特别的针对性。另见受影响的肌肉中出现个别肌纤维明显溶解、组织细胞和成纤维细胞的数量增加。

球膜肌病

两个多世纪以来用于治疗痛风的秋水仙碱在实验室动物和痛风患者中均可引起特征性肌病，特别是那些伴随肾功能异常的患者[306-308]。类似的变化也出现在另一种能解离微管的抗癌药物长春新碱中[309-314]。

这种肌病表现为肌外膜下肌纤维中心不规则的空泡形成。空泡内富含略嗜碱的中性脂质或磷脂，表现出明显的酸性磷酸酶活性。这些空泡被命名为球膜小体（spheromembranous bodies）[309]，为含多种膜碎片的自噬体。坏死和炎症不明显。尽管这些药物也可能产生轴突神经病，但损伤轻微，神经肌肉接头基本不受影响。给予大鼠长春新碱，发现Ⅱ型肌纤维较Ⅰ型肌纤维更容易受损[312]。这表明，该类药物通常在溶酶体和自噬体帮助下破坏骨骼肌微管细胞骨架系统[307]。

另一种药物依米丁大量服用后可引起人的肌病。尽管现在临床使用依米丁有限，但它仍然被用于阿米巴病的治疗。饮食失调的患者为诱导自发性呕吐常过量摄取依米丁，该药物常以吐根糖浆的形式出现，吐根糖浆中含有巴西吐根树的提取物。这种肌病特点是虚弱、疼痛、压痛和近端肌群强直。少数患者肌活检发现核心靶样肌纤维肿胀和胞质内杆状嗜酸性无定形物质，主要累及Ⅰ型肌纤维，肌纤维直径轻度减小，颗粒样嗜碱性肌纤维单个坏死和巨噬细胞浸润。

相似的改变也出现在大鼠给予依米丁后。大鼠给予依米丁30周后，趾长伸肌和比目鱼肌出现剂量相关的改变。高剂量表现为肌重量降低、肌纤维坏死、透明样或裂隙改变和灶性肌原纤维三磷腺苷酶（ATPase）活性丧失。电镜表现为进行性的Z线呈水波纹样改变、杆状体形成、肌丝丢失、收缩团集和广泛的膜增生，主要为Ⅰ型肌纤维受累。有人认为这些改变可能是由于依米丁影响蛋白质的合成或线粒体的氧化磷酸化所导致的[317]。

磷脂质沉积症

一些阳离子两亲性药物可能引起啮齿类动物广泛的磷脂质沉积症，这与人和啮齿类实验动物的肌病相关（见第6章，呼吸道）。氯喹是一个众所周知的例子[186,318,319]。其他的药物包括胺碘酮[320]、哌克昔林[321,322]、选择性雌激素受体拮抗剂他莫昔芬[323]和许多精神类药物[324,325]。这些药物性肌病往往发生于长期高剂量给药治疗慢性疾病的患者。停药几个月后改变通常是可恢复的。

磷脂质沉积症主要的临床表现是肌无力，重症肌无力也曾发生[319,326]。此外，电生理检查结果常常为肌功能紊乱而不是周围神经病变。患者和给药后的大鼠肌肉活检标本主要的组织学特点是肌纤维空泡变性。在石蜡包埋H&E染色的切片中表现为泡状的空白区域。在塑料包埋，甲苯胺蓝染色切片中，空泡中可见更多的嗜碱性颗粒。酶细胞化学反应表明空泡与高酸性磷酸酶活性有关。电镜下可发现磷脂质沉积症中经典的膜结合嗜铑晶体或层状包涵体[326,327]。氯喹所致肌病患者出现的不规则、密密麻麻的、曲线形的膜物质由单位膜包裹，被称为曲线体（curvilinear bodies）[326,328]。磷脂质沉积症伴随的另一个组织学表现是肌纤维变性。肌纤维直径不等、灶性变性、单个肌纤维坏死，伴有肌纤维分叉、成肌细胞增生、巨噬细胞和成纤维细胞的浸润。

出现这些变性的确切原因不明。大鼠给予一定量阳离子两亲性药物的时程研究表明肌纤维损伤独立于磷脂质沉积症，而且很可能与肌纤维坏死不存在因果关系。

萎缩

多种原因可导致肌纤维萎缩，如去神经支配、营养或代谢紊乱、血管功能不全、生长激素控制机制紊乱和年龄。肌纤维，特别是间歇使用的白色肌纤维，在酸中毒、感染或其他代谢性疾病时由于纤维蛋白（肌动蛋白和肌球蛋白）加速破坏，首先丢失蛋白质。该破坏在肌纤维蛋白降解达到最大值时，由肌纤维内一个叫作泛素蛋白酶体系统的通路特定改变和这些亚基及其信使RNA增加所致[329]。药物和其他外源性物质诱导的肌肉萎缩常伴随变性、坏死和炎症，一些外源性物质也可诱导单纯的肌肉萎缩。

老龄大鼠的研究表明，骨骼肌萎缩的发生往往会随着年龄的增长而增多，但并不是所有的报道都一致，限制食物和垂体切除可以抑制其萎缩。年龄相关的改变表现为肌重量降低、肌纤维数量减少、肌纤维大小差异增大、脂滴和脂褐素增加、明显的纤维变性，电镜下证明肌原纤维破坏和丢失。虽然人们普遍认为老龄大鼠肌纤维数量减少主要涉及Ⅱ型肌纤维，但并非所有品系和肌肉群均一致。一些报道中大鼠骨骼肌的病变（尤其是后肌群的病变）可能是源自于脊神经和神经根的自发性病变。能增加大鼠年龄相关的周围神经病变的药物也可能会加速后肌群的肌萎缩。

作为糖皮质激素治疗的并发症，肌无力和肌萎缩可能是最常见的临床治疗引起的药物相关的肌病[211]。通常这种情况主要涉及近端肌群。血清肌酸激酶及肌酶水平常不变，肌肉活检显示选择性Ⅱ型肌纤维萎缩而无破坏。因为药物和实验设计不同，糖皮质激素的动物实验结果难以比较，但Ⅱ型快肌纤维较敏感是公认的。它与尿分泌的甲基组氨酸增加有关[332-334]。给予大鼠地塞米松的研究表明，与对照组相比，给药动物快肌纤维（趾长伸肌）的平均重量低于慢肌纤维（比目鱼肌）。ⅡB型（快速糖酵解）肌纤维较其余类型肌纤维严重，可能是由于缺乏使用替代能源的能力，特别是利用来源于游离脂肪酸的基质的能力[333]。组织学和组织化学检查显示，给予兔糖皮质激素药物曲安奈德后，出现类似的Ⅱ型肌纤维尺寸减小[335]。该变化表现为主要由Ⅱ型肌纤维的腓肠肌重量减少，而主要为Ⅰ型肌纤维的比目鱼肌相对不受影响。

6-巯基嘌呤是一种能引起肌萎缩但几乎不伴有炎症的药物。这是一种免疫抑制药物和嘌呤拮抗剂，干扰腺嘌呤、次黄嘌呤的结合并破坏DNA及RNA的合成[336]。给予大鼠6-巯基嘌呤后，检查比目鱼肌，Ⅰ型和Ⅱ型肌纤维均表现为肌纤维萎缩和不同程度的纤维分离，伴随肌内膜结缔组织和脂肪组织的增加[336,337]。

齐多夫定用于人类免疫缺陷病毒感染的治疗，也可引起可逆性肌病和肌纤维萎缩。组织学特点为变性和肌纤维萎缩伴肌浆内红棕色颗粒聚集。由于药物引起线粒体DNA聚合酶受抑制而导致颗粒的形成。

一些药物可能会产生原发性周围神经病变，从而继发骨骼肌萎缩。磷脂质沉积症患者给予哌克昔林会出现这种改变[322]。去神经性萎缩的组织学特点是Ⅰ型和Ⅱ型肌纤维均发生变细且有角形式的萎缩，伴有肌纤维核拥挤。由于单个运动神经所支配的肌纤维具有相同的组织化学成分，所以上述肌纤维组织化学方面表现出来的棋盘状结构消失。如果再支配发生，这种正常的棋盘状结构不能重建，但会生长出更大群的均匀的Ⅰ型或Ⅱ型肌纤维[220]。

肥大

骨骼肌增大可能是由于负荷增加所致，但负荷增加导致的骨骼肌增大还会伴随肌纤维类型和代谢潜能的改变[224]。个别肌纤维的局灶性负荷性肥大有时与慢性肌肉损伤或纤维化有关，这是一种代偿反应。

尽管现已广泛使用睾酮类似物作为促合成药物，使用雌激素来提高肉类的产量，但极少有体内或体外实验来研究这些药物对肌肉的影响[334]。举重运动员服用合成的代谢类固醇后，肌肉活检发现特殊的改变，如Ⅰ、ⅡA、ⅡAB、ⅡC型肌纤维区域变大和中央核的比例变高[339]。给予大鼠合成代谢类固醇后，在肌肉超负荷状态下，形态学和细胞周期调节因子的表达改变[340]。有趣的是，服用类固醇激素似乎也可提高代谢性疾病、艾滋病相关的消瘦、神经肌肉疾病和其他疾病中肌肉的强度和功能[341]。

众所周知，肢端肥大症患者的内脏器官普遍增大，包括肌肉的质量也增加。对大鼠的研究表明，生长激素对肌纤维的影响并不一致，主要为Ⅰ型肌纤维体积增加而Ⅱ型肌纤维相对不受影响[342]。比格犬长期皮下给予猪生长激素也可引起类似的Ⅰ型肌纤维[343]。生长激素是否直接介导这种对骨骼肌的影响仍不清楚，但有相当多的证据表明，生长调节素或胰岛素样生长因子能够介导生长激素对肌肉的作用[334]。

矿化

实验动物的骨骼肌中偶尔会发现自发的营养不良性或转移性钙化。营养不良性钙化容易发生于特定品系小鼠（特别是BALB/c、C3H和DBA小鼠）的内脏器官，骨骼肌中也可发生矿化[344,345]。多种因素可以影响这种矿化的发生，如饮食和激素的变化。给予氢化可的松或高剂量内源性分泌的糖皮质激素也可能是引起矿化的原因[345]。

肿瘤

有多种软组织肿瘤浸润骨骼肌，在少数的肉瘤中可见骨骼肌分化（见第2章，体被系统）。

（邱爽、王莉、王浩安、崔伟译，胡春燕校）

参考文献

1. Seeman E, Delmas PD. Bone quality - the material and structural basis of bone strength and fragility. *N Engl J Med* 2006;**354**:2250-61.

2. Bonnet D. Biology of human bone marrow stem cells. *Clin Exp Med* 2003;**3**:140-9.

3. Devine SM, Hoffman R. Role of mesenchymal stem cells in hematopoietic stem cell transplantation. *Curr Opin Hematol* 2000;**7**:358-63.

4. Taichman RS, Emerson SG. Human osteoblasts support hematopoiesis through the production of granulocyte-colony stimulating factor. *J Exp Med* 1994;**179**:1677-82.

5. Vaughan J. Osteogenesis and haematopoiesis. *Lancet* 1981;**2**:133-6.

6. Manolagas SC, Jilka RL. Bone marrow, cytokines, and bone remodelling. Emerging insights into the pathophysiology of osteoporosis. *N Engl J Med* 1995;**332**:305-11.

7. Schneider GB, Relfson M, Nicolas J. Pluripotent hemopoietic stem cells give rise to osteoclasts. *Am J Anat* 1986;**177**:505-11.

8. Kurihara N, Chenu C, Miller M, Civin C, Roodman GD. Identification of committed mononuclear precursors for osteoclast-like cells formed in long term human bone marrow cultures. *Endocrinology* 1990;**126**:2733-41.

9. Tolar J, Teitelbaum SL, Orchard PJ. Osteopetrosis. *N Engl J Med* 2004;**351**:2839-49.

10. Krane SM. Genetic control of bone remodeling - insights from a rare disease. *N Engl J Med* 2002;**347**:210-2.

11. Whyte MP. The long and the short of bone therapy. *N Engl J Med* 2006;**354**:860-3.

12. Raisz LG. Physiology and pathophysiology of bone remodeling. *Clin Chem* 1999;**45**:1353-8.

13. Frost HMA. update of bone physiology and Wolff's Law for clinicians. *Angle Orthod* 2003;**74**(3-15):2004.

14. Teitelbaum SL, Bullough PG. The pathophysiology of bone and joint disease. *Am J Pathol* 1979;**96**:283-354.

15. Anderson HC. Mechanism of mineral formation in bone. *Lab Invest* 1989;**60**:320-30.

16. Revell, PA. Normal bone. In: *Pathology of bone.* (Berlin): Springer-Verlag; 1986. p. 1-34.

17. Burdan F, Szumilo J, Korobowicz A, Farooquee R, Patel S, Patel A, et al. Morphology and physiology of the epiphyseal growth plate. *Folia Histochem Cytobiol* 2009;**47**:5-16.

18. Hunziker EB, Schenk RK. Physiological mechanisms adopted by chondrocytes in regulating longitudinal bone growth in rats. *J Physiol-London* 1989;**414**:55-71.

19. Svensson O, Hjerpe A, Reinholt FP, Engfeldt B. The effect of manganese ingestion, phosphate depletion and starvation on the morphology of the epiphyseal growth plate-a stereological study. *Clin Orthop Relat Res* 1985;286-94.

20. Heinrichs C, Colli M, Yanovski JA, Laue L, Gerstl NA, Kramer AD, et al. Effects of fasting on the growth plate: systemic and local mechanisms. *Endocrinology* 1997;**138**:5359-65.

21. van Leeuwen BL, Hartel RM, Jansen HWB, Kamps WA, Hoekstra HJ. The effect of chemotherapy on the morphology of the growth plate and metaphysis of the growing skeleton. *Eur J Surg Oncol* 2003;**29**:49-58.

22. Gerber H-P, Vu TH, Ryan A, Kowalski J, Werb Z, Ferrara N. VEGF couples hypertrophic cartilage remodeling, ossification and angiogenesis during endochondral bone formation. *Nat Med* 1999;**5**:623-8.

23. Yao XF, Chen HY, Ohtake N, Shoumura S. Morphological alterations in the growth plate cartilage of ovariectomized mice. *Med Mol Morphol* 2006;**39**:193-7.

24. Yamasaki K. Histologic study of the femoral growth plate in

beagle dogs. *Toxicol Pathol* 1995;**23**:612-6.

25. Roach HI, Mehta G, Oreffo ROC, Clarke NMP, Cooper C. Temporal analysis of rat growth plates: cessation of growth with age despite presence of a physis. *J Histochem Cytochem* 2003;**51**:373-83.

26. Cardoso HF. Epiphyseal union at the innominate and lower limb in a modern Portuguese skeletal sample, and age estimation in adolescent and young adult male and female skeletons. *Am J Phys Anthropol* 2008;**135**:161-70.

27. Chamanza R, Marxfeld HA, Blanco AI, Naylor SW, Bradley AE. Incidences and range of spontaneous findings in control cynomolgus monkeys(*Macaca fascicularis*)used in toxicity studies. *Toxicol Pathol* 2010;**38**:642-57.

28. Morawietz G, Ruehl-Fehlert C, Kittel B, Bube A, Keane K, Halm S, et al. Revised guides for organ sampling and trimming in rats and mice-Part 3-A joint publication of the RITA and NACAD groups. *Exp Toxicol Pathol* 2004;**55**:433-49.

29. Chappard D, Alexandre C, Riffat G. Histochemical identification of oestoclasts. Review of current methods and reappraisal of a single procedure for routine diagnosis on undecalcified human iliac bone biopsies. *Basic Appl Histochem* 1983;**27**:75-85.

30. Anderson C, Danylchuck KD. Bone-remodelling rates of the beagle: a comparison between different sites on the same rib. *Am J Vet Res* 1978;**39**:1763-5.

31. Warren MA, Bedi KS. The effects of a lengthy period of undernutrition on the skeletal growth of rats. *J Anat* 1985;**141**:53-64.

32. Sontag W. Quantitative measurements of periosteal and cortical-endosteal bone formation and resorption in the midshaft of male rat femur. *Bone* 1986;**7**:63-70.

33. Parfitt AM, Drezner MK, Glorieux FH, Kanis JA, Malluche H, Meunier PJ, et al. Bone histomorphometry: standardization of nomenclature, symbols and units. Report of the ASBMR histomorphometry nomenclature committee. *J Bone Miner Res* 1987;**2**:595-610.

34. Solheim T. Pluricolor fluorescent labelling of mineralizing tissue. *Scand J Dent Res* 1974;**82**:19-27.

35. Assouline-Dayan Y, Chang C, Greenspan A, Shoenfeld Y, Gershwin ME. Pathogenesis and natural history of osteonecrosis. *Semin Arthritis Rheum* 2002;**32**:94-124.

36. Chanlam D, Prentice AG, Copplestone JA, Weston M, Williams M, Hutton CW. Avascular necrosis of bone following intensified steroid-therapy for acute lymphoblastic-leukemia and high-grade malignant-lymphoma. *Br J Haematol* 1994;**86**:227-30.

37. Boss JH, Misselevich I. Osteonecrosis of the femoral head of laboratory animals: the lessons learned from a comparative study of osteonecrosis in man and experimental animals. *Vet Pathol* 2003;**40**:345-54.

38. Mundy GR. Metastasis to bone: causes, consequences and therapeutic opportunities. *Nat Rev Cancer* 2002;**2**:584-93.

39. Roodman GD. Mechanisms of bone metastasis. *N Engl J Med* 2004;**350**:1655-64.

40. Sokoloff L, Habermann RT. Idiopathic necrosis of bone in small laboratory animals. *Arch Pathol* 1958;**65**:323-30.

41. Yamasaki K, Itakura C. Aseptic necrosis of bone in ICR mice. *Lab Anim* 1988;**22**:51-3.

42. Kabata T, Kubo T, Matsumoto T, Hirata T, Fujioka M, Takahashi KA, et al. Onset of steroid-induced osteonecrosis in rabbits and its relationship to hyperlipaemia and increased free fatty acids. *Rheumatology* 2005;**44**:1233-7.

43. Dubielzig RR, Biery DN, Brodey RS. Bone sarcomas associated with multifocal medullary bone infarction in dogs. *J Am Vet Med Assoc* 1981;**179**:64-8.

44. Looker AC, Orwoll ES, Johnston CC, Lindsay RL, Wahner HW, Dunn WL, et al. Prevalence of low femoral bone density in older US adults from NHANES III. *J Bone Miner Res* 1997;**12**:1761-8.

45. Jackson RD, LaCroix AZ, Gass M, Wallace RB, Robbins J, Lewis CE, et al. Calcium plus vitamin D supplementation and the risk of fractures. *N Engl J Med* 2006;**354**:669-83.

46. Strewler GJ. Decimal point-osteoporosis therapy at the 10 year mark. *N Engl J Med* 2004;**350**:1172-4.

47. Dawson-Hughes B. Bone loss accompanying medical therapies. *N Engl J Med* 2006;**345**:989-91.

48. Miller GK, Valerio MG, Pino MV, Larson JL, Viau A, Hamelin N, et al. Chronic effects of the novel glucocorti-costeroid RPR 106541 administered to beagle dogs by inhalation. *Toxicol Pathol* 2000;**28**:226-36.

49. Lafage-Proust MH, Boudignon B, Thomas T. Glucocorticoid-induced osteoporosis: pathophysiological data and recent treatments. *Joint Bone Spine* 2003;**70**:109-18.

50. Dhem A, Goret-Nicaise M. Effects of retinoic acid on rat bone. *Food Chem Toxicol* 1984;**22**:199-206.

51. Lüllmann-Rauch R, Peters A, Schleicher A. Osteopenia in rats with drug-induced mucopolysarccharidosis. *Arzneimittelforschung* 1992;**42**:559-66.

52. Long, PH, Leininger, JR, Nold, JB & Lieuallen, WG.

Proliferative lesions of bone, cartilage, tooth and synovium in rats, MST-1. In: *Guides for toxicologic pathology.* (Washington DC): STP/ARP/AFIP; 1993.

53. Delmas PD, Meunier PJ. The management of Paget's disease of bone. *N Engl J Med* 1997;**336**:558-66.

54. Roodman GD, Windle JJ. Paget disease of bone. *Eur J Clin Invest* 2005;**115**:200-8.

55. Itakura C, Iida M, Goto M. Renal secondary hyperparathyroidism aged Sprague-Dawley rats. *Vet Pathol* 1977;**14**:463-9.

56. Yamasaki K, Itakura C. Osteosclerosis in F244/DuCrj. rats. *Lab Anim* 1988;**22**:141-3.

57. Thurman JD, Bucci TJ. Hyperostosis in the F344 rat. In: Mohr U, Dungworth DL, Capen CC, editors. *Pathobiology of the aging rat*, Vol. 2. Washington DC: ILSI Press; 1994.

58. Stromberg PC, Vogtsberger LM. Pathology of the mononuclear cell leukemia of Fischer rats. 1. Morphologic studies. *Vet Pathol* 1983;**20**:698-708.

59. Sass B, Montali RJ. Spontaneous fibro-osseous lesions in aging female mice. *Lab Anim Sci* 1980;**30**:907-9.

60. Albassam MA, Wojcinski ZW, Barsoum NJ, Smith GS. Spontaneous fibro-osseous proliferative lesions in the sternums and fenurs of B6C3F1 mice. *Vet Pathol* 1991;**28**:381-8.

61. Wancket LM, Devor-Henneman D, Ward JM. Fibro-osseous (FOL) and degenerative joint lesions in female outbred NIH Black Swiss mice. *Toxicol Pathol* 2008;**36**:362-5.

62. Schuh JCL, Hall R, Lambert D, Harrington K, Mohler K, Barone D. Periosteal hyperostosis (exostosis) in DBA/1 male mice. *Toxicol Pathol* 2002;**30**:390-3.

63. Andress DL, Kopp JB, Maloney NA, Coburn JW, Sherrard DJ. Early deposition of aluminium in bone in diabetic patients on hemodialysis. *N Engl J Med* 1987;**316**:292-6.

64. Ellis HA, McCarthy JH, Herrington J. Bone aluminium in haemodialysed patients and in rats injected with aluminium chloride: relationship to impaired bone mineralization. *J Clin Pathol* 1979;**32**:832-44.

65. Robertson JA, Felsenfeld AJ, Haywood CC, Wilson P, Clarke C, Llach F. Animal models of aluminum-induced osteomalacia: role of chronic renal failure. *Kidney Int* 1983;**23**:327-35.

66. Connor MO, Garrett P, Dockery M, Donohoe JF, Doyle GD, Carmody M, et al. Aluminium-related bone disease. Correlation between symptoms, osteoid volume, and aluminium staining. *Am J Pathol* 1986;**86**:168-74.

67. Maloney NA, Ott SM, Alfrey AC, Miller NL, Coburn JW, Sherrard DJ. Histological quantitation of aluminium in iliac bone from patients with renal failure. *J Lab Clin Med* 1982;**99**:206-16.

68. Keith, S, Faroon, O, Corcoran, J, Stephen Bosch, S & Ingerman, L. *Toxicological profile for aluminum* (Public Health Service, Agency for Toxic Substances and Disease Registry, U.S. Department of Health and Human Services, Atlanta, 1999).

69. Matsushima S, Torii M, Ozaki K, Narama I. Iron lactate-induced osteomalacia in association with osteoblast dynamics. *Toxicol Pathol* 2003;**31**:646-54.

70. Richens A, Rowe DJF. Disturbance of calcium metabolism by anticonvulsant drugs. *Br J Med* 1979;**4**:73-6.

71. Fitzpatrick LA. Pathophysiology of bone loss in patients receiving anticonvulsant therapy. *Epilepsy Behav* 2004;**5**:S3-15.

72. Ali I, Schuh L, Barkley GL, Gates JR. Antiepileptic drugs and reduced bone mineral density. *Epilepsy Behav* 2004;**5**:296-300.

73. Farhat G, Yamout B, Mikati MA, Demirjian S, Sawaya R, Fuleihan GEH. Effect of antiepileptic drugs on bone density in ambulatory patients. *Neurology* 2002;**58**:1348-53.

74. Robinson PB, Harris M, Harvey W, Papadogeorgakis N. Reduced bone growth in rats treated with anticonvulsant drugs: a type II pseudohyperparathyridism? *Metab Bone Dis Relat Res* 1982;**4**:269-75.

75. Flora L, Hassing GS, Parfitt AM, Villanueva AR. Comparative skeletal effects of two diphosphonates in dogs. *Metab Bone Dis Relat Res* 1980;2(Suppl.):389-407.

76. Fleisch H. Bisphosphonates-history and experimental basis. *Bone* 1987;**8**:S23-8.

77. Schenk R, Eggli P, Fleisch H, Rosini S. Quantitative morphometric evaluation of the inhibitory activity of new aminobisphosphonates on bone resorption in the rat. *Calcif Tissue Int* 1986;**38**:342-9.

78. Nii A, Fujimoto R, Okazake A, Narita K, Miki H. Intramembranous and endochondral bone changes induced by a new bisphosphonate (YM175) in the beagle dog. *Toxicol Pathol* 1994;**22**:536-44.

79. Miller SC, Jee WSS, Woodbury DD, Kemp JW. Effects of N, N, N′,N′-ethylenediaminetetramethylene phosphoric acid and 1-hydroxyethylidene-1, 1-bisphosphoric acid on calcium absorption, plasma calcium, longitudinal bone growth and bone histology in the growing rat. *Toxicol Appl Pharmacol* 1985;**77**:230-9.

80. Fleisch H. Bisphosphonates: a new class of drugs in diseases of bone and calcium metabolism. In: Brunner KW, Fleisch H, Senn H-J, editors. *Recent Results in cancer research*, Vol. 116. Berlin: Springer Verlag; 1989.

81. Suzuki M, Sakamaki Y, Miyoshi A, Adachi K, Usami M, Nakayama H, et al. The age-related differences in bone changes in rats induced by recombinant human granulocyte colony-stimulating factor. *Toxicol Pathol* 1997;**25**:144-9.

82. Courtney CL, Kim SN, Walsh KM, Watkins JR, Dominick MA. Proliferative bone lesions in rats given anticancer compounds. *Toxicol Pathol* 1990;**19**:184-8.

83. Gaunt SD, Pierce KR. Myelopoiesis and marrow adherent cells in estradiol-treated mice. *Vet Pathol* 1985;**22**:403-8.

84. Urist MR, Budy AM, McLean FC. Endosteal bone formation in estrogen-treated mice. *J Bone Joint Surg* 1950;**32**:143-63.

85. Highman B, Norvell MJ, Shellenberger TE. Pathological changes in female C3H mice continuously fed diets containing diethylstilbestrol or 17b-estradiol. *J Environ Pathol Toxicol* 1977;**1**:1-30.

86. Highman B, Roth IR, Greenman DL. Osseous changes and osteosarcomas in mice continuous fed diets containing diethylbstilbestrol or 17b-estradiol. *J Natl Cancer Inst* 1981;**67**:653-62.

87. Tucker MJ, Adam HK, Patterson JS. Tamoxifen. In: Laurence DR, McLean AEM, Weatherall M, editors. *Safety testing of new drugs. laboratory predictions and clinical performance*. London: Academic Press; 1984. p. 125-61.

88. Dodd DC, Port CD. Hyperostosis of the marrow cavity caused by misprostol in CD-1 strain mice. *Vet Pathol* 1987;**24**:545-8.

89. Jee WSS, Ueno K, Deng YP, Woodbuty DM. The effects of prostaglandin E2 in growing rats: increased metaphyseal hard tissue and cortico-endosteal bone formation. *Calcif Tissue Int* 1985;**37**:148-57.

90. High WB. Effects of orally-administered prostaglandin E-2 on cortical bone turnover in adult dogs-a histomorphometric study. *Bone* 1987;**8**:363-73.

91. Ueda K, Saito A, Nakano H, Aoshima M, Yokota M, Muraoka R, et al. Cortical hyperostosis following long-term administration of prostaglandin E, in infants with cyanotic congenital heart disease. *J Paediatr* 1980;**97**:834-6.

92. Prahalada S, Stabinski LG, Chen HY, Morrissey RE, De Burlet G, Holder D, et al. Pharmacological and toxicological effects of chronic porcine growth hormone administration in dogs. *Toxicol Pathol* 1998;**26**:185-200.

93. Quattrocchi E, Kourlas H. Teriparatide: a review. *Clin Ther* 2004;**26**:841-54.

94. Poole KES, Reeve J. Parathyroid hormone-a bone anabolic and catabolic agent. *Curr Opin Pharmacol* 2005;**5**:612-7.

95. Anon. *Endocrinologic and metabolic drugs advisory committee meeting transcript*. Web site accessed February 25, 2002 (Food and Drug Administration, Center for Drug Evaluation and Research, Bethesda, 2001).

96. Sato M, Vahle J, Schmidt A, Westmore M, Smith S, Rowley E, et al. Abnormal bone architecture and biomechanical properties with near-lifetime treatment of rats with PTH. *Endocrinology* 2002;**143**:3230-42.

97. Vahle JL, Long GG, Sandusky G, Westmore M, Ma YL, Sato M. Bone neoplasms in F344 rats given teriparatide [rhPTH(1-34)] are dependent on duration of treatment and dose. *Toxicol Pathol* 2004;**32**:426-38.

98. Vahle JL, Sato M, Long GG, Young JK, Francis PC, Engelhardt JA, et al. Skeletal changes in rats given daily subcutaneous injections of recombinant human parathyroid hormone (1-34) for 2 years and relevance to human safety. *Toxicol Pathol* 2002;**30**:312-21.

99. Sato M, Westmore M, Clendenon J, Smith S, Hannum B, Zeng GQ, et al. Three-dimensional modeling of the effects of parathyroid hormone on bone distribution in lumbar vertebrae of ovariectomized cynomolgus macaques. *Osteoporos Int* 2000;**11**:871-80.

100. Delannoy P, Bazot D, Marie PJ. Long-term treatment with strontium ranelate increases vertebral bone mass without deleterious effect in mice. *Metab-Clin Exp* 2002;**51**:906-11.

101. Fuleihan GE. Strontium ranelate-a novel therapy for osteoporosis or a permutation of the same? *N Engl J Med* 2004;**350**:504-6.

102. D'Haese PC, Santacruz F, De Broe ME, Taur Y, Al-Tureihi F, Wolf-Klein G, et al. Postmenopausal osteoporosis and strontium ranelate. *N Engl J Med* 2004;**350**:2001-3.

103. Wase AW, Solewski J, Rickes E, Seidenberg J. Action of thyrocalcitonin on bone. *Nature* 1967;**214**:388-9.

104. Mundy G, Garrett R, Harris S, Chan J, Chen D, Rossini G, et al. Stimulation of bone formation in vitro and in rodents by statins. *Science* 1999;**286**:1946-9.

105. Smith BB, Cosenza ME, Mancini A, Dunstan C, Gregson R, Martin SW, et al. A toxicity profile of osteoprotegerin in the cynomolgus monkey. *Int J Toxicol* 2003;**22**:403-12.

106. Hall AP, Westwood FR, Wadsworth PF. Review of the

effects of anti-angiogenic compounds on the epiphyseal growth plate. *Toxicol Pathol* 2006;**34**:131-47.

107. Petersen M, Thorikay M, Deckers M, van Dinther M, Grygielko ET, Gellibert F, et al. Oral administration of GW788388, an inhibitor of TGF-beta type I and II receptor kinases, decreases renal fibrosis. *Kidney Int* 2008;**73**:705-15.

108. Ryan AM, Eppler DB, Hagler KE, Bruner RH, Thomford PJ, Hall RL, et al. Preclinical safety evaluation of rhuMAbVEGF, an antiangiogenic humanized monoclonal antibody. *Toxicol Pathol* 1999;**27**:78-86.

109. Patyna S, Arrigoni C, Terron A, Kim TW, Heward JK, Vonderfecht SL, et al. Nonclinical safety evaluation of sunitinib: a potent inhibitor of VEGF, PDGF, KIT, FLT3, and RET receptors. *Toxicol Pathol* 2008;**36**:905-16.

110. Brown AP, Courtney CL, King LM, Groom SC, Graziano MJ. Cartilage dysplasia and tissue mineralization in the rat following administration of a FGF receptor tyrosine kinase inhibitor. *Toxicol Pathol* 2005;**33**:449-55.

111. Aikawa T, Segre GV, Lee K. Fibroblast growth factor inhibits chondrocytic growth through induction of p21 and subsequent inactivation of cyclin E-Cdk2. *J Biol Chem* 2001;**276**:29347-52.

112. Frazier K, Thomas R, Scicchitano M, Mirabile R, Boyce R, Zimmerman D, et al. Inhibition of ALK5 signaling induces physeal dysplasia in rats. *Toxicol Pathol* 2007;**35**:284-95.

113. Smith EJ, Little DG, Briody JN, McEvoy A, Smith NC, Eisman JA, et al. Transient disturbance in physeal morphology is associated with long-term effects of nitrogen-containing bisphosphonates in growing rabbits. *J Bone Miner Res* 2005;**20**:1731-41.

114. Riser WH, Frankhauser R. Osteopetrosis in the dog: a report of three cases. *J Am Vet Radiol Soc* 1970;**11**:29-34.

115. Walker DG. Osteopetrosis in mice cured by temporary parabiosis. *Science* 1973;**180**:875-6.

116. Walker DG. Control of bone resorption by haematopoietic tissue. The induction a reversal of congenital osteopetrosis in mice through use of bone marrow and splenic transplants. *J Exp Med* 1975;**142**:651-63.

117. Lees GE, Sautter JH. Anemia and osteopetrosis in a dog. *J Am Vet Med Assoc* 1979;**175**:820-4.

118. Minkin C. Defective macrophage chemotaxis in osteopetrotic mice. *Calcif Tissue Int* 1981;**33**:677-8.

119. Graf B. Etude morphologique de ostéopétrose congénitale du rat 'op'. *Pathologie Biologie* 1985;**33**:82-9.

120. Whyte MP, Wenkert D, Clements KL, McAlister WH, Mumm S. Brief report: bisphosphonate-induced osteopetrosis. *N Engl J Med* 2003;**349**:457-63.

121. Gopinath, C, Prentice, DE & Lewis, DJ. The musculoskeletal system and skin. In *Atlas of experimental toxicological pathology. Current histopathology*, Vol. 13. (Lancaster): MTP Press; 1987. p. 156-166.

122. Fuchs B, Pritchard DJ. Etiology of osteosarcoma. *Clin Orthop Relat Res* 2002;40-52.

123. Huvos AG, Woodard HQ, Cahan WG, Higinbotham NL, Stewart FW, Butler A, et al. Postradiation osteogenic sarcoma of bone and soft tissues. A clinicopathologic study of 66 patients. *Cancer* 1985;**55**:1244-55.

124. Tucker MA, D'Angio GJ, Boice JD, Strong LC, Li FP, Stovall M, et al. Bone sarcomas linked to radiotherapy and chemotherapy in children. *N Engl J Med* 1987;**317**:588-93.

125. MacKenzie WF, Garner FM. Comparison of neoplasms in six sources of rats. *J Natl Cancer Inst* 1973;**50**:1243-57.

126. Goodman DG, Ward JM, Squire RA, Paxton MB, Reichardt WD, Chu KC, et al. Neoplastic and nonneoplastic lesions in aging Osborne-Mendel rats. *Toxicol Appl Pharmacol* 1980;**55**:433-47.

127. Tucker MJ. A survey of bone disease in the Alpk/Ap rat. *J Comp Pathol* 1986;**96**:197-203.

128. Ruben Z, Rohbacher E, Miller JE. Spontaneous osteogenic sarcoma in the rat. *J Comp Pathol* 1986;**96**:89-94.

129. Percy DH, Jonas AM. Incidence of spontaneous tumours in CD-1 Ham/ICR mice. *J Natl Cancer Inst* 1971;**46**:1046-65.

130. Charles RT, Turusov VS. Bone tumours in CF-1 mice. *Lab Anim* 1974;**8**:137-44.

131. Van Hoosier GL, Trentin JJ. Naturally occurring tumours of the Syrian hamster. *Prog Exp Tumor Res* 1979;**23**:1-12.

132. Misdorp W. Canine osteosarcoma. *Am J Pathol* 1980;**98**:285-8.

133. Pelfrène AF. A search for a suitable animal model for bone tumours: a review. *Drug Chem Toxicol* 1985;**8**:83-99.

134. Cobb LM. Radiation-induced osteosarcoma in the rat as a model for osteosarcoma in man. *Br J Cancer* 1970;**24**:294-9.

135. Gössner W. Pathology of radiation-induced bone tumors. *Leuk Res* 1986;**10**:897-904.

136. Olson HM, Capen CC. Virus-induced animals model of osteosarcoma in the rat. Morphologic and biochemical studies. *Am J Pathol* 1977;**86**:432-58.

137. Carter RL. Tumours of the soft tissues. In: Turusov VS, editor. *Pathology of tumours in laboratory animals, Vol. 1, Tumours of the rat, Part 1*. Lyon: IARC; 1973. p. 151-67.

138. Zwicker GM, Eyster RC. Proliferative bone lesions in rats fed a diet containing a glucocorticoid for up to two years. *Toxicol Pathol* 1996;**24**:246-50.

139. Reddick RL, Michelitch HJ, Levine AM, Triche TJ. Osteogenic sarcoma. A study of ultrastructure. *Cancer* 1980;**45**:64-71.

140. Brookes JJ. The significance of double phenotypic patterns and markers in human sarcomas. A new model of mesenchymal differentiation. *Am J Pathol* 1986;**125**:113-23.

141. Dahlin DC, Unni KK. Osteosarcoma of bone and its important recognisable varieties. *Am J Surg Pathol* 1977;**1**:61-72.

142. Frith CH, Johnson BP, Highman B. Osteosarcomas in BALB/c female mice. *Lab Anim Sci* 1982;**32**:60-3.

143. Mohr, U. Soft tissue and musculoskeletal system. In: *International classification of rodent tumours, part 1, the rat* (Lyon): International Agency for Research on Cancer; 1992.

144. Ernst H, Long PH, Wadsworth PF, Leininger JR, Reiland S, Konishi Y. Skeletal system and teeth. In:Mohr U,editor. *International classification of rodent tumors. The mouse.* Berlin: Springer-Verlag; 2001. p. 389-415.

145. Luz A, Gössner W. Neoplastic bone lesions in the mouse. In: Bannasch P, Gössner W, editors. *Pathology of neoplasia and preneoplasia in rodents. EULEP color atlas.* Stuttgart: Schattauer; 1994. p. 142-54.

146. Greaves P. Soft tissue tumors including cardiovascular lesions. In: Bannasch P, Gössner W, editors. *Pathology of neoplasia and preneoplasia in rodents. EULEP color atlas,* Vol. 2. Stuttgart: Schattauer; 1997.

147. Yang YZ, Topol L, Lee H, Wu JL. Wnt5a and Wnt5b exhibit distinct activities in coordinating chondrocyte proliferation and differentiation. *Development* 2003;**130**:1003-15.

148. Hamerman D. The biology of osteoarthritis. *N Engl J Med* 1989;**320**:1322-30.

149. Hassell JR, Kimura JH, Hascall VC. Proteoglycan core protein families. *Annu Rev Biochem* 1986;**55**:539-67.

150. Nagaoka D, Tsukise A. Histochemical analyses of glycosaminoglycans in the synovial membrane of the canine knee joint. *Ann Anat* 2001;**183**:111-21.

151. Mankin HJ. The reaction of articular cartilage to injury and osteoarthitis. *N Engl J Med* 1974;**291**:1285-91.

152. Sampson HW, Cannon MS. Zonal analysis of metabolic profiles of articular-epiphyseal cartilage chrondocytes: a histochemical study. *Histochem J* 1986;**18**:233-8.

153. Brighton CT, Kitajima T, Hunt RM. Zonal analysis of cytoplasmic components of articular cartilage chondrocytes. *Arthritis Rheum* 1984;**27**:1290-9.

154. Kiviranta I, Jurvelin J, Tammi M, Saamanen A-M, Helminen HJ. Weight bearing controls glycosaminoglycan concentration and articular cartilage thickness in the knee joints of young beagle dogs. *Arthritis Rheum* 1987;**30**:801-9.

155. Roos EM, Dahlberg L. Positive effects of moderate exercise on glycosaminoglycan content in knee cartilage — a four-month, randomized controlled trial in patients at risk of osteoarthritis. *Arthritis Rheum* 2005;**52**:3507-14.

156. Galois L, Etienne S, Grossin L, Cournil C, Pinzano A, Netter P, et al. Moderate-impact exercise is associated with decreased severity of experimental osteoarthritis in rats. *Rheumatology* 2003;42 692-U691.

157. Edwards JCW. The nature and origins of synovium-experimental approaches to the study of synoviocyte differentiation. *J Anat* 1994;**184**:493-501.

158. Farnum CE, Wilsman NJ. Lectin-binding histochemistry of intracellular and extracellular glycoconjugates of the reserve cell zone of growth plate cartilage. *J Orthop Res* 1988;**6**:166-79.

159. Burkhardt JE, Förster C, Lozo E, Hill MA, Stahlmann R. Immunohistochemistry of articular cartilage from immature beagle dogs dosed with difloxacin. *Toxicol Pathol* 1997;**25**:475-80.

160. Wancket LM, Baragi V, Bove S, Kilgore K, Korytko PJ, Guzman RE. Anatomical localization of cartilage degradation markers in a surgically induced rat osteoarthritis model. *Toxicol Pathol* 2005;**33**:484-9.

161. Yamasaki K, Inui S. Lesions of articular, sternal and growth plate cartilage in rats. *Vet Pathol* 1985;**22**:4650.

162. Jasty V, Bare JJ, Jamison JR, Porter MC, Kowalski RL, Clemens GR, et al. Spontaneous lesions in the sternums of growing rats. *Lab Anim Sci* 1986;**36**:48-51.

163. Walton M. Degenerative joint disease in the mouse knee: histological observations. *J Pathol* 1977;**123**:109-22.

164. Gough A, Barsoum NJ, Mitchell L, McGuire EJ, Iglesia DL. Juvenile canine drug-induced arthropathy: clinicopathological studies on articular lesions caused by oxolinic and pipemidic acids. *Toxicol Appl Pharmacol* 1979;**51**:177-87.

165. Gough AW, Kasali OB, Siegler RE, Baragi V. Quinolone arthropathy-acute toxicity to immature cartilage. *Toxicol Pathol* 1992;**20**:436-50.

166. Gough A, Johnson R, Campbell E, Hall L, Tylor J, Carpenter

A, et al. Quinolone arthropathy in immature rabbits treated with the fluoroquinone PD 117596. *Exp Toxicol Pathol* 1996;**48**:225-32.

167. Alfaham M, Holt ME, Goodchild MC. Arthropathy in a patient with cystic fibrosis taking ciprofloxacin. *Br Med J* 1987;**295**:699.

168. Corrado ML, Struble WE, Peter C, Hoagland V, Sabbaj J. Norfloxacin: review of safety studies. *Am J Med* 1987;**82**(Suppl. 6B):22-6.

169. Burkhardt JE, Hill MA, Carlton WW. Morphologic and biochemical changes in articular cartilage of immature beagle dogs dosed with difloxacin. *Toxicol Pathol* 1992;**20**:246-52.

170. Burkhardt JE. Review of quinolone arthropathy in the dog. *Chemotherapie J* 1996;(Suppl. 13):13-7.

171. Burkhardt JE, Eskra JD, Clemo FAS, Otterness IG. Effects of nalidixic acid on hamster knee cartilage morphology and synovial fluid composition. *Toxicol Pathol* 1999;**27**:421-6.

172. Burkhardt JE, Walterspiel JN, Schaad UB. Quinolone arthropathy in animals versus children. *Clin Infect Dis* 1997;**25**:1196-204.

173. Leibovitz E. The use of fluoroquinolones in children. *Curr Opin Pediatr* 2006;**18**:64-70.

174. Burkhardt JE, Hill MA, Turek JJ, Carlton WW. Ultrastructural changes in articular cartilage of immature beagle dogs dosed with difloxacin, a fluoroquinone. *Vet Pathol* 1992;**29**:230-8.

175. Gough AW, Barsoum NJ, Renlund RC, Sturgess JM, de la Iglesia FA. Fine structural changes during reparative phase of canine drug-induced arthropathy. *Vet Pathol* 1985;**22**:82-4.

176. Förster C, Kociok K, Shakibaei M, Merker HJ, Vormann J, Gunther T, et al. Integrins on joint cartilage chondrocytes and alterations by ofloxacin or magnesium deficiency in immature rats. *Arch Toxicol* 1996;**70**:261-70.

177. Shakibaei M, Kociok K, Förster C, Vormann J, Gunther T, Stahlmann R, et al. Comparative evaluation of ultrastructural changes in articular cartilage of ofloxacin-treated and magnesium-deficient immature rats. *Toxicol Pathol* 1996;**24**:580-7.

178. Bendele AM, Hulman JF, Harvey AK, Hrubey PS, Chandrasekhar S. Passive role of articular chondrocytes in quinolone-induced arthropathy in guinea pigs. *Toxicol Pathol* 1990;**18**:304-12.

179. Lode H, Stahlmann R. Evaluation of safety and tolerance in clinical-trials with antimicrobial agents. *Eur J Clin Microbiol Infect Dis* 1990;**9**:530-3.

180. Stahlmann R, Merker HJ, Hinz N, Chahoud I, Webb J, Heger W, et al. Ofloxacin in juvenile nonhuman-primates and rats-arthropathia and drug plasma-concentrations. *Arch Toxicol* 1990;**64**:193-204.

181. Kato M, Onodera T. Observations on the development of osteochondrosis in young rats. *Lab Anim* 1986;**20**:249-56.

182. Royer RJ, Pierfitte C, Netter P. Features of tendon disorders with fluoroquinones. *Therapie* 1994;**49**:75-6.

183. Williams JM, Brandt KD. Triamcinolone hexacetonide protects against fibrillation and osteophyte formation following chemically induced articular cartilage damage. *Arthritis Rheum* 1985;**28**:1267-74.

184. Guzman RE, Evans MG, Bove S, Morenko B, Kilgore K. Mono-iodoacetate-induced histologic changes in subchondral bone and articular cartilage of rat femorotibial joints: an animal model of osteoarthritis. *Toxicol Pathol* 2003;**31**:619-24.

185. Moskowitz RW, Davis W, Sammarco J, Mast W, Chase SW. Experimentally induced corticosteroid arthropathy. *Arthritis Rheum* 1970;**13**:236-43.

186. Mankin HJ, Zarins A, Jaffe WL. The effect of systemic corticosteroids on rabbit articular cartilage. *Arthritis Rheum* 1972;**15**:593-9.

187. Pettipher ER, Higgs GA, Henderson B. Interleukin-1 induces leukocyte infiltration and cartilage proteoglycan degradation in the synovial joint. *Proc Natl Acad Sci U S A* 1986;**83**:8749-55.

188. Steinberg ME, Cohen RW, Cogen FC. Effects of intra-articular antimetabolites. *Arthritis Rheum* 1967;**10**:316-7.

189. Robinson PB, Harvey W, Belal MS. Inhibition of cartilage growth by the anticonvulsant drugs diphenylhydantoin and sodium valproate. *Br J Exp Pathol* 1988;**69**:17-22.

190. Robinson PB, Harris M, Harvey W. Abnormal skeletal and dental growth in epileptic children. *Br Dent J* 1983;**154**:9-13.

191. Chang Y-H, Pearson CM. Pathogenesis of adjuvant arthritis in rats. *Arthritis Rheum* 1978;**21**:169-70.

192. Kohashi O, Aihara K, Dzawa A, Kotani S, Azuma I. New model of a synthetic adjuvant, N-acetylmuramyl-L-alanyl-D-isoglutamine-induced arthritis. *Lab Invest* 1982;**47**:27-36.

193. Koga T, Pearson CM, Narita T, Kotani S. Polyarthritis induced in the rat with cell walls from several bacteria and two streptomyces species. *Proc Soc Exp Biol Med* 1973;**143**:824-7.

194. Dumonde DC, Glynn LE. The production of arthritis in

rabbits by an immunological reaction to fibrin. *Br J Exp Pathol* 1962;**43**:373-83.

195. Mikecz K, Glant TT, Poole AR. Immunity to cartilage proteoglycans in BALB/C mice with progressive poly-arthritis and ankylosing spondylitis induced by injection of human cartilage proteoglycan. *Arthritis Rheum* 1987;**30**:306-18.

196. Kresina TF. Immunotherapy of experimental arthritis. Analysis of the articular cartilage of mice suppressed for collagen-induced arthritis by a T-cell hybridoma. *Am J Pathol* 1987;**129**:257-66.

197. Knoerzer DB, Donovan MG, Schwartz BD, Mengle-Gaw LJ. Clinical and histological assessment of collagen-induced arthritis progression in the diabetes-resistant BB/Wor rat. *Toxicol Pathol* 1997;**25**:13-9.

198. Holmdahl R, Johsson R, Larsson P, Klareskog L. Early appearance of activated CD4+ T lymphocytes and class II antigen-expressing cells in joints of DBA/1 mice immunized with type II collagen. *Lab Invest* 1988;**58**:53-60.

199. Van Den Berg WB, Van De Putte LBA. Electrical charge of the antigen determines its location in the mouse knee joint. Deep penetration of cationic BSA in hyaline articular cartilage. *Am J Pathol* 1985;**121**:224-34.

200. Howson P, Shepard N, Mitchell N. The antigen induced arthritis models. The relevance of the method of induction to its use as a model of human disease. *J Rheumatol* 1986;**13**:379-90.

201. Schalkwijk J, Van Den Berg WB, Van Der Putte LBA, Joosten LAB, Van Der Sluis M. Effects of experimental joint inflammation on bone marrow and periarticular bone. A study of two types of arthritis, using variable degrees of inflammation. *Br J Exp Pathol* 1985;**66**:435-44.

202. Weissmann G, Pras M, Rosenberg L. Arthritis induced by filipin and rabbits. *Arthritis Rheum* 1967;**10**:325-36.

203. Ono Y, Iwasaki T, Sekiguchi M, Onodera T. Subacute toxicity of muroctasin in mice and dogs. *Arzneimittelforschung* 1988;**38**:1024-7.

204. Ono Y, Sekiguchi M, Aihara K, Onoder T. Chronic toxicity of muroctasin in mice. *Arzneimittelforschung* 1988;**38**:1028-30.

205. Westwood FR, Jones DV, Aldridge A. The synovial membrane, liver, and tongue: target organs for ricin A-chain immunotoxin (ZD0490). *Toxicol Pathol* 1996;**24**:477-83.

206. Kung AHC, Cavagnaro JA, Makin A, White MA, Kong KN. Toxicologic evaluations of an immunotoxin, H65-RTA. *Fundam Appl Toxicol* 1995;**26**:75-84.

207. Pace V, Okada M, Thomas H, Germann P-G. Matrix metalloproteinases inhibitors (MMPIs).. In: Drommer W, Karbe E, Germann P-G, Morawietz G, editors. *Classic examples in toxicologic pathology*. Hannover: European Society of Toxicologic Pathology (ESTP); 2005.

208. Drummond AH, Beckett P, Brown PD, Bone EA, Davidson AH, Galloway WA, et al. Preclinical and clinical studies of MMP inhibitors in cancer. In: Greenwald RA, Zucker S, Golub LM, editors. *Inhibition of matrix metalloproteinases: Therapeutic applications*, Vol. 878. New York: New York Acad Sciences; 1999.

209. Verschoyle RD, Edwards R, Nolan B, Greaves P. Articular chondromatosis and chrondroid metaplasia in transgenic TAg mice. *Toxicol Pathol* 2004;**32**:22-5.

210. Beier F. Cell-cycle control and the cartilage growth plate. *J Cell Physiol* 2005;**202**:1-8.

211. Mastaglia FL. Adverse effects of drugs on muscle. *Drugs* 1982;**24**:304-21.

212. Sieb JP, Gillessen T. Iatrogenic and toxic myopathies. *Muscle Nerve* 2003;**27**:142-56.

213. Franc S, Dejager S, Bruckert E, Chauvenet M, Giral P, Turpin E. A comprehensive description of muscle symptoms associated with lipid-lowering drugs. *Cardiovasc Drugs Ther* 2003;**17**:459-65.

214. Rosenson RS. Current overview of statin-induced myopathy. *Am J Med* 2004;**116**:408-16.

215. Ghatak A, Faheem O, Thompson PD. The genetics of statin-induced myopathy. *Atherosclerosis* 2010;**210**:337-43.

216. Knuf M, Zepp F, Meyer CU, Habermehl P, Maurer L, Burow HM, et al. Safety, immunogenicity and immediate pain of intramuscular versus subcutaneous administration of a measles-mumps-rubella-varicella vaccine to children aged 11-21 months. *Eur J Pediatr* 2010;**169**:925-33.

217. Ajana F, Sana C, Caulin E. Existe-t-il des différences d'immunogénicité et de tolérance des vaccins en fonction du mode d'injection? *Médecine et Maladies Infectieuses* 2008;**38**:648-57.

218. Elicker S, Sipos W. The tissue compatibility of different *Mycoplasma hyopneumoniae* vaccines is mainly dependent upon their adjuvants. *Berliner und Münchener Tierärztliche Wochenschrift* 2009;**122**:348-53.

219. Brooke MH, Kaiser KK. Muscle fiber types: how many and what kind? *Arch Neurol* 1970;**23**:369-79.

220. Brooke MH, Williamson E, Kaiser KK. The behaviour of four fiber types in developing and reinnervated muscle. *Arch*

Neurol 1971;**25**:360-6.

221. Billeter R, Heizmann CW, Howald H, Jenny E. Analysis of myosin light and heavy chain types in single human skeletal muscle fibres. *Eur J Biochem* 1981;**116**:389-95.

222. Pierobon-Bormioli S, Sartore S, Libera LD, Vitadello M, Schiaffino S. 'Fast' isomyosins and fibre types in mammalian skeletal muscle. *J Histochem Cytochem* 1981;**29**:1179-88.

223. Pierobon-Bormioli S, Sartore S, Vitadello M, Schiaffino S. 'Slow' myosins in vertebrate skeletal muscle. An immunofluorescene study. *Eur J Cell Biol* 1980;**85**:672-81.

224. Saltin B, Henricksson J, Nygaard E, Anderson P, Jansson E. Fibre types and metabolic potential of skeletal muscles in sedentary man endurance runners. *Ann NY Acad Sci* 1977;**301**:3-29.

225. Lawrence GM, Walker DG, Trayer IP. Histochemical evidence of changes in fuel metabolism induced in red, white and intermediate fibres of streptozotocin-treated rats. *Histochem J* 1986;**18**:203-12.

226. Abe J, Futjii Y, Kuwamura Y, Hizawa K. Fiber type differentiation and myosin expression in regenerating rat muscles. *Acta Pathol Jpn* 1987;**37**:1537-47.

227. Helliwell TR. Lectin binding and desmin staining during bupivicaine-induced necrosis and regeneration in rat skeletal muscle. *J Pathol* 1988;**155**:317-26.

228. Westwood FR, Bigley A, Randall K, Marsden AM, Scott RC. Statin-induced muscle necrosis in the rat: distribution, development, and fibre selectivity. *Toxicol Pathol* 2005;**33**:246-57.

229. Schaefer WH, Lawrence JW, Loughlin AF, Stoffregen DA, Mixson LA, Dean DC, et al. Evaluation of ubiquinone concentration and mitochondrial function relative to cerivastatin-induced skeletal myopathy in rats. *Toxicol Appl Pharmacol* 2004;**194**:10-23.

230. Westwood FR, Scott RC, Marsden AM, Bigley A, Randall K. Rosuvastatin: characterization of induced myopathy in the rat. *Toxicol Pathol* 2008;**36**:345-52.

231. Okada M, Inoue Y, Ube M, Sano F, Ikeda I, Sugimoto J, et al. Skeletal muscle susceptibility to clofibrate induction of lesions in rats. *Toxicol Pathol* 2007;**35**:517-20.

232. Okada M, Sano F, Ikeda I, Sugimoto J, Takagi S, Sakai H, et al. Fenofibrate-induced muscular toxicity is associated with a metabolic shift limited to type-1 muscles in rats. *Toxicol Pathol* 2009;**37**:517-20.

233. Behan WMH, Cossar DW, Madden HA, McKay IC. Validation of a simple, rapid, and economical technique for distinguishing type 1 and 2 fibres in fixed and frozen skeletal muscle. *J Clin Pathol* 2002;**55**:375-80.

234. Pena SDJ, Gordon BB, Karpati G, Carpenter S. Lectin histochemistry of human skeletal muscle. *J Histochem Cytochem* 1981;**29**:524-46.

235. Capaldi MJ, Dunn MJ, Sewry CA, Dubowitz V. Lectin binding in human skeletal muscle: a comparison of 15 different lectins. *Histochem J* 1985;**17**:81-92.

236. Yamagami T, Hosaka M, Mori M. Classification of skeletal-muscle fibers by comparison of enzyme-histochemistry with lectin binding. *Cell Mol Biol* 1985;**31**:241-9.

237. Sanes JR, Cheney JM. Lectin binding reveals a synapse-specific carbohydrate in skeletal muscle. *Nature* 1982;**300**:646-7.

238. Peiffer J. Classification of myositis. Correlations between morphological and clinical classifications of inflammatory muscle disease. *Pathol Res Pract* 1987;**182**:141-56.

239. Melli G, Chaudhry V, Cornblath DR. Rhabdomyolysis-an evaluation of 475 hospitalized patients. *Medicine* 2005;**84**:377-85.

240. Madsen LW, Jensen AL, Larsen S. Spontaneous lesions in clinically healthy, microbiologically defined Gottingen minipigs. *Scand J Lab Anim Sci* 1998;**25**:159-66.

241. Rinke M. How clean is a mini-pig? Impressions and suggestions of a pathologist working in the field of toxicology. *Pharmacol Toxicol* 1997;**80**:16-22.

242. Gray JE. Appraisal of the intramuscular irritation test in the rabbit. *Fundam Appl Toxicol* 1981;**1**:290-2.

243. Holbrook TJ, Pilcher C. The effect of injection of penicillin, peanut oil and beeswax, separated and in combination, upon nerve and muscle. *Surg Gynecol Obstet* 1950;**90**:39-44.

244. Steiness E, Svendsen O, Rasmussen F. Plasma digoxin after parenteral administration. Local reaction after intramuscular injection. *Clin Pharmacol Ther* 1974;**16**:430-4.

245. Rassmussen F, Svendsen O. Tissue damage and concentrations at the injection site after intramuscular injection of chemotherapeutics and vehicles in swine. *Res Vet Sci* 1976;**20**:55-60.

246. Thuilliez C, Dorso L, Howroyd P, Gould S, Chanut F, Burnett R. Histopathological lesions following intramuscular administration of saline in laboratory rodents and rabbits. *Exp Toxicol Pathol* 2009;**61**:13-21.

247. Steiness E, Rasmussen F, Svendsen O, Nielsen P. A comparative study of serum creatine phosphokinase (CPK)

activity in rabbits, pigs and humans after intramuscular injection of local damaging drugs. *Acta Pharmacol Toxicol* 1978;**42**:357-64.

248. Benoit PW, Yagiela JA, Fort NF. Pharmacologic correlation between local anaesthetic-induced myotoxicity and disturbances of intracellular calcium distribution. *Toxicol Appl Pharmacol* 1980;**52**:187-98.

249. Bergeson PS, Singer SA, Kaplan AM. Intramuscular injections in children. *Pediatrics* 1982;**70**:944-8.

250. Manor D, Sadeh M. Muscle fibre necrosis induced by intramuscular injection of drugs. *Br J Exp Pathol* 1989;**70**:457-62.

251. Zink W, Graf BM. Local anesthetic myotoxicity. *Reg Anesth Pain Med* 2004;**29**:333-40.

252. Verdier F, Burnett R, Michelet-Habchi C, Moretto P, Fievet-Groyne F, Sauzeat E. Aluminium assay and evaluation of the local reaction at several time points after intramuscular administration of aluminium containing vaccines in the Cynomolgus monkey. *Vaccine* 2005;**23**:1359-67.

253. Goto N, Akama K. Local histopathological reactions to aluminum-adsorbed tetanus toxoid. *Naturwissenschaften* 1984;**71**:427-8.

254. Goto N, Kato H, Maeyama J, Shibano M, Saito T, Yamaguchi J, et al. Local tissue irritating effects and adjuvant activities of calcium phosphate and aluminium hydroxide with different physical properties. *Vaccine* 1997;**15**:1364-71.

255. Andersen JM. Biological responses to materials. *Annu Rev Mater Res* 2001;**31**:81-110.

256. Schuh JCL. Medical device regulations and testing for toxicologic pathologists. *Toxicol Pathol* 2008;**36**:63-9.

257. Williams DF. Review. Tissue-biomaterial interactions. *J Mater Sci* 1987;**22**:3421-45.

258. Taylor SR, Gibbons DF. Effect of surface texture on the soft tissue response to polymer implants. *J Biomed Mater Res* 1983;**17**:205-27.

259. Korman NJ, Sudilovsky O, Gibbons DF. The effect of humoral components on the cellular response to textured and nontextured PTFE. *J Biomed Mater Res* 1984;**18**:225-41.

260. Vonrecum AF, Vankooten TG. The Influence of micro-topography on cellular-response and the implications for silicone implants. *J Biomater Sci, Polym Ed* 1995;**7**:181-98.

261. Darby TD. Safety evaluation of polymer materials. *Annu Rev Pharmacol Toxicol* 1987;**27**:157-67.

262. Williams DF. Review. Tissue-biomaterial interactions. *J Mater Sci* 1989;**22**:3421-45.

263. McGeachie J, Smith E, Roberts P, Grounds M. Reaction of skeletal muscle to small implants of titanium or stainless steel: a quantitative histological and autoradiographic study. *Biomaterials* 1992;**13**:562-8.

264. Richardson TC, Humphryes JAH, Townsend KMS. Subcutaneous implantation of double velour Dacron into the mouse: infiltration and angiogenesis. *Br J Exp Pathol* 1987;**68**:359-68.

265. Salthouse TM, Willigan DA. An enzyme histochemical approach to the evaluation of polymers for tissue compatibility. *J Biomed Mater Res* 1972;**6**:105-13.

266. Hathaway PW, Engel K, Zellweger H. Experimental myopathy after microarterial embolization. Comparison with childhood x-linked pseudohypertrophic muscular dystrophy. *Arch Neurol* 1970;**22**:365-78.

267. Barron CN, Saunders LZ. Visceral larva migrans in the dog. *Pathol Vet* 1966;**3**:315-30.

268. Toft JD. The pathophysiology of the alimentary tract and pancreas of non-human primates. A review. *Vet Pathol* 1982;**19**(Suppl. 7):44-92.

269. Greaves, P, Carlton, WW, Courtney, CL, Ernst, H, Halm, S, Isaacs, KR, et al. Proliferative and non-proliferative lesions of soft tissues and skeletal muscle in mice. In *Guides for toxicologic pathology*, Vol. MSTM-1 (STP/ARP/AFIP, Washington DC, 2000).

270. Greaves, P & Seely, JC. Non-proliferative lesions of soft tissues and skeletal muscle in rats. In: *Guides for toxicologic pathology*, Vol. MST-1 (Washington DC): STP/ARP/AFIP; 1996.

271. White CM. HMG CoA reductase inhibitor-induced muscle toxicity: risks, monitoring, and management. *Formulary* 2002;**37**:588-93.

272. Behan WMH, Madigan M, Clark BJ, Goldberg J, McLellan DR. Muscle changes in the neuroleptic malignant syndrome. *J Clin Pathol* 2000;**53**:223-7.

273. Owczarek J, Jasinska M, Orszulak-Michalak D. Drug-induced myopathies. An overview of the possible mechanisms. *Pharmacol Rep* 2005;**57**:23-34.

274. Baker SK. Molecular clues into the pathogenesis of statin-mediated muscle toxicity. *Muscle Nerve* 2005;**31**:572-80.

275. Chucrallah A, Degirolami U, Freeman R, Federman M. Lovastatin gemfibrozil myopathy-a clinical, histochemical, and ultrastructural study. *Eur Neurol* 1992;**32**:293-6.

276. Walsh KM, Albassam MA, Clarke DE. Subchronic toxicity of atorvastatin, a hydroxymethylglutaryl-coenzyme A reductase inhibitor, in beagle dogs. *Toxicol Pathol* 1996;**24**:468-76.

277. Nakahara K, Kuriyama M, Sonoda Y, Yoshidome H, Nakagawa H, Fujiyama J, et al. Myopathy induced by HMG-CoA reductase inhibitors in rabbits: a pathological, electrophysiological, and biochemical study. *Toxicol Appl Pharmacol* 1998;**152**:99-106.

278. Omar MA, Wilson JP. FDA adverse event reports on statin-associated rhabdomyolysis. *Ann Pharmacother* 2002;**36**:288-95.

279. Staffa JA, Chang J, Green L. Cerivastatin and reports of fatal rhabdomyolysis. *N Engl J Med* 2002;**346**:539-40.

280. Denizot M, Fabre J, Pometta D, Wildi E. Clofibrate, nephrotic syndrome and histological changes in muscle. *Lancet* 1973;**1**:1326.

281. Teräväinen H, Larsen A, Hillbom M. Clofibrate-induced myopathy in the rat. *Acta Neuropathol* 1977;**39**:135-8.

282. Johnson TE, Zhang XH, Shi S, Umbenhauer DR. Statins and PPAR a agonists induce myotoxicity in differentiated rat skeletal muscle cultures but do not exhibit synergy with co-treatment. *Toxicol Appl Pharmacol* 2005;**208**:210-21.

283. Schuschereba ST, Bowman PD, Vargas JA, Johnson TW, Woo FJ, McKinney L. Myopathic alterations in extraocular muscle of rats subchronically fed pyridostigmine bromide. *Toxicol Pathol* 1990;**18**:387-95.

284. Chariot P. Zidovudine myopathy. *N Engl J Med* 1993;**328**:1675.

285. Côté HCF, Brumme ZL, Craib KJP, Alexander CS, Wynhoven B, Ting L, et al. Changes in mitochondrial DNA as a marker of nucleoside toxicity in HIV-infected patients. *N Engl J Med* 2002;**346**:811-20.

286. White AJ. Mitochondrial toxicity and HIV therapy. *Sex Transm Dis* 2001;**77**:158-73.

287. Engbretson BG. Effect of zidovudine (AZT) on the structure and function of rat skeletal muscle. *Can J Physiol Pharmacol* 1996;**74**:679-86.

288. Masini A, Scotti C, Calligaro A, Cazzalini O, Stivala LA, Bianchi L, et al. Zidovudine-induced experimental myopathy: dual mechanism of mitochondrial damage. *J Neurol Sci* 1999;**166**:131-40.

289. Westwood R, Scott RC, Somers RL, Coulson M, Maciewicz RA. Characterization of fibrodysplasia in the dog following inhibition of metalloproteinases. *Toxicol Pathol* 2009;**37**:860-72.

290. Weller RO. Muscle biopsy and the diagnosis of muscle disease. In: Anthony PP, MacSween RNM, editors. *Recent advances in histopathology, No. 12*. Edinburgh: Churchill Livingston; 1984. p. 259-88.

291. Ellis FR, Halsall PJ. Malignant hyperpyrexia. *Br J Hosp Med* 1980;**24**:318-27.

292. Monnier N, Kozak-Ribbens G, Horber RK, Nivoche Y, Qi D, Kraev N, et al. Correlations between genotype and pharmacological, histological, functional, and clinical phenotypes in malignant hyperthermia susceptibility. *Hum Mutat* 2005;**26**:413-25.

293. Britt BA. Etiology and pathophysiology of malignant hyperthermia. *Fed Proc* 1979;**38**:44-8.

294. Metterlein T, Schuster F, Tadda L, Hager M, Roewer N, Anetseder M. Statins alter intracellular calcium homeostasis in malignant hyperthermia susceptible individuals. *Cardiovasc Ther* 2010;**28**:356-60.

295. McCarthy TV, Healy JMS, Heffron JJA, Lehane M, Deufel T, Lehmannhorn F, et al. Localization of the malignant hyperthermia susceptibility locus to human-chromosome 19q12-13.2. *Nature* 1990;**343**:562-4.

296. Betzenhauser MJ, Marks AR. Ryanodine receptor channelopathies. *Pflugers Arch* 2010;**460**:467-80.

297. Bellinger AM, Mongillo M, Marks AR. Stressed out: the skeletal muscle ryanodine receptor as a target of stress. *Eur J Clin Invest* 2008;**118**:445-53.

298. Nelson TE, Rosenberg H, Muldoon SM. Genetic testing for malignant hyperthermia in North America. *Anesthesiology* 2004;**100**:212-4.

299. Moulds RFW, Denborough MA. Identification of susceptibility to malignant hyperpyrexia. *Br Med J* 1974;**2**:245-7.

300. Gallant EM, Godt RE, Gronert GA. Role of plasma membrane defect of skeletal muscle in malignant hyper-thermia. *Muscle Nerve* 1979;**2**:491-4.

301. Skarpa M, Dayan AD, Follenfant M, James DA, Moore WB, Thomson PM, et al. Toxicity testing of atracurium. *Br J Anaesth* 1983;**55**:275-95.

302. Fujii J, Otsu K, Zorzato F, Deleon S, Khanna VK, Weiler JE, et al. Identification of a mutation in porcine ryanodine receptor associated with malignant hyperthermia. *Science* 1991;**253**:448-51.

303. Roberts MC, Mickelson JR, Patterson EE, Nelson TE, Armstrong PJ, Brunson DB, et al. Autosomal dominant

canine malignant hyperthermia is caused by a mutation in the gene encoding the skeletal muscle calcium release channel (RYR1). *Anesthesiology* 2001;**95**:716-25.

304. Kushnir A, Betzenhauser MJ, Marks AR. Ryanodine receptor studies using genetically engineered mice. *FEBS Lett* 2010;**584**:1956-65.

305. Doroshow JH, Tallent C, Schechter JE. Ultrastructural features of adriamycin-induced skeletal and cardiac muscle toxicity. *Am J Pathol* 1985;**118**:288-97.

306. Seiden D. Effects of colchicine on myofilament arrangement and the lysosomal system in skeletal muscle. *Zeitschrift für Zellforschung* 1973;**144**:467-73.

307. Kuncl RW, Duncan G, Watson D, Alderson K, Rogwaski MA, Peper M. Colchicine myopathy and neuropathy. *N Engl J Med* 1987;**316**:1562-8.

308. Cantarini L, Volpi N, Galeazzi M, Giani T, Fanti F, Lucherini OM, et al. Colchicine myopathy and neuromyopathy two cases wth different characteristics. *J Clin Rheumatol* 2010;**16**:229-32.

309. Slotwiner P, Song SK, Anderson PJ. Spheromembraneous degeneration of muscle induced by vincristine. *Arch Neurol* 1966;**15**:172-6.

310. Anderson PJ, Song SK, Slotwiner P. The fine structure of spheromembranous degeneration of skeletal muscle induced by vincristine. *J Neuropathol Exp Neurol* 1967;**26**:15-24.

311. Bradley WG. The neuromyopathy of vincristine in the guinea pig. An electrophysiological and pathological study. *J Neurosci* 1970;**10**:133-62.

312. Clarke JTR, Karpati G, Carpenter S, Wolfe LS. The effect vincristine on skeletal muscle in the rat. A correlative histochemical, ultrastructural and chemical study. *J Neuropathol Exp Neurol* 1972;**131**:247-66.

313. Bradley WG. Neuromyopathy of vincristine in guinea pig-an electrophysiological and pathological study. *J Neurol Sci* 1970;**10**:133-62.

314. Bradley WG, Lassman LP, Pearce GW, Walton JN. Neuromyopathy of vincristine in man-clinical, electrophysiological and pathological studies. *J Neurol Sci* 1970;**10**:107-31.

315. Palmer EP, Guay AT. Reversible myopathy secondary to abuse of ipecac in patients with major eating disorders. *N Engl J Med* 1985;**313**:1457-9.

316. Bradley WG, Fewings JD, Harris JB, Johnson MA. Emetine myopathy in the rat. *Br J Pharmacol* 1976;**57**:29-41.

317. Bindoff L, Cullen MJ. Experimental emetine myopathy. Ultrastructural and morphometric observations. *J Neurol Sci* 1978;**39**:1-15.

318. Smith B, O'Grady F. Experimental chloroquine myopathy. *J Neurol Neurosurg Psychiatry* 1966;**29**:255-8.

319. Hughes JT, Esiri M, Oxbury JM, Whitty CWM. Chloroquine myopathy. *Q J Med* 1971;**40**:85-93.

320. Meier C, Kauer B, Muller U, Ludin HP. Neuro-myopathy during chronic amiodarone treatment. A case report. *J Neurol* 1979;**220**:231-9.

321. Tomlinson IW, Rosenthal FD. Proximal myopathy after perhexiline maleate treatment. *Br Med J* 1977;**1**:1319-20.

322. Fardeau M, Tome FMS, Simon P. Muscle and nerve changes induced by perhexiline maleate in man and mice. *Muscle Nerve* 1979;**2**:24-36.

323. Lüllmann H, Lüllmann-Rauch R. Tamoxifen-induced generalized lipidosis in rats subchronically treated with high doses. *Toxicol Appl Pharmacol* 1981;**61**:138-46.

324. Lüllmann-Rauch R, Nassburger L. Citalopram-induced generalised lipidosis in rats. *Acta Pharmacol Toxicol* 1983;**52**:161-7.

325. Hruban Z. Pulmonary and generalized lysosomal storage induced by amphiphilic drugs. *Environ Health Perspect* 1984;**55**:53-76.

326. Sghirlanzoni A, Mantegazza R, Mora A, Pareyson D, Cornelio F. Chloroquine myopathy and myasthenia-like syndrome. *Muscle Nerve* 1988;**11**:114-9.

327. Drenkhahn D, Lüllmann-Rauch R. Experimental myopathy induced by amphiphilic cationic compounds including several psychotrophic drugs. *Neuroscience* 1979;**4**:549-62.

328. Neville HE, Maunder-Sewry CA, McDougall J, Sewell JR, Dubowitz V. Chloroquine-induced cytosomes with curvilinear profiles in muscle. *Muscle Nerve* 1979;**2**:376-81.

329. Mitch WE, Goldberg AL. Mechanisms of muscle wasting. The role of the ubiquitin-proteasome pathway. *N Engl J Med* 1996;**335**:1897-905.

330. Everitt AV, Shorey CD, Ficarra MA. Skeletal muscle ageing in the hind limb of the old male Wistar rat: inhibitory effect of hypophysectomy and food restriction. *Arch Gerontol Geriatr* 1985;**4**:101-15.

331. Eddinger TJ, Moss RL, Cassens RG. Fiber number and type composition in extensor digitorum longus, soleus, and diaphragm muscles with ageing in Fischer 344 rats. *J Histochem Cytochem* 1985;**33**:1033-41.

332. Tomas FM, Montro HM, Young VR. Effect of glucocorticoid administration on the introduction of muscle protein

breakdown in vivo in rats as measured by urinary execution of N-methylhistidine. *Biochem J* 1979;**178**:139-46.

333. Livingstone I, Johnson MA, Mastaglia FL. Effects of dexamethasone on fibre subtypes in rat muscle. *Neuropathol Appl Neurobiol* 1981;**7**:381-98.

334. Florini JR. Hormonal control of muscle growth. *Muscle Nerve* 1987;**10**:577-98.

335. Sheahan MG, Vignos PJ. Experimental corticosteroid myopathy. *Arthritis Rheum* 1969;**12**:491-7.

336. Jaweed MM, Alleva FR, Herbison GJ, Ditunno JF, Balazs T. Muscle atrophy and histopathology of the soleus in 6-mercaptopurine-treated rats. *Exp Mol Pathol* 1985;**43**:74-81.

337. Alleva FR, Haberman BH, Slaughter HJ, Balazs T. Muscular degeneration in rats after post-natal treatment with 6-mercaptopurine. *Drug Chem Toxicol* 1981;**4**:133-46.

338. Mhiri C, Baudrimont M, Bonne G, Geny D, Degoul F, Marsac C, et al. Zidovudine myopathy: a distinctive disorder associated with mitochondrial dysfunction. *Ann Neurol* 1991;**29**:606-14.

339. Eriksson A, Kadi F, Malm C, Thornell LE. Skeletal muscle morphology in power-lifters with and without anabolic steroids. *Histochem Cell Biol* 2005;**124**:167-75.

340. McClung JM, Mehl KA, Thompson RW, Lowe LL, Carson JA. Nandrolone decanoate modulates cell cycle regulation in functionally overloaded rat soleus muscle. *Am J Physiol Regul Integr Comp Physiol* 2005;**288**: R1543-52.

341. Orr R, Singh MF. The anabolic androgenic steroid oxandrolone in the treatment of wasting and catabolic disorders-review of efficacy and safety. *Drugs* 2004;**64**:725-50.

342. Prysor-Jones RA, Jenkins JS. Effect of excessive secretion of growth hormone on tissues of the rat, with particular reference to the heart and skeletal muscle. *J Endocrinol* 1980;**85**:75-82.

343. Molon-Noblot S, Laroque P, Prahalada S, Stabinski LG, Hoe C-M, Peter CP, et al. Effect of chronic growth hormone administration on skeletal muscle in dogs. *Toxicol Pathol* 1998;**26**:207-12.

344. Doi K, Maeda N, Doi C, Isegawa N, Sugano S, Mitsuoka T. Distribution and incidence of calcified lesions in DBA/2NCrj and BALB/cAnNCrj mice. *Jpn J Vet Sci* 1985;**47**:479-82.

345. Yamate J, Tajima M, Maruyama Y, Kudow S. Observations of soft tissue calcification in DBA/2NCri mice in comparison with CRJ-CD-1 mice. *Lab Anim* 1987;**21**:289-98.

第 **6** 章　呼吸道

迄今为止，人类多数严重的肺部疾病都与吸烟有关。然而，通过吸入工业化学物质、颗粒物和抗原导致的职业肺病也是发病与死亡的重要原因。鉴于这个原因，近年对于空气污染物已经进行了很多的研究，其中包括采用吸入污染物的方式研究其对实验动物的影响。大量研究表明，肺中存在复杂的防御机制以抵御空气污染物和病原微生物的侵害。直径大于10 μm的颗粒由于空气动力因素可沉淀于鼻腔壁上。直径介于2~10 μm的颗粒会被截留于覆盖有黏液的支气管纤毛上皮层上，之后通过黏液纤毛的协助运送及咳嗽反射被排出。更小的颗粒会进入肺泡，通过肺巨噬细胞的吞噬被移出[1]。环境中来自于沙尘暴、火山灰或其他自然过程产生的以及来自于近代高科技产物的直径介于1~100 nm的微粒（nanoparticles）与其他稍大的颗粒相比，被肺巨噬细胞清除的效率要低得多[2]。一旦这些纳米微粒被吸入肺里将直接通过肺泡进入体循环[3,4]。当一些吸入小颗粒到达胸腔中时，会通过胸腔壁层中直径2~10 μm的圆形或卵圆形小孔进入淋巴系统。这些小孔连通胸腔和淋巴管，并允许胸腔中的细胞、小颗粒和大分子进入淋巴系统[5,6]。

空气能扩散到肺里，这对于呼吸道给药治疗方法的发展很重要。吸入途径给药（比如吸入挥发性麻醉气体）已经沿用多年，呼吸道已越来越广泛地应用于药物运输的途径。这种给药途径不限于哮喘和其他肺部疾病的治疗，还可用于全身治疗性给药，比如给予胰岛素之类的多肽。此外，吸入性给药还能提高药物的溶解度，减少免疫原性并且防止药物代谢过快[7]。

与吸烟和工业污染物对肺部的影响相比，药物引起的人类肺毒性相对较小，但真实发生率很难确定。然而，药物引起的肺部疾病似乎越来越频繁地成为临床难题。与药物相关的人类肺实质损伤持续增多。在临床上，药物引起的肺毒性可以通过多种机制和形式表现出来[8-10]。药物可通过特殊的机制对支气管管径和肺脏的功能产生放大的药理作用。急性肺损伤通常表现为肺水肿，有可能是心源性或非心源性改变的结果。比如可卡因引起的肺水肿源于对肺部心血管功能的影响[8]。细胞因子可能会改变血管通透性，药物可以引起支气管或肺脏的过敏反应，也能引起肺泡的某些原因不明的病变，比如类似红斑狼疮的肺部综合征。呼吸道是微生物进入体内的主要通道，肺部条件性致病菌、病毒、真菌、原生生物感染可能是由于免疫抑制或广谱抗生素的治疗导致的。在干扰凝血机制药物的作用下，肺脏同其他器官一样，也可能发生血栓栓塞或出血。局灶性肺病变也可因意外、诊断性或治疗性吸入外源性物质而引起。黏膜的清除能力因给药易发生改变，其体现在黏液和液体的分泌、纤毛的活动和运输受影响[11]。使用抗酸药或组胺H₂阻断剂的重症监护患者，因药物使其胃内pH值升高，导致胃内的革兰阴性菌过度生长并逆行至咽部，增加了其罹患肺炎的风险[12]。

抗癌治疗似已成为患者严重肺毒性的主要原因之一。尽管由于基础疾病过程的混杂效应而难以识别肺毒性，但既有研究显示接受常规抗癌药治疗的患者，约有10%出现了各种形式的肺毒性[8]。一些新型的抗肿瘤疗法和生物制剂也有同样的问题[10,13-15]。毒性可能表现为肺水肿的早期发作，也可以在结束治疗后两个月以上出现[16]。博莱霉素所致毒性被认为是一种典型的迟发型肺损伤。

鼻道也可能成为药物的毒性靶点，大多以鼻黏膜炎型鼻炎的形式为主。根据鼻炎主要分为过敏性鼻炎和非过敏性鼻炎两大类，药物引起的鼻炎通常为非过敏型[17]。虽然药物性鼻炎的一些起因仍不清楚，但长期过度使用鼻血管收缩药物可引起药物性鼻炎。比如阿司匹林和非甾体类抗炎药能通过抑制环氧合酶-1而引起急性炎性反应。可乐定、胍乙啶和甲基多巴作为α和β肾上腺素能拮抗剂能通过神经机制引起鼻炎[17]。

在非临床安全性研究中，呼吸系统的病变可以是一种并发性疾病，也可由各种途径的全身给药引起。鼻内或吸入式给药对药物的剂型和技术带来了特殊挑战。呼吸道的解剖学和生理学特征也可影响药物的毒性、分布和代谢。开发鼻内或吸入用药特别困难，因为在局部肺组织中高浓度的药物是有风险的，再者将这些药物用在潜在易感肺部疾病的人群中同样是有风险的[18]。

吸入毒理学

用于支持啮齿类、非啮齿类动物吸入给药的药物效果评价以及外推至人的一套复杂技术已经建立起来[19,20]。为便于采用吸入方式给药，生产出一种成分明确、大小和形状适中的气雾剂（在气体中的悬浮颗粒）是很必要的。药物必须以和人相同的暴露方式输送到实验动物体内。应该避免药物通过皮肤或食物等非呼吸道路径进入体内。

当气雾剂被吸入后，很多小团的颗粒会在呼吸道中的不同位置沉淀下来。颗粒的大小决定了其沉淀的部位，但是其沉淀的位置会因为实验动物物种和人的不同而有所不同，这是因为它们呼吸道的大小、形状和呼吸方式的不同[21]。再者，人类治疗用的气雾吸入器的型号有多种，比如喷雾器、剂量驱动吸入器、干粉吸入器。为逐步淘汰以消耗臭氧层的氯氟烃作为推进剂的方法，需要对新型推动剂及其对药物传输的影响进行评估[7]。

吸入颗粒接下来的命运不仅依赖于其形状大小和化学本质，也依赖于其在体液中的溶解度。可溶性物质会被吸收入血然后通过肺循环而转移。它们也可通过存在于呼吸道细胞群中的酶进行代谢，然而激活的代谢产物可能造成局部肺损害。不溶的惰性粒子主要被气管、支气管的黏膜转运系统移除或通过巨噬细胞的吞噬作用清除。像二氧化钛、炭黑这类相对惰性且非纤维性的颗粒会使肺负荷过重从而可能会削弱肺泡巨噬细胞介导的清除能力[23]。这将导致灰尘在肺中积累，长而久之引起纤维化和肿瘤的发生[24]。这也引起了我们对新型材料（如工程长碳纳米管）可能会在肺和胸腔中积累引起炎症和肿瘤的担忧[25,26]。和大颗粒不同，纳米颗粒不易被巨噬细胞吞噬，也不易从肺泡中被清除[27]。然而像大颗粒一样，纳米颗粒的影响也与暴露量、化学性质、大小、形状、聚集形式和电磁性质相关[2]。

呼吸率、潮气量、呼吸道阻力、肺气体交换和吸入物质沉积的测量方法对评估化学引起的实验动物肺损伤是很重要的[28,29]。纵使对于啮齿类动物肺损伤后而引起的水肿有新颖且很敏感的生理学方法，但是光镜和电子显微镜对肺组织的检查才是损伤本身的重要定性证据[30]。

鼻、鼻窦、鼻咽、咽

无论是吸入微生物还是化学物质，鼻腔是首先遭受吸入物影响的部位。尽管在经口给药或肠外给药的常规毒性试验中，鼻腔通常不会作为主要检查部位，但是当吸入给药时，会对鼻腔进行仔细的组织学检查。

鼻咽的硅胶铸形研究显示，不同物种呼吸道这些部位的解剖学结构差异很大[31-35]。就鼻咽长度相对于鼻总长度的相对长度而言，大鼠的鼻咽最长，人的最短，犬居中。上鼻甲的结构在人和非人灵长类动物中相对简单，而在犬和大鼠中很复杂。这就造成了局部鼻内气流和沉降方式存在很大差异，这一点会影响鼻腔吸入外源性物质后引起损伤的部位[36]。

鼻腔磁共振成像和鼻管型比较显示，人和恒河猴的鼻腔存在很多相似的结构[37]。

前鼻孔被覆复层鳞状上皮。鼻窦的其他部位被覆呼吸上皮或嗅上皮，但在这两种上皮的交界处存在着移行区。鼻腔中的呼吸上皮和呼吸道其他部位的呼吸上皮相似，也是由纤毛细胞、黏液细胞和浆液细胞、刷细胞、中间细胞及未分化的基底细胞组成。这构成了一种清洁细胞系统，通过黏膜纤毛将表面分泌物运输至鼻咽部而后通过吞咽清除异物。虽然这种上皮和其他大的通气道被覆上皮相似，但是主要的不同点在于，这种上皮富含分泌细胞，并且鼻复杂的脉络系统能调节通过黏膜的毛细血管和动静脉的血流[38]。黏蛋白可能很重要。据推测，黏蛋白不仅有一种物理性保护功能，而且还通过其高比例的糖基的清除行为而使其拥有抗氧化的性质[39]。

嗅黏膜在鼻中的分布比例因物种而不同，在犬和啮齿类中分布比灵长类要广。但就结构而言，人类和啮齿类的嗅黏膜是相似的。嗅黏膜位于更靠背侧或深部鼻道，且处于正常呼吸时直接气流线外侧。嗅黏膜是假复层柱状上皮，由基底细胞、支持细胞和感觉细胞构成，同时在黏膜固有层还有分泌黏液的鲍曼腺（Bowman's gland）。基底细胞有两种不同的类型，一种是亮细胞，另一种是暗细胞。亮细胞是原始干细胞群。支持细胞是一种无纤毛，但具有微绒毛的柱状细胞，其微绒毛伸向覆盖的黏液层中。

嗅神经元位于上皮的中间层，在支持细胞和基底细胞之间。它们的树枝状突起伸向上皮表面，于纤毛膨大处终止，该结构被称为嗅觉囊泡，同时又被认为是气味感觉的受体。嗅觉轴突从细胞体延伸，成束状穿透基底膜后由施万细胞包围，最终连接到嗅球。

嗅觉系统有重要的毒理学意义，因为它能被外源性物质选择性损伤，原因可能与其高代谢能力有关。分布在嗅上皮表层的神经细胞也为研究外源性物质对神经细胞的影响提供了系统模型。

黏膜下层的黏液腺在大鼠、仓鼠和犬中已经有很好的描述，在这些物种中，该腺体被分为侧鼻腺和上颚隐窝腺。它们都分布于鼻腔的深部并都由黏液细胞构成[40-42]。

分别对由 β 萘黄酮、3-甲基胆蒽、苯巴比妥和孕烯醇酮-16-α-腈、NADPH-细胞色素P450还原酶、环氧化物水解酶和谷胱甘肽S-转移酶B、C及E诱导的大鼠肝微粒体细胞色素P450的同工酶进行抗血清的免疫细胞化学研究，发现这些酶在大鼠的鼻黏膜细胞中都存在[43]。CYP2A酶似乎在呼吸道黏膜中高表达[44-48]。这表明鼻黏膜不但有通过氧化代谢激活外源性物质的能力，而且还有水化、灭活潜在的毒性环氧衍生物以及与减少的亲电子谷胱甘肽的活性代谢物相共轭的能力。具有免疫活性的酶在嗅黏膜和呼吸黏膜中的分布是不同的[49]。外源性物质在嗅黏膜和呼吸黏膜中都可进行代谢，但是嗅黏膜似乎是氧化代谢能力最大的区域。所以，吸入物引起的鼻毒性和肿瘤形成的区域性差异不仅源于水溶性和沉积模式的不同，而且还与形成的活性代谢物不同有关[49]。这种代谢活动的另一个特征是它还可以由系统给予的外源性物质引起，并且能改变鼻黏膜酶活性的分布[43]。对小鼠嗅黏膜的研究表明，即CYP2A5的典型的肝诱导物没有明显改变CYP2A5的表达，但是嗅觉毒物能改变酶分布的模式[46,48]。

与暴露在外部环境因素的其他组织一样，鼻黏膜也具有将淋巴组织聚集在固有层的能力。在大鼠中，这些区域的特征为含有T淋巴细胞和B淋巴细胞的滤泡位于鼻咽管开口处的鼻腔气道腹侧壁[32,50]。和肠相关的淋巴组织一样，大鼠的鼻淋巴滤泡被特化的上皮所覆盖，上皮中有一团带微绒毛的细胞，称为M细胞或膜细胞。尽管它们处于呼吸道的要害位置，但在它们中发生的毒性都鲜为人知[51]。

技术方法

在啮齿类中，因为其鼻和鼻窦都相对较小，故便于进行组织学检查。通常，该部位在脱钙后可在多个水平横切做成标准组织块[52]。关于啮齿类动物鼻腔组织的病理学制备、评价和记录描述已有很多详细的出版物[52-56]。在吸入研究中，对啮齿类动物的鼻腔进行标准化的组织切片并用图表的方式仔细记录损伤对鼻腔损伤的评价有益[57]。在犬和灵长类动物中，切片和蜡块较为复杂。对于取材后的组织，可采用相似的脱钙程序。高清晰度的三维核共振成像已经用于显示食蟹猴鼻腔的形状，并且还可以描绘出由外源性物质引起的损伤的分布[58,59]。虽然特殊染色可能很有帮助，但是H&E染色检查仍然被认为是鼻腔评价的首选。检测呼吸黏膜中细胞角蛋白的表达已被用于判断呼吸道黏膜上皮分化[60]。

Alarie曾提出关于检测鼻黏膜神经支配的试验方法[61]。小鼠鼻黏膜的三叉神经末梢有协调对感觉刺激物反应的功能，该反应可以通过呼吸频率的降低而检测到。小鼠因暴露于空气中的化学物质而引起呼吸频率的降低与该化学物质在人类鼻中引起刺激性的潜能存在着较好的关联性[62]。这使得空气中的感官刺激物可以被检测到，并能预测人上呼吸道对感官刺激物的可接受水平。

变性、炎症、溃疡（鼻炎、鼻窦炎）

病原微生物

感染源能引起鼻和鼻窦的炎症，并可能伴有结膜、中耳和口腔的炎症。鼠的病原体可能造成呼吸道的改变，从而干扰对外源性物质引起改变的评价[63]。

能引起大鼠鼻炎和鼻窦炎的病原体有：鼠棒状杆菌（假结核病）、肺炎链球菌、嗜肺炎巴氏杆菌、克雷白杆菌、肺支原体和唾泪腺炎病毒或大鼠冠状病毒[64]。感染了唾泪腺病毒的大鼠可出现上呼吸道上皮炎症和坏死的表现，唾液腺和泪腺也可受损。副黏病毒属中的仙台病毒对包括鼻腔在内的呼吸道具有显著的倾向性，并可引起啮齿类实验动物的全身效应从而影响实验研究。呼吸道感染真菌烟曲霉菌偶尔也有报道[63]。

大鼠对呼吸道病原体感染反应存在品系差异。当把Lewis大鼠和F344系大鼠一起饲养以排除微生物和环境的差异后，给其都接种肺支原体，结果显示Lewis大鼠比F344大鼠表现出更严重的鼻炎，其原因还尚不清楚[65]。

氨气为实验动物笼中常见的空气污染物，当将大鼠暴露于其中，可以发现鼻咽管背侧、鼻中隔背侧和鼻甲突都有损伤[66]。这些损伤以上皮的肿胀或轻微变性为特征。这有可能是因为氨气的暴露能增强鼻腔对病原微生物的急性炎症性反应。

有报道称在恒河猴吸入实验中发现一种类毛体线虫属的微生物。在鼻前庭的鳞状上皮中出现了该线虫的截面，并且伴有上皮的棘层增厚和角化过度以及黏膜下层的多灶性或弥漫性肉芽肿炎症。

外源性物质——吸入给药

通过吸入方式给予实验动物具有毒性或刺激性的物质能引起鼻黏膜变性、炎症和过敏反应。组织学改变的特征与由外源性药物作用于其他黏膜表面所引起的改变相似。但是，当通过吸入方式给予治疗性药物时，通常不会产生严重的变性或炎症反应，至少在治疗剂量范围内如此，Hardisty和他的同事通过记录暴露于挥发性化学品后引起的变性和反应性损伤，提出了一个实用性的简单分类[57]。分类包括：炎症、变性、再生、萎缩（变性后），呼吸上皮化生和基底细胞增生。关于这方面更详细的研究已列入大小鼠损伤国际命名和诊断标准（INHAND）中[68]。

变性是最早的形态学改变，特征为感觉细胞和支持细胞缺失导致黏膜变薄。在更严重的案例可见单个细胞坏死。再生的特征主要为：在上皮结构破坏的基础上可见基底细胞的增生。变性后萎缩通常是由更严重的损伤引起的，主要以感觉细胞和支持细胞的缺失为特征。呼吸上皮化生是指正常嗅黏膜被纤毛假复层上皮所取代的过程。基底细胞增生是一种长期效应，表现为增生的细胞在呼吸上皮的下方形成一个明显的细胞层。

以能引起呼吸速率降低50%的浓度，经吸入方式给予Swiss-Webster小鼠呼吸刺激物连续5天每天6小时给药一次（Alarie测试）是研究吸入刺激物引起炎症和变性的种类和分布的一个例子。虽然不同药物引起的组织学改变程度有所不同，但病变的类型和分布大致相似[69]。除了鳞状上皮层有所增厚外，大多数受检药物对于鼻前部黏膜上皮几乎没有或少有损伤。主要受损部位是前庭附近的前呼吸道上皮和背侧呼吸道的嗅上皮。后部区域病变的严重程度明显下降。就组织学而言，呼吸道上皮的损伤程度可以从上皮纤毛的轻微缺失、上皮局部剥脱到糜烂、溃疡甚至是上皮和下层组织（包括骨组织）的坏死。病变中还会伴随出现数量不等的多形核细胞浸润。某些情况下，在游离缘或鼻颌鼻甲骨可能发生早期鳞状上皮化生。嗅上皮的变化包括从局部到大范围的感觉细胞的缺失，伴随支持细胞的损伤。在某些更严重的情况下，嗅上皮完全消失不见。不同的药物所引起的损伤程度不一，但是水溶的药物易沉淀于鼻腔的前部而造成该部位的损伤，而水溶性差的药物则更易造成肺部的损伤。有人认为这可以解释空气中的水溶性外源性物质引起的强烈的鼻腔"抓痒"行为[70]。

吸入高剂量的治疗药物会引起啮齿类动物鼻腔的炎症反应。具有明显刺激性的物质不适于作为治疗药物，但仅发生在高剂量暴露时的炎症反应与人类的确切相关性有时尚待确定。

以大鼠吸入β肾上腺素受体激动剂妥洛特罗1个月的研究为例，高剂量暴露能引起鼻炎，然而这并不代表临床用药会以吸入方式给予该药，所以人的鼻黏膜可能不会暴露于该药或暴露很少[71]。RP73401[3-（环戊氧）-N-（3,5-二氯-4-吡啶）-4-甲氧基苯甲酰胺]，一种新的4型磷酸二酯酶抑制剂，被开发用于治疗哮喘和风湿性关节炎，但是也有报道称该药通过单次或多次经口或吸入给予时，能引起大鼠嗅上皮变性，但不能引起小鼠和犬的该种病变[72]。组织学上，嗅上皮的表面上皮层坏死，包括支持细胞和感觉细胞，但基底细胞层不受影响。鲍曼腺也同样会受到损伤。在长期治疗中，该药会引起增生，最终形成神经外胚层源性肿瘤。因为RP73401能被高度代谢，而且鼻腔的损伤能够被一种非特异性的细胞色素P450抑制剂美替拉酮所抑制，因此推测上述损伤是嗅上皮中细胞色素P450介导活化的结果，与磷酸二酯酶抑制剂本身的药理作用无关[72]。

据报道，通过鼻内给予大鼠和犬另一种候选抗炎药物CI-959也能引起鼻上皮变性和坏死。与呼吸道黏膜相比，该药更能影响嗅上皮，这表明代谢在该毒性产生中非常重要[73]。

外源性物质——其他给药途径

虽然鼻腔不作为经口给药或肠外给药的毒性研究中的组织学常规检查项目，但是这些途径给药时，药物也能引起鼻黏膜的损伤。甲巯咪唑，一种抗甲状腺亚硫脲基药物就是一个例子，当临床给予0.2～2 mg/（mg·d）时，会出现味觉和嗅觉的异常[74]。单次经口（50 mg/kg）或腹腔注射（25 mg/kg）给予Long-Evans大鼠相对高剂量的甲巯咪唑能引起支持细胞和感觉细胞的损伤，但基底层细胞和基底膜不受影响[75]。同时鲍曼腺也受到牵连。甲巯咪唑是由含黄素的单氧化酶系统所代谢，而且在体外研究中，甲巯咪唑也是该酶的底物。Long-Evans大鼠嗅黏膜中存在含黄素单氧化酶的同系物，这表明活性中间体可能是鼻腔毒性的罪魁祸首[75]。相似的改变也在小鼠中有所报道，并且在嗅黏膜中有谷胱甘肽被耗尽的迹象，这也表明该处局部活性代谢物的形成[76]。

经组织学检查发现小鼠单次静脉注射长春新碱会损害其嗅上皮[77,78]。长春新碱是一种长春花生物碱衍生物，因其具有抗有丝分裂活性及结合微管蛋白的能力，故被应用于癌症治疗。嗅上皮细胞在给药后2～5天出现坏死，在第5天达到细胞增殖高峰，在

10天后修复。这些表现与单次给予抗有丝分裂药后在其他增生性组织中看到的表现一致。大鼠与绒猴对长春新碱的敏感性更低，这可能与药物沉积差异有关[79]。因为缺乏对不同物种间相对暴露量和新陈代谢差异以及人类嗅觉黏膜代谢潜能的了解，故这些药物对大鼠鼻黏膜的作用对人类嗅细胞的风险经常是不明确的。

与人用剂量类似的多烯紫杉醇（另一种抗癌药）可对小鼠嗅上皮细胞产生短暂的神经影响[80]，该影响已通过鼻中隔和内鼻甲化学感受上皮的嗅觉电图得到证实。

鼻黏膜包涵体

在刺激性物质（包括药物）的作用下，啮齿类动物鼻黏膜嗅上皮支持细胞胞质内可形成圆形的嗜酸性包涵体，这种特殊反应很少累及呼吸上皮和腺上皮[70,81]。这些包涵体呈PAS阴性，超微结构观察显示，它们是拥有膜结构且含有均匀电子密度基质的椭圆形小体，但意义不明。

鼻黏膜增生性病变

Schwartz和他的同事们已经就大鼠鼻腔出现的各类增生性、非肿瘤性病变以及非典型性上皮损伤和肿瘤的分类问题达成共识[82]。国际癌症研究机构对于在大鼠及小鼠的上述分类也持有与之相似的观点[83,84]。大小鼠损伤国际命名和诊断标准（INHAND）项目中已经设计好的上述病变的分类也是相似的。

在啮齿类动物的致癌试验中，增生性病变可能偶见于对照组动物，但在通过吸入方式给予外源性物质的致癌试验中，该类病变更为常见。自发性的鼻腔肿瘤在大鼠并不常见，但若发生，一般都是鳞状上皮来源。小鼠的自发性鳞状上皮肿瘤是极其罕见的，一般以血管瘤和呼吸系统腺瘤为主[85,86]。普遍一致的分类情况如下。

*黏膜（杯状）细胞肥大和增生*常累及呼吸上皮，表现为杯状细胞体积增大、充满黏液，部分可形成类似上皮内腺体的簇状。

*鳞状上皮细胞增生*见于鼻孔处的复层鳞状上皮，主要表现为局部细胞层数增多。细胞可能出现异常增大、多形性胞核及核仁等异型性改变。

*鳞状上皮化生*发生于慢性损伤的呼吸上皮，组织学表现为3层及以上的上皮细胞出现嗜酸性胞质和清晰的细胞界限，重者还可见典型的角化和细胞间桥。也可见有异型细胞，如若发现，应对其描述。

*嗅上皮的呼吸上皮化生*表现为嗅上皮出现萎缩和变性，常伴有感觉细胞缺失，甚至出现支持细胞的缺失，转而被有纤毛和无纤毛的呼吸上皮取代，这可被视为老龄大鼠的自发性局灶性病变。

伴有细胞异型性的上皮增生（非典型增生、基底细胞增生、异型增生）常被作为术语用于描述鼻腔呼吸部和嗅部黏膜出现不同程度的分化异常及异型性的增生性病变。此类病变中上皮细胞生长方式受到影响，故与黏膜短暂损伤后出现的正常再生性反应不同。

腺瘤（息肉状或绒毛状腺瘤、腺瘤样或绒毛状息肉）常发生于鼻腔前部，是常由呼吸上皮或鼻腺发展而来的外生型病变。呼吸上皮腺瘤外观可呈乳头状，细胞多形性和异型性小，界限清楚。极少自发于老龄大鼠[85]。鼻腺腺瘤常呈腺泡样。

*鳞状细胞乳头状瘤*发生于鼻孔鳞状上皮或呼吸上皮、嗅上皮的鳞状上皮化生部位。呈外生性生长，结缔组织基质较少。可自发于老龄大鼠[87]。

*癌*发生于鼻腔黏膜，呈鳞状或腺样分化。组织学上，与其他上皮组织来源的癌具有相似的特点。在老龄啮齿实验类动物中很少自发，但吸入、经口或肠外途径给予外源性物质时可诱发。有报道称致癌试验中小部分未经给药的F344大鼠可发生鳞癌，这与c-H-ras和c-K-ras基因的点突变有关[87]。

嗅神经母细胞瘤（嗅上皮神经母细胞瘤、嗅神经上皮瘤、嗅神经上皮癌）表现为嗅觉变异并源于嗅上皮，该病变似乎不是大、小鼠自发性病变且罕见被诱发[82,85]。细胞呈小叶状或呈实性片状排列，间质稀疏。细胞形态相对一致、胞质疏松、胞核浓染呈圆形或卵圆形。还可见带管腔的真花环或假花环。低分化的该型肿瘤需要借助超微结构分析以明确诊断。嗅神经母细胞瘤的典型特征是存在高电子

密度的神经分泌颗粒、神经纤维细丝和轴突。由于对啮齿类实验动物该类肿瘤的生物学行为缺乏详细的了解，因此，通常采用嗅神经母细胞瘤作为通用术语。该类肿瘤常具有侵袭性。

关于老龄叙利亚仓鼠发生腺样、滤泡样和花环样的嗅上皮癌也偶有报道[88,89]。

*间叶性肿瘤*可见于鼻腔，尤其是在暴露于强致癌物之后。其组织学特征与发生于机体其他部位软组织和骨的间叶性肿瘤相似（详见第2章）。

喉与气管

喉与气管被覆的黏膜在机体遭受上、下呼吸道感染时均可受累。例如，在大鼠急性喉炎或气管炎时，被证实伴有肺支原体和腮腺炎病毒实验性感染[65,90]。在F344大鼠已有报道不明原因的自发性气管和喉软骨变性，并伴有肉芽肿形成[91]。该病变最早可见于6周龄大鼠，其病变程度及发生率与年龄呈正相关。基因工程动物的气管软骨环也可能出现变化，比如C57BL/6J–TgN（C3–1–TAg）cJeg（TAg）小鼠普遍存在软骨发育缺陷[92]。

啮齿类动物喉部也易受吸入物质的影响，尤其是烟草烟雾，也包括药物和推进剂[81,93]。由于诱发的喉部病变具有分布特性，有人提出按照解剖标志对大、小鼠和仓鼠进行标准化制片[94–97]。

靶点位于喉腹侧面，从靠近会厌颅侧基底部至腹侧喉憩室。病变往往发生于被覆呼吸上皮的腹外侧区域和被覆鳞状上皮黏膜的杓状软骨内侧面。喉部通过炎性、变性和再生性变化对吸入刺激物做出反应，与呼吸道其他区域的反应方式一致，包括上皮细胞破坏、炎性细胞渗出和浸润、杯状细胞增生和鳞状上皮化生[93]。鳞状上皮化生是应对各种吸入刺激物的常见适应性反应[98]。这些病变不属于与吸入刺激物相关的特异性反应，也可发生于常规饲养大鼠对普通呼吸道病原体刺激的反应[99]。有国际专家组织认为，吸入暴露于非遗传毒性化学物导致啮齿类动物喉部出现的鳞状上皮化生一般不是肿瘤前病变[100]。

在吸入试验中，虽然气管分支处常是率先受累的部位，但假复层纤毛和无纤毛气管黏膜也可能出现病理改变。因此，在对呼吸道的诱导性损伤进行检查时应系统性地检查分支部位[82,97]。

肿瘤

与鼻道中一样，在啮齿类动物和大型动物的呼吸道内也偶见一系列增生性病变，包括鳞状上皮细胞增生，黏液细胞增生，还有乳头状瘤、癌和间叶性肿瘤[68,101]。

支气管和肺脏

人类和实验动物的气管止于分支处，进而分为两根主支气管进入左、右肺。不同物种的动物，主支气管形成更多的分支进入不同的肺叶。不同形式的分支可被识别。支气管可能来源于主干形成的侧枝（单支）。上一级的支气管可以均分为两个下级支气管（二叉分支）或多个下级支气管（多叉分支）[102]。呼吸道硅胶铸型试验结果表明，不同于啮齿类动物的单支模式，人类和非人灵长类动物的支气管树本质上属于二叉状分支[34]。犬类气管相对较长，在上段呼吸道形成二叉分支，但在进入每个肺叶后则以单支模式生长。

肺脏大小通常取决于不同物种的体型大小和体重。异速生长试验结果表明，大多数哺乳动物肺容量、肺泡表面积和扩散能力是随体重的增加而增大的，但细胞体积和表面积更像是由细胞功能来决定的，而非由物种体型的大小来决定[103]。与人类相比，犬类在相对较小的体型基础上拥有更大的气道尺寸[34]。肺叶的数量是由物种决定的。人类肺脏分为左上叶、左下叶，右上叶、右中叶和右下叶。这与恒河猴和狒狒不同，它们的肺脏分为左上叶、左中叶、左下叶和一个右叶[34]。犬类的左、右侧肺均包含3个小叶。大、小鼠和仓鼠的肺右侧叶则分为颅叶、中叶、尾叶和下腔静脉叶，大小鼠只有一个肺左侧叶，而仓鼠肺左侧叶则分为上、下两叶。

支气管被覆的上皮细胞类型在各物种间比较相似[11]。大部分细胞是纤毛细胞，还有各种相对比例较少的基底细胞、中间细胞、杯状细胞、浆液细胞、神经内分泌细胞以及刷细胞。此外，支气管腺由黏液细胞排列而成[104]。与气管黏膜的假复层细胞结构不同的是，肺内支气管黏膜是单层细胞结构。

纤毛细胞呈高柱状，以桥粒连接方式与基底细胞和中间细胞相连。相邻的特定细胞顶端间存在紧密连接，每个细胞拥有超过200根用于清洁黏膜的纤毛[105]。表层细胞的表面覆盖着明显的糖被。纤毛细胞的胞质内散在分布粗面内质网、一个核上高尔基体和大量的线粒体，尤其是靠近顶点的位置可以发现明显的细胞骨架。杯状细胞占据人类支气管黏膜细胞总数的10%，但在健康大鼠却占不到1%[11]。浆液细胞呈圆柱形或锥形，含有小而圆、紧密堆积的浆液性颗粒[104]。基底细胞是在基底膜上紧密排列的锥形细胞。基底细胞被认为是原始干细胞，而中间细胞是细胞分化中期阶段的细胞。

黏液分泌细胞和纤毛细胞形成了主要呼吸道黏液纤毛清除机制的细胞基础。人类和兔子呼吸道上皮被覆的黏液层相当完整，但在大鼠中则是不完整的[11]。黏液屏障缺陷、自洁能力受损以及黏液过多都可能成为所有常见呼吸道疾病的病因[106]。黏液层被隔离为一个上层或凝胶层，通过浆液性的纤毛周围层与上皮细胞分隔。纤毛周围层的厚度在整个气道是一致的，这对黏膜自洁能力非常重要。然而，表面的凝胶层厚度从气道远端到近端逐步增加[106]。正常的黏液含有90%的水和约3%的固体成分，包括黏蛋白、其他蛋白、盐、脂类和细胞碎片。黏蛋白是富含丝氨酸和苏氨酸残基区的大分子糖蛋白经羟

基端相连组成的糖链。因为糖链大多数残端含有羧基或硫酸基团，因而它们富含阴离子[106]。糖被与分泌的黏液物质中的复杂的碳水化合物在其糖残基区显示出物种差异，可以通过组织化学方法用标记的凝集素证实[107]。黏液生成过多，炎细胞浸润，水分和生化成分的改变，尤其盐和水的分泌异常时，都可引起黏液的病理改变。

黏膜纤毛的清洁机制对很多治疗药物的作用敏感，尤其是那些能够改变黏蛋白、水或电解质平衡和纤毛活动性的药物。麻醉气体、巴比妥酸盐、毒品和酒精能够抑制该清洁功能。与此不同的是，局部经口或肠外给予β肾上腺素能受体激动剂、异丙肾上腺素和肾上腺素，能够对黏膜纤毛的运输产生剂量依赖性刺激（通过影响纤毛摆动频率），这很可能是由于纤毛细胞内环磷酸腺苷水平的增加介导的，而非通过血管改变所引起。尽管基底黏膜纤毛的功能与正常迷走紧张相关，但是拟副交感神经药能够影响黏膜纤毛的运输。乙酰胆碱和胆碱能药物刺激纤毛活性，然而抗胆碱能药物、阿托品、东莨菪碱能够抑制纤毛活性和黏膜纤毛运输。这些药物可引起肺内吸入性颗粒沉积的改变[11]。

Clara细胞或无纤毛支气管细胞位于支气管上皮，最早由Clara于1937年描述，细胞体积小，呈圆柱形，胞核高度折叠，表面有微绒毛，具有发达的高尔基体、丰富的滑面内质网、细胞顶端胞质内含有特征性的椭圆形、均匀电子密度的颗粒。尽管在仓鼠和小鼠，这些颗粒常被认为是PAS阴性的，但在大鼠、兔和人类，这些颗粒呈PAS阳性[104]。Clara细胞具有高代谢活性，它们含有细胞色素P450依赖性酶并分泌多种蛋白[108-110]。Clara细胞分泌蛋白是其胞质内颗粒和表面活性蛋白的主要成分，并且它们已被证实在抗原刺激下可产生黏蛋白[110]。

在多数实验啮齿类动物中，气道止于无软骨的终末细支气管，终末细支气管直接开口于肺泡型气道（肺泡管），肺泡管向下连接肺泡[111]。鳞状上皮或Ⅰ型肺泡上皮细胞仅占肺脏细胞总数的约10%，但因其胞质延展性大，可覆盖90%的肺泡表面。主要的气体交换通过这些细胞进行。在大鼠，这个屏障

由3部分构成，20 nm厚的Ⅰ型肺泡上皮细胞胞质延伸部分、90 nm厚的基底层及90 nm厚的内皮细胞[104]。Ⅰ型肺泡上皮细胞含有近核线粒体，长而光滑的胞质延伸部分内含有许多核糖体和胞饮小体。Ⅰ型肺泡上皮细胞的解剖结构和功能使其更易受到吸入的气体和微粒带来的不良作用。

另一种肺泡上皮细胞是肺颗粒状细胞，或称Ⅱ型肺泡上皮细胞，占肺脏细胞总数的约10%，但仅覆盖约5%的肺泡表面[112]。该细胞不具备胞质延展性，但其腔面存在许多微绒毛。胞质内含有粗面内质网、高尔基体、一些线粒体和椭圆形、嗜锇的特征性层状包涵体。Ⅱ型肺泡上皮分泌的表面活性剂是由磷脂和蛋白组成的微团聚体，可以在低膨胀的条件下改变肺泡表面张力。免疫组化超微结构观察发现表面活性脱辅基蛋白存在于Ⅱ型肺泡上皮的合成细胞器和层状小体中，这与表面活性剂脱辅基蛋白是在粗面内质网中合成，在高尔基体中糖基化，最后储存于层状小体中的观点一致[113]。Ⅱ型肺泡上皮对外源性物质的损伤作用具有更强的抵抗力，且不同于Ⅰ型肺泡上皮，Ⅱ型肺泡上皮仍保留着有丝分裂的能力。随着Ⅰ型肺泡上皮的损伤，Ⅱ型肺泡上皮的有丝分裂明显增多，从而导致一些大的未分化上皮细胞的出现，这些未分化的上皮细胞可分化为Ⅰ型和Ⅱ型肺泡上皮。

肺脏同时也含有密集的神经网络和许多可能对肺脏功能具有重要意义的内分泌样细胞[114]。这些神经分泌细胞（kultschitsky细胞或APUD细胞）散在分布于喉、气管、支气管、细支气管和肺泡等部位的上皮表面。这些细胞呈卵圆形或立方状，含有卵圆形核和嗜银胞质，电镜下胞质内可见含有致密核心的颗粒。神经内分泌细胞在肺脏的作用尚不清楚，但免疫细胞化学研究显示它们含有许多神经内分泌物质，包括神经元特异性烯醇化酶、突触素、嗜铬粒蛋白和各种类似于舒血管肠肽、铃蟾肽、降钙素、5-羟色胺、亮氨酸脑啡肽、β内啡肽和促肾上腺皮质激素的其他肽类物质[114,115]。

支气管、细支气管和肺泡壁被覆的细胞能够代谢外源性物质。针对大鼠肺脏的免疫细胞化学研究发现在支气管上皮细胞、细支气管的纤毛细胞、Clara细胞及Ⅱ型肺泡上皮（可能也包括Ⅰ型肺泡上皮）内存在具有免疫反应性的细胞色素P450、NADPH细胞色素P450还原酶、环氧羟化酶和谷胱甘肽巯基转移酶[43]。不同的细胞群含有不同数量的酶，如Clara细胞含有最高浓度的苯巴比妥诱导同工酶，包括细胞色素P450、NADPH细胞色素P450还原酶和环氧化物水解酶。微粒体酶活性研究显示肺组织含有的P450同工酶较肝脏中少，主要包括CYP1A1、CYP2B、CYP3A2和CYP4B1亚型[116]。虽然在肺脏的特殊类型细胞内P450酶活性高，但基于微粒体蛋白全重的总微粒体酶活性较肝脏低[116]。

肺淋巴系统

肺脏中其余的重要细胞包括肺泡巨噬细胞和淋巴细胞。淋巴细胞存在于气道上皮、肺泡间质和支气管壁淋巴滤泡。肺泡巨噬细胞与抗原呈递有关，构成了肺脏特异性免疫防御系统的一部分，与在机体其他部位发挥的作用一致。在此处重要的一点是，在吸入给药过程中，吞噬作用对吸入颗粒的大小非常敏感，一般认为直径在0.5~3 μm的颗粒能够被巨噬细胞摄取，而直径小于0.25 μm的颗粒则能逃过巨噬细胞的吞噬作用[27,117]。

在大小鼠中，基于酶活性的不同以及单核细胞和巨噬细胞表面决定簇对单克隆抗体的反应性不同，可识别特殊类群的肺巨噬细胞[118,119]。大小鼠的支气管相关巨噬细胞相较于肺泡和间质内发现的巨噬细胞类群具有更高的酸性磷酸酶活性和更低的非特异性酯酶活性。

支气管相关淋巴组织（BALT）是免疫系统的一个重要组成部分，它在其他上皮内构成了黏膜淋巴系统。BALT的形态学表现是判断肺所受到的免疫刺激类型及程度的有用指标。BALT的形成过程与其他外周淋巴器官的形成过程一样。其结构在实验大鼠、小鼠、兔、豚鼠和人之间具有相似性，但其大小则受到物种和品系的影响，同时也受到抗原刺激程度的影响。

在大鼠中，BALT由聚集的淋巴细胞或主要位于支气管和动脉之间紧邻支气管上皮下的滤泡构成。就如在其他的外周淋巴组织中一样，BALT形成B细胞和T细胞区并非提前决定的。免疫细胞化学染色显示B和T淋巴细胞的分布在不同的聚集区之间存在差异，BALT中T：B大约是2：3，而派氏集合淋巴结内比例达到了2：5[122]。该比例可能存在物种差异。使用单克隆抗体定量分析T细胞亚群数量结果显示大鼠的BALT一般含有2倍于抑制性/细胞毒性T淋巴细胞的辅助性T淋巴细胞[122]。T细胞局限于1~2个离散区域内，少量T细胞分布于B细胞区内，紧邻支气管上皮下方。和淋巴结中一样，并指状树突细胞也同样存在于BALT中。BALT被覆的上皮表现出解剖结构的变化。其主要由带微绒毛的纤毛细胞和非纤毛细胞构成。

尽管BALT在某些种群大鼠的肺脏可能比较明显，且伴有非特异性的炎症损伤，但是通常情况下，未接受处理的实验大鼠，其BALT活性低，缺乏生发中心[123,124]。某群幼龄Wistar大鼠中，未经处理大鼠的BALT未见有生发中心，但在经过单次气管内给予一种T细胞依赖性抗原脂多糖后，其生发中心开始出现[125]。单次气管内给予T细胞依赖性抗原（比如辣根过氧化物酶、牛血清白蛋白和BCG）仅能产生极小的形态学变化，包括紧邻上皮下的淋巴细胞区扩大和BALT被覆的支气管上皮出现淋巴细胞浸润[126]。此外，给予BCG的大鼠肺脏可见血管周围、支气管周围或肺泡内出现大、小淋巴细胞和巨噬细胞浸润。

大鼠经气管内给予辣根过氧化物酶后对BALT进行免疫细胞化学研究结果显示支气管上皮浸润的多数细胞均是辅助性T淋巴细胞（CD4+）[126]，并且，BALT被覆上皮细胞的Ia抗原表达增多，伴有微绒毛数量和体积的增加，糖被更加明显，纤毛数量减少。

使用抗淋巴细胞和巨噬细胞类群的单克隆抗体在C57Bl/6小鼠BALT组织进行的免疫细胞化学研究证明了其BALT中的细胞分布与大鼠极其相似，大多数T细胞属于辅助性T细胞（CD4+）[119]。

肺淋巴系引流至纵隔或颈淋巴结。虽然在不同品系的大鼠之间，淋巴结位置及其引流区域存在差异，但是通过使用胶体碳在F344大鼠进行的跟踪试验结果显示肺淋巴主要引流至后纵隔淋巴结，而

气管壁的淋巴主要引流至颈内静脉淋巴结和颈后淋巴结[127]。

胸膜腔

肺脏表面覆盖脏层胸膜。胸膜厚度及其血供存在物种差异。大鼠、犬和兔中有一薄层由肺循环供应血液的脏层胸膜，而在人和猪中，脏层胸膜较厚，且是由来自支气管循环的血液供应。所有物种脏层胸膜的血液都由肺静脉引流[5]。

脏层胸膜被覆一层间皮细胞，能够合成许多大分子物质，包括透明质酸、表面活性剂、弹性蛋白和胶原蛋白[5]。脏层胸膜与贴附于胸腔的壁层胸膜间有一峡隙。这个峡隙内含有胸膜液，来自胸膜下毛细血管，还含有由间皮细胞分泌的糖胺聚糖。胸膜液通过位于壁层胸膜尾部区域的气孔或淋巴气孔排出胸膜腔，而后流入能够到达肺门淋巴结、纵隔淋巴结和胸骨旁淋巴结的淋巴管内[5,6,128]。因为对纳米微粒在肺脏中的命运及其对肺脏潜在的病理学作用尚存疑问，所以对这些气孔进行了更新的研究。壁层胸膜上的气孔直径从2 μm到10 μm不等，甚至超过10 μm，并被认为可导致白细胞蓄积，称为胸膜乳色斑。某些吸入颗粒似乎能够进入胸膜液并被引流至这些气孔区域，最终到达肺门淋巴结和其他淋巴结。有人称细长的、不易降解的纤维（比如石棉）能够阻塞胸膜腔内的这些气孔，进而在这些部位引起局灶性炎症反应、纤维化并最终形成肿瘤（见下文）[25]。

结构评价

尽管可以通过各种固定、包埋和染色程序对肺脏进行光镜和电镜检查，但是在剖检时对肺脏进行最初的仔细的大体观察是必不可少的。打开胸腔时发现肺脏不同程度的塌陷、胸膜或切面出现颜色改变或质地改变、呼吸道内出现淤血或液体均可能预示着结构受损。在光线好的情况下，啮齿类动物肺脏中小的腺瘤可以通过肉眼发现。

测定新鲜肺脏的重量对肺脏评估也有帮助，但被动性的血管充血会对该指标产生显著影响。然而，在正常F344大鼠进行的试验显示，放血后，肺

脏湿重与体重存在紧密联系，而不论动物年龄或体重，肺脏干重均稳定保持在湿肺重量的20%左右[129]。肺脏湿重增长高于肺脏干重的增长似乎是一个显示肺水肿的良好指标[30]。

固定肺脏的方法有很多种，但对于常规的光镜检查，简单的福尔马林浸泡固定具有简便的优点，并且能够规避呼吸道和肺泡内的渗出液移位甚至丢失的风险。甲醛、多聚甲醛和戊二醛混合液被用于电镜的初始固定[53]。在适当的稳定压力下通过气管注入固定剂或通过肺动脉灌注固定法（不易移除肺泡内渗出物）均可很好地保存肺脏结构。在一篇关于啮齿类动物毒性试验中常用固定方法的综述中，通过气管注入固定剂，因其利大于弊，被广为使用[95]。

取材过程是对支气管和肺脏进行组织学检查的一个重要方面，尤其是在大型实验动物中。在常规毒性试验中，组织学切片的检查范围应该根据大体观察时发现的病变、研究类型和受试物特点进行调整。支气管取材时应仔细认真，以确保能够对支气管上皮出现的任何改变进行评价。

形态计量分析法在评价药物引起的肺脏变化时很敏感，但对取材和评价过程要求极其严格[130,131]。一种分层的、多阶段的或连续的取材技术通常被认为是最适合形态计量研究的[130]。这包括将肺脏均匀地分为多个部分，从而使得随机挑选的样本能够通过适当的光镜或电镜技术进行检查。磁共振成像和微型计算机断层扫描技术也被尝试用于小动物肺疾病研究，并与常规病理技术相结合[132,133]。

常规的网状纤维和胶原的特殊染色和黏蛋白的PAS染色及阿尔新蓝染色在界定肺损伤和呼吸上皮病变时能够提供帮助。免疫细胞化学和酶细胞化学在研究肺脏各种细胞集群时同样有用。外源性物质代谢活性既能通过酶细胞化学方法，也能通过使用特异性的肺单氧酶和相关酶抗血清的免疫细胞化学技术进行研究[48]。重要的结构成分，尤其是胶原蛋白和层粘连蛋白，能够在光镜和超微结构水平用免疫细胞化学的方法进行研究[134]。细胞角蛋白免疫细胞化学能够用作界定上皮细胞改变的方法[60]。

通过Clara分泌蛋白能够定位Clara细胞，微管蛋白能够定位纤毛细胞[110]。利用针对细胞其他成分抗体的免疫组化染色（尤其是表面活性蛋白和细胞色素P450）也能使这些细胞被显示出来[108,135]。

内分泌细胞能够通过利用一般神经内分泌标志物（比如嗜铬粒蛋白、突触素或调节肽）抗体的免疫细胞化学方法被显示出来[114]。肺内存在的其他有用的指示性抗原包括表面活性剂、溶菌酶、免疫球蛋白和那些感染肺脏的微生物[136]。

电子显微镜非常有助于检查肺泡上皮和内皮细胞损伤的细微特征（图6.1）。

水肿

肺水肿是许多肺部炎症性疾病（包括感染性因子引起的疾病）的一个组成部分。然而，水肿这个术语仅适用于肺泡内出现少量浅染的均匀嗜酸性细胞渗出物的情况，有时类似的渗出物也会出现于肺间隔和血管周围的结缔组织。

肺水肿在下列情况下也可自发，如充血性心力衰竭，转移性肺肿瘤或作为与肺充血和出血相关的一种濒死改变。药物可以引起心源性肺水肿。心源性肺水肿是肺动脉高压或心室收缩损害的后果。心源性水肿经常与血管充血有关，红细胞和血红蛋白可能渗入肺泡，这会引起福尔马林固定的肺组织切片中肺水肿液里出现血红蛋白结晶。

最重要的是，肺水肿可能是急性肺损伤的一种表现。有毒化学物质的吸入或系统性给药可能引起急性肺水肿（图6.1）。一些物质（如苯基硫脲和α-萘硫脲）经口给予实验动物后可导致大面积肺水肿，主要是由于损害了肺毛细血管和小静脉的内皮细胞所致[137]。超过30种的药物已被报道可直接或通过未知的免疫机制导致人的非心源性肺水肿[8]。

另一种肺水肿与主气道有关。哮喘患者敏感的呼吸道中发生的过敏反应被认为是由于IgE的交联和肥大细胞的活化引起脱颗粒和炎性介质释放所致[138]。这种现象可通过大鼠主气道经卵清蛋白致敏后再由气管内给予卵清蛋白的方式再现[139]。这种给药导致支气管渗出物快速聚集、肥大细胞脱颗粒和黏膜水肿，在紧邻呼吸道上皮下方最明显。

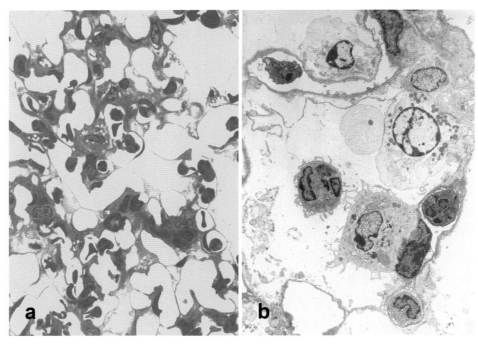

图6.1 单次腹膜内注射35 mg/kg百草枯12小时后的豚鼠肺。图a：肺泡内水肿，肺泡壁增厚，炎性细胞和变性细胞数量增加（塑料包埋，亚甲蓝染色×600）。图b：电子显微镜相片显示Ⅰ型和Ⅱ型肺泡上皮变性改变，伴有肺泡内细胞碎片和巨噬细胞（×1250）。插图由DrN.G.Read友情提供

充血和出血

在实验动物的肺里常见充血和出血，通常与某些死亡方式有关，也可由给予对心脏功能或凝血系统有不良反应的药物和化合物引起。给予大鼠肝素会产生血液溢出到肺泡的特征性改变[140]。

自发性炎症和感染性炎症

下呼吸道感染一般不会对实验动物构成主要的健康威胁，但它仍然是一个始终存在的威胁，既可直接引起一个群体明显的呼吸道疾病，也可在给予外源性物质后加重。亚临床肺感染也可以引起支气管或肺实质的组织学改变，类似吸入刺激物或系统性给药后的改变[123,124]。此外，一些呼吸道病原体可以改变免疫防御和加剧吸入物质的效应[141]。局部非特异性炎性肺损伤也可以在大多数实验动物中发现，特别是灵长类动物，其原因不明[142]。

许多细菌性和病毒性病原体可以引起肺炎性改变[63]。通常情况下，细菌性病原体（比如肺炎链球菌）引起与不同程度的肺实质急性炎症（支气管肺炎）或融合的大叶性肺炎有关的急性支气管炎。病毒制剂一般会引起细支气管炎和间质性肺炎，组织学特征是呼吸性细支气管和肺泡隔内单核细胞增多。组织学特征依特定病原体、物种和品系、免疫状态、继发感染的有无和受检查时感染的特定阶段而有所变化。呼吸道感染经常是混合性感染。继发性细菌性感染引起的改变经常叠加在病毒引起的病变上。

对实验动物接种呼吸道病原体后，按时间顺序对肺进行组织病理学检查可发现生物个体产生的病理改变的演变特征。例如，在Lewis大鼠和F344大鼠接种肺支原体（一种啮齿类实验动物更重要的呼吸道病原体）后均显示发生上呼吸道和下呼吸道炎症。在28天后Lewis大鼠显示不同程度的支气管和细支气管急性炎性渗出伴局部支气管扩张、上皮炎症和增生，伴有肺泡和肺泡壁巨噬细胞为主的浸润[65,143]。这些改变与支气管相关淋巴组织（BALT）的明显增生相关，BALT沿着气道和血管向肺的周围蔓延。虽然淋巴组织增生也在接种的F344大鼠中出现，但是不太明显，几乎没有支气管壁黏液脓性渗出或激活

的炎症。这种不一致的反应表明这两种品系大鼠淋巴细胞激活的程度存在差异，Lewis大鼠或两种大鼠的淋巴细胞增生存在调控失衡[143]。

仙台病毒（乙型副流感病毒）是使大鼠和小鼠感染的另一种重要的啮齿类实验动物呼吸道病原，接下来的研究显示其初始损害支气管和细支气管上皮，与中性粒细胞和淋巴细胞炎症（细支气管炎）相关，免疫细胞化学和超微结构研究显示在黏膜中存在病毒抗原[141]。在增生的终末细支气管上皮可出现增生的和多核的合胞体上皮细胞和单核细胞，巨噬细胞和中性粒细胞浸润肺泡壁的炎性过程扩展到包括支气管周和细支气管周围的实质。在肺泡中出现相似的细胞群伴有细胞碎片和水肿液。肺动脉只显示少量炎性细胞和局灶性内皮反应性增生。免疫细胞化学和超微结构检查显示在Ⅰ型和Ⅱ型上皮细胞和巨噬细胞内发生病毒复制，而在肺泡隔的内皮细胞或间质细胞内没有[144]。在修复时，可能存在胶原引起的残余细支气管和肺泡壁出现扭曲以及增厚的肺泡隔上可能发生柱状上皮增生。肺泡里也可能含有体积增大的巨噬细胞，其胞质淡染并含有空泡[145]。大鼠对这种病毒的敏感性具有品系差异。在对病毒易感的Brown Norway大鼠和对病毒有抵抗性的F344大鼠之间肺的*IL-12*基因表达有差异，给予IL-12可以保护其免受病毒诱导的慢性气道炎症和重建。而且表达增加的肿瘤坏死因子α（TNFα）在仙台病毒感染大鼠诱发的细支气管纤维化的发展中是一种重要的调节因子[146]。与接种病毒的F344大鼠相比，接种病毒的Brown Norway大鼠的肺内TNFα mRNA水平增加，细支气管巨噬细胞和表达TNFα蛋白的成纤维细胞数量增加[147]。

冠状病毒在不少大鼠群落都会引起唾泪腺炎，也会产生下呼吸道炎症。表现为急性支气管炎和细支气管炎并局部蔓延到肺实质。可见单核细胞浸润的肺泡壁出现水肿增厚、细胞增多[90]。免疫细胞化学显示在支气管和细支气管上皮细胞出现病毒抗原。同时还会出现支气管周围淋巴细胞浸润和BALT明显增多，最终完全消退。

病毒在实验犬中是自发性呼吸道疾病的一种潜在来源。犬2型腺病毒、副流感病毒SV5、犬疱疹病毒、冠状病毒和细小病毒均从发生呼吸道疾病的实验犬种被分离得到[148]。

在普遍存在寄生虫的犬和灵长类等物种中发生的内脏幼虫迁移综合征也能引起肺的局灶性炎症、肉芽肿和纤维化。内脏幼虫迁移综合征通常指线虫幼虫迁移进入内脏引起的改变。弓首蛔虫或线虫幼虫在比格犬的肺中已经被详细描述[149,150]。有时不可能做到在切片上精确地识别寄生虫。寄生虫感染肺的组织学表现差异很大。在切片上可能见到肉芽肿和肉芽肿性炎症包围线虫，大多位于胸膜下。在受累的肺中可能出现血管周围炎和活跃的小动脉炎、细支气管炎和细支气管周围炎。胸膜炎症可以非常明显，特别是在包裹肉芽肿的部位。瘢痕形成和胸膜及胸膜下纤维化经常伴随气道上皮增生和鳞状上皮化生（图6.2a）[150]。这些病变可能严重到足以和那些由高剂量抗癌药（如博来霉素，见下文）所引起的病变相比。

肺螨症是一种在多种非人灵长类动物中由各种肺刺螨引起的常见寄生虫感染。螨虫在终末细支气管繁殖。猴肺刺螨是在恒河猴中识别出的肺刺螨形式[151]。虽然在野生猴中是最流行的，在囚禁喂养的猴中也不易排除[152]。甚至在伊维菌素清除后仍然可以偶见慢性细支气管炎、支气管扩张和色素沉着[153]。由于螨虫会引起显著的肺病理损害，使动物容易发生继发性肺细菌性感染，因而干扰或影响对灵长类动物毒性试验的解释。病变最常见位于颅叶，特征是出现向胸膜表面扩张的大泡、实质囊肿、结节和纤维组织[151,152]。组织学上，有大范围的炎性反应。病变可进展为肉芽肿性细支气管炎和细支气管周围炎，累及紧邻的肺泡。发生在寄生虫周围累及细支气管壁的囊性病变表现为由含较多细胞的肉芽组织及中性粒细胞、淋巴细胞、巨噬细胞、多核巨细胞和各种色素（见下文）组成的分隔囊。在不太活跃的病变中可发现扩张的囊性气道，其壁由厚的平滑肌细胞束组成，被覆鳞状上皮或立方上皮。

然而，有人注意到猴肺中出现的炎性病变可能并没有感染的证据。Chamanza和同事报道，在毒性试验中食蟹猴局部炎症、肺泡巨噬细胞聚集、灶性色素沉着和灶性胸膜纤维化的发生率差异很大，但是这些改变未见与肺螨虫相关[142]。

在获得性免疫缺陷综合征（AIDS）患者和其他接受免疫抑制药物而使免疫系统受损的患者中，卡氏肺孢子虫是一种导致肺炎的重要原因[154]。卡氏肺孢子虫正常寄居在肺泡且在无明显疾病的人群中也普遍存在。临床证据和试验证据都表明细胞免疫受损比体液免疫受损是一种更重要的诱发因素[154]。和人一样，动物可能有潜在的肺孢子虫感染，在接受免疫抑制后出现明显的临床症状。在大鼠中，长期给予各种形式的皮质类固醇、低蛋白饮食、环磷酰胺和其他免疫抑制药物伴随抗生素用药以抑制其他感染可产生典型的肺孢子虫肺炎[155]。细胞免疫基因缺陷的啮齿类动物也会发生肺孢子虫肺炎。在毒理学中肺孢子虫肺炎的重要性在于它被认为是慢性免疫抑制的"哨兵"。

在H&E染色切片中，人和啮齿类动物的肺孢子虫肺炎的特征表现是肺泡内充满泡沫样嗜酸性物质，内含少量巨噬细胞和卡氏肺孢子虫模糊的核（图6.2b）。

六胺银或甲苯胺蓝染色时可以清楚观察到卡氏肺孢子虫的卵形或新月形结构。肺孢子虫肺炎大鼠的超微结构研究显示滋养体经常通过改变自身的形态来附着在 I 型肺泡细胞表面而非侵入细胞内部。

药物引起的炎症

治疗药物系统性给药可能会在肺的实质产生类似于对呼吸道病原体正常反应的组织学改变。由药物引起的肺水肿和急性炎性改变难以区分，它们存在组织学特征的重叠，因为急性炎性过程常伴有肺泡内渗出物。

药物引起实验动物和人的肺部炎症的一个例子是在给予白介素2（IL-2）后发生。IL-2是一种糖蛋白淋巴因子，分子量15 kDa，一般在激活的T细胞产生，介导免疫调节反应。IL-2通过重组DNA技术大量生产用于肿瘤免疫治疗。然而，高剂量的IL-2与很多不良反应相关，尤其是血管渗漏综合征，临床特征表现为肺水肿、胸腔积液和腹水[157]。

有报道称在给予高剂量IL-2的实验动物发生血管渗漏综合征。给予IL-2后发生血管渗漏综合征的

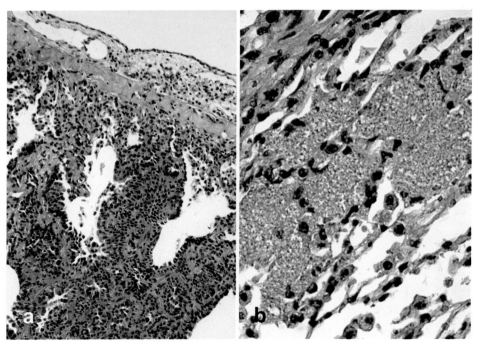

图6.2　上图显示两种影响安全性试验的自发性肺病变。图a：对照组年轻比格犬的肺，可见纤维性瘢痕上皮增生和壁层胸膜增厚，这可能是由先前的感染所致（H&E染色×50）。图b：免疫缺陷小鼠（裸鼠）的肺，肺泡中可见典型的颗粒状、嗜酸性的肺囊虫，没有炎性反应（H&E染色×210）

B6D2F小鼠肺的组织学检查显示大淋巴细胞浸润肺泡壁，肺泡内出现内含大淋巴细胞、巨噬细胞和红细胞的蛋白渗出物[158,159]。肺小静脉和小动脉显示淋巴细胞黏附到内皮或位于内皮下，浸润血管壁或位于血管周围，血管周围伴有水肿液或红细胞。经证实，大鼠在给予IL-2后也会出现程度较轻的类似病变[158]。另外，给药组大鼠的肺脉管系统发现嗜酸性粒细胞浸润，可能继发于受IL-2刺激的淋巴细胞产生的一种生成嗜酸性粒细胞的细胞因子。小鼠中浸润的淋巴细胞经免疫细胞化学评价显示大部分细胞是Thy1.2阳性（CD90）淋巴细胞。进一步地，IL-2联合给予去唾液酸基的GM1不仅消除了临床症状而且减少了组织切片上出现的去唾液酸基的GM1阳性淋巴细胞。

由于表达Lyt-2的淋巴细胞（CD8，抑制性/细胞毒性T细胞）不受去唾液酸基的GM1的影响。因此，有人推测血管渗漏综合征（非抗肿瘤功效）在这些小鼠是由IL-2刺激的淋巴细胞的内皮源性亚型或淋巴因子激活的杀伤细胞所介导的[159]。在肝脏和淋巴组织也观察到了相应的改变。在大鼠中，免疫细胞化学和精细的电子显微镜研究支持IL-2诱导的细胞毒性血管损伤直接是由淋巴因子激活的杀伤细胞和细胞毒性T淋巴细胞伴随炎症细胞因子的继发性释放所介导的观点[160]。

和人类一样，实验动物发生的严重的慢性肺炎性疾病可能损害肺功能，进而导致其他器官的继发性改变。虽然机制尚待探究，但在给予大鼠可扩张血管和β肾上腺素受体阻滞性的抗高血压药物普齐洛尔（SK&F92657-A2）2年后可引起弥漫性的间质性肺炎过程和肺出血[161]。受影响的大鼠出现与肺容量下降相关的呼吸困难、胸段脊柱的畸形和明显的心脏肥大。

在食蟹猴长期静脉注射的试验中可发生多灶性肺血栓栓塞，并引起局灶性肺部炎症、弥漫性间质性炎症和肺水肿[142]。

巨噬细胞聚集

灶性巨噬细胞聚集一般出现于老年啮齿类动物，可能是一种对各种吸入性物质的反应，在慢性肺充血和出血时内源性的细胞碎片和血细胞渗入肺泡后也可以出现。它们也聚集在远离支气管病变的肺组织，阻碍肺清除机制。吞噬吸入颗粒是从肺表面清除不溶性小颗粒的一种主要的机制，特别是在黏膜纤毛的运动、咳嗽或打喷嚏失败或这些保护系统受抑制时[162]。因此，在通过吸入或气管给予高剂量微粒治疗药物的毒性研究中，动物的肺泡中出现巨噬细胞聚集是有些令人意外的。

给予IL-2和干扰素等细胞因子可能直接刺激肺泡巨噬细胞增多，伴有其他改变，这些都可能引起肺损害[163]。

肉芽肿、肉芽肿性炎症

前已述及多种情况均可引发实验动物肺部炎症伴肉芽肿。啮齿类动物常见的肉芽肿性肺炎是因吸入胃内容物或食物颗粒（吸入性肺炎）所引起的。在老年啮齿类动物中零星地发生，与一般的健康不佳，特别是与大垂体腺瘤的挤压效应和随后引起的咽喉反射机制紊乱有关[164]。组织学上，肺显示支气管周围和细支气管周围肉芽肿性炎症，伴有巨噬细胞和与折射的植物物质片段相关的异物细胞。在长期毒性试验中相关的支气管黏膜可能出现含有杯状细胞增生的反应性改变。由于犬和猴更易感寄生虫，由肺部幼虫引起的反应性肉芽肿性炎症在这些物种中更常见。然而，吸入食物或植物物质的微细颗粒也可能会引起这些物种的异物肉芽肿。

非人灵长类群体肺结核的潜在问题在于其起病隐匿和传播至人的倾向性[165]。病理检查所见与人类疾病病变非常相似。这种疾病的特征是在肺实质和淋巴结出现肉芽肿。在多数病例中可见上皮样多核巨细胞和不等量的淋巴细胞、浆细胞和成纤维细胞围绕干酪样变。关于肺结核引起的弥漫性肉芽肿性肺炎在非人灵长类动物中也有报道。实验动物通过静脉内注射卡介苗也能产生肉芽肿性肺炎。静脉内注射卡介苗28天后，C57Bl/6小鼠的肺含有大量由组织细胞和壁增厚的肺泡围绕的圆细胞组成的肉芽肿，伴随轻微间质性肺炎[166]。这些组织学改变与Thy1.2阳性（CD90）细胞数量增加相关，特别是Lyt-1（CD5）阳性淋巴细胞。给予环孢素A后组织学改变消失，表明CD-5阳性淋巴细胞在肉芽肿的发生中起重要作用。

在实验动物气管内或静脉注射某些相对不溶物质后在其肺内出现分散性肉芽肿（图6.3）。这些包括最近发展起来的潜在的治疗性物质，比如纳米颗粒[167]。在小鼠气管内给予不溶的聚合葡聚糖和乳胶微粒后出现的肉芽肿的形态和全身效应与注入物的性质有关。在葡聚糖颗粒周围肺实质快速出现大的肉芽肿，随后很快消退，然而乳胶微粒产生小而孤立稳定的肉芽肿[168]。虽然这两种肉芽肿在类型上都属于异物肉芽肿或非免疫性肉芽肿，但由葡聚糖（而非乳胶颗粒）产生的肉芽肿显示与无反应样的免疫抑制相关，这可能是由于肉芽肿释放可溶性因子所导致的。

有报道称注入交联葡聚糖颗粒形成的肉芽肿与肺内IL-1样活性增加相关[169]。吸入石英和二氧化钛的比较性研究显示巨噬细胞来源的细胞因子IL-1的释放和肉芽肿形成相关，提示IL-1可能是一种有用的肉芽肿形成的生物标志物[170]。

静脉注射相对不溶的多糖或其他聚合物后会出现局灶性血管中心型异物肉芽肿成簇地围绕在肺动脉和小动脉周围，偶尔出现在肺泡毛细血管和小静脉周围[171]。特征性的上皮样的大异物巨细胞会挤占较小的血管，但通常不会出现明显的坏死（图6.3）。

色素

在慢性肺充血和出血时实验动物的肺泡内可见含铁血黄素巨噬细胞聚集。相似的改变发生在充血性心力衰竭的患者，含铁血黄素巨噬细胞称为心衰细胞。

非人灵长类动物肺脏的肺泡、血管周围和支气管周围可见吞噬有各种棕色或黑色素的巨噬细胞聚集，这种情况也可能出现在局部淋巴结[142]。含铁色素与在许多非人灵长类动物中流行的猴肺螨虫（肺刺螨）所致炎性改变相关。另外，一些灵长类动物群可见血管周围和支气管周围聚集棕灰色巨噬细胞含针状或盘状偏光物质，其由高浓度二氧化硅沉积而成[172,173]。旧世界灵长类动物（包括恒河猴和食蟹猴）的这些色素中含有化石硅藻物，这与动物们暴露在半干旱的自然栖息地会吸入含硅藻和其他硅碎片的粉尘的观点是吻合的[172]。

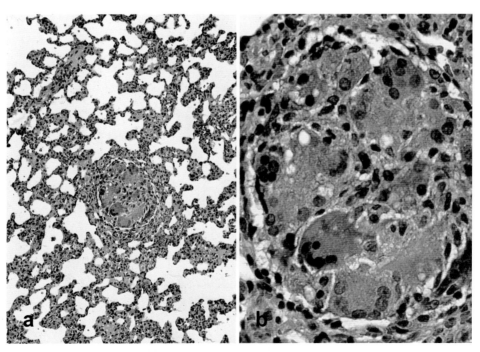

图6.3　静脉内重复给予可溶性合成聚合物的Sprague-Dawley大鼠肺脏，出现血管中心性异物肉芽肿。图a：低倍观（H&E染色×50）。图b：高倍观（H&E染色×210）

纤维化

各种不同原因所致的慢性肺损伤经常可引发肺纤维化，其特征是正常肺结构被增厚的胶原基质代替，继而发生换气能力下降。

在人类，导致肺纤维化的原因千差万别。包括感染、休克肺综合征、电离辐射、吸入刺激物或免疫原性微粒物质、抗原暴露或氧过量及百枯草和各种细胞毒和非细胞毒治疗药物的毒性作用[8,174-175]。实验动物对这些刺激物的反应通常也表现为肺纤维化，但存在物种差异。一组比较大鼠和人对粉尘反应的研究显示大鼠发生的肺泡内炎症和肺泡增生比人更重，而纤维化反应程度在大鼠和人相似[176]。

除去刺激物的因素，纤维生成过程的一般特征是正常肺泡-毛细血管结构的破坏，血管内的渗出液进入肺泡，随后炎性细胞和成纤维细胞侵袭导致基质过度生成。不同的产生纤维的药物在实验动物和人的研究显示肺泡纤维生成增加的关键原因在于巨噬细胞产生的TNFα增多[23,146,177-179]。这种细胞因子不仅是成纤维细胞的有丝分裂原，而且是一种强力的巨噬细胞激活剂和化学诱发剂，可以刺激其他细胞因子的释放，诱导内皮细胞上的黏附分子的表达。TNFα受体敲除小鼠在吸入石棉后似乎不会出现纤维增生效应[180]。

药物所致肺纤维化——人类

抗癌药是引起人和实验动物肺纤维化的主要药物。纤维化在治疗开始2个月后便出现[16]。众所周知，博来霉素（一种从轮枝链霉菌中获得的糖肽制剂）可以引起肺纤维化，此外临床使用的其他抗癌药，如1,3-双（2-氯乙基）-1-亚硝基脲（卡莫司汀或卡莫司汀）、白消安、丝裂霉素C、氨甲蝶呤以及其他一些新药也可引起肺纤维化[8,10,16,137,181-184]。治疗用环磷酰胺偶尔与肺间质纤维化的发生有关[182,183]。环磷酰胺可能与早发性肺炎和迟发性进行性肺纤维化有关[183]。

在人类，抗肿瘤药导致的肺纤维化确切机制尚不明确。由于癌症患者同时服用多种药品、进行放疗和氧疗、伴有弥漫性肺癌和机会致病菌感染等多种混杂因素，因此难以评估由某种特定药物所引起

的肺纤维化的真实发生率。药物引起的纤维化又可因几种抗癌药的同时服用、放疗、高氧症、肺损伤、年龄等因素而加重。纤维化的严重程度通常与用药总量相关[137]。新的抗肿瘤药也可能会引起这种形式的肺毒性[10]。

碘化苯并呋喃衍化物胺碘酮（一种治疗心律失常的高效药）是非肿瘤药中导致肺纤维化的典型药物，但因肺纤维化伴随出现系统性磷脂质病导致其病因尚不明确（见下文）。然而结合临床病理，发现患者因接受胺碘酮治疗而引起的肺纤维化可以分为两种类型。一种类型为患者仅出现呼吸困难，患者肺部出现泡沫细胞或磷脂质病。另一种类型为以X光胸片改变、一氧化碳弥散量、肺活量以及肺总容量降低为主要特征的肺功能改变。后一类型患者还出现肺纤维化和Ⅱ型肺泡细胞增生[185]。

风湿性关节炎患者因金制剂疗法（Gold therapy）引起的细支气管炎、肺泡隔炎症和纤维化的综合征表现为发热或皮疹、肺泡灌洗液中淋巴细胞增多、胸片中支气管血管周围肺泡混浊[186]。这可能是免疫介导的，还可能与外周嗜酸性细胞增多症以及药物引起的免疫系统其他改变有关[174]。

治疗药物引起的肺纤维化——实验动物

临床上使用博来霉素能引起间质性肺炎和肺纤维化，实验动物中同样可以出现这种改变。然而在大多数患者中由博来霉素引起的肺纤维化的组织病理改变与实验动物的不一样，因为使用博来霉素患者的肺组织受原发肿瘤、吸烟、多种药物、放射治疗、继发肺部感染、间质性肺炎和肺纤维化多种因素影响[187]。有假说认为TNFα是博来霉素诱导纤维化的一种重要介质[178]。

在比格犬静脉注射博来霉素26周临床前评价中[188]，犬出现食欲减退、体重减轻、多种上皮损伤以及灶性间质性肺炎和纤维化。灶性肺损伤表现为弹性纤维、网硬蛋白、胶原和酸性黏液物质增加。损伤部位主要位于胸膜和胸膜下，表明胸膜表面的摩擦力很强。镜下的组织学形态与比格犬幼虫移行症引起的肺损伤相似（图6.2a）。

大鼠、小鼠静脉注射和气管内给予博来霉素同样可以出现类似的组织学改变[189,190]。由于博来霉素诱导的纤维化具有良好的一致性，因此给予啮齿类动物博来霉素构建肺纤维化模型被广泛应用。早期改变包括：间质中淋巴细胞、巨噬细胞、多形核细胞轻微弥漫性增多以及血管周围或间质水肿。1周以后，间质出现成纤维细胞浸润和早期胶原沉积，这与巨噬细胞和Ⅱ型肺泡细胞增生有关[189,190]。随后间质胶原增加，伴瘢痕形成和肺组织塌陷，与给药剂量成比例关系[191]。对给予博来霉素的大小鼠进行免疫组化和超微结构研究，发现大量免疫性层粘连蛋白蓄积和增厚的肺泡壁的基膜再次增厚[192]。对博来霉素处理的大鼠进行三维电镜扫描，发现药物引起的毛细血管重建包括肺泡不规则和胸膜毛细血管管腔扩张及分支减少[193]。某些品系的小鼠对博来霉素的致纤维化作用非常敏感。C57BL/6小鼠的纤维化反应比DBA/2和Swiss小鼠强，而BALB/C小鼠的纤维化反应最弱[194]。

环磷酰胺为一种烷化剂抗癌药，有报道显示使用环磷酰胺的患者会出现肺纤维化，而实验动物则很少出现。小鼠单次静脉注射100 mg/kg的环磷酰胺，连续检查长达1年，发现仅有轻度的肺间质增厚和细胞增多，并伴有肺泡内进展性多灶性巨噬细胞聚集[195]。然而，与对照组相比，随着时间的推移，这些变化还伴随着肺组织羟脯氨酸含量逐渐增加和肺顺应性降低。暴露于70%的周围氧环境中，这种改变会加重。

虽然胺碘酮能诱导实验动物发生磷脂质病，但该药在患者中引起的肺纤维化在动物模型中重复性差。在使用金制剂疗法的毒性研究中没有出现肺损伤。在给予犬金诺芬7年的毒性研究中，虽然出现了与人类患者类似的免疫介导性血小板减少症，却没有出现肺纤维化[196]。

胸膜纤维化

胸膜纤维化可以由肺实质炎症扩散而来，也可由胸膜腔内的刺激性物质导致。人暴露于石棉纤维常出现少细胞胶原型胸膜增厚。有人认为长纤维不能从壁层胸膜的淋巴孔离开胸膜腔，从而导致纤维积聚，引起局部炎症、纤维化，最终形成肿瘤（见下文）[25]。这种纤维性增厚表现为在层状透明、少细胞胶原、可能存在钙的壁层胸膜上出现不连续的灰色或白色隆起斑块[197]。在啮齿类动物中，当胸膜腔中出现较多细长、带韧性的纤维或其他刺激性物质时，也可能形成少细胞性胶原（图6.4）。

肺气肿

肺气肿的特点是终末细支气管远端肺泡异常永久性扩张，伴随着肺泡壁破坏但无明显纤维化。尽管目前对人肺气肿的致病机制了解甚少，但据推测，中性粒细胞和巨噬细胞数量增加、内环境修复过程被破坏、免疫应答改变这三种因素导致的蛋白水解酶持续性损伤是重要因素[198]。

人的肺气肿主要有三种类型，即腺泡中央型、全腺泡型和远侧腺泡型。先天因素或纤维瘢痕造成的肺泡扩张被单独进行分类，不考虑为肺气肿[199]。

有报道指出，肺气肿是实验大鼠年龄相关性自发改变[200]。然而，啮齿类实验动物气管内滴注木瓜蛋白水解酶、胰腺弹性蛋白酶和中性粒细胞弹性蛋白酶构建的肺气肿模型，其组织学表现类似于人的全腺泡型肺气肿[199]。

长期暴露于刺激性气体（尤其是氮氧化物）也能引起实验大鼠和仓鼠肺部出现类似于人轻度腺泡中央型肺气肿的改变[201,202]。

磷脂质病（脂质沉积症、肺泡蛋白沉积症）

磷脂质病最初是1970年Shikata及其同事对一种全身性疾病的命名，该疾病表现为多脏器细胞空泡变性和肺泡沫细胞浸润，电子显微镜下可见胞质内致密髓磷脂样小体[203,204]。研究者们把这些改变描述为具有4~4.5 nm间隙的同心层状结构，沉积在膜结合处的无定形基质，具有典型溶酶体的酸性磷酸酶活性[205]。在给予4-4′-盐酸二乙氨基乙氧基己烷雌酚大鼠的许多器官中发现这种小体。然而20多年前，在给予抗疟药氯喹的大鼠中，肺泡及其他脏器中的泡沫巨噬细胞的特征性光镜外观就已被识别[206]。这种胞质

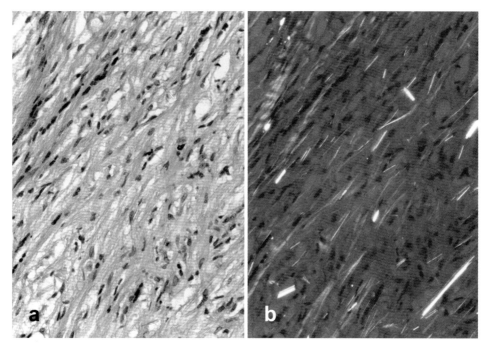

图6.4 大鼠肺部给予大量细长带韧性的纤维引起胸膜纤维化。图a：少细胞性纤维组织。图b：图a的相同视野在偏振光下显示纤维的存在（H&E染色×200）

内包涵体曾有多种不同的名字，包括髓样小体、髓鞘样小体、髓磷脂样结构等。

这些溶酶体样包涵体已成为大量研究的焦点。尽管它们在许多正常细胞中数量较少，但是在分别给予超过50种广泛用于人类的外源性物质时，啮齿类动物器官中的包涵体会增加[8,207-213]。诱导产生系统性磷脂质病的药物，包括食欲减退剂氯苯丁胺、三环类抗抑郁药、胆固醇生物合成抑制剂三苯乙醇、抗组胺药氯环力嗪及其类似物、大环内酯类抗生素、选择性雌激素受体拮抗剂他莫昔芬、氯喹和心血管药物胺碘酮、4,4′-二乙基氨基乙氧基己雌酚和哌克昔林[210,214-217]。还陆续报道有新化合物可诱导实验动物产生不同严重程度的磷脂质病[218-220]。

许多组织和器官中可以形成胞质内包涵体，包括淋巴细胞、肝脏、胰腺、内分泌组织、神经系统、肌细胞、眼，尤其是肺。而氨基葡萄糖苷类抗生素的不同之处在于，它们引起的层状磷脂包涵体可能仅出现在肾小管细胞中（见第10章，泌尿道）。

许多诱导形成磷脂质病的药物具有特征性结构，主要有亲水性阳离子侧链，一级、二级或三级胺以及一个芳香环或环系统疏水区。这种结构模式赋予这些分子两亲性，有人认为这些药物通过静电和疏水力与极性脂质结合[210]。这使得不容易被溶酶体酶类降解的药物——脂质复合体形成，随后这些复合体聚集在胞质形成磷脂膜包涵体。由于不是共价键结合，在特定的细胞内以及在达到药物浓度的情况下，其可逆性取决于解离常数。基于分子结构预测显示，化合物诱导体外培养的大鼠腹膜巨噬细胞产生磷脂质病的能力与其分子结构有关。大量体外细胞培养系统已被用于磷脂质病的筛选[221,222]。然而，用这些方法预测体内的改变并不理想，可能是因为药物在血液和组织中的分布不一样。

形态学

肺部易于出现药物性磷脂质病，可能是因为巨噬细胞与血源性药物密切接触。光镜下肺泡的磷脂质病常清晰可见，而其他脏器中则容易被忽视。由于巨噬细胞不断从肺泡中摄取富含磷脂的表面活性物质，一旦其分解代谢过程受损便导致磷脂过度积累[210,211]。尽管肺部的改变并不是明确的药物性磷脂质症，但是与对照组相比，给药组动物肺中含脂质的巨噬细胞的数量明显增多，这使得病理学家更容易发现这种改变。

在大鼠中，严重的磷脂质病在肺部表现为胸膜和肺组织不规则的灰白色或灰黄色斑块。此斑块镜下为片状或融合聚集的大而苍白的泡沫状巨噬细胞（图6.5a）。巨噬细胞散落或聚集于肺泡内，伴有颗粒状细胞外物质。其丰富的胞质内形成空泡，有时可见细小的嗜酸性颗粒。胞核圆形，位于中央，大小不一。偶尔还可见多层状细胞，表现为紧贴肺泡壁的空泡化细胞，很可能是肺泡壁细胞。这些泡沫细胞呈典型的磷脂质染色（如酸性正铁血红素染色）阳性，但用油红O染色时中性脂肪也可显色。

半薄塑料包埋切片甲苯胺蓝染色可以更好地显示所有脏器，包括肺的磷脂质症。肺泡腔的巨噬细胞胞质内可见致密大小不等的深色圆形包涵体，有些直径超过5 mm[223]。塑料包埋切片也能显示肺中其他细胞中的包涵体，包括附着于肺泡壁的肺泡壁细胞，且可以观察到包涵体从肺泡壁进入肺泡腔。

超微检查可见，与发生磷脂质症的其他脏器一样，发生磷脂质症的肺中含有致密、多层膜状和大量溶酶体来源的异构致密体（图6.5b）。这些小体应与超微结构研究中固定时形成的膜小体区别开。戊二醛

固定时，脂质容易溢出并水合形成髓鞘样膜。接着锇酸固定，会导致细胞内外尤其是线粒体产生电子密度高的膜状图像，这容易被误认为是病理损伤[224]。

磷脂质症中，磷脂层的形态可以是间距为4~4.5 nm、简单交错、清晰致密的线条，也可能是更复杂的排列。其他脏器中出现由管状亚基聚集成六角形的典型晶体包涵体，这种包涵体在肺部不常见。它们存在于磷脂出现的各个阶段，并受脂类多少的影响，但它们形态多样性的意义并不明确。电子显微镜检查显示，除肺泡巨噬细胞包涵体外，在肺泡Ⅰ型和Ⅱ型细胞、肺毛细血管内皮细胞、平滑肌细胞、细支气管上皮细胞及偶尔在中性粒细胞中也可见到包涵体[225-227]。这些改变在停药后几周仍可见。

尽管肺磷脂质症的严重程度因给药剂量和动物物种而不同，但是在4,4′-二乙基氨基乙氧基己雌酚、胺碘酮和对氯苯丁胺的研究中，包括大鼠、小鼠、仓鼠、豚鼠、兔和犬在内的众多实验动物中出现了相似的细胞学和超微结构改变[225,226,228,229]。

磷脂质病的安全性评估

诱导实验动物出现全身性磷脂质病的药物会对

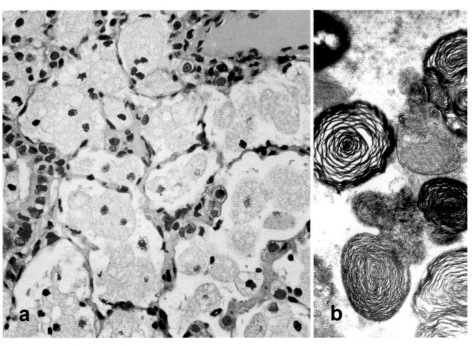

图6.5　给予Wistar大鼠他莫昔芬1年多的肺组织。图a：典型的磷脂质症，表现为肺泡中出现苍白颗粒状胞质的大巨噬细胞，无炎症或肺实质损伤（H&E染色×280）。图b：电子显微镜显示为层状磷脂包涵体

人类产生什么影响？虽然并没有对所有能引起动物产生磷脂质病的药物都进行人体研究，但是临床实践发现，只有极少数引起动物发生磷脂质病的药物被证实也能引起人体出现明显的磷脂质病[8]。氯喹、4,4'-二乙基氨基乙氧基已雌酚和胺碘酮这些已被证实能引起患者产生磷脂质病的药物，还能造成同一脏器细胞的损伤，然而这些药物与磷脂质病之间的关联性非常复杂。

碘化苯并呋喃衍生物胺碘酮就是一个很好的例子，它是一种重要的治疗心律失常的高效药。少数患者用胺碘酮治疗心律失常后会继发特征为肺泡中弥漫性细胞浸润、典型的间质性肺炎、闭塞性细支气管炎的肺毒性[230]。磷脂质病不仅能在给予胺碘酮实验动物的各种脏器出现，还能在给予治疗剂量的患者的肝、外周神经细胞、皮肤、淋巴细胞和肺中出现[226,229,231-233]。然而包涵体并不明显，且与细胞损伤的关系也不密切。此外，尽管患者的磷脂质病伴随肺间质纤维化，而在啮齿类动物中，胺碘酮诱导的磷脂质病并不伴随肺纤维化或显著的肺功能改变。几种有关人肺泡炎和肺间质纤维化的理论已被提出[234]。有充分证据表明，载脂组织细胞的堆积与肺泡炎或肺纤维化不存在因果关系[235]。有人推测药物与肺组织成分结合后，可能通过代谢产物去乙基胺碘酮或通过免疫介导机制引起细胞毒性[233]。这还可能涉及自由基的形成机制或间接影响炎症发生的机制[236]。对于个别患者而言，肺部疾病也可能是几种机制和代谢因素相互作用的结果。

总的来说，很少有证据表明溶酶体中出现磷脂会对机体有害。事实上，证据显示，除非情况很严重，要不然药物诱导性磷脂质病在很大程度上是一种适应性现象，其本身并不产生有害的结果[237]。

然而，给药剂量，药物的分布、代谢和消除以及组织暴露程度是评估诱导实验动物产生磷脂质类药物安全性的重要因素。虽然磷脂质病更容易发生在毒性研究的高剂量组，然而在患者更容易发生于较低的治疗剂量，这可能是因为小型实验动物的药物代谢速度快[210]。在长期给药时，药物在眼睛和心脏等关键组织中的潜在蓄积非常重要，尤其是当重复给予一些两亲性药物时，组织/血浆药物浓度比可能超过100[238]。因此，尽管磷脂质病可能不会对肺功能造成直接影响，但是能够诱导实验动物发生磷脂质病的药物对人类可能产生的任何影响只能依据其机制、药物分布和临床风险效益分析等具体情况进行适当评价。

磷脂蓄积的其他原因

长期以来，泡沫状巨噬细胞的蓄积被认为是老龄大鼠的自发性改变（见上述巨噬细胞聚集部分）[239]。磷脂蓄积还可见于肺组织远端到支气管的损伤阻碍了清除能力时。与药物诱导性改变相比，肺泡泡沫细胞的自发性蓄积偶尔出现于老龄大鼠，且对照组和给药组动物中均可见。药物诱导性磷脂质病在几个月内即可发生，而在此期间对照组动物的肺中几乎没有泡沫细胞聚集。

非阳离子两亲结构型药物引起的形态学变化与溶酶体内磷脂增多引起的形态学变化相似。其机制包括直接或间接抑制溶酶体酶活性。这再次强调需要了解诱导实验动物肺中磷脂增多的任何化学机制。

例如，有资料显示，人类遗传性溶酶体紊乱疾病中葡糖氨基聚糖的积累可以抑制其他溶酶体酶，从而诱导产生溶酶体磷脂包涵体[240]。这反映在给予大鼠高剂量的杀锥虫药苏拉明导致的细胞内葡糖氨基聚糖蓄积与包括肺在内的各脏器中出现的磷脂包涵体相关[241]。尽管光镜下通常可以见到清晰的空泡，而电镜下则为包含葡糖氨基聚糖和层状磷脂包涵体的两种清晰空泡。给予大鼠爱泌罗（Elmiron®，戊糖多硫酸钠）也能产生类似情况，爱泌罗是一种半合成肝素样大分子碳水化合物的衍生物，其化学结构与临床上用于抗凝和抗间质性肾炎的葡糖氨基聚糖相似[242]。

Hook综述了其他药物（如氧化剂气体）和不溶性颗粒（如二氧化硅）同样可以增加磷脂含量，并出现类似于系统性磷脂质病的组织学表现[243]。这类药物中有些能抑制肺中磷脂的分解代谢，从而引起表面活性蛋白A和表面活性脂蛋白的堆积，其临床表现及病理表现与人肺泡蛋白沉积症相似。与药物诱导性磷脂质病相比，大鼠吸入二氧化硅后诱导出现的磷脂质病中泡沫状巨噬细胞较少[68]。

人肺泡蛋白沉积症在临床上可以分为三种类型：先天性、继发性和获得性肺泡蛋白沉积症。先天性肺泡蛋白沉积症是由编码肺表面活性蛋白或粒细胞-单核细胞集落刺激因子（GM-CSF）受体β_c链的基因发生不同程度突变而引起。继发性肺泡蛋白沉积症发生在有功能性障碍或肺泡巨噬细胞数量减少的情况下，如在免疫抑制或吸入二氧化硅或有毒烟雾后发生的血液肿瘤中。奇怪的是超过总病例（患病率为0.37/10万）90%的肺泡蛋白沉积症为获得性或特发性肺泡蛋白沉积症。患者存在感染的风险，尤其是诺卡氏菌属感染，5年生存率约为75%。转基因小鼠模型和人类的研究表明，抗GM-CSF自身抗体对获得性肺泡蛋白沉积症的发生很重要，因为这种抗体会引起巨噬细胞功能缺陷，从而影响表面活性脂类和蛋白的分解代谢[244,245]。

嗜酸性包涵体

正常大鼠肺顶端的小部分Clara细胞中偶尔可见大的胞质内嗜酸性包涵体。有报道指出在给予大鼠吸入式皮质激素长达两年的研究中出现越来越多这类包涵体[135]。这种包涵体出现在细支气管上皮细胞的胞质内，为均质、圆形、高密度的嗜伊红小体，PAS染色阳性。与近端气道相比，它们更常见于远端的终末细支气管。免疫组织化学染色显示，它们含有表面活性蛋白B和少量Clara细胞分泌蛋白。电子显微镜显示，包涵体不会导致细胞变性或对Clara细胞产生不良作用。虽然给予皮质激素导致Clara细胞分泌产物增加的原因还不清楚，不过这种分泌物的出现似乎没有病理学意义。

增生

实验动物肺和气道的增生形式各异。支气管黏膜可出现杯状细胞增生、鳞状上皮增生和化生。终末细支气管上皮细胞和肺泡上皮细胞也会出现增生和鳞状上皮化生。组织切片中这些变化特征的分类标准已建立，并用于啮齿类动物研究中[68,82-84]。

杯状细胞增生、杯状细胞化生（黏液细胞增生）

杯状细胞增生被公认为是气道黏膜对慢性炎症和吸入刺激性物质（如香烟烟雾和二氧化硫）的常见反应[84,93,246,247]。杯状细胞增生的程度取决于刺激或炎症的严重性和持续时间。典型杯状细胞增生的特点是气管或支气管黏膜增厚和假分层，出现一群具有丰富苍白胞质的高的黏液分泌细胞。此外，杯状细胞可以进一步浸润到正常情况以下的气道，可能出现黏液填满气管并扩张气道或影响肺泡的现象。在程度较轻的病例中，单纯性杯状细胞数量增多可能不会伴有其他结构的改变[93]。被覆上皮杯状细胞增生可能伴有气道黏膜下腺体积增大，这种现象在慢性支气管炎患者中已被证实，但大鼠的黏膜下腺本来就很明显[246,248]。由于实验动物气道的杯状细胞和黏膜下层的黏液腺天生就是不一致的，因此杯状细胞增生可能存在物种差异。正常大鼠气道的杯状细胞比小鼠或仓鼠的多[246]。

到底是哪些因素在控制这些变化还不清楚，但长久以来有人认为有丝分裂活性增加以及细胞的转化（可能为浆液细胞或Clara细胞化生成黏液细胞）参与了其中[249]。最近被证实当卵清蛋白致敏的小鼠受到单个抗原气溶胶刺激时，其近端气道的Clara细胞表现出很大的可塑性，变为黏蛋白分泌细胞[110]。

药物可诱导杯状细胞或黏液细胞增生。大鼠每天注射异丙肾上腺素（一种非选择性β受体激动剂）6天或12天后，阿辛蓝阳性杯状（黏液）细胞和气管、支气管黏膜的浆液细胞出现剂量和时间依赖性的细胞数量和体积增加。且伴有黏膜下腺的长度、宽度和深度增加[250]。毛果芸香碱可引起类似的变化。当给予毛果芸香碱后，阿辛蓝阳性和PAS阳性细胞数量均增加，这表明毛果芸香碱可诱导酸性和中性糖蛋白分泌。将给予异丙肾上腺素的大鼠与给予沙丁胺醇、毛果芸香碱和香烟烟雾的大鼠进行比较，结果显示上述改变在气道分布区域上有差异。与香烟烟雾相比，异丙肾上腺素引起外周气道分泌细胞增多更明显，而香烟烟雾引起有丝分裂活动增加更明显。与沙丁胺醇（选择性更强的β受体激动剂）相比，异丙肾上腺素和毛果芸香碱引起的改变更广泛。上述药物诱发的改变可能与其药理作用相关[251]。Sturgess和Reid研究表明在大鼠出现上述改变时可伴随胰腺、颌下腺和腮腺的肥大[250]（见第8章，消化系统）。

与大鼠和小鼠不同，仓鼠随年龄增长易自发轻微多灶性气管、支气管黏膜上皮增生，呈扁平或息肉样，由透明细胞和杯状细胞组成[88,89]。

鳞状上皮增生、鳞状上皮化生

慢性刺激或损伤可引起支气管上皮鳞状化生。它的特征是上皮细胞呈三层或多层，胞质丰富嗜酸性，细胞界限清楚。它可能与黏膜的退行性改变或杯状细胞增生相关。过量吸入刺激性或不溶性的粉尘引起的长期损伤也可导致肺泡实质的鳞状上皮化生。鳞状上皮化生也可表现为多层鳞状分化的扁平上皮细胞。肺角化囊肿用于描述表面被覆非肿瘤性鳞状上皮，且无其他增生性改变的肺囊性病变[252]。这种角化性损伤是大鼠肺脏对吸入刺激性物质的特异性反应。类似的病变在人类极少见[177]。

细支气管肺泡增生（Ⅱ型细胞增生）

肺泡或细支气管被覆的上皮均可增生。这种增生被称为肺泡增生、腺瘤病、肺泡细支气管化或上皮化。它在大鼠、小鼠和仓鼠中既可自发，也可由于感染或给予刺激性外源性物质而被诱发[64,84,253-254]。

组织学上，病变由覆盖肺泡的、局限性但无包膜的、深染规则的立方状或柱状细胞灶组成，肺泡壁无明显变形。

神经内分泌增生

神经内分泌增生也可见于多种实验动物，如大鼠和小鼠。Haworth和他的同事报道，在大多数品系未处理的2岁龄大鼠中，均有小部分动物可发生肺神经内分泌细胞增生。用G蛋白产物9.5的抗体和降钙素基因相关肽进行免疫组化研究可对增生的区域进行精确定位[258]。也有报道称大鼠气管内给予二氧化硅颗粒会引起上述改变[259]。该病变在大鼠和人类的发生与缺氧相关，研究表明这些变化可能是肽含量增加的结果，而不是由于细胞增生[114,260]。

仓鼠神经内分泌增生已被详细描述。尽管在正常仓鼠各水平支气管和细支气管均有散在或小团聚集的神经内分泌细胞（神经上皮小体），但当给予亚硝胺和4-硝基喹啉-1-氧化物时可引起神经内分泌增生[261-263]。增生性病变表现为支气管或细支气管上皮中可见成簇的无纤毛立方状、卵圆形或柱状细胞。这些细胞中包含促肾上腺皮质激素（ACTH）和神经元特异性烯醇化酶免疫反应阳性的嗜银颗粒。超微结构观察发现细胞中含有致密核心的胺前体摄取脱羧酶（APUD）型胞质颗粒。

肿瘤

肺癌是世界范围内最常被诊断出的肿瘤，通常由吸烟引起[264]。一般来说支气管鳞状细胞癌是男性最常见的肺癌亚型，但在北美地区腺癌的发病率目前已超过鳞状细胞肿瘤，原因不明。可能与外周肿瘤的诊断水平提高、戒烟者增多或香烟成分的变化使肺边缘更易于暴露于吸入性致癌物有关[265]。

肺小细胞和大细胞神经内分泌癌是侵袭性更高的肺癌亚型，表现为肿瘤细胞体积小或大，伴每两平方毫米（10个显微镜高倍视野）出现多于十个核分裂象[265]。几乎仅见于重度吸烟者。支气管癌和恶性间皮瘤与暴露于石棉纤维相关。由于蛇纹石纤维（如温石棉）具有卷曲的链状结构，故致癌性相对较低，而角闪石（如青石棉、铁石棉、透闪石）具有直的棒状纤维，因而致癌潜力更高[266]。

与人类相比，实验动物偶尔自发肺鳞状细胞肿瘤。即使实验动物（如大鼠、小鼠、仓鼠、猴或犬）长时间和高剂量暴露于香烟烟雾中，也不会引起肺肿瘤显著增加[267,268]。虽然有些人认为啮齿类动物由烟草烟雾诱发的肺部增生性改变与烟草所诱发的人类的癌症有一定关系，但啮齿类动物的病变与人类的病变截然不同[269]。此外，对于预后不良的与吸烟相关的人类神经内分泌肺癌目前尚无良好的动物模型。因此，如果需要用动物模型来预测肺吸入物质的潜在致癌性，应特别谨慎。

迄今为止，在实验大鼠、小鼠和仓鼠中最常见的原发性肺肿瘤是腺瘤和腺癌。可能是由细支气管或肺泡上皮发展而来的，但其确切组织起源仍有争议。因此常称其为细支气管肺泡腺瘤和细支气管肺泡癌或肺泡/支气管腺瘤和肺泡/支气管癌[270]。

虽然啮齿类动物的自发鳞状上皮肿瘤并不常见，但肺部过量的颗粒物质可诱发大鼠囊性角质化病变[252]。在用微粒物质进行的大鼠长期试验中，上述少数一些病变可进一步发展为侵袭性鳞癌。胸膜间皮瘤和间叶细胞肿瘤也能发生于这些物种，但并不常见。与鳞状上皮肿瘤不同，当给予啮齿类动物石棉或其他长而坚韧的矿物纤维可诱发间皮肿瘤[271]。间叶细胞肿瘤具有与软组织肿瘤和间皮瘤相似的组织学特点，可表现出上皮或间质分化，或两者兼而有之。

大鼠

多数品系大鼠自发性肺泡或细支气管肿瘤的发生率相对较低，但给予化学致癌物可诱导出现形态一致的肿瘤。最常用的分类方法是分为细支气管肺泡腺瘤（肺腺瘤）和细支气管肺泡癌。NTP（美国国家毒理学项目）致癌试验中对照F344大鼠的背景数据显示，细支气管肺泡腺瘤的总发生率小于3%，细支气管肺泡癌小于1%。然而，在此类研究中细支气管肺泡腺瘤的发生率为0~14%。

组织学上，细支气管肺泡肿瘤大多位于肺实质内，体积小、散在、圆形结节状，肿瘤细胞形态均一，细胞核中度浓染，生长方式为实性（肺泡型）、管状、乳头状或混合型。腺瘤不发生浸润或转移扩散，只对周围组织产生挤压，而腺癌分化差，浸润并转移到邻近组织。超微结构研究显示，F344大鼠细支气管肺泡肿瘤的瘤细胞中含有与肺泡Ⅱ型细胞中类似的嗜锇性层状包涵体。因此，这可能说明这种肿瘤起源于肺泡Ⅱ型细胞。在致癌试验中，细支气管肺泡腺瘤和腺癌通常一起进行评价。

大鼠中可发生肺鳞状细胞癌，但极少自发。大鼠肺部由于大量颗粒物质聚集而引发的体积较大的良性增生性囊性病变被称为肺囊性角化上皮瘤，它们被认为是良性肿瘤。当这种病变出现组织侵犯时被视为肺鳞状细胞癌。类似的自发性病变鲜有报道。

小鼠

在致癌性研究中所用的大多数品系小鼠中常见类似的肿瘤，但据报道发生率有较大差异。它们在A系小鼠常见，在3~4月龄发生率较低，而在24月龄发生率可近100%。在B6C3F₁小鼠的发生率不算高，但是也比较常见，即使在同一实验室其发生率也存在相当程度的差异。在NTP（美国国家毒理学项目）的致癌试验中，对照B6C3F₁小鼠数据表明，细支气管肺泡腺瘤整体发生率约为雄性16%和雌性6%，而细支气管肺泡癌的发生率分别只有5%和2.5%。然而在此类实验中，细支气管肺泡肿瘤的发生率差异较大。即使在同一实验室，小鼠在相似条件下进行饲养，随着时间的推移这些肿瘤的发生率也有较大的变化。对同一实验室3年中在相似条件下所进行的18个月致癌性研究中所使用的CD-1小鼠进行统计，发现其肺腺瘤和腺癌的发病率雄性为19%~36%，雌性为6%~16%。与此相反，一些品系如C5781/10J小鼠，发生肺腺瘤的概率很低。虽然这些小鼠的肺腺瘤和腺癌与人类常见的肺肿瘤不相似，但可利用这种品系之间的差异来研究遗传易感性以及对肺腺瘤和腺癌的抵抗力。

组织学上，小鼠这种肺肿瘤一般为体积小、界限清楚的结节，由形态均一、排列密集的柱状或立方状细胞构成，呈管状或乳头状结构，伴少量纤维血管基质（图6.6）。它们分化稍差，具有细胞多形性，可呈支气管内生长、侵入肺实质和发生转移。

关于小鼠肺腺瘤和腺癌的组织发生尚存争议。对经胎盘给予乙基亚硝基脲诱导Bagg-Webste Swiss小鼠发生的肺腺瘤进行连续发光和电子显微镜研究，表明它们是从肺泡Ⅱ型细胞或Clara细胞发展而来的。用光学显微镜和电子显微镜经过详细分析发现，腺瘤可分为三种类型。一种类型是由形态均一的立方状细胞呈实体性生长，肿瘤的边缘不超越肺泡间隔（肺泡型）。这些细胞胞质含环层小体以及丰富的体积较大的线粒体（与Ⅱ型肺泡细胞线粒体类似）。另外两种类型为管型和乳头型，由立方细胞构成，组织学和超微结构特征显示具有Clara细胞分化。

尽管如此，通过对B6C3F1、BALB/c或A系小鼠化合物诱导的和自发的肺肿瘤进行免疫细胞化学研究，表明大多数腺癌（包括乳头型腺癌）包含表面活性脱辅基蛋白，典型的Ⅱ型抗原阳性表明大多数肿瘤表现出肺泡Ⅱ型上皮分化。然而，鉴于Clara细胞具有可塑性，并不排除肿瘤为Clara细胞来源。通过对Clara细胞来源的肺癌转基因小鼠模型进行免疫细胞化学研究，对特异性Clara细胞分泌蛋白表达情况观察表明该蛋白在肿瘤细胞发展的过程中消失了。另外有研究表明在A系小鼠中，药物引起的乳头型和实体/肺泡型肿瘤的比例不同。这也说明肿瘤不同的组织学亚型之间存在生物学差异。

在大多数小鼠研究中，很少有鳞状细胞癌的报道。N-亚硝基-3-氯乙基尿素可建立化合物诱导的小鼠鳞状细胞癌模型。该模型证实鳞癌发生的易感性存在品系差异，NIH Swiss A/J和SWR/J小鼠高度敏感，而AKR/J和C57BL/6J小鼠具有耐受性，FVB/J和BALB/CJ小鼠对于致癌物质表现为中度反应。

仓鼠

随着年龄的增长，少数仓鼠会出现肺部自发性腺瘤。它们是由形态均一的圆柱状细胞构成，与支气管上皮细胞或杯状细胞中发现的黏液分泌细胞类似。免疫组化研究表明，用N-亚硝胺在仓鼠诱发类似的肺肿瘤，肿瘤发生早期存在Clara细胞抗原，

但随着肿瘤的发展表现出更多鳞状细胞的特点，并具有细胞角蛋白免疫活性。这些肿瘤中的大多数为Clara细胞来源。

安全性评价

传统小鼠致癌性研究中肺腺瘤和腺癌的高发率和固有变异性有时会造成对照组和用药组之间的统计学差异。因此在传统的小鼠生物研究中，如果对这样的组间差异过度解读具有相当大的风险。在进行组间差异分析时，需要考虑组织标本制作过程、年龄差异、对照组的背景病变发生率、摄食量的影响以及其他啮齿类动物致突变和致癌实验的结果。多种广泛应用的药物已被证实在小鼠致癌试验中，的确会引起肺良、恶性肿瘤的增多，而这对人类是否有意义尚未得到证明。Davies和Monro认为美国1994年的《医师案头参考》（*Physicians' Desk Reference*）中至少有17种药物可以引起上述改变。在NTP（美国国家毒理学项目）进行的为期2年的啮齿类动物致癌性试验中，对于雌、雄小鼠及雌性大鼠来说，肺是继肝脏之后的第二个最易发生肿瘤的部位。

比如给予CF1小鼠合成镇痛药替利定富马酸80周的致癌试验中分析比较困难。肺腺癌的发生率在

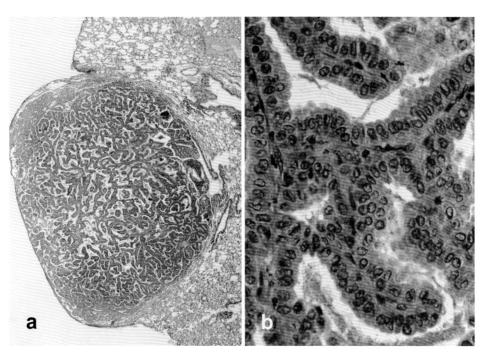

图6.6　2岁龄CD-1小鼠肺，典型的圆形、界限清楚的肺腺瘤。图a：低倍视野显示出均一的管状和乳头状结构（H&E染色×50）。图b：高倍视野显示分化良好的均一低柱状或立方状细胞（H&E染色×210）

最高剂量雌性组（24%）和同期对照（10%）具有显著统计学差异（P<0.01）。有人认为由于高剂量组发生率在历史对照背景数据的变异范围（27%）内，并且在平行104周大鼠致癌试验中没有发现致癌作用，故组间差异并不表明替利定富马酸具有潜在致瘤性。

对于一种硝基咪唑类药物甲硝唑（一种重要的有效对抗厌氧微生物和滴虫类生物的治疗药物）的评价更困难。在三项不同的小鼠致癌性研究中，给予甲硝唑均可引起肺腺瘤和癌发生率的升高。使用鼠伤寒沙门氏菌的某些菌株进行细菌实验，表明甲硝唑具有致突变活性，这使得对上述结果的分析变得更加复杂。由于肺肿瘤发生率的增加很可能是因甲硝唑对肠道菌群的作用引起小鼠营养状况变化造成的，因为类似的差异在自由进食的小鼠与饲料相同但限制进食的小鼠之间也可以发生，因此有人认为这对人类产生的风险较低。也有人推测，在细菌致突变研究中的阳性结果是甲硝唑因其硝基还原作用而具有的抗菌活性造成的，而在正常哺乳动物组织不会发生。仓鼠致癌试验所得出的阴性结果以及在随访10年以上的妇女中并未引起癌症风险的增高可以支持上述推论。

A系小鼠肺肿瘤生物测定

由于A系小鼠肺腺瘤发生较普遍，因此被用于致癌活性的定量生物测定。给予该品系小鼠基因毒性致癌物（如3-甲基胆蒽）证明在长达6个月期间可引起肺腺瘤发病率的显著增加。多年来A系小鼠肺肿瘤试验已被用于测试大量不同类别的化学物质，包括多环烃、亚硝胺、食品添加剂、烷基卤化物、金属和化疗药物。尽管如此，与许多测试系统相同，A系小鼠2年致癌性试验的数据结果与遗传毒性试验结果关联性较差，因此在进行此类试验时应当谨慎。

间皮肿瘤

实验动物胸膜腔可能发生各种局灶性增生性改变。通常表现为局限性灶性增厚或绒毛状突起，表面被覆立方状细胞，很少分层或不分层。它们可有纤维血管核心或茎，可伴发纤维化或炎症。

胸膜腔的恶性间皮瘤在啮齿类动物极少自发。然而，大量特定几何尺寸的韧性较好的纤维可以诱导啮齿类动物发生恶性间皮瘤。数十年的实验研究

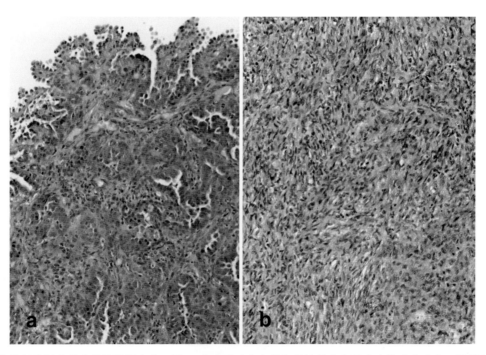

图6.7　细长耐久的纤维诱发的大鼠胸膜间皮瘤。图a：上皮型（上皮样）恶性间皮瘤呈分叶状或乳头状，肿瘤细胞圆形，含有圆形泡状核，腺样结构形成不良（H&E染色×200）。图b：肉瘤（肉瘤样）间皮瘤侵犯胸膜腔、肺和胸壁，类似于软组织纤维肉瘤（恶性纤维组织细胞瘤）（H&E染色×200）

已经表明，长于10 μm的耐久纤维对于固态致癌作用非常重要。石棉对人类的致癌性同样与纤维长度有关，此外其他因素也很重要，特别是吸烟，可以产生倍增效应。

与纤维具有类似尺寸的工程化的碳纳米管在啮齿类动物具有潜在致癌性，因此长纤维的不良作用便再次成为研究的重点。

啮齿类动物和人类发生的间皮肿瘤的形态比较类似。它们主要分为两种组织学类型，一种主要表现出上皮细胞分化，另一种表现为肉瘤样外观，但有时也会出现混合型。

上皮型（或上皮样型）间皮肿瘤包含分叶状或乳头状结构，很少出现腺样结构，圆形细胞伴圆形泡状核，腺样结构形成不良（图6.7a）。细胞PAS染色阴性并可浸润相邻的结缔组织。

肉瘤型（或肉瘤样型）间皮肿瘤通常由相对均一的具有长形核的梭形细胞构成，类似纤维肉瘤或平滑肌肉瘤交织成束，或类似多形性肉瘤或恶性纤维组织细胞瘤形成旋涡状结构（图6.7b）。它们可含有丰富的结缔组织（促结缔组织增生）成分。

混合型（或双相型）间皮肿瘤同时具有上皮样成分和肉瘤成分。

间皮肿瘤不仅可发生在胸膜腔，也可发生于在腹膜。大鼠睾丸鞘膜是最好发的部位之一，从此处可以扩散到腹膜腔。用于化妆品和食品生产的溴酸钾，也是通过臭氧化给水消毒时的副产物，已被报道在F344大鼠长期试验中可以导致鞘膜和腹膜处发生间皮瘤（见第11章，雄性生殖道）。

（陈珂、陈涛、王芬、谢敏、周飞译，胡春燕校）

参考文献

1. Murphy S, Florman AL. Lung defenses against infection: a clinical correlation. *Pediatrics* 1983;**72**:1-15.

2. Buzea C, Pacheco II, Robbie K. Nanomaterials and nanoparticles: sources and toxicity. *Biointerphases* 2007;**2**: MR17-71.

3. Naota M, Shimada A, Morita T, Inoue K, Takano H. Translocation pathway of the intratracheally instilled C60 fullerene from the lung into the blood circulation in the mouse: possible association of diffusion and caveolae-mediated pinocytosis. *Toxicol Pathol* 2009;**37**:456-62.

4. Shimada A, Kawamura N, Okajima M, Kaewamatawong T, Inoue H, Morita T. Translocation pathway of the intratracheally instilled ultrafine particles from the lung into the blood circulation in the mouse. *Toxicol Pathol* 2006;**34**:949-57.

5. Agostoni E, Zocchi L. Pleural liquid and its exchanges. *Respir Physiol Neurobiol* 2007;**159**:311-23.

6. Li YY, Li JC. Ultrastructure and three-dimensional study of the lymphatic stomata in the costal pleura of the rabbit. *Microsc Res Tech* 2003;**62**:240-6.

7. Leach CL. Inhalation aspects of therapeutic aerosols. *Toxicol Pathol* 2007;**35**:23-6.

8. Hollinger MA. Drug-induced lung toxicity. *J Am Coll Toxicol* 1993;**12**:31-47.

9. Grant IWB. Drug-induced diseases. Drug-induced respiratory disease. *Br Med J* 1979;**1**:1070-1.

10. Dimopoulou I, Bamias A, Lyberopoulos P, Dimopoulos MA. Pulmonary toxicity from novel antineoplastic agents. *Ann Oncol* 2006;**17**:372-9.

11. Sturgess JM. Mucociliary clearance and mucus secretion in the lung. In: Witschi HP, Brian JD, editors. *Toxicology of inhaled materials. general principles of inhalation toxicology*. Berlin: Springer-Verlag; 1985. p. 319-67.

12. Craven DE, Kunches LM, Kilinsky V, Lichtenberg DA, Make BJ, McCabe WR. Risk factors for pneumonia and fatality in patients receiving continuous mechanical ventilation. *Am Rev Respir Dis* 1986;**133**:792-6.

13. White DA, Camus P, Endo M, Escudier B, Calvo E, Akaza H, et al. Noninfectious pneumonitis after everolimus therapy for advanced renal cell carcinoma. *Am J Respir Crit Care Med* 2010;**182**:396-403.

14. Peerzada MM, Spiro TP, Daw HA. Pulmonary toxicities of biologics: a review. *Anticancer Drugs* 2010;**21**:131-9.

15. Charpidou AG, Gkiozos I, Tsimpoukis S, Apostolaki D, Dilana KD, Karapanagiotou EM, et al. Therapy-induced toxicity of the lungs: an overview. *Anticancer Res* 2009;**29**:631-9.

16. Meadors M, Floyd J, Perry MC. Pulmonary toxicity of chemotherapy. *Semin Oncol* 2006;**33**:98-105.

17. Varghese M, Glaum MC, Lockey RF. Drug-induced rhinitis. *Clin Exp Allergy* 2010;**40**:381-4.

18. DeGeorge JJ, Ahn CH, Andrews PA, Brower ME, Choi YS, Chun MY, et al. Considerations for toxicology studies of respiratory drug products. *Regul Toxicol Pharmacol* 1998;**25**:189-93.

19. Dorato MA. Overview of inhalation toxicology. *Environ Health Perspect* 1990;**85**:163-70.

20. Dorato MA, Wolff RK. Inhalation exposure technology, dosimetry, and regulatory issues. *Toxicol Pathol* 1991;**19**:373-83.

21. Sweeney TD, Brain JD. Pulmonary deposition: determinants and measurement techniques. *Toxicol Pathol* 1991;**19**:384-97.

22. Dalby R, Suman J. Inhalation therapy: technological milestones in asthma treatment. *Adv Drug Deliv Rev* 2003;**55**:779-91.

23. Warheit DB, Driscoll KE, Oberdoerster G, Walker C, Kuschner M, Hesterberg TW. Contemporary issues in fiber toxicology. *Fundam Appl Toxicol* 1995;**25**:171-83.

24. Borm PYA, Costa D, Castranova V, Donaldson K, Driscoll K, Dungworth D, et al. The relevance of the rat lung response to particle overload for human risk assessment: a workshop consensus report. *Inhal Toxicol* 2000;**12**:1-17.

25. Donaldson K, Murphy FA, Duffin R, Poland CA. Asbestos, carbon nanotubes and the pleural mesothelium: a review of the hypothesis regarding the role of long fibre retention in the parietal pleura, inflammation and mesothelioma. *Part Fibre Toxicol* 2010;**7**(5).

26. Tsuda H, Xu JG, Sakai Y, Futakuchi M, Fukamachi K. Toxicology of engineered nanomaterials-a review of carcinogenic potential. *Asian Pac J Cancer Prev* 2009; **10**:975-80.

27. Mansour HM, Rhee YS, Wu XA. Nanomedicine in pulmonary delivery. *Int J Nanomedicine* 2009;**4**:299319.

28. Costa DL. Interpretation of new techniques used in determination of pulmonary function in rodents. *Fundam Appl Toxicol* 1985;**5**:423-34.

29. Coggins CRE, Duchosal F, Musy C, Ventrone R. Measurement of respiratory patterns in rodents using whole-body plethysmography and a pneumotachograph. *Lab Anim* 1981;**15**:137-40.

30. Parker JC, Townsley MI. Evaluation of lung injury in rats and mice. *Am J Physiol Lung Cell Mol Physiol* 2004;**286**:L231-46.

31. Harkema JR. Comparative pathology of the nasal mucosa in laboratory animals exposed to inhaled irritants. *Environ Health Perspect* 1990;**85**:231-8.

32. Harkema JR. Comparative aspects of nasal airway anatomy. Relevance to inhalation toxicology. *Toxicol Pathol* 1991;**19**:321-36.

33. Reznik GK. Comparative anatomy, physiology, and function of the upper respiratory tract. *Environ Health Perspect* 1990;**85**:171-6.

34. Patra AL. Comparative anatomy of mammalian respiratory tracts: the nasopharangeal region and the tracheobronchial region. *J Toxicol Environ Health* 1986;**17**:163-74.

35. Harkema JR, Carey SA, Wagner JG. The nose revisited: a brief review of the comparative structure, function, and toxicologic pathology of the nasal epithelium. *Toxicol Pathol* 2006;**34**:252-69.

36. Morgan KT, Monticello TM. Airflow, gas deposition, and lesion distribution in the nasal passages. *Environ Health Perspect* 1990;**85**:209-18.

37. Yeh HC, Brinker RM, Harkema JR, Muggenburg BA. A comparative analysis of primate nasal airways using magnetic resonance imaging and nasal casts. *J Aerosol Med-Deposition Clearance and Effects in the Lung* 1997;**10**:319-29.

38. Proctor DF. The upper airways. 1. Nasal physiology and defence of the lungs. *Am Rev Respir Dis* 1977;**115**:97-129.

39. Cross CE, Halliwell B, Allen A. Antioxidant protection: a function of tracheobronchial and gastrointestinal mucus. *Lancet* 1984;**1**:1328-9.

40. Vidic B, Greditzer HG. The histochemical and microscopical differentation of the respiratory glands around the maxillary sinus of the rat. *Am J Anat* 1971;**132**:491-514.

41. Adams DR. Hamster nasal glands: their structure, sialic acid content, and vulnerability to actinomycin D. *J Morphol* 1982;**174**:79-94.

42. Adams DR, Deyoung DW, Griffiths R. The lateral nasal gland of the dog, its structure and secretory content. *J Anat* 1981;**132**:29-37.

43. Baron J, Burke JP, Guengerich FP, Jakoby WB, Voigt JM. Sites for xenobiotic activation and detoxication within the respiratory tract: implications for chemically induced toxicity. *Toxicol Appl Pharmacol* 1988;**93**:493-505.

44. Bereziat JC, Raffalli F, Schmezer P, Frei E, Geneste O, Lang MA. Cytochrome-P450 2A of nasal epithelium-regulation and role in carcinogen metabolism. *Mol Carcinog* 1995;**14**:130-9.

45. Gu J, Zhang QY, Genter MB, Lipinskas TW, Negishi M, Nebert DW, et al. Purification and characterization of

heterologously expressed mouse CYP2A5 and CYP2G1: role in metabolic activation of acetaminophen and 2,6-dichlorobenzonitrile in mouse olfactory mucosal microsomes. *J Pharmacol Exp Ther* 1998;**285**:1287-95.

46. Su T, He WL, Gu J, Lipinskas TW, Ding XX. Differential xenobiotic induction of CYP2A5 in mouse liver, kidney, lung, and olfactory mucosa. *Drug Metab Dispos* 1998;**26**:822-4.

47. Thornton-Manning JR, Nikula KJ, Hotchkiss JA, Avila KJ, Rohrbacher KD, Ding XX, et al. Nasal cytochrome P450 2A: identification, regional localization, and metabolic activity toward hexamethylphosphoramide, a known nasal carcinogen. *Toxicol Appl Pharmacol* 1997;**142**:22-30.

48. Piras E, Franzen A, Fernandez EL, Bergstrom U, Raffalli-Mathieu F, Lang M, et al. Cell-specific expression of CYP2A5 in the mouse respiratory tract: effects of olfactory toxicants. *J Histochem Cytochem* 2003;**51**:1545-55.

49. Bogdanffy MS. Biotransformation enzymes in the rodent nasal mucosa: the value of a histochemical approach. *Environ Health Perspect* 1990;**85**:177-86.

50. Spit BJ, Hendriksen GJ, Bruijntjes JP, Kuper CF. Nasal lymphoid tissue in the rat. *Cell Tissue Res* 1989;**225**:193-8.

51. Kuper CF, Arts JHE, Feron VJ. Toxicity to nasal associated lymphoid tissue. *Toxicol Lett* 2003;**140**:281-5.

52. Young JT. Histopathologic examination of the rat nasal cavity. *Fundam Appl Toxicol* 1981;**1**:309-12.

53. Tyler WS, Dungworth DL, Plopper CG, Hyde DM, Tyler NK. Structural evaluation of the respiratory system. *Fundam Appl Toxicol* 1985;**5**:405-22.

54. Uraih LC, Maronpot RR. Normal histology of the nasal cavity and application of special techniques. *Environ Mol Mutagen* 1990;**85**:187-208.

55. Morgan KT. Approaches to the identification and recording of nasal lesions in toxicology studies. *Toxicol Pathol* 1991;**19**:337-51.

56. Mery S, Gross EA, Joyner DR, Godo M, Morgan KT. Nasal diagrams-a tool for recording the distribution of nasal lesions in rats and mice. *Toxicol Pathol* 1994;**22**:353-72.

57. Hardisty JF, Garman RH, Harkema JR, Lomax LG, Morgan KT. Histopathology of nasal olfactory mucosa front selected inhalation toxicity studies conducted with volatile chemicals. *Toxicol Pathol* 1999;**27**:618-27.

58. Harris AJ, Squires SM, Hockings PD, Campbell SP, Greenhill RW, Mould A, et al. Determination of surface areas, volumes, and lengths of cynomolgus monkey nasal cavities by ex vivo magnetic resonance imaging. *J Aerosol Med-Deposition Clearance and Effects in the Lung* 2003;**16**:99-105.

59. Carey SA, Minard KR, Trease LL, Wagner JG, Garcia GJM, Ballinger CA, et al. Three-dimensional mapping of ozone-induced injury in the nasal airways of monkeys using magnetic resonance imaging and morphometric techniques. *Toxicol Pathol* 2007;**35**:27-40.

60. Schlage WK, Bü lles H, Friedrichs D, Kuhn M, Teredesai A. Cytokeratin expression patterns in the rat respiratory tract as markers of epithelial differentiation in inhalation toxicology. 1. Determination of normal cytokeratin expression patterns in nose, larynx, trachea, and lung. *Toxicol Pathol* 1998;**26**:324-43.

61. Alarie Y. Irritating properties of airborne materials to the upper respiratory tract. *Arch Environ Health* 1966;**13**:433-49.

62. Alarie Y. Bioassay for evaluating the potency of airborne sensory irritants and predicting acceptable levels of exposure in man. *Food Cosmet Toxicol* 1981;**19**:623-6.

63. Everitt JI, Richter CB. Infectious diseases of the upper respiratory tract: implications for toxicology studies. *Environ Health Perspect* 1990;**85**:239-47.

64. Greaves, P & Faccini, JM. Respiratory tract. In: *Rat histopathology. a glossary for use in toxicity and carcinogenicity studies*. Amsterdam: Elsevier; 1992. p. 77-90.

65. Davis JK, Cassell GH. Murine respiratory mycoplasmosis in LEW and F344 rats: strain differences in lesion severity. *Vet Pathol* 1982;**19**:280-93.

66. Pinson DM, Schoeb TR, Lindsey JR, Davis JK. Evaluation by scoring and computerized morphometry of lesions of early Mycoplasma pulmonis infection and ammonia exposure in F344/N rats. *Vet Pathol* 1986;**23**:550-5.

67. Klonne DR, Ulrich CE, Riley MG, Hamm TE, Morgan KT, Barrow CS. One year inhalation toxicity study of chlorine in rhesus monkeys(*Macaca mulatta*). *Fundam Appl Toxicol* 1987;**9**:557-72.

68. Renne R, Brix A, Harkema J, Herbert R, Kittel B, Lewis D, et al. Proliferative and nonproliferative lesions of the rat and mouse respiratory tract. *Toxicol Pathol* 2009;**37**:5S-73S.

69. Buckley LA, Jiang XZ, James RA, Morgan KT, Barrow CS. Respiratory tract lesions induced by sensory irritants at the RD 50 concentrations. *Toxicol Appl Pharmacol* 1984;**74**:417-29.

70. Buckley LA, Morgan KT, Swenberg JA, James R, Hamm

TE, Barrow CS. The toxicity of diethylamine in F-334 rats and B6C3F1 mice following 1 year inhalation exposure. *Fundam Appl Toxicol* 1985;**5**:341-52.

71. Dudley RE, Patterson SE, Machotka SV, Kesterson JW. One-month inhalation study of tulobuterol hydrochloride in rats and dogs. *Fundam Appl Toxicol* 1989;**13**:694-701.

72. Pino MV, Valerio MG, Miller GK, Larson JL, Rosolia DL, Jayyosi Z, et al. Toxicologic and carcinogenic effects of the type IV phosphodiesterase inhibitor RP 73401 on the nasal olfactory tissue in rats. *Toxicol Pathol* 1999;**27**:383-94.

73. Walsh KM, Courtney CL. Nasal toxicity of CI-959, a novel anti-inflammatory drug in Wistar rats and beagle dogs. *Toxicol Pathol* 1998;**26**:717-23.

74. Cooper DS. The side effects of antithyroid drugs. *Endocrinologist* 1999;**9**:457-67.

75. Genter MB, Deamer NJ, Blake BL, Wesley DS, Levi PE. Olfactory toxicity of methimazole: dose-response and structure-activity studies and characterization of flavin-containing monooxygenase activity in the Long-Evans rat olfactory mucosa. *Toxicol Pathol* 1995;**23**:477-86.

76. Bergström U, Giovanetti A, Piras E, Brittebo EB. Methimazole-induced damage in the olfactory mucosa: effects on ultrastructure and glutathione levels. *Toxicol Pathol* 2003;**31**:379-87.

77. Kai K, Satoh H, Kashimoto Y, Kajimura T, Furuhama K. Olfactory epithelium as a novel toxic target following an intravenous administration of vincristine to mice. *Toxicol Pathol* 2002;**30**:306-11.

78. Kai K, Yoshida M, Sugawara T, Kato M, Uchida K, Yamaguchi R, et al. Investigation of initial changes in the mouse olfactory epithelium following a single intravenous injection of vincristine sulphate. *Toxicol Pathol* 2005;**33**:750-9.

79. Kai K, Sahto H, Yoshida M, Suzuki T, Shikanai Y, Kajimura T, et al. Species and sex differences in susceptibility to olfactory lesions among the mouse, rat and monkey following an intravenous injection of vincristine sulphate. *Toxicol Pathol* 2006;**34**:223-31.

80. Faure F, Da Silva SV, Jakob I, Pasquis B, Sicard G. Peripheral olfactory sensitivity in rodents after treatment with docetaxel. *Laryngoscope* 2010;**120**:690-7.

81. Gopinath, C, Prentice, DE & Lewis, DJ. The respiratory system. In: *Atlas of experimental toxicological pathology*. Lancaster: MTP Press; 1987. p. 22-42.

82. Schwartz, LW, Hahn, FF, Keenan, CM, Brown, HR & Mann, PC. Proliferative lesions of the rat respiratory tract, R-1. In: *Guides for toxicologic pathology.* Washington DC: STP/ARP/AFIP; 1994.

83. Mohr, U. Respiratory system. In: *International classification of rodent tumours, Part 1, The rat.* Lyon: International Agency for Research on Cancer; 1992.

84. Dungworth DL, Rittinghausen S, Schwartz L, Harkema JR, Hayashi Y, Kittel B, et al. Respiratory sytem and mesothelium. In: Mohr U, editor. *International classification of rodent tumours. The mouse.* Berlin: Springer-Verlag; 2001. p. 87-137.

85. Brown HR, Monticello TM, Maronpot RR, Randall HW, Hotchkiss JR, Morgan KT. Proliferative and neoplastic lesions in the rodent nasal cavity. *Toxicol Pathol* 1991;**19**:358-72.

86. Haseman JK, Hailey JR, Morris RW. Spontaneous neoplasm incidences in Fischer 344 rats and B6C3F1 mice in two-year carcinogenicity studies. A National Toxicology Program update. *Toxicol Pathol* 1998;**26**:428-41.

87. Hayashi S-M, Mori I, Nonoyama T. Spontaneous proliferative lesions in the nasopharyngeal meatus of F344 rats. *Toxicol Pathol* 1998;**26**:419-27.

88. Pour P, Althoff J, Salmasi SZ, Stepan K. Spontaneous tumors and common diseases in three types of hamsters. *J Natl Cancer Inst* 1979;**63**:797-811.

89. Pour P, Mohr U, Cardesa A, Althoff J, Kmoch N. Spontaneous tumors and common diseases in two colonies of Syrian hamsters. II Respiratory tract and digestive system. *J Natl Cancer Inst* 1976;**56**:937-48.

90. Wojcinski ZW, Percy DH. Sialodacyoadenitis virus-associated lesions in the lower respiratory tract of rats. *Vet Pathol* 1986;**23**:278-86.

91. Germann P-G, Okert D, Tuch K. Oropharyngeal granulomas and tracheal cartilage degeneration in Fischer344 rats. *Toxicol Pathol* 1995;**23**:349-55.

92. Verschoyle RD, Edwards R, Nolan B, Greaves P. Articular chondromatosis and chrondroid metaplasia in transgenic TAg mice. *Toxicol Pathol* 2004;**32**:22-5.

93. Coggins CRE, Fouillet XLM, Lam R, Morgan KT. Cigarette smoke induced pathology of the rat respiratory tract: a comparison of the effects of the particulate and vapour phases. *Toxicology* 1980;**16**:83-101.

94. Sagartz JW, Madarasz AJ, Forsell MA, Burger GT, Ayres PH, Coggins CRE. Histological sectioning of the rodent larynx for inhalation toxicity testing. *Toxicol Pathol*

1992;**20**:118-21.

95. Renne RA, Gideon KM, Miller RA, Mellick PW, Grumbein SL. Histologic methods and interspecies variations in the laryngeal histology of F344/N rats and B6C3F1 mice. *Toxicol Pathol* 1992;**20**:44-51.

96. Renne RA, Sagartz JW, Burger GT. Interspecies variations in the histology of toxicologically important areas in the larynges of CRL:CD rats and Syrian golden hamsters. *Toxicol Pathol* 1993;**21**:542-6.

97. Kittel B, Ruehl-Fehlert C, Morawietz G, Klapwijk J, Elwell MR, Lenz B, et al. Revised guides for organ sampling and trimming in rats and mice-Part 2-A joint publication of the RITA and NACAD groups. *Exp Toxicol Pathol* 2004;**55**:413-31.

98. Osimitz TG, Droege W, Finch JM. Toxicologic significance of histologic change in the larynx of the rat following inhalation exposure: a critical review. *Toxicol Appl Pharmacol* 2007;**225**:229-37.

99. Lewis DJ. A comparison of the pathology of the larynx from SPF, germ-free, conventional, feral and myoplasma-infected rats. *J Comp Pathol* 1982;**92**:149-60.

100. Kaufmann W, Bader R, Ernst H, Harada T, Hardisty J, Kittel B, et al. International ESTP Expert Workshop: Larynx squamous metaplasia. A re-consideration of morphology and diagnostic approaches in rodent studies and its relevance for human risk assessment. *Exp Toxicol Pathol* 2009;**61**:591-603.

101. Kaspareit J, Friderichs-Gromoll S, Buse E, Habermann G. Spontaneous neoplasms observed in cynomolgus monkeys(*Macaca fascicularis*)during a 15-year period.*Exp Toxicol Pathol* 2007;**59**:163-9.

102. Yeh HC. Modelling of biological tree structures. *Bull Math Biol* 1979;**41**:893-8.

103. Stone KC, Mercer RR, Gehr P, Stockstill B, Crapo JD. Allometric relationships of cell numbers and size in the mammalian lung. *Am J Respir Cell Mol Biol* 1992;**6**:235-43.

104. Dormans JAMA. The ultrastructure of various cell types in the lung of the rat. *Exp Pathol* 1983;**24**:15-33.

105. Serafini SM, Michaelson ED. Length and distribution of cilia in human and canine airways. *Bull Eur Physiopathol Respir* 1977;**13**:551-9.

106. Fahy JV, Dickey BF. Airway mucus function and dysfunction. *N Engl J Med* 2010;**363**:2233-47.

107. Geleff S, Bock P, Stockinger L. Lectin-binding affinities of the respiratory tract. A light microscopical study of ciliated epithelium in rat, guinea pig and hamster. *Acta Histochem*

1986;**78**:83-95.

108. Singh, G & Katyal, SL Clara cell proteins. In *Uteroglobin/ Clara Cell Protein Family*, 2000;**923**:43-58.

109. Singh G, Singh J, Katyal SL, Brown WE, Kramps JA, Paradis IL, et al. Identification, cellular-localization, isolation, and characterization of human Clara cell-specific 10-kD protein. *J Histochem Cytochem* 1988;**36**:73-80.

110. Evans CM, Williams OW, Tuvim MJ, Nigam R, Mixides GP, Blackburn MR, et al. Mucin is produced by Clara cells in the proximal airways of antigen-challenged mice. *Am J Respir Cell Mol Biol* 2004;**31**:382-94.

111. Bal HS, Ghoshal NG. Morphology of the terminal bronchiolar region of common laboratory mammals. *Lab Anim* 1988;**22**:76-82.

112. Pinkerton KE, Barry BE, O'Neil JJ, Raub JA, Pratt PC, Crapo JD. Morphological changes in the lung during the life span of Fischer 344 rats. *Am J Anat* 1982;**164**:155-74.

113. Walker SR, Williams MC, Benson B. Immunocytochemical localization of the major surfactant apoproteins in type II cells, Clara cells and alveolar macrophages of rat lung. *J Histochem Cytochem* 1986;**34**:1137-48.

114. Springall DR, Polak JM. Quantitative microscopical methods for the identification and localisation of nerves and neuroendocrine cell markers in mammalian lung. *Microsc Res Tech* 1997;**37**:92-100.

115. Becker KL, Gazdar AF. What can the biology of small cell cancer of the lung teach us about the endocrine lung? *Biochem Pharmacol* 1985;**34**:155-9.

116. Smith BR, Brain WR. The role of metabolism in chemical-induced pulmonary toxicity. *Toxicol Pathol* 1991;**19**:470-81.

117. Chono S, Tanino T, Seki T, Morimoto K. Influence of particle size on drug delivery to rat alveolar macrophages following pulmonary administration of ciprofloxacin incorporated into liposomes. *J Drug Targeting* 2006;**14**:557-66.

118. Van Der Brugge-Gamelkoorn GJ, Dijkstra CD, Sminia T. Characterization of pulmonary macrophages and bronchus-associated lymphoid tissue (BALT) macrophages in the rat. An enzyme-cytochemical and immunocytochemical study. *Immunobiology* 1985;**169**:553-62.

119. Breel M, Van Der Ende M, Sminia T, Kraal G. Subpopulations of lymphoid and non-lymphoid cells in bronchus-associated lymphoid tissue (BALT) of the mouse. *Immunology* 1988;**63**:657-62.

120. Bienenstock J, Johnston N, Perey DYE. Bronchial lymphoid tissue. 1. Morphologic characteristics. *Lab Invest*

1973;**28**:686-92.

121. Van Der Brugge-Gamelkoorn GJ, Kraal G. The specificity of the high endothelial venule in bronchus-associated lymphoid tissue (BALT). *JImmunol* 1985;**134**:3746-50.

122. Van Der Brugge-Gamelkoorn GJ, Sminia T. T cells and T cell subsets in rat bronchus associated lymphoid tissue (BALT) in situ and in suspension. In: Klaus GGB, editor. *Microenvironments in the lymphoid system.* New York: Plenum; 1985. p. 323.

123. Elwell MR, Mahler JF, Rao GN. 'Have you seen this?' Inflammatory lesions in the lungs of rats. *Toxicol Pathol* 1997;**25**:529-31.

124. Slaoui M, Dreef HC, van Esch E. Inflammatory lesions in the lungs of Wistar rats. *Toxicol Pathol* 1998;**26**:712-3.

125. Van Der Brugge-Gamelkoorn GJ, Plesch BEC, Sminia T, Langevoort HL. Histological changes in rat bronchus-associated lymphoid tissue after administration of five different antigens. *Resp Physiol* 1985;**48**:29-36.

126. Van Der Brugge-Gamelkoorn GJ, Van Der Ende M, Sminia T. Changes occurring in the epithelium covering the bronchus-associated lymphoid tissue of rats after intracheal challenge with horseradish peroxidase. *Cell Tissue Res* 1986;**245**:439-44.

127. Takahshi S, Patrick G. Patterns of lymphatic drainage to individual thoracic and cervical lymph nodes in the rat. *Lab Anim* 1987;**21**:31-4.

128. Wang ZB, Li M, Li JC. Recent advances in the research of lymphatic stomata. *Anat Rec Adv Integr Anat Evol Biol* 2010;**293**:754-61.

129. Tillery SI, Lehnert BE. Age-body weight relationships to lung growth in the F344 rat as indexed by lung weight measurements. *Lab Anim* 1986;**20**:189-94.

130. Barry BE, Crapo JD. Application of morphometric methods to study diffuse and focal injury in the lung caused by toxic agents. *CRC Crit Rev Toxicol* 1985;**14**:1-32.

131. Hyde DM, Magliano DJ, Plopper CG. Morphometric assessment of pulmonary toxicity in the rodent lung. *Toxicol Pathol* 1991;**19**:428-46.

132. Johnson K, Badea C, Hedlund L, Johnson GA. Imaging techniques for small animal models of pulmonary disease: MR microscopy. *Toxicol Pathol* 2008;**36** 895-895.

133. Johnson KA. Imaging techniques for small animal imaging models of pulmonary disease: Micro-CT. *Toxicol Pathol* 2007;**35**:59-64.

134. Gil J, Martinez-Hernandez A. The connective tissue of the rat lung: electron immunohistochemical studies. *J Histochem Cytochem* 1984;**32**:230-8.

135. Kambara T, McKevitt TP, Francis I, Woodfine JA, McCawley SJ, Jones SA, et al. Eosinophilic inclusions in rat Clara cells and the effect of an inhaled corticosteroid. *Toxicol Pathol* 2009;**37**:315-23.

136. Linnoila I, Petrusz P. Immunohistochemical techniques and their applications in the histopathology of the respiratory system. *Environ Health Perspect* 1984;**56**:131-48.

137. Kehrer JP, Kacew S. Systemically applied chemicals that damage lung tissue. *Toxicology* 1985;**35**:251-93.

138. Holgate S, Hardy C, Hawarth P, Robinson C, Church M, Agius R. Bronchial mucosal mast cells and their implications in the pathogenesis of asthma. *Bull Eur Physiopathol Respir* 1986;**22**(Suppl. 7):39-47.

139. Lebargy F, Lenormand E, Pariente R, Fournier M. Morphological-changes in rat tracheal mucosa immediately after antigen challenge. *Bull Eur Physiopathol Respir* 1987;**23**:417-21.

140. Larsen AK, Newberne PM, Langer R. Comparative studies of heparin and heparin fragments: distribution and toxicity in the rat. *Fundam Appl Toxicol* 1986;**7**:86-93.

141. Jakab GJ. Interactions between Sendai virus and bacterial pathogens in the murine lung: a review. *Lab Anim Sci* 1981;**31**:170-7.

142. Chamanza R, Marxfeld HA, Blanco AI, Naylor SW, Bradley AE. Incidences and range of spontaneous findings in control cynomolgus monkeys(*Macaca fascicularis*)used in toxicity studies.*Toxicol Pathol* 2010;**38**:642-57.

143. Davis JK, Thorp RB, Maddox PA, Brown MB, Cassell GH. Murine respiratory mycoplasmosis in F344 and LEW rats-evolution of lesions and lung lymphoid-cell populations. *Infect Immun* 1982;**36**:720-9.

144. Castleman WL, Brundage-Anguish LJ, Kreitzer L, Neuenschwander SB. Pathogenesis of bronchiolitis and pneumonia induced in neonatal and weanling rats by parainfluenza (Sendai) virus. *Am J Pathol* 1987;**129**:277-86.

145. Castleman WL. Respiratory tact lesions in weanling outbred rats infected with Sendai virus. *Am J Vet Res* 1983;**44**:1024-31.

146. Uhl EW, Moldawer LL, Busse WW, Jack TJ, Castleman WL. Increased tumor necrosis factor-alpha (TNF-alpha) gene expression in parainfluenza type 1 (Sendai) virus-induced bronchiolar fibrosis. *Am J Pathol* 1998;**152**:513-22.

147. Stone AES, Giguere S, Castleman WL. IL-12 reduces the

severity of Sendai virus-induced bronchiolar inflammation and remodeling. *Cytokine* 2003;**24**:103-13.

148. Binn LN, Alford JP, Marchwicki RH, Keefe TJ, Beattie RJ, Wall HG. Studies of respiratory disease in random source laboratory dogs: viral infections in unconditioned dogs. *Lab Anim Sci* 1979;**29**:48-52.

149. Barron CN, Saunders LZ. Visceral larva migrans in the dog. *Pathol Vet* 1966;**3**:315-30.

150. Hirth RS, Hottendorf GH. Lesions produced by a new lung worm in beagle dogs. *Vet Pathol* 1973;**10**:385-407.

151. Kim JCS. Diagnostic exercise: macaque with dyspnoea. *Lab Anim Sci* 1988;**38**:77-8.

152. Joseph BE, Wilson DW, Henrickson RV, Robinson RT, Benirschke K. Treatment of pulmonary acariasis in rhesus macaques with ivermectin. *Lab Anim Sci* 1984;**34**:360-4.

153. Lowenstine LJ. A primer of primate pathology: lesions and nonlesions. *Toxicol Pathol* 2003;**31**(Suppl. 92102).

154. Walzer PD. Attachment of microbes to host cells: relevance of Pneumocystis carinii. *Lab Invest* 1986;**54**:589-92.

155. Chandler FW, Frenkel JK, Campbell WG. Animal model: Pneumocystis carinii pneumonia in the immunosuppressed rat. *Am J Pathol* 1979;**95**:571-4.

156. Long EG, Smith JS, Meier JL. Attachment of Pneumocystis carinii to rat pneumocytes. *Lab Invest* 1986;**54**:609-15.

157. Rosenberg SA, Lotze MT, Muul LM, Chang AE, Avis FP, Leitman S, et al. A progress report on the treatment of 157 patients with advanced cancer using lymphokine-activated killer cells and interleukin 2 or high-dose interleukin 2 alone. *N Engl J Med* 1987;**316**:889-97.

158. Anderson TD, Hayes TJ. Toxicity of human recombinant interleukin-2 in rats. Pathologic changes are characterized by marked lymphocytic and eosinophilic proliferation and multisystem involvement. *Lab Invest* 1989;**60**:331-46.

159. Anderson TD, Hayes TJ, Gately MK, Bontempo JM, Stern LL, Truitt GA. Toxicity of human recombinant interleukin-2 in the mouse is mediated by interleukin-activated lymphocytes. Separation of efficacy and toxicity by selective lymphocyte subset depletion. *Lab Invest* 1988;**59**:598-612.

160. Zhang J, Wenthold RJ, Yu Z-X, Herman EH, Ferrans VJ. Characterization of the pulmonary lesions induced in rats by human recombinant interleukin-2. *Toxicol Pathol* 1995;**23**:653-66.

161. Sutton TJ, Darby AJ, Johnson P, Leslie GB, Walker TF. Dyspnoea and thoracic spinal deformation in rats after oral prizidilol (SK&F 92657-A2). *Hum Syst Manage* 1986;**5**:183-7.

162. Geiser M. Update on macrophage clearance of inhaled micro-and nanoparticles. *J Aerosol Med Pulm Drug Deliv* 2010;**23**:207-17.

163. Zhang J, Wenthold RJ, Yu ZX, Herman EH, Ferrans VJ. Characterization of the pulmonary lesions induced in rats by human recombinant interleukin-2. *Toxicol Pathol* 1995;**23**:653-66.

164. Dixon D, Jure MN. Diagnostic exercise: pneumonia in a rat. *Lab Anim Sci* 1988;**38**:727-8.

165. Wolf RH, Gibson SV, Watson EA, Baskin GB. Multidrug chemotherapy of tuberculosis in rhesus monkeys. *Lab Anim Sci* 1988;**38**:25-33.

166. Takizawa H, Suko M, Shoji S, Ohta K, Horiuchi T, Okudaira H, et al. Granulomatous pneumonitis induced by bacille Calmette-Guérin in the mouse and its treatment with cyclosporin A. *Am Rev Respir Dis* 1986;**134**:296-9.

167. Shvedova AA, Kisin ER, Porter D, Schulte P, Kagan VE, Fadeel B, et al. Mechanisms of pulmonary toxicity and medical applications of carbon nanotubes: two faces of Janus? *Pharmacol Ther* 2009;**121**:192-204.

168. Allred DC, Kobayashi K, Yoshida T. Anergy-like immunosuppression in mice bearing pulmonary foreign body granulomatous inflammation. *Am J Pathol* 1985;**121**:466-73.

169. Kasahara K, Kobayashi K, Shikama Y, Soezima K, Ide H, Takahashi T. Direct evidence for granuloma-inducing role of interleukin-1. *Am J Pathol* 1989;**130**:629-38.

170. Driscoll KE, Maurer JK. Cytokine and growth factor release by alveolar macrophages: potential biomarkers of pulmonary toxicity. *Toxicol Pathol* 1991;**19**:398-405.

171. Johnson KJ, Glovsky M, Schrier D. Animal model: pulmonary granulomatous vasculitis induced in rats by treatment with glucan. *Am J Pathol* 1984;**144**:515-6.

172. Dayan AD, Morgan RJI, Trefty BT, Paddock TBB. Naturally occurring diatomaceous pneumoconiosis in subhuman primates. *J Comp Pathol* 1978;**88**:321-7.

173. Kim JCS, Cole R. Ultrastructural and micropulse analysis of simian lung mite pigments. *Am J Vet Res* 1987;**48**:511-4.

174. Tomioka H, King TE. Gold-induced pulmonary disease: clinical features, outcome, and differentiation from rheumatoid lung disease. *Am J Respir Crit Care Med* 1997;**155**:1011-20.

175. Khalil N, Churg A, Muller N, O'Connor R. Environmental, inhaled and ingested causes of pulmonary fibrosis. *Toxicol Pathol* 2007;**35**:86-96.

176. Green FHY, Vallyathan V, Hahn FF. Comparative pathology of environmental lung disease: an overview. *Toxicol Pathol* 2007;**35**:136-47.

177. Phan SH, Kunkel SL. Lung cytokine production in bleomycin-induced pulmonary fibrosis. *Exp Lung Res* 1992;**18**:29-43.

178. Piguet PF, Vesin C. Treatment of human recombinant soluble TNF receptor of pulmonary fibrosis induced by bleomycin or silica in mice. *Eur Respir J* 1994;**7**:515-8.

179. Derynck R. The physiology of transforming growth factor-a. *Adv Cancer Res* 1992;**58**:27-52.

180. Liu J-Y, Brass DM, Hoyle GW, Brody AR. TNF-a receptor knockout mice are protected from the fibroproliferative effects of inhaled asbestos. *Am J Pathol* 1998;**153**:1839-47.

181. Gutin PH, Green MR, Bleyer WA, Bauer VL, Wiernik PH, Walker MD. Methotrexate pneumonitis induced by intrathecal methotrexate therapy. A case report with pharmacokinetic data. *Cancer* 1976;**38**:1529-34.

182. Weiss RB, Muggia FM. Cytotoxic drug-induced pulmonary disease: update 1980. *Am J Med* 1980;**68**:259-66.

183. Malik SW, Myers JL, Deremee RA, Specks U. Lung toxicity associated with cyclophosphamide use. Two distinct patterns. *Am J Respir Crit Care Med* 1996;**154**:1851-6.

184. Luna MA, Bedrossian CWM, Lichtiger B, Salem PA. Interstitial pneumonitis associated with bleomycin therapy. *Am J Clin Path* 1972;**58**:501-10.

185. Bedrossian CW, Warren CJ, Ohar J, Bhan R. Amiodarone pulmonary toxicity: cytopathology, ultrastructure, and immunocytochemistry. *Ann Diagn Pathol* 1997;**1**:47-56.

186. Tomioka R, King Jr. TE. Gold-induced pulmonary disease: clinical features, outcome, and differentiation from rheumatoid lung disease. *Am J Respir Crit Care Med* 1997;**155**:1011-20.

187. Azambuja E, Fleck JF, Batista RG, Barreto SSM. Bleomycin lung toxicity: who are the patients with increased risk? *Pulm Pharmacol Ther* 2005;**18**:363-6.

188. Thompson GR, Baker JR, Fleischman RW, Rosenkrantz H, Schaeppi UH, Cooney DA, et al. Preclinical toxicologic evaluation of bleomycin (NSC 125 066), a new antitumor autibiotic. *Toxicol Appl Pharmacol* 1972;**22**:544-55.

189. Thrall RS, McCormick JR, Jack RM, McReynolds RA, Ward PA. Bleomycin-induced pulmonary toxicity in the rat. *Am J Pathol* 1979;**95**:117-27.

190. Lindenschmidt RC, Tryka AF, Godfrey GA, Frome EL, Witschi H. ntratracheal versus intravenous administration of bleomycin in mice: acute effects. *Toxicol Appl Pharmacol* 1986;**85**:69-77.

191. Brown RFR, Drawbaugh RB, Marrs TC. An investigation of possible models for the production of progressive pulmonary fibrosis in the rat. The effects of repeated intraatracheal instillation of bleomycin. *Toxicology* 1988;**51**:101-10.

192. Singer II, Kawka DW, McNally SM, Eiermann GJ, Metzger JM, Peterson LB. Extensive laminin and basement membrane accumulation occurs at the onset of bleomycin-induced rodent pulmonary fibrosis. *Am J Pathol* 1986;**125**:258-68.

193. Schraufnagel DE, Mehta D, Harshbarger R, Treviranus K, Wang NS. Capillary remodeling in bleomycininduced pulmonary fibrosis. *Am J Pathol* 1986;**125**:97-106.

194. Schrier DJ, Kunkel RG, Phan SH. The role of strain variation in murine bleomycin-induced pulmonary fibrosis. *Am Rev Respir Dis* 1983;**127**:63-6.

195. Morse CC, Sigler C, Lock S, Hakkinen PJ, Haschek WM, Witschi HP. Pulmonary toxicology of cyclophosphamide: a 1-year study. *Exp Mol Pathol* 1985;**42**:251-60.

196. Bloom JC, Thiem PA, Morgan DG. The role of conventional pathology and toxicology in evaluating the immunotoxic potential of xenobiotics. *Toxicol Pathol* 1987;**15**:283-93.

197. Hourihane DOB, Lessof L, Richardson PC. Hyaline and calcified pleural plaques as an index of exposure to asbestos. A study of radiological and pathological features of 100 cases with a consideration of epidemiology. *Br Med J* 1966;**1**:1069-74.

198. Wright JL, Churg A. Current concepts in mechanisms of emphysema. *Toxicol Pathol* 2007;**35**:111-5.

199. Snider GL, Lucey EC, Stone PJ. Animal models of emphysema. *Am Rev Respir Dis* 1986;**133**:149-69.

200. Levame M. Lung scleroproteins in young and adult rats and in rats with spontaneous emphysema: comparative studies by biochemical and histochemical approach. *Bull Eur Physiopathol Respir* 1980;**16** (Suppl.):115-23.

201. Juhos LT, Green DP, Furiosi NJ, Freeman GA. A quantitative study of stenosis in the respiratory bronchiole of the rat in NO2-induced emphysema. *Am Rev Respir Dis* 1980;**121**:541-9.

202. Lam C, Kattan M, Collins A, Kleinerman J. Long-term sequelae of bronchiolitis induced by nitrogen dioxide in hamsters. *Am Rev Respir Dis* 1983;**128**:1020-3.

203. Shikata T, Oda T, Naito C, Kanetaka T, Suzuki H. Phospholipid fatty liver. A proposal of a new concept and its electron microscopical study. *Acta Pathol Jpn* 1970;**20**

467-&

204. Shikata T, Kanetaka T, Endo Y, Nagashima K. Drug-induced generalized phospholipidosis. *Acta Pathol Jpn* 1972;**22**:517-31.

205. Watanabe Y, Watanabe K, Tashiro I, Enomoto Y. Electron microscopic observation of experimental phospholipidosis induced by 4-4'-diethylaminoethoxy hexesterol dihydrochloride in the rat. *J Electron Microsc* 1971;**20** 255.

206. Nelson AA, Fitzhugh OG. Chloroquine: pathological changes observed in rats which for two years had been fed various proportions. *Arch Pathol* 1948;**45**:454-62.

207. de la Iglesia FA, Feuer G, McGuire EJ, Takada A. Morphological and biochemical changes in liver of various species in experimental phospholipidiosis after diethyaminoethoxyhexestrol treatment. *Toxicol Appl Pharmacol* 1975;**34**:28-44.

208. Lüllmann-Rauch R, Scheid D. Intra alveolar foam cells associated with lipidosis-like alterations in lung and liver of rats treated with tri cyclic psychotropic drugs. *Virchows Arch B Cell Pathol* 1975;**19**:255-68.

209. Halliwell WH. Cationic amphiphilic drug-induced phospholipidosis. *Toxicol Pathol* 1997;**25**:53-60.

210. Lüllmann H, Lüllmann-Rauch R, Wassermann O. *Drug-induced phospholipidoses. CRC Crit Rev Toxicol*, 4. .1975

211. Reasor MJ. Drug-induced lipidosis and the alveolar macrophage. *Toxicology* 1981;**20**:1-23.

212. Schneider P. Drug-induced lysosomal disorders in laboratory animals: new substances acting on lysosomes. *Toxicology* 1992;**66**:23-33.

213. Hruban Z. Pulmonary and generalized lyosomal storage induced by amphiphilic drugs. *Environ Health Perspect* 1984;**55**:53-76.

214. Lüllmann H, Lüllmann-Rauch R. Tamoxifen-induced generalized lipidosis in rats subchronically treated with high doses. *Toxicol Appl Pharmacol* 1981;**61**:138-46.

215. Vijeyaratnam GS, Corrin B. Fine structural alterations in the lungs of iprindole-treated rats. *J Pathol* 1974;**114**:223-39.

216. Gray JE, Weaver RN, Stern KF, Phillips WA. Foam cell response in the lung and lymphatic tissues during long-term high-level treatment with erythromycin. *Toxicol Appl Pharmacol* 1978;**45**:701-11.

217. Montenez JP, Van Bambeke F, Piret J, Brasseur R, Tulkens PM, Mingeot-Leclercq MP. Interactions of macrolide antibiotics (erythromycin A, roxithromycin, erythromycylamine [dirithromycin], and azithromycin) with phospholipids: computer-aided conformational analysis and studies on acellular and cell culture models. *Toxicol Appl Pharmacol* 1999;**156**:129-40.

218. Rudmann DG, McNerney ME, VanderEide SL, Schemmer JK, Eversole RR, Vonderfecht SL. Epididymal and systemic phospholipidosis in rats and dogs treated with the dopamine D3 selective antagonist PNU-177864. *Toxicol Pathol* 2004;**32**:326-32.

219. Vonderfecht SL, Stone ML, Eversole RR, Yancey MF, Schuette MR, Duncan BA, et al. Myopathy related to administration of a cationic amphiphilic drug and the use of multidose drug distribution analysis to predict its occurrence. *Toxicol Pathol* 2004;**32**:318-25.

220. Cartwright ME, Petruska J, Arezzo J, Frank D, Litwak M, Morrissey RE, et al. Phospholipidosis in neurons caused by posaconazole, without evidence for functional neurologic effects. *Toxicol Pathol* 2009;**37**:902-10.

221. Casartelli A, Bonato M, Cristofori P, Crivellente F, Dal Negro G, Masotto I, et al. A cell-based approach for the early assessment of the phospholipidogenic potential in pharmaceutical research and drug development. *Cell Biol Toxicol* 2003;**19**:161-76.

222. Morelli JK, Buehrle M, Pognan F, Barone LR, Fieles W, Ciaccio PJ. Validation of an *in vitro* screen for phospholipidosis using a high-content biology platform. *Cell Biol Toxicol* 2006;**22**:15-27.

223. Heath MF, Costa-Jussà FR, Jacobs JM, Jacobson W. The induction of pulmonary phospholipidosis and the inhibition of lysosomal phospholipases by amiodarone. *Br J Exp Pathol* 1985;**66**:391-7.

224. Ghadially, FN. Collecting and processing tissues for diagnostic electron microscopy. In: *Diagnostic electron microscopy of tumours*. London: Butterworths; 1980. p. 3-12.

225. Lüllmann-Rauch R, Reil GH. Chlorphentermine-induced lipidosis like ultrastructural alterations in lungs and adrenal glands of several species. *Toxicol Appl Pharmacol* 1974;**30**:408-21.

226. Costa-Jussà FR, Corrin B, Jacobs JM. Amiodarone lung toxicity: a human and experimental study. *J Pathol* 1984;**143**:73-9.

227. Robinson R, Vbisscher GE, Roberts SA, Engstrom RG, Hartman HA, Ballard FH. Generalized phospholipidosis induced by amphiphilic cationic psychotropic drug. *Toxicol Pathol* 1985;**13**:335-48.

228. de la Iglesia FA, Feuer G, McGuire EJ, Takada A. Morphological and biochemical changes in the liver of

various species in experimental phospholipidosis after diethylaminoethoxyhexestrol. *Toxicol Appl Pharmacol* 1975;**34**:28-44.

229. Mazué G, Vic P, Gouy D, Remandet B, Lacheretz F, Berthe J, et al. Recovery from amiodarone-induced lipidosis in laboratory animals. A toxicological study. *Fundam Appl Toxicol* 1984;**4**:992-9.

230. Cabot RC, Harris NL, McNeely WF, Shepard J-AO, Ebeling SH, Ellender SM, et al. Case 12-2003. *N Engl J Med* 2003;**348**:1574-85.

231. Riva E, Marchi S, Pesenti A, Bizza A, Cini M, Vereroni E, et al. Amiodarone induced phospholipidosis. Biochemical, morphological and functional changes in the lungs of rats chronically treated with amiodarone. *Biochem Pharmacol* 1987;**36**:3209-14.

232. Shepherd NA, Dawson AM, Crocker PR, Levison DA. Granular cells as a marker of early amiodarone hepatotoxicity: a pathological and analytical study. *J Clin Pathol* 1987;**40**:418-23.

233. Fan K, Bell R, Eudy S, Fullenwider J. Amiodarone-associated pulmonary fibrosis. Evidence of an immunologically mediated mechanism. *Chest* 1987;**92**:625-37.

234. Schwaiblmair M, Berghaus T, Haeckel T, Wagner T, von Scheidt W. Amiodarone-induced pulmonary toxicity: an under-recognized and severe adverse effect? *Clin Res Cardiol* 2010;**99**:693-700.

235. Reasor MJ, Kacew S. An evaluation of possible mechanisms underlying amiodarone-induced pulmonary toxicity. *Proc Soc Exp Biol Med* 1996;**212**:297-304.

236. Malhotra A, Muse VV, Mark EJ. An 82-year-old man with dyspnea and pulmonary abnormalities. *N Engl J Med* 2003;**348**:1574-85.

237. Reasor MJ, Kacew S. Drug-induced phospholipidosis: are there functional consequences? *Exp Biol Med* 2001;**226**:825-30.

238. Lüllmann H, Lüllmann-Rauch R, Wassermann O. Lipidosis induced by amphiphilic cationic drugs. *Biochem Pharmacol* 1978;**27**:1103-8.

239. Yang YH, Yang CY, Grice HC. Multifocal histiocytosis in the lungs of rats. *J Pathol Bacteriol* 1966;**92**:559-61.

240. Ojemann RG. Pathological discussion. Case Record of the Massachusetts General Hospital. *N Engl J Med* 1983;**309**:1109-17.

241. Rees S, Constantopoulos G, Barranger JA, Brady RO. Organomegaly and histopathology in an animal model of mucopolysaccharidosis induced by suramin. *Naunyn Schmiedebergs Arch Pharmakol* 1982;**319**(262):270.

242. Nyska A, Nold JB, Johnson JD, Abdo K. Lysosomal-storage disorder induced by Elmiron following 90-days gavage administration in rats and mice. *Toxicol Pathol* 2002;**30**:17887.

243. Hook GER. Alveolar proteinosis and phospholipidosis of the lungs. *Toxicol Pathol* 1991;**19**:482-513.

244. Trapnell BC, Whitsett JA, Nakata K. Pulmonary alveolar proteinosis. *N Engl J Med* 2003;**349**:2527-39.

245. Trapnell BC, Carey BC, Uchida K, Suzuki T. Pulmonary alveolar proteinosis, a primary immunodeficiency of impaired GM-CSF stimulation of macrophages. *Curr Opin Immunol* 2009;**21**:514-21.

246. Reid L. An experimental study of hypersecretion of mucus in the bronchial tree. *Br J Exp Pathol* 1963;**44**:437-45.

247. Jones R, Bolduc P, Reid L. Goblet cell glycoprotein and tracheal gland hypertrophy in rat airways: the effect of tobacco smoke with or without the anti-inflammatory agent phenylmethyloxadiazole. *Br J Exp Pathol* 1973;**54**:229-39.

248. Reid L. Measurement of the bronchial mucous gland layer: a diagnostic yardstick in chronic bronchitis. *Thorax* 1960;**15**:132-41.

249. Bolduc P, Jones R, Reid L. Mitotic activity of airway epithelium after short exposure to tobacco smoke and the effect of the anti-inflammatory agent phenylmethyloxadiazole. *Br J Exp Pathol* 1981;**62**:461-8.

250. Sturgess J, Reid L. The effect of isoprenaline and pilocarpine on (a) bronchial mucus-secreting tissue and (b) pancreas, salivary glands, heart, thymus, liver and spleen. *Br J Exp Pathol* 1973;**54**:388-403.

251. Reid L, Jones R. Experimental chronic bronchitis. *Int Rev Exp Pathol* 1983;**24**:335-82.

252. Boorman GA, Brockmann M, Carlton WW, Davis JMG, Dungworth DL, Hahn FF, et al. Classification of cystic keratinising squamous lesions of the rat lung: report of a workshop. *Toxicol Pathol* 1996;**24**:564-72.

253. Coleman GL, Barthold SW, Osbaldiston GW, Foster SJ, Jonas AM. Pathological changes during aging in barrier-reared Fischer 344 male rats. *J Gerontol* 1977;**32**:258-78.

254. Goodman DG, Ward JM, Squire RA, Chu KC, Linhart MS. Neoplastic and nonneoplastic lesions in aging F344 rats. *Toxicol Appl Pharmacol* 1979;**48**:237-48.

255. Kroes R, Garbis-Berkvens JM, De Vries T, Van Nesselrooy JHJ. Histopathological profile of a Wistar rat stock including

a survey of the literature. *J Gerontol* 1981;**36**:259-79.

256. Ward, J.M. Naturally occurring Sendai disease of mice. *Lab Anim Sci* **24**:938-945.

257. Rehm S, Takahashi M, Ward JM, Singh G, Katyal SS, Henneman JR. Immunohistochemical demonstration of Clara cell antigen in lung tumors of bronchiolar origin induced by N-nitrosodiethylamine in Syrian golden hamsters. *Am J Pathol* 1989;**134**:79-87.

258. Haworth R, Woodfine J, McCawley S, Pilling AM, Lewis DJ, Williams TC. Pulmonary neuroendocrine cell hyperplasia: identification, diagnostic criteria and incidence in untreated ageing rats of different strains. *Toxicol Pathol* 2007;**35**:735-40.

259. Elizegi E, Pino I, Vicent S, Blanco D, Saffiotti U, Montuenga LM. Hyperplasia of alveolar neuroendocrine cells in rat lung carcinogenesis by silica with selective expression of proadrenomedullin-derived peptides and amidating enzymes. *Lab Invest* 2001;**81**:1627-38.

260. Springall DR, Collina G, Barer G, Suggett AJ, Bee D, Polak JM. Increased intracellular levels of calcitonin gene-related peptide-like immunoreactivity in pulmonary endocrine-cells of hypoxic rats. *J Pathol* 1988;**155**:259-67.

261. Reznik-Schüller H. Sequential morphologic alterations in the bronchial epithelium of Syrian golden hamsters during N-nitrosomorpholine-induced pulmonary tumorigenesis. *Am J Pathol* 1977;**89**:59-66.

262. Linnoila RI, Nettesheim P, Diaugustine RP. Lung endocrine-like cells in hamsters treated with diethylnitrosamine: alterations in vivo and in cell culture. *Proc Natl Acad Sci USA* 1981;**78**:5170-4.

263. Ito T, Kitamura H, Inayama Y, Kanisawa M. 4-nitroquinoline 1-oxide-induced pulmonary endocrine cell hyperplasia in Syrian golden hamsters. *Jpn J Cancer Res* 1986;**77**:441-5.

264. Beasley MB, Brambilla E, Travis WD. The 2004 World Health Organization classification of lung tumors. *Semin Roentgenol* 2005;**40**:90-7.

265. Travis WD, Brambilla E, Mü ller-Hermelink HK, Harris CC. *Pathology and genetics of tumours of the lung, pleura, thymus and heart*. Lyon: IARC Press; 2004.

266. Kamp DW. Asbestos-induced lung diseases: an update. *Transl Res* 2009;**153**:143-52.

267. Coggins CRE. A review of chronic inhalation studies with mainstream cigarette smoke in rats and mice. *Toxicol Pathol* 1998;**26**:307-14.

268. Coggins CRE. A review of chronic inhalation studies with mainstream cigarette smoke, in hamsters, dogs, and nonhuman primates. *Toxicol Pathol* 2001;**29**:550-7.

269. Hahn FF, Gigliotti A, Hutt JA. Comparative oncology of lung tumors. *Toxicol Pathol* 2007;**35**:130-5.

270. Dixon D, Herbert RA, Kissling GE, Brix AE, Miller RA, Maronpot RR. Summary of chemically induced pulmonary lesions in the National Toxicology Program (NTP) toxicology and carcinogenesis studies. *Toxicol Pathol* 2008;**36**:428-39.

271. Kane AB. Animal models of of mesothelioma induced by mineral fibers: implications for human risk assessment. *Prog Clin Biol Res* 1992;**374**:37-50.

272. Reznik-Schüller HM, Reznik G. Morphology of spontaneous and induced tumors in the bronchiolo-alveolar region of F344 rats. *Anticancer Res* 1982;**2**:53-8.

273. McConnell EE, Solleveld HA, Swenberg JA, Boorman GA. Guideline for combining neoplasms for evaluation of rodent carcinogenicity studies. *J Natl Cancer Inst* 1986;**76**:283-9.

274. Rittinghausen S, Kaspareit J. Spontaneous cystic keratinising epithelioma in the lung of a Sprague-Dawley rat. *Toxicol Pathol* 1998;**26**:298-300.

275. Stoner GD, Shimkin MB. Strain A mouse lung tumor bioassay. *J Am Coll Toxicol* 1982;**1**:145-69.

276. Tarone RE, Chu KC, Ward JM. Variability in the rates of some common naturally occuring tumors in Fischer 344 rats and (C57BL/6NxC3H/HeN)F1 (B6C3F1) mice. *J Natl Cancer Inst* 1981;**66**:1175-81.

277. Faccini JM, Irisarri E, Monro AM. A carcinogenicity study in mice of a b-adrenegic antagonist, primidolol; increased total tumour incidence without tissue specificity. *Toxicology* 1981;**21**:279-90.

278. Tucker MJ. Effect of diet on spontaneous disease in the inbred mouse strain C57B1/10J. *Toxicol Lett* 1985;**25**:131-5.

279. Wang M, Devereux TR, Vikis HG, McCulloch SD, Holliday W, Anna C, et al. Pol iota is a candidate for the mouse pulmonary adenoma resistance 2 locus, a major modifier of chemically induced lung neoplasia. *Cancer Res* 2004;**64**:1924-31.

280. Demant P. Cancer susceptibility in the mouse: genetics, biology and implications for human cancer. *Nature Rev Genet* 2003;**4**:721-34.

281. Kauffman SL. Histogenesis of the papillary Clara cell adenoma. *Am J Pathol* 1981;**103**:174-80.

282. Kauffman SL, Alexander L, Sass L. Histologic and ultrastructural features of the Clara cell adenoma of the

mouse lung. *Lab Invest* 1979;**40**:708-16.

283. Ward JM, Singh G, Katyal SL, Anderson LM, Kovatch M. Immunocytochemical localization of the surfactant apoprotein and Clara cell antigen in chemically induced and naturally occurring pulmonary neoplasms of mice. *Am J Pathol* 1985;**118**:493-9.

284. Hicks SM, Vassallo JD, Dieter MZ, Lewis CL, Whiteley LO, Fix AS, et al. Immunohistochemical analysis of Clara cell secretory protein expression in a transgenic model of mouse lung carcinogenesis. *Toxicology* 2003;**187**:217-28.

285. Gunning WT, Castonguay A, Goldblatt PJ, Stoner GD. Strain A/J mouse lung adenoma patterns vary when induced by different carcinogens. *Toxicol Pathol* 1991;**19**:168-75.

286. Wang Y, Zhang ZQ, Yan Y, Lemon WJ, LaRegina M, Morrison C, et al. A chemically induced model for squamous cell carcinoma of the lung in mice: Histopathology and strain susceptibility. *Cancer Res* 2004;**64**:1647-54.

287. Mohr U, Ketkar MB. Animal model: spontaneous carcinoma of the lung in hamsters. *Am J Pathol* 1980;**99**:521-4.

288. Davies TS, Monro A. Marketed human pharmaceuticals reported to be tumorigenic in rodents. *J Am Coll Toxicol* 1995;**14**:90-107.

289. McGuire EJ, DiFonzo CJ, Martin RA, de la Iglesia FA. Evaluation of chronic toxicity and carcinogenesis in rodents with the synthetic analgesic, tilidine fumarate. *Toxicology* 1986;**39**:149-63.

290. Rustia M, Shubik P. Induction of lung tumors and malignant lymphomas in mice by metronidazole. *J Natl Cancer Inst* 1972;**48**:721-9.

291. Roe FJC. Toxicologic evaluation of metronidazole with particular reference to carcinogenic, mutagenic, and teratogenic potential. *Surgery* 1983;**93**:158-64.

292. Shimkin MB. Induced pulmonary tumors in mice. II. Reaction of lungs of strain A mice to carcinogenic hydrocarbons. *Arch Pathol* 1940;**29**:239-55.

293. Maronpot RR, Shimkin MB, Witschi HP, Smith LH, Cline JM. Strain A mouse pulmonary tumor test results for chemicals previously tested in the National Cancer Institute carcinogenicity tests. *J Natl Cancer Inst* 1986;**76**:1101-12.

294. Schwartz, LW, Hahn, FF, Keenan, KP, Keenan, CM, Brown, HR & Mann, P. Proliferative lesions of the rat respiratory tract. In: *Guides for toxicologic pathology*, Vol. R-1. Washington DC: STP/ARP/AFIP; 1994.

295. Donaldson K. The inhalation toxicology of p-aramid fibrils. *Crit Rev Toxicol* 2009;**39**:487-500.

296. Loomis D, Dement J, Richardson D, Wolf S. Asbestos fibre dimensions and lung cancer mortality among workers exposed to chrysotile. *Occup Environ Med* 2010;**67**:580-4.

297. Yang HN, Testa JR, Carbone M. Mesothelioma epidemiology, carcinogenesis, and pathogenesis. *Curr Treat Options Oncol* 2008;**9**:147-57.

298. Wraith D, Mengersen K. Assessing the combined effect of asbestos exposure and smoking on lung cancer: a Bayesian approach. *Stat Med* 2007;**26**:1150-69.

299. Dungworth DL, Rittinghausen S, Schwartz L, Harkema JR, Hayashi Y, Kittel B, et al. Respiratory system and mesothelium. In: Mohr H, editor. *International classification of rodent tumors, The mouse*. Berlin: Springer; 2001. p.132-3.

300. Cardesa A, Carlton WW, Dungworth DL, Enomoto Y, Halm S, Koestner A, et al. Central nervous system; heart; eye; mesothelium. In: Mohr U, editor. *International Classification of Rodent Tumours. Part 1 The Rat*. Lyon: International Agency for Research on Cancer; 1994. p. 61-5. Vol. IARC Scientific Publications No. 122.

301. McConnell, RF, Westen, HH, Ulland, BM, Bosland, MC & Ward, JM. Proliferative lesions of the testes in rats with selected examples from mice. In: *Guides for toxicologic pathology*, Vol. UGR-3. Washington DC: STP/ ARP/AFIP; 1992.

302. Wolf DC, Crosby LM, George MH, Kilburn SR, Moore TM, Miller RT, et al. Time-and dose-dependent development of potassium bromate-induced tumors in male Fischer 344 rats. *Toxicol Pathol* 1998;**26**:724-9.

303. Crosby LM, Morgan KT, Gaskill B, Wolf DC, DeAngelo AB. Origin and distribution of potassium bromate-induced testicular and peritoneal mesotheliomas in rats. *Toxicol Pathol* 2000;**28**:253-66.

第 **7** 章　心血管系统

心脏和心包

　　将药物引起的损伤从自发性心血管疾病区别开来是一大难题，它妨碍着我们对药物引起的人类心脏组织结构变化的识别。在西方社会的老年人中自发性的心血管疾病较普遍。然而，一些在患者中最常见的药物不良反应具有心血管属性。在大多数工业化国家，心血管不良反应可导致疾病，甚至很多老年患者因心血管不良反应需到医院接受治疗，甚至因此死亡[1-6]。最近的一篇综述表明：英国1999～2009年间因药物引起的心血管不良反应住院人数一直在增加[7]。此外，该研究发现，心血管药物是继抗癌药和止痛药之后第三位最常见产生不良反应的药物。很多副作用与特异质反应不同，是可以避免的，比如心律失常、低血压、高血压、血栓栓塞和心力衰竭。

　　遗憾的是，很多药物在经过多年的临床应用之后才被发现有明显的副作用。例如，已有心脏疾患的老年患者在服用三环类抗抑郁药后会产生严重的副作用[8]。选择性环氧合酶抑制剂可延缓癌症的发展，但它们具有增加血栓的风险，并且与患者心血管不良反应频率的增加相关[9]。

　　癌症化疗和胸部放疗之后产生的心脏毒性是一种特殊情况，它仍然是长期存活的癌症患者的严重问题[10,11]。新的蛋白激酶抑制剂类靶向性抗癌药物也与心脏的不良反应有关，这可能是由于其药效学特性所致，因为驱动肿瘤发生与调节心肌细胞肥大反应及存活的信号通路之间存在相似性[12]。癌症化疗引起的心血管症状包括心力衰竭、缺血、低血压、高血压、水肿、心电图变化、心动过缓和血栓栓塞[11]。

　　最近，对治疗注意力缺陷多动障碍的拟交感胺类药物的研究表明，这类药物可以使临床使用的年轻患者的血压和心率升高，还可能增加心血管疾病的发病率和死亡率[13]。还有违禁药物，特别是可卡因，可以引起显著的心脏病理改变，包括心肌炎、心内膜炎、心肌梗死和心律失常[14]。

　　某些非心血管类药物（包括抗疟药、抗真菌药、抗细菌药和组胺H_1受体拮抗剂）引起的心脏严重不良反应和猝死也受到了人们的关注[15-18]。这些不良反应与多形性室性心动过速（如"尖端扭转型室速"）有关，伴心电图QTc间期延长。这些忧虑促使了国际公认的监管指导原则，要求在动物实验和人类临床研究中评估药物的致心律失常活性[19-21]。在使用12导联心电图筛选人类由药物引起的心室复极化之前，对于动物模型和体外系统的研究可以帮助理解母体药物和代谢物的电生理作用[18]。尽管如此，当一种新药在临床前实验中对心脏的离子通道有影响并且会延长患者的QTc间期时，要特别注意做好风险-利益分析。例如对雷诺嗪的批准。雷诺嗪是通过抑制晚钠通道电流来治疗心绞痛的一种新药。这种新药在临床前实验中可使QTc间期适度延长，但是随后它又被证明对有冠心病症状患者心绞痛的治疗非常有效[22-24]。

虽然比较药物对患者和实验动物的心血管不良作用的数据不完整，但是它们之间有合理的相关性[25]。1970年，Schein及其同事使用临床监测和病理学检查的方法，将25种抗癌药对犬和猴的作用与对人体的不良作用进行了比较，在10例对人心血管有副作用的病例中，仅有1例没能预测出来[26]。此后，有人已证实在临床前实验中监控生理参数是高度敏感的，能检测药物（如依米丁和烯丙基胺）的严重心脏毒性[27]。如果心电图研究认真进行同时考虑到最高血浆药物浓度，比格犬大概是研究药物对人类心电图影响的最佳模型。比较一系列新药对人体和动物的不良作用表明，对人类心电图产生影响的6种药物均可在动物实验中检测出来。比格犬是所选择的实验物种[28]。与啮齿类动物甚至猴相比，比格犬灵敏性与其更易进行心电图监测有关。因此，在过去几十年来，比格犬作为心血管新药药理特性的模型对高血压的研究做出了主要贡献[29]。由于小型猪与人类心血管系统的解剖学结构相似，而且是人类心血管疾病（如动脉粥样硬化）公认的模型，所以有人建议小型猪可能是比比格犬更好的模型[30]。但是目前缺乏小型猪和人类的药物比较数据来证实这一说法。

尽管药物对动物和人类患者的心血管作用有一个整体的合理的相关性，但是最近几年出现了一些例外。一些靶向癌症失调的酪氨酸激酶的新型抗癌药（如曲妥珠单抗、伊马替尼和舒尼替尼）可导致少数患者心功能不全，但是这些不良作用在传统的毒理实验中并没有预测出[31-33]。有可能这些药物可以

干扰维持心肌细胞功能所需信号机制，作为其预期的或不必要的药效活性[12]。因此，可能仅仅在心脏功能已经受损或者心脏需求增加或应激的情况下，不良作用才会明显出现（见下文）。与服用食欲抑制剂和麦角生物碱有关的人类心脏瓣膜病变也没有很好的动物模型（见下文瓣膜病变）。

方法

尽管心肌和血管的组织病理学检查是毒理实验中心血管评价的主要组成部分，但心脏重量、血压、心率和心电图的测量也非常重要。在动物实验中由药物引起的血压、心率或心脏传导的变化，即使没有任何相关的形态学改变，也可能对新药的安全性有影响。血液学和血液化学，包括凝血参数是对心血管评价的重要补充。用于诊断人类心肌损伤的诊断标志物（如肌酸激酶亚型、肌红蛋白和心肌钙蛋白）可以在临床前实验中使用，因为它们是动物和人类研究之间的重要桥梁[34,35]。循环中的心肌肌钙蛋白作为临床前实验心肌损伤的敏感生物标志物已经成为研究的重点，药物诱导的心肌损伤会引起心肌肌钙蛋白快速但短暂的反应[36-38]。在对缺血性心脏疾病患者的监测和新药临床评价中避免心血管损伤以及高剂量抗癌疗法中心脏损伤监测等方面，心肌肌钙蛋白已经成为一个公认的标志物[39,40]。

内皮细胞损伤的循环生物化学标志物（如血管内皮生长因子、血管性假血友病因子、内皮素、一氧化氮和小凹蛋白-1）也被用于临床前毒性实验的评估[41,42]。甚至在正常的循环中出现的少量内皮细胞也可用于研究人类和犬的内皮细胞病变[43,44]。

心脏病理学评估的基础在于以何种方式进行组织修取来用于组织学检查，因为心脏一些结构对于某些类型的药物损伤有特定的风险。药物诱导的心腔和冠状血管的病变模式可为毒性机制提供重要线索[45,46]。为了发现药物对心肌的缺血作用，要注意检查各心腔的代表性切面并注意乳头肌和心内膜下区域。目前已提出了多种切片方案[47,48]。有人提出了犬心脏传导组织的病理学评估的简化方案，不需要大量横向连续切片，仅分别将窦房结和房室结在矢状

面上各修取不超过5个切面[49]。

许多其他技术，包括形态计量分析、酶细胞化学、免疫组织化学和电子显微镜技术对临床前毒理实验中心肌组织结构变化的研究很有帮助。传统的胶原和弹性组织的特殊染色也有利于心肌纤维化和心内膜增厚的诊断。将福尔马林固定、天狼猩红染色的切片用偏振光显微镜进行检查是评估心肌瘢痕组织内胶原纤维方向和大小的简单方法[50,51]。受损肌纤维可被苏木素碱性品红苦味酸染成红色，或者在苏木素伊红染色的切片中显示荧光[52]。免疫组织化学技术可以用于在福尔马林固定的标本中检测早期心肌损伤，包括在肌纤维中显示肌球蛋白、原肌球蛋白、ATP酶、肌酸激酶或者乳酸脱氢酶的缺失，或者补体成分C9的出现[53-56]。神经标志物（如神经丝、谷氨酸受体和蛋白基因产物9.5）的免疫组织化学染色也被用于识别灵长类心脏中的神经结构[57]。

电子显微镜在检查所有药物引起的亚细胞结构损伤时是非常重要的，尤其是线粒体的损伤，因为心肌正常的功能很大程度上依赖于氧化代谢[58]。

心脏重量变化、心脏肥大、萎缩

在人类和实验动物中，因体重、体长、年龄、性别和循环需求不同，心脏重量也存在差别[59-61]。运动与妊娠可促进心脏生理性肥大，而神经介质激活、高血压和心肌损伤可导致病理性肥大[62]。

运动或妊娠引起心肌生长时，心肌结构和功能保持正常，不伴有心力衰竭。通常情况下，运动引起的心肌肥大不伴有心肌胶原的增加。相比之下，高血压、肥胖、心脏瓣膜病、心肌梗死后或收缩蛋白编码基因突变引起的心肌病所产生的心肌肥大最终会伴随代谢异常以及结构和功能的改变。心脏萎缩会出现在长期卧床休息、太空旅行中长期失重和心室辅助装置机械卸载的人群中。

正常的心脏有巨大的可塑性。与久坐受试者相比，训练有素的运动员的左心室重量可超出达60%[63,64]。正常受试者在卧床休息12周后，左心室重量指数降低15%[65]。虽然肥大被认为有减少心壁压力和耗氧量的代偿作用，但最近一些研究者强调了它的适应不良

特点，因为心室肥大也是人类慢性心力衰竭风险增加的一个标志[66,67]。由于日本一些超长跑运动员心脏特别大，所以对于运动员心肌正常肥大的上限仍存在争议，然而，对于高水平运动员的研究表明，生理性肥大和病理性肥大有明显区别[68-70]。对有着较大心脏的奥运会耐力运动员长达17年的随访研究显示，未出现有害的心血管影响[71]。

肥大的特点因压力的不同而不同。系统性高血压可以起左心室肥大，而肺循环需求增加主要影响右心室。当原发刺激因素为压力负荷过重时，心室壁厚度不成比例地增加，心室体积正常或缩小，即所谓向心性肥大[72]。容量负荷过重而导致的离心性肥大类似于正常的生长模式。正常生理发育情况下，超声心动图显示左心室壁的肥大与随之的左心室腔容积的增大是均匀和对称的[73]。在细胞水平上，训练有素的运动员中出现的生理反应与心肌细胞长度和宽度成比例的增加有关。离心性肥大的特点为心肌细胞的长度与宽度相比增加较大，在压力超负荷的情况下，心肌纤维的宽度与其长度比增加较大[74]。

对心室壁压力的研究表明：超负荷的压力可以增加收缩期时心室壁的压力，导致与新肌原纤维增加并行的心室壁增厚和向心性肥大[75]。心室壁增厚倾向于使收缩期心室壁的压力恢复正常。相反地，心室容量负荷过多可增加舒张期心室壁的压力，导致新肌节的增加、肌纤维伸长和心室腔扩大。心室腔扩大然后出现收缩压升高导致心室壁增厚，在一定程度上可使收缩期压力恢复正常[75,76]。

心脏扩大的过程也会累及其他细胞，这可能是产生功能障碍的根源。形态测量以及形态变化的研究结果表明：动脉性高血压伴血浆中血管紧张素Ⅱ以及醛固酮浓度的升高与心肌成纤维细胞增生相关。这会导致胶原纤维的异常聚集，从而可能引起心肌硬度增加，最终导致心室功能障碍[77]。

机械信号跨膜转换过程的机制尚不清楚，但是它们可能涉及牵张敏感性离子通道、整合素以及网络中连接细胞外基质、细胞骨架、肌节和钙调控蛋白的其他结构蛋白[62]。

动物实验

与人类一样，体质、遗传和环境是动物心脏重量的重要决定因素。对不同品系大鼠心脏重量的比较表明，不同品系大鼠以及不同供应商提供的同一品系大鼠的心脏重量存在明显差异[60,61,78]。据一项比较了23种不同品系大鼠的研究推测，遗传因素比血压对心脏增大的影响更大[60,61]。对大鼠进行1年或2年的饮食限制也可限制心脏重量增加[79]。此外，成年大鼠、仓鼠和豚鼠的心脏心肌细胞大小通常存在部位差异[80,81]。例如，大鼠左心室心内膜侧心肌细胞横切面的面积及心肌细胞体积与心外膜侧心肌细胞相比较大。右心室的心肌细胞比左心室心肌细胞小。

多年来，实验动物的心肌肥大已经由不同的方法被复制。心肌肥大可以作为体育运动、高血压、心肌梗死后和慢性暴露于儿茶酚胺类药物、甲状腺素、生长激素、睾酮和合成代谢类固醇类药物后的代偿反应[82-87]。尽管研究表明多种内分泌、旁分泌和自分泌因子可刺激心肌生长，但是它们也不大可能是血流动力学压力所致心肌肥大的主要决定因素[88]。

在给予高剂量心脏类药物的毒理实验中，剂量相关性的心脏重量的小幅增长非常常见。报道的例子包括拟交感神经药物、血管舒张抗高血压药物、α和β阻断剂、血管收缩药物（如麦角胺）、抗心律失常药、强心剂、钙离子通道阻断剂和干扰心肌能量代谢的药物（如曲格列酮和羟苯甘氨酸）。其他包括一些激素，如甲状腺素、生长激素、合成代谢类固醇激素和重组上皮生长因子。这些药物中很多已经用于人类，还有一些广泛用于临床实践。在给药动物中，当心脏重量增加不伴随心肌细胞或亚细胞的毒性变化但伴有心脏工作增加的迹象时，考虑为适应性变化。当药物旨在修复异常功能的剂量下使用时，这种现象并不与人类直接相关。但这仅是一个有用的工作假设，除了进行常规毒理实验和仅限于H&E染色的病理学研究外，可能需要一个更详细的研究来排除药物对心肌细胞结构和代谢的直接毒性作用。滥用可卡因引起高血压和心动过速的证据表明，人类心肌肥大可为高剂量的药理活性物质对血流动力学的过度影响的反应[89,90]。

抑制脂肪酸代谢药物的安全性评价比较困难。药物羟苯甘氨酸（S-4-羟基苯基甘氨酸）是一种心肌选择性的长链脂肪酸氧化抑制剂，在长期高剂量给药时会引起犬和大鼠心脏重量的明显增加[91]。虽然在犬增大的心脏中可观察到心内膜下小灶损伤和心肌脂质轻微聚积，但是无心肌细胞损伤超微结构的证据。此外，没有提示出现退行性变化的细胞化学的改变，如线粒体酶减少和溶酶体活性增加。因此，有人主张心脏重量增加是羟苯甘氨酸抑制脂肪酸氧化引起的心肌适应性肥大的结果[91,92]。这种药物给患者服用是安全的，但是它未能在心脏保护方面发挥作用。与羟苯甘氨酸相比，另一种长链脂肪酸氧化抑制剂，十二烷基二甲基甘油酸，可以引起大鼠心脏重量增加，与心室浅灰色变化和松弛扩张相关。由此推测后者对心肌能量代谢有直接和潜在的毒性作用。随后的代谢实验证实，给药过程中可出现进行性的剂量相关性的线粒体膜损伤和功能丧失[27]。

另外一个有指导意义的例子是对抗过敏药物CI-959的研究。CI-959是一种四唑，旨在阻断白细胞的反应耦合机制，从而阻止炎症介质和氧自由基的产生，CI-959也可引起心脏增大。对大鼠进行14天的CI-959静脉注射，可导致心脏重量增加约20%，左心室游离壁厚度增加最明显。在灌注固定的标本中，组织学显示心肌纤维肥大，但无间质水肿、心肌纤维坏死或亚细胞变性。个别心肌细胞内糖原增加及α葡萄糖苷酶活性丧失。停药2周后，心肌肥大完全恢复。但是大鼠口服CI-959不能重现该结果。随后的研究表明，心肌肥大可以通过非选择性β和β_1选择性受体阻滞剂以及中枢交感神经阻滞药的预处理来预防。给予β_2和α肾上腺素受体阻滞剂在预防心肌肥大方面无效。因为大剂量静脉注射可以诱导持续低血压和血浆中儿茶酚胺浓度升高，并抑制反射性心动过速，所以大鼠心肌肥大被认为是心脏β_1肾上腺素受体的内源性刺激所介导的间接药物作用[94]。

曲格列酮是一种噻唑烷二酮类口服降糖药，它通过细胞核的过氧化物酶体增殖物激活受体γ（PPARγ）增强肝细胞葡萄糖的利用率和糖酵解，此药可诱发大鼠和小鼠的心肌肥大，但对食蟹猴和人类患者无此类影响[95]。将给药小鼠的心肌用溴脱氧尿嘧啶核苷进行标记显示，早期增强的标记在内皮细胞而不是心肌细胞。有人认为这些特征与适应性肥大一致。然而，在莫格他唑和其他PPAR双重激动剂和γ激动剂的毒理实验中，啮齿类动物、猴和犬的心脏重量增加，应该是这类药物的作用[96,97]。Arakawa及其同事对一种新的噻唑烷二酮衍生物的详细研究表明，药物可引起大鼠血浆和血液量的增加，红细胞比容下降，心脏收缩压和心率无任何变化[98]。左心室舒张末压和右心房压也升高，心脏呈现以心壁小幅增厚和心腔大幅增加为特征的离心性肥大。因为这些特点以容量超负荷为特征，所以有人认为心脏重量的增加是应对血液体积膨胀的结果[98]。

在给予犬和大鼠高剂量血管紧张素转换酶（ACE）抑制剂的毒理实验中已有心脏重量降低的报道。心脏重量降低可能是这些情况下对循环的需求减少所致（见肾脏）。在Sprague-Dawley大鼠连续输注合成心房肽Ⅲ的实验中也有总心室相对重量、左心室相对重量和右心室相对重量（以体重标准化）降低以及平均动脉血压下降的报道[99]。据推测，心脏重量的降低是心房肽Ⅲ通过增强液体从心肌内到心肌外的流动而影响液体体积，或者通过利尿作用使心脏负荷改变的结果。

心肌炎症、坏死、梗死、纤维化、心肌炎

虽然多种情况（如缺氧、缺血、传染原、物理和化学试剂）可造成心肌损伤，但其反应模式是有限的。心肌纤维的损伤可以胞质改变（如空泡变）的形式出现，但是心肌细胞损伤不可逆的后果是坏死。坏死伴随着不同程度的炎症，炎症的程度在一定程度上取决于有害因子。与很多其他可以通过修复或瘢痕组织形成而愈合的组织不同，心肌仅能由心肌细胞持续收缩的物理力量指导瘢痕组织修复[100]。

坏死这个术语适用于很多不同类型的心肌损伤，包括药物引起的不可逆的损伤。术语"梗死"和"心肌炎"在使用中有更多的限制。心肌梗死暗示继发于缺血的坏死。心肌炎定义为心脏的炎症。

然而，人类心肌炎用于病毒感染导致的炎症，在大多数情况下是指以往健康的患者或受到直接的病毒感染或是病毒感染后免疫介导的反应，所以在毒理实验中使用心肌炎会使人产生误解[101]。虽然心血管磁共振已经成为心肌炎疑似患者无创性评估心肌炎症的主要工具，但是人类心肌炎诊断金标准仍然是心内膜活检发现存在淋巴细胞浸润和心肌溶解[102-104]。心肌炎是由各种各样的致病原引起的，尤其是病毒，但在给予药物和毒素之后偶尔也可诱发心肌炎，不过其原因往往不明[103]。

自发性心肌炎症和坏死

实验动物会产生自发性的心肌炎症变化，尤其是老年动物。其产生的原因经常不明确，但是可能与感染或饮食失调相关。遗憾的是，它可能会混淆对毒理实验的解释，特别是一些影响心脏功能的药物可能会导致自发性炎症加重。

比格犬

比格犬的心肌可能包含小的心肌纤维变性灶或坏死灶，伴有或不伴有慢性炎症灶或较小的纤维瘢痕，坏死有时会伴随矿物沉积。这些病变通常无特别的分布区域，当没有明确的病因时，通常考虑为非特异性的炎症病变[105]。据报道在9~20月龄的对照组比格犬中，基于所有心腔的标准组织学切面，有5%的雄性动物和2%的雌性动物的心肌出现炎症灶[106]。

犬心肌局灶性坏死可伴有心肌内小血管的狭窄性病变，但也可伴有冠状动脉大分支的病变[107]。局灶性心肌炎症之后发展为纤维化也与感染因素有关，尤其是在毒性研究中幼犬的犬细小病毒感染，在年龄稍大以后可能会观察到其后遗症[108-110]。

猴

非人灵长类动物心肌的炎症特别普遍[111,112]。对毒理实验中对照组猴，特别是食蟹猴（Macacafascicularis）和狨猴（Callithrixjacchus）以及恒河猴（Macacamulatta）的心肌系统性组织病理学检查一致显示，心肌经常出现不同程度累及心内膜和心外膜的局灶性炎细胞浸润[106,113-115]。纤维化在肌壁间动脉周围特别明显。

食蟹猴左心室乳头肌也存在类似心肌缺血所导致的病变，如心内膜下出血、局灶纤维化、铁色素沉积和心肌纤维变性[115]。这些病变的发生率不同，可能一些实验中可非常常见，似乎因动物来源地理位置的不同而不同[116]。由于自发性炎症变化非常普遍，所以在毒理实验中，对任何组间炎症变化差异的解释需谨慎。自发性炎症变化产生的原因不明。

大鼠

大多数品系的幼龄未给药大鼠中偶尔可见小灶性坏死、炎症和纤维化，而且随着年龄的增长更常见[117,118]。除了小的微脓肿经常来源于感染（如泰勒氏病，Tyzzer's disease），这些病灶很可能由心肌血管功能障碍引起的局部缺血造成。这一假说由病灶的分布特点所支持，因为它们主要分布于心内膜下区域和乳头肌这些最容易缺血的部位。另外，随着年龄的增长，这些病变更加普遍和严重，并且在容易发生血管病变的高血压大鼠中更常见[119]。对高血压大鼠的详细研究表明，与冠状动脉大分支的病变相比，心脏微脉管系统的变化对这些病变的发展更重要[120]。对SD和Wistar大鼠的研究表明，与自由采食的动物相比，限制饮食的动物发生这种形式心肌病理改变的概率和程度较低，进展较慢[118,121]。

大鼠的这些心肌病变还与大鼠的慢性肾病有关，但在无明显肾脏疾病的大鼠中也可以观察到这种纤维化[108]。不管怎样，长期尿毒症与心肌局灶性坏死有关。在通过部分肾脏切除或注射氯化汞获得的正常血压大鼠的尿毒症模型中，会出现播散性心肌坏死灶及钙化[57]。

组织学上，这种类型心肌坏死的特征为心肌纤维嗜伊红深染，胞核固缩或完全消失并伴有不同程度（但一般轻度）的炎性反应，巨噬细胞浸润并最终出现间质纤维化。含色素的巨噬细胞和矿物质沉积也偶见于陈旧性病变。

仓鼠

某些品系仓鼠可发生心肌病，组织学特征是多灶性心肌坏死，伴随炎症、纤维化和矿化，最终导致心腔扩张和明显的心力衰竭[122,123]。受影响的心肌对去甲肾上腺素的反应性提高。这些品系动物心肌的组织病理学变化同时伴随出现相似的骨骼肌病变。受影响动物血清中心肌酶水平可能会升高。组织化学研究显示，肌纤维内酸性磷酸酶和溶酶体酶的活性增强。这种心脏疾病是一种常染色体隐性疾病，已被定位于仓鼠的染色体9qa2.1-b1。它是δ型肌聚糖基因突变的结果，δ型肌聚糖基因与人类的肢带肌营养不良有关[124,125]。毒理实验中使用的仓鼠品系中也可观察到类似的组织病理学变化，但与心肌病品系相比发生率较低，并且多见于老年动物。

在传统的仓鼠品系中，这些心肌病变的组织学特征为局灶性坏死、炎症和纤维瘢痕形成，常累及心脏各腔室的内膜下及其他区域。另外也可观察到弥漫性的炎症，此病变可伴随动脉血栓形成、瓣膜黏液变性、瓣膜炎、大范围的瓣膜纤维化和钙化。这种病变自然会影响在仓鼠上进行的心血管类药物的毒理和致癌性实验的结果。"心脏性"猝死可能是老年未给药仓鼠死亡的一个重要原因。

小鼠

老年未给药小鼠也会出现局灶性心肌变性、炎症和纤维化。与大鼠相比，这些病变在小鼠中并不常见，CD-1小鼠中发生的病变均匀地分布于心肌各层[126,127]。在老年小鼠中，病变特点为局灶性纤维化替代心肌细胞，而非新鲜的坏死和炎症。值得注意的是，炎细胞损伤和纤维化倾向于发生在二尖瓣环附着处下方的心室肌。

在柯萨奇B3或鼠巨细胞病毒感染的小鼠中已有局灶性凝固性坏死伴明显淋巴细胞浸润（心肌炎）的报道[128,129]。在一些有遗传性心肌病的小鼠品系中，心肌纤维的局灶性坏死也是心脏病变的一个组成部分[108]。

据报道，维生素K缺乏的小鼠心肌中可出现多灶性心肌出血、间质水肿和炎症，这些病变在房室交界处最严重[130]。此研究提示，饮食缺陷可引起啮齿类实验动物的炎性心肌病，这种病变在常规毒理实验中非预期出现时会令人困惑。的确，在一项新的非核苷反转录酶抑制剂的3个月的饮食实验中已有雄性小鼠心肌出血性炎症和坏死的报道[131]。该实验中凝血因子也有所变化，饮食补充维生素K后心肌的变化消失，表明心肌变化是给药的间接影响。维生素的潜在作用机制尚不清楚，但维生素的人体研究中已开始监测凝血因子。

药物引起的心肌坏死、炎症和纤维化

尽管在动物毒理实验中很多药物引起心肌细胞损伤的机制尚不清楚，但能够引起心肌损伤的药物大致可以分为两大类。一类通过危害心脏的灌注功能而引起心肌损伤，另一类则直接损伤心肌细胞。

由于剂量过高时药效作用放大，所以许多作用于心脏的药物（如降压药、细支气管扩张剂和正性肌力药物以及儿茶酚胺）至少部分通过扰乱心脏灌注功能来发挥它们的作用[45,46]。在正常实验动物中，高剂量的这些药物通过以下因素产生相对心肌缺血，例如冠状动脉收缩、降低冠状动脉灌注压或舒张灌注时间、增加心肌需氧量、壁间压力或心肌质量等（图7.1）。因此，在使心脏活动缺陷恢复至正常的治疗剂量下，它们很少会对人类患者造成功能性心肌损伤。然而，

滥用可卡因引起持续血压升高和心动过速的个体证据表明，人类的心肌损伤是对心血管系统的药效作用增强的结果[14,132]。可卡因滥用者的多灶性心肌损伤与由于嗜铬细胞瘤而长期暴露于儿茶酚胺的心力衰竭患者的心脏损伤相似[14,90,133–135]。

另一组例子是细胞毒性抗癌药，特别是蒽环类药物，它们通过直接损伤心肌细胞的亚细胞系统造成心肌损伤[136]。这些作用更容易在治疗剂量下发生于人类。在临床前研究中，区分这两种类型的毒性非常重要，但有些药物可能会同时造成缺血性和细胞毒性损伤。

作用于心脏的药物

在心脏类药物的研究中，有大量历史文献报道了儿茶酚胺类药物可造成实验动物（尤其是大鼠、兔和犬以及小鼠）心肌坏死。关于异丙肾上腺素已有很多研究，但也有一些关于肾上腺素、去甲肾上腺素、沙丁胺醇、特布他林和麻黄素的研究[108,137,138]。在实验动物中，这些胺类通常会诱发多灶性心肌坏死，主要分布于左心室心内膜下区域和乳头肌。这种类型

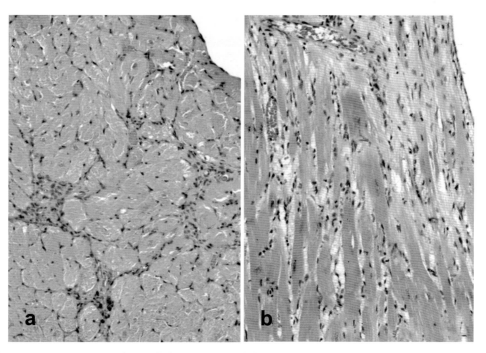

图7.1　图a：给予Sprague-Dawley大鼠高剂量抗高血压α肾上腺素能抑制剂6个月的心内膜下区域，由于实验早期出现的缺血损伤而引起的典型局灶性成熟纤维化和色素聚集（铁）（H&E染色×110）。图b：给予Sprague-Dawley大鼠血管舒张降压药2年的左心室心内膜区域，显示出典型的纤维瘢痕伴有残余心肌细胞的肥大（H&E染色×110）

损伤的镜下特点为局灶性心肌纤维坏死，经常伴有收缩带和巨噬细胞浸润，但无明显的中性粒细胞。最终发生纤维化。

人类或实验动物的大冠状动脉阻塞引起的心肌纤维损伤通常是透壁型，并且在病变前几天有明显的中性粒细胞反应（梗死），儿茶酚胺类药物引起的动物心肌纤维损伤形式与其不同。但是，实验条件下儿茶酚胺诱导的心肌损伤引起了人们的注意，因为在循环或组织中内源性儿茶酚胺类水平升高的几种人类疾病中发现了类似的局灶性收缩带心肌坏死[137]。临床上，显著的心内膜下坏死在患有嗜铬细胞瘤、颅脑损伤、颅内压升高和溺水的患者中已有报道。这些患者循环中的儿茶酚胺水平升高[137,139,140]。

虽然儿茶酚胺诱导的心肌损伤已有几种细胞机制，但是有人推测关键因素在于过量用药引起的药效作用增强，从而导致心肌缺血和心肌细胞损伤。缺血的假设因素包括冠状动脉强烈痉挛、低血压和反射性心动过速引起的低灌注压和舒张压灌注时间减少、心肌需氧量增加、跨壁血流紊乱和心内膜下盗血现象[141-143]。鉴于儿茶酚胺类不同的药理作用，不同的药物可以通过不同的血流动力学改变来介导缺血性心肌损伤。比较药理学和形态学研究表明，单纯的血管舒张药物异丙肾上腺素比单纯的血管收缩药物去甲肾上腺素或同时具有血管扩张和收缩功能的肾上腺素对心脏的损伤作用更强[83]。给比格犬连续输注高剂量的去甲肾上腺素可引起与给予异丙肾上腺素类似的心肌坏死，但前者与心动过速相关，而后者与心动过缓相关[144]。

在肾上腺素能冠状动脉收缩以及在运动和其他形式的广义交感神经激活中出现的血管扩张现象，强调了控制心肌灌注的因素间精细平衡的重要性。尽管在运动过程中交感神经激活的净效应是增加冠状动脉血流，但也可引起冠状血管收缩，从而阻碍了20%或30%的代谢性血管舒张[145]。这种血管收缩作用是由α受体介导，主要影响较小的心肌内阻力血管，并有助于维持心肌血流在运动过程中的均匀分布[146]。实验研究表明，大小冠状动脉都可以出现血管收缩。在大血管中，血管收缩主要通过α_1受体

介导，但在较小的阻力血管中，通过α_1和α_2受体同时介导。另外，冠状动脉也拥有可以促进血管舒张的β受体[145]。因此，高剂量的儿茶酚胺类和其他心血管类药物致使这些受体过度激活，通过不适当的血管舒张或过度收缩可能导致心肌缺血。

给予比格犬高剂量心血管类药物特别容易出现局灶性心肌坏死，该病理改变已经研究多年。这些药物包括儿茶酚胺类及其人工合成类似物、血管舒张抗高血压药物、强心苷类、非苷类血管收缩药、钙通道阻滞剂和钾通道开放剂[147-158]。尽管很难将这么多种药物在不同实验室根据不同的实验方案导致的心脏病理相比较，但一些独特模式的损伤已经被发现[45,46]。

给予犬可引起严重低血压和反射性心动过速剂量的血管舒张抗高血压药和钙通道阻滞剂时，心脏左心室乳头肌和心内膜下区域出现心肌细胞坏死。病变通常在给药早期出现，其组织学特点为局灶性心肌细胞坏死或单个肌纤维的嗜酸性变，尤其是后乳头肌，但也出现于左心室的其他内膜下区域（包括流出道）[159]。坏死有时伴有出血，但冠状血管闭塞造成心肌梗死时常见的多形核细胞浸润通常不可见。因为这些病变往往出现于给药早期，所以人们认为给药后期出现了药物的适应或耐受[160]。因此，在1个月或持续更长时间的常规毒理实验中观察到的病变通常是纤维瘢痕而非新鲜坏死。这些病变可表现局灶性巨噬细胞（有时含有铁色素）聚集和不同程度的纤维化。心内膜也可能会出现纤维和弹性组织增厚以及铁色素沉积，这是心内膜出血及其相关损伤的后果[154]。

人们认为，当给予犬高剂量而非生理剂量的心血管类药物时出现的这些心内膜下和乳头肌损伤的根本原因主要是缺血。心内膜和心外膜之间的组织压、血流量和氧分压的梯度，以及当局部冠状动脉压高于心肌内压时可能仅最内层心肌可以在舒张期有效地灌注，这些成为心脏乳头肌和心内膜下区域经常出现心肌缺血性变化的基础[161]。许多心血管类药物在高剂量时可以降低全身和冠状动脉压力，增加心率，增加心肌需氧量，减少心内膜下区域舒

张压灌注的时间间隔，这些因素是心肌病变发生的基础。

在很多案例中，尤其是在高剂量给药时低血压、反射性心动过速、血管扩张和心肌收缩力变化之间精确的相互作用关系仍然不明，药物知之较少的特征可能很重要。然而，在仅出现血管扩张时，需要很大血流动力学变化才会导致心肌损伤。据观察，比格犬心率至少每分钟增加55次，平均动脉压至少降低30 mmHg时才会出现心内膜下坏死[162]。

当给予犬相似剂量的药物时，乳头肌损伤经常存在个体差异。不同的药物处置和药理学应答可能是引起差异的部分原因，缺血状态下乳头肌病变存在较大的个体差异是人和犬中一个公认的现象[161,163]。这可能是由乳头肌血液供应的解剖学差异以及心内膜下丛内和通过小梁肌桥的侧支循环程度不同而造成的[161,164]。

尽管犬更容易在高剂量的心脏类药物的作用下出现心肌坏死，但是当低血压和心动过速同时出现时，其他物种和人也会出现类似的病变。犬的敏感性似乎源于给药引起的严重的血流动力学变化，而非其本身容易发生心肌坏死。在人类患者中，治疗目的旨在恢复正常心脏功能，所以严重低血压和反射性心动过速不是正常的治疗结果。虽然如此，不同的物种对这些药物引起的低血压、变力性作用和变时性作用的反应方式不同。因此，这些类药物在人类中的测试需要仔细监测心血管参数。

有些心脏类药物在不同的血流动力学情况下造成缺血性心肌损伤。例如，给予犬高剂量的地高辛和其他强心苷类药物不仅会导致心内膜下的病变，还会导致整个心肌层散在的局灶性心肌细胞坏死，伴随大量的节段性血管损伤。这些改变在没有严重低血压和反射性心动过速的情况下出现，可能由局部血管强烈收缩所致[165]。其他例子是升压胺类药物，它可能部分通过冠状血管收缩来介导心肌坏死。

心肌肥大本身，由于心肌重量、需氧量和灌注距离的增加也可能诱发心肌缺血，尤其是在毛细血管的生长与心脏增大可能不同步时[166]。这种现象在

给予高剂量心血管类药物羟苯甘氨酸达1年的犬中有所报道。在羟苯甘氨酸给药组，犬增大的心脏中可见乳头肌和心内膜下区域出现局灶性坏死。然而，与给予血管舒张抗高血压药的病变相比，此病变在整个给药过程不同时间均出现新鲜坏死，暗示了药物的持续效应[91]。

与犬相同，给予大鼠作用于心脏类药物（尤其是血管舒张抗高血压药）可引起心肌坏死和随后的纤维化（图7.1a）。该病变也主要出现于乳头肌和心内膜下区域，人们认为此病变的原因是缺血，其发生方式与这些药物在犬中诱发的相似[167-169]。

在年长大鼠中，这些诱发的心脏病变可能与老年大鼠自发性的坏死和纤维化类似，主要分布于心内膜下区域和乳头肌（图7.1b）。事实上，因为老年大鼠会出现自发性的类似病变，所以在长期实验中解释这种病变可能有困难。如果在高剂量出现药物诱导的心肌变化，那么确定无效应剂量则会有困难。在长期实验中出现的纤维化是给药早期心肌损伤的结果，还是长期给药相关的循环需求增加导致的自发性疾病的加重，或者是其他药物诱导的病变，这些尚未明确。对高血压大鼠的研究表明，纤维取代心肌的程度不仅与血流动力学应激的严重程度有关，还与其持续时间有关[170]。由于在啮齿类动物毒理实验中缺乏详细的血流动力学监测，并且缺乏老年动物的药物处置数据，加重了这些不确定性。这对于解释大鼠长期实验中出现的药物诱导的心肌损伤比较重要，尤其是对治疗指数较窄的心脏类药物来说。研究表明，随着大鼠年龄增加，心脏功能、药物处置和代谢都会出现明显变化[171-173]。这种形式的病理可能会影响长毒或致癌性实验中大鼠的存活率。遗憾的是，大鼠可能在没有任何症状或征兆的情况下发生"心脏性"猝死并被发现死在鼠笼里。

与比格犬相比对猴的研究较少，但在类似的血流动力学条件下，猴也会出现相似模式的药物性心肌坏死。给予食蟹猴高剂量的阿普卡林（一种ATP敏感性钾离子通道开放剂）也会诱发与显著低血压和心动过速相关的乳头肌损伤。这种损伤可以通过

给予β肾上腺素能受体阻滞剂纳多洛尔或阿替洛尔来避免[158]。给予狨猴米诺地尔（一种强效血管扩张剂）的最近一项详细的研究显示，尽管狨猴似乎不太敏感，但也出现了与犬类似的病变。给予米诺地尔可诱导局灶性心肌坏死伴纤维化，病变主要分布于左、右心室的心内膜下区域，包括乳头肌以及左、右心房和室间隔。详细的心电图和超声心动图评价反映出了可引起心肌损伤的低血压、正性变时作用和正性变力作用[174]。

其他种类药物诱导的缺血

当外源性物质通过诱导血管内形成聚集物而影响心肌灌注时，心脏会出现缺血性坏死（心肌梗死），这种现象也许并不奇怪。这方面报道的一个例子是给予食蟹猴高剂量的重组人凝血因子XIII（在维持血块稳定性中很重要的一种凝血酶活化的转谷氨酰胺酶原）[175]。此药物在多个器官的小血管内可诱导包含纤维蛋白原的交联蛋白复合物的非细胞血栓。在心脏中，此病变累及心肌内小血管，可观察到血管周围出血及邻近心肌的坏死。

细胞凋亡

虽然心肌细胞是一种终末分化细胞，但一些刺激可以诱导实验动物和人的心肌细胞凋亡。在缺氧状态、局部缺血、再灌注、功能超负荷、心力衰竭和同种异体移植排斥的情况下都可能出现心肌细胞凋亡。当给予大鼠儿茶酚胺类药物时，凋亡会伴随心肌坏死。受影响的心肌细胞表现出与其他类型细胞凋亡一致的典型形态学和染色特征，但是胞核形状不规则，弯曲或伸长[176]。在一些情况下，它可能会被认为是低灌注区的一种适应过程[177]。细胞凋亡可能是人类心力衰竭发生中的一个特别重要的因素[178]。因此，心脏细胞凋亡已成为研究的重点，是为心力衰竭设计新疗法的靶标[179-181]。给大鼠输注放射造影剂和甘露醇后，心肌细胞和内皮细胞会出现凋亡，凋亡细胞的数量与输注物渗透压的升高保持一致[182]。细胞凋亡也可能在蒽环类抗癌药的心脏毒性中起一定作用[183]。

心肌变性（空泡变）

蒽环类药物是有效的化疗药，可以有效地治疗多种人类恶性肿瘤，如急性白血病、淋巴瘤、乳腺癌和肉瘤。但是蒽环类抗癌药潜在的心脏毒性限制了其临床使用。阿霉素和柔红霉素这两种最广泛使用的蒽环类抗癌药的高累积剂量使癌症患者出现心脏毒性的风险急剧增加[184,185]。虽然蒽环类药物引起心脏损伤的确切机制仍不明确，但一个倾向的理论是由于自由基的生成而导致心肌细胞损伤[136,186,187]。心肌细胞因为高氧化代谢和相对较差的抗氧化防御使其更容易受到自由基的损伤[188]。然而，也有其他涉及血小板活化因子、前列腺素、组胺、钙和C-13羟基蒽环类代谢物毒性的解释[189]。

对大鼠、小鼠、豚鼠、兔、犬和猴的研究表明，蒽环类药物产生的心脏毒性与在癌症患者中观察到的毒性类似[108,190-192]。在短期重复给药的毒理实验中，常规H&E染色的切片上很难观察到这些变化。在1~2 μm塑料包埋的切片中可以观察到的主要光镜显微结构变化为广泛的胞质空泡变，可能与心肌细胞溶解和单个纤维坏死相关。与很多心脏类药物造成的病变不同，随着蒽环类药物的持续给药，动物病变的严重程度逐渐增加[193]。累积剂量是人类患者中公认的危险因素[187,194]。

超微结构观察发现肌浆空泡形成是由肌浆网扩张、肌纤维缺失、Z带物质分散、线粒体增大或肿胀、嵴的破坏、溶酶体和残体增加以及心房肌细胞特异性胞质空泡的消失而导致的[108,190,193]。这些病变与线粒体或呼吸链酶活性丧失以及溶酶体酶活性增强等酶活性变化相一致[193,195]。有报道表明，大鼠左心房心肌细胞核的增大并与核仁形成区的改变相关[196]。阿霉素给药大鼠的心肌扫描电镜结果显示，也有局灶的正常间质胶原基质渐进性丧失并伴有异常胶原纤维的沉积及周围单个肌纤维的纤维化[197]。上述结果表明这些药物的心脏毒性可能部分基于药物对胶原基质的作用。

这些心脏病变的严重程度和分布由于给药时间

和受试物种的不同而不同。一些研究表明，与人、兔、猴和小鼠相比，大鼠对蒽环类药物心脏毒性的耐受性更强，但自发性高血压大鼠比正常血压大鼠更敏感[190,198]。

曲妥珠单抗（赫赛汀）是一种用于治疗乳腺癌的靶向HER2蛋白的单克隆抗体，最近有报道曲妥珠单抗可引起人类患者的心脏毒性，尤其是在与蒽环类药物联合用药时[199]。这种作用显然在早期临床研究中没有被发现，可能由于曲妥珠单抗所靶向的ErbB2蛋白对心肌细胞在应激条件下存活非常重要。于是人们假设，曲妥珠单抗可使心肌细胞容易受到化疗药物（如蒽环类药物）的不可逆性损伤，然而仅给予曲妥珠单抗而不同时使用蒽环类药物时，并无明显的心脏毒性[200,201]。

尽管缺乏详细的研究，其他类型的抗癌药，如米托蒽醌、环磷酰胺、5-氟尿嘧啶、长春新碱和安吖啶与人和实验动物的类似心脏毒性相关[108,202–205]。抗肿瘤抗生素丝裂霉素C及其衍生物也可在大鼠引起与蒽环类药物作用相似的心肌病变[206,207]。

2-脱氧-D-葡萄糖导致大鼠心肌空泡变和心肌损伤是一个启发性的例子。将葡萄糖C2位上的羟基用氢原子取代后的葡萄糖类似物已经作为模仿饮食限制影响的新疗法而被提出。将其给予大鼠时，会导致剂量相关的心肌细胞空泡化，主要出现于心室和室间隔的心尖部。空泡中既不含糖原也不含脂质，但却与心脏明显损伤有关，如心脏增大扩张伴心肌变色、胸腔和腹腔积液，提示心力衰竭，可导致死亡率增加[208]。

脂肪变、脂质沉积症、磷脂质病

心肌细胞会受到药物诱导的一般形式的磷脂质病的影响，其特点为典型的层状或结晶状的膜结合的包涵体出现。用于长期治疗胶原血管疾病的抗疟药氯喹及其衍生物在人和实验动物中除了引起视网膜病和骨骼疾病之外，还可以引起心肌的磷脂质病。受影响的患者可能出现充血性心力衰竭的症状。心内膜活检样本在光镜和电镜下显示出磷脂质病的特点[209–211]。心肌细胞肿胀并包含大量空泡，在

石蜡包埋切片中显示空洞。冰冻切片中，空泡中包含弱嗜碱性颗粒状物质。电镜下可见嗜锇膜结构复合物，表现为电子致密的同心平行层状和大的次级溶酶体，还发现特征性由大量规则曲线轮廓组成的曲线体，与受影响患者骨骼肌中的病变相似。

在给予氯喹的实验动物的心肌中，尽管没有出现典型的曲线体，但也有膜结合结构的描述[212,213]。氯喹可能会在溶酶体内积聚并抑制或灭活溶酶体酶[214,215]。

磷脂包涵体在心脏毒性中的确切作用尚未可知。值得注意的是，在1955年de Duve发现溶酶体的特征之前[216]，Nelson和Fitzhugh在1948年最早的氯喹慢性毒性实验中发现，高剂量大鼠心脏的最主要的组织学变化为左、右心室严重的坏死与替代性纤维化，心房也有较轻程度的坏死与纤维化，但在一些成纤维细胞中可见具有磷脂包涵体特征的少量细颗粒胞质[217]。

短期禁食后，动物心肌内出现中性脂肪小滴聚集。在禁食大鼠中，禁食约2天后脂滴聚集达到高峰，此病变在右心室最严重，然后是左心室，主要分布于心室上部近心房处[218]。一般来说，禁食可以诱导碳水化合物转化为脂肪的代谢[219]。实验性糖尿病和甲状腺功能减退的代谢紊乱也与心肌内脂滴聚集相关[108]。异丙肾上腺素给药可能诱导啮齿类动物心肌细胞的脂肪分解以及中性脂滴体积分数的增加[220]。药理学作用介导的非毒性中性脂滴聚集的一个例子见于羟苯甘氨酸，一种降低心脏脂质代谢的实验药物。此药物可引起大鼠和犬心肌的脂滴聚集并伴重度肥大，但是无任何显著功能缺损[91]。

然而，在公认的心脏毒性药物（如烯丙胺）产生的细胞损伤中也经常可以观察到中性脂滴聚集[108]，所以仔细检查心肌中任何脂滴的聚集很重要。

色素沉着

随着年龄的增长，在大多数物种动物和人类的心肌内可观察到脂褐素，可能是维生素E和胆碱缺乏的直接结果[221]。在出血或者心肌细胞损伤修复后，心肌中也可观察到铁色素（图7.1a）。长期铁超载引起的心脏毒性会危及人类的生命，但是不易诱发

实验动物心肌内铁聚集和随后的心肌损伤[222]。据报道，一些Sprague-Dawley大鼠可以自发性地产生铁超负荷，但是在心肌中无明显铁沉积[223]。给予低转铁蛋白血症纯合子（hpx/hpx）小鼠铁剂的确会引起弥漫性铁聚集，但并无细胞损伤的组织学证据[224]。豚鼠铁负荷可导致心脏内铁聚集，但是主要存在于间质细胞，并无心肌细胞损伤[225]。给MF1小鼠和长爪沙鼠注射右旋糖酐铁引起心脏内铁聚集的研究表明，铁最初在这两个物种心脏的巨噬细胞中聚集[226]，虽然小鼠心肌细胞中随后会出现铁聚集，但心肌细胞变性很轻微。与此相反，沙鼠心肌细胞内铁的聚集与显著的细胞变性和细胞内钙化相关，与人的情况更接近。

矿化

在大多数品系的老龄大鼠、小鼠和仓鼠中可发现散在的心肌矿化，尤其是在心肌损伤之后。但是，在DBA/2、DBA/C、DBA/C3H、BALB/C、BALB/A、BALB/CBA和BALB/CH1等一些存在遗传易感性的近交系小鼠中，矿化是一种常见变化[108,227]。矿化在不同品系动物心脏中的分布不同。其发生率和严重程度取决于动物的年龄、性别、饮食因素、糖皮质激素水平以及妊娠次数。心肌矿化也可能与其他器官的矿化相关。有报道表明，在BALB/C小鼠受鼠巨细胞病毒感染患急性心肌心包炎几个月之后，会出现累及心肌外层和心包的营养不良性矿化[128]。在人类，心肌梗死后的再灌注可导致心肌钙化[228]。实验动物短期严重缺血几周后可出现心肌钙化，之前心肌缺血部位的轮廓中有钙沉积[229]。

在血清钙和磷酸盐平衡失调的情况下，也有心肌细胞矿化伴其他软组织矿物质沉积的报道。在给予实验动物高剂量维生素D及其类似物时，也会出现此变化，但软组织的矿化程度依赖于饮食中钙的含量，并且可以通过二磷酸盐给药来预防[230-233]。PD176067是一种成纤维细胞生长因子受体酪氨酸激酶选择性抑制剂，当给予大鼠和比格犬PD176067时，会引起心脏和血管类似的矿化[234]。PD176067引起的矿化可伴有血清中磷酸盐水平的显著升高和钙水平的稍微升高，提示这种矿化与全身矿物质失衡

相关。

大鼠心内膜下增生、心内膜纤维化、心内膜疾病

虽然心内膜下缺血性损伤、心内膜炎，或者异常的心脏血流（喷射作用）可能会引发局灶性心内膜纤维增厚，但大鼠特别容易发生增生型心内膜下纤维化。此病变可以在未给药老龄大鼠心脏中出现，并表现出从成纤维细胞样梭形细胞轻微增生到大量间充质细胞结节性生长（类似肿瘤）的一系列变化[235-237]。增生的厚度和伸入心肌内的深度不同。增生通常仅出现于左心室，特别是在室间隔，但偶尔也会累及其他心腔。增生的细胞通常为无特点的梭形细胞，丰满的卵圆形或细长形胞核，胞质苍白、不清晰。胞核可能出现Anitschkow细胞的特点（枭眼胞核），偶见核分裂象。

纤细胶原纤维而非致密的纤维组织围绕细胞时，通常与老龄大鼠其他形式的心肌瘢痕形成相关。这种病变中弹性组织很少或无弹性组织。细胞可能排列成鱼骨样，但栅栏状胞核和Verocay小体等神经鞘瘤的特征通常不可见。在超微结构水平，细胞是成纤维细胞样的间充质细胞，无施万细胞、平滑肌或骨骼肌细胞分化的明确的形态特征[236,237]。良性内膜增生与恶性肿瘤的区别虽不明显，但一些常规标准，如增生的程度、有无组织浸润、细胞异型程度以及核分裂能力被用来区分良恶性。

大鼠心内膜下增生以及相关心内膜肿瘤（见下文）的组织发生仍然是值得思考的问题。有人认为它是反应性的过程，可能由感染所致，或者涉及免疫或代谢因素[235]。大鼠的内膜增生与人不同形式的心内膜纤维化和纤维弹性组织增生在形态上明显不同，后者以胶原、弹性纤维、平滑肌和少细胞的结缔组织的过度沉积为特征[236]。有人认为人类这一病变的分布和进展主要由局部血流条件决定，其严重程度因高血压、心脏畸形和功能障碍或者其他疾病引起的损伤而加剧[238]。

大鼠病变的组织学特征，尤其是Anitschkow细胞的出现，与实验损伤所引起的心肌的特征性反应有许多共同之处[239]。对人心脏的研究表明，Anitschkow

细胞的染色质特征提示该细胞是一种不成熟的细胞，而不是一种特殊类型的细胞[240]。给予大鼠外源性物质（包括致癌物和胸腔植入耐用纤维材料），可诱导心内膜下增生性病变，与报道于老龄大鼠的自发性病变类似[241-244]。有人推测与耐用纤维相关的增生出现原因或许是纤维经巨噬细胞转运或通过血管或淋巴管扩散而在心肌内迁移的直接影响，或者可能由于慢性淋巴阻塞等一些间接机制的影响[244]。

心房病变

比格犬

右心房的特征性病变最先描述于重复给予犬高剂量血管舒张抗高血压药米诺地尔后，但在给予咖啡因、尼可地尔和肼屈嗪后也可观察到这些病变[150,245,246]。

充分发展的病变在剖检时通常肉眼可见，表现为右心房游离壁内可观察到轮廓清晰、局灶性增厚、出血性或淡黄色的病灶，延伸并累及心外膜表面。组织学上，增厚的区域由增生的成纤维细胞、小血管伴散在的慢性炎细胞、渗出的红细胞和吞噬了色素的巨噬细胞组成，其间可见完整的心肌纤维。病变往往累及心外膜并向心内膜延伸，但心内膜损伤和附壁血栓形成并不常见。病变早期不太明显，与相对完整的心肌纤维由基质、新鲜渗出的红细胞和一些慢性炎细胞明显分隔开（图7.2a）。心肌纤维的坏死并不是一个典型特征，但相关的右冠状动脉穿透分支可能显示轻度中膜增厚、平滑肌细胞肿胀或纤维素样坏死。与其他药物引起的比格犬右心房血管的纤维素样坏死相同，其累及的血管往往是穿透右心房壁的右冠状动脉的中等大小分支，而不是壁外大冠状动脉，比格犬自发性的动脉炎通常累及壁外大冠状动脉。

右心房病变的发病机理未知。有人推断米诺地尔诱发的病变是应对右心房壁高剂量血管舒张和长期充血而产生的一种放大的生理反应[150,160]。米诺地尔对犬产生的主要血流动力学变化包括低血压、外周阻力降低、心率增加、冠状血管舒张和冠状动脉血流量增加。

肼屈嗪是另一种血管舒张抗高血压药，对其的研究支持心房病变是高剂量药物放大的药理学作用的结果。在比格犬短期实验中，只要剂量和给药方

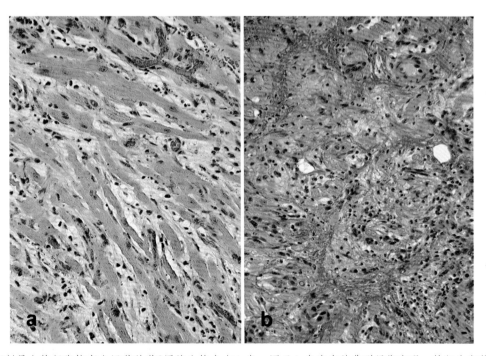

图7.2 图a：高剂量血管舒张抗高血压药给药2周的比格犬右心房。图示心房病变的典型早期表现，特征为完整的心肌纤维由少细胞基质分隔开，伴有散在的炎细胞和充血的毛细血管。图b：高剂量地高辛给药5天的比格犬右心房，放大倍数同图a。此急性病变显示更多心肌细胞变性和间质出血（H&E染色×85）

案在药理学上相当于可诱发心房病变的米诺地尔的剂量时，肼屈嗪也可诱发心房病变[246]。结果还显示，格列本脲可以通过封锁米诺地尔的药理作用从而避免心房病变的发生，格列本脲是确认病变血流动力学病因的一种ATP敏感性钾离子通道开放剂[162]。左、右心房血流量无明显差异，所以不能解释为何此病变会单侧发生[247]。

因此，心房的病变可能是由过度充血后间质出血或毛细血管红细胞渗出所致，过度充血可导致症状明显的慢性病变和富含铁的巨噬细胞聚集。尽管犬心房病变的发生机制未知，但一项前瞻性研究显示，对死于严重高血压并接受过米诺地尔治疗的患者的心脏进行病理学检查未发现在比格犬中观察到类型的右心房病变[248]。因此，总的来说，犬右心房的病变可能代表其对米诺地尔之类药物的一种特殊反应，这类药物在高剂量时可诱发严重的冠状动脉充血。

米诺地尔与其他血管舒张抗高血压药物诱发的明显心房病变应该与其他出血性心房病变相区分。给予高剂量地高辛时，心房可能出现与细胞损伤相关的出血性变化（图7.2b）。此病变可能有不同的发病机制[45,46]。在内皮素拮抗剂引起的犬冠状动脉的严重动脉炎中，炎症变化也可能直接从冠状动脉的右侧分支开始延伸[249]。

其他物种动物

虽然心房病变主要在犬中进行描述和研究，但在其他物种动物中也有类似但不完全相同变化的报道。在给予米诺地尔后，小型猪左心房出现类似病变，提示物种特异性解剖或生理因素可能是心房对这种形式损伤易感的基础[250]。同样，在米诺地尔高剂量递增给药10天后，猕猴不仅出现心室和冠状动脉损伤，还主要在右心房出现了肌纤维坏死区伴早期纤维化以及单个核炎性细胞和红细胞浸润[174]。这些病变与犬短期米诺地尔给药的报道相似。

心内血栓形成

比格犬心脏偶见分层血栓，附着于心内膜。它可能在心血管药物给药引起心内膜损伤或留置导管

引起创伤之后出现[251]。犬重复给予糖皮质激素后右心室心内血栓已有报道[252]。在严重的自发性冠状动脉炎的病例中，如果炎症过程广泛并延伸到心内膜表面，右心房则可能被累及。

老龄啮齿类动物心脏中也可观察到大面积的心房血栓形成，虽然大、小鼠均可偶尔自发心房血栓，但在老龄仓鼠和自发性高血压大鼠中更常见[108,253–255]。在美国国家毒理计划两年的生物测试所使用的对照B6C3F1小鼠和Fischer344大鼠中，少于1%的小鼠但超过4%的雄性大鼠和1%的雌性大鼠中有心房血栓形成的报道[256]，在90天的实验中，对照组动物中并没观察到心房血栓形成。组织学检查的镜下特点为心房（单侧或双侧）扩张，部分或完全被血栓填充，血栓可能是新鲜的或已机化的，并呈现典型的分层结构。血栓形成还可能延伸至小梁之间的心室。心房血栓可能是导致明显的疾病和死亡的原因之一。

在组织切片上，心房血栓形成的原因通常不明显。然而，老龄啮齿类动物中，心房血栓通常伴有心肌病变，如心肌变性和局灶性炎症、矿化、淀粉样沉积或瓣膜退行性黏液样变。

心房血栓形成也可能在给予外源性物质和细胞毒性药物后出现。在给予蒽环类药物的小鼠中，心房血栓形成与心房内皮细胞肥大和剥落及心房心肌细胞损伤相关[190,257]。在小鼠中，心房血栓形成也与给予致血栓的或半纯化的饮食及多次妊娠相关，在严重的情况下，血栓也可能蔓延至心室小梁[108,258]。在美国国家毒理计划两年生物测试的超过500个化合物中，有13个在高剂量下可诱发小鼠或大鼠形成心房血栓[256]。大多数这些化合物可导致动物易患凝血功能障碍的改变，包括高铁血红蛋白血症、溶血性贫血、血小板增多，并可引起血管淤塞的心血管作用、系统性淀粉样变性以及出现多种肿瘤。

瓣膜病变

药物引起瓣膜病变的报道，重新引起了人们对在动物毒性实验中发现的心脏瓣膜病变的兴趣。这些报道导致了食欲抑制药物芬氟拉明和培高利特从美国撤市[259,260]。

心脏瓣膜由三层组成，分别为纤维层、松质层和室肌层。间质细胞是心瓣膜中最常见的细胞，分布于所有层。有人认为间质细胞负责维持瓣膜结构的完整，所以对疾病应答的特征是间质细胞明显聚集伴炎性细胞、新血管形成、基质增多，最终纤维化和钙化[261]。虽然不能从健康个体中获取活检组织以便在显微水平观察组织变化，但对运动员的影像学研究表明心瓣膜功能可适应耐力训练的生理需求[262]。

在常规毒理实验中，通常瓣膜制片用于组织学检查，但因为在固定和包埋过程中瓣膜经常出现扭曲造成其在切片上的方向变化很大，可造成瓣膜厚度变化的假象。虽然如此，实验动物中有时会出现自发性的瓣膜病变。

犬心脏二尖瓣的黏液变性很常见，但其病因未知。报道的病变包括瓣叶增多增厚引起其不能完全关闭，导致二尖瓣反流[263]。

大鼠心脏瓣膜也有年龄相关的变化。Elangbam及其同事的研究发现，在一项两年的Sprague-Dawley大鼠实验中，对112只雄性和112只雌性大鼠的心脏连续切片或重新包埋以观察瓣膜，超过80%的动物出现瓣膜黏液变性。二尖瓣最常受累，接着依次是主动脉瓣、三尖瓣或肺动脉瓣[264]。对雄性Wistar大鼠的心电图研究表明，10周龄大鼠出现三尖瓣反流，并且随年龄增长发生率增加。30周龄后，更频繁地观察到肺动脉瓣、二尖瓣和主动脉瓣反流。这些变化常与结节性或节段性黏液样变引起的瓣膜厚度的增加有关[265]。

小鼠也存在瓣膜尖的黏液样改变。Elangbam及其同事在一项为期两年的120只雄性与120只雌性CD-1小鼠实验中发现，瓣膜的黏液样变发生率接近50%。与大鼠的病变相比，肺动脉瓣最常受累，其次是二尖瓣、主动脉瓣或三尖瓣[264]。

Schneider及其同事发现，在给予犬非常高剂量的血管收缩药物时，心脏瓣膜出现血流动力学诱导的病变[159,266]。病变出现在二尖瓣瓣尖，主要位于二尖瓣瓣尖基部，但不仅限于此处。病变包括出血灶、含铁血黄素、组织细胞聚集伴基质积聚。它们被称为喷射病变，因为有人认为它们是局部血流变化或瓣膜尖部机械损伤的结果，其原因是血管收缩强度和形态学改变严重程度之间存在相关性。有报道犬输注去甲肾上腺素后，二尖瓣出现出血伴心内膜增生的病变[267]。喷射病变在人类中已有充分描述，代表了异常喷射状血流重复冲击所致外伤而引起的心内膜或血管内膜出现的局灶性纤维反应。这些病变经常在瓣膜缺陷或室间隔缺损情况下小孔两侧存在高压梯度时出现[268]。

啮齿类动物血流动力学诱导的瓣膜病变报道较少。然而，选择性磷酸二酯酶-4抑制剂可引起CD-1小鼠主动脉瓣和房室瓣的炎性改变。这些变化的特征为出血和炎症所引起的瓣膜小叶增厚，可能由主动脉根部和主动脉周围的心肌延伸而来[269]。虽然这一病变的确切病理机制不明，但是人们认为其分布与小鼠心脏这一区域的特定磷酸二酯酶-4亚型的分布相关。

人类服用食欲抑制药芬氟拉明和苯丁胺以及最近牵涉的多巴胺受体激动剂培高利特和卡麦角林及消遣性药物"摇头丸"（3,4-甲基二氧甲基苯丙胺）后，出现心脏瓣膜病变，所以对这些病变有大量研究不足为奇[270,271]。据报道，肺动脉高压也与服用芬氟拉明和苯丁胺有关。更早期的报道显示，瓣膜病变与预防偏头痛的麦角新碱和麦角胺有关[272,273]。这些瓣膜病变的特点为，基本正常的瓣膜小叶和腱索由纤维样、成纤维细胞样或肌成纤维细胞样斑块状包绕[270,271]。二甲麦角新碱引起的瓣膜病变也伴有腹膜后、胸部和心脏成纤维细胞的变化[272,274]。这些病变与类癌综合征患者的病变类似，人们认为类癌综合征是由血清素介导的，因为这类患者循环中血清素水平较高，并没有心脏参与[270]。有人提出这些瓣膜病变可能由5-HT$_{2B}$受体诱导，5-HT$_{2B}$受体可诱发正常静态瓣膜细胞的有丝分裂，从而导致过度生长瓣膜病[275]。然而，其机制可能是不同因素之间相互作用的更复杂的表现，如血清素、5-HT$_{2B}$受体和血清素转运体以及个体的易感性[271]。

这些药物的常规临床前实验中并没有出现上述瓣膜的变化。因此，需要建立这种瓣膜病变的新型啮齿类动物模型。遗憾的是，目前还没有一种模型能可靠地重现人类患者中报道的瓣膜病变的病理学特征。分别给予大鼠不同时长的大剂量血清素、培高利特和试验性5-HT$_{2B}$受体激动剂后，将用于组织学和形态学检查的心脏瓣膜进行仔细定位和处理，可观察到一些瓣膜尖部增厚[276-278]。在这些实验中，瓣膜尖部增厚伴黏液样基质和间质肌成纤维细胞增多，这些变化在超声心动图中表现为瓣膜关闭不全，并且存在剂量依赖性和可逆性[279]。但是，这种类型的病变通常见于实验大鼠，尤其是年长大鼠[260]。最重要的是，瓣膜尖部病变的特点不具有人的瓣膜病变特征，即瓣膜结构完整，但由丰富的细胞外基质中增生的肌成纤维细胞构成的斑块包裹[270]。在这些实验中未进行心血管监测，一些实验中观察到的心肌肥大可能由给药引起的血流动力学变化所致。这些结果表明，瓣膜的病变可能是对高剂量功能效应的反应，与人服用这类药物出现的瓣膜变化不直接相关。

肿瘤

啮齿类动物心脏的原发性肿瘤不常见。在大鼠中，大多数原发性肿瘤通常为低分化的间充质肿瘤，由梭形细胞组成，是心内膜下增生的一系列表现的一个极端情况（见上文）。这些大鼠肿瘤由浸润性和结节性生长的梭形细胞组成，显示中等的细胞异型性和大量有丝分裂活动。胞核可能显示Anitschkow细胞的特征性的枭眼特征。肿瘤中可能观察到一些旋涡状或栅栏状结构，但与神经鞘瘤的程度和典型性质不同。肿瘤中弹性纤维稀少，有少量胶原形成。

这些梭形细胞肿瘤通常被认为是神经鞘瘤，这一观点已被S100蛋白免疫细胞化学染色阳性支持[242,280]。由于S100可以在多种类型细胞中表达，所以仅存在S100阳性不能作为施万细胞分化的确证。这些肿瘤可能最好被视为起源于原始心肌间充质的肉瘤，最好命名为心内膜肉瘤。

啮齿类动物中偶尔可见其他类型的间充质肿瘤，但在幼犬和猴中几乎没有[281,282]。在小鼠和仓鼠中，虽然也存在类似的间充质肿瘤，但是原发性心脏肿瘤似乎比大鼠更少见。据报道，小鼠心脏肿瘤与暴露于电离辐射有关[283,284]。

全身血管

由于许多不同的原因，解释实验动物中药物诱导血管改变的相关性很难。由动脉粥样硬化引起的冠状动脉和脑血管损伤是全球引起人类死亡的主要原因。动脉粥样硬化是一个复杂的细胞过程，包含由结缔组织细胞、脂质、细胞碎片、巨噬细胞、炎性细胞和免疫细胞组成的局灶性血管内膜不均匀增厚[285]。该疾病在毒理学常用实验动物中不能被复制，因此动物实验在预测药物增加心血管疾病风险上有严重的局限性，如与环氧合酶2（COX-2）抑制剂有关的疾病。这些药物旨在治疗炎性关节疾病，没有其他非甾体抗炎药相关胃肠道出血的风险。这些不良心血管作用可能是通过抑制环前列腺素的生成并具有抗血小板活性，从而使内皮细胞失去防御血小板聚集的能力[286]。这些治疗方法也能促进血管收缩。因此，虽然动物实验可以观察到药物对血管显著的直接毒性作用，即使常规毒理实验可以模拟，但是人类患者报道的COX-2抑制剂引发心血管疾病风险增加很难监测。因此，需要认真进行心血管疾病高危人群的临床试验，专门设计试验来解决心血管安全性问题[286]。

相反，啮齿类实验动物和比格犬易患不明病因的脉管系统炎性病变，该病变可影响毒理实验中药物诱导改变的解释。药物高剂量测试可对血管有放大药理作用，与患者使用治疗剂量无相关性。动物毒理实验中血管损伤的假设机制包括直接的细胞毒性、免疫介导的，或炎性机制，或血流动力学过度应激引起机械损伤的结果。遗憾的是，这些不同的机制引起的节段性血管坏死和炎症通常具有相似的病理学结果，仅使用组织病理学检查很难推断出损伤模式。

此外，血管对外源性物质和其他刺激作用的反应方式显示出物种差异。例如，正常小鼠具有比大鼠或人类高的基础水平的血管内皮细胞增生，可导致给药后不同的反应[287]。与人类不同，小鼠主要的循环脂蛋白是高密度脂蛋白，该蛋白可使野生型小鼠不易发生动脉粥样硬化[288]。小鼠正常的血管内膜薄，仅包括内皮细胞和散在分布的树突细胞，然而人类的血管内膜却包含平滑肌细胞和结缔组织纤维，特别是在动脉粥样硬化易发区。同人类动脉粥样硬化相比，这可以影响小鼠模型的动脉粥样硬化病变的表现和生物学特点[288]。转基因小鼠模型的动脉粥样硬化也容易影响主动脉而非人类常见的冠状动脉[290]。特定的动脉粥样硬化小鼠模型不能显示人类疾病的所有特点，而且对动脉粥样硬化形成的药理调节剂的反应也不同[290]。

实验大鼠通常不会发生动脉粥样硬化，因为它们缺乏血浆胆固醇酯转移蛋白，该蛋白通常出现在人类[289]。与所有自然界食肉动物一样，犬对于饮食引起的动脉粥样硬化有非常好的耐受[291]。

可能因为这些物种差异，实验动物不能很好地预测植入材料对人类脉管系统的影响。在大多数动物模型（包括猴）中，人造血管能随着内皮细胞的覆盖而快速完全愈合，但在人类却不能如此高效发生，产生的假内膜对于移植存活者有形成血栓的潜在不良后果[292]。

损伤和修复的主要靶点是内膜的内皮细胞和中膜的平滑肌细胞。机械性牵拉可激活内皮细胞和血管平滑肌内许多细胞内信号网络，调节基因表达和机能反应[293]。

Ⅳ型胶原是血管基膜的主要成分，也是维持小血管完整性的关键。COL4A1基因突变的小鼠因为Ⅳ型胶原的组装受影响而造成小血管脆性增加[294]。

内皮细胞不仅是抵抗血液动力学压力和血栓的屏障，而且具有代谢活性[295,296]。内皮的细胞骨架在维持内皮结构完整性方面很重要[297]。内皮细胞可合成抗凝剂、细胞因子和生长因子。剪应力和湍流的变化会改变细胞间黏附分子、血小板源生长因子B链和组织因子的基因表达。剪应力和细胞增生可能是内皮形式一氧化氮合成酶的两个主要的调节因子[298]。黏附分子可能负责T细胞和单核细胞的黏附、迁移和聚集[299]。内皮细胞也发挥着重要的旁分泌活动并且影响着平滑肌细胞。它们在血管系统的不同部分显示出显著的表型变异，并且可以对相同刺激在身体不同部位产生不同的反应[296]。

平滑肌细胞高度特化，主要负责收缩和调节血管张力和直径、血压及血流分布[300]。成年人血管中平滑肌细胞增殖速率极低，显示出低的合成活性。它们表达收缩功能需要的一套专门的收缩蛋白、离子通道和信号分子。与终末分化的骨骼肌或心肌细胞不同，平滑肌细胞保持着明显的可塑性，并且可能通过表型改变来响应局部环境变化。动脉系统不同部位的平滑肌细胞具有不同的胚胎起源。胸段主动脉上部的平滑肌细胞可能来源于神经外胚层，腹主动脉的平滑肌细胞属间叶来源，而冠状动脉的平滑肌细胞来源于心脏内的间质。

越来越多的证据显示激素，尤其是雌激素，通过平滑肌细胞和内皮细胞上雌激素受体介导而对血管有直接作用[301]。如此看来，雌激素可增加血管舒张并对血管损伤反应有抑制作用。相反，合成代谢类固醇可能会增加血管的反应性和血管痉挛[87]。

血管的炎症、血管炎

人类血管炎的分类和病因

人类血管炎分类非常复杂，需要将组织学特点、受影响血管的大小、病因学、发病机理以及临床因素等不同的标准整合在一起。不同类型的血管炎之间有相当大的重叠。为了使血管炎的诊疗方法更加一致，过去数十年里已经出现了许多一致性分类法[302-306]。然而，人类有大约20种不同主要形式的血管炎，并非所有的血管炎都包含在一致性分类表或术语内[307]。

感染因素或非感染因素均可诱发血管炎。在许多血管炎初期存在感染诱因，一些遗传多态性可能是诱发因素[308]。多年来人们认为许多人类非感染性血管炎即使不是免疫复合物引起，也与血管壁免疫复合物的沉积相关[309]。然而，在许多小血管炎中未能发现免疫复合物。1982年，在一些血管炎的案例中检测到了与中性粒细胞胞质反应的抗体[310]。随后的研究表明，这些抗中性粒细胞胞质的自身抗体（ANCA）针对中性粒细胞颗粒和单核细胞溶酶体内的抗原，与一些主要类别的小血管炎（韦氏肉芽肿病、显微镜下多发血管炎和变应性肉芽肿性血管炎）紧密相关。ANCA有两种主要靶抗原：蛋白酶-3和过氧化物酶，以及在相同颗粒内发现的其他丝氨酸蛋白酶类[307,311,312]。

在人类，大多数药物诱导的血管炎是非坏死性超敏反应类型。该型以小动脉壁、毛细血管壁、小静脉和微静脉壁内单核细胞、嗜酸性粒细胞、散在的多形核细胞炎性浸润为特征，这些变化在大动脉中少见[313]。多数药物相关的血管炎局限于皮肤内的小血管，它轻可导致皮肤病，重可导致威胁生命的疾病[311,314,315]。许多药物可诱发血管炎，包括青霉素、氨基青霉素、磺胺类药物、米诺环素、别嘌醇、噻嗪类、吡唑酮类、类维生素A、喹诺酮类、乙内酰脲、丙硫氧嘧啶、肼太嗪、集落刺激因子、青霉胺和甲氨蝶呤[311,316,317]。

药物相关血管炎的发生机制经常未知。一些药物能结合蛋白并介导类似于血清病血管炎的免疫复合物疾病。链激酶和单克隆抗体等蛋白能产生免疫复合物。一些药物（如肼屈嗪和丙硫氧嘧啶）诱发的血管炎显示与循环中ACNA相关，虽然可能并非因果联系[318,319]。有人推测，皮肤中许多免疫介导的药物反应是由与代谢无关的T细胞刺激，通过药物直接与抗原提呈细胞和T细胞受体上的MHC-肽复合物结合引起的[320]。

药理学介导的血管损伤也是不适当给予血管活性物质而引起的一种潜在危害。局部过量暴露于麦角胺引起的人类血管改变说明了这一点[321]。据报道，许多拟交感神经药物可引起缺血性或出血性脑病，已有明确的证据表明其中一些药物可诱发脑血管的血管炎[314]。最近用于治疗癌症的血管靶向药物也显示对人类患者有心血管副作用，可能与这些药物的血管活性有关[322,324]。

一种累及中等大小血管的坏死性血管炎在药物滥用者中有报道，且不易与结节性多动脉炎区别[325]。有人提出这类药物诱导损伤涉及免疫学机制，因为这种损伤具有多态性并且症状经常延迟出现，如中风发生在药物滥用停止后[326]。然而，任何对药物滥用者的研究都很复杂，因为患者经常联合用药或药物受到其他物质污染而导致药物的使用信息不可靠。药物引起的这种类型血管疾病的其他可能相关因素包括感染（尤其是细菌性心内膜炎和乙型肝炎）、颗粒性异物栓子、直接毒性损伤或药理学介导的损伤[314,326]。

血管炎——实验动物

尽管抗原抗体反应也可以引起薄管壁小血管的免疫型血管炎，不会累及肌性动脉，但实验动物自发的血管炎通常为累及中等大小的血管的坏死性动脉炎。血管炎分类也很复杂，因为血管炎能在不同的环境下发生，并且不同的实验过程都可引起或促进它的发生。实验模型显示，免疫系统紊乱、感染、微粒质、高血压、肾衰竭以及给予细胞毒和心血管类药物都可导致血管坏死。近几年来，毒理实验中药物引起的动物血管损伤已成为关注焦点，其原因是对低剂量组中发生的血管病变没有合理的解释，并且超过推荐治疗剂量之上的"安全范围"很小[41]。尽管目前很多这类药物已上市，但这类损伤对一些药物的研发是一个严重障碍。

考虑到维持血管完整相关因素的复杂性、血管损伤有关机制的多样性，以及有限的血管损伤的病理学表现，在临床前毒理实验中使用简单的分类方法是明智的。例如，在毒理实验中血管炎的发生率存在组间差异时，以下两点很重要。

1. 明确所累及血管的分布和大小。
2. 对单个病变进行精确的组织病理学描述。

然后可以从所有自发性动脉炎的特性和分布、给药剂量、时间关系及心血管系统所有功能改变的背景下对这些病变进行评价[46]。

自发性坏死性血管炎（多动脉炎）——啮齿类动物

毒理学中所使用的大多数品系的大鼠、小鼠和仓鼠随着年龄增长会自发坏死性动脉炎，但在患病率和解剖学分布上有相当大的差异。毒理实验中所使用的啮齿类动物发生自发性血管炎的难点在于外源性物质的给予可能会增强血管炎的发生。

这种情况通常是影响小型和中等大小肌性动脉的坏死性多动脉炎。组织学表现为局灶性纤维素样坏死，伴有各种阶段的炎症、内皮细胞增生和弹性层的破坏或重叠。由于动物物种和品系的不同，不同的血管会受到影响，但是病变通常是散发的。在老龄大鼠中，胰腺、睾丸和肠系膜的血管常受到影响[117,327]。出现病变的大动脉可能破裂并引起动物死亡[328]。小鼠的病变在组织学上与大鼠相似，但是在一些品系的小鼠中，病变更常分布于肾脏血管[127]。老龄仓鼠可发生坏死性动脉炎，可累及肾脏、睾丸的血管和冠状动脉。

老龄啮齿类动物散发性、坏死性动脉炎的明确原因仍然不明。它具有一些和人类结节性多动脉炎相同的特征。在一些近交系小鼠中，自身免疫机制被认为是很重要的。自身免疫疾病易感的（NZBxNZW）杂交F_1代小鼠和MRL/Mp小鼠可发生坏死型的炎性血管病[329,331]。自发性高血压大鼠（特别是盐摄入过量时）肾性高血压大鼠或肾功能衰竭而血压正常的大鼠也能发生坏死性动脉炎[254,332,333]。严重或快速进展型系统性高血压和动脉中膜坏死之间关系密切。在严重高血压大鼠中，受损伤的血管在动脉中呈节段性分布，并显示出血管收缩和舒张的交替改变，提示高血压时血管中膜的坏死可能是对血管过度收缩或舒张的反应[334,335]。肾衰竭或输注血管紧张素Ⅱ的大鼠的血管实验显示，与高血压大鼠相似类型和分布的中膜坏死也能发生于血压正常的大鼠[332,336,337]。此类型的变化形成一个概念，即中膜坏死可在血管强烈收缩之后发生，该情况下平滑肌细胞代谢过度；也可由局部血管过度扩张而造成，该情况下血管自身调节被破坏并且血管壁被过度牵拉导致平滑肌细胞损伤。

自发性血管炎的发生率可因许多实验变量而变化。饮食中脂肪和蛋白水平可以影响小鼠动脉炎的发生率[338]。饮食限制可大大降低大鼠动脉炎的发生率[339]。一些大鼠种群中雄性大鼠动脉炎的发生率更显著[340]。有趣的是，大量证据显示雌激素可抑制血管对损伤的反应[301]。溴隐亭是一种催乳素分泌抑制剂，在给予溴隐亭的两年致癌性大鼠实验中，动脉炎的发生率和严重程度显著降低[341]。由此推测，催乳素可能对大鼠动脉炎的病因学很重要。

给药相关的血管坏死和血管炎——大鼠

有报道称，给予大鼠多种外源性物质（包括心血管药物、咖啡因、茶碱、抗生素、免疫抑制剂、细胞毒性抗癌药和外源蛋白）可引起血管损伤[207,336,342,347]。推测其机制包括直接的细胞毒性、炎症过程的影响、免疫介导的反应或血流动力学过度应激所致机械损伤。血流动力学应激似乎主要损害中小型肌性血管，而抗原抗体反应则引起薄壁小血管的免疫型血管炎，不会累及肌性动脉（图7.3）。

虽然许多报道表明药物引起的大鼠血管炎是血流动力学改变的结果，但这仅仅是个推测，因为很难获得小型实验动物的生理学和药效学数据，导致受试物种的生理学和药效学数据很少被提供。

当给予大鼠高剂量的血管舒张药时，可引起中小型动脉的中膜坏死和炎症。例如，甲磺酸非诺多泮是一种选择性突触后多巴胺能血管舒张药，用于治疗高血压，大鼠持续输注（但不是重复注射）甲磺酸非诺多泮时，可诱发中小型动脉中膜坏死和出血[344]。大鼠持续输注甲磺酸非诺多泮24小时后，镜检显示局灶性平滑肌坏死和出血，病变累及动脉壁全层，其发生率和严重程度呈剂量相关性增加。胰腺的小叶间动脉和胃浆膜下动脉的中膜具有4~5层平滑肌细胞，是最易受损伤和损伤最严重的部位。在高剂量组大鼠肾脏的肾门处、小叶间动脉和弓形动脉也观察到该病变，但此病变较少见于肠系膜的动脉和小肠及结肠的浆膜下动脉。早期病变的超微结构检查显示主要受损的细胞为血管中膜平滑肌细胞，以假空泡和自噬空泡形成为特征，无内皮细胞、内外弹性膜或胶原纤维损伤的证据[348]。据推测，甲磺酸非诺多泮诱发的动脉坏死主要由放大的药效活动引起，血管过度舒张导致血管壁内过度牵拉，从而使平滑肌细胞损伤。

同样，大鼠输注血管加压和血管收缩药物也能引起中动脉中膜的坏死。重复注射或输注血管紧张素可诱发胰腺、肠道和肾脏血管平滑肌的损伤及中膜坏死，有人认为该病变至少部分是由血管过度或持久收缩引起的[335,336]。在全身给予高剂量麦角胺和相关生物碱时，会引起大鼠尾部的主要血管发生相似类型的变化。该变化以尾部中间肌性动脉强烈收缩、内膜肿胀和增生、相关静脉血栓形成、最终尾部坏疽为特征，这些特征与尾部局部注射肾上腺素引起的病变相似[349]。

虽然在给予其他影响肌肉收缩的血管舒张药和不同亚型的磷酸二酯酶抑制剂的啮齿类动物中可以观察到广泛的相似性改变（图7.4），但是这些病理变化被认为是生理应激和局部产生的炎性介质之间更复杂的相互作用的结果[155,347,350–355]。

虽然许多这类药物已经在动物中进行了广泛的研究，但是多数情况下这些改变的确切机制仍然不清楚。当这些变化仅出现于高剂量时，它们可能与服用治疗剂量的患者无直接关系。然而，我们的关注点是试图确认大鼠循环中血管损伤的各种生物标志物，这些生物标志物能够用于监控药物引起的人类血管损伤[37,41,356]。

大鼠肠系膜和胰腺血管床中型动脉易受心血管类药物影响的原因不明。血管的形态可能起一定作用，因为有证据表明血管壁内紧张度是压力和内径的函数，与血管壁厚度负相关并受其支持组织的物理性质影响[357]。大鼠肠系膜和胰腺血管床随着年龄增长更易发生自发性多动脉炎，以及在高血压和肾衰竭时容易出现中膜坏死。

有人提出，给予大鼠磺胺类药6-磺胺吲唑所产生的动脉炎也与诱发血流动力学改变相关[346]。然而，与血管舒张药引起的病变不同，该病变可见于许多组织，包括肝脏、甲状腺、肺脏以及伴关节炎和关节周围炎的后肢。

一些抗癌药和免疫调节剂可引起大鼠和其他物种（包括人类）的血管损伤。这些药物可以通过直接的细胞毒性作用于血管壁成分或通过免疫系统的紊乱引起损伤。然而这些药物引起的血管病变的特征和分布通常不同于心血管类药物引起的病变。它们通常与一些器官（包括心肌）的明显副作用以及骨髓和免疫功能抑制相关。单次或多次静脉注射给予大鼠BMY-25282（一种新型脒基丝裂霉素衍生物）引起的动脉炎是一个很好的例子[206]，在肺脏和一系

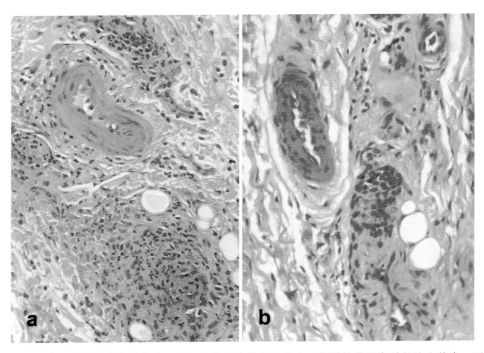

a   b

图7.3 使用卵清蛋白和弗氏佐剂先将兔致敏后，兔组织局部注射卵清蛋白，抗原抗体反应引起的血管炎。图a：局部注射卵清蛋白后1天，组织显示强烈急性炎症反应，累及一个薄壁血管，邻近小动脉未被累及（H&E染色×50）。图b：注射卵清蛋白后4天组织。小静脉残留病变明显，但是动脉仍未受影响（H&E染色×50）

列其他器官，包括盲肠、结肠、胰腺、肾脏和睾丸的中型动脉中出现动脉炎，伴有心肌和肾小管的变性、肾小球病变、骨髓抑制和脾脏淋巴细胞耗竭。动脉炎以局灶性内皮损伤和增生、内膜下中性粒细胞和单核细胞浸润，以及偶见内膜下纤维蛋白沉积为特征。动脉炎中也会出现局灶性内弹性膜损伤、中膜纤维素样坏死、血管周围水肿、炎症和出血。单次静脉注射给予蒽环类道诺霉素后1年内，雌性Sprague-Dawley大鼠的胰腺、肾脏、肠系膜、心脏和骨骼肌均出现类似动脉炎[358]。然而，在实验后期，给药大鼠还出现了晚期肾脏疾病和继发性甲状旁腺功能亢进，这使得对血管病变的解释有所混淆。

据报道，给予免疫抑制药环孢霉素，大鼠肾脏的小动脉中也出现纤维素样坏死。所有品系受试大鼠中均出现了这种改变，但最敏感的品系是自发性高血压大鼠，随后依次为Fischer 344、Lewis、Wistar和SD大鼠[345,359]。大鼠病变的组织学特征是纤维素样坏死，随后出现增生性动脉内膜炎和血管腔闭塞。环孢霉素治疗的人类患者，肾脏活检显示肾脏血管改变，但是类型稍有不同。有报道称小动脉中膜会出现黏液样变、内皮细胞肥大或空泡化，但也可出

现纤维素样坏死。肾小球旁器内肾素免疫染色减少提示含肾素的小动脉细胞损失。由此可假设，环孢霉素的主要靶位是入球小动脉中产生肾素的平滑肌细胞[360,361]。他克莫司（FK506）是一种抑制体液免疫的药物，有报道称注射了该药物的大鼠胃肠道黏膜下层出现小动脉局灶性变性[362]。

静脉注射复合物（如多糖）可以引起血管内和血管周肉芽肿性病变，但这些病变主要发生于肺脏[363]。

给药相关的血管坏死和血管炎——小鼠

药物引起的血管改变通常在小鼠中报道较少，这可能是由于小鼠很少作为毒性实验的主要动物模型。然而，小鼠可能比大鼠对诱发的血管损伤更耐受。茶碱是一种非选择性磷酸二酯酶抑制剂，高剂量灌胃给予Fischer 344大鼠该药物14周可产生肠系膜和胰腺的损伤，但是在一项相似的研究中给予B6C3F小鼠更高剂量的该药物未产生血管损伤[347]。

不过，治疗药物能引起小鼠血管损伤，但受累的血管可能不同于大鼠。例如，磷酸二酯酶-4抑制剂SCH 351591主要引起CD-1小鼠心肌损伤，伴有主动脉近端和冠状血管的中膜平滑肌节段性空泡变、局灶性

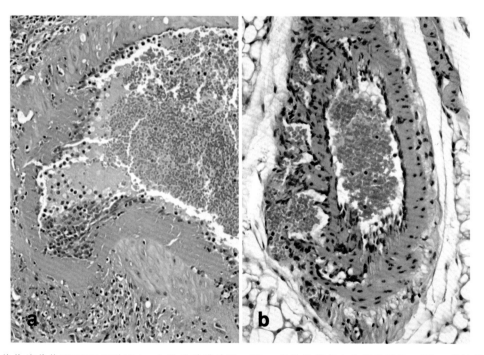

图7.4 给予血管收缩药物ICI153110的Wistar大鼠肠系膜动脉。图a：急性给药产生血管壁损伤。图b：慢性给药产生中膜增厚，这种丛状病变以动脉壁内出现内衬内皮细胞的小血管为特征。该变化被认为是对血管壁紧张度增加引起的血管损伤的一种适应或修复反应（H&E染色×280）

坏死和散在的炎症[269]。然而，与大鼠或猴相比，小鼠对该药的不良作用较不敏感。给予小鼠玻璃体结合蛋白受体拮抗剂（SB-273005）3个月，在其主动脉和肾门动脉观察到血管平滑肌坏死[364]。随后观察到由平滑肌肥大和PAS阳性基质及胶原沉积所致的中膜增厚。虽然病变发生机制不明，但似乎与受体拮抗无关，因为同类型的其他药物没有引起这种变化。

有趣的是，雄性B6C3F1小鼠通过吸入方式长期（而不是短期）暴露于金属盐微粒（磷化铟、七水钴盐、五氧化二钒和砷化镓）可造成冠状动脉和肾动脉动脉炎的发生率明显增加，而肺血管未受影响[365]。

自发性动脉炎（多动脉炎、动脉周炎、坏死性动脉炎）——犬

实验用比格犬易患坏死性动脉炎或多动脉炎。引起这些变化的原因未明，但是它能以与人类结节性多动脉炎和川崎病（Kawasaki's disease）类似的方式影响冠状血管系统，或累及脑膜动脉和椎动脉。Harcourt最先在实验用比格犬中发现此病变，报道了其一系列临床特点，尤其是与节段性坏死性动脉炎相关的脑膜刺激征，累及包括脑膜血管和壁外冠状血管在内的许多血管[366]。目前这种疾病在几个实验用比格犬种群中

已有报道[367-371]。其中一个报道中，超过30%的犬发生了动脉炎，大多数位于右侧冠状动脉壁外分支。

该病变由局灶性或结节状血管周围淋巴细胞和巨噬细胞浸润、局灶性肌层纤维素样变性，伴中性粒细胞浸润、核碎片和内膜增厚组成（图7.5）。内弹性膜常会损伤或断裂，成为早期活动性炎症的有用指标（图7.5b）。奇怪的是，即使在一个非常活跃的病变中，血管内血栓形成也不常发生，但是有时可遇到动脉再通。给予不同类别高剂量的心脏类药物、免疫调节剂和其他类型的药物可促进此类动脉炎的发生[367,372]。

与治疗药物相关的血管炎——犬

据报道血管舒张抗高血压药可引起比格犬血管坏死，例如米诺地尔，但给予比格犬可可碱和其他血管舒张抗高血压药也可引起血管坏死[150,162,245,246]。给予高剂量米诺地尔的典型病变特征为冠状动脉节段性坏死，主要位于右心房壁上或壁内，并伴有扩展到周围肌肉和脂肪结缔组织等不同部位的炎症过程。这些血管病变可能与重复给药后右心房壁局部反应性过程的发生相关。虽然中膜损伤的确切发病机制不明，但是它可能与重度的动脉舒张和随后的壁内张力过度相关。历史研究表明，通过外科手术包裹肾脏制造的犬

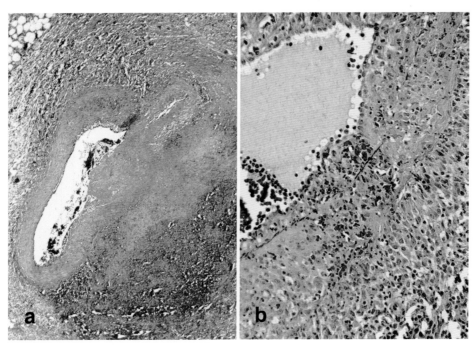

图7.5　未给药的年轻比格犬右侧冠状动脉主干，显示自发性动脉炎。图a：可见重度的活动性炎症和血管壁局灶性破坏性坏死（H&E染色×15）。图b：可见内弹性膜断裂，壁内出血和内皮增生(elastic van Gieson染色×85)

的高血压也能诱导冠状动脉血管炎的发生[373]。

许多其他药理作用的心血管类药物可诱发比格犬的血管炎。比格犬输注血管收缩胺类的异丙肾上腺素、l-去甲肾上腺素、多巴胺和多巴酚丁胺的比较研究显示，每种药物都能引起冠状动脉左主干和左旋支以及壁外小冠状动脉的节段性中膜出血[144]。虽然每种药物都能诱导心肌缺血，但是去甲肾上腺素和多巴胺与心动过缓相关，异丙肾上腺素和多巴酚丁胺可诱发心动过速，提示这些药物诱发的病变具有不同的血流动力学机制。

一系列结构不同的同时具有血管收缩和血管舒张活性的磷酸二酯酶Ⅲ抑制剂，以及磷酸二酯酶Ⅳ抑制剂也与壁外冠状动脉节段性中膜坏死和炎症相关[374-376]。在对SK&F 95654（一种磷酸二酯酶Ⅲ抑制剂）的时程研究中，通过体内注射一种标记染料酞菁和光镜电镜的检查方法确定病变位置，24小时后观察到内皮细胞明显变圆和中膜平滑肌细胞损伤。虽然这些药物有不同的细胞功能，但是有人认为病变的这些特性符合对血流动力学作用过度的反应。

另一个例子是抗高血压的腺苷激动剂CI-947，单次经口给予犬后，显示出冠状动脉主要分支和它们壁外及壁内中小分支广泛的血管损伤[377]。单次给药后4小时，血浆药物浓度达到峰值，心率显著增加，血压显著下降[378]。虽然在犬单次给药的实验中，冠状动脉基因谱分析揭示许多参与损伤、重建和修复基因的上调和下调，但是无明确的标志物为确切的发病机理提供线索[378]。

给予犬高剂量的地高辛或其他强心苷类药物也能诱导冠状动脉壁内和壁外分支急性而广泛的节段性坏死，此病变可能出现于心房肌和心室肌。该病变可伴随心肌纤维坏死、右心房壁出血、其他心腔血管周围坏死和左心室乳头肌及心内膜下出血[152,165]。更明显的病理特征为肾脏肾小管扩张和变性，暗示缺血性肾小管损伤。地高辛不能引起显著的低血压和反射性心动过速，一般仅与收缩压适度下降及心率下降相关。与米诺地尔相比，地高辛可减少犬心肌的血流量[379]。血管改变的一般形式和心肌缺血表明损伤可能是由局部强烈的血管收缩引起的[165]。肾脏的变化也可能是由与肾血管灌注量下降相关的缺氧引起的。

有趣的是，内皮素1（ET-1）受体拮抗剂也能诱导犬的动脉炎。这些药物可引起全身动脉的各种改变。特征包括节段性中膜出血、坏死和血管炎症，尤其是壁外冠状动脉，但壁内血管也可见延伸至血管周围心肌的肿胀和增生反应（图7.6）。发生此种改变时没有明显的心率和血压变化[42,380]。低剂量时，这些病变单独出现并累及小动脉和微动脉，但高剂量时累及中型动脉。病变最常见于左回旋支和右冠状脉及其较小的分支，许多其他各种组织（包括脑膜、肝脏和肾脏）的动脉也可观察到病变[380]。有人推测，此损伤可能是局部药理作用（如无支持动脉的强烈持续舒张）的结果，这类血管天生具有内皮素受体，对内皮素拮抗特别敏感[249,381]。

前列腺癌细胞可产生ET-1，ET-1受体拮抗剂已被试用于前列腺癌治疗。然而，患者中报道的许多不良反应事件被认为与这类化合物的血管活性有关[322]。

灵长类动物血管炎

肉芽肿性血管炎在线虫感染的恒河猴中有描述[382]。该病变以血管内皮增生伴散在异物巨细胞和浆细胞、淋巴细胞以及粒细胞组成的渗出为特征。病变中可见双折光性物质，散在分布于胃肠道壁和食管壁、胰腺、肾脏、心肌及前列腺。该双折光性物质可能来源于寄生虫角质层。用于毒理实验的食蟹猴中也偶见自发性的冠状动脉炎[383,384]。

在传统意义上，比格犬被认为是对心血管类药物作用超敏感的动物。近年来明显的事实表明，给予猴心血管类药物后也能出现动脉炎。给予高剂量的内皮素A受体拮抗剂CI-1020、腺苷类似物抗高血压药CI-947和磷酸二酯酶Ⅳ型抑制剂后，壁外冠状动脉和其他器官的动脉发生节段性坏死、炎症和修复性改变[385-387]。血压和心率的标准值相对变化不大，因此，上述病理学变化和任何局部血流动力学改变之间确切的关系仍不清楚。

据报道，给予食蟹猴重组人白细胞介素4达1个月后，多种组织中出现不同的药物相关的闭塞性动脉炎和动脉内膜炎，以动脉内膜和中膜嗜酸性粒细胞浸润及血管平滑肌细胞增生为特征[388,389]。

给予他克莫司的恒河猴中，肾脏小到中型动脉可出现纤维素样变性[390]。

主动脉炎症、坏死和动脉瘤

虽然药物引起的主动脉损伤在临床前实验中通常很少有报道，但是给予外源性物质后，能诱导主动脉坏死、炎症和动脉瘤。有人提出，食用香豌豆（Lathyrusodoratous）后发生的动脉损伤和动脉瘤是β–氨基丙腈成分抑制了赖氨酰氧化酶的结果。这种酶参与结缔组织中胶原蛋白和弹性纤维的交联，对维持弹性动脉（如主动脉）的结构完整尤为重要[391]。给予实验动物高剂量的肾上腺素可诱发主动脉局部坏死、弹力层断裂、钙化、炎症反应、不同程度的巨细胞反应和囊性扩张，以及肌性动脉损伤[392]。

据报道，选择性磷酸二酯酶IV抑制剂可引起CD-1小鼠主动脉近端炎症。该变化以主动脉根部及其周围心肌的出血和炎症为特征[269]。

增加心脏输出量的心血管类药物也可以诱发主动脉损伤和动脉瘤（图7.7）。

细胞凋亡

据报道，在抗高血压药导致自发性高血压大鼠血压降低之后的血管重建过程中，血管平滑肌细胞会出现细胞凋亡[393]。输注造影剂和甘露醇后，自发性高血压大鼠的血管平滑肌和内皮细胞也显示细胞凋亡[182]。在给予磷酸二酯酶抑制剂的大鼠的肠系膜血管中也观察到了细胞凋亡，但是这种凋亡仅代表对处理因素的部分反应，它与血管炎相关[353]。

肥大和增生

由平滑肌纤维肥大或增生而产生的肌性动脉中膜增厚是高血压的标志性特征。人们认为这是血管壁对壁内压力增加的一种适应性反应，因为根据Laplace公式，血管壁厚度的增加和管腔直径的减小能导致管壁张力降低[394]。通过细胞增生的血管壁重建也可能作为对内皮损伤或剥脱的反应，并伴有炎性细胞、血小板和血管活性介质与血管壁成分的相互作用增强或作为儿茶酚胺直接代谢作用[395,396]。

高血压反应性的血管中膜肥大和增生可在自发性高血压大鼠（SHR）中被很好地评价，疾病的进展与

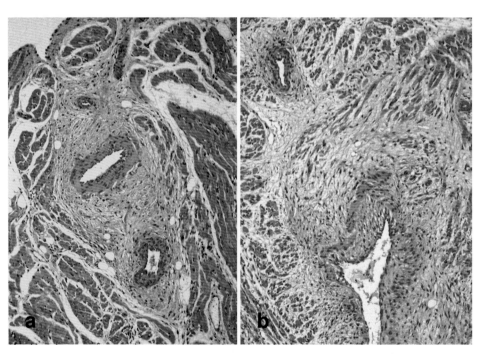

图7.6 给予内皮素受体拮抗剂的比格犬右心房，显示壁内冠状动脉受损，周围心肌成纤维细胞增生肿胀（图a：H&E染色×100；图b：H&E染色×300）

人类最常见的缓慢进展高血压状态类似。其他一些高血压动物模型是迅速进展实验性高血压模型，如肾血管性、主动脉缩窄型及DOCA-盐敏感型啮齿类动物和犬高血压模型，它们具有更不良的组织学特点[394,397]。

SHR大鼠实验显示，中膜增厚在外周肌性动脉中占优势，而在主动脉中内膜和中膜增厚占优势。主动脉中弹力层的数量保持不变，但层间距因平滑肌纤维而增厚，内皮下间隙因酸性黏多糖而扩大[394]。肌性动脉和小动脉中显示同轴的平滑肌细胞数量增加。超微结构研究表明，这些血管平滑肌细胞拥有大量的胞质和细胞器，此特征提示促成中膜增厚的因素包括肥大和增生。

一个显著的特征是不同血管床的肌性动脉对高血压有不同形态学反应[394,398]。提示细胞重组的程度取决于单个细胞增生或经受肥大的能力，以及局部体液、毒性或神经性因素的影响。对SHR大鼠以及血压正常大鼠颈内动脉和椎动脉的研究表明，支持组织的物理性质可以改变动脉血压增加对血管壁的影响。体循环血压增加后，与无支持的血管相比，骨性管道支持的动脉中膜增厚较少见[357]。

个体差异使得中膜增厚很难被准确地评价，需要有充足数量的血管在合适的压力下灌注固定后通过形态学测定的方法来研究。灌注固定的问题在一定程度上可通过使用平面测量方法来避免，该方法通过测量未灌注小或中型肌性动脉已收缩的内弹力层的长度来计算血管直径[399]。

虽然中膜增厚是高血压的特征，但是相似的形态学改变在给予新型药物的体循环血压没有增加的大鼠中也有报道，啮齿类动物的血压往往在技术上很难完全排除。在口服给予活跃的影响肌肉收缩的血管舒张药ICI 153110达6个月的大鼠中，有平滑肌引起的显著的动静脉壁增厚的报道（图7.7）[350]。因为本实验没有检测到体循环高血压，所以推测中膜肥大是对过度血管舒张所造成的严重血管壁牵拉的一种适应性反应。

另外一种形式的平滑肌肥大包括肌性动脉内膜的纵向平滑肌纤维的肥大。这在人类的支气管动脉中有很好的描述，也可在实验大鼠的全身血管中诱导这种变化。组织学表现为弹力层包围的纵向排列纤维构成的平滑肌的非同心轴增加[400]。这些改变出现于大鼠肠系膜动脉，可以由局部外科手术损伤所致，或者由于肠系膜血管与膈肌缝合时，呼吸产生

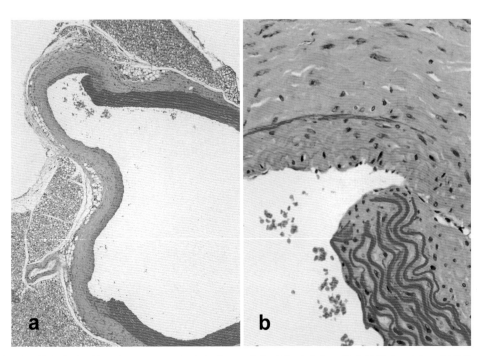

图7.7　给予高剂量血管舒张药6个月的Wistar大鼠的胸主动脉，药物引起显著的心输出量增加。图a：低倍镜下显示囊性动脉瘤（H&E染色×25）。图b：高倍镜下动脉瘤边缘，显示弹力层断裂，被纤维瘢痕组织替代（H&E染色×140）

纵向节律性拉伸而引起[400,401]。

最后，值得注意的是一些正常的动脉似乎也特别明显，稍不留心就可能会被认为是病理性增厚。比格犬长而直的壁内冠状动脉就是该类中的一种。大鼠肺动脉是另一类，可能出现明显的肥大（见下文）。

内膜增生

内膜细胞受到有害刺激可以发生增生性反应。在人类中，正常的血管内膜包含平滑肌细胞和结缔组织纤维，并且很容易通过产生纤维组织来应对血管壁的剪应力和创伤，动脉粥样硬化斑块中也可见典型的内膜增生。血管闭塞性病变中细胞过度增生性生长也是与动脉粥样硬化、血管成形术后再狭窄和冠状动脉搭桥术后移植动脉粥样硬化相关炎症反应的重要组成部分[402]。

野生型小鼠和大鼠正常的血管内膜与人类血管内膜相比很薄，成纤维细胞对损伤的反应似乎不太明显[288,291]。对不同近交系小鼠的一项调查显示，它们对损伤诱发的内膜增生的敏感性存在品系特异性差异[403]。

大鼠皮下注射盐水（甘露醇和乳酸组成的pH值为4.2的溶媒）和奥曲肽（一种大鼠生长抑素类似物）可导致血管内膜增生，以内膜到内弹性膜的平滑肌细胞增生为特征，无成纤维细胞反应[404]。有人认为

制剂的低pH值可能会促进增生反应，但是在给予奥曲肽的大鼠中病变更明显。

丛状病变

治疗药物处理可引起不同部位的动脉中膜内明显的血管增多。Westwood及其同事报道了给予大鼠影响收缩力的血管舒张药和磷酸二酯酶抑制剂ICI 153110可引起肠系膜动脉发生上述病变[350]。病变发生在中等大小的肠系膜动脉，特点为在动脉中膜和外膜内出现被覆内皮细胞含有红细胞的海绵状弯曲脉管（图7.4）。据推测，这些改变是对血管过度舒张引起的动脉损伤的一种适应和修复反应。

类似的改变在给予免疫调节药物的犬的壁内大冠状动脉中有描述，推测也是对先前壁内血管损伤的适应或修复反应[405]。

淀粉样变

在一些品系的小鼠和仓鼠中可自发淀粉样变，通常累及小血管，该病变需要与其他纤维素样变区别[127]。淀粉样蛋白沉积也可以在小鼠和仓鼠中被诱发，但大鼠似乎是对淀粉样蛋白抵抗的物种[406-408]。有人认为血管损伤导致循环中淀粉样蛋白前体进入某些组织可能是组织内淀粉样蛋白沉积和分布的一个因素（全面综述见第4章中的脾脏部分）。

肺血管

肺脏的血液供应分为两个血管系统：支气管循环和肺循环。肺循环供给肺脏最大体积的血液。肺循环以高血流量和低阻力为特点。该循环具有适应心输出量大量增加的能力（比如在运动过程中），动脉血压轻微升高或不升高。这种能力依赖于开放的微血管进一步扩张、关闭的微血管开放以及肺小动脉薄肌层的低张力来实现[409]。

通常，沿腺泡前气道、支气管和细支气管下行包括终末细支气管的所有动脉均为肌性动脉，然而肺腺泡内动脉本质上可为肌性、部分肌性或非肌性[410]。在正常大鼠肺脏中，肺腺泡内动脉长度通常达0.5 cm，

在到达毛细血管床前很快失去肌纤维[411]。正是这些肺腺泡内的小血管在肺脏的血流动力学方面有很重要的作用。大鼠特有的特点是具有额外的斜行肌层，该肌层呈螺旋状环绕着被称为厚壁斜肌性动脉的部分肺动脉的正常肌层[412,413]。肺静脉主要分布于肺腺泡边缘，其典型的特征为缺乏内弹性膜，大的肺静脉壁周围可观察到心肌细胞。肺毛细血管是气体交换的重要场所，毛细血管内皮的损伤会导致肺水肿。

肺动脉压的决定因素包括心输出量、静脉血压、血液黏度和肺动脉床的管腔面积。因此，肺脏血流量、左心房或肺静脉压增加或管腔面积减少均

可导致肺动脉压升高。这些变化最终均伴有肺脏血管的结构改变（见下文）。

血管炎

虽然全身血管发生坏死时很少累及肺血管，但是在许多不同环境下，实验动物或人类的肺脏可发生血管炎，这种情况类似于体循环相关的血管炎。

肌性肺动脉纤维素样坏死是丛原性动脉病的组成部分，丛原性动脉病与严重的高压性肺血管疾病相关，这些高压性肺血管疾病可由相对较薄的血管肌层强烈收缩或过度收缩引起[414,415]。人类中发现的一些肺血管炎综合征可以在实验动物中通过自身免疫过程复制。免疫调节紊乱的新西兰（NZB X NZW）杂交F₁代小鼠中显著的肺血管炎已有报道。随后的病理研究显示，这些小鼠在约4月龄时发生血管和支气管周围轻度的混合型B淋巴细胞和T淋巴细胞增生[416,417]。约8月龄时发生肺血管炎，累及小动脉、静脉和小静脉，偶尔累及肌性动脉。受影响的血管显示淋巴细胞全层浸润，免疫细胞化学实验证实这些淋巴细胞主要为CD90和CD5阳性的辅助性T淋巴细胞，而非CD8阳性的抑制性T细胞[416]。除了显著的淋巴细胞浸润，还有血管管腔变窄、局限性弹性膜破碎的报道，但是未观察到血管壁坏死[417]。这表明，血管炎发生之前淋巴细胞的增生是免疫调节缺陷的情况下慢性抗原刺激的结果，随后发生的血管炎是由于缺乏CD8阳性抑制性T细胞调节炎性淋巴因子的产生，从而导致炎症持续发展和抗原反应细胞不受控制地增生。

影响肺小血管的血管炎在给予免疫调节剂的实验小鼠和大鼠中也有报道。例如给予小鼠和大鼠高剂量的人重组白细胞介素2（IL-2, T细胞生长因子）[418,419]，人重组白细胞介素2为活化的T细胞产生的一种细胞因子。给予高剂量IL-2，可诱发小鼠的血管渗漏综合征（见肺脏）。血管渗漏综合征的部分组织学特点为肺脏小静脉和小动脉以及血管周围间隙淋巴细胞浸润。淋巴细胞主要为CD8阳性和活化的唾液酸神经节苷脂阳性淋巴细胞[418]。同样给予大鼠高剂量IL-2，可诱发肺小动脉、毛细血管和小静脉重度的淋巴细胞及嗜酸性粒细胞浸润[419]。有人认为组织嗜

酸性粒细胞浸润继发于IL-2刺激的淋巴细胞生成嗜酸性粒细胞细胞因子。基因敲除小鼠模型的实验显示，自然杀伤细胞在血管泄漏综合征的早期和后期均很重要，自然杀伤细胞和多形核细胞在IL-2诱导的血管泄漏综合征的后期具有重要作用[420]。大鼠和小鼠似乎都是人类高剂量IL-2毒性的合适模型。IL-2在癌症的免疫疗法中也显示出很重要的作用，但它的完整治疗潜力一直受限于其毒性，包括毛细血管渗漏综合征[421]。

给予大鼠大环内酯类免疫抑制剂他克莫司（FK 506），可观察到肺脏的小血管周围嗜酸性粒细胞浸润，无血管损伤[422]。给予大鼠高剂量抗癌药丝裂霉素衍生物BMY-25282也有肺动脉炎的报道，其组织学特征是局灶性内皮破坏和增生、血管内膜下中性粒和单核细胞浸润、血管内膜下纤维蛋白沉积、外膜重度纤维化和单核细胞浸润[207]。

注射大分子量物质（尤其是多糖）可诱发血管炎，以小的肺动脉、小动脉和毛细血管周围的小的、血管为中心的非坏死性肉芽肿为主要特征。没有证据表明这种类型病变的机制是免疫介导的，可能仅仅由小血管内注射物质的沉积引起[117,423]。大鼠30天静脉输注大体积等渗盐水也可引起动脉周围的嗜酸性粒细胞浸润，而且随着输注速率增加，嗜酸性粒细胞也增加[424]。

静脉注射的毒理实验中，皮肤、毛发或角质的碎片可能进入注射针，从而进入循环形成小的肺栓子，这种现象在啮齿类动物和大动物中均可发生。虽然功能紊乱通常不明显，但是在小的肺血管内或周围可以形成血栓、局灶性炎症和异物性肉芽肿[424-426]。

肥大和增生

与体循环相同，肺动脉中膜增厚是肺动脉高血压的特征。人类的肺动脉高血压有5种临床分类。它们是无确定性原因的原发性肺动脉高压、肺静脉高压、与肺功能障碍和低氧血症相关的高血压、血栓形成或栓塞引起的高血压以及炎症或机械性梗阻等造成的肺血管损伤而引起的高血压[427]。例子包括二尖瓣狭窄所致静脉压升高，伴有先天性左心向右

心分流的血流量增加、红血球增多所致血液黏度增加、破坏性的肺部疾病、血管阻塞和栓塞以及与低氧相关的血管收缩均可引起肺动脉高压。人类中许多药物和毒物也与肺动脉高血压相关，尤其是食欲抑制药（如富马酸阿米雷司）。30年前肺动脉高压在德国、瑞士和奥地利的年轻女士中尤为流行。近年来，苯丁胺、对氯苯丁胺、氟苯丙胺和右芬氟拉明也被证明与肺动脉高压相关[428-430]。

虽然在人类特定类型的肺动脉高血压中肺血管结构具有特定的组织病理学改变，但是不同形式的高血压间的病理学表现还是有很多的重叠[409,414,431]。人类所有形式的肺动脉高血压拥有一些共同的组织病理学特征，尤其是肌性和弹性动脉中膜肥大、弹性肺动脉扩张和内膜动脉粥样化以及右心室肥大[431]。然而，好的组织取材和加工并仔细进行组织病理学评价，结合对纤维组织、弹性纤维和铁的特殊染色以及平滑肌和内皮细胞的免疫组化标志物的运用，对于了解发病机制很有必要[431]。

在毒理病理学中，肺血管结构的任何改变均应被精确描述，结合右心室的重量评估，可为对肺循环的血流动力学改变提供一些线索。

中膜肥大的进程及伴发的低氧相关的血管重建已有很好的实验研究，这为分析实验动物肺循环中药物诱导的改变提供了很有用的基础。高氧也可引起实验动物肺循环的类似病变[396]。大鼠实验显示低氧可引起急性肺动脉压升高。这种变化在初期是可以恢复的，而且被认为是血管收缩所致[395]。然而，几天内低氧就会引起肺动脉结构改变，主要是由于平滑肌细胞和细胞器的肥大以及核分裂活动的增多而引起的肺腺泡周围肌性动脉中膜的增厚[432,433]。此外，肺脏边缘伴随的呼吸性细支气管、肺泡管和肺泡壁中肌性动脉的比例增加[434]。在缺氧状态下，这些管腔可能会通过未分化的平滑肌祖细胞（如周细胞和中间细胞）的增生和分化而变得肌化[432,435]。

尽管不同种类哺乳动物对缺氧的一般肺脏反应相似，但在对缺氧的易感性方面存在年龄、品系和物种相关的差异[434-438]。牛的实验表明，未扩张的正常肺动脉中膜增厚可预示肺动脉高血压的程度，该

病变在高海拔低氧的条件下或者在前列腺素$E_{2\alpha}$、前列腺素E_1和5-羟色胺等物质给药时可以发生[436,437]。此病变可在实验大鼠中重现。两个种群的Sprague-Dawley大鼠肺腺泡内肌性动脉的厚度不同，在应对低氧时，也显示出不同程度的肺动脉高血压、红细胞增多症、血管收缩、肺腺泡内动脉肌化和肺腺泡周围动脉中膜增厚[435]。

高氧也可引起大鼠肌性肺动脉中膜增厚、肺腺泡内和腺泡周围动脉肌性比例增加以及右心室肥大[396,439,440]。此病变可能是对远端肺血管床压力增加或内皮损伤以及炎性细胞、血小板或血管活性物质对血管壁作用增强的反应。氧气过量也可损伤肺泡区域的小静脉，增加其肌化。

给予血管活性药物也可引起实验动物相似的动脉中膜肥大，Fried和Reid用一个实验证明了此结论。在这个实验中，通过使用皮下埋植渗透性微泵持续地静脉输注给予大鼠适度剂量异丙肾上腺素2周[395]，给药组大鼠肺血管结构显示出了与维持在低压缺氧环境下几日的大鼠相似的改变，即显著的肌性动脉中膜厚度增加和更外周血管的肌化。这些变化与心脏相对于体重的重量增加相关，对右心室的影响比左心室多。血流动力学研究显示肺动脉压没有升高。然而，体循环动脉压降低，心脏指数（体表每平方米心输出量）增加，体循环血管阻力明显减少，肺循环阻力仅轻度减少。

食欲抑制药阿米雷司、苯丁胺、对氯苯丁胺、氟苯丙胺和右芬氟拉明可诱发一些人的肺动脉高血压，虽然对此没有良好的动物模型，但是安非他命和阿米雷司可引起犬体循环和肺循环动脉压短暂升高[441]。此外，Stepanek和Zak展示了阿米雷司2年给药引起的犬轻度肺动脉高压的组织学特征[442]。他们发现小肺动脉增生，内膜纤维弹性组织增厚，以及与右心肥大相关的动脉平滑肌肥大和增生。

大鼠仅灌注大量等渗盐水即可诱发肺血管内皮细胞肥大和增生以及动脉中膜增厚，可能是对肺循环流体流动或湍流增加的反应[424]。

（朱琳、王蕾译，杨秀英、吕建军校）

参考文献

1. Einarson TR. Drug-related hospital admissions. *AnnPharmacother* 1993;**27**:832-40.

2. Lazarou J, Pomeranz BH, Corey PN. Incidence of adverse drug reactions in hospitalized patients-a meta-analysis of prospective studies. *JAMA* 1998;**279**:1200-5.

3. Fradet G, Legac X, Charlois T, Ponge T, Cottin S. Iatrogenic pathology in elderly, inducing hospitalisation. A one year retrospective study in an internal medicine department. *Revue de Médecine Interne* 1996;**17**:456-60.

4. Pouyanne P, Haramburu F, Imbs JL, Bégaud B. Admissions to hospital caused by adverse drug reactions: cross sectional incidence study. *Brit Med J* 2000;**320** 1036-1036

5. Mjörndal T, Boman MD, Hägg S, Bäckström M, Wiholm B-E, Wahlin A, et al. Adverse drug reactions as a cause for admissions to a department of internal medicine. *Pharmacoepidemiol Drug Safety* 2002;**11**:65-72.

6. Capuano A, Motola G, Russo F, Avolio A, Filippelli A, Rossi F, et al. Adverse drug events in two emergency departments in Naples, Italy: an observational study. *Pharmacol Res* 2004;**50**:631-6.

7. Wu TY, Jen MH, Bottle A, Molokhia M, Aylin P, Bell D, et al. Ten-year trends in hospital admissions for adverse drug reactions in England 19992009. *J R Soc Med* 2010;**103**:239-50.

8. Glassman AH. Cardiovascular effects of tricyclic antidepressants. *Annu Rev Med* 1984;**35**:503-11.

9. Kerr DJ, Dunn JA, Langman MJ, Smith JL, Midgley RSJ, Stanley A, et al. Rofecoxib and cardiovascular adverse events in adjuvant treatment of colorectal cancer. *N Engl J Med* 2007;**357**:360-9.

10. Adams MJ, Lipsitz SR, Colan SD, Tarbell NJ, Treves ST, Diller L, et al. Cardiovascular status in long-term survivors of Hodgkin's disease treated with chest radiotherapy. *J Clin Oncol* 2004;**22**:3139-48.

11. Yeh ETH. Cardiotoxicity induced by chemotherapy and antibody therapy. *Annu Rev Med* 2006;**57**:485-98.

12. Cheng H, Force T. Molecular mechanisms of cardiovascular toxicity of targeted cancer therapeutics. *Circ Res* 2010;**106**:21-34.

13. Nissen SE. ADHD drugs and cardiovascular risk. *N Engl J Med* 2006;**354**:1445-8.

14. Pozner CN, Levine M, Zane R. The cardiovascular effects of cocaine. *J Emerg Med* 2005;**29**:173-8.

15. Faber TS, Zehender M, Just H. Drug-induced torsade de pointes. Incidence, management and prevention. *Drug Safety* 1994;**11**:463-76.

16. Lindquist M, Edwards IR. Risks of non-sedating antihistamines. *Lancet* 1997;**349**:1322.

17. Vincent GM. The molecular genetics of the long QT syndrome: genes causing fainting and sudden death. *Annu Rev Med* 1998;**49**:263-74.

18. Gussak I, Litwin J, Kleiman R, Grisanti S, Morganroth J. Drug-induced cardiac toxicity: emphasizing the role of electrocardiography in clinical research and drug development. *J Electrocardiol* 2004;**37**:19-24.

19. Anon. *Note for guidance on the clinical evaluation of QT/QTc interval prolongation and proarrhymic potential for non-antiarrhythmic drugs*. CPMP/ICH/2/04. London: European Agency for the Evaluation of Medicinal Products; 2005.

20. Anon. *Points to consider: the assessment of the potential for QT interval prolongation by non-cardiovascular medicinal products*. CPMP/986/96 Committee for Proprietary Medicinal Products (CPMP). London: European Agency for the Evaluation of Medicinal Products; 1997.

21. Anon. *Note for guidance on the nonclinical evaluation of the potential for delayed vetricular repolarization (QT interval prolongation) by human pharmaceuticals* (CHMP/ICH/423/02). London: European Agency for the Evaluation of Medicinal Products; 2005.

22. Abrams J, Jones CA, Kirkpatrick P. Ranolazine. *Nat Rev Drug Discovery* 2006;**5**:453-4.

23. Anon. *RANEXATM (Ranolazine) summary of basis for approval*. NDA 021526. Rockville MD: Center for Drug Evaluation and Research, Food and Drug Administration; 2006.

24. Vadnais DS, Wenger NK. Emerging clinical role of ranolazine in the management of angina. *Ther Clin Risk Manag* 2010;**6**:517-30.

25. Greaves P, Williams A, Eve M. First dose of potential new medicines to humans: how animals help. *Nat Rev Drug Discovery* 2004;**3**:226-36.

26. Schein PS, Davis RD, Carter S, Newman J, Schein DR, Rall DP. The evaluation of anticancer drugs in dogs and monkeys for the prediction of qualitative toxicities in man. *Clin Pharmacol Ther* 1970;**11**:3-40.

27. Zbinden G. Detection of cardiotoxic hazards. *Arch Toxicol Suppl* 1986;**9**:178-87.

28. Olsen H, Betton G, Robinson D, Thomas K, Monro A,

Kolaja G, et al. Concordance of the toxicity of pharmaceuticals in humans and animals. *Regul Toxicol Pharm* 2000;**32**:56-67.

29. Mitchell AR. Hypertension in dogs: the value of comparative medicine. *J R Soc Med* 2000;**93**:451-2.

30. Bode G, Clausing P, Gervais F, Loegsted J, Luft J, Nogues V, et al. & under the auspices of the Steering Group of the RETHINK Project. The utility of the minipig as an animal model in regulatory toxicology. *J Pharmacol Toxicol Methods* 2010;**62**:196-220.

31. Force T, Kerkela R. Cardiotoxicity of the new cancer therapeutics-mechanisms of, and approaches to, the problem. *Drug Discovery Today* 2008;**13**:778-84.

32. Chu TF, Rupnick MA, Kerkela R, Dallabrida SM, Zurakowski D, Nguyen L, et al. Cardiotoxicity associated with tyrosine kinase inhibitor sunitinib. *Lancet* 2007;**370**:2011-9.

33. Patyna S, Arrigoni C, Terron A, Kim TW, Heward JK, Vonderfecht SL, et al. Nonclinical safety evaluation of sunitinib: a potent inhibitor of VEGF, PDGF, KIT, FLT3, and RET receptors. *Toxicol Pathol* 2008;**36**:905-16.

34. Zimmerman J, Fromm R, Meyer D, Boudreaux A, Wun C-CC, Smalling R, et al. Diagnostic marker cooperative study for the diagnosis of myocardial infarction. *Circulation* 1999;**99**:1671-7.

35. Wallace KB, Hausner E, Herman E, Holt GD, MacGregor JT, Metz AL, et al. Serum troponins as biomarkers of drug-induced cardiac toxicity. *Toxicol Pathol* 2004;**32**:106-21.

36. York M, Scudamore C, Brady S, Chen C, Wilson S, Curtis M, et al. Characterization of troponin responses in isoproterenol-induced cardiac injury in the Hanover Wistar rat. *Toxicol Pathol* 2007;**35**:606-17.

37. Clements P, Brady S, York M, Berridge B, Mikaelian I, Nicklaus R, et al. Time course characterization of serum cardiac troponins, heart fatty acid-binding protein, and morphologic findings with isoproterenol-induced myocardial injury in the rat. *Toxicol Pathol* 2010;**38**:703-14.

38. Mikaelian I, Hirkaler DM, Downing JC, Rasmussen E, Todd J, Estis J, et al. Assessment of the toxicity of hydralazine in the rat using an ultrasensitive flow-based cardiac troponin I immunoassay. *Toxicol Pathol* 2009;**37**:878-81.

39. Berridge BR, Pettit S, Walker DB, Jaffe AS, Schultze AE, Herman E, et al. A translational approach to detecting drug-induced cardiac injury with cardiac troponins: consensus and recommendations from the Cardiac Troponins Biomarker

Working Group of the Health and Environmental Sciences Institute. *Am Heart J* 2009;**158**:21-9.

40. Ng R, Green MD. Antivancer agents and cardiotoxicity. *Sem Oncol* 2006;**33**:2-14.

41. Kerns W, Schwartz L, Blanchard K, Burchiel S, Essayan D, Fung E, et al. Drug-induced vascular injury-a quest for biomarkers. *Toxicol Appl Pharmacol* 2005;**203**:62-87.

42. Louden C, Brott D, Katein A, Kelly T, Gould S, Jones H, et al. Biomarkers and mechanisms of drug-induced vascular injury in non-rodents. *Toxicol Pathol* 2006;**34**:19-26.

43. Gerrity RG, Richardson M, Caplan BA, Cade JF, Hirsh J, Schwartz CJ. Endotoxin-induced vascular endothelial injury and repair. II. Facial injury, en face morphology, (3H) thymidine uptake and circulating endothelial cells in the dog. *Exp Mol Pathol* 1976;**24**:59-69.

44. Solovey A, Lin Y, Browne P, Choong S, Wayner E, Hebbel RP. Circulating activated endothelial cells in sickle cell anemia. *N Engl J Med* 1997;**337**:1584-90.

45. Greaves P. Patterns of drug-induced cardiovascular pathology in the beagle dog: relevance for humans. *Exp Toxicol Pathol* 1998;**50**:283-93.

46. Greaves P. Patterns of cardiovascular pathology induced by diverse cardioactive drugs. *Toxicol Lett* 2000;**112**:547-52.

47. Piper RC. Morphologic evaluation of the heart in toxicology studies. In: Balazs T, editor. *Cardiac toxicology*, Vol. 3. Boca Raton: CRC Press; 1981.

48. Morawietz G, Ruehl-Fehlert C, Kittel B, Bube A, Keane K, Halm S, et al. Revised guides for organ sampling and trimming in rats and mice-Part 3-A joint publication of the RITA and NACAD groups. *Exp Toxicol Pathol* 2004;**55**:433-49.

49. Paxxlate BM, Denoël SR, Roba JL. A simple method for performing routine histopathological examination of the cardiac conduction tissue in the dog. *Toxicol Pathol* 1995;**23**:56-62.

50. Pick R, Jalil JE, Janicki JS, Weber KT. The fibrillar nature and structure of isoproterenol-induced myocardial fibrosis in the rat. *Am J Pathol* 1989;**134**:365-71.

51. Whittaker P, Boughner DR, Kloner RA. Analysis of healing after myocardial infarction using polarized light microscopy. *Am J Pathol* 1989;**134**:879-93.

52. Al-Rufaie HK, Florio RA, Olsen EGJ. Comparison of the haematoxylin basic fuchsin picric acid method and the fluorescence of haematoxylin and eosin stained sections for the identification of early myocardial infarction. *J Clin*

Pathol 1983;**36**:646-9.

53. Block MI, Said JW, Siegel RJ, Fishbein MC. Myocardial myoglobin following coronary artery occlusion. An immunohistochemical study. *Am J Pathol* 1983;**111**:374-9.

54. Hayakawa BN, Jorgensen AO, Gotlieb AI, Zhao M-S, Liew CC. Immunofluorescent microscopy for the identification of human necrotic myocardium. *Arch Pathol Lab Med* 1984;**198**:284-6.

55. Spinale FG, Schulte BA, Crawford FA. Demonstration of early ischemic injury in porcine right ventricular myocardium. *Am J Pathol* 1989;**134**:693-704.

56. Doran JP, Howie AJ, Townend JN, Bonser RS. Detection of myocardial infarction by immunohistological staining for C9 on formalin fixed, paraffin wax embedded sections. *J Clin Pathol* 1996;**49**:34-7.

57. Mueller RW, Gill SS, Pulido OM. The monkey (Macaca fascicularis) heart neural structures and conducting system: an immunochemical study of selected neural biomarkers and glutamate receptors. *Toxicol Pathol* 2003;**31**:227-34.

58. Hirano M, Davidson M, DiMauro S. Mitochondria and the heart. *Curr Opin Cardiol* 2001;**16**:201-10.

59. Zeek PM. Heart weight. 1. The weight of the normal human heart. *Arch Pathol* 1942;**34**:820-32.

60. Tanase H, Yamori Y, Hansen CT, Lovenberg W. Heart size in inbred strains of rats. Part 1. Genetic determination of the development of cardiovascular enlargement in rats. *Ann Math Stud* 1982;**4**:864-72.

61. Tanase H, Yamori Y, Hansen CT, Lovenberg W. Heart size in inbred strains of rats. Part 2. Cardiovascular DNA and RNA contents during the development of cardiac enlargement in rats. *Ann Math Stud* 1982;**4**:872-80.

62. Hill JA, Olson EN. Cardiac plasticity. *N Engl J Med* 2008;**358**:1370-80.

63. Milliken MC, Straygundersen J, Peshock RM, Katz J, Mitchell JH. Left-ventricular mass as determined by magnetic-resonance imaging in male endurance athletes. *Am J Cardiol* 1988;**62**:301-5.

64. Fagard R. Athlete's heart. *Hearing Res* 2003;**89**:1455-61.

65. Perhonen MA, Franco F, Lane LD, Buckey JC, Blomqvist CG, Zerwekh JE, et al. Cardiac atrophy after bed rest and spaceflight. *J Appl Physiol* 2001;**91**:645-53.

66. Berenji K, Drazner MH, Rothermel BA, Hill JA. Does load-induced ventricular hypertrophy progress to systolic heart failure? *Am J Physiol-Heart Circ Physiol* 2005;**289**:H8-16.

67. Kang YJ. Cardiac hypertrophy: a risk factor for QT-prolongation and cardiac sudden death. *Toxicol Pathol* 2006;**34**:58-66.

68. Pelliccia A, Maron BJ, Spataro A, Proschan MA, Spirito P. The upper limit of physiological cardiac-hypertrophy in highly trained elite athletes. *N Engl J Med* 1991;**324**:295-301.

69. Nagashima J, Musha H, Takada H, Murayama M. New upper limit of physiologic cardiac hypertrophy in Japanese participants in the 100-km ultramarathon. *J Am Coll Cardiol* 2003;**42**:1617-23.

70. Scharhag J, Urhausen A, Kindermann W. Suggested new upper limit of physiologic cardiac hypertrophy determined in Japanese ultramarathon runners must be interpreted cautiously. *J Am Coll Cardiol* 2004;**44**:470-1.

71. Pelliccia, A., Kinoshita, N., Pisicchio, C., Quattrini, F., DiPaolo, F.M., Ciardo, R., et al. Long-term clinical consequences of intense, uninterrupted endurance training in Olympic athletes. *J Am Coll Cardiol* **55**: 1619-1625.

72. Grant C, Greene DG, Bunnell IL. Left ventricular enlargement and hypertrophy. A clinical and angiocardio-graphic study. *Am J Med* 1965;**39**:895-904.

73. Rawlins J, Bhan A, Sharma S. Left ventricular hypertrophy in athletes. *Eur J Echocardiogr* 2009;**10**:350-6.

74. Hunter JJ, Chien KR. Mechanisms of disease-signaling pathways for cardiac hypertrophy and failure. *N Engl J Med* 1999;**341**:1276-83.

75. Grossman W, Jones D, McLaurin LP. Wall stress and patterns of hypertrophy. *J Clin Invest* 1975;**56**:56-64.

76. Grossman W. Cardiac hypertrophy: useful adaption or pathological process? *Am J Med* 1980;**69**:576-84.

77. Weber KT, Brilla CG. Pathological hypertrophy and cardiac interstitium. Fibrosis and renin-angiotensin-aldosterone system. *Circulation* 1991;**83**:1849-65.

78. Campbell SE, Gerdes AM. Regional differences in myocyte dimensions and number in Sprague-Dawley rats from different suppliers. *Proc Soc Exp Biol Med*, 186. 1987.

79. Kemi M, Keenan KP, McCoy C, Hoe CM, Soper KA, Ballam GC, et al. The relative protective effects of moderate dietary restriction versus dietary modification on spontaneous cardiomyopathy in male Sprague-Dawley rats. *Toxicol Pathol* 2000;**28**:285-96.

80. Campbell SE, Gerdes AM, Smith TD. Comparison of regional differences in cardiac myocyte dimensions in rats, hamsters and guinea pigs. *Anat Rec* 1987;**219**:53-9.

81. Gerdes AM, Moore JA, Hines JM, Kirkland PA, Bishop SP. Regional differences in myocyte size in normal rat heart.

Anat Rec 1986;**215**:420-6.

82. Rubin SA, Fishbein MC, Swan HJC, Rabines A. Compensatory hypertrophy in the heart after myocardial infarction in the rat. *J Am Coll Cardiol* 1983;**1**:1435-41.

83. Rona G. Catecholamine cardiotoxicity. *J Mol Cell Cardiol* 1985;**17**:291-306.

84. Craft-Cormney C, Hansen JT. Early ultrastructural changes in the myocardium following thyroxine-induced hypertrophy. *Virchows Archiv B Cell Pathol Incl Mol Pathol* 1980;**33**:267-73.

85. Laks MM, Morady F. Norepinephrine-the myocardial hypertrophy hormone? *Am Heart J* 1976;**91**:674-5.

86. Gilbert PL, Siegel RJ, Melmed S, Sherman CT, Fishbein MC. Cardiac morphology in rats with growth hormone-producing tumours. *J Mol Cell Cardiol* 1985;**17**:805-11.

87. Sullivan ML, Martinez CM, Gennis P, Gallagher EJ. The cardiac toxicity of anabolic steroids. *Prog Cardiovasc Dis* 1998;**41**:1-15.

88. Cooper G. Basic determinants of myocardial hypertrophy: a review of molecular mechanisms. *Annu Rev Med* 1997;**48**:13-23.

89. Brickner ME, Willard JE, Eichhorn EJ, Black J, Grayburn PA. Left-ventricular hypertrophy associated with chronic cocaine abuse. *Circulation* 1991;**84**:1130-5.

90. Rajab R, Stearns E, Baithun S. Autopsy pathology of cocaine users from the Eastern district of London: a retrospective cohort study. *J Clin Pathol* 2008;**61**:848-50.

91. Greaves P, Martin J, Michel MC, Mompon P. Cardiac hypertrophy in the dog and rat induced by oxfenicine, an agent which modifies muscle metabolism. *Arch Toxicol Suppl* 1984;**7**:488-93.

92. Higgins AJ, Faccini JM, Greaves P. Coronary hyperemia and cardiac hypertrophy following inhibition of fatty acid oxidation. Evidence of a regulatory role for cytosolic phosphorylation potential. In: Dhalla NS, Hearse DJ, editors. *Advances in myocardiology*. Plenum Press; 1985. p. 329-38.

93. Bachman E, Weber E, Zbinden G. The effect of methyl-2-tetradecylglycidate (McNeil 3716) on heart mitochondrial metabolism in rats. *Biochem Pharmacol* 1984;**33**:1947-50.

94. Low JE, Metz AL, Mertz TE, Henry SP, Knowlton P, Loewen G, et al. Cardiac-hypertrophy in rats after intravenous administration of CI-959, a novel antiinflammatory compound-morphologic features and pharmacokinetic and pharmacodynamic mechanisms. *J Cardiovasc Pharmacol* 1995;**25**:930-9.

95. Breider MA, Gough AW, Haskins JR, Sobocinski G, de la Iglesia FA. Troglitazone-induced heart and adipose tissue cell proliferation in mice. *Toxicol Pathol* 1999;**27**:545-52.

96. Pickavance LC, Tadayyon M, Widdowson PS, Buckingham RE, Wilding JPH. Therapeutic index for rosiglitazone in dietary obese rats: separation of efficacy and haemodilution. *Br J Pharmacol* 1999;**128**:1570-6.

97. Waites CR, Dominick MA, Sanderson TP, Schilling BE. Nonclinical safety evaluation of muraglitazar, a novel PPAR alpha/gamma agonist. *Toxicol Sci* 2007;**100**:248-58.

98. Arakawa K, Ishihara T, Aoto M, Inamasu M, Kitamura K, Saito A. An antidiabetic thiazolidinedione induces eccentric cardiac hypertrophy by cardiac volume overload in rats. *Clin Exp Pharmacol Physiol* 2004;**31**:8-13.

99. Spokas EG, Suleymanov OD, Bittner SE, Campion JG, Gorczynski RJ, Lenaers A, et al. Cardiovascular effects of chronic high-dose atriopeptin III infusion in normotensive rats. *Toxicol Appl Pharmacol* 1987;**91**:305-14.

100. Vracko R, Thorning D, Frederickson RG. Connective tissue cells in healing rat myocardium. A study of cell reactions in rhythmically contracting environment. *Am J Pathol* 1989;**134**:99-1006.

101. Liu PP, Mason JW. Advances in the understanding of myocarditis. *Circulation* 2001;**104**:1076-82.

102. Aretz HT. Myocarditis: the Dallas criteria. *Hum Organ* 1987;**18**:619-24.

103. Feldman AM, McNamara D. Myocarditis. *N Engl J Med* 2000;**343**:1388-98.

104. Friedrich MG, Sechtem U, Schulz-Menger J, Holmvang G, Alakija P, Cooper LT, et al. Cardiovascular magnetic resonance in myocarditis: a JACC white paper. *J Am Coll Cardiol* 2009;**53**:1475-87.

105. Hottendorf GH, Hirth RS. Lesions of spontaneous subclinical disease in beagle dogs. *Vet Pathol* 1974;**11**:240-58.

106. Keenan CM, Vidal JD. Standard morphologic evaluation of the heart in the laboratory dog and monkey. *Toxicol Pathol* 2006;**34**:67-74.

107. Luginbühl H, Detweiler DK. Cardiovascular lesions in dogs. *Ann NY Acad Sci* 1965;**127**:517-40.

108. Van Vleet JF, Ferrans VJ. Myocardial diseases of animals. *Am J Pathol* 1986;**124**:98-178.

109. Thompson H, McCandlish IAP, Cornwell HIC, Wrighter NG, Rogerson P. Myocarditis in puppies. *Vet Rec* 1979;**104**:107-8.

110. Robinson WF, Huxtable CR, Pass DA. Canine parvovirus

myocarditis: a morphologic description of the natural disease. *Vet Pathol* 1980;**17**:282-93.

111. Qureshi SR. Chronic interstitial myocarditis in primates. *Vet Pathol* 1979;**16**:486-7.

112. Lowenstine LJ. A primer of primate pathology: lesions and nonlesions. *Toxicol Pathol Suppl* 2003;**31**:92-102.

113. Chamanza R, Parry NMA, Rogerson P, Nicol JR, Bradley AE. Spontaneous lesions of the cardiovascular system in purpose-bred laboratory nonhuman primates. *Toxicol Pathol* 2006;**34**:357-63.

114. Zabka TS, Irwin M, Albassam MA. Spontaneous cardiomyopathy in cynomolgus monkeys(*Macaca fascicularis*). *Toxicol Pathol* 2009;**37**:814-8.

115. Vidal JD, Drobatz LS, Holliday DF, Geiger LE, Thomas HC. Spontaneous findings in the heart of Mauritian-origin cynomolgus macaques(*Macaca fascicularis*). *Toxicol Pathol* 2010;**38**:297-302.

116. Drevon-Gaillot E, Perron-Lepage MF, Clement C, Burnett R. A review of background findings in cynomolgus monkeys(*Macaca fascicularis*)from three different geographical origins. *Exp Toxicol Pathol* 2006;**58**:77-88.

117. Greaves, P. & Faccini, J.M. Cardiovascular system. In: *A glossary for use in toxicity and carcinogenicity studies.* Amsterdam: Elsevier; 1992. 91-104.

118. Cornwell GG, Thomas BP, Snyder DL. Myocardial fibrosis in aging germ-free and conventional Lobund-Wistar rats: the protective effect of diet restriction. *J Gerontol* 1991;**46**:B167-9.

119. Yamori Y, Okomoto K. The Japanese spontaneously hypertensive rat (SHR). *Clin Exp Pharmacol Physiol Suppl* 1976;**3**:1-4.

120. Factor SM, Minase T, Cho S, Fein F, Capasso JM, Sonnenblick EH. Coronary microvascular abnormalities in the hypertensive-diabetic rat. A primary cause of cardiomyopathy? *Am J Pathol* 1984;**116**:9-20.

121. Keenan KP, Soper KA, Hertzog PR, Gumprecht LA, Smith PF, Mattson BA, et al. Diet, overfeeding, and moderate dietary restriction in control Sprague-Dawley rats: II. Effects on age-related proliferative and degenerative lesions. *Toxicol Pathol*, 23. 1995.

122. Jasmin G, Eu HY. Cardiomyopathy of hamster dystrophy. *Ann NY Acad Sci* 1979;**317**:46-58.

123. Karliner JS, Alabaster C, Stephens H, Barnes P, Dollery C. Enhanced noradrenaline response in cardiomyopathic hamsters: possible relation to changes in adrenoceptors studied by radioligand binding. *Cardiovasc Res* 1981;**15**:296-304.

124. Okazaki Y, Okuizumi H, Ohsumi T, Nomura O, Takada S, Kamiya M, et al. A genetic linkage map of the Syrian hamster and localization of cardiomyopathy locus on chromosome 9qa2.1-b1 using RLGS spot mapping. *Nat Genet* 1996;**13**:87-90.

125. Nigro V, Okazaki Y, Belsito A, Piluso G, Matsuda Y, Politano L, et al. Identification of the Syrian hamster cardiomyopathy gene. *Hum Mol Genet* 1997;**6**:601-7.

126. Ward JM, Goodman DG, Squire RA, Chu KC, Linhart MS. Neoplastic and non-neoplastic lesions in ageing (C57BL/6NX C3H/HeN) F1 (B6C3F1) mice. *J Natl Cancer Inst* 1979;**63**:849-54.

127. Faccini, J.M., Abbott, D.P. & Paulus, G.J.J. Cardiovascular system. In: *Mouse histopathology. A glossary for use in toxicity and carcinogenicity studies.* Amsterdam: Elsevier; 1990. 64-65

128. Gang DL, Barrett LV, Wilson EJ, Rubin RH, Medearis DN. Myopericarditis and enhanced dystropic cardiac calcification in murine cytomegalovirus infection. *Am J Pathol* 1986;**124**:207-15.

129. Godeny EK, Gauntt CJ. *In situ* immune autoradiographic identification of cells in heart tissues of mice with Coxsackievirus B3-induced myocarditis. *Am J Pathol* 1987;**129**:267-76.

130. Allen AM, Hansen CT, Moore TD, Knapka J, Ediger RD, Long PH. Hemorrhagic cardiomyopathy and hemothorax in vitamin K deficient mice. *Toxicol Pathol* 1991;**19**:589-96.

131. De Jonghe S, Verbeeck J, Vinken P, Lammens L, Starckx S, Lachau-Durand S, et al. Hemorrhagic cardiomyopathy in male mice treated with an NNRTI: the role of vitamin K. *Toxicol Pathol* 2009;**36**:321-9.

132. Schindler CW, Tella SR, Erzouki HK, Goldberg SR. Pharmacological mechanisms in cocaine cardiovascular effects. *Drug Alcohol Depend* 1995;**37**:183-91.

133. Karch SB. Cocaine cardiovascular toxicity. *South Med J* 2005;**98**:794-9.

134. Karch SB, Billingham ME. The pathology and etiology of cocaine-induced heart disease. *Arc Pathol Lab Med* 1988;**112**:225-30.

135. Karch SB, Billingham ME. Myocardial contraction bands revisited. *Hum Organ* 1988;**17**:9-13.

136. Singal PK, Dcally CMR, Weinberg LE. Subcellular effects of adriamycin in the heart-a concise review. *J Mol Cell*

Cardiol 1987;**19**:817-28.

137. Boor PJ. Amines and the heart. *Arch Pathol Lab Med* 1987;**111**:930-2.

138. Navarro-Sobrino M, Lorita J, Soley M, Ramirez I. Catecholamine-induced heart injury in mice: differential effects of isoproterenol and phenylephrine. *Histol Histopathol* 2010;**25**:589-97.

139. Lunt DWR, Rose AG. Pathology of the human heart in drowning. *Arch Pathol Lab Med* 1987;**111**:939-42.

140. Kline IK. Myocardial alterations associated with pheochromocytomas. *Am J Pathol* 1961;**38**:539-51.

141. Rona G, Chappel CI, Balazs T, Gaudry R. An infarct-like myocardial lesion and other toxic manifestations produced by isoproterenol in the rat. *Arc Pathol* 1959;**67**:443-59.

142. Winsor T, Mills B, Winbury MM, Howe BB, Berger HJ. Intramyocardial diversion of coronary blood flow: effects of isoproterenol-induced subendocardial ischaemia. *Microvasc Res* 1975;**9**:261-78.

143. Simons M, Downing SE. Coronary vasoconstriction and catecholamine cardiomyopathy. *Am Heart J* 1985;**109**:297-304.

144. Sandusky GE, Means JR, Todd GC. Comparative cardiovascular toxicity in dogs given inotropic agents by continuous intravenous infusion. *Toxicol Pathol* 1990;**18**:268-78.

145. Feigl EO. The paradox of adrenergic coronary vasoconstriction. *Circulation* 1987;**76**:737-45.

146. Huang AH, Feigl EO. Adrenergic coronary vasoconstriction helps maintain uniform transmural blood flow distribution during exercise. *Circ Res* 1988;**62**:286-98.

147. Waters IL, De Suto-Nagy GI. Lesions of the coronary arteritis and great vessels, of the dog following the injection of adrenaline. *Science* 1950;**111**:634-5.

148. Ferrans VJ, Hibbs RG, Walsh JJ, Burch GE. Histochemical and electron microscopical studies on the cardiac necrosis produced by sympathomimetic agents. *Ann NY Acad Sci* 1969;**156**:309-32.

149. Balazs T, Payne BJ. Myocardial papillary muscle necrosis induced by hypotensive agents in dogs. *Toxicol Appl Pharmacol* 1971;**20**:442-5.

150. Carlson RG, Feenstra ES. Toxicologic studies with the hypotensive agent minoxidil. *Toxicol Appl Pharmacol* 1977;**39**:1-11.

151. Dogterom P, Zbinden G, Reznik GK. Cardiotoxicity of vasodilators and positive inotropic/vasodilating drugs in dogs: an overview. *CRC Crit Rev Toxicol* 1992;**22**:203-41.

152. Teske RH, Bishop SP, Righter HF, Detweiler DK. Subacute digoxin toxicosis in the beagle dog. *Toxicol Appl Pharmacol* 1976;**35**:283-301.

153. Alousi AA, Fabian RJ, Baker JF, Stroshane RM. Milrinone. In: Scriabine A, editor. *New drugs annual: Cardiovascular drugs*, Vol. 3. New York: Raven Press; 1985.

154. Harleman JH, Joseph EC, Eden RJ, Walker TF, Major IR, Lamb MS. Cardiotoxicity of a new inotrope/vasodilator drug (SK & F 94120) in the dog. *Arch Toxicol* 1986;**59**:51-5.

155. Sandusky GE, Means JR. Acute and subchronic toxicity of LY-195115 in rats and dogs. *Toxicol Lett* 1987;**38**:177-86.

156. Kazda S, Garthoff B, Ramsch K-D, Schlüter G. Nisoldipine. In: Scriabine A, editor. *New drugs annual, cardiovascular drugs*. New York: Raven Press; 1983. p. 243-58.

157. Schlüter G. Toxicological investigations with nimodipine. Summary of relevant studies. *Arznei-Forschung* 1986;**36**:1733-5.

158. Belin V, Hodge T, Picaut P, Jordan R, Algate C, Gosselin S, et al. The myocardial lesions produced by the potassium channel opener aprikalim in monkeys and rats are prevented by blockade of cardiac beta-adrenoceptors. *Fundam Appl Toxicol* 1996;**31**:259-67.

159. Schneider P. Hemodynamically induced heart lesions in the dog after the administration of cardio-active substances. *Exp Pathol-Jena* 1990;**40**:155-68.

160. Herman EH, Balazs T, Young R, Earl FL, Krop S, Ferrans VJ. Acute cardiomyopathy induced by the vasodilating antihypertensive agent minoxidil. *Toxicol Appl Pharmacol* 1979;**47**:493-503.

161. De Busk RF, Harrison DC. The clinical spectrum of papillary muscle disease. *N Engl J Med* 1969;**281**:1458-67.

162. Mesfin GM, Robinson FG, Higgins MJ, Zhong WZ, Ducharme DW. The pharmacological basis of the cardio-vascular toxicity of minoxidil in the dog. *Toxicol Pathol* 1995;**23**:498-506.

163. Bailas N. Functional mitral insufficiency in acute myocardial ischemia. *Am J Cardiol* 1965;**16**:807-12.

164. Allwork SP. The applied anatomy of the arterial blood supply to the heart in man. *J Anat* 1987;**153**:1-16.

165. Bourdois PS, Dancla J-L, Faccini JM, Nachbaur J, Monro AM. The subacute toxicology of digoxin in dogs: clinical chemistry and histopathology of heart and kidneys. *Arch Toxicol* 1982;**51**:273-83.

166. Anversa P, Ricci R, Olivetti G. Quantitative structural

analysis of the myocardium during physiological growth and induced cardiac hypertrophy: a review. *J Am Coll Toxicol* 1986;**7**:1140-9.

167. Balazs T. Cardiotoxicity of sympathomimetic bronchodilator and vasodilating antihypertensive drugs in experimental animals. In: Duncan WA, editor. *Experimental model systems in toxicology and their significance in man*, Vol. 15. Amsterdam: Excerpta Medica; 1973.

168. Balazs T, Bloom S. Cardiotoxicity of adrenergic bronchodilator and vasodilating antihypertensive drugs. In: Stee EWV, editor. *Cardiovasc Toxicol*. New York: Raven Press; 1982. p. 199-220.

169. Balazs T, Ferrans VJ, Elhage A, Ehrreich SJ, Johnson GL, Herman EH, et al. Study of the mechanism of hydralazine-induced myocardial necrosis in the rat. *Toxicol Appl Pharmacol* 1981;**59**:524-34.

170. Lawler JE, Barker GF, Hubbard JW, Schaub RG. Effects of stress on blood pressure and cardiac pathology in rats with borderline hypertension. *Ann Math Stud* 1981;**3**:496-505.

171. Yates MS, Hiley CR. The effect of age on cardiac output and its distribution in the rat. *Experientia* 1979;**35**:78-9.

172. Yacobi A, Kamath BL, Chii-Ming L. Pharmacokinetic studies in chronic animal toxicity studies. *Drug Metab Rev* 1982;**13**:1021-51.

173. Capasso JM, Remily RM, Sonnenblick EH. Age-related differences in excitation-contraction in rat papillary muscle. *Basic Res Cardiol* 1983;**78**:492-504.

174. Hanton G, Sobry C, Dagues N, Rochefort GY, Bonnet P, Eder V. Cardiovascular toxicity of minoxidil in the marmoset. *Toxicol Lett* 2008;**180**:157-65.

175. Ponce RA, Visich JE, Heffernan JK, Lewis KB, Pederson S, Lebel E, et al. Preclinical safety and pharmacokinetics of recombinant human factor XIII. *Toxicol Pathol* 2005;**33**:495-506.

176. Pogodina LS, Shornikova MV, Chentsov YS. Electron microscopy description of cardiomyocytes from the left ventricle of rat heart after apoptosis induction by isoproterenol. *Biol Bull* 2006;**33**:19-29.

177. Brömme HJ, Holtz J. Apoptosis in the heart: when and why? *Mol Cell Biochem* 1996;163/164:261-75.

178. van Empel VPM, Bertrand ATA, Hofstra L, Crijns HJ, Doevendans PA, De Windt LJ. Myocyte apoptosis in heart failure. *Cardiovasc Res* 2005;**67**:21-9.

179. Williams RS. Apoptosis and heart failure. *N Engl J Med* 1999;**341**:759-60.

180. Kitsis RN, Mann DL. Apoptosis and the heart: a decade of progress. *J Mol Cell Cardiol* 2005;**38**:1-2.

181. Garg S, Narula JA, Chandrashekhar Y. Apoptosis and heart failure: clinical relevance and therapeutic target. *J Mol Cell Cardiol* 2005;**38**:73-9.

182. Zhang J, Duarte CG, Ellis S. Contrast medium-and mannitol-induced apoptosis in heart and kidney of SHR rats. *Toxicol Pathol* 1999;**27**:427-35.

183. Kang YJ. Molecular and cellular mechanisms of cardiotoxicity. *Environ Health Perspect Suppl* 2001;**109**(1):27-34.

184. Von Hoff DD, Layard MW, Basa P, Von Hoff AL, Rozenweiz M, Muzio M. Risk factors for doxorubicin-induced congestive heart failure. *Ann Intern Med* 1979;**91**:710-7.

185. Von Hoff DD, Rozencweig M, Layard M, Slavik M, Muggia FM. Daunomycin-induced cardiotoxicity in children and adults. A review of 110 cases. *Am J Med* 1977;**62**:200-8.

186. Green MD, Speyer JL, Muggia FM. Cardiotoxicity of anthracyclines. *Eur J Canc Clin Oncol* 1984;**20**:293-6.

187. Wouters KA, Kremer LCM, Miller TL, Herman EH, Lipshultz SE. Protecting against anthracycline-induced myocardial damage: a review of the most promising strategies. *Br J Haematol* 2005;**131**:561-78.

188. Doroshow JH, Locker GY, Meyers CE. Enzymatic defenses of the mouse heart against reactive oxygen metabolites. *J Clin Invest* 1980;**65**:128-35.

189. Olson R, Mushlin P. Doxorubicin cardiotoxicity: analysis of prevailing hypothesis. *FASEB J* 1990;**4**:3076-86.

190. Solcia E, Ballerini L, Bellini O, Magrini V, Bertazzoli C, Tosana G, et al. Cardiomyopathy of doxorubicin in experimental animals. Factors affecting the severity, distribution and evolution of myocardial lesions. *Tumori* 1981;**67**:461-72.

191. Villani F, Comazzi R, Genitoni V, Lacaita G, Guindani A, Crippa F, et al. Preliminary evaluation of myocardial toxicity of 4′-deoxydoxorubicin: experimental and clinical results. *Drugs Exp Clin Res* 1985;**11**:223-31.

192. Druck MN, Gulenchyn KY, Evans WK, Gotlieb A, Srigley JR, Barshlomo BZ, et al. Radionuclide angiography and endomyocardial biopsy in the assessment of doxorubicin cardiotoxicity. *Ann Ny Acad Sci* 1984;**53**:1667-74.

193. Paulus G, Masson MT, Mompon P. Cardiotoxicity of doxorubicin: a histochemical and morphometric approach. *Arch Toxicol Suppl* 1988;**12**:410-2.

194. Giantris A, Abdurrahman L, Hinkle A, Assclin B, Lipshultz

SE. Anthracycline-induced cardiotoxicity in children and young adults. *Crit Rev Oncol Hematol* 1998;**27**:53-68.

195. Aversano RC, Boor PJ. Histochemical alterations of acute and chronic doxorubicin cardiotoxicity. *J Mol Cell Cardiol* 1983;**15**:543-53.

196. Leblanc B, Mompon PR, Espérandieu O, Geffray B, Guillermo C. Nucleolar organizer regions in cardiac lesions induced by doxorubicin. *Toxicol Pathol* 1991;**19**:176-83.

197. Caulfield JB, Bittner V. Cardiac matrix alterations induced by adriamycin. *Am J Pathol* 1988;**133**:298-305.

198. Herman EH, El-Hage AN, Ferrans VJ, Ardalan B. Comparison of the severity of the chronic cardiotoxicity produced by doxorubicin in normotensive and hypertensive rats. *Toxicol Appl Pharmacol* 1985;**78**:202-14.

199. Keefe DL. Trastuzumab-associated cardiotoxicity. *Ann Ny Acad Sci* 2002;**95**:1592-600.

200. Chien KR. Herceptin and the heart-a molecular modifier of cardiac failure. *N Engl J Med* 2006;**354**:789-90.

201. Joensuu H, Kellokumpu-Lehtinen P, Bono P, Alanko T, Kataja V, Asola R, et al. Adjuvant docetaxel or vinorelbine with or without trastuzumab for breast cancer. *N Engl J Med* 2006;**354**:809-20.

202. Lang-Stevenson D, Mikhailidis DP, Gillett DS. Cardiotoxicity of 5-fluorouracil. *Lancet* 1977;**2**:406-7.

203. Leone B, Rabinovich M, Ferrari CR, Boyer J, Rosso H, Strauss E. Cardiotoxicity as a result of 5-fluorouracil therapy. *Tumori* 1985;**71**:55-7.

204. Lindpainter K, Lindpainter LS, Wentworth M, Burns CP. Acute myocardial necrosis during administration of amsacrine. *Ann Ny Acad Sci* 1986;**57**:1284-6.

205. Thyss A, Falewee MN, Leborgne L, Viens P, Schneider M, Demard F. Cardiotoxicité du 5 fluorouracile. Spasme ou toxicité myocardique directe? *Bulletin du Cancer* 1987;**74**:381-5.

206. Bregman CL, Buroker RA, Bradner WT, Hirth RS, Madissoo H. Cardiac, renal and pulmonary toxicity of several mitomycin derivatives in rats. *Fundam Appl Toxicol* 1989;**13**:46-64.

207. Bregman CL, Comereski CR, Buroker RA, Hirth RS, Madissoo H, Hottendorf GH. Single dose and multiple-dose intravenous toxicity studies of BMY-25282 in rats. *Fundam Appl Toxicol* 1987;**9**:90-109.

208. Minor RK, Smith Jr DL, Sossong AM, Kaushik S, Poosala S, Spangler EL, et al. Chronic ingestion of 2-deoxyD-glucose induces cardiac vacuolization and increases mortality in rats.

Toxicol Appl Pharmacol 2010;**243**:332-9.

209. Hughes JT, Esiri M, Oxbury JM, Whitty CWM. Chloroquine myopathy. *Q J Med* 1971;**40**:85-93.

210. McAllister HA, Ferrans VJ, Hall RJ, Stickman NE, Bossart MI. Chloroquine-induced cardiomyopathy. *Arch Pathol Lab Med* 1987;**111**:953-6.

211. Ratliff NB, Estes ML, Myles JL, Shirey EK, McMahon JT. Diagnosis of chloroquine cardiomyopathy by endo-myocardial biopsy. *N Engl J Med* 1987;**316**:191-3.

212. Smith B, O'Grady F. Experimental chloroquine myopathy. *J Neurol Neurosurg Psychiatry* 1966;**29**:255-8.

213. Hendy RJ, Abraham R, Grasso P. The effect of chloroquine on rat heart lysosomes. *J Ultrastruct Res* 1969;**29**:485-95.

214. Homewood CA, Warhurst DC, Peters W, Baggaley VC. Lysosomes, pH and the antimalarial action of chloroquine. *Nature* 1972;**235**:50-2.

215. De Duve C, De Barsy T, Poole B, Trouet A, Tulkens P, Van Hoof F. Lysosomotropic agents. *Biochem Pharmacol* 1974;**23**:2495-531.

216. de Duve C, Pressman BC, Gianetto R, Wattiaux R, Appelmans F. Tissue fractionation studies. 6. Intracellular distribution patterns of enzymes in rat-liver tissue. *Biochem J* 1955;**60**:604-17.

217. Nelson AA, Fitzhugh OG. Chloroquine: pathological changes observed in rats which for two years had been fed various proportions. *Arch Pathol* 1948;**45**:454-62.

218. Adams MG, Barer R, Joseph S, Om'iniabohs F. Fat accumulation in the rat heart during fasting. *J Pathol* 1981;**135**:111-26.

219. Jensen MD, Haymond MW, Gerich JE, Cryer PE, Miles JM. Lipolysis during fasting. Decreased suppression by insulin and increased stimulation by epinephrine. *J Clin Invest* 1987;**79**:207-13.

220. Jodalen H, Lie R, Rotevatn S. Effect of isoproterenol on lipid accumulation in myocardial cells. *Res Exp Med* 1982;**181**:239-44.

221. Hartroft WS, Porta EA. Observation and interpretation of lipid pigments (lipofuscins) in the pathology of laboratory animals. *CRC Crit Rev Toxicol* 1972;**1**:379-411.

222. Alt E, Sternlieb I, Goldfischer S. The cytopathology of metal overload. *Int Rev Exp Pathol* 1990;**31**:165-88.

223. Masson R, Roome NG. Spontaneous iron overload in Sprague-Dawley rats. *Toxicol Pathol* 1997;**25**:308-16.

224. Simpson RJ, Konijn AM, Lombard M, Raja KB, Salisbury JR, Peters TJ. Tissue iron loading and histopatho-

logical changes in hypotransferrinaemic mice. *J Pathol* 1993;**171**:237-44.

225. Schwartz KA, Fisher J, Adams ET. Morphologic investigations of the guinea pig model of iron overload. *Toxicol Pathol* 1993;**21**:311-20.

226. Carthew P, Dorman BM, Edwards RE, Francis JE, Smith AG. A unique rodent model for both the cardiotoxic and hepatotoxic effects of prolonged iron overload. *Lab Invest* 1993;**69**:217-22.

227. Yamati J, Tajima M, Maruyama Y, Kudow S. Observations on soft tissue calcification in DBA/2NCrj mice in comparison with CRJ:CD-1 mice. *Lab Anim* 1987;**21**:289-98.

228. Carlsson M, Ursell PC, Saloner D, Saeed M. Multidetector computed tomography for characterization of calcium deposits in reperfused myocardial infarction. *Acta Radiol* 2009;**50**:396-405.

229. De Celle T, Cleutjens JP, Blankesteijn WM, Debets JJ, Smits JF, Janssen BJ. Long-term structural and functional consequences of cardiac ischaemia-reperfusion injury in vivo in mice. *Exp Physiol* 2004;**89**:605-15.

230. Mortensen JT, Brinck P, Binderup L. Toxicity of vitamin-D analogs in rats fed diets with standard or low calcium contents. *Pharmacol Toxicol* 1993;**72**:124-7.

231. Kamio A, Taguchi T, Shiraishi M, Shitama K, Fukushima K, Takebayashi S. Vitamin-D sclerosis in rats. *Acta Pathol Japon* 1979;**29**:545-62.

232. Grant RA, Gillman T, Hathorn M. Prolonged chemical and histochemical changes associated with widespread calcification of soft tissues following brief acute calciferol intoxication. *Br J Exp Pathol* 1963;**44**:220-32.

233. Price PA, Buckley JR, Williamson MK. The amino bisphosphonate ibandronate prevents vitamin D toxicity and inhibits vitamin D-induced calcification of arteries, cartilage, lungs and kidneys in rats. *J Nutr* 2001;**131**:2910-5.

234. Brown AP, Courtney CL, King LM, Groom SC, Graziano MJ. Cartilage dysplasia and tissue mineralization in the rat following administration of a FGF receptor tyrosine kinase inhibitor. *Toxicol Pathol* 2005;**33**:449-55.

235. Boorman GA, Zurcher C, Hollander CF, Feron VJ. Naturally occurring endocardial disease in the rat. *Arch Pathol* 1973;**96**:39-45.

236. Naylor DC, Krinke G, Zak F. A comparison of endomyocardial disease in the rat with endomyocardial fibrosis in man. *J Comp Pathol* 1986;**96**:473-83.

237. Lewis DJ. Sub-endocardial fibrosis in the rat: a light and electron microscopic study. *J Comp Pathol* 1980;**90**:577-83.

238. Stehbens WE, Delahunt B, Zuccollo JM. The histopathology of endocardial sclerosis. *Cardiovasc Pathol* 2000;**9**:161-73.

239. Rubenstone AI, Saphir O. Myocardial reactions to induced necrosis and foreign bodies, with particular reference to the role of the Anitschkow cell. *Lab Invest* 1962;**11**:791-807.

240. Stehbens WE, Zuccollo JM. Anitschkow myocytes or cardiac histiocytes in human hearts. *Pathology* 1999;**31**:98-101.

241. Frith CH, Farris HE, Highman E. Endocardial fibromatous proliferation in a rat. *Lab Anim Sci* 1977;**27**:114-7.

242. Berman JJ, Rice JM, Reddick R. Endocardial schwannomas in rats. *Arch Pathol Lab Med* 1980;**104**:187-91.

243. Mayer D, Bannasch P. Endomyocardial fibrosis in rats treated with N-nitrosomorpholine. *Virchows Archiv A Pathol Anat Histopathol* 1983;**401**:129-35.

244. Hoch-Ligeti C, Sass B, Sobel HJ, Stewart HL. Endocardial tumours in rats exposed to durable fibrous materials. *J Natl Cancer Inst* 1983;**71**:1067-77.

245. Gans JH, Korson R, Cater MR, Ackerly CC. Effects of short-term and long-term theobromine administration to male dogs. *Toxicol Appl Pharmacol* 1980;**53**:481-96.

246. Mesfin GM, Shawaryn GG, Higgins MJ. Cardiovascular alterations in dogs treated with hydralazine. *Toxicol Pathol* 1987;**15**:409-16.

247. Humphrey SJ, Zins GR. Wholebody and regional haemodynamic effects of minoxidil in the conscious dog. *J Cardiovasc Pharmacol* 1984;**6**:979-88.

248. Sobota JT, Martin WB, Carlson RG, Feenstra ES. Minoxidil: right atrial cardiac pathology in animals and man. *Circulation* 1980;**62**:376-87.

249. Jones HB, Macpherson A, Betton GR, Davis AS, Siddall R, Greaves P. Endothelin antagonist-induced coronary and systemic arteritis in the beagle dog. *Toxicol Pathol* 2003;**31**:263-72.

250. Van Vleet JF, Herman EH, Ferrans VJ. Cardiac morphological alterations in acute minoxidil cardiotoxicity in miniture swine. *Exp Mol Pathol* 1984;**41**:10-25.

251. Mesfin GM, Higgins MJ, Brown WP, Rosnick D. Cardiovascular complications of chronic catheterization of the jugular vein in the dog. *Vet Pathol* 1988;**25**:492-502.

252. Bertens APMG, Vam Campen GJ, Mikx FHM. Thrombosis of the right ventricle in dogs after frequent administration of corticosteroids. *Zeitschrift für Versuchstierkunde* 1982;**24**:237-40.

253. Doi K, Yamamoto T, Isegawa N, Dol C, Mitsuoka T. Age-related non-neoplastic alterations in the heart and kidneys of Syrian hamsters of the APA strain. *Lab Anim* 1987;**21**:241-8.

254. Wexler BC, McMurtry JP, Iams SG. Histopathologic changes in aging male vs female spontaneously hypertensive rats. *J Gerontol* 1981;**36**:514-9.

255. McMartin DN, Dodds WJ. Atrial thrombosis in aged Syrian hamsters. *Am J Pathol* 1982;**107**:277-9.

256. Yoshizawa K, Kissling GE, Johnson JA, Clayton NP, Flagler ND, Nyska A. Chemical-induced atrial thrombosis in NTP rodent studies. *Toxicol Pathol* 2005;**33**:517-32.

257. Fujihira S, Yamamoto T, Matsumoto M, Yoshizawa K, Oishi Y, Fujii T, et al. The high incidence of atrial thrombosis in mice given doxorubicin. *Toxicol Pathol* 1993;**21**:362-8.

258. Everitt JI, Ross PW, Mangum JB, Olson LM, Visek WJ. Severe myocardial disease in C3H/OUJ mice associated with feeding of a semipurified diet containing soybean oil. *Lab Anim Sci* 1986;**36**:570-1.

259. Donnelly KB. Cardiac valvular pathology: comparative pathology and animal models of acquired cardiac valvular diseases. *Toxicol Pathol* 2008;**36**:204-17.

260. Elangbam CS. Drug-induced valvulopathy: an update. *Toxicol Pathol* 2010;**38**:837-48.

261. Liu AC, Joag VR, Gotlieb AI. The emerging role of valve interstitial cell phenotypes in regulating heart valve pathobiology. *Am J Pathol* 2007;**171**:1407-18.

262. D'Andrea A, Caso P, Scarafile R, Salerno G, De Corato G, Mita C, et al. Biventricular myocardial adaptation to different training protocols in competitive master athletes. *Int J Cardiol* 2007;**115**:342-9.

263. Disatian S. Myxomatous degenerative mitral valve disease: an update. *Thai J Vet Med* 2010;**40**:151-7.

264. Elangbam CS, Colman KA, Lightfoot RM, Tyler RD, Wall HG. Endocardial myxomatous change in Harlan Sprague-Dawley rats (Hsd: S-D) and CD-1 mice: its microscopic resemblance to drug-induced valvulopathy in humans. *Toxicol Pathol* 2002;**30**:483-91.

265. Droogmans S, Roosens B, Cosyns B, Hernot S, Weytjens C, Degaillier C, et al. Echocardiographic and histological assessment of age-related valvular changes in normal rats. *Ultrasound Med Biol* 2009;**35**:558-65.

266. Schneider P, Guttner J, Eckenfels A, Heinzel G, von Nicolai H, Trieb G, et al. Comparative cardiac toxicity of the IV administered benzimidazole pyridazinon derivative Pimobendan and its enantiomers in female Beagle dogs. *Exp Toxicol Pathol* 1997;**49**:217-24.

267. Szakács JE, Cannon A. *l*-Norepinephrine myocarditis. *Am J Clin Path* 1958;**30**:425-34.

268. Edwards JE, Burchell HB. Endocardial and intimal lesions (jet impact) as possible sites of origin of murmurs. *Circulation* 1958;**18**:946-60.

269. Losco PE, Poulet FM, Kaminska-McNamara GZ, Klein MF. Myocardial and reproductive system toxicity of SCH 351591, a selective phosphodiesterase-4 inhibitor, in CD-1 mice. *Toxicol Pathol* 2010;**38**:568-82.

270. Connolly HM, Crary JL, McGoon MD, Hensrud DD, Edwards BS, Edwards WD, et al. Valvular heart disease associated with fenfluramine-phentermine. *N Engl J Med* 1997;**337**:581-8.

271. Bhattacharyya S, Schapira AH, Mikhailidis DP, Davar J. Drug-induced fibrotic valvular heart disease. *Lancet* 2009;**374**:577-85.

272. Graham JR. Cardiac and pulmonary fibrosis during methysergide therapy for headache. *Am J Med Sci* 1967;**254**:23-34.

273. Misch KA. Development of heart valve lesions during methysergide therapy. *Brit Med J* 1974;**2**:365-6.

274. Redfield MM, Nicholson WJ, Edwards WD, Tajik AJ. Valve disease associated with ergot alkaloid use-echocardiographic and pathological correlations. *Ann Intern Med* 1992;**117**:50-2.

275. Rothman RB, Baumann MH, Savage JE, Rauser L, McBride A, Hufeisen SJ, et al. Evidence for possible involvement of 5-HT2B receptors in the cardiac valvulopathy associated with fenfluramine and other serotonergic medications. *Circulation* 2000;**102**:2836-41.

276. Gustafsson BI, Tommeras K, Nordrum I, Loennechen JP, Brunsvik A, Solligard E, et al. Long-term serotonin administration induces heart valve disease in rats. *Circulation* 2005;**111**:1517-22.

277. Droogmans S, Franken PR, Garbar C, Weytjens C, Cosyns B, Lahoutte T, et al. *In vivo* model of drug-induced valvular heart disease in rats: pergolide-induced valvular heart disease demonstrated with echocardiography and correlation with pathology. *Eur Heart J* 2007;**28**:2156-62.

278. Fielden MR, Hassani M, Uppal H, Day-Lollini P, Button D, Martin RS, et al. Mechanism of subendocardial cell proliferation in the rat and relevance for understanding drug-induced valvular heart disease in humans. *Exp Toxicol Pathol* 2010;**62**:607-13.

279. Droogmans S, Roosens B, Cosyns B, Degaillier C, Hernot S, Weytjens C, et al. Dose dependency and reversibility of serotonin-induced valvular heart disease in rats. *Cardiovasc Toxicol* 2009;**9**:134-41.

280. Teredesai A, Wohrmann T. Endocardial schwannomas in the Wistar rat. *J Vet Med Ser A-Physiol Pathol Clin Med* 2005;**52**:403-6.

281. Radi ZA, Metz A. Canine cardiac rhabdomyoma. *Toxicol Pathol* 2009;**37**:P3.

282. Aupperle H, Marz I, Ellenberger C, Buschatz S, Reischauer A, Schoon HA. Primary and secondary heart tumours in dogs and cats. *J Comp Pathol* 2007;**136**:18-26.

283. Hoch-Ligeti C, Stewart HL. Cardiac tumours of mice. *J Natl Cancer Inst* 1984;**72**:1449-56.

284. Hoch-Ligeti C, Restrepo C, Stewart HL. Comparative pathology of cardiac neoplasms in humans and in laboratory rodents: a review. *J Natl Cancer Inst* 1986;**76**:127-42.

285. Hansson GK. Inflammation, atherosclerosis, and coronary artery disease. *N Engl J Med* 2005;**352**:1685-95.

286. Psaty BM, Furberg CD. COX-2 inhibitors-lessons in drug safety. *N Engl J Med* 2005;**352**:1133-5.

287. Ohnishi T, Arnold LL, Clark NM, Wisecarver JL, Cohen SM. Comparison of endothelial cell proliferation in normal liver and adipose tissue in B6C3F1 mice, F344 rats, and humans. *Toxicol Pathol* 2007;**35**:904-9.

288. Bentzon JF, Falk E. Atherosclerotic lesions in mouse and man: is it the same disease? *Curr Opin Lipidol* 2010;**21**:434-40.

289. Abarbanell AM, Herrmann JL, Weil BR, Wang Y, Tan JN, Moberly SP, et al. Animal models of myocardial and vascular injury. *J Surg Res* 2010;**162**:239-49.

290. Zadelaar S, Kleemann R, Verschuren L, de Vries-Van der Weij J, van der Hoorn J, Princen HM, et al. Mouse models for atherosclerosis and pharmaceutical modifiers. *Arterioscler, Thromb Vasc Biolo* 2007;**27**:1706-21.

291. Muller DWM, Ellis SG, Topol EJ. Experimental models of coronary artery restenosis. *J Am Coll Cardiol* 1992;**19**:418-32.

292. Andersen JM. Biological responses to materials. *Annu Rev Mater Res* 2001;**31**:81-110.

293. Shyu KG. Cellular and molecular effects of mechanical stretch on vascular cells and cardiac myocytes. *Clin Sci* 2009;**116**:377-89.

294. Gould DB, Phalan FC, van Mil SE, Sundberg JP, Vahedi K, Massin P, et al. Role of COL4A1 in small-vessel disease and hemorrhagic stroke. *N Engl J Med* 2006;**354**:1489-96.

295. Annas A, Brittebo EB. Localization of cytochrome P4501A1 and covalent binding of a mutagenic heterocyclic amine in blood vessel endothelia of rodents. *Toxicology* 1998;**129**:145-56.

296. Galley Webster HF. N.R. Physiology of the endothelium. *Br J Anaesth* 2004;**93**:105-13..

297. Gotlieb AI. The endothelial cytoskeleton: organization in normal and regenerating endothelium. *Toxicol Pathol* 1990;**18**:603-17.

298. Arnal JF, Dinh-Xuan AT, Pueyo M, Darblade B, Rami J. Endothelium-derived nitric oxide and vascular physiology and pathology. *Cell Mol Life Sci* 1999;**55**:1078-87.

299. Ross R. Atherosclerosis — an inflammatory disease. *N Engl J Med* 1999;**340**:115-26.

300. Owens GK, Kumar MS, Wamhoff BR. Molecular regulation of vascular smooth muscle cell differentiation in development and disease. *Physiol Rev* 2004;**84**:767-801.

301. Mendelsohn ME, Karas RH. The protective effects of estrogen on the cardiovascular system. *N Engl J Med* 1999;**340**:1801-11.

302. Ghersetich I, Jorizzo JL, Lotti T. Working classification of vasculitis. *Int Anesthesiol Clin* 1995;**14**:101-6.

303. Jennette JC, Falk RJ. Nomenclature and classification of vasculitis-reply. *Arthritis Rheum* 1995;**38**:148-9.

304. Lie JT. Classification and histopathologic specificity of systemic vasculitis. *Cardiovasc Pathol* 1994;**3**:191-6.

305. Matteson EL. Historical perspective on the classification of vasculitis. *Arthritis Care Res* 2000;**13**:122-7.

306. Villa-Forte A. European League Against Rheumatism/European Vasculitis Study Group recommendations for the management of vasculitis. *Curr Opin Rheumatol* 2010;**22**:49-53.

307. Saleh A, Stone JH. Classification and diagnostic criteria in systemic vasculitis. *Best Prac Res Clin Rheumatol* 2005;**19**:209-21.

308. Eleftheriou D, Dillon MJ, Brogan PA. Advances in childhood vasculitis. *Curr Opin Rheumatol* 2009;**21**:411-8.

309. Fauci AS, Haynes BF, Katz P. The spectrum of vasculitis. Clinical, pathologic, immunologic and therapeutic considerations. *Ann Intern Med* 1978;**89**:660-76.

310. Davies DJ, Moran JE, Niall JF, Ryan GB. Segmental necrotising glomerulonephritis with antineutrophil antibody: possible arbovirus aetiology? *Brit Med J* 1982;**285**:606.

311. Jennette JC, Falk RJ. Small-vessel vasculitis. *N Engl J Med* 1997;**337**:1512-23.

312. Savage COS, Harper L, Adu D. Primary systemic vasculitis. *Lancet* 1997;**349**:553-8.

313. Mullick FG, McAllister HA, Wagner BM, Fenoglio JJ. Drug-related vasculitis: clinicopathologic correlations in 30 patients. *Hum Organ* 1979;**10**:313-25.

314. Calabrese Duna LH. G.F. Drug-induced vasculitis. *Curr Opin Rheumatol* 1996;**8**:34-40.

315. Merkel PA. Drug-induced vasculitis. *Rheum Dis Clin North Am* 2001;**27**:849-62.

316. ten Holder SM, Joy MS, Falk RJ. Cutaneous and systemic manifestations of drug-induced vasculitis. *Ann Pharmacother* 2002;**36**:130-47.

317. Johnson ML, Grimwood RE. Leukocyte colony stimulating factors. A review of associated neutrophilic dermatoses and vasculitides. *Arch Dermatol* 1994;**130**:77-81.

318. Dolman KM, Gans ROB, Vervvaat TJ, Zevenbergen G, Maingay D, Nikkels RE, et al. Vasculitis and antineutrophil cytoplasmic autoantibodies associated with propylthiouracil therapy. *Lancet* 1993;**342**:651-2.

319. Short AK, Lockwood CM. Antigen specificity of hydrazine associated ANCA positive systemic vasculitis. *Q J Med* 1995;**88**:775-83.

320. Zanni MP, Schnyder B, Von Greyerz S, Pichler WJ. Involvement of T cells in drug-induced allergies. *Trends Pharm Sci* 1998;**19**:308-10.

321. Eigler FW, Schaarschmidt K, Gross E, Richter HJ. Anorectal ulcers as a complication of migraine therapy. *JR Soc Med* 1986;**79**:424-6.

322. Abdelghany O. Atrasentan. A novel selective endothelin-A receptor antagonist. *Formulary* 2005;**40**:376-81.

323. Siemann DW, Chaplin DJ, Horsman MR. Vascular-targeting therapies for treatment of malignant disease. *Ann Ny Acad Sci* 2004;**100**:2491-9.

324. Hurwitz H, Fehrenbacher L, Novotny W, Cartwright T, Hainsworth J, Heim W, et al. Bevacizumab plus irinotecan, fluorouracil, and leucovorin for metastatic colorectal cancer. *N Engl J Med* 2004;**350**:2335-42.

325. Citron BP, Halpern M, McCarron M, Lundberg GD, McCormick R, Pincus IJ, et al. Necrotizing angiitis associated with drug abuse. *N Engl J Med* 1970;**283**:1003-11.

326. Caplan LR, Hier DB, Banks G. Current concepts of cerebrovascular disease-stroke: stroke and drug abuse. *Stroke* 1982;**13**:869-72.

327. Anver MR, Cohen BJ, Lattuada CP, Foster SJ. Age-associated lesions in barrier-reared male Sprague-Dawley rats: a comparison between Hap: (SD) and Crl: COBS CD (SD) stocks. *Exp Aging Res* 1982;**8**:3-24.

328. Cohen JK, Cai LQ, Zhu YS, La Perle KM. Pancreaticoduodenal arterial rupture and hemoabdomen in ACI/ SegHsd rats with polyarteritis nodosa. *Comp Med* 2007;**57**:370-6.

329. Hicks JD. Vascular changes in the kidneys of NZB mice and F1 NZBxNZW hybrids. *J Pathol Bacteriol* 1966;**91**:479-86.

330. Alexander EL, Moyer C, Travlos GS, Roths JB, Murphy ED. Two histopathologic types of inflammatory vascular disease in MRL/MP autoimmune mice. *Arthritis Rheum* 1985;**28**:1146-55.

331. Hewicker M, Trautwein G. Sequential study of vasculitis in MRL mice. *Lab Anim* 1987;**21**:335-41.

332. Zimmerman HD, Maykemper B, Dicker D. Intra-and extra-renal vascular charges in acute renal failure of the rat caused by high dose folic acid injection. *Virchows Archiv A Pathol Anato Histopathol* 1977;**376**:47-73.

333. Limas C, Westrum B, Limas CJ. The evolution of vascular changes in the spontaneously hypertensive rat. *Am J Pathol* 1980;**98**:357-84.

334. Byrom FB. The pathogenesis of hypertensive encephalopathy and its relation to the malignant phase of hypertension. *Lancet* 1954;**2**:201-11.

335. Thorball N, Olsen F. Ultrastructural pathological changes in intestinal submucosal arterioles in angiotensin induced acute hypertension in rats. *Acta Pathol, Microbiol, et Immunol Scand. Section A, Pathology* 1974;**82**:703-13.

336. Nemes Z, Dietz R, Mann JFE, Lüth JB, Gross F. Vasoconstriction and increased blood pressure in the development of accelerated vascular disease. *Virchows Archiv A, Patholo Anat Histopathol* 1980;**386**:161-73.

337. Rhodes GC, Blinkhorn SA, Yong LCJ. Cardiovascular lesions in experimental acute and chronic renel failure in the rat. *Exp Pathol-Jena* 1987;**31**:221-9.

338. Tucker MJ. Effect of diet on spontaneous disease in the inbred mouse strain C57B1/10J. *Toxicol Lett* 1985;**25**.

339. Yu BP, Masoro EJ, Murata I, Bertrand HA, Lynd FT. *Life span study of SPF Fischer 344 male rats fed ad libitum or restricted diets: longevity, growth, lean body mass and disease. J Gerontol,* 37. 1982.

340. Goodman DG, Ward JM, Squire RA, Paxton MB, Reichardt WD, Chu KC, et al. Neoplastic and non-neoplastic lesions in ageing Osborne-Mendel rats. *Toxicol Appl Pharmacol* 1980;**55**:433-47.

341. Richardson BP, Turkalj I, Flückiger E. Bromocriptine. In:

Laurence DL, Mclean AEM, Weatherall M, editors. *Safety testing of new drugs. Laboratory predictions and clinical performance.* London: Academic Press; 1984.p. 19-63.

342. Johansson S. Cardiovascular lesions in Sprague-Dawley rats induced by long-term treatment with caffeine. *Acta Patholo Microbiol Scand* 1981;**89**:185-91.

343. Joris I, Majno G. Medial changes in arterial spasm induced by L-norepinephrine. *Am J Pathol* 1981;**105**:212-22.

344. Yuhas EM, Morgan DG, Arena E, Kupp P, Saunders LZ, Lewis HB. Arterial medial necrosis and haemorrhage induced in rats by intravenous infusion of fenoldopam mesylate, a dopaminergic vasodilator. *Am J Pathol* 1985;**119**:83-91.

345. Ryffel B, Donatsch P, Madörin M, Matter BE, Rüttiman G, Schön H, et al. Toxicological evaluationof cyclosporin A. *Arch Toxicol* 1983;**53**:107-41.

346. Ohmachi Y, Toriumi W, Takashima K, Doi K. Systemic histopathology of rats treated with 6-sulphanilami-doindazole, a novel arthritogenic sulphonamide. *Toxicol Pathol* 1998;**26**:262-70.

347. Anon. *NTP Technical report on the toxicity and carcinogenesis.* Studies of theophylline in F344/N rats and B6C3F1 mice (feed and gavage studies) (CAS NO. 58-55-9). NIH Publication No. 98-3963. Research Triangle Park: National Toxicology Program, US Department of Health and Human Services; 1998.

348. Bugelski PJ, Vockley CMW, Sowinski JM, Arena E, Berkowitz BA, Morgan DG. Ultrastructure of an arterial lesion induced in rats by fenoldopam mesylate, a dopaminergic vasolidator. *Br J Exp Patholo* 1989;**70**:153-65.

349. Lund F. Vasodilator drugs against experimental peripheral gangrene. A method of testing the effect of vasodilator drugs on constricted peripheral vessels. *Acta Physiol Scand Suppl* 1951;**23**(82):4-79.

350. Westwood FR, Iswaran TJ, Greaves P. Pathologic changes in blood vessels following administration of an inotropic vasodilator (ICI 153,110) to the rat. *Fundam Appl Toxicol* 1990;**14**:797-809.

351. Joseph EC, Rees JA, Dayan AD. Mesenteric arteriopathy in the rat induced by phosphodiesterase III inhibitors: an investigation of morphological, ultrastructural, and hemodynamic changes. *Toxicol Pathol* 1996;**24**:436-50.

352. Dietch GN, DiPalma CR, Eyre RJ, Pham TQ, Poole KM, Pefaur NB, et al. Characterisation of the inflammatory response to a highly selective PDE-4 inhibitor in the rat and identification of biomarkers that correlate with toxicity. *Toxicol Pathol* 2006;**34**:39-51.

353. Slim RM, Song YL, Albassam M, Dethloff LA. Apoptosis and nitrative stress associated with phosphodiesterase inhibitor-induced mesenteric vasculitis in rats. *Toxicol Pathol* 2003;**31**:638-45.

354. Zhang J, Snyder RD, Herman EH, Knapton A, Honchel R, Miller T, et al. Histopathology of vascular injury in Sprague-Dawley rats treated with phosphodiesterase IV inhibitor SCH 351591 or SCH 534385. *Toxicol Pathol* 2008;**36**:827-39.

355. Mecklenburg L, Heuser A, Juengling T, Kohler M, Foell R, Ockert D, et al. Mesenteritis precedes vasculitis in the rat mesentery after subacute administration of a phosphodiesterase type 4 inhibitor. *Toxicol Lett* 2006;**163**:54-64.

356. Weaver JL, Snyder R, Knapton A, Herman EH, Honchel R, Miller T, et al. Biomarkers in peripheral blood associated with vascular injury in Sprague-Dawley rats treated with the phosphodiesterase IV inhibitors SCH 351591 or SCH 534385. *Toxicol Pathol* 2008;**36**:840-9.

357. Nordborg C, Fredriksson K, Johansson BB. Internal carotid and vertebral arteries of spontaneously hyperten-sive and normotensive rats. *Acta Patholo Microbiolo Scand* 1985;**93**:153-8.

358. Sternberg SS, Philips FS, Cronin AP. Renal tumors and other lesions in rats following a single intravenous injection of daunomycin. *Cancer Res* 1972;**32**:1029-36.

359. Ryffel B, Mihatsch MJ. Cyclosporin nephrotoxicity. *Toxicol Pathol* 1986;**14**:73-82.

360. Strom EH, Epper R, Mihatsch MJ. Cyclosporine-associated arteriolopathy-the renin producing vascular smooth-muscle cells are more sensitive to cyclosporine toxicity. *Clin Nephrol* 1995;**43**:226-31.

361. Rezzani R, Cyclosporine A. and adverse effects on organs: histochemical studies. *Prog Histochem Cytochem* 2004;**39**:85-128.

362. Fujino M, Kim Y, Ito M. Intestinal thrombotic microangiopathy induced by FK506 in rats. *Bone Marrow Transpl* 2007;**39**:367-72.

363. Johnson KJ, Glovsky M, Schrier D. Animal model: pulmonary granulomatous vasculitis induced in rats by treatment with glucan. *Am J Pathol* 1984;**144**:515-6.

364. Rehm S, Thomas RA, Smith KS, Mirabile RC, Gales TL, Eustis SL, et al. Novel vascular lesions in mice given a

non-peptide vitronectin receptor antagonist. *Toxicol Pathol* 2007;**35**:958-71.

365. Moyer CF, Kodavanti UP, Haseman JK, Costa DL, Nyska A. Systemic vascular disease in male B6C3F1 mice exposed to particulate matter by inhalation: studies conducted by the National Toxicology Program. *Toxicol Pathol* 2002;**30**:427-34.

366. Harcourt RA. Polyarteritis in a colony of beagles. *Vet Pathol* 1978;**102**:519-22.

367. Stejskal V, Havu N, Malmfors T. Necrotizing vasculitis as an immunogical complication in toxicity study. *Arch Toxicol Suppl* 1982;**5**:283-6.

368. Brooks PN. Necrotizing vasculitis in a group of beagles. *Lab Anim* 1984;**18**:285-90.

369. Spencer A, Greaves P. Periarteritis in a beagle colony. *J Comp Pathol* 1987;**97**:122-8.

370. Hartman HA. Idiopathic extramural coronary arteritis in Beagle and mongrel dogs. *Vet Pathol* 1987;**24**:537-44.

371. Albassam MA, Houston BJ, Greaves P, Barsoum N. Polyarteritis in a beagle. *J Am Vet Med Assoc* 1989;**194**:1595-7.

372. Clemo FAS, Evering WE, Snyder PW, Albassam MA. Differentiating spontaneous from drug-induced vascular injury in the dog. *Toxicol Pathol Suppl* 2003;**31**:25-31.

373. Waters IL, Desuto-Nagy GI. Lesions of the coronary arteries and great vessels of the dog following injection of adrenalin. Their prevention by dibenamine. *Science* 1950;**111**:634-5.

374. Isaacs KR, Joseph EC, Betton GR. Coronary vascular lesions in dogs treated with phosphodiesterase III inhibitors. *Toxicol Pathol* 1989;**17**:153-63.

375. Joseph EC, Jones HB, Kerns WD. Characterization of coronary arterial lesions in the dog following administration of SK&F 95654, a phosphodiesterase III inhibitor. *Toxicol Pathol* 1996;**24**:429-35.

376. Hanton G, Sobry C, Dagues N, Provost JP, Le Net JL, Comby P, et al. Characterisation of the vascular and inflammatory lesions induced by the PDE4 inhibitor CI-1044 in the dog. *Toxicol Lett* 2008;**179**:15-22.

377. Metz AL, Dominick MA, Suchanek G, Gough AW. Acute cardiovascular toxicity induced by an adenosine agonist-antihypertensive in beagles. *Toxicol Pathol* 1991;**19**:98-107.

378. Enerson BE, Lin AP, Lu B, Zhao HY, Lawton MP, Floyd E. Acute drug-induced vascular injury in beagle dogs: pathology and correlating genomic expression. *Toxicol Pathol* 2006;**34**:27-32.

379. Steiness E, Bille-Brahe NE, Hansen JF, Lomholt N, Ring-Larsen H. Reduced myocardial blood flow in acute and chronic digitalization. *Acta Pharmacol Toxicol* 1978;**43**:29-35.

380. Uprichard ACG, Metz AL, Hallak H, Haleen SJ. PD-156707: a selective endothelin-A receptor antagonist. *Cardiovasc Drug Rev* 1998;**16**:89-104.

381. Louden Nambi C, Branch P, Gossett C, Pullen K, Eustis M, Solleveld S. H.A. Coronary arterial lesions in dogs treated with an endothelin receptor antagonist. *J Cardiovasc Pharmacol* 1998;**31**(Suppl. 1):S384-5.

382. Lumb GD, Beamer PR, Rust JH. Oesophagostomiasis in feral monkeys (*Macaca mulatta*). *Toxicol Pathol* 1985;**13**:209-14.

383. Ito T, Chatani F, Sasaki S, Ando T, Miyajima H. Spontaneous lesions in cynomolgus monkeys used in toxicity studies. *Exp Anim* 1992;**41**:455-69.

384. Albassam MA, Lillie LE, Smith GS. Asymptomatic polyarteritis in a cynomolgus monkey. *Lab Anim Sci* 1993;**43**:628-9.

385. Albassam MA, Metz AL, Gragtmans NJ, King LM, Macallum GE, Hallak H, et al. Coronary arteriopathy in monkeys following administration of CI-1020, an endothelin A receptor antagonist. *Toxicol Pathol* 1999;**27**:156-64.

386. Albassam MA, Smith GS, Macallum GE. Arteriopathy induced by an adenosine agonist antihypertensive in monkeys. *Toxicol Pathol* 1998;**26**:375-80.

387. Losco PE, Evans EW, Barat SA, Blackshear PE, Reyderman L, Fine JS, et al. The toxicity of SCH 351591, a novel phosphodiesterase-4 inhibitor, in cynomolgus monkeys. *Toxicol Pathol* 2004;**32**:295-308.

388. Barbolt TA, Gossett KA, Cornacoff JB. Histomorphologic observations for cynomolgus monkeys after sub-chronic subcutaneous injection of recombinant human interleukin-4. *Toxicol Pathol* 1991;**19**:251-7.

389. Gossett KA, Barbolt TA, Cornacoff JB, Zelinger DJ, Dean JH. Clinical-pathological alterations associated with subcutaneous administration of recombinant human interleukin-4 to cynomolgus monkeys. *Toxicol Pathol* 1993;**21**:46-53.

390. Kindt MV, Kemp R, Allen HL, Jensen RD, Patrick DH. Tacrolimus toxicity in rhesus monkey: model for clinical side effects. *Transplant P* 1999;**31**:3393-6.

391. Boor PJ, Gotlieb AI, Joseph EC, Kerns WD, Roth RA, Tomaszewski KE. Chemical-induced vasculature injury. *Toxicol Appl Pharmacol* 1995;**132**:177-95.

392. Haft JI. Cardiovascular injury induced by sympathetic catecholamines. *Prog Cardiovasc Dis* 1972;**17**:73-86.

393. DeBlois D, Tea B-S, Dam T-V, Tremblay J, Hamet P. Smooth muscle apoptosis during vascular regression in spontaneously hypertensive rats. *Hypertens Pregnancy* 1997;**29**(part 2):340-9.

394. Limas C, Westrum B, Limas CJ. The evolution of vascular changes in the spontaneously hypertensive rat. *Am J Pathol* 1980;**98**:357-84.

395. Fried R, Reid LM. The effect of isoproterenol on the development and recovery of hypoxic pulmonary hypertension. A structural and haemodynamic study. *Am J Pathol* 1985;**121**:102-11.

396. Coflesky JT, Adler KB, Woodcock-Mitchell J, Mitchell J, Evans JE. Proliferative changes in the pulmonary arterial wall during short-term hyperoxic injury to the lung. *Am J Pathol* 1988;**132**:563-73.

397. Cimprich RE, Ziemba LJ, Kutz SA, Robertson JL, Cockrell B. Experimentally induced malignant hypertension in beagle dogs. *Toxicol Pathol* 1986;**14**:183-7.

398. Ibayashi S, Ogata J, Sadoshima S, Fujii K, Yao H, Fugishima M. The effect of long-term anti-hypertensive treatment on medial hypertrophy of cerebral arteries in spontaneously hypertensive rats. *Stroke* 1986;**17**:515-9.

399. Lowe J. Method for the morphometric analysis of arterial structure. *J Clin Pathol* 1984;**37**:1413-5.

400. Weibel EDie Entstehung. der Längsmuskulatur in den Ästen der A. bronchialis. *Zeitschrift für Zellforschung* 1958;**47**:440-68.

401. Wagenaar SS, Wagenvoort CA. Experimental production of longitudinal smooth muscle cells in the intima of muscular arteries. *Lab Invest* 1978;**39**:370-4.

402. Fuster JJ, Fernandez P, Gonzalez-Navarro H, Silvestre C, Abu Nabah YN, Andres V. Control of cell proliferation in atherosclerosis: insights from animal models and human studies. *Cardiovasc Res* 2010;**86**:254-64.

403. Hui DY. Intimal hyperplasia in murine models. *Curr Drug Targets* 2008;**9**:251-60.

404. Wells MY, Voute H, Lonchampt M-O, Fisch C, Boulifard V, Picaut P. Intimal hyperplasia in rats after subcutaneous injection of a somatostatin analog. *Toxicol Pathol* 2009;**37**:235-43.

405. Gopinath, C., Prentice, D. & Lewis, D.J. The cardiovascular system. In *Atlas of experimental toxicological pathology*. London: Springer; 1987. 17-20.

406. Gruys E, Timmermans HJF, Van Ederen AM. Deposition of amyloid in the liver of hamsters: an enzyme-histochemical and electron-microscopical study. *Lab Anim* 1979;**13**:1-9.

407. Gruys E. Comparative approach to secondary amyloidosis-mini-review. *Dev Comp Immunol* 1979;**3**:23-36.

408. Schultz RT, Pitha J. Relation of hepatic and splenic microcirculation to the development of lesions in experimental amyloidosis. *Am J Pathol* 1985;**119**:123-7.

409. Rounds S, Hill NS. Pulmonary hypertensive diseases. *Chest* 1984;**85**:397-405.

410. Meyrick B. Structure function correlates in the pulmonary vasculature during acute lung injury and chronic pulmonary hypertension. *Toxicol Pathol* 1991;**19**:447-57.

411. Hislop A, Reid L. Normal structure and dimensions of the pulmonary arteries in the rat. *J Anat* 1978;**125**:71-83.

412. Meyrick B, Hislop A, Reid L. Pulmonary arteries of the normal rat: the thick walled oblique muscle segment. *J Anat* 1978;**125**:209-21.

413. Davies P, Burke G, Reid L. The structure of the wall of the rat intraacinar pulmonary artery: an electron microscopic study of microdissected preparations. *Microvasc Res* 1986;**32**:50-63.

414. Wagenvoort CA, Wagenvoort N. Primary pulmonary hypertension. A pathologic study of the lung vessels in 156 clinically diagnosed cases. *Circulation* 1970;**42**:1163-84.

415. Yamaki S, Wagenvoort CA. Plexogenic pulmonary arteriopathy. Significance of medial thickness with respect to advanced pulmonary vascular lesions. *Am J Pathol* 1981;**105**:70-5.

416. Harbeck RJ, Launder T, Staszak C. Mononuclear cell pulmonary vasculitis in NZB/W mice. Immunohistochemical characterization of the infiltrating cells. *Am J Pathol* 1986;**123**:204-11.

417. Staszak C, Harbeck RJ. Mononuclear-cell pulmonary vasculitis in NZB/W mice. 1. Histopathologic evaluation of spontaneously occurring pulmonary infiltrates. *Am J Pathol* 1985;**120**:99-105.

418. Anderson TD, Hayes TJ, Gately MK, Bontempo JM, Stern LL, Truitt GA. Toxicity of human recombinant interleukin-2 in the mouse is mediated by interleukin-activated lymphocytes. Separation of efficacy and toxicity by selective lymphocyte subset depletion. *Lab Invest* 1988;**59**:598-612.

419. Anderson TD, Hayes TJ. Toxicity of human recombinant interleukin-2 in rats. Pathologic changes are characterized by marked lymphocytic and eosinophilic proliferation and

multisystem involvement. *Lab Invest* 1989;**60**:331-46.

420. Assier E, Jullien V, Lefort J, Moreau JL, Di Santo JP, Vargaftig BB, et al. NK cells and polymorphonuclear neutrophils are both critical for IL-2-induced pulmonary vascular leak syndrome. *J Immunol* 2004;**172**:7661-8.

421. Locker GJ, Kapiotis S, Veitl M, Mader RM, Stoiser B, Kofler J, et al. Activation of endothelium by immunotherapy with interleukin-2 in patients with malignant disorders. *Br J Haematol* 1999;**105**:912-9.

422. Nalesnik MA, Todo S, Murase N, Gryzan S, Lee P-H, Makowka L, et al. Toxicology of FK-506 in the Lewis rat. *Transplant P* 1987;**19**(Suppl. 6):89-92.

423. Johnson KJ, Glovsky M, Schrier D. Pulmonary granulomatous vasculitis induced in rats by treatment with glucan. *Am J Pathol* 1984;**114**:515-6.

424. Morton D, Safron JA, Glosson J, Rice DW, Wilson DM, White RD. Histologic lesions associated with intravenous infusions of large volumes of isotonic saline in rats for 30 days. *Toxicol Pathol* 1997;**25**:390-4.

425. Tekeli S. Occurrence of hair fragment emboli in the pulmonary vascular system of rats. *Vet Pathol* 1974;**11**:482-5.

426. Schneider P, Pappritz G. Hairs causing pulmonary emboli. A rare complication in long-term intravenous studies in dogs. *Vet Pathol* 1976;**13**:394-400.

427. Simonneau G, Galie N, Rubin LJ, Langleben D, Seeger W, Domenighetti G, et al. Clinical classification of pulmonary hypertension. *J Am Coll Cardiol* 2004;**43**:5S-12S.

428. Follath F, Burkart F, Schweize W. Drug-induced pulmonary hypertension? *Brit Med J* 1971;**1**:265-6.

429. Douglas JG, Monro JF, Kitchin AH, Muir AL, Proudfoot AT. Pulmonary hypertension and fenfluramine. *Brit Med J* 1981;**283**:881-3.

430. Manson JE, Faich GA. Pharmacology for obesity-do the benefits outweigh the risks? *N Engl J Med* 1996;**335**:659-60.

431. Pietra GG, Capron F, Stewart S, Leone O, Humbert M, Robbins IM, et al. Pathologic assessment of vasculopathies in pulmonary hypertension. *J Am Coll Cardiol* 2004;**43**:25S-32S.

432. Meyrick B, Reid L. Hypoxia and incorporation of 3H-thymidine by cells of the rat pulmonary arteries and alveolar wall. *Am J Pathol* 1979;**96**:51-70.

433. Meyrick B, Reid L. Hypoxia-induced structural changes in the media and adventitia of the rat hilar pulmonary artery and their regression. *Am J Pathol* 1980;**100**:151-78.

434. Meyrick B, Reid L. The effect of chronic hypoxia on pulmonary arteries in young rats. *Exp Lung Res* 1981;**2**:257-71.

435. Langleben D, Jones RC, Aronovitz MJ, Hill NS, Ou L-C, Reid LM. Pulmonary artery structural changes in two colonies of rats with different sensitivity to chronic hypoxia. *Am J Pathol* 1987;**128**:61-6.

436. Tucker A, McMurtry IF, Reeves JT, Alexander AF, Will DH, Grover RF. Lung vascular smooth muscle as a determinant of pulmonary hypertension at high altitude. *Am J Pathol* 1975;**228**:762-7.

437. Weir EK, Will DH, Alexander AF, McMurtry IF, Looga R, Reeves JT, et al. Vascular hypertyrophy in cattle susceptible to hypoxic pulmonary hypertension. *J Appl Physiol* 1979;**46**:517-21.

438. Meyrick B, Reid L. Normal postnatal development of the media of the rat hilar pulmonary artery and its remodelling by chronic hypoxia. *Lab Invest* 1982;**46**:505-14.

439. Jones R, Zapol WM, Reid L. Oxygen toxicity and restructuring of pulmonary arteries-a morphometric study. The response to 4 weeks' exposure to hyperoxia and return to breathing air. *Am J Pathol* 1985;**121**:212-23.

440. Hu L-M, Jones R. Injury and remodelling of pulmonary veins by high oxygen. A morphometric study. *Am J Pathol* 1989;**134**:253-62.

441. Will JA, Bisgard GE. Haemodynamic effects of oral aminorex and amphetamine in unanaesthetized beagle dogs. *Thorax* 1972;**27**:120-6.

442. StepanekJ, ZakF. Zweijährige perorale Application von Aminorex am Hund.2 Teil. *Zeitschrift für Kardiologie* 1975;**64**:768-81.

第8章　消化系统

口和咽

人类口腔黏膜可反映治疗药物所引起的局部或全身性疾病与紊乱。与治疗药物相关的口腔反应中很大一部分是苔藓样反应、多形性红斑和大疱，类似于特异质或免疫介导的皮肤反应[1,2]。口腔黏膜的炎症（口腔黏膜炎）是传统抗癌药物治疗的一种特殊副作用，同时也是单克隆抗体与小分子等靶向抗癌治疗的一个特征。抗凝剂或抗癌治疗导致的全身性紊乱也可在口腔出现明显的出血或溃疡。据报道口腔溃疡也是药物导致的全身超敏反应的一部分[4]。

据报道，接触过量的治疗性药物，如阿司匹林、钾补充剂、卡托普利、尼可地尔、钾通道激活剂和皮质类固醇等可引起口腔局部溃疡[1,2,4-6]。过去20年漱口水使用的增多也导致出现大量人颊黏膜不良反应的报道[7]。

尽管口腔途径因避免了肠及首过肝脏代谢而对药物递送具有一定优势，然而，它因口腔黏膜的吸收率低以及多数用到的渗透增强剂都具有黏膜刺激性而受到限制[8]。

大小唾液腺及其分泌物是口腔保护机制的有机组成部分，唾液分泌紊乱会导致口腔黏膜的完整性丧失（见下文）。多种药物可通过单纯被动扩散方式进入唾液[9]。

影响运动协调性的药物会导致流涎和环咽部协调性受损[10]。药物所致的味觉异常也是经常报道的发生于患者的现象。事实上，口腔黏膜的许多病变是那些在人体中通过仔细的临床观察而较容易发现的病变，而不是那些实验动物中通过对颊黏膜进行详尽的组织病理学检查发现的病变。

口腔黏膜刺激性试验

口腔刺激性试验用于测试拟用于口腔的产品。其中很多是用于手术、牙科和卫生目的，也有一些开发用于舌下或口腔途径给药的治疗性药物。这些药物由于会在胃内被破坏或具有快速的首过效应而选择舌下或口腔途径给药。由于通过舌下或口腔黏膜途径进行完整的临床前毒性试验技术上不可行，因而这类化合物采用传统的口服或胃肠外途径进行全身性毒性试验。最佳给药途径的选择很大程度上取决于药代动力学的考虑。然而，通常认为采用实验动物模型评价对口腔黏膜的潜在局部刺激性是必要的。

口腔刺激性试验可采用大鼠、仓鼠（颊囊）、豚鼠、犬或灵长类进行大体和组织病理学评价，在进行皮肤刺激性的组织学评价时采用类似的方案是适宜的。

炎症（黏膜炎）

口腔炎症（口腔炎）可累及口腔黏膜、牙龈（牙龈炎）、舌（舌炎）和牙周组织（牙周炎）。炎症性病变偶见于未给药的实验啮齿类、犬和灵长类动物。因志贺杆菌感染所致的牙龈炎在肠道志贺菌病流行的猕猴群中有过报道[11]。急性坏死性溃疡性牙龈炎能影响牙间乳头，该病发生于灵长类群落，强烈提示感染了流行性D型反转录病毒[11]。单次给予四氧嘧啶以产生严重糖尿病的WBN/Kob大鼠，显示发生口腔炎症加重并伴有分布于口腔硬腭、舌中部和牙龈的黏膜增生。尽管四氧嘧啶能减少唾液分泌，或者可能增加口腔共生微生物[12-14]，但其原因尚不清楚。

口腔炎可由全身给予大剂量不同类型的治疗药物所引起。抗癌和抗有丝分裂药物特别容易在实验动物和癌症患者中引起口腔炎。一个有名的例子是博来霉素，它能影响全身鳞状细胞，口腔炎是其全身效应的一部分[15]。许多其他癌症化疗药物可导致累及口腔的黏膜炎，包括新的靶向抗癌药。比如，靶向表皮生长因子受体的单克隆抗体和小分子药物据报道在临床前毒性试验和患者中都可引起口腔炎症性改变[3,16,17]。

在人类，治疗性离子辐射对唾液腺的副作用及随后的保护性唾液分泌减少，也导致口腔的炎症性变化[18]。

利尿剂及其他高剂量下能导致严重电解质紊乱和尿毒症的药物，当给予实验动物时也能引起口腔炎[19]。这些病变可能与人或实验动物中报道很多的尿毒症伴发溃疡性口腔炎类似。犬似乎对尿毒症导致的口腔溃疡非常敏感，然而由于血中尿素的实际水平与口腔炎之间的相关性差，因此毫无疑问还有其他因素的参与。

色素沉着

改变皮肤色素沉着的化合物可引起口腔黏膜类似的变化。许多药物包括氯丙嗪、阿地平、氯喹、阿莫地喹和乙胺嘧啶与人的口腔黏膜色素沉着有关。银盐的长期摄入会导致基底膜周围银沉积，不仅使皮肤也使口腔黏膜出现石板灰色的色素沉着[20]。据报道，感染了HIV的患者在用氯法齐明（clofazimine）、齐多夫定（zidovudine）和酮康唑治疗后也出现色素沉着[1]。

在实验动物中也可发生类似的效应。DA大鼠经口给予氯喹和乙胺嘧啶12周后出现色素沉着，可见腭黏膜内活性黑素细胞的数量显著增多[21]。给药组大鼠黑素细胞增大，细胞内充满黑色素颗粒，在鳞状细胞间可见广泛的树枝状突起。

一种血小板聚集的实验性抑制剂，能使Long-Evans大鼠深色毛发色素脱失及比格犬皮肤脱色，也导致犬正常着色的口腔黏膜呈苍白色[22]。除了色素脱失外，黏膜和皮肤组织学都是正常的。

舌

舌很容易切片以进行组织学研究，然而人们更依靠对舌进行仔细的肉眼检查，因为舌的系统组织学检查在临床前安全性试验中的有效性还没有明确建立起来。舌发生的一些病变十分特异。在易患淀粉样变的种属尤其是小鼠中，淀粉样蛋白可以沉积在舌的肌肉及其结缔组织中。小鼠（尤其是DBA和DBA/2NCrj品系）易发舌肌自发性钙化，甚至在年轻时即发生，伴有心肌和动脉矿化[23,24]。钙化性病变见于背外侧上皮下的纵行肌肉及舌中部，严重时会伴有炎症、肉芽组织、息肉样改变、所被覆的鳞状上皮发生增生以及溃疡。这种病变的组织发生不明。

治疗性药物，尤其是抗癌药，能导致舌的炎症性病变。一个尚处于研发阶段的抗癌性免疫毒素ZD0490为此提供了例证。这种药物是抗结、直肠癌抗原的小鼠单抗（C242）与重组蓖麻蛋白A链的结合物，给予Wistar大鼠后，能导致舌肌细胞坏死和炎症，特异性地位于腹侧舌面上皮下[25]。由于此病变不同于受试动物其他部位所见的轻度肌炎，研究者推测舌的病变可能与该区域内单克隆抗体靶向的特定受体谱有关。

与大鼠和食蟹猴给予重组人表皮生长因子后导致的消化道其他病变相同，舌也出现鳞状上皮增生。此种变化以两个种属的鳞状上皮一致性增厚为特点[26,27]。在高剂量下，灵长类动物舌鳞状上皮的厚度是正常黏膜的2倍，且与丁突的伸长有关。相反，通过抑制与表皮生长因子受体相关的酪氨酸激酶而干扰生长因子的活性，在某些患者中出现伴发性口腔炎症和溃疡，尽管这种变化不如皮肤的病变常见。

牙齿

在常规的毒性试验中，牙齿通常只进行肉眼检查，这对于成熟齿列的评估是恰当的。然而，人们已逐渐意识到毒性试验中牙齿的病变，特别是因为在吸入试验中对上颌骨进行组织学检查时可以见到牙齿。在吸入试验中对啮齿类动物的齿列研究显示，齿列的自发性病变十分常见。某一实验室报道，在24个月的CD-1小鼠和18个月的SD大鼠吸入试验中，上切牙畸形（牙齿发育异常）分别见于3%雌性与9%雄性CD-1小鼠，以及14.5%雌性和10.5%雄性SD大鼠[31]。

与人类不同，啮齿类动物的切牙在一生中持续生长与分化，每40～50天就能更新。相比之下啮齿动物的磨牙尽管继续以很慢的速度产生牙质，但一旦其牙根发育完成即很少生长。牙齿中央是有血管的牙髓，被增生性成牙质细胞包围，成牙质细胞形成前牙质，钙化后形成牙本质。周围的成釉质细胞在牙本质的诱导下产生覆盖在外的牙釉质层。这些活跃的细胞层会因药物、维生素缺乏、钙磷镁缺乏、甲状旁腺切除、垂体切除、甲状旁腺功能亢进症、肾上腺功能低下和氟中毒等发生改变或破坏[32]。免疫细胞化学技术显示大鼠成牙质细胞高表达甲状旁腺激素相关肽及其受体[33]。在基因修饰小鼠上的研究表明，甲状旁腺激素相关肽作为甲状旁腺激素

家族的一员，对正常牙齿、软骨以及其他许多组织和器官的发育都至关重要。

药物诱导的牙齿病变

尽管人类的牙列成熟后即停止生长，但儿童的牙列尚处于生长期。牙列的生长从胎儿期开始，一直持续到十几岁。随着越来越多的儿童幸运地从恶性疾病中活存下来，儿童时期使用细胞毒类药物治疗可导致成熟牙列发生损害。

接受恶性肿瘤治疗的儿童中，其牙齿临床研究表明牙齿缺陷如釉质萎缩和牙齿缺失的发生率增加[35-37]。用长春新碱或联合化疗治疗的恶性肿瘤患儿，其牙齿的组织学检查可见明显的牙本质增量线，这种增量线与静脉给予细胞毒类药物的次数相关[38]。这些病变可在啮齿类动物上复制[39]。研究表明，长春新碱能干扰微管的组装，降低包括成骨细胞和软骨细胞等多种细胞的分泌活性，从而影响大鼠切牙牙本质的形成。年轻的成年大鼠单次静脉给予长春新碱2周后，可见微弱的牙本质增量线出现，很可能反映了注射时药物对生牙组织的直接作用[40,41]。在高剂量下，还可见牙本质局部呈龛样或凿除样缺失，表示药物注射时对高敏感性的生牙组织的更严重损伤。尽管研究显示成牙质细胞分泌牙本质基质减少，但确切的损伤机制尚不完全清楚。给予烷化剂类抗癌药环磷酰胺或单次电离辐射暴露后也能使大鼠切牙局部产生龛样或凿除样缺失。

抗惊厥药也可引起人类和实验动物的牙列产生变化。已报道的儿童牙齿的改变包括牙根吸收、牙小、乳牙脱落延迟和恒牙萌出迟缓，这些表现与甲状旁腺功能减退或假性甲状旁腺功能减退症时所见的情况类似[44]。牙根的改变在一项年轻雄性Wistar大鼠给予苯妥英1个月的试验中也有过报道[45]。给药大鼠可见磨牙牙根吸收腔穿透达牙骨质并累及牙本质。吸收腔内含有稠密的浸润细胞，并与周围牙周韧带中的类似细胞相连续。这些病变与甲状旁腺切除大鼠发生的病变类似，但不同于缺钙饮食导致的低钙血症大鼠中所见病变[46]。因此有人认为苯妥英引起的大鼠病变与假性甲状旁腺功能减退症中的病变类似。假性甲状旁腺功

能减退症时牙根抗吸收的能力降低。循环中高水平的甲状旁腺激素相关肽也显示对大鼠的成牙质细胞功能和正常牙齿生长产生干扰。

已报道许多药物可引起人类牙齿颜色改变，就性质而言可能为内在性也可能为外在性。外在性牙齿变色发生在已萌出的牙齿，它是一种表面的变色，可以通过清洗去除。引起变色的物质包括氯己定（chlorhexidine）和口服的铁剂。内在性牙齿变色是一种永久性变化，与牙发生受到干扰有关，常由氟化物、四环素、多西环素和米诺环素等引起。骨骼和牙齿的变色是使用四环素后常见报道的副作用，在用多西环素和半合成衍生物米诺环素治疗的患者中也有报道[48,49]。

Wistar大鼠给予高剂量重组人表皮生长因子后，其生长中切牙的釉质形成组织的造釉上皮发生增生。病变的特征是形成假复层，核浆比增加和胞质嗜酸性增强[26]。这种改变与含釉质器官的细胞上存在表皮生长因子受体一致[50]。给予血管内皮生长因子受体或成纤维细胞生长因子受体抑制剂也能影响大鼠牙齿的形成[39,51]。给药几周后，牙齿变白并折断。组织学检查显示牙齿牙本质形成减少，成牙质细胞变性，推测是由于血管形成缺陷所致，与骨骺生长板所见方式类似（参见第5章）。

成釉质细胞和成牙质细胞变性、切牙增厚和牙齿断裂在给予高剂量的磷酸西格列汀的大鼠上也有报道，尽管其原因尚不清楚。磷酸西格列汀是一种二肽基肽酶–4的口服活性抑制剂，用于治疗糖尿病[52]。

牙周炎

牙周炎是一种人类和动物常见的重要疾病，尽管明显的病例在毒性试验中并不常见。然而，牙周炎严重时会导致大鼠慢性毒性和致癌性试验中断。大鼠试验中的牙周炎与牙龈沟内穿透的食物纤维有关，病变的特征是毗邻磨牙形成腐蚀性肉芽肿腔，并有瘘管通向鼻腔[53]。有人认为粉状饲料中存在长而尖的食物纤维是导致病变发生的主要原因。啮齿类动物牙周炎也可因其他牙齿病变导致，比如切牙断裂、畸形和错位等。

牙龈过度生长、增生

药物引起的牙龈组织过度生长是人类和实验动物（包括犬、猫和大鼠）中非常常见的现象。人类的这些病变与使用二苯乙内酰脲（苯妥英）、硝苯地平和其他钙通道阻断剂、环孢素A、丙戊酸等有关，偶尔见于氨甲环酸（trexenamic acid）、红霉素、丙戊酸钠、苯巴比妥和氨己烯酸用药以后[1,54–57]。环孢素A、二苯乙内酰脲（苯妥英）和钙通道阻断剂与实验动物中的类似变化相关[58–60]。多数情况下存在牙龈肿胀伴牙周坚硬结节样过度生长。组织学上，这些过度生长以鳞状上皮棘层明显肥厚为特征，并伴有基底部结缔组织内大量慢性炎症细胞浸润。大鼠给予环孢素A诱导的上皮增生显示出增殖活性升高[61]。纤维血管增生可很明显。用环孢素治疗的患者可见黏液瘤变性，伴有稠密的浆细胞和淋巴细胞浸润[55]。犬给予奥索地平后出现与食物残渣和毛干相关的继发性急性炎症[60]。

这些病变背后的力量尚不清楚。对硝苯地平和乙内酰脲诱发的病变进行研究，发现细胞外基质增多，成纤维细胞数量增多且富含有硫酸黏多糖[62–64]。这些药物可能通过成纤维细胞亚群选择性改变成纤维细胞的增生与合成活性。研究表明，苯妥英引起的牙龈增生的潜在机制涉及某些患者唾液IgA出现下降[54]。对环孢素A所致病变研究表明，T淋巴细胞功能受到损害可能允许口腔内细菌的过度生长以及细菌产物的大量生成，这些可影响成纤维细胞的功能[55]。

一种自发形式的牙龈增生在非人灵长类动物（野捕恒河猴）中有过报道。病变特征是边沿及齿槽部牙龈因结缔组织增生而肥大，结缔组织由细胞成分相对较少的胶原纤维束组成。病变炎症变化轻，被覆的鳞状上皮仅显示出轻微的角化过度[65]。这种病变与人类的遗传性牙龈纤维瘤病相似。

肿瘤性病变

口腔乳头状瘤和癌

在大多数实验动物包括啮齿类、兔、比格犬和猴的口腔内偶尔见到无蒂或有蒂的鳞状上皮乳头状瘤和浸润性鳞癌[66-73]。人类大多数口腔癌是鳞状细胞癌，发生于低收入社区的个体中，是暴露于烟草、有或没有酗酒等危险因素的老人的主要问题[74]。

啮齿类动物中这些肿瘤的显微结构与那些发生在其他部位鳞状上皮的肿瘤类似。鳞癌通常不是实验动物常见的自发病。然而，某些品系的啮齿类动物发生鳞癌相对常见。例如在一项贯穿Brown Norway大鼠全生命周期的试验中，自由摄食的大鼠有21%的雄性和32%的雌性动物发生口腔鳞状细胞癌，但在限制饮食的动物中雌、雄动物的发生率分别只有9%和10%[75]。研究表明某些谱系对这些肿瘤具有遗传易感性。

据报道，多种致突变性和非致突变性的工业化学品在大鼠致癌性试验中可引起口腔鳞状上皮癌[76,77]。少数治疗性药物在啮齿类动物致癌性试验中显示对口腔有显著的致瘤效应。然而，具有局部细胞毒性或刺激性作用的药物，长期大剂量经口给药后可使易感品系的啮齿类动物这些肿瘤的数量少量增加。

发生于兔和犬的乳头状瘤因可发生在很年轻的动物而受到人们关注，显然是由于感染乳头状瘤病毒所致。病毒包涵体可见于组织切片中。实验动物乳头状瘤病毒的意义在于病毒所致的乳头状瘤进展为恶性鳞状上皮癌可由非病毒性因素包括外源性化合物而增强[78]。

兔子的口腔乳头状瘤发病率差别很大，但在某些实验品系中很常见。它们由于体积小并且位于舌的腹侧面而被忽略[69]。显微镜下它们为典型鳞状上皮乳头状瘤，由不规则的棘皮状鳞状上皮和不同大小的纤维血管茎组成。在乳头状瘤边缘，与正常黏膜交界处，其鳞状上皮细胞常表现为核大、椭圆形，染色质边集，核中央有嗜碱性核内包涵体，后者电镜检查显示包含病毒颗粒。

犬的口腔乳头状瘤呈多发性生长，几个月后会自行消退。它们也是由乳头瘤状病毒引起的，对口腔黏膜及邻近皮肤具有高度的特异性[72]。乳头状瘤由增生的上皮细胞团组成，表面角化，坐落于不规则的结缔组织基质或蒂上。在颗粒细胞层也可见到大囊泡状细胞，含有嗜碱性核内包涵体，这种核内包涵体经电子显微镜辨别为病毒聚集物[79]。已有报道这些犬的病变可发生恶性变，并且可发生于年轻的比格犬中[72]。

虽然人类和动物中已被鉴定的乳头状瘤病毒种类很多，但自不同种属分离的病毒，它们之间存在共同的抗原决定簇[80]。可利用这种免疫学交叉反应对多个动种属属的上皮性病变的乳头状瘤病毒进行免疫细胞化学定位。乳头状瘤病毒抗原已在犬和兔的口腔乳头状瘤中采用抗牛乳头状瘤 I 型病毒抗血清得到展示[71]。病毒和病毒包涵体阳性细胞位于上皮的上层，特别是在颗粒层细胞内。

牙源性肿瘤

自发性牙源性肿瘤在啮齿类动物罕见，但它们已在给予致癌物如亚硝基脲类或暴露于电离辐射的实验动物上诱导产生[81]。一些起源于牙组织并含有上皮、间质或混合性成分的肿瘤已在啮齿类动物中有过报道[32]。牙源性肿瘤的分类复杂而混乱，其范围从良性畸形和囊状结构到恶性肿瘤。造釉细胞瘤由在纤维基质内形成索状、巢状、相互吻合的带状或岛状的牙源性上皮细胞组成。肿瘤细胞类似于造釉质细胞，含有与星形上皮相似的纺锤状细胞索，周围是一层与内在的牙釉质上皮相似的立方或柱状细胞。牙源性上皮的其他肿瘤显示出间质成分诱导，或形成一个由牙源性上皮、牙源性间质以及包括牙本质、牙釉质和牙骨质的牙体硬组织构成的完整序列。上述改变被归入牙瘤，其病变特征是存在牙齿硬组织和由未分化或原始间充质细胞等发育中的牙齿组织构成的牙源性纤维瘤[67,82]。

Fisher大鼠用黄曲霉毒素处理后发生的牙源性肿瘤，位于上颌，与切牙相关，由增生的成纤维细胞样的细胞组成，其中可见卵圆形类似于牙骨质的钙化小体[83]。偶尔也可见包含的实性上皮巢。虽然肿瘤具有局部侵袭性，但未见转移性沉积。

此外，鳞状细胞肿瘤及其他器官及软组织中典型的间充质来源的肿瘤也可见于该区域。

涎腺

尽管涎腺不是像肾脏或心脏那样的重要器官,但其分泌功能的严重紊乱可改变唾液的数量和质量。自主神经系统在唾液分泌中发挥重要作用。β-肾上腺素能神经刺激倾向于产生高黏度低容量的唾液,α-肾上腺素能神经刺激产生低黏度低容量的唾液,而胆碱能神经刺激产生高容量低黏度的唾液[9]。

不可逆性唾液腺损伤和功能障碍这种严重的口腔并发症,发生于头颈部癌症患者进行局部放疗后,可显著影响疗效以及生活和生存质量[18,84]。虽然大量的药物可导致口干,特别是在患者使用治疗高血压病或精神失常药物时,但这似乎并不总是与涎腺功能降低相关[1,18]。表现出与可测性腺体功能低下有关的药物是那些具有抗胆碱能属性的药物。有些药物偶尔会引起患者双侧涎腺无痛性肿胀[2]。

口腔的复层鳞状黏膜覆盖有一层保护性黏液,它是一种含有高分子量糖蛋白的黏弹性物质,由大、小涎腺所产生。这些黏蛋白通常含有50%以上的碳水化合物,以中性和酸性寡糖链的形式,通过O-糖苷键与苏氨酸或丝氨酸连接。黏蛋白具有多种功能,包括机械性冲洗口腔,保护和润滑软、硬组织,调控口腔菌群,缓冲作用,调节钙/磷平衡,消化,以及唾液中分子胞外的翻译后加工等[85]。唾液糖蛋白的异质性表明,它们通过竞争消化道被覆细胞表面与微生物结合位点相似的结构而发挥对病原微生物的防御功能[86]。由于小唾液腺的导管在解剖学上与淋巴组织紧密相关,它们可能也在口腔局部的免疫监视中发挥重要作用[87,88]。唾液分泌物也具有消化酶活性,尽管与杂食性动物中高消化酶活性相比,在食草动物和食肉动物中消化酶活性通常较低[89]。

唾液腺的系统发生与甲状腺的相关性从功能上是显而易见的,因为唾液腺能够对它们分泌物中的碘化物进行浓缩,尽管这一功能并不受促甲状腺激素的调控。研究表明,甲状腺素能加速新生小鼠颌下腺颗粒曲管细胞的分化和表皮生长因子的出现[90]。

唾液腺的结构在不同实验动种属属之间、同一种属的不同腺体之间以及不同性别之间都存在差异。一般认为存在三个主要的唾液腺,即腮腺、舌下腺和颌下腺(下颌下腺)。小唾液腺分散在整个口腔和口咽的其他部位。人前舌唾液腺结构变异性大,但其确切作用仍不清楚[91]。在犬和其他食肉动物,位于颧弓正下方颧骨腺(眶下腺)和颊腺(臼齿腺)也常常被看作大唾液腺。

显微镜下,唾液腺由附着于小叶内和小叶外(分泌性)导管连接系统的分泌性腺体或末端组成。分泌末端可以是腺泡或管腺泡结构。分泌细胞可进一步分成浆液型、黏液型、浆黏液型和特殊浆液型。关于不同种属各种唾液腺中分泌细胞的确切性质仍然存在争议,这就使得种属间很难进行严格的比较[92]。而管道系统就不那么复杂,其含有闰管以连接分泌末端与纹状管(分泌导管或小叶间导管)。之所以称为纹状管,是因为其被覆细胞内可见由纤细的嗜酸性杆状物形成的条纹。纹状管汇合成小叶间导管和总导管。

啮齿动物的唾液腺

大鼠、小鼠和仓鼠的各种唾液腺尽管在组织化学上存在差异,但其肉眼和显微镜下的形态总体上存在相似性[92-95]。

啮齿类和其他多种动物的唾液腺在形态和组织化学上具有性别差异[94]。大鼠、小鼠和仓鼠的舌下腺主要由黏液性腺泡组成,浆液性半月形细胞不明显。腺泡开放于很长的闰管,闰管内衬不含酶原颗粒的扁平或立方细胞。而腮腺是由浆液型分泌细胞组成,细胞内含有酶原颗粒,基底侧胞质明显浓染。

颌下腺是啮齿类动物中解剖学最复杂的唾液腺。分泌末端由小到中等大小的细胞组成,胞质呈泡沫状,基底侧嗜碱性。最显著的特征是在闰管和纹状管之间存在额外的一段导管。这段导管被覆圆柱型上皮,胞核位于基底部,胞质嗜酸性并含有分泌颗粒,因而又被称为颗粒导管或颗粒曲管。这些导管细胞中的颗粒特别容易被铬变素-苯胺蓝(chromotrope-aniline blue)、橘黄G(orange G)和PAS染色[96]。这些颗粒细胞由于含有大量的异质性生物活性肽,包括神经生长因子、表皮生长因子、肾素和激肽释放酶类等，而引起了人们的特别兴趣[97-99]。表皮生长因子分泌后进入唾液，据信可促进伤口愈合。然而，涎腺组织中这些肽类的确切生理学作用仍不清楚。表皮生长因子最初从小鼠唾液腺分离而来，当注入新生小鼠后能提前使眼睑打开和切牙萌出。这一发现引发了表皮生长因子及其酪氨酸激酶活性受体的分离提取[100,101]。研究显示，睾酮、甲状腺素和生长激素对大鼠颌下腺表皮生长因子的浓度具有调节作用[99]。此外，睾酮与腺体的雄性模式有关，尤其与分泌小管容量的增大以及胞质颗粒相关。去势可导致其退化，雄激素则能使去势的雄性动物和正常的雌性动物腺体肥大[102]，颗粒细胞用表皮生长因子抗血清染色阳性[96]。人们已在包括人类在内的其他种属中证实表皮生长因子在腺泡和导管细胞内都有分布[103]。

研究表明，小鼠给予去氧肾上腺素、拟交感胺类（主要作用于α受体）和异丙肾上腺素（一种β肾上腺素药物）等药物后，其颌下腺可释放表皮生长因子和神经生长因子进入唾液中[104]。免疫组化研究也表明，给予去氧肾上腺素或类似药物后，小鼠涎腺组织中表皮生长因子耗竭[105]。去氧肾上腺素已被证明可引起明显的分泌活性，伴随颗粒细胞中颗粒的丢失，以及免疫活性碳酸酐酶（一种参与碳酸氢根离子跨膜转运进入唾液和腺体分泌的一种酶）的丢失[106]。形态学研究表明，腺泡细胞和颗粒管状细胞都参与这种对肾上腺素能药物的反应过程。这与毛果芸香碱的作用不同。毛果芸香碱是一种胆碱能药物，它引起的唾液分泌缺乏浆液蛋白，很少或没有生长因子，因为它的作用更局限于腺泡细胞。

啮齿类动物分泌丰富的糖蛋白，这使得人们采用常规的黏蛋白组织化学技术和标记凝集素（对特定的糖或糖序列具有亲和力）进行组织化学研究。采用组合式标记凝集素对大鼠、小鼠和仓鼠的唾液腺进行研究显示，与经典组织化学技术所见到的相比，涎腺中低聚糖具有更大的异质性[86,107,108]。

犬唾液腺

人们对犬唾液腺的结构和细胞化学关注较少。尽管已有报道显示唾液组织的结构和黏蛋白组织化学随年龄增长会有所改变，但是它们在比格犬和其他品系犬之间变异很小[109-111]。犬的腮腺属于浆液黏液型腺体，能分泌酸性和中性黏液物质，而啮齿动物腮腺更多分泌中性黏液物质[93]。

灵长类动物的唾液腺

非人灵长类动物的唾液腺与人类相似。它们具有腮腺、颌下腺和舌下腺，其中腮腺属于浆液型或浆黏液型，颌下腺含有浆液型与黏液型腺泡，而舌下腺主要为黏液型。非人灵长类动物的唾液腺对不良刺激如电离辐射的反应方式与人类相似[112,113]。

非肿瘤性病变

炎症和坏死

唾液腺局灶性慢性炎症在毒理学使用的未给药大鼠、小鼠、仓鼠、犬和灵长类中偶尔发生，然而其严重程度和发生率变异较大。当唾液腺受到血管炎累及时，不管血管炎的性质是自发的还是外源性化合物诱发的，也可引起腺体的急性和慢性炎症[114]。

由涎泪腺炎冠状病毒导致的涎腺炎是一种众所周知的大鼠常见疾病，由Innes和Stanton在1961年首次报道[115]。这种疾病的组织学特点是颌下腺和腮腺以及泪腺和哈氏腺发生水肿与淤血（图8.1），随后腺体和结缔组织出现不同严重程度与不同时程的炎症，并发生导管上皮的变性和坏死。感染过程中也可出现唾液腺表皮生长因子耗竭。感染后1周左右导管上皮细胞的再生性增生可能非常显著，但大约2周后所有的病变消退，3周或4周后腺体基本恢复正常[116-118]。大鼠给予免疫抑制药物如环磷酰胺处理后，可能使炎细胞的出现和修复的发生延迟[119]。

大鼠颈部的化脓性感染（如克雷伯菌引起的）也能导致唾液腺急、慢性炎症，并伴有唾液组织的纤维化和腺体增生[120]。

涎腺炎自然发生于具有自身免疫倾向的小鼠品系如NZB/NZW和SL/Ni中，并且在老年雌性BDF1小鼠中已有报道（雄性中未见报道）[121]。因自发胰

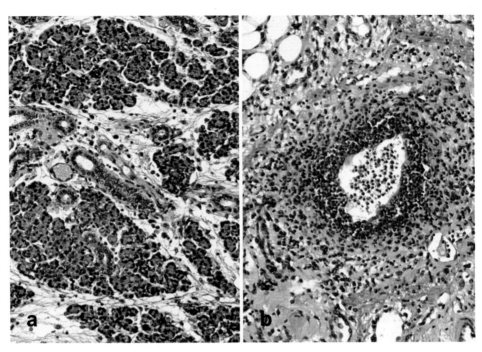

图8.1　感染涎泪腺炎病毒的SD大鼠唾液腺组织。图a：小叶间隙增宽，实质内轻度、散在的炎症细胞浸润。图b：重度导管炎

岛素依赖型糖尿病而为人们所知的非肥胖型糖尿病小鼠也可发生免疫介导的颌下腺损害[122,123]。在老年BDF1雌性小鼠中，颌下腺显示受破坏性炎症过程累及，其特征是有大量的小到中等大小的淋巴细胞浸润，伴有其他器官如腮腺、舌下腺、胰腺和肾脏的轻度炎症反应。免疫细胞化学显示，大多数淋巴细胞为辅助/诱导性T淋巴细胞亚型（CD4+），抑制性/细胞毒性T淋巴细胞亚型（CD8+）不到10%。在受累的小鼠中也检测到循环性抗唾液腺导管IgG抗体。这表明，辅助/诱导性T淋巴细胞在这种变化的发生过程中发挥了关键作用，不像在诱导性自身免疫性涎腺炎中细胞毒性T淋巴细胞亚群可直接破坏腺体组织。研究表明，老年雌性小鼠中这种过程与抑制性/细胞毒性T细胞的数量随年龄增长而下降有关[121]。

在源自JcL–ICR小鼠的非肥胖性糖尿病小鼠品系，颌下腺发生导管周围慢性炎性浸润的时间差不多与免疫介导的胰岛炎最显著的时间一致。这表明自身免疫过程波及颌下腺组织[122]。辅助/诱导性T淋巴细胞（CD4）可能是这种炎性浸润的基本成分，多种细胞因子及其受体，如γ干扰素诱导蛋白10（interferon γ inducible protein 10，IP-10）和调节活化正常T细胞表达与分泌的趋化因子（regulated upon activation normal T cell expressed and secreted, RANTES），可能具有重要作用[123]。

自身免疫性涎腺炎也可以在某些品系的小鼠中通过实验诱导发生。CRJ:CD1小鼠，如在出生后第3天进行胸腺切除（在此时间点可最大程度降低CD8+抑制性T淋巴细胞），随后分别在出生后第28天和第42天采用唾液腺匀浆和完全弗氏佐剂进行免疫，可在颌下腺发生独特的涎腺炎，一定程度上在腮腺也会发生[124]。涎腺炎的特征是唾液腺组织的退行性改变，伴有广泛而密集的小到中等大小淋巴细胞浸润，其中绝大多数为抑制性/细胞毒性T（CD8+）淋巴细胞。这些细胞在免疫后很快出现，但细胞数量随时间延长而增加。含有免疫球蛋白（主要为IgG型）的浆细胞样淋巴细胞随后出现[124]。

采用一些源于分子量60 kDa的Ro（或SSA）抗原的短肽免疫BALB／c小鼠也产生类似的病理变化，这种抗原是人类Sjoegren自身免疫性综合征的共同靶标。人类的这种综合征是外分泌腺的一种慢性自身免疫性疾病，伴有唾液腺的淋巴细胞浸润，唾液腺和泪腺功能紊乱导致口腔和眼睛干燥[125]。受累的小鼠显示唾液腺淋巴细胞（由T淋巴细胞和B淋巴细胞组成）浸润，使人联想到人类的Sjoegren综合征[126]。

仓鼠唾液腺间质淋巴细胞和浆细胞浸润现象十分常见，并且可能随着年龄增长变得更加明显[127]。

尽管犬有时发生病因不明的腮腺坏死，但轻度局灶性慢性炎是犬唾液腺较常见的偶发病变，据报道在正常比格犬的发生率约为5%[128]。颌下腺和腮腺的炎性细胞浸润在未给药的食蟹猴中也常可见到[129]。

尽管电离辐射导致的唾液组织炎症仅与药物安全性评价间接相关，但不妨在此略作讨论，因为它在敏感性上存在种属差异。人类和恒河猴的浆液腺泡细胞对电离辐射效应表现出很差的耐受性，其损伤特征为腺泡广泛脱颗粒与变性，开始为多形核细胞浸润，随后为淋巴细胞和浆细胞浸润，之后出现萎缩和纤维化[112,113]。癌症患者在腺体接受局部电离照射后可发生口干症[84]，即因唾液腺功能障碍引起的口干。相比之下，电离辐射对啮齿动物唾液腺的影响较小，很少或没有急性炎症反应。

萎缩

与许多其他的腺体器官一样，唾液腺分泌组织的大小与其功能需求相适应，会发生增龄性改变。人类的唾液腺随着年龄的增长，其腺体实质常变得萎缩而被结缔组织或脂肪所取代，这可能部分与血管病变有关[130,131]。老年大鼠的颗粒导管长度与导管上皮高度及其所含的成熟分泌颗粒也显示随着年龄增长而减少[132]。

饮食因素会影响唾液腺大小。食物消耗减少或蛋白质饥饿可使大鼠唾液腺重量降低，黏液腺和浆液腺萎缩和酶原颗粒消失，并伴有RNA含量下降，但DNA含量不变，这是由于蛋白质合成需求减少所致[133,134]。

由于唾液腺可对肾上腺素能刺激作出响应，因此阻断肾上腺素能神经后唾液腺腺体萎缩就不奇怪了。小鼠给予β肾上腺素能阻制剂普萘洛尔后，颌下腺的重量减轻[135]，这与可染色的中性黏蛋白减少以及腺泡细胞厚度降低有关，使得腺腔似乎比正常增大。虽然大鼠反复给予磷酸二酯酶抑制剂可使唾液腺的大小增加，但是一项单次给予磷酸二酯酶抑制剂茶碱的大鼠唾液腺试验表明，出现这种变化前腺泡的大小会减

小[136]。具有α或β肾上腺素能阻断作用的药物也显示会引起患者唾液分泌量下降[9]。

细胞毒类药物四氧嘧啶（alloxan），已知主要特异性作用于胰腺B细胞，也显示可引起大鼠颌下腺重量减轻，伴随有腺泡细胞内脂质包含体的形成、毛细血管基底膜增厚以及唾液流量下降，可能因细胞毒性所致[13,14]。甲氨蝶呤，一种叶酸拮抗剂，也有报道可导致大鼠唾液腺腺泡和导管细胞空泡化，分泌颗粒减少[134]。

结扎大的分泌导管常被用作研究唾液腺萎缩以及撤除结扎后的再生的实验模型。结扎后通过凋亡过程所有类型细胞出现萎缩，但以腺泡细胞尤为明显。虽然据报道，分泌导管结扎后有明显的坏死，但似乎这是由于供应腺泡细胞的血管收缩所致。腺泡细胞对氧气和营养含量下降相对耐受性较差[137]。

重量增加、弥漫性肥大与增生

虽然许多治疗药物可使人类唾液腺的大小增加，然而由于缺乏活检数据，很多情况下无法对精确病理变化进行严格的评估。已报道可引起人类唾液腺增大的药物包括含碘放射造影剂、异丙肾上腺素、锂盐、苯妥英和抗炎药保泰松和羟基保泰松[9,138,139]。这些药物中许多也与患者治疗相关性唾液腺分泌增加有关[9]。在患者进行气管内麻醉和上消化道内镜检查后也可出现唾液腺增大[140]。这些药物和操作中有些可引起大唾液导管痉挛和分泌物潴留。循环中高生长激素水平也与患者唾液腺增大有关，并与伴随的血清中IGF-I浓度升高存在关联[141]。

多种药物，特别是拟交感神经胺类，显示重复给药后能引起啮齿类动物唾液腺增大[142]。拟交感神经胺与唾液组织分泌过程的调控关系密切。单次注射20～200 mg/kg的异丙肾上腺素（去甲肾上腺素）可诱导未成熟分泌颗粒提前释放，随后再逐渐合成和重构。但是，重复注射导致唾液腺增大。增大的腺体由肥大的分泌细胞组成，这些细胞胞质中所含的分泌物增多，伴随着DNA合成和RNA转录的差异性变化[143,144]。其组织学特征主要是弥漫性细胞肥大。然而，重复给予异丙肾上腺素后唾液腺组织中

DNA含量增加以及放射性胸苷摄取增多，提示也发生了增生[145]。

这些效应不需要完整的自主神经，因为它们在自主神经节切除后也可以发生[145]。由于该效应能被β受体拮抗剂普萘洛尔所阻断，但不能被α受体拮抗剂酚苄明阻断，因此它们似乎是通过肾上腺素β受体的效应介导的[142]。由于茶碱和咖啡因也能在开始使分泌物释放，继而引起唾液腺增大，因此推测环磷酸腺苷（cAMP）在唾液腺增大中也发挥了作用[142]。然而，由于给予β受体拮抗剂能减弱对茶碱的反应，因此β肾上腺素能激活可能在此效应中也有作用。

大鼠给予异丙肾上腺素（去甲肾上腺素，系列的β肾上腺素能受体激动剂）和磷酸二酯酶抑制剂（如茶碱和咖啡因）10天后，对其唾液腺肥大、蛋白合成和细胞内cAMP活性的详细研究表明，所有这些药物都表现出了类似的效应，尽管发现在肥大程度、蛋白和糖蛋白的合成种类以及高尔基体膜的酶活性存在差异[146]。发现腮腺肥大最显著，其次是颌下腺，而舌下腺似乎不受影响。

各种β1/β2受体激动剂导致变化的程度和性质表明，大多数效应是通过β1受体介导的。β1受体在腮腺等唾液腺细胞分布最多。β肾上腺素受体激动剂对唾液腺的效应可能是受体介导的对腺苷酸环化酶活性刺激，引起细胞内cAMP水平增加的结果。

多年来，在大鼠亚急性毒性试验中，具有心脏活性的Ⅲ型和Ⅳ型选择性磷酸二酯酶抑制剂也一致性显示可引起颌下腺肥大[147-150]。腮腺和颌下腺是最容易受变力性药物磷酸二酯酶抑制剂ICI 153,110影响的器官[149]。由于这些药物通过选择性抑制心脏磷酸二酯酶发挥作用需要cAMP作底物，因此人们一般认为唾液腺肥大是直接抑制磷酸二酯酶的结果。

其他类型药物也能在大鼠反复给药试验中引起大鼠唾液腺增大。多西拉敏（Doxylamine），一种广泛使用的乙醇胺类抗组胺代表药物，据报道能引起F344大鼠腮腺明显的巨大细胞。这种增大细胞的特点是具有嗜碱性粗颗粒或空泡化胞质[151]。但是，B6C3F1小鼠经同样的处理没有发生这些变化。

鉴于唾液腺中存在相当数量的表皮生长因子，人们有兴趣观察其给予实验动物的效应。大鼠与食蟹猴注射高剂量的重组人表皮生长因子后唾液腺重量增加[26,27]。但是，所见的组织学特征主要是导管上皮增生（见下文增生部分）。

嗜酸细胞

以丰富颗粒状嗜酸性胞质为特征的上皮细胞，是由于线粒体蓄集所引起，常被称为嗜酸细胞（oncocytes）。嗜酸细胞是Hamperl用来描述甲状腺许特莱肿瘤（Huerthle tumor）中类似细胞的术语[152]。它们可见于人类和实验动物唾液腺的各种局灶性结节和肿瘤中。这些细胞的确切意义不明。除缺乏致密颗粒外，线粒体通常不显著，人们认为线粒体的变化是一种适应现象或代偿性增生[153]。在人类唾液腺组织中，其患病率随年龄的增长似乎有所增加，并且可能与增生性病变或肿瘤（如嗜酸腺瘤和腺淋巴瘤）相关。

嗜酸细胞也见于某些品系的老年大鼠的唾液腺中，以及实验诱导的自身免疫性唾液腺炎小鼠中[154,155]。

肥大性病灶（细胞变异灶、嗜碱性灶、嗜碱性肥大灶、巨腺泡）

界限清楚的无包膜肥大腺泡细胞灶在大鼠、小鼠和仓鼠唾液腺（特别是腮腺）自发出现，但不同实验室间发病率不同[156]。肥大细胞胞质容量大大增加，保留囊泡状、空泡化或泡沫状外观，或具弱嗜酸性颗粒状纹理。细胞的基底部在HE染色切片中通常被染成深蓝色，胞核大、致密、不规则，深染或固缩，丝裂活动征象少见。尽管对这些病灶的超微结构研究很少，但其胞质的改变似乎不同于那些所谓的嗜酸细胞。后者以颗粒性嗜酸性胞质为特征，含有大量的线粒体。

这些病灶的生物学性质还不清楚。缺乏有丝分裂活性、细胞增生或膨胀性生长都表明它们更应该被视为肥大性病变，而不是肿瘤或瘤前病变[156]。据报道，大鼠和小鼠用艾塞那肽（Byetta）处理长达2年后，嗜碱性灶的数量不明原因地增多。艾塞那肽是一种合成肽，能增强胰腺B细胞葡萄糖依赖性胰岛素的分泌，用于糖尿病的治疗[157]。

导管增生和化生

唾液腺导管增生和鳞状上皮化生是啮齿类动物、犬、猴和人的唾液腺在多种炎性和反应性状态的共同特征，并且可伴有导管系统的石头与结石（stones and calculi）。

导管鳞状上皮化生与再生性变化可发生于患有涎泪腺炎的大鼠[116]，也可见于没有明显涎泪腺炎或无任何特定疾病征兆的Wistar大鼠舌下腺的导管中。类似的再生性增生性导管病变在犬唾液腺的坏死和炎症性状态时也可以见到[128]。

动脉结扎后大鼠唾液腺的形态学检查和表皮角蛋白的免疫细胞化学研究表明，腺泡单位也可发生鳞状化生[158]。在缺血状态下，腺泡-闰管复合体迅速重编程产生表皮角蛋白细丝。

据报道，大鼠和食蟹猴给予表皮生长因子后主要引起导管上皮增生。在大鼠，其组织学特征主要是导管上皮增生，腺泡增生的证据不明显[26,27]。在灵长类动物，小叶间及大的小叶内导管变化最突出，上皮出现多层与乳头状突起。然而，整个导管上皮有丝分裂活动明显。腺泡细胞也出现肥大、分泌颗粒枯竭和大泡状核[27]。

据报道，大鼠给予兼具孕激素和雌激素双重活性的合成类固醇26周后，颌下腺导管增生的发生率很高[96]。病变以微囊导管样或筛状结构为特征，衬覆单层或多层上皮，并由肌上皮细胞所环绕。免疫细胞化学显示，病灶与正常腺体的细胞核含有丰富的孕激素受体，但缺乏雌激素受体。因此有人认为，这代表了闰管对高剂量特定比例雌、孕激素活性的过度反应。

肿瘤

原发性唾液腺肿瘤在用于致癌性试验的常规品系的大鼠和小鼠中不常见，在极少情况下，可由全身性给予外源性化合物诱导产生[159]。然而，腺泡及管状腺瘤和腺癌以及鳞状细胞癌在大鼠、小鼠和仓鼠中有过报道，并一直是组织病理学分类的课题[66-68]。一些起源于头颈部其他结构的鳞癌或腺癌可被观察到唾液腺浸润。唾液腺肿瘤偶尔呈腺肌瘤样分化。有时也可见到混合性腺淋巴样组织类型，类似于人类的Warthin瘤（腺淋巴瘤）。软组织肿瘤也发生于啮齿类动物大唾液腺及其周围组织中（见第2章，体被系统）。

食管

通常认为人类食管是药物所致损伤的非常见部位，然而一些研究表明，药物引起的变化比以前推测的更普遍[160-162]。在一所医院88例随机抽取的食管溃疡的病例中，胃肠反流的病例占65%以上，药物引起的占20%[163]。严重的损害可在黏膜与摄入的片剂或胶囊长时间接触后发生，这些片剂或胶囊附着于黏膜，在局部产生高浓度具有潜在刺激性的物质[164-167]。因局部接触而引起的损伤在老年患者中可能更常见，这是由于食管收缩幅度随年龄增大而降低，因此胶囊更容易停留在食管腔中。然而，所有年龄段的患者都可能会受到影响。女性食管损伤比男性更常见，可能由于她们更可能使用潜在损伤性药物进行治疗[166]。片剂的形状和表面包衣可影响药物附着黏膜与停留食管的倾向[168]。多种药物受到影响。在美国以及其他国家，许多情况似乎是由服用四环素或多西环素引起的[167-169]。某些致病性药物如氯化钾、阿司匹林和其他非甾体抗炎药也与胃肠道下段溃疡形成有关[170]。近年来二膦酸盐阿仑膦酸钠是食管不良反应的常见原因并且已有严重损伤的报道。损伤与未用水冲服或药物吞咽后未保持直立有关，因为阿仑膦酸钠具有严重腐蚀性[166]。然而，这种危险现在已比较清楚，因此所报道的仅有很低的食管损伤发生率[171]。

白色念珠菌性食管炎是抗生素治疗中的常见并发症，尤其是在使用免疫抑制药物治疗的患者或HIV感染的患者中常见[161]。许多影响神经肌肉协调性的药物也可使患者容易发生胃食管反流和反流性食管炎[164]。

啮齿类实验动物偶尔可见自发性食管病变。食管嵌塞在未给药的SrL:BHE大鼠中有过报道，其特征是食管因食物或垫料严重扩张[172]。食管壁肌纤维显示不同程度的变性，包括纤维的肿胀或皱缩、肌原纤维碎裂、胞质空泡形成和矿化。所谓巨食管症，其特征是食管扩张，肌肉纤维和肠肌丛的神经节细胞变性，作为自发性病变也在某些品系的大鼠和小鼠中有过报道[173, 174]。巨食管症在动物和人类中均有报告，是由于累及食管的先天性或获得性运动障碍所致。

一种在各种年龄段F344大鼠中报道过的病变是食管过度角化。据报道，这种病变在饲喂限制蛋白、不限制热量饲料的大鼠比在自由正常饮食的大鼠中更常发生。在一项大鼠试验中，高发的食管过度角化被归因于饮用水酸化[175]。食管过度角化在四氧嘧啶造模的严重糖尿病大鼠中也有报道[12]。

啮齿类动物的另一个病理学发现是灌胃意外导致的食管穿孔。在这种情况下，穿孔周围会有不同程度的炎症和化脓性渗出物，或在胸膜内或偶尔在心包腔内播散。食管和周围组织需要经过病理学家的仔细检查，因为从临床发现中并不总能清楚表明发生了食管损伤。

前胃

大鼠、小鼠和仓鼠的前胃约占胃近端面积的2/3，被覆角化的复层鳞状上皮。限制脊是在前胃和腺胃黏膜之间连接处形成的一种独特的隆起的黏膜皱襞。小型猪的胃在临近贲门的小片区域覆盖着鳞状上皮。由于人类缺乏前胃，药物和化学品在啮齿类动物前胃产生的变化与人的相关性是有争议的。

在切除前胃的大鼠上所进行的研究表明，前胃是一种贮存器官，有能量需求时释放相对未消化的食物进入腺胃[184]。因此，前胃黏膜可能会比胃肠道其他部位更长时间暴露于混合在未消化食物中的外源性化合物中。对前胃病变的解释应考虑到啮齿类动物前胃和人类食管之间生理因素、停留时间和药物的暴露差异。然而，如果获得的暴露水平一样，

虽然实验比格犬在毒性试验给药后常出现呕吐，但自发性食管病变并不多见。据报道，小部分实验食蟹猴可见食管炎症灶[129]。

毒性试验中药物引起的变化

拟辐射或抗有丝分裂活性药物全身给药后除在胃肠黏膜引起众所周知的病理变化外，可以引起食管黏膜的再生不良性改变（萎缩或再生不良）[176]。

食管增生伴角化增多在大鼠大剂量慢性给予赋形剂如乙醇后有过报道[177]。有报道称大鼠用盐酸美舒普林（一种β肾上腺素能受体刺激剂）处理长达18个月后食管发生棘层增厚伴角化过度与角化不全，但胃不受影响[178]。据报道，大鼠和灵长类动物在输注重组表皮生长因子后，作为对胃肠黏膜广泛效应的一部分，其食管发生均匀一致的鳞状上皮增生[26,27,179]。

人们已在多种动物模型上（主要为猫、猪和犬）评价了药物对食管局部的潜在刺激性[180-183]。在这些模型中，使用内窥镜技术将受试药物放置在食道上部，经过数小时的标准周期以使制剂溶解。随后密切观察动物3～6天并对食管进行组织病理学评估。以半定量的方式记录炎症的程度、黏膜糜烂或深在溃疡。药物在这些模型上致溃疡活性的程度似乎与报道的对人类食管的致溃疡活性存在关联[181]。

那么缺乏前胃的种属，其食管所被覆的鳞状上皮黏膜可能以啮齿类动物前胃黏膜类似的方式对外源性化合物作出反应。

非肿瘤性病变

炎症、糜烂、溃疡

前胃黏膜的炎症和溃疡是实验大鼠、小鼠和仓鼠胃肠道最常见的一些自发病变。这些胃部病变的发生率在不同啮齿类动种属属和品系间以及不同实验室间存在差异。虽然多种因素与溃疡的发生有关，包括老龄、感染、寄生虫、饮食、喂养方式和应激，但前胃溃疡的原因常不清楚。大鼠由打斗引

起的溃疡发生于前胃，并具有年龄相关易感性；老年大鼠比年轻大鼠更易发生溃疡[185]。

在死于自发性疾病的大小鼠中，前胃溃疡十分常见。研究表明蛋白质限制或饥饿可引起大鼠前胃溃疡[186]。通过单次给予四氧嘧啶而发生糖尿病的WBN/Kob大鼠，前胃发生与白色念珠菌和细菌相关的炎症增多，并最终导致增生性病变（见下文），这些病变通过采用胰岛素治疗糖尿病或给予抗真菌药物而减轻[12,187,188]。

大鼠、小鼠和仓鼠前胃的溃疡和炎症性病变的组织学特征相似。较轻的病例，可在完整的鳞状上皮黏膜中见到散在的急性炎症细胞浸润。溃疡可以是单发或多发，其特点是鳞状上皮缺失，伴有不同数量的中性粒细胞、单个核细胞、细胞碎片、纤维蛋白和毛发在溃疡火山口聚集（图8.2）。炎症可深达胃壁，并伴有胃壁内的炎症、水肿、动脉内膜炎和纤维化。某些药物可原发性诱导黏膜下或上皮内的炎症过程而导致脓疱形成，提示这种效应不是由局部直接刺激介导的[189]。

在溃疡边缘也可见到含铁血黄素沉积。大血管受到侵蚀后可导致大量出血，也可发生胃穿孔并累及腹膜[190]。长期的溃烂病例，附近的鳞状上皮会出现增生，其特点是棘层不规则增厚，鳞状上皮向下生长进入黏膜下层[191]。

在啮齿类动物毒理学试验中，前胃溃疡往往是零星散发的，在动物中的分布没有明确的剂量关系。如果溃疡仅限于高剂量组中，可能因非特异性毒性所致。然而某些化学品具有相当严重的局部直接效应，导致前胃黏膜的局灶性损害。

外源性化合物在初次给药后也可引起前胃黏膜的炎症性病变，但随后发生修复与适应，即使给药继续。这种现象可以用丁基羟基苯甲醚为例进行说明[192]。给予大鼠掺有2%该物质的饲料1周后，可见囊泡性炎症反应，其组织学特征是存在含炎症细胞与渗出物的上皮下囊泡。继续给药后，仅有明显的鳞状上皮增生，可能是一种对持续损害作用的适应性反应。

增生（角化过度、角化不全、棘层增厚、乳头瘤样增生）

鳞状上皮增生伴角化过度在未给药的老年啮齿类动物中可零星看到。这些变化可局限于前胃慢性溃疡的边缘区，或者伴随于黏膜的弥漫性炎症出现。偶尔，未给药的老年啮齿动物前胃黏膜呈过度

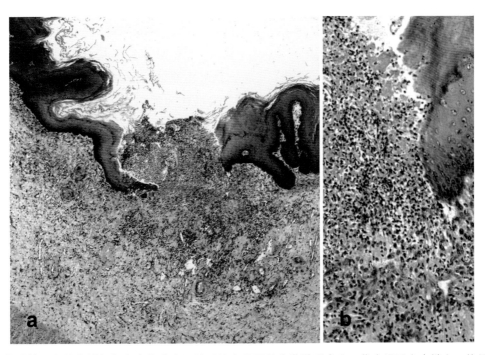

图8.2 图a：老年雌性SD大鼠前胃长期存在的溃疡，显示渗出及深层的黏膜下炎症，伴有周围上皮增生、棘层增厚与角化过度。图b：高倍镜显示渗出和深层的血管增生（H&E染色 ×400）

角化伴有增生而无炎症反应。这些变化可弥漫或局灶，但它们往往局限于毗邻腺胃黏膜的区域。可有基底细胞增生及上皮向下生长到深层基质的迹象。

这些变化的原因常不清楚。研究表明饮食因素可影响前胃黏膜的厚度。大鼠维生素A缺乏与腺体组织鳞状上皮化生相关，并可使大鼠前胃增生和角化过度。据报道，当SPF级F344大鼠维持维生素A缺乏状态达3个月以上时，前胃黏膜出现增生伴角化过度，与致癌物引起的变化相似[193]。糖尿病大鼠也显示胃大弯比胃小弯更常发生鳞状上皮增生，并且在靠近限制脊的部位最为显著。这与前胃的炎症以及白色念珠菌的存在相关。白色念珠菌可能是重要的致病因素[188]。

给予各种遗传毒性和非遗传毒性工业化学品和治疗性药物可导致前胃上皮角化过度与增生。广泛使用的抗生素氨比西林给药2年，可使小鼠前胃黏膜产生炎症、溃疡、棘层增厚和角化过度，但对大鼠没有影响[194]。据报道，糖精钠也能导致F344大鼠前胃的非肿瘤性增生[195]。具有细胞保护作用的前列腺素可能通过营养作用相关机制诱导前胃非肿瘤性增生和角化过度[196]。这种情况发生于给予米索前列醇（一种合成的前列腺素E_1类似物，具有抑制胃分泌与抗溃疡活性）以及其他合成的前列腺素E_1和前列腺素E_2类似物的大鼠[197-199]。在其对胃肠道广泛的药理学作用中，重组表皮生长因子输注大鼠后也会引起前胃的改变[26,179]。

这些病变的组织学特点是角化过度和角化不全，并伴有不同程度的棘层增厚和乳头瘤样增生[190]。这些病变纷繁复杂，可能难以在重度增生和肿瘤之间进行明确区分。然而研究表明，前胃上皮的复杂性增生没有细胞异型性的证据，在刺激因素丙烯酸乙酯撤除后可完全可逆[200]。因此，在考虑这些病变与强致癌活性（遗传毒性）物质的相关性时，一个重要特征是存在细胞异型性，特别是如果给药开始后即迅速发生时。

肿瘤

啮齿类动物前胃产生的肿瘤通常是鳞状细胞乳头状瘤或鳞状细胞癌[67,68,201-203]。偶尔可以看到基底细胞样的细胞特征[203]。和其他部位一样，鳞状细胞癌显示不同分化，由增生的鳞状上皮组成，具有中度至重度的细胞异型性、多形性和有丝分裂活性，且有明确的侵入肌层的证据。尽管它们在老年啮齿类动物中是相对少见的自发性病变，但可在啮齿类动物中通过给予亚硝基化合物以及多种遗传毒性和非遗传毒性化学品诱导产生。

啮齿类动物前胃药物引起的增生性病变与人类的相关性

已报道大量遗传毒性和非遗传毒性化合物可引起大鼠、小鼠或仓鼠前胃增生和癌症[76,204-206]。它们是国家毒理学计划啮齿类致癌性试验中第6种最常见的诱发性肿瘤[206]。这些化学品中部分为遗传毒性的化合物，与前胃的不典型增生和肿瘤迅速进展以及其他部位肿瘤的进展相关。相比之下，有些是非遗传毒性化学品，长期暴露后能诱导对慢性细胞毒性的适应性反应，最终导致肿瘤。此外，有些化学物质通过其内在的营养活性导致上皮细胞的增生。

非遗传毒性物质包括丁基羟基苯甲醚（BHA）（一种重要的食品抗氧化剂），结构上相关的酚与酸[207,208]，用于生产牙科与医疗器械等所需材料的丙烯酸乙酯，SK&F 93479（一种实验性组胺H_2受体拮抗剂）[209]，以及3-羟基-3-甲基戊二酰辅酶A（HMG-CoA）还原酶抑制剂（或称他汀类药物）[210-212]。马兜铃酸作为独一无二的遗传毒性药物可诱导前胃肿瘤，但是它已不再作为抗炎药使用。

源于大量丁基羟基苯甲醚研究的资料，对阐明各种影响啮齿类动物给药所致的前胃增生和肿瘤形成的因素具有指导意义。丁基羟基苯甲醚在体外很少或没有致突变活性，但是当以2%浓度掺入饲料给予大鼠2年后，可引起前胃炎症，继而引发鳞状上皮增生、鳞状上皮乳头状瘤和鳞状上皮癌。丁基羟基苯甲醚以0.5%掺入饲料仅引起前胃增生[215]。

通过饲料给大鼠短期饲喂丁基羟基苯甲醚的试验表明，给药1周后即可在胃小弯处发生鳞状上皮增生，该部位也是2年致癌试验中鳞状上皮癌发生的部位[192]。给药13周后，饲喂掺有2%丁基羟基苯甲醚饲料的大鼠出现以显著的角化过度、角化不全和棘层增厚为特征的黏膜增生，尤以胃小弯最显著，而饲喂含0.5%、0.25%和0.1%丁基羟基苯甲醚饲料的大鼠则没有发生[216]。在基底细胞层可以见到大量的有丝分裂，H₃标记胸腺嘧啶测定证实增生伴高细胞增殖率。给药13周后停止给药，H₃标记的胸腺嘧啶指数大约1周内迅速恢复到对照水平，而增生需要更长的时间才消退，正常饮食大约9周以后几乎完全消退[216]。

丁基羟基苯甲醚诱导啮齿类动物前胃鳞状上皮增生，其分布受给药方式的影响。大鼠采用丁基羟基苯甲醚混合在饲料中喂食，病变趋于分布在限制脊附近，然而溶于玉米油中灌胃时类似的病变见于前胃顶部[192]。因而提示，这种差异是由于丁基羟基苯甲醚通过灌胃给药时在胃内混合不完全，导致混合物与前胃顶部长时间接触所致。此外，研究表明，F344、SHR、Lewis和SD大鼠对颗粒饲料中2%丁基羟基苯甲醚的增生与致癌性作用的反应不同。最敏感的似乎是SHR品系，其次是F344大鼠。这种差异与丁基羟基苯甲醚在不同品系大鼠的细胞毒作用相关联[217]。SHR大鼠的胃血管损伤可能促进其对细胞毒性及随后致癌性的反应。

化合物给药后在前胃的停留时间可能会影响病变的发展。虽然研究表明，丁基羟基苯甲醚不会导致无前胃动物的食管增生，但是该药物高剂量给予灵长类动物后，能导致其食管下端有丝分裂活性增加，与同等暴露水平下大鼠前胃发生的病变相似[218]。这就意味着这些种属间差异可能仅仅是鳞状上皮黏膜对化合物暴露差异的问题。这凸显了一个事实，即当外源性化合物诱导啮齿类动物前胃产生增生和肿瘤时，需要对其在啮齿类与非啮齿类动物以及人类胃肠道的作用机制和暴露水平进行评估。这些信息显然对政府监管部门在这一领域的决策是有帮助的[219]。然而，对丁基羟基苯甲醚的研究表明，啮齿类动物的肿瘤发生是一种表观遗传学现象，很大程度上与可逆性细胞毒性、炎症和细胞增生增强有关[207]。鉴于丁基羟基苯甲醚在通常使用中发生的暴露水平很低，因此致人类胃癌的风险很小。

类似的现象在结构上与丁基羟基苯甲醚相关的

酚和酸的研究中也有报道[208]。这些化合物包括正丁基和正丙基-4-羟基苯甲酸酯、丙酸和对甲氧基苯酚。然而这些研究表明，前胃上皮某些区域对结构上类似的化学物质反应不同，可能是由于前胃上皮不同区域内酶激活的水平不同所致。研究显示，同时给予乙酰水杨酸能消除其中部分效应，表明前列腺素合成酶可能参与了增生反应[208]。

多种具有不同化学结构的3-羟基-3-甲基戊二酰辅酶A（HMG-CoA）还原酶抑制剂（即他汀类），包括上市产品如洛伐他汀、辛伐他汀和氟伐他汀，也与啮齿类动物前胃鳞状上皮增生有关。据报道，抑制氧化角鲨烯的降血脂药物也引起小鼠和仓鼠的前胃鳞状上皮增生[220,221]。由HMG-CoA还原酶抑制剂导致的增生具有时间和剂量依赖性，并且可能伴有黏膜下层水肿和炎症。这些药物中有些（不是全部）长期给药后也能引起大鼠或小鼠或两种动物的前胃黏膜发生鳞状上皮肿瘤[210-212,222,223]。作用机制仍不清楚，但这种效应似乎与其药效学活性相关联。对给予洛伐他汀大鼠的前胃进行详细的形态学研究表明，这种作用与胆固醇和其他脂质组装进入板层小体及细胞内脂质片（intracellular lipid sheets）受到影响有关[224]。它们在啮齿类动物致癌试验中的成瘤潜能似乎与短期试验中增生的程度不相关[204]。此外，增生的发生依赖于局部高浓度的药物，因为非经口途径给药时不发生增生[210]。由于这些药物中大部分都是非致突变性的，这些发现很可能在起源上属于表观遗传学，当给予常规治疗剂量时对人类具有相对较小的风险。

作为影响前胃肿瘤发生的因素之一，炎症的重要性可通过单次给予四氧嘧啶而制造的糖尿病性WBN／Kob大鼠模型得以说明。给药50周或更长时间后，前胃炎症与鳞状上皮增生（主要在限制脊附近）发生率增加，20%的动物中出现侵袭性鳞状细胞癌。这些变化与存在白色念珠菌及胃细菌感染有关。研究表明，采用胰岛素治疗糖尿病或给予抗真菌药物后，增生性变化和炎症会得到缓解，肿瘤数量也会减少[12,187-188]。

与上面形成鲜明对比的例子是马兜铃酸，一种从古老的药用植物马兜铃铁线莲提取的硝基酚蒽烯

（nitrophenanthrene）衍生物，直到1982年在德国还作为多种药用制剂中的抗炎成分使用[213,214]。马兜铃酸在马兜铃和细辛种植物（都属于马兜铃科）中发现，是一种鼠伤寒沙门菌直接作用致突变剂。当以1 mg/（kg·d）和10 mg/（kg·d）剂量饲喂大鼠3个月，马兜铃酸就能导致整个前胃严重的乳头瘤样增生。其组织学特征是出现高达6 mm的分支鳞状乳头状瘤，伴有局部异型增生特征（dysplastic features）。在不继续给药的情况下，3~6个月后发现浸润性鳞状细胞癌伴转移[225]。即使在0.1 mg/（kg·d）的低剂量下给药3个月，停药9个月后发生乳头状瘤及鳞状细胞癌。这些发现限制了马

兜铃酸用于治疗目的的安全使用。的确，马兜铃酸的使用与人类的一种特殊肾病和尿道上皮癌有关[226]。

目前已经建立了用于评估前胃肿瘤和人类癌症风险相关性的框架[227]。人们提出，与慢性刺激相关的肿瘤，特别是那些反复灌胃给药诱发的肿瘤，不应该构成人类致癌性分级或癌症效力定量评估的基础。相比之下，在无前胃刺激的情况下，具有遗传毒性以及那些能在多个部位产生肿瘤的化学品，被认为可能更具有人类相关性。

（尹继业译，王和枚校）

胃（腺胃）

药物引起的胃肠反应在啮齿类及非啮齿类动物和人类之间存在相对较好的相关性[228]。啮齿类动物的安全药理学试验似乎能反映患者的一般不良反应如呕吐[229]。抗癌药物的研究也表明犬能特别好地预测药物对人类胃肠道的不良反应[230,231]。

与口腔及食管中的片剂、胶囊、灌胃液体以及药物/饲料混合物均能从中相对快速通过不同，人的胃黏膜与局部高浓度的服用药物保持接触的时间要长得多。然而，胃黏膜受到许多防御机制的保护，包括不断更新的黏液-碳酸氢盐层和上皮屏障。

禁食状态下存在一种周期性的胃动力模式，主要由3期组成。第一期是静息期，随后是不规则收缩期，在此期胃收缩幅度和频率不断增加，至第三期达到最大。喂食使这种周期性模式被规则的强直性收缩所代替，从而将食物向胃窦推进并与胃分泌液混合。这些模式在犬和人身上已进行充分研究，并且似乎在两个种属间性质上相似[232]。这些胃动力模式可能对药物保持与胃黏膜接触的时间长短有影响。比如，禁食状态下所给予的大的未崩解胶囊或片剂在胃内的停留时间比以液体或拌食状态给予的药物更依赖第Ⅲ期强力收缩的频率。对于在胃内释放的药物剂型，胃内停留时间将会影响向小肠主要吸收表面的药物供应，进而可能影响药物的吸收[233]。胃酸在溶解所摄入的盐类药物中非常重要。尽管胃

内食物的存在可刺激胃酸产生，但大鼠胃在充盈时pH值最高，空虚时pH值最低，这可能是食物的缓冲作用造成的[234]。

上皮的形态和生理

腺胃一般分为胃底和胃窦，胃底的特点是具有黏膜皱褶或皱襞，胃窦较光滑，开口于幽门与十二指肠。在没有前胃的种属中，其近端胃黏膜或贲门也被覆腺性黏膜。虽然猴的胃与人的胃大体相似，但有关食蟹猴胃部的详细研究表明，与人胃不同的是食蟹猴的胃底缺乏壁细胞[235]。

腺胃黏膜层被覆规则的柱状细胞表面上皮，并向下延伸形成胃小凹。胃腺是单纯的管状结构，通常由三段组成。基底部最深，中间是颈部，最上面一段是峡部，并与胃小凹相连。胃腺靠上的部分包含颈黏液细胞。小立方形的主细胞（或称胃酶细胞）分泌胃蛋白酶原，在H&E染色切片中呈蓝色或紫色，位于胃腺较深的部位。嗜伊红染色的壁细胞（或称泌酸细胞）产生盐酸，更随机地分布于整个胃腺中。壁细胞也可采用靶向H^+K^+-ATPase的抗体进行免疫细胞化学染色显示出来[236]。有研究表明，胃壁细胞可能具有内分泌功能，因为大鼠的壁细胞显示具有芳香酶活性，能合成雌激素[237]。

啮齿类动物位于限制脊附近的胃腺结构较简

单。在没有前胃的种属中，贲门附近的黏膜由被覆柱状上皮的简单分支腺构成。胃窦黏膜覆盖含胃小凹的表面上皮，其胃小凹与胃底的类似，但腺体由分泌黏液的柱状腺体被覆。

胃黏膜含有丰富的内分泌细胞，其中并非全部都已被人类认识清楚。根据其结构和组织化学特点，大鼠中至少7种类型的内分泌细胞已被证实。在胃底腺的基底部含有数量众多的肠嗜铬细胞，尤其是大鼠[238]。它们一般具有嗜银性，银染技术如使用外源性还原剂的Grimelius法染色阳性[239,240]。这些细胞含有组织胺及其相关的酶如组氨酸脱羧酶。亲银型内分泌细胞在包括人在内的某些种属的胃底黏膜中也有报道，但显然在大鼠中没有[238]。这些细胞由于存在内源性的还原性物质（包括5-羟色胺和儿茶酚胺类），能被如Masson 1914年所报道的银制剂染色[241]。肠嗜铬细胞的超微结构特点是含有大量圆形或卵圆形囊泡状电子低密度颗粒，并含有一个偏心的电子高密度小内核。

目前胃的肠嗜铬细胞可利用组胺和组氨酸脱羧酶以及非特异性烯醇化酶和嗜铬颗粒蛋白A的抗血清，通过免疫细胞化学技术进行更可靠的染色[242-244]。通过识别肠嗜铬细胞表达的组胺和组氨酸脱羧酶，其被定位于泌酸黏膜的基底部。免疫细胞化学研究表明在腺胃不同区域的细胞中含有多种其他肽类，如生长抑素、胰高血糖素、胃泌素和血清素[245]。

中枢迷走传出通路的激活触发胃酸分泌增多，但胃酸的分泌由胃内食物激活的神经及内分泌反射维持。由胃窦G细胞分泌的胃泌素是分泌胃酸的主要刺激物。当胃内pH值低于3.5时，胃窦D细胞分泌生长抑素，通过旁分泌机制抑制G细胞功能，由此形成负反馈调节回路[246]。胃体黏膜的这两种主要内分泌细胞将神经内分泌刺激整合，但对胃内的化学物质没有反应。虽然胃泌素可直接刺激壁细胞，但通过刺激肠嗜铬细胞释放组胺（一种强效的壁细胞旁分泌刺激物），能对壁细胞产生更强的效应[247]。胃泌素刺激胃体黏膜的肠嗜铬细胞释放组胺，后者通过激活壁细胞的H_2受体增加胃酸的分泌。壁细胞和肠嗜铬细胞都受胃体黏膜D细胞释放的生长抑素所抑制。

D细胞能对各种神经内分泌刺激如去甲肾上腺素、血管活性肠肽、降钙素基因相关肽和胆囊收缩素等作出反应而分泌生长抑素。胃泌素作用于胃上皮细胞以及中枢神经系统神经元上表达的胃泌素/胆囊收缩素B受体[248,249]。胃泌素受体是位于胃中的一种胆囊收缩素B型受体。另一种胆囊收缩素受体是胆囊收缩素A型受体，对胆囊收缩素有很高的亲和力。刺激胃内该受体可介导胃主细胞分泌胃蛋白酶和D细胞释放生长抑素，最终抑制胃酸的分泌。

胃黏膜的动力学

胃黏膜的增生细胞通过摄取氚标胸腺嘧啶而显示，主要分布在胃腺的表面区域或峡部[250]。采用胸腺嘧啶标记的细胞示踪技术表明，增生区的大部分细胞以一种连续的方式迁移到黏膜表面而形成柱状上皮。经计算，大鼠、小鼠和仓鼠胃表面上皮的生命周期为3～4天。通过研究胃增生区的细胞周期和DNA的合成时间，发现峡部增生细胞的有丝分裂间隔在啮齿类动物大约为30小时，在人大约为40小时[250]。

虽然这种峡部增生细胞区的迁移过程使表面上皮细胞快速更新，但是细胞迁移到胃腺更深部位则更为缓慢和复杂。详细的研究表明，峡部的未分化细胞是表面黏液细胞和颈黏液细胞的共同来源[251]。在转基因小鼠中进行的研究证明，成熟的壁细胞影响其他胃上皮细胞的命运，因为壁细胞的靶向变性与主细胞的丢失相关，提示在决定其分化中这些细胞群之间存在相互作用[236,252]。

仓鼠的胃标记试验表明，主细胞和壁细胞具有类似但很长的生命周期，约为200天[253,254]。研究表明，胃腺中主细胞和壁细胞的相对分布反映了它们从峡部增生区向下迁移的不同模式。这种能相互赶超的细胞迁移模式被称为随机流动系统（stochastic flow system）[250]。

黏液层

黏液层是黏膜的第一道防线。它是一层黏液胶，连同碳酸氢盐和疏水磷脂类一起保持pH接近中性并构成物理屏障[255]。我们关于胃肠道被覆上皮细胞所产生的黏蛋白的大部分知识是通过组织化学技术获得的，这些方法可能有助于我们理解自发性及药物引起的胃肠疾病[256-258]。胃肠道黏蛋白的理化性质取决于它们的糖蛋白组成。这些糖蛋白是高分子量化合物，大量糖链在N-乙酰半乳糖胺和丝氨酸或苏氨酸之间通过O-糖苷键附着于多肽骨架上[259]。出现的主要单糖有海藻糖、半乳糖、N-乙酰半乳糖胺、N-乙酰葡萄糖胺和唾液酸。由于这种广泛的糖基化，黏蛋白呈丝状构象，常带负电荷。人们认为这对于形成细胞的保护屏障十分重要。然而，这种性质也是把"双刃剑"，因为当拮抗细胞具有黏蛋白的特异性受体时，附着就变成了主导因素[260]。

胃肠道的糖蛋白组成存在显著的区域差异，而这些差异可能与生理性和功能性因素相关。此外，糖蛋白的合成和分泌随着细胞分化的变化而改变。在各种炎症和肿瘤性疾病状态下以及给予药物或化学品后，糖蛋白也会发生改变[261]。

胃肠道黏蛋白通常采用PAS和阿辛蓝染色，而硫酸化黏蛋白利用高铁二胺技术染色。终端糖和糖序列可利用标记的凝集素进行组织化学展示。凝集素大部分为植物蛋白，可与特定的糖分子非酶性结合[262-265]。

当在同一条件下用组织化学技术研究多种种属的胃肠黏蛋白时，种属差异在胃和十二指肠中最为明显[256]。胃内通常中性黏蛋白占优势，而与之形成对比的是小肠中的酸性黏蛋白，结肠中的硫酸化黏蛋白。在胃内中性黏蛋白用PAS或阿辛蓝染色呈紫色，其主要存在于黏膜表面及胃小凹；而颈黏液细胞和胃窦腺体含有酸性黏蛋白，用PAS或阿辛蓝染色呈蓝色。硫酸化的黏蛋白用高铁二胺技术染色呈黑色，也见于大鼠、小鼠和人胃窦黏液腺深部[257,266,267]。这种极其异质性的染色模式采用标记凝集素染色时在胃黏膜中可以见到，每种凝集素使不同细胞群着色[203,268,269]。

非肿瘤性病变

腺胃黏膜的炎症、糜烂和溃疡

人——药物引起的病变

各种治疗药物可导致人体胃损伤。这些药物包括氯化钾、铁盐、阿仑膦酸钠、聚苯乙烯磺酸钠（降钾树脂，一种阳离子交换树脂）以及最重要的非甾体类抗炎药物[170,270]。老年患者用于抑制脑与心肌缺血的低剂量阿司匹林也与胃肠道的损伤相关[271,272]。非甾体类抗炎药物是世界上最常用的处方药之一，消化性（胃及小肠上段）溃疡是其众所周知的副作用之一[273]。对已发表资料的系统分析表明，长期服用非甾体类抗炎药的患者，有1/3发生了上消化道损伤[274]。虽然严重的损伤不常见，但是非甾体类抗炎药治疗后引起的胃肠道出血是造成严重甚至有时致命的药物不良反应的重要原因[275-280]。在一项前瞻性研究中，这些药物引起的胃肠道出血占因药物不良反应入院病例的10%[278]。人类患消化道溃疡的发病诱因包括胃窦幽门螺杆菌感染、吸烟和饮酒[271,281]。研究表明消化性溃疡病在服用非甾体类抗炎药的患者中幽门螺杆菌感染者比未感染者更常见，提示在消化性溃疡的发病中服用药物与幽门螺旋杆菌感染间可能存在相互作用[274]。幽门螺旋杆菌是一种微量需氧的革兰阴性菌，具有强效的尿素酶活性，这是它在酸性环境下存活的关键因素。基因测序分析表明幽门螺杆菌具有发达的运动和铁清除相关序列，以及细菌用于降解外源DNA的DNA限制和修饰系统。幽门螺杆菌感染后可能通过细菌产物或活化的淋巴细胞释放细胞因子引起胃泌素的释放增多，进而导致消化性溃疡的发生[282]。

虽然胃病是导致非甾体类抗炎药治疗后人类发病率和死亡率的重要因素，但导致损伤的机制还未被充分了解。一种普遍认可的理论是，非甾体抗炎药的致溃疡潜能与其药理学活性相关。John Vane提出这些药物的致溃疡潜能很大程度是因为它们能抑制前列腺素合成酶，因此降低了前列腺素的保护作用[283]。通过抑制环加氧酶，这些药物不仅使前炎症因子释放减少，而且使前列腺素合成降低。的确，在诱导胃肠前列腺素合成抑制的时间和剂量依耐性以及致消化性溃疡潜力之间具有良好的相关性[284]。目前导致溃疡形成的机制尚不清楚，但可能与黏膜防御的多种成分受到影响有关。某些制剂的局部刺激可能是重要的影响因素，并且可能存在微环境的改变、修复机制受损以及黏蛋白或碳酸氢盐的生成改变[273,284]。

两种不同环加氧酶的发现导致了优先抑制环加氧酶2同工酶（COX-2）药物的开发。这是基于以下的假定，即组成型表达的环加氧酶1（COX-1）可保护胃黏膜，而诱导型同工酶环加氧酶2与炎症和疼痛有关。尽管目前它广泛接受选择性的COX-2抑制剂保护胃肠道的益处，但情况比最初设想的要复杂得多。研究表明，多种不同介质对胃肠黏膜抵御损伤有促进作用[273,285]。的确，在某些情况下，COX-2可产生一种具有极强胃保护作用的物质——15-R-脂氧素A4。此外，近些年制药业最具戏剧性的事件之一便是某些COX-2选择性抑制剂的撤市，如万络TM（罗非昔布）和BextratTM（伐地考昔），原因在于人们对这些药物在大型临床试验中所显示的心血管安全性和皮肤效应存在担忧[286,287]。

实验动物——自发性病变

在毒性研究中，可观察到实验动物胃黏膜的炎症性变化及其糜烂与溃疡。糜烂是指黏膜表面至黏膜肌层遭到破坏（图8.3a）。溃疡是指穿透黏膜肌层的损伤。虽然胃糜烂和胃溃疡的组织病理学特征本身是相对非特异性的，但寻找任何相关的胃部病变

如黏液耗竭、上皮增生或异型增生、肠化生及血管病变（见下文）都非常重要的。

胃黏膜可表现出炎性浸润并伴随出现淋巴样滤泡，胃窦部尤为明显。这种情况发生于犬时，胃腺中可伴随出现螺杆菌型螺旋形微生物[288]。

猴胃黏膜也可见多种螺旋形微生物，有的伴有淋巴细胞性胃炎及胃黏膜的肠化生或萎缩[11]。胃炎是实验用食蟹猴最常见的病变之一，胃窦较胃底多发[129]，也常伴随螺杆菌出现[289]。像人体中类似的情况一样，受到累及的动物，其胃黏膜可见小淋巴细胞和浆细胞浸润，并伴随反应性或萎缩性变化以及胃腺内出现小弯曲杆菌，用Warthin-Starry染色观察最佳。

虽然幽门螺杆菌也可感染啮齿类动物，但可能不会引起像在灵长类动物中那样的炎性反应[290]。不过蒙古沙鼠似乎是个例外，它被认为是研究幽门螺杆菌引起的胃炎、胃溃疡和化生的选择模型[291]。C57BL小鼠和一些其他品系的小鼠也似乎对猫属螺杆菌产生类似的病变[292]。小型猪胃黏膜也可表现出散在的炎症与微脓肿灶[293]。

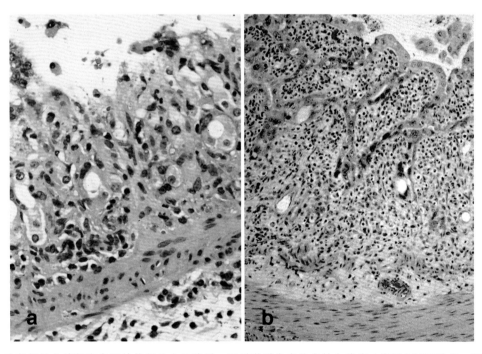

图8.3　图a：给予高剂量血管紧张素Ⅱ拮抗剂的大鼠腺胃，示胃黏膜浅表的变性与溃疡（糜烂）（H&E染色×280）。图b：给予秋水仙素样抗癌药的大鼠小肠黏膜。存在上皮丢失，残存细胞显示核多形性显著增加，包括出现大的非典型性核。黏膜大量慢性炎性细胞浸润（H&E染色×100）

实验动物——诱发性病变

采用寒冷或束缚应激进行实验性诱导的胃溃疡是在啮齿类动物中得到充分研究的现象[294]。不同实验动物对这种形式应激的敏感性存在差异。例如，SD大鼠似乎不如Wistar大鼠对寒冷束缚应激的致溃疡效应敏感[294]。

虽然药物引起的胃肠道毒性在实验动物和人身上通常存在很好的相关性，但是基于动物模型精准预测药物在人身上的致溃疡潜力，因缺乏患者中良好的比较资料而变得不容乐观[228]。副作用的报道存在很大差异，而进行恰当的比较不仅需要治疗剂量相当，还需要剂型相当[165,295]。此外，可能很难确定给药动物胃部的炎性病变是表明受试化合物真的致溃疡风险还是与实验条件相关的非特异性作用。

药物引起的腺胃黏膜溃疡通常很少存在组织结构上的特异性，但是药物结晶与残渣的形态学证据或其他的相关特征可能对判断溃疡的性质会有帮助。实验动物在高剂量毒性试验条件下可能发生应激、肠内容物与胆汁反流、胃酸分泌改变以及组织缺氧，进而发生糜烂与溃疡。给予极高浓度的受试物以达到给予高剂量受试物的要求，这可能造成局部刺激，即一种与临床实践中使用的治疗剂量无关的方式而损伤黏膜。例如，研究表明，经口给予大鼠一些根本无害的物质如葡萄糖或氯化钠的高渗溶液后可引起胃炎及胃黏膜的出血、糜烂和溃疡[296,297]。氯化钠的高渗溶液也被证明能引起大鼠胃黏膜表面和胃小凹细胞的CYP1A和CYP3A亚型的细胞色素P450酶表达上调，这也可改变外源性化合物的活性。众所周知，胃糜烂和胃出血与尿毒症密切相关，这种相关性也可在给予高剂量的药物如利尿剂后表现出来。高剂量的利尿剂严重扰乱机体体液与电解质平衡[19]。药物的致溃疡作用与应激之间的协同作用也是一种被报道很多的现象[298,299]。另外，蛋白质耗竭与饥饿也能引起大鼠胃溃疡[300]。

在实验动物中目前已报道了各种不同模式的药物引起的胃损伤。一项在相同条件下给予禁食SD大鼠不同抗炎药物的研究表明，基于药物的胃肠毒性特征可以将它们分为三类[301]。免疫药物及增生抑制性抗癌药，如咪唑硫嘌呤、环磷酰胺、甲氨蝶呤和D-青霉胺，引起胃黏膜出血，而阿司匹林及相关药物造成胃黏膜出血和溃疡。强效的非甾体类抗炎药吲哚美辛和苯基丁氮酮（phenylbutazone）可导致胃黏膜糜烂和溃疡以及小肠损伤。但是这种简单的分类可能不适用于治疗癌症的新型靶向药物。例如，能引起大鼠肠道单个细胞坏死的细胞周期素依赖性激酶抑制剂，也导致胃底和幽门区的胃腺细胞损伤（凋亡），尤其以胃腺基底部和峡部最为显著[302]。

采用组织学评估和51Cr标记血细胞测定便血的方法，对几种非甾体类抗炎药三个不同剂量水平下大鼠单次口服给药进行比较研究表明，在相同条件下给予的不同药物产生的溃疡类型不同[303]。某些非甾体类抗炎药包括阿司匹林在单次口服剂量下，给药后6小时引起胃上皮广泛的浅表损伤与剥脱，但很少或没有炎症，2周后完全愈合。这种损伤伴有一过性的便血。与此不同的是，吲哚美辛和布洛芬可引起胃部损伤，并使空肠和回肠在系膜缘发生限局性透壁溃疡。而且2周后溃疡仍然存在，并伴有持续性或双相性失血。药物代谢动力学也是十分重要的影响因素。在胃的低pH环境下，药物的脂溶性可影响局部黏膜的穿透能力[304]。

此外，喂养条件也影响实验动物糜烂和溃疡病灶的分布。在禁食的大鼠中，因给予吲哚美辛所致的糜烂见于胃体部，而在常规喂养的大鼠中小肠的糜烂最显著。一项详细的研究表明，大鼠禁食24小时后给料1小时，并在再饲喂的2小时内单次给予吲哚美辛，在胃窦部主要沿胃小弯发生糜烂和溃疡。给予禁食的大鼠吲哚美辛导致胃体部黏膜糜烂[305]。

需要考虑的另一个因素是，致溃疡化合物的慢性给药可产生完全不同于单次给药后所发现的病理学表现。大鼠给予阿司匹林4周，显示刺激胃体而不是胃窦黏膜上皮增生，这可能是通过影响环化的3′,5′-单磷酸腺苷（环状AMP）或通过增加上皮脱落的速率而导致的[306]。这种反应可能是胃黏膜对这些药物的慢性作用耐受性增强的基础。这也可解释慢性给予阿司匹林样药物后溃疡更易发生在胃窦，因为增生性反应以及可能的适应性潜力在这部分胃黏膜很少出现。反应性增生性变化在用非甾体类抗炎药物治疗的患者中也有报道（见下文）。

据报道，对致溃疡性化合物的反应存在种属及品系间的差异。大鼠给予阿司匹林或苯噁洛芬可观察到红细胞漏出血管及血管损伤，比给予相同剂量的猪更严重[307]。

在动物的药理学模型尤其是大鼠模型中，COX-2抑制剂的致溃疡作用似乎不如传统的非甾体类抗炎药物强，这与报道的它们在患者中的作用是一致的[308-312]。然而，抑制COX-1引起胃肠损伤而选择性抑制COX-2不会引起溃疡的这种简单观念，受到了许多实验观察的质疑[313]。例如，抑制COX-2可通过干扰细胞增生、血管形成和肉芽组织成熟而使胃溃疡愈合延迟[314]。此外，高剂量毒性试验揭示，COX-2抑制剂可引起胃肠溃疡。例如，当大鼠、犬和小鼠给予COX-2抑制剂塞来考昔后均发生胃或幽门溃疡，但远端小肠似乎受影响更显著[315]。免疫细胞化学研究表明，COX-2的表达分布在远端回肠黏膜固有层的间质细胞（单核细胞、巨噬细胞、成纤维细胞和内皮细胞）中占有优势，因此有人认为这也可能是回肠对COX-2抑制剂的致溃疡效应比胃更敏感的原因之一[316]。

利尿药和某些血管紧张素转换酶（ACE）抑制剂及血管紧张素Ⅱ拮抗剂，当高剂量给予实验动物时与胃糜烂和溃疡的发生有关（图8.3a）[19,317]。然而这些效应似乎是由于这些药物剂量过高引起严重电解质紊乱所致。这种现象可能与众所周知的尿毒症相关性胃肠道糜烂和出血类似。犬似乎容易发生这种病变。显微镜检查发现这种形式的溃疡伴有黏膜结缔组织及血管壁嗜碱性基质及矿物质沉积[318]。在给予高剂量心脏活性药物如磷酸二酯酶抑制剂的实验动物中可能发生的血管损伤，也可能在胃的黏膜内血管发生，并且炎症过程可能波及腺体黏膜[114]。

据报道，大鼠给予人重组白细胞介素2后，作为该药物累及多系统的一部分，胃部会发生淋巴细胞浸润但不会发生溃疡[319]。

黏液耗竭

人和实验动物胃黏液的分泌减少，既可伴随自发性炎症状态，也可伴随药物引起的胃部损伤。黏液耗竭的组织学特征是存在完整的上皮层，但细胞失去正常时由黏液物质所充盈的透明胞质，取而代之的是含有很少或不含黏蛋白的嗜碱性更强的细胞。

黏膜成分质的变化也会伴随黏液耗竭。应激、大量饮酒或服用阿司匹林及非甾体类抗炎药后会引起人胃上皮硫酸化物质减少[170,257]。实验动物给予致溃疡性药物后也会发生类似的变化。大鼠的应激性溃疡伴有胃糖蛋白的硫酸化减少[320]。给予实验动物阿司匹林及其他抗炎药物包括皮质类固醇后，也会导致胃黏膜硫黏蛋白含量减少，可能是通过减少硫黏蛋白的合成而导致的[61,321-323]。同时研究表明，这些药物改变了黏液胶层腔面内正常情况下使其具有非湿润特性的磷脂类物质，因此削弱了上段胃肠道疏水性屏障的保护性能[324]。

给予H_2受体拮抗剂以及可减少胃酸排出、增加胃泌素分泌的质子泵抑制剂，也会引起胃黏液的改变。研究表明，给予大鼠奥美拉唑或法莫替丁4周后前列腺素类PGE_2受到抑制，总糖蛋白及硫化糖蛋白的合成受阻，组织化学证明表面黏液的PAS染色减弱[325]。虽然这些变化的机制尚不清楚，但黏液的减少，尤其是被认为特别能抵抗胃消化的硫酸化黏液的减少，可能对黏膜防御具有一定意义。

肠化生

胃肠化生的特点是出现分化上皮，这种上皮基于光学显微镜和超微结构形态学、黏蛋白类型和酶组织化学等检查与小肠类似[326-330]。肠化生发生于因慢性萎缩性胃炎而改变的人的胃黏膜中。肠化生的重要意义在于它与胃癌的发生相关。虽然肠化生在实验动物中非常少见，但有报道称它的发生与多氯联苯引起的胃肿瘤相关[331]。鉴于这种与胃癌的相关性，有人认为肠化生是一种癌前病变。但是近年的前瞻性临床研究及实验资料表明肠化生只是一种附带现象，它与癌症的发生共存，但并不与癌症的发生相关。

已报道人存在多种形式的肠化生。主要分为两类，即所谓的不完全型肠化生和完全型肠化生[266,332-334]。也有人建议最好考虑采用胃型、肠型和混合型进行命名[335]。完全型肠化生的特点是存在杯状细胞、潘氏细胞和吸收细胞，具有刷状缘及不同发育程度的小肠绒毛。不完全型肠化生更具异质性，其特点是具有杯状及黏膜柱状细胞，但没有吸收细胞，有不同类型的黏蛋白。常规阿辛蓝染色（在pH 2.5下进行染色）和PAS染色可以区分小肠酸性黏蛋白（蓝色）和胃型的中性黏蛋白。但是如果采用高铁二胺/阿辛蓝染色，在人的肠化生中也可见到不同的唾液黏蛋白和硫酸黏蛋白染色模式。不完全型肠化生显示硫酸黏蛋白分泌显著，已发现其更常与人的胃癌相伴发生[266,332,334]。然而，也可能肠化生本身就是一种对长期慢性炎症和胃酸分泌减少的适应性反应。也有人认为肠化生是对长期的幽门螺杆菌感染的适应性防御性反应，因为肠黏膜对这些微生物的抵抗力更强[336,337]。免疫细胞化学研究表明在各种类型的肠化生中存在肠内分泌细胞，它们在特殊的黏膜细胞分化表型之后出现[335]。

Fischer 344大鼠经拌料给予多氯联苯阿罗克洛1254两年，胃上皮会发生与胃腺癌相伴随的多灶性肠化生[331,338]。这种病变的特点是存在大量内含黏蛋白的细胞，这种细胞具有典型的小肠碱性磷酸酶活性。同样但更弥散的肠化生在暴露于多氯联苯的灵长类动物胃内报道过，但是此种情况并不与胃肿瘤伴随出现[339,340]。给予强遗传毒性胃致癌物的实验动物，其胃的肠化生也有不一致的报道。例如，一项给予大鼠N-甲基-N'-硝基-N-硝基胍的研究显示仅有增生及非典型变异灶（异型增生），很少或没有肠化生，而另一项研究显示给予相同物质后却发生了肠化生[203,258]。

虽然与给予致癌物相关联，但肠化生可在啮齿类动物中通过各种不同的干预方式而诱导，这些干预方式不伴有胃癌的发生。肠化生可在啮齿类动物的腺胃中通过分次的局部电离辐射、注射异源性胃抗原以及溴丙胺太林和非致癌物碘乙酰胺诱导产生[330,341,344]。研究表明，作为其反应的一部分，肠化生可在感染幽门螺杆菌的小动物模型蒙古沙鼠以及感染猫属螺杆菌的C57BL小鼠中发生[291,292]。

实验啮齿类动物肠化生的特点与人相似，病变早期肠酶活性（碱性磷酸酶、乳糖酶、海藻糖酶、蔗糖和麦芽糖酶）增加，出现内含中性、唾液或硫酸黏蛋白的杯状细胞，以及肠隐窝（含有或不含有潘氏细胞）。胃底和胃窦均出现变化，但是人类中似乎男性比女性更容易发生肠化生[330]。

基于这些发现，有人提出肠化生不是一种癌前状态，而是一种对分泌胃液中pH缓慢上升的适应性反应。胃液中pH的缓慢上升是由于上述各种干预方式导致壁细胞团的早期丢失所致[330]。因此总体而言，有证据表明虽然肠化生伴随癌症出现，并且可能因此在人胃活检的评估中被认为是一种有帮助的形态学特征，但在安全性试验中发现的孤立性肠化生并不表明是一种癌前状态。

肝化生

作为2年致癌性试验终末期剖杀小鼠的腺胃中罕见的偶发病变，有人报道过一种在化生灶中发现肝细胞的化生形式[345]。这种化生灶可见分化良好的肝细胞在限制脊附近的黏膜下层和固有层局灶性聚集，伴有附近胃腺的扩张，胃腺上皮增生、矿化并疝入黏膜下层。尽管人们认为这些病灶与给予外源性化合物无关，但不清楚它们是化生还是先天性异位。

矿化

胃腺上皮容易发生钙盐沉积，可能是因为正常情况下这里进行着大量的离子交换。致密蓝染的矿物质局灶性聚集或凝集，在老龄大鼠的胃苏木素染色切片中十分常见，并且与胃腺的囊性扩张相伴随[190]。小鼠和仓鼠偶尔可见类似的病变。比格犬的胃腺中也可观察到小的凝集灶。这些病变似乎是钙盐在黏液样物质周围聚集的结果。

当啮齿类动物和犬存在矿物质代谢紊乱时，胃的矿化可变得十分显著，尤其当伴有肾脏病变时。这种情况在发生严重肾脏疾病（肾小球硬化）、甲状旁腺增生及维生素D中毒的大鼠中已有很好的描述[346]。类似的现象在处于尿毒症状态的犬胃内也有报道[347]。给予可以导致持续氮质血症或电解质紊乱的药物也会引起同样的变化。这些变化的特点是矿物质在胃体黏膜的间质组织中弥散性沉积，但贲门、胃窦或幽门处一般不受累及。矿物质沉积发生在环绕上皮和血管的基底膜附近。黏膜固有层因水肿而增宽，也发生间质纤维增生。胃腺本身因壁细胞肿胀与变性以及主细胞萎缩而扭曲。腺上皮发生糜烂伴出血，可能是由于弥散的血管损伤以及壁细胞功能改变引起缺血所致。

胃底黏膜、肌层以及黏膜下层动脉的矿化在给予成纤维细胞生长因子酪氨酸激酶选择性抑制剂的大鼠中也有报道[348]。这种变化是钙盐平衡受到广泛影响的部分表现，其他还包括骨生长板的改变、血磷浓度升高和软组织矿化。另一个例子在静脉注射氯化钆的大鼠中报道过[349]。钆化合物是广泛用作磁共振成像的造影剂。受试动物的胃底腺黏膜间质发生不连续的带状矿化，由钙和磷以羟基磷灰石形式组成，钆很少或没有，这与迁移性矿化表现相一致[349]。

萎缩

胃腺黏膜的局灶性萎缩在实验啮齿类动物中散在发生，通常是由于原来存在局灶性胃炎、胃溃疡、矿化或血管堵塞所致。这些病变在显微镜下表现出黏膜局灶性纤维化、胃腺扩张和萎缩并伴有多形核白细胞和肥大细胞浸润等特点，在2岁龄或更大年龄某些品系的大鼠中常见[350]。

虽然严重的炎症损伤之后，黏膜会发生弥漫性萎缩，但手术或药物引起的营养因子减少可导致胃腺黏膜无炎症的弥漫性萎缩，这些营养因子对维持胃的正常形态和功能是必需的。这种情况在胃窦切除术后的患者与实验动物中可以观察到，这是由于手术切除了胃窦的多肽生成细胞所致[351,352]。大鼠胃窦切除术后伴有低胃泌素血症、泌酸黏膜的重量与高度降低以及嗜银细胞数量减少[283,353]。这点与诸如胃窦排空等干预方式不同。胃窦排空会引起高胃泌素血症，使泌酸黏膜增厚。

胃泌素基因敲除小鼠也显示胃黏膜厚度降低。虽然所有类型细胞都存在，但是壁细胞和肠嗜铬细胞数量显著减少，并伴有表面黏液细胞增多。这些变化与胃酸分泌大量减少有关，组胺能、胆碱能和

胃泌素能刺激不能引起胃酸分泌[247]。类似的萎缩变化在药物消除营养性刺激后也有报道。例如，给予食蟹猴胆囊收缩素-B/胃泌素受体拮抗剂CI-988长达13周后，与之相伴的是初期发生胃腺（主要在胃底）的多灶性变性，随后出现弥漫性胃腺黏膜厚度降低，细胞的性质很少或没有变化[354]。

虽然双侧迷走神经切断术造成胃功能显著变化，胃酸分泌明显减少，但胃底黏膜的形态学变化不论在人还是实验动物都不明显[355,356]。大鼠中的研究表明，迷走神经干切断术后出现一过性的胃腺弥散性萎缩，特点是壁细胞、主细胞和黏液细胞的数目和体积均降低，但术后大约1个月胃的组织学特征恢复正常[357]。相比之下，大鼠单侧迷走神经切断术导致去神经侧的泌酸区显著持续性萎缩。其组织学特点是黏膜厚度降低，嗜银细胞的数目和着色强度均降低[358]。有人认为这种单侧萎缩是由于消除了迷走神经的营养作用所致。双侧迷走神经切除术后不发生持续萎缩，而单侧持续。有人解释这是由于双侧迷走神经切除后，胃酸对胃泌素释放的反馈性抑制作用丧失，因而导致胃泌素升高[358]。

消除或减少胃以外的营养因子或激素也会导致胃黏膜厚度降低。这点已在切除垂体的大鼠中得到证实。与配对饲养的对照动物相比，切除垂体导致泌酸及胃窦黏膜的厚度降低。虽然胃主细胞与壁细胞的比例变化很小或没有变化，但胃腺细胞的体积与分泌活性显著降低，提示其合成与分泌机制受到了广泛干扰[359]。

大鼠给予高剂量的奥美拉唑（一种胃酸分泌抑制剂）6个月后，可观察到主细胞的萎缩。这种发现被认为是胃酸分泌受到抑制后的废用性萎缩[360]。另一种胃酸分泌抑制剂，三环类药物哌仑西平，给予大鼠3个月后也导致胃底黏膜萎缩，但给药1个月没有发生萎缩[361]。这种萎缩的特点是壁细胞数量减少并伴有胃窦中含胃泌素细胞的数目降低，这些特征不同于长期给予H$_2$受体拮抗剂后所产生病变的特点。

腺胃黏膜的弥漫性肥厚与增生

胃黏膜增厚可能是黏膜细胞的肥大或增生所

致，既可自发，也可在给予药物或化学品后发生。鉴于胃黏膜中存在不同的细胞群，发生的形态学变化又千差万别，因此很难在没有形态测量技术的情况下清晰地区分肥大和增生。形态测量技术表明，某些黏膜细胞的肥大可与其他胃细胞群的增生相共存。需要区别累及一个或一个以上细胞群的弥漫性或一致性增生和局灶增殖性或"腺瘤性"过度增生有关的增生。

对增生应评估其是否具有非典型的细胞学特征（异型增生）。异型增生与胃癌的发生有关（见下文）。区分旺盛的反应性增生与异型增生或癌前病变的困难，是整个腺胃和肠道黏膜面临的问题，尤其是存在慢性炎症与纤维化时。此外，诸如秋水仙素和紫杉醇的化合物，它们通过抑制微管蛋白聚合成微管而阻止有丝分裂的效应可与胃肠的异型增生十分类似（图 8.3b）[362,364]。

与胃肠道其他部位的黏膜一样，高浓度的大块或刺激性物质的刺激可引起胃黏膜增生。例如，给予大鼠、小鼠高剂量吸收度差的碳酸镧（作为磷酸盐结合物用于肾功能不全患者的治疗）后均观察到这种现象。高剂量时，大鼠、小鼠均显示胃黏膜腺体增生，并伴有黏膜下的慢性炎症以及限制脊的鳞状黏膜增生[365]。

胃腺黏膜细胞在胃肠促激素或其合成的类似物作用下，也会发生体积增大或数量增多。给予抑制胃酸分泌或改变其他促激素或生长因子的化合物后，胃腺黏膜细胞也会发生类似的变化。同样转基因高胃泌素小鼠也发生胃黏膜增生。研究表明，在该模型中肠道细胞内的环氧化酶-2（COX-2）对胃黏膜增生有促使作用[366]。

大鼠及小鼠皮下注射胃泌素或其合成类似物五肽胃泌素数周后，胃壁细胞的数目和体积均有增加，但酶原主细胞的数量和体积没有随之增加[367-369]。此外，肠嗜铬细胞也发生弥漫性增生。相比之下，小鼠在同样条件下给予胆囊收缩素（一种十二指肠中发现的促活性肽，与胃泌素共享相同的C末端四肽序列）以后，胃主细胞的数量增加而壁细胞不受影响[369]。

抑制或中和胃酸分泌的药物，如H₂受体拮抗剂、质子泵抑制剂和抗酸药，也引起壁细胞肥大或增生[242,368,370-374]。这种情况不仅发生于实验动物，也发生于使用这些药物治疗的患者中[170]。这些药物与血清中胃泌素水平升高有关，可能是由于胃窦低pH值对产生胃泌素的G细胞的反馈性抑制作用丧失所致。并非所有的组胺H₂受体拮抗剂都会产生同样的效果。据报道法莫替丁（另一种组胺H₂受体拮抗剂）可产生其他细胞学变化。该药物在毒性试验中可剂量依赖性地增加大鼠胃主细胞中嗜酸性颗粒的数量和大小，但对犬没有影响[375]。电镜检查表明酶原颗粒的电子密度增加，有人认为这些效应是由于胃酸分泌受抑制从而导致胃蛋白酶分泌受到继发性抑制或翻转的结果。

然而前列腺素类细胞保护药物可引起不同形式的弥漫性胃黏膜增生。给予大鼠16,16-二甲基前列腺素E₂，每小时一次，连续3周，不仅其前胃发生变化（见前文），还可见胃体和胃窦黏膜增厚。胃体黏膜的这些变化是表面及胃小凹的黏液细胞、颈黏液细胞、主细胞、壁细胞和内分泌细胞以及结缔组织均成比例增多的结果。这主要是由于细胞数目的增加，但壁细胞的体积也增大[199]。与给予胃泌素或胃泌素类似物不同，有表面及胃小凹黏液细胞数目的增多，导致黏液增多。

米索前列醇（Misprostal）是一种合成前列腺素E₁甲酯类似物，也产生弥漫性的胃腺增生，特点是在其犬和大鼠的临床前安全性试验中发现胃小凹变深以及黏液分泌增多[197]。这种胃腺黏膜增生不仅累及胃体黏膜，也影响胃窦黏膜。氚标胸腺嘧啶研究表明给予米索前列醇的大鼠，其标记指数降低，提示给予前列腺素类引起的增生是细胞存活增加而细胞脱落减少的结果，而不是细胞增生活动增强所致[376]。其他前列腺素E系列的药物也同样引起大鼠和犬的胃体及胃窦表面黏液细胞增生，胃小凹变深[196]。

有人报道，给予大鼠和食蟹猴重组人生长因子，可剂量依赖性地引起胃腺黏膜弥漫性增生。胃黏膜增厚，特别是在胃腺颈部和上部未分化细胞数量增多[26,27]。黏膜表面可见大量有丝分裂象。一般很少累及胃腺的下部。未分化细胞数量的大量增加可能对胃液酸度和功能产生影响[179]。也有报道称给予犬重组生长激素，引起胃腺黏膜增厚并伴随其他器官出现生长激素诱导的典型改变，引起体重增加并诱导产生胰岛素样生长因子[377]。幽门及胃底黏膜显示有颈黏液细胞增生的组织学证据。

具有增生性或腺瘤性特征的胃增生（腺瘤性增生、巨肥厚性胃炎、肥厚性胃病）、腺瘤性息肉、腺瘤

胃腺黏膜增厚伴炎细胞浸润是人和实验动物胃许多非肿瘤性病变的特点。这种胃腺黏膜增厚由各种形式的不规则、息肉样或局灶性胃腺增生以及胃腺囊性扩张所导致。从患者慢性胃溃疡灶边缘进行活检可观察到囊性变伴慢性炎及胃小凹增生[378]。在服用质子泵抑制剂12个月或以上的患者中，7%～10%胃底部发生良性增生性或囊性息肉，但停止治疗后这些病变消退[379,380]。

梅内特里耶病（多发性叶状腺瘤，polyadenomes en nappes），一种见于中年男性的罕见疾病，也具有胃皱襞增大、胃小凹增生和腺体囊性扩张等特点[381-383]，并伴有胃酸分泌减少，由于血清蛋白跨胃黏膜的选择性丢失导致低蛋白血症，并可发展为胃癌。虽然其致病机制仍有待阐明，但有人报道转化生长因子α（TGFα）和表皮生长因子受体表达上调[384]。TGFα是一种上皮细胞丝裂原，可抑制胃酸分泌并升高胃黏蛋白。胃黏膜中过表达TGFα的转基因小鼠发生类似的病变（见下文），人们认为TGFα可能在这种疾病中发挥了重要作用[384]。突变的H₂受体缺陷小鼠也发生了类似的疾病并伴有TGFα的过表达[385]。由于TGFα是表皮生长因子受体的多种结合配体中的一种，人们对梅内特里耶病患者使用表皮生长因子受体单抗治疗能使病情改善很感兴趣[383]。

类似的变化在动物甚至骆驼中也有发现，有时与胃肠道寄生虫感染伴随出现[386-388]。实验啮齿类动物随着年龄增长可自发类似形式的变化，但产生这些变化的原因仍不清楚。啮齿类动物中这种形式的旺盛的腺瘤性增生和腺瘤之间并非截然可分的。但是，实验动物病理学上习惯性地将腺瘤定义为局部或局灶性的增生性病变，腺体排列整齐，与周围正常黏膜分界清楚。它们通常具有外生性或息肉样性质。

小鼠

由于某些品系的实验小鼠在老龄时特别容易自发胃腺黏膜的显著增生，因此60余年来人们对其进行了透彻的研究[389,390]。用于致癌性试验的常规实验品系小鼠可自发增生。其发生率可受诸如饲养房间、限食等环境因素以及给予不同外源性化合物的影响，但尤以组胺H₂受体阻断剂以及其他能引起高胃泌素血症的药物影响更大[391-394]。类似的胃部病变在出生后不久切除胸腺的小鼠、过表达TGFα的小鼠以及组胺H₂受体缺陷小鼠上也有报道[384,385,395,396]。

显微镜下，小鼠这些病变的特点是胃体黏膜的胃小凹以及腺体颈部增生（图8.4）。在严重的病例中还伴有腺体的伸长、弯曲或扩张，腺体被覆单层柱状或立方上皮，缺乏壁细胞或主细胞。这些异常的细胞只表现出轻微的多形性和有丝分裂活性。异常的腺体取代正常的腺体组织并可穿过黏膜肌层达肌层及浆膜层。逐层切片显示这些腺体成分之间具有连续性但邻近组织与淋巴结没有任何转移性播散。黏膜固有层也显示平滑肌和胶原数量增多，并伴有数量不等的淋巴细胞和其他慢性炎性细胞浸润。可观察到水肿，血管常常扩张。胃窦黏膜相对影响较小。组织化学显示这些病变的腺体分泌数量不等的黏蛋白。有些腺体不分泌黏蛋白，其他腺体显示硫黏蛋白增多[397]。

小鼠这种自发性病变的病因尚不明确。有人认为这些特点类似人的梅内特里耶病，可能与它有相似的发病机制[383,384,395]。有人基于在胸腺切除小鼠中发生类似病变，因此认为胃黏膜的自身免疫损伤可能与之有关[398]。胸腺切除小鼠中循环抗胃壁细胞抗体的存在和胃壁细胞数目的减少表明，壁细胞可发生自身免疫性损伤并伴有代偿性慢性刺激以及生成区（generative zone）的细胞增生[396]。然而，来自雌性Han NMRI小鼠的研究证据表明，在缺乏抗胃壁细胞抗体的情况下这种增生性病变也能在小鼠发生，

但伴有胃窦胃泌素细胞数量的增多，因而提出了激素或旁分泌机制的可能性[394]。

由于类似增生形式的胃病在过表达转化生长因子α（TGFα，一种强效的促有丝分裂原，表皮生长因子多肽家族的一员）的小鼠中有过报道，因此TGFα可能是该病变发生的关键调节因子。TGFα通过结合并激活表皮生长因子受体的酪氨酸激酶发挥作用。过表达TGFα的转基因小鼠大约从2月龄开始，腺胃黏膜发生严重的腺瘤样与囊状增生，并伴有成熟壁细胞数量减少以及胃酸分泌降低[395]。病变的程度似乎与小鼠的遗传背景有关。

据报道，CD-1小鼠给予新型组胺H2受体拮抗剂SK&F 93479 21个月后，类似病变的发生率增加[242,293]。虽然给药小鼠发生胃神经内分泌细胞增生，类似于啮齿类动物在给予其他抑制分泌的药物后所观察到的病变，但其胃腺增生程度更为严重。像自发性病变那样，这些病变的特点是胃小凹和胃腺颈部增生导致黏膜增厚，并且腺体成分向下增生达胃腺[242]。小鼠用依奥替丁（ioxtidine）阻断组胺H2受体后发生类似的胃腺增生及神经内分泌改变[392]。

C57B1/10J小鼠给予合成孕激素醋酸环丙孕酮52周，胃窦幽门据报道也发生腺瘤性息肉[399]。它们为单发的有蒂病变，分化良好，几乎没有非典型增生的证据。虽然诱发这些息肉的机理尚不明确，但它们可能受到激素的调节，因为在胃组织中检测出低水平的孕酮和雌激素受体[400]。然而，当小鼠以1.3倍于最大日推荐剂量经口给予碳酸镧（用于肾功能不全患者以结合磷酸盐）99周后，在雄性小鼠中也观察到类似的腺体性息肉，而雌性小鼠没有[401,402]。然而碳酸镧化学性质特别惰性，溶解度差，不易吸收，提示息肉的产生也可能是对局部机械刺激因素的反应。

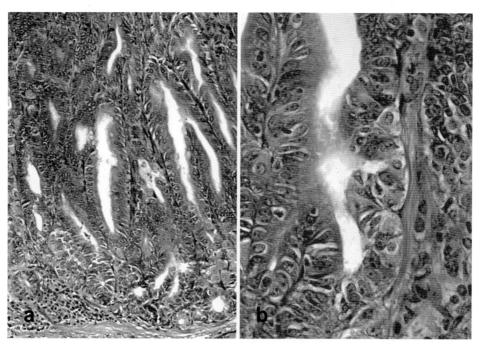

图8.4 18月龄未给药CD-1小鼠的胃腺黏膜，示胃体黏膜腺体中度增生。图a：低倍观（H&E染色×110）。图b：高倍观，示胃腺特化细胞的增生与丢失(H&E染色×425)

大鼠

虽然老龄大鼠也自发胃腺增殖性病变，但通常不如小鼠那样高发与旺盛。这些病变的特点是胃体黏膜的胃小凹及黏蛋白分泌细胞增生，形成内衬单层黏液或扁平细胞的囊状腺体，伴有固有层慢性炎性细胞浸润及突出的血管与平滑肌[190]。胃窦保持相对正常。

增生性病变可通过给予各种外源性化合物以及能引起正常肠内容物慢性反流的手术干预而诱导产生。例如，大鼠通过所谓的Bilroth II式胃切除术而使肠道及胆汁分泌物可反流入胃，之后观察到胃黏膜增生，主要发生在胃小弯[403]。

研究表明，大鼠长期给予致溃疡性药物阿司匹林后会发生胃黏膜的增生性病变。雌性SD大鼠以1%甲基纤维素作溶媒灌胃给予250 mg/kg的阿司匹林，每天1次，连续6个月，然后停止给药18个月，在溃疡愈合部位发生了局灶性增生性病变，主要见于胃窦和窦-体连接处的黏膜[404]。这些病变的特点是黏膜出现胃腺增生，被覆柱状、立方状或扁平状上皮细胞，也可延伸达黏膜肌层。这些腺体的黏液含量不定，但如果有黏液的话，主要呈酸性，可在pH 2.5下通过阿辛蓝染色显示。病变伴有黏膜固有层胶原增多、动脉内膜炎以及淋巴细胞、浆细胞和肥大细胞浸润。观察18个月后病变未伴随癌症的发生，这些病变可能是给予阿司匹林所引起的慢性损伤与修复的结果。

多氯联苯如氯化三联苯1254（Arochlor1254）（可引起大鼠胃腺肠化生与腺癌），也引起增生性病变，其特点是黏膜发生增生性囊性变，伴有炎症反应及纤维化[338]。这些病变主要见于胃窦和幽门部，这些部位是人和实验动物中胃癌的好发区。

胃的非典型性增生（异型增生）

将实验动物胃腺黏膜发现的与肿瘤形成无关的各种增生性及腺瘤样病变与癌前病变区分开来是非常重要的。这种区分很复杂，因为人类和实验动物中与癌症发生相关的增生性病变与那些和肿瘤形成无关的病变之间具有共同特征。在实验啮齿类动物中可能存在一些胃肿瘤的过诊断问题。非典型性但非肿瘤性的胃腺在炎症状态下可深入达肌层，这与浸润性癌症十分相似[291]。但是关键的鉴别特征是存在非典型上皮（异型增生）。

异型增生被认为是人的胃部病变如萎缩性胃炎和胃息肉的常见病变，与胃癌风险的显著增加相关。虽然非典型增生这一术语可能在实验病理学中不常使用，但是与发生于人的非典型性增生类似的病变在实验动物中已得到了深入的研究。人们在这些动物中研究了胃的癌前病变[258]。因此，在实验动物胃腺黏膜增生性病变评估中使用的概念与人体病理是统一的。

根据人胃的癌前病变诊断有关国际组织的定义，非典型性增生有三个主要特点[405,406]。

1. 细胞异型性
2. 异常分化
3. 黏膜结构排列紊乱

细胞异型的特点是胞核多形性，核染色过深并复层化，核-质比升高，细胞与核的极性消失。异常分化是指黏膜的正常分泌产物减少或发生改变。黏膜结构排列紊乱是指隐窝结构不规则，腺体"背对背"，隐窝出芽或分支状，向管腔或表面乳头状生长。

当发现给药动物胃部有增生性病变时，仔细检查胃黏膜有没有异型增生的特征非常重要。在致癌物N-甲基-N-硝基-N-亚硝基胍诱导的大鼠胃癌模型中，异型增生性病变首先出现在增生区的颈增殖部[258]。这些病变的组织学特点是胃腺细胞的不规则生长、黏蛋白分泌减少、大量的有丝分裂象及大而多形的核。可观察到这些非典型性腺体向下延伸，最终取代正常胃腺并穿透黏膜肌层，形成不同分化的浸润性腺癌。胃窦黏膜早于胃体黏膜发生这些病变。胃窦的病变与大鼠胃黏膜自发性增生大不相同。

这些考量在组胺H_2受体拮抗剂硫替丁（tiotidine ICI 125,211）的安全性评价中非常重要。硫替丁是一种胍基-噻唑衍生物，在其24个月的致癌性试验中也导致大鼠胃产生增生性病变[407,408]。这些病变主要见于幽门部，其组织学特点是黏膜表面糜烂，幽门腺排列不规则，腺体的被覆细胞胞质嗜碱性，核大深染。有些非典型性腺体穿透黏膜肌层。异型增生的病灶主要位于幽门区，在有些大鼠中也伴有浸润性癌的发生。在给予硫替丁仅6个月的大鼠中，其胃的大量组织学切片也揭示存在早期增生性病变的证据。因此，硫替丁引起的这些病变与强致癌物如N-甲基-N'-硝基-N-亚硝基胍引起的病变具有更多的共性，而不是与人类安全相关性很低或不相关的良性种属特异性增生性病变。有趣的是，小鼠给予18个月硫替丁胃黏膜没有发现异型增生性病变[408]。

某些化合物可产生与胃肠异型增生类似的病变。这点在使用某些化合物如秋水仙素和紫杉醇治疗患者的胃活检中已有很多报道。秋水仙素和紫杉醇干扰微管蛋白并抑制其聚合成微管[362-364]。这种效应导致有丝分裂阻滞，其特征是突出的环状有丝分裂象并伴有上皮假复层化、极性消失和凋亡增多，这些特征与真正的异型增生相似。类似的特征在实验动物中也有报道（图8.3b）[363,409,410]。

胃的内分泌细胞增生和肿瘤、类癌

在啮齿类动物致癌性试验中报道的药物引起的胃部改变最引人关注的一个例子是，大鼠给予奥美拉唑后发生的胃内肠嗜铬细胞增生和类癌样肿瘤[411,412]。

奥美拉唑是苯并咪唑的替代物，可通过阻断壁细胞的质子泵H^+，K^+-ATP酶而抑制胃酸分泌[413]。那时候，也就是30年前，人们对大鼠中的发现及其对人类的潜在影响高度关切。现在类似的发现在同样类型的其他药物中也有报道，因而被广泛认为是一种类型效应[414-416]。这些质子泵抑制剂已被安全广泛使用多年。服药后会有轻微的高胃泌素血症。在人的长期临床试验中，胃活检表明长期给药后肠嗜铬细胞增生的发生率增加。但是，肠嗜铬细胞增生的证据还不令人信服[379,380]。只有良性的胃底腺息肉被证明与使用质子泵抑制剂治疗有关，并且这些息肉停止治疗后消退[379,380]。极少检测到类癌、异型增生或胃癌[414]。即使在高胃泌素血症很显著并且持续很久时，如患卓-艾综合征的患者，胃类癌也十分罕见。因此，这些在啮齿类动物中发现的病变被广泛

理解为药效活性的放大效应，不与这些药物的治疗性使用直接相关。

虽然随着年龄的增长，大鼠胃嗜银细胞（argyrophilic cells）的数量也随之增多，但大鼠给予奥美拉唑104周后显示泌酸性胃底黏膜基部的嗜银、非嗜银细胞剂量相关性的弥漫性显著增多[411]。这些变化在雌性大鼠中比雄性大鼠更明显。此外，在给予相同剂量奥美拉唑78周的CD-1小鼠致癌性试验中没有观察到这些改变。

大鼠胃部的这些弥漫性病变与嗜银细胞的局灶性增生有关。这些局灶性病变也与嗜银细胞的较大局部结节状病变的剂量相关性增加有关，这些嗜银细胞有的无疑就是局部浸润的类癌。这些结节状嗜银性病变引出了内分泌增生与肿瘤鉴别诊断中的常见问题（参见第13章，内分泌腺），即明确区分增生和肿瘤的标准并不清楚。

组织学上，结节性病变由增生细胞形成的多灶性网织状实体结构或假腺泡索状结构组成，肿瘤细胞大小规则，核形一致，胞质中等量，淡染，细颗粒状（图8.5）。这些结节显示轻微或没有细胞多形性及有丝分裂活性，但在有的病例中观察到明确的黏膜下层浸润的证据，但不累及肌层。其整体的光镜特征与在人类报道的胃肠道类癌相似。据报道胃类癌的发病率在高剂量组的雌性动物中高达40%，但同样处理的雄性动物中只观察到为数不多的几例[411,412]。

对病变的嗜银细胞进行电子显微镜检查证实，细胞具有低电子密度囊泡状颗粒、常有不均匀致密小内核等胃的肠嗜铬细胞的特征。免疫细胞化学研究表明这些细胞含有组氨酸脱羧酶。组氨酸脱羧酶是胃的肠嗜铬细胞中的一种正常酶，可产生和储存组胺[417]。大鼠给予奥美拉唑后所报道的其他发现是胃底非内分泌细胞的数量和体积成比例增加，胃窦含胃泌素的G细胞的数量增多以及免疫染色特性增强，以及高胃泌素血症[245,418,419]。给药60天后的所有功能与形态学变化在停药42天后均完全可逆。

由于在奥美拉唑的大鼠致癌性试验中，这些通常罕见的胃类癌出现了药物相关性增加，因此该药

物的临床试验被迫暂停，直到人们认同这种内分泌改变是由于药物长期诱导的胃酸缺乏症所致才得以恢复。人们推测奥美拉唑引起大鼠胃酸分泌长期抑制，从而导致胃窦胃泌素细胞的活化与随后的增生以及明显的高胃泌素血症。高胃泌素血症反过来刺激了胃底的肠嗜铬细胞，最终导致肠嗜铬细胞增生[238]。这一观点得到了以下事实的支持：即人慢性萎缩性胃炎和胃酸缺乏时报道有类似形态学发现；此外大鼠胃窦切除术后可抑制奥美拉唑引起的肠嗜铬细胞增生[420-422]。

虽然犬给予奥美拉唑1年后观察到轻微的剂量相关性胃嗜银细胞增生，但这期间并未观察到胃部肿瘤。由于奥美拉唑的作用机理在大鼠、犬和小鼠中是相似的，因此为什么小鼠给予相同剂量的药物既不发生嗜银细胞增生也不发生胃类癌的原因不清楚。然而，由于奥美拉唑在小鼠的作用时间较短，因而有人推测持续抑制胃酸分泌24小时以上可能是激活胃窦细胞增加胃泌素分泌的必要条件[411]。也有人提出小鼠的胃中肠嗜铬细胞比大鼠少，因此当给予奥美拉唑后表现的血清胃泌素反应比大鼠低很多[412]。然而，胃的自发性神经内分泌肿瘤在老龄实验小鼠

中偶尔报道过。这种情况要在致癌性试验中可能会是个问题，因为它们与胃泌素水平的升高相关[423]。

作用时间或强度可能也解释了为什么大鼠给予组胺H_2受体阻断剂西咪替丁和雷尼替丁以抑制胃酸分泌后，没有见到类癌的报道。这些药物在大鼠中均不能完全抑制胃酸分泌达24小时[422,424]。然而，虽然肿瘤没有报道过，但是在给予西咪替丁的大鼠中发现有轻微的胃神经内分泌细胞增生[425]。此外，长效H_2受体拮抗剂SK&F 93479以高剂量(1000 mg/kg)给予大鼠2年后引起胃类癌（图8.5）[242,393]。虽然这个剂量水平的SK&F 93479不能完全抑制胃酸分泌并控制胃pH达24小时以上，但血浆胃液素水平在这期间维持升高到对照值的3~4倍。在一项21个月的口服致癌性试验中，CD-1小鼠给予同样剂量水平（1000 mg/kg）的SK&F 93479，也观察到弥漫性神经内分泌细胞增生以及多灶性腺性增生和肿瘤[242,393]。同样，罗西替丁（loxitidine），一种目前为止最强的非竞争性组胺H_2受体拮抗剂，通过拌料和饮水分别给予大鼠和小鼠2年后，导致胃底部神经内分泌细胞增生和类癌[392,426]。其他组胺拮抗剂，如BL-6341和ICI 162846，据报道分别导致大鼠和小鼠胃神经内分泌肿瘤[408,425]。

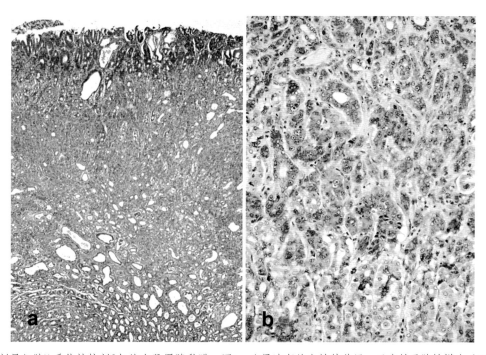

图8.5　给予高剂量组胺H_2受体拮抗剂2年的大鼠胃腺黏膜。图a：分界清晰的良性结节区，示实性及腺性增生（H&E染色×50）。图b：同一病例的高倍视野，嗜铬颗粒蛋白A染色揭示增生细胞的神经内分泌性质（苏木素，免疫过氧化物酶染色×140）。该图承蒙Graham Betton博士惠赠

其他类别的药物也会引起胃泌素细胞的增生。犬给予高剂量的肾上腺皮质类固醇类药物4周后，采用抗胃泌素抗体进行免疫细胞化学研究揭示其胃窦黏膜中胃泌素细胞数量增多，而且这些变化伴有血清及组织中胃泌素水平的升高[427]。这些结果提示皮质类固醇有促胃泌素细胞的作用。

胃癌和亚硝化作用

药物安全评价中的一种混杂因素是人和实验动物的胃癌与N-亚硝基化合物的相关性。已证明一些在实验动物中最有效的胃致癌物是N-亚硝基类化合物，特别是自从Sugimura和Fujimura通过饮水给予大鼠N-甲基-N-硝基-N-亚硝基胍诱导了胃腺癌以后[428]。此外，流行病学上也存在N-亚硝基化合物与人类胃癌相关的有力证据[429,430]。

过去人们认为这对新药而言是一种潜在的安全性问题，因为许多含有氨基基团的化合物理论上都有形成N-亚硝基化合物的可能性。

研究表明，一些临床上广泛使用的药物在酸性水介质中可形成N-亚硝基产物，但是在实际治疗应用中多大程度上发生这种变化尚不清楚[431-433]。一些证据表明治疗药物在临床实践中可发生亚硝化作用。例如哌嗪，一种广泛用作驱虫药的环状仲胺，通过气象色谱-热能分析测定表明可在人胃内形成少量N-单亚硝基哌嗪（N-mononitrosopiperazine）[434]。

由于致癌性试验通常只针对母体化合物进行，因此在测试新药的潜在致癌性时一般不考虑亚硝化作用的可能性。但是，随后临床实践中的亚硝化作用已引起人们的关注。其中一个例子是，有人提出有些患者使用组胺H2受体拮抗剂西咪替丁治疗后发现的胃癌是由于治疗所导致的[435-437]。现在看来，似乎所有观察到的与西咪替丁相关的癌症都是偶然发生的[438]。然而那时，由于理论上西咪替丁在体内有潜在的亚硝化作用的可能性，因而增加了人们的关切[435]。另一个需要考虑的因素是，治疗药物引起的胃酸分泌抑制将伴随有细菌在胃内的定植，从而使从正常饮食成分中生成亚硝基化合物更容易[436,439]。

所有这些关切似乎都没有事实根据。西咪替丁的长期监测研究表明，其临床使用和胃部的恶性肿瘤之间没有因果联系[439,440]。此外，对西咪替丁、西咪替丁加亚硝酸盐以及亚硝化西咪替丁进行的致癌性试验未显示对胃黏膜的任何致瘤效应[441]。在一项犬的7年试验中，以大约6个月的间隔进行多次胃活检表明，也未发现任何胃黏膜增生、异型增生、肠化生或肿瘤性病变的指征[442]。虽然人们对于治疗药物在体内的亚硝化作用没有完全把握，但因短期使用这些药物而发生胃恶性肿瘤的风险可能很小[443]。即使对于使用更长时间的抗胃酸分泌的药物而言，权衡的观点是只要在常规的临床前试验中没有明显的致突变性或致癌性，也没有特别发生快速亚硝基化的倾向，就应该允许进行新药开发。

胃癌——组织病理学

不管是由强遗传毒性致癌物诱导的还是由治疗性药物引起的，绝大部分腺胃黏膜的癌症都属于腺癌。它们形态多样，从分化良好的管状或乳头状特征，到分化很差的小梁状、黏液样或印戒样特征[67,68,203]。腺癌中也可观察到鳞状化生。可有丰富的基质，并伴有大量的慢性炎性细胞浸润及玻璃样变。软骨和骨化生也有报道[67,444]。N-甲基-N-硝基-N-亚硝基胍诱导的犬胃腺癌表现出与以上类似的组织学特征，但所报道的在胃内的分布似乎不如啮齿类动物固定[445]。

不同病理学家诊断实验动物的浸润性腺癌的组织学标准不同。有些遵循Stewart及其同事的老标准，他们将浸润性癌定义为生长达浆膜层的肿瘤[446]。目前认为采用人体诊断病理学中使用的标准更合适。明确的黏膜下层浸润是说明这一过程具有侵袭性因而也是恶性的充分证据。然而，区分浸润性腺癌和胃腺的贯穿性非肿瘤性增生是非常重要的，后者啮齿类动物多发，尤其是小鼠。这些增生性病变不表现出异型增生的特征：腺体没有"背靠背"，胞核未表现复层化，核-质比未明显升高，细胞及核的极性也没有消失。

小肠

　　小肠是药物吸收的主要部位，因此它在药物安全性评价中至关重要。由于很长并具有绒毛，因而小肠拥有巨大的由特化性上皮构成的吸收表面积。摄取的物质在此段胃肠道有较长的停留时间，因此，人们注意到在啮齿类与非啮齿类种属的临床前研究中发现的胃肠道病变与患者的胃肠道不良反应间存在合理的相关性，这点也就不足为奇了。

　　在预测药物在患者中的胃肠道不良反应时，犬似乎比啮齿类更好[228]。由于犬胃肠道大小允许给予拟用于临床患者的剂型，所以犬一直是药物吸收研究中最常用的动物模型之一。因为这个原因，在犬和人体中研究影响药物吸收的因素比在其他许多种属上开展得更好。

　　停留时间对于未能完全吸收的药物而言尤其重要，这是因为黏膜接触时间的差异会导致不同的吸收分数。Dressman采用海德堡胶囊技术显示，胶囊经过犬小肠的时间在15~200分钟不等，而同样经过人体小肠的时间为80~300分钟[233]。这些结果表明，尽管犬比人存在较大的变异，但难以吸收的药物在犬的吸收量可能比人少。然而，这些差异无法解释为什么一些亲脂性差的药物如氯噻嗪、阿昔洛韦和次膦酸，犬比人吸收得更完全。

　　犬的肠道pH值比人高，所以那些半数最大吸收pH值在5~7的药物，在人和犬中的吸收速度也可能不同[233]。其他受试种属的小肠所存在的生理学和解剖学差异也可能对药物吸收产生影响，尽管这些因素中许多还未认识清楚。最近的研究表明小型猪的肠道通过时间和pH值比其他种属的实验动物更接近于人类[447]。

　　小肠除了作为药物吸收的表面外，它在药物代谢中也发挥重要作用[448]。虽然与肝脏相比，肠道的单加氧酶活性相对较低，但结合反应高效，并且UDP-葡萄糖醛酸转移酶和谷胱甘肽-S-转移酶的活性与肝脏相当，甚至高于肝脏[449]。此外，胃肠道的微生物群落不仅本身具有代谢能力，并且可影响黏膜细胞的更新速率及其随后的脱落以及向肠腔释放各种酶等。

　　一项在未给药大鼠中进行的研究表明，小肠微粒体中细胞色素P450的总浓度约为肝微粒体中的10%[450]。细胞色素P450酶各亚家族的表达似乎不仅在肝脏和小肠之间存在差异，并且在不同种属间也存在显著差异。和人类小肠类似，在小鼠中CYP3A似乎是主要的亚家族[451]。同样在比格犬中，CYP3A是小肠中表达最丰富的P450酶，主要位于十二指肠和空肠绒毛上部的成熟上皮细胞内，在回肠末端则较少表达[452]。大鼠的基因表达资料表明CYP2C在该种属中高表达[453]。研究证实，大鼠小肠上皮细胞中细胞色素P450酶含量及药物代谢酶活性也由隐窝向绒毛顶端方向而增加[450,454]。

　　像在肝脏内一样，药物也可诱发或者抑制细胞色素P450酶活性[451,452]。正常情况下，苯巴比妥诱导型细胞色素P450占小肠内总P450的量不足5%，给予苯巴比妥后可以升高至约50%。此外研究表明，常规饲料喂养的大鼠与半合成饲料喂养的大鼠相比，其十二指肠绒毛顶端的药物代谢活性更高，并且这种活性主要依赖于肠道中铁的吸收[454]。

　　谷胱甘肽分布于整个小肠黏膜。大鼠中绒毛顶端细胞所含谷胱甘肽的量少于更靠近基底部的细胞，而相关的酶如γ-谷氨酰转肽酶和谷胱甘肽-S-转移酶却在小肠绒毛顶端活性最高[455]。这些酶在十二指肠活性最高，在回肠末端活性最低，提示对外源性化合物的解毒系统在近端小肠更强。

结构和组织化学特征

　　小肠黏膜的构成使其不仅能充当吸收性表面，也是潜在病原性物质和微生物的屏障。虽然小肠上皮主要由吸收细胞组成，但其他重要的上皮细胞类型即黏液细胞（杯状细胞）、潘氏细胞和内分泌细胞均具有重要的保护作用。此外，特化的上皮细胞即微皱褶细胞（也叫膜细胞或M细胞）分布在派伊尔结上方的上皮内。这些细胞是小肠另一个重要的防御系统即肠道相关淋巴组织（gut associated lymphoid tissue,

GALT）或黏膜相关淋巴组织（mucosal associated lymphoid tissue，MALT）的组成部分。

黏膜的被覆层处于持续更新的状态中。肠上皮是更新速度最快的组织，仅次于一些快速生长的肿瘤[456,457]。正常情况下，小肠黏膜的不断更新由隐窝的细胞生成和绒毛顶端的细胞丢失之间的平衡来维持。外源性物质、肠道分泌物、机械性与神经性因素，以及血流量的改变，都有可能影响小肠黏膜的细胞动力学[456,457]。

通常认为小肠所有主要的上皮细胞类型都起源于隐窝基底部未分化的柱状细胞，但黏液细胞也可能由隐窝中部分分化的黏液细胞增生而来[458]。隐窝细胞具有很高的酶活性，譬如参与核酸合成的胸苷激酶[459]。在啮齿类动物中整个细胞周期持续10～17小时，在人体中则至少为24小时。大、小鼠的肠上皮2～3天内完全更新，人则需要3～6天[456,457]。隐窝细胞在经历2次或2次以上的细胞分裂后向绒毛迁移，失去掺入胸苷的能力，分化为含有与营养吸收相关酶的成熟细胞[459]。大鼠回肠完成细胞迁移的速度快于空肠，主要是因为回肠的绒毛高度低于空肠所致[460]。到细胞从小肠绒毛顶部脱失为止，细胞迁移才算终止。隐窝周围是成纤维细胞鞘。这些细胞也与上皮细胞同步进行分裂和迁移，维持上皮细胞和支持组织之间的紧密关系[461]。

成熟的吸收细胞在营养物质的主动与被动转运以及大分子的内吞作用中发挥重要作用。其特点是存在纹状缘或刷状缘，在H&E染色切片中为双层折射带。其中内层较宽，相当于微绒毛区域，在绝大多数种属中该区域与中性黏蛋白的存在相关；外层较薄，相当于细胞衣的位置，主要由酸性的黏液物质组成[256]。在大多数种属包括小鼠、仓鼠、犬和恒河猴中，这层刷状缘外带的组织化学染色显示主要为硫酸黏蛋白，而在大鼠的十二指肠和人类的整个小肠中，该层主要为唾液酸黏蛋白。电镜下吸收细胞表面覆盖着密集而发达的微绒毛，微绒毛长约1 μm、宽约0.1 μm。以上结构被认为是食物最先进入细胞的部位。

吸收细胞的胞膜很重要的一个方面是其高浓度

的双糖酶，如蔗糖酶、麦芽糖酶和乳糖酶等，这些酶与糖类的吸收相关。吸收细胞表面的碱性磷酸酶活性也很高。可采用碱性磷酸酶免疫细胞化学展示技术来检查外源性物质对小肠膜固有糖蛋白的影响[462]。肠激酶是一种糖蛋白酶，也存在于人和动物小肠上皮的刷状缘和细胞衣中，可通过将胰蛋白酶原转化为胰蛋白酶而启动胰腺酶原的激活。免疫细胞化学研究表明肠激酶存在于人十二指肠和近端空肠，而回肠、结肠和胃则缺乏此酶[463]。

小肠中杯状细胞的数量远远少于吸收细胞，但其数量从十二指肠到远端回肠逐渐增多。杯状细胞在黏液的生成中十分重要。黏液作为黏性层保留于黏膜表面，成为抵御肠道病原体的第一道防线。杯状细胞的特点是在胞质顶端聚集有大量由高尔基复合体所分泌的黏液小滴。组织化学研究表明，中性黏蛋白存在于包括人在内的大多数种属的小肠隐窝杯状细胞以及整个小肠黏膜的绒毛上，而唾液酸黏蛋白和硫酸黏蛋白的分布则存在种属差异[256]。据报道，小鼠以硫酸黏蛋白为主，而大鼠中唾液酸黏蛋白和硫酸黏蛋白的比例存在很大的个体差异。仓鼠近端小肠以硫酸黏蛋白为主，远端小肠则主要为唾液酸黏蛋白。而在犬中，有的以唾液酸黏蛋白为主，有的以硫酸黏蛋白为主，两种情况都有发现。与非人灵长类动物相比，人类小肠杯状细胞中酸性黏蛋白染色强度较弱，但两者均以唾液酸黏蛋白为主。

在人和啮齿类动物的小肠隐窝基底部附近分布有潘氏细胞，但在食肉动物如犬和猫中一般没有[464-466]。其特点是胞质中存在大量嗜酸性分泌颗粒，直径在1.0～2.0 μm，内含各种酶及黏性物质。鉴于动物死亡后潘氏细胞可快速脱颗粒并且这些颗粒可因乙酸固定而破坏，所以为了理想地显示潘氏细胞，在固定和染色时需要特别注意。用福尔马林和含汞固定液似乎是恰当的方法，也可以用亚甲基蓝、Lendrum荧光桃红-酒石黄和Masson三色进行染色[467]。潘氏细胞顶部显示有葡萄糖-6-磷酸酶、碳酸酐酶和单胺氧化酶活性，并证实它们含有溶菌酶和免疫球蛋白，特别是IgA[465,468-470]。潘氏细胞的颗粒也含有抗菌肽，如分泌性磷脂A_2和α-防御素（又名隐窝素）。这些物质不仅具有抗菌活性，而且在调控细胞大小、趋化性、有丝分裂以及抑制自然杀伤细胞活性方面均十分重要[471-474]。转基因和基因敲除小鼠研究支持潘氏细胞中的防御素在抵御口腔细菌性病原体中发挥关键作用。其他的观察表明，潘氏细胞功能紊乱可能在人克罗恩病（Crohn病）和坏死性小肠结肠炎的临床表现中具有促进作用[474]。

内分泌细胞也散在分布于整个小肠黏膜中，主要位于隐窝部位，具有亲银性和嗜银性。免疫细胞化学研究表明内分泌细胞中含有各种不同类型的多肽，其中含有胃泌素、促胰液素和5-羟色胺的细胞研究得最为全面[475]。

除了由黏液和上皮细胞组成的屏障，淋巴细胞、浆细胞、巨噬细胞、树突细胞和肥大细胞亦是小肠防御功能的组成部分。有些淋巴细胞位于上皮内，其中大部分在基底膜以上而上皮细胞核以下的区域[476]。这些细胞又称为"上皮内淋巴细胞"，在人类和实验动物中，该细胞主要是T抑制细胞/细胞毒型T细胞[476,477]。固有层内大多数淋巴细胞为抑制T细胞，但是辅助T细胞（CD4$^+$）数量明显多于T抑制细胞/细胞毒型T细胞（CD8$^+$）[476,478,479]。许多出现在固有层的浆细胞分泌IgA。IgA是黏膜分泌物中主要的免疫球蛋白，是肠道黏膜屏障的另一重要成分[480,481]。采用免疫细胞化学染色法对大鼠回肠黏膜中含IgA的免疫细胞进行细胞形态计量分析，发现这些细胞的数量随肠道内微生物的状况而变化[482]。

*派伊尔结（Peyer's patches）*是胃肠道内明显聚集的淋巴组织，是来自肠腔的抗原与免疫活性细胞相遇并启动免疫应答的重要部位[483]。派伊尔结位于肠系膜对侧的小肠壁上，主要由集合淋巴滤泡组成。人类派伊尔结多见于回肠，而小鼠派伊尔结多在小肠中均匀分布[484,485]，大鼠派伊尔结更常见于小肠远端[486]。单个派伊尔结内的滤泡数目通常在2~6个，但也有品系之间的差异，滤泡大小也有较明显的个体差异[487]。一项对比研究表明Fishcher 344大鼠的派伊尔结小于Wistar大鼠。因此对于派伊尔结所进行的任何形式的关键评估，都需要特别关注组织块的选择和定位。派伊尔结的淋巴滤泡由小淋巴细胞（主要是B淋巴细胞）呈冠状环绕，毛细血管后微静脉和T淋巴细胞则分布于滤泡之间的区域[486,488,489]。

覆盖派伊尔结滤泡（圆顶区）的上皮内含有特化的上皮细胞，称为微皱褶膜细胞，或简称M细胞。这些细胞已在许多种属包括大鼠、小鼠、仓鼠、犬、猴子和人体中确认[490,491]。这些细胞功能上有别于其他肠上皮细胞，具有从肠腔向其下的淋巴组织转运大分子如铁蛋白、辣根过氧化物酶和颗粒性物质的能力[492,493]。M细胞也被证实是呼吸道肠道病毒穿透并进入上皮的部位，并且它们能运载霍乱弧菌和其他微生物[491,494]。M细胞因此成为肠壁向淋巴滤泡转运完整抗原和大分子物质的关键部位，这些物质在滤泡中被加工并转运至淋巴结，最终发生IgA型免疫反应。这点与可溶性抗原的摄取不同，可溶性抗原可由普通上皮细胞吸收并转运至肠绒毛血循环中，最终在脾脏中捕获，可能启动IgM/IgG型免疫反应[493]。了解这些细胞和分子特征，是针对利用该途径进入肠道的病原菌设计黏膜疫苗的关键[495]。

肠黏膜的肥大细胞似乎也参与胃肠道的免疫防御。肠道线虫感染时肥大细胞发生增生、迁移及脱颗粒反应[496]。研究表明，大鼠肠道黏膜的肥大细胞和结缔组织中的肥大细胞在多方面存在差异。如采用通常的异染性染色技术显示组织切片中的肥大细胞，那么这些差异会导致肠黏膜的肥大细胞保存欠佳[497]。组织化学研究表明，黏膜肥大细胞与结缔组织中肥大细胞不同之处在于其颗粒中黏多糖的硫酸化程度较低，蛋白与黏多糖之间的空间关系不同。福尔马林固定组织后，这些分子发生交联使得阳离子染料无法与细胞结合，妨碍组织染色。然而，可通过延长甲苯胺蓝孵育时间（5~7天）以允许甲苯胺蓝分子充分渗透，从而在福尔马林固定组织中实现染色[497]。

组织学技术

鉴于其长度及黏膜的脆弱性，对小肠进行理想的组织病理学研究是件十分复杂的工作。重要的是要避免对未固定的肠道进行剧烈的冲洗或任何形式的过度操作，因为冲洗引起的人工假象可能混淆对外源性物质诱导病变的解释。当冲洗、自溶引起的人工假象和中性粒细胞同时出现时，可产生与体内损伤很相似的组织学外观。

虽然细致的肉眼观察以及选取适当肠段进行组织学检查足以满足肠道日常检查的要求，但各种形式的"瑞士卷"技术有助于更全面的研究，不仅对黏膜是如此，对黏膜相关淋巴组织的细致检查也是如此[487,498]。人们推荐的一种办法是将啮齿类动物未固定的小肠剪开并在冷冻或固定前缠绕在木棍上[499]，然而这一方法有对未固定组织进行非预期操作的风险。另一个适用于啮齿类动物、大动物和人肠道的更通用方法可在固定后进行。即将未固定的肠道剖开且平铺，用大头针固定于软木或木板上，然后浸泡固定于甲醛生理盐水中。固定后，将啮齿类动物的肠道全层缠绕成卷，并用大头针贯穿，再经石蜡包埋。同样，大动物或人的肠道可在固定后从肌层分离肠黏膜，再将其缠绕成卷进行检查[500]。

非肿瘤性病变

小肠的炎症与溃疡（十二指肠炎、空肠炎、回肠炎）

黏膜炎症和溃疡可因应激、感染细菌病毒以及感染寄生虫所致，也可由外源性物质或电离辐射的直接作用导致。人的肠道糜烂、溃疡和狭窄与许多治疗药物相关[170]。抗有丝分裂或拟辐射类药物还有电离辐射等容易对快速分裂的小肠细胞产生不利影响，从而导致黏膜屏障破坏。新的靶向抗癌药物也与肠道损害有关[3]，非甾体类抗炎药物对小肠黏膜也有致溃疡作用，最常见于回肠末端。此外，不同药物间也可通过协同作用加重对小肠黏膜损伤。重要的例子有抑制免疫系统的药物或抗菌药物，它们能够使小肠发生机会性微生物的病理性感染。血管收缩也可以引起小肠溃疡，例如有人报道可卡因滥用能引起致命性胃肠道溃疡。虽然可卡因的胃肠道并发症不如心脏损伤常见，但其滥用可使血管收缩，引起肠系膜缺血，从而导致胃或小肠溃疡和透壁性穿孔[501,502]。似乎游离碱型可卡因（霹雳可卡因）

滥用比可卡因口服滥用更容易导致胃肠道的近端肠段损伤，而可卡因口服滥用则倾向于引起远端肠穿孔。尽管可卡因引起小肠缺血的确切机制还不确定，但阻碍去甲肾上腺素的重摄取被认为是其导致肠系膜血管收缩和缺血的原因。

小肠炎症过程的组织学特征一般不是某一特定致病因子所特有的。寻找微生物与病毒包涵体的证据非常重要，这些证据能够表明小肠炎症与溃疡的原因。未发生溃疡的黏膜，其相关特征如绒毛形态、异常细胞聚积、出现残渣性药品结晶以及淋巴细胞或血管的变化等，在评估这些病变时也十分重要。

传染与感染

包括胃肠道正常定植微生物在内的多种微生物可引起实验动物小肠黏膜的炎症性病变。除了非人灵长类引人关注外，在大多数毒性或致癌性试验中微生物引起的炎症性肠道疾病通常不明显或不受人们重视。然而当动物用抗生素、免疫抑制剂或其他改变正常肠道菌群的药物处置后，这些情况有利于潜在致病性微生物大量繁殖，从而导致黏膜的明显损伤。

在非人灵长类动物，胃肠疾病仍然是一个重要的健康问题，许多室内饲养的猴子常常存在肠炎（尤其是微脓肿和糜烂而非明显的溃疡）的组织学证据[11,129,503]。虽然大多数潜在致病微生物感染的是灵长类动物结肠，但许多细菌、原虫和寄生虫发生小肠感染[504]。Chitwood 与 Lichtenfels 主编的那本参考书仍然对鉴别组织切片中寄生虫有帮助[505]。

细菌感染

*毛样芽孢杆菌*是泰泽病（Tyzzer's disease）的致病菌。该致病菌能引起大鼠、小鼠和仓鼠小肠炎症和溃疡。不同种属和品系对实验性感染毛样芽孢杆菌的敏感性不同，如C57BL、BALB小鼠和Fischer 344大鼠似乎比封闭群叙利亚仓鼠更能抵抗感染[506]。病变一般不同程度地发生于回肠，但也可波及盲肠和结肠。重度感染的组织学特点是黏膜溃疡，黏膜下层和肌层水肿和急性炎症，肌层也可出现局灶性坏

死。未发生溃疡的黏膜一般可见多形核细胞浸润和隐窝脓肿形成，小肠绒毛变钝、融合，被覆上皮反应性增生、黏蛋白分泌减少[507]。黏膜淋巴组织也可见反应性改变或增生。坏死区边缘的上皮细胞和平滑肌胞质内一般可见毛样芽孢杆菌的细丝束。仔细辨认可以在H&E染色切片中观察到毛样芽孢杆菌，但显示这种微生物的最佳染色方法是亚甲基蓝、姬姆萨或银浸染法，如Warthin-Starry或Levaditi染色。该菌革兰染色阴性，PAS染色呈阳性。

小肠的沙门菌属感染在小鼠相对常见，但也发生于仓鼠和大鼠[508]。鼠伤寒沙门菌和肠炎沙门菌被认为是鼠科沙门菌病的典型细菌。病变发生于回肠，可蔓延至空肠和盲肠，以形成覆盖纤维素样渗出物的溃疡为特征，伴有溃疡周围黏膜的弥漫性巨噬细胞、中性粒细胞和淋巴细胞浸润。隐窝上皮结构完整，但可见黏蛋白丢失和上皮反应性增生。在相关的淋巴组织或派伊尔结中，主要由巨噬细胞组成的、界限不清的肉芽肿性病变是该病的特征之一。

梭状芽孢杆菌属，特别是能引起人和实验动物（特别是仓鼠）发生假膜性结肠炎的艰难梭状芽孢菌，也可在末端回肠引起炎症和溃疡，其组织学特征与发生在结肠的病变相似（见下文）。

增生性回肠炎（传染性回肠增生）是发生在仓鼠远端回肠的一种严重病变，与细菌侵袭进入肠黏膜上皮细胞胞内有关。该病是发生在动物中的被称为"增生性肠病"这一大类多种肠道疾病的代表[509]。目前尚未培养到该病明确的病原体，并且其发生与多种微生物有关[510-512]。虽然在该病早期以回肠黏膜增生为典型特征，但也有炎症阶段参与，表现为黏膜局灶坏死和出血、隐窝脓肿和固有层急性炎细胞与巨噬细胞浸润。所伴随的增生，其组织学特点很有特征，即黏膜由未成熟的假复层上皮覆盖，上皮内黏蛋白耗竭、胞核深染，有丝分裂现象可漫延至绒毛顶端，可见强嗜碱性的胞质内包涵体。

空肠螺杆菌（空肠弯曲杆菌）是人类腹泻的常见病因，也可能是实验用犬和灵长类动物小肠炎症的致病因子。在比格犬和灵长类动物，弯曲杆菌属的流行情况比我们通常认为的还要常见。重要的是要认识到

被这些致病因子感染的动物可能对应激诱导的急性发作性胃肠炎更敏感[289,513]。人类这种形式的细菌性疾病的组织学特征是小肠上皮黏蛋白耗竭、扁平化和反应性变化，隐窝脓肿，黏膜水肿以及中性粒细胞、淋巴细胞和浆细胞浸润。类似的组织学发现在感染这种微生物的犬中有过报道[514]。这种微生物革兰染色阴性，呈弯曲的细杆状，可在Warthin-Starry染色（一种公认的针对螺杆菌的染色技术）的组织切片中最容易观察到。Gimenez的石碳酸品红技术最早用于卵黄囊培养液中立克次体的鉴定，甲苯基亮紫技术对鉴定石蜡切片中弯曲杆菌属也有帮助[515-517]。

原虫

鼠六鞭毛虫(Spironucleus muris or Hexamitis muris)也是大鼠、小鼠和仓鼠小肠炎症的病因之一。感染明显时，在隐窝和绒毛间隙可见虫体位于胞外，伴有小肠绒毛变钝、上皮变性与黏蛋白耗竭、反应性上皮增生、水肿和白细胞浸润[518,519]。

贾第虫属（也称梨形鞭毛虫属，译者注）是发现于上消化道内的临界性致病鞭毛虫的代表。它们属于机会性病原体，对免疫功能抑制的动物和患者可能变得十分重要。小鼠实验性感染鼠贾第鞭毛虫的研究表明，其早期反应为上皮内淋巴细胞（主要是T细胞）浸润增多[520]。给予皮质类固醇以抑制免疫反应不仅可增加鼠贾第鞭毛虫病的寄生虫数量，而且可以导致隐匿性感染复发[521]。大鼠、小鼠和仓鼠小肠内有时可查见鼠贾第鞭毛虫（鼠蓝氏贾第鞭毛虫）（图8.6）。其滋养体在组织切片中表现为在小肠黏膜刷状缘或其邻近腔肠内的新月形或风筝样结构。肠黏膜可能完好无损，或者可能有肠绒毛变钝及反应性上皮增生。其典型特征之一是上皮及固有层中单个核细胞浸润增多。另一项发现是感染鼠贾第鞭毛虫的小鼠小肠中乳糖酶、蔗糖酶和麦芽糖酶水平降低[520]。

贾第鞭毛虫可寄生在猴和人的小肠内，产生的形态学改变类似啮齿类感染鼠贾第鞭毛虫。在小鼠、大鼠和仓鼠小肠内也可发现其他的鞭毛虫，如鼠三毛滴虫。

某些人类疾病与动物疾病关系密切，球虫原生

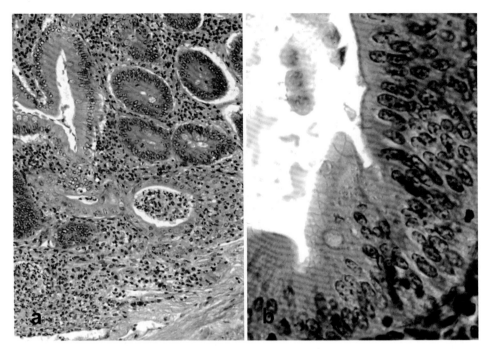

图8.6 感染鼠贾第鞭毛虫的仓鼠十二指肠黏膜，未经药物治疗。图a：可见炎细胞浸润及隐窝脓肿，伴有肠腔上皮反应性增生。（H&E染色×110）。图b:肠腔内可见数个风筝状生物体，位于上皮表面之上（H&E染色×425）

动物寄生虫中的隐孢子虫就是一个突出的例子。隐孢子虫1907年由Tyzzer首次在小鼠胃腺内发现，之后被确认为动物和人类腹泻的病原体。它在正常个体特别是儿童和青壮年中引起轻微腹泻，但在免疫功能不全的个体中可导致严重的肠道疾病[522]。感染隐孢子虫的实验动物，其小肠组织学检查可见虫体附着于黏膜表面，与在人体内一样，常伴有其他寄生虫或感染。它们在H&E染色切片中为圆形弱嗜碱性结构，直径1~4 μm，但在罗曼诺夫斯基染色中呈强嗜碱性。透射电子显微镜检查可显示附着于上皮细胞微绒毛表面的隐孢子虫内部细微结构。人们采用光学与电子显微镜对其生活史的不同阶段进行了观察。该寄生虫的感染始于摄食了内含4孢子体的卵囊，孢子体可能在消化酶的作用下从卵囊释放，附着于小肠黏膜，并开始进行其黏附于上皮细胞的生活史。这些病原生物体已在包括小鼠、仓鼠、兔子、犬和猴等大多数实验动物中得到证实[504,523-526]。

后生动物

微小膜壳绦虫（短绦虫）和缩小膜壳绦虫（大鼠绦虫）在大鼠、小鼠、仓鼠、非人灵长类和人类的小肠中均有报道[527]。其他不同的后生动物在非人灵长类动物的小肠中也有发现[504]。

病毒

许多病毒可引起小鼠炎症性小肠病变。例如小鼠肝炎病毒（幼鼠致死性肠病毒）可引起黏膜上皮坏死和炎症，伴有特征性的代偿性上皮增生与上皮合胞体形成[528]。小鼠轮状病毒（幼鼠流行性腹泻病毒）导致小肠和大肠的肠细胞肿胀，胞质内细小空泡形成，炎性反应很轻或没有炎症反应，淋巴管扩张及血管充血。胞质内直径1~4μm的嗜酸性包涵体为该病的特征性病变[529]。

人们从非人灵长类动物胃肠道中已分离出包括人类病毒在内的多种病毒，尽管通常未见明显病理改变[530]。然而，据报道猴子感染D型猴反转录病毒后，其胃肠道发生杯状细胞增生、绒毛变钝及肠炎[531]。病毒抗原也可在整个胃肠道组织中被检测到。由于在未检测到其他任何肠道病原体的情况下可观察到上述病变，因此有人提出了D型猴轮状反转录病毒在胃肠道的致病作用。

药物性炎症和溃疡

许多与人类肠道损害有关的药物，特别是非甾体类抗炎药物以及抗肿瘤药物，在实验动物中也产生类似的效应。与胃肠道其他部位一样，组织病理学改变通常是非特异性的，表现为黏膜与黏膜下层缺损、急性或慢性炎症以及不同程度的成纤维细胞反应。邻近的上皮细胞反应可能较强烈，有的情况下甚至可能类似癌前病变

非甾体类抗炎药如吲哚美辛和保泰松，不仅可以引起患者和实验动物胃溃疡，而且还能导致小肠发生透壁溃疡[170,272,301]。环氧合酶2（COX-2）新型抑制剂的毒性试验也显示其有导致远端小肠发生透壁溃疡但不引起胃损伤的倾向[315,316]。[111]铟标记白细胞在人体的影像学研究也提示亚临床性小肠炎症与非甾体类抗炎药物长期治疗有关[532]。据推测，吲哚美辛可能通过一种前列腺素非依赖性机制引起大鼠和犬的肠道溃疡，这可能与其诱导胃溃疡的作用方式不同[533,534]。有人认为，损伤可能与药物的接触刺激以及胆汁的共同作用有关。

在大鼠中，导致胃溃疡和肠道溃疡的机制可能相似，因为给药方案能够影响溃疡的分布，并且证实肠道溃疡的发生与前列腺素合成的抑制之间存在良好的时间相关性[305]。同时研究表明，强效的致肠溃疡药如吲哚美辛可以抑制放射性[35]硫-硫酸盐与大鼠胃及近端小肠黏膜的糖蛋白结合，而这种作用可能降低肠道黏液对氢离子的缓冲能力[535]。毫无疑问，溃疡的发生机制是复杂的、多因素的，可能不仅包括抑制前列腺素抑制和局部刺激，而且也包含药物的处置效应。

吲哚美辛和布洛芬在大鼠的单次给药试验表明，在胃和小肠之间所诱导损伤的病理学表现不同[303]。胃的损伤较浅，发生在给药6小时内，给药后2周完全修复。空肠和回肠的溃疡在给药后48～72小时达最大面积，发生于肠系膜侧，穿透黏膜肌层，伴有炎症和水肿。给药2周后溃疡依然存在。吲哚美辛以2.5 mg/（kg·d）的剂量经口给予犬1～23天，也能导致小肠发生深在的鸟眼状溃疡，其中大多发生于派伊尔结上[536]。有的溃疡可累及小肠壁整整一圈。组织学上溃疡伴有强烈的炎症反应，以单个核细胞为主，浸润整个肠壁，向下可达浆膜，特别临近于派

伊尔结。有人认为溃疡的这种分布是由于吲哚美辛抑制前列腺素合成酶后，对正常小肠抗原产生过度的免疫反应所致。

特殊染色技术、扫描和透射电子显微镜检查也表明，非甾体类抗炎药可引起小肠黏膜广泛但轻微的形态学改变，光镜下无明显糜烂或溃疡。小鼠给予阿司匹林数周后，扫描和透射电子显微镜发现其十二指肠和空肠微绒毛变短、糜烂，杯状细胞数量增多[537,538]。给予吲哚美辛的小鼠，其小肠黏膜的形态计量研究也显示柱状细胞、杯状细胞和潘氏细胞发生广泛变化，提示对有丝分裂活性和隐窝丢失的广泛效应[539]。

虽然非甾体类抗炎药是众所周知的具有胃肠道黏膜不良反应的药物，但其他药物通过不同机制也可引起小肠炎症和溃疡。抑制有丝分裂的抗癌药物、高剂量抑制细胞增殖的抗病毒药物以及免疫抑制剂，当高剂量给予犬或啮齿类动物时也可导致小肠黏膜细胞凋亡、坏死、出血、炎症以及胃肠机会性生长过度（图8.7）[540-545]。这些药物包括不同结构和药理学类型的早期抗癌药物，以及新型抗有丝分裂药物和所谓的"靶向"抗癌药物，如作用于血管内皮生长因子或微管的药物[3]。药物对近端小肠黏膜的急性损伤被认为是抗癌治疗中出现恶心、呕吐的一个重要因素。人们认为化疗导致自由基形成，进而引起肠嗜铬细胞以胞吐方式局灶性释放5-羟色胺，5-羟色胺与肠壁迷走神经传入端的5-羟色胺3受体相互作用，这些作用传到背侧脑干和极后区，从而引起恶心和呕吐[546]。

氨甲蝶呤对小肠黏膜的影响已在人类患者和实验动物中进行了特别深入的研究[547,548]。氨甲蝶呤通过引起凋亡并抑制细胞增殖，导致隐窝缺失、隐窝与绒毛萎缩以及上皮细胞扁平化，然而杯状细胞、潘氏细胞以及派伊尔结相关的黏膜上皮似乎不受影响[549]。

秋水仙素和抗癌药物紫杉醇干扰微管蛋白并抑制其聚合成微管，有报道两者也可引起小肠损伤[362-364]。这种作用导致细胞有丝分裂受阻，表现出大多形核与突出的环状有丝分裂象并伴有上皮假复层化、细

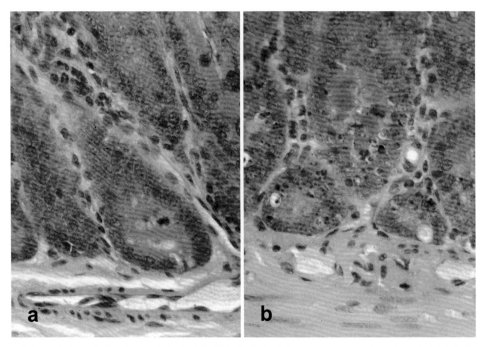

图8.7　图a：未给药大鼠的小肠黏膜。图b：单次给予抗增生性抗癌药物ET-743 12小时后的大鼠小肠黏膜，3天后病变消退（两图均为H&E染色×425）

胞极性消失和凋亡增多等特征。这些特点可与真正的癌前病变类似（异型增生）。类似的特征在实验动物中也有出现（图8.3b）[363,409,410]。

抗病毒药物可能也显示对胃肠道黏膜的拟辐射作用，譬如在给予高剂量阿昔洛韦的犬中所见的那样[176]。也有其他治疗类型的实验药物由于其广泛的抗有丝分裂作用而导致肠道损伤的报道[550]。

小肠对放射线非常敏感，在接受电离辐射治疗的患者中可见到各种病变。与小肠其他部位相比，回肠末端位置较固定，因而似乎对射线更敏感[551]。放射引起的损伤可分为三个阶段。急性期病变以充血、水肿和炎症、隐窝脓肿和溃疡为特征；放射治疗2～12个月后为亚急性期，表现为组织部分修复，但伴有不同程度的小动脉硬化；慢性期则发生进行性纤维化[552-554]。虽然电离辐射引起的上皮急性改变与给予抗增殖性抗癌药物后发生的病变相似，但它通常伴发血管壁的纤维性增厚，而药物治疗后通常不会见到。

也有报道称，大鼠给予人重组白介素2后，作为多系统受累的一部分，其小肠内可见淋巴细胞浸润但无组织损伤[319]。

受到一般毒理学关注的其他药物有巯基乙胺、丙腈及其结构类似物，以及1-甲基-4-苯基-1,2,3,6-四氢吡啶（1-methyl-4-phenyl-1,2,3,6-tetrahydropyridine，MPTP）。这些药物可使大、小鼠十二指肠发生慢性溃疡[555]。虽然这些药物的致溃疡效力不同，但都能够导致啮齿类动物十二指肠近端的前、后壁发生慢性溃疡，伴有火山口形成与肉芽组织增生以及邻近黏膜的反应性改变。虽然这些不同药物以不同方式影响胃酸分泌，但构-效关系提示它们能引起十二指肠动力学异常，使碳酸氢盐生成减少，并减少其由十二指肠远端向近端的递送。这些因素降低了十二指肠起始端对胃酸的中和作用，可能有助于溃疡的形成[555]。此外，多巴胺激动剂或其前体可减轻或抑制上述作用，而多巴胺拮抗剂能增强这些作用，提示这些药物的多巴胺介导的效应可能参与了十二指肠溃疡的发病机制[556,557]。

脂肪变性（脂质沉积症）

采用恰当的固定方法和染色程序，可在正常小肠绒毛上1/3区域的被覆上皮细胞顶部观察到细颗粒状脂质小滴。给予药物和化学品后，可通过特异性作用于脂质代谢或作为广泛细胞毒性的一部分而导致脂质的过度蓄积。

比如，葡萄糖转运抑制剂2,6-二叔丁基氨基-3-乙酰基-4-甲基吡啶（Sa H51-055）是一种拟用作减肥用途的药物，其临床前毒性研究中发现SD大鼠和豚鼠小肠绒毛的固有层发生脂质沉积，但犬或灵长类动物则没有[558]。给药后，大鼠十二指肠绒毛顶端的上皮细胞发生进行性的脂滴沉积，通过四氧化锇染色可显示出来。电镜检查揭示在滑面内质网和高尔基体中分布有大小一致的低电子密度小滴。脂滴随时间延长逐渐增多并在固有层蓄积成大脂滴。较大的脂滴被固有层的巨噬细胞吞噬，但没有上皮损伤或坏死的征兆。病变以十二指肠最为显著，也见于空肠和回肠，但程度较轻，不发生于结肠或胃。采用电镜连续观察表明，脂质在数小时内快速蓄积于上皮细胞的滑面内质网和高尔基体，并在细胞间隙内形成小滴或乳糜微粒。其他亚细胞结构没有变化，也没有蛋白质合成紊乱的征象，提示Sa H51-055改变了脂质的再合成或转运通路。这点同脂质分布于空肠绒毛上1/3区域的上皮细胞是一致的，该区域据报道是脂质吸收、再合成和转运最为活跃的部位[559]。有人认为之所以发生脂肪变性，可能是由于药物通过干扰葡萄糖转运而导致乳糜微粒中含糖部分发生改变所致。

大鼠给予人工合成的红霉素2′-十二烷基二酰胺酯（2′-dodecyl glutaramide ester of erythromycin）后，在空肠与十二指肠的上皮细胞和固有层的巨噬细胞以及肠系膜淋巴结均可见到脂质小滴。这种脂滴在福尔马林固定的冰冻切片中油红O染色阳性，电镜下电子密度均一，具有中性脂肪的特征[560]。与红霉素碱不同，大鼠对该酯的耐受性差。该酯似乎以非水解形式吸收并转化为乳糜微粒样的小滴，然后在固有层的巨噬细胞和局部的肠系膜淋巴结内蓄积，不引起明显的上皮细胞损伤。

大鼠给予嘌呤霉素和乙硫氨基酪酸后，其小肠绒毛的上皮细胞内可见脂质蓄积[561, 562]。这两种药物对蛋白质合成均有抑制作用。给予嘌呤霉素的大鼠，其小肠上皮细胞详细的形态学研究表明，脂质蓄积的同时伴有粗面内质网和高尔基体膜数量的减少[561]。这些变化与以下看法是一致的，即脂质蓄积是由于粗面内质网合成高尔基体膜成分受到抑制，从而影响脂质转运所致。

脂滴形成除了因脂质代谢改变所致外，它们在小肠黏膜上皮细胞中形成还可能是由于摄入药物对小肠黏膜的直接毒性作用所致。这种情况下，通常可观察到绒毛萎缩以及上皮细胞的退行性变（见下文）[563]。

磷脂质病（髓鞘结构、髓样小体、髓鞘样小体）

小肠黏膜也是药物诱导极性脂质全身性蓄积的发生部位之一，这种蓄积的脂质在溶酶体内形成板层状结构（髓样小体）或晶体状结构。这种形式的脂质蓄积症是由各种双亲性阳离子药物引起的，多见于实验动物，在人类患者偶见，通常是由于药物与极性脂质相互作用，使得脂质难以消化所致（见第6章，呼吸道）。造成磷脂易感性和组织分布种属差异的原因可能是多方面的。它们不仅与诱导药物的理化性质有关（药物理化性质可影响其穿透选择性生物膜及与不同脂质反应的能力），而且还和药物在局部的组织浓度及特定器官将原药代谢为双亲性较弱产物的能力有关。通常，这种脂质紊乱的表现形式为由膜包裹、酸性磷酸酶阳性的胞质内包涵体，超微结构检查显示为溶酶体内板层样晶状结构。给药停止后这些改变通常可逆。

早在1948年人们注意到大鼠给予氯喹2年后，作为广泛磷脂蓄积的一部分，可引起小肠绒毛基质中泡沫细胞聚集[564]。这种发生于小肠的现象的另一个例子也是碘化的双亲性药物——胺碘酮。胺碘酮在过去20年一直用于临床心绞痛的治疗，最近用于治疗室上性心律失常。尽管其不良反应与药物在溶酶体内的蓄积有关，尤其是在肝脏、皮肤和眼睛，但其毒性似乎不是磷脂质蓄积直接导致的结果。大鼠和比格犬经口给予高剂量胺碘酮后，在广泛分布于其他器官尤其是肺之前，多层状溶酶体包涵体首先在空肠黏膜和肠系膜淋巴结中蓄集[565]。大鼠与犬小肠的病变特点是空肠绒毛固有层内存在泡沫状巨噬细胞，其胞质淡染，含细小空泡，核浓缩、偏位。肠系膜淋巴结也在给药后不久便受到累及。犬的空肠绒毛有所变平增宽或不同程度萎缩，在近端和中端空肠最显著[566]。电子显微镜检查证实存在巨噬细胞内板层状溶酶体小体扩张。

空肠巨噬细胞中泡沫细胞的早期聚集或许是对药物口服吸收后处置方式的一种反应。虽然犬静脉给药后在许多器官内可以见到相似的磷脂质沉积，但口服给药后在空肠内所见磷脂质沉积更重。此外，实验动物对这些病变的敏感性存在种属差异，犬比狒狒相对敏感，Fisher 344大鼠比SD大鼠和Wistar大鼠要敏感很多，相似条件下SD大鼠和Wistar大鼠比Fisher 344大鼠更能抵抗胺碘酮诱发的磷脂质病[565]。

绒毛萎缩、再生不良

当隐窝上皮的增殖活性降低或者隐窝细胞的增殖不足以补偿因黏膜细胞损伤后丢失细胞的增多时，绒毛会变短或萎缩。细胞增殖减低可见于摄食量减少、胃肠外营养、垂体切除术、甲状腺切除术或施行过肠旁路手术的肠段[359,456,457]。

由于肾上腺素能因素对调控小肠上皮细胞分裂非常重要，因此改变α或β肾上腺素能受体活性的药物可影响上皮的增殖能力。采用适当的激动剂（如去氧肾上腺素）增强对小鼠$α_1$受体或β受体的刺激后可减少隐窝细胞的增殖。而通过刺激$α_2$受体活性可增加细胞增殖[567]。$α_2$受体拮抗剂育亨宾在相同动物模型上也能减少细胞增殖。这些药物的某些效应可能通过内脏血流的变化来介导。

垂体切除术后的大鼠，对其小肠黏膜详细的形态学研究显示小肠绒毛的高度减低，这与隐窝上皮细胞有丝分裂减少有关[359]。杯状细胞数目减少，空肠尤其明显。回肠中潘氏细胞数目增多。超微结构检查显示吸收细胞的微绒毛的高度减低，胞质内细胞器和核蛋白体数目减少。垂体切除术大约1周后，刷状缘碱性磷酸酶、氨肽酶、麦芽糖酶和乳糖酶的活性也有显著降低。

能降低有丝分裂活性从而降低小肠上皮再生能力的物质，也能引起小肠绒毛变短或萎缩并最终使黏膜变平。多种抗肿瘤药物以及具有类辐射作用的抗病毒药物干扰隐窝的细胞分裂，从而使生成的上皮细胞数降低。组织学上，这些药物的作用特点是使小肠绒毛变钝、变短，直至完全萎缩。隐窝的有丝分裂活性减低，并且隐窝扩张，由扁平细胞衬覆。覆盖的上皮细胞排列紊乱，胞核多形性，染色质不规则。固有层和上皮浸润的炎症细胞数目增多。如黏膜细胞受损严重，接下来会发生肠壁的溃疡、出血以及继发性感染。

将不同种类抗有丝分裂的抗癌药物在啮齿类、犬、猴和人类表现出的胃肠道毒性进行比较，发现其在人类和犬的作用之间比在人类和其他种属的作用之间具有较高的一致性[231,545]。在抗病毒药物阿昔洛韦的研究中，高剂量下观察到对犬胃肠道具有拟辐射作用，而啮齿类则没有[176]。

另一个例子是给予实验性抗菌药物ICI 17363的大鼠中所报道的绒毛萎缩，人们认为这种绒毛萎缩是由于药物干扰细胞分裂以及直接作用于表面的上皮细胞所致[563]。ICI 17363的作用特点是绒毛萎缩并伴有隐窝扩张以及隐窝上皮的非典型特征，提示该药物可影响有丝分裂活性。此外，在绒毛顶端可见含脂质的空泡化上皮细胞并伴有杯状细胞数目减少，酸性和碱性磷酸酶、酯酶、ATP酶、葡萄糖-6-磷酸酶和琥珀酸脱氢酶活性降低，这些与药物对表面成熟上皮细胞直接的不良反应一致。

肥大与增生

各种因素可刺激小肠上皮细胞增殖。这些因素包括小肠部分切除术、增加喂食量、自主神经刺激以及给予神经递质、甲状腺素、生长激素、皮质类固醇、睾酮、胃泌素、胰高血糖素、胰高血糖素样多肽2和表皮生长因子等[456,568,569]。饲喂引起的小肠适应性改变的关键决定因素似乎包括非特异性的肠道刺激、高分子营养引起的功能性负荷、刺激胰腺或胆汁分泌以及各种体液介质以及诱导小肠充血等[570]。小肠手术切除后，当小肠过短不足以维持充足营养时，会发生短肠综合征，这时适应的程度取决于切除小肠的解剖位置以及保留肠段的长度。研究也表明这些变化受多种因素的介导，包括肠道内外的营养、胃肠道分泌物、激素、细胞因子和生长因子等[571]。对这些过程的了解导致了生长激素和胰高血糖素样多肽2在肠道患者康复中的应用[572]。其中许多机制已在实验动物中进行了数十年来的探索。

研究表明，大鼠下丘脑损伤、甲状腺功能亢进、管饲、糖尿病和注射胰岛素都可引起小肠增生[573-576]。虽然隐窝细胞的大量增生作为一种代偿性再生反应可能与绒毛萎缩相关，但导致细胞产生增多的绝大多数病因可引起肠绒毛增高及黏膜增生。

小肠增生可被看作让肠道吸收能力增加的一种生理过程，因为在啮齿类和其他种属中所进行的大量研究表明哺乳期小肠质量增加多达200%，小肠近端2/3尤其明显[577]。这种变化与组织学上表现的空肠与回肠绒毛增高以及空肠、回肠和盲肠黏膜的广泛性肥大与增生有关。

小肠外科切除或旁路手术的代偿性反应已成为详细研究小肠细胞更新的焦点。在大鼠和人类小肠部分切除术后均伴有肠绒毛高度和隐窝深度的增加[578,579]。这主要是增生的结果，因为每单位绒毛长度内细胞的数量没有变化，但绒毛和隐窝的总体细胞数目增多。DNA/RNA比率大体上保持不变[457]，小肠切除术后未见绒毛大体形状发生改变的报道，隐窝的细胞总数也是恒定的。虽然小肠切除术后，肥大肠段内每单位长度从肠腔吸收的物质增多，但双糖和二肽酶的活性表现正常甚至降低，提示残留肠段黏膜中的细胞为相对不成熟的细胞。因此功能性的适应主要是通过更大量的细胞来实现，但单个细胞的吸收能力并没有增加[457]。功能亢进状态时，特定的杯状细胞数目也出现增多。大鼠空肠-回肠旁路手术后，十二指肠、空肠和回肠功能亢进的肠段，肠绒毛和隐窝中PAS阳性的杯状细胞数量增多[580]。黏蛋白的组织化学显示，空肠、回肠功能亢进肠段的绒毛和隐窝中杯状细胞内唾液酸黏蛋白含量增多，但十二指肠没有，回肠末端杯状细胞中的硫酸黏蛋白增多。由于唾液酸使黏蛋白更有黏弹性，因此有人认为在小肠旁路术后杯状细胞发生改变，发挥保护功能以对抗胃肠内容物流量的增加[580]。

有趣的是，大鼠部分肝切除（70%）术也可导致近端空肠持续的滋养性变化，出现空肠壁变厚和绒毛肥大等特征[581]。

研究表明，多种营养因素尤其是膳食纤维，可对小肠黏膜的增生特征产生影响。在给予不同形式膳食纤维的大鼠中进行的细致的对照研究表明，小肠的增生特征可随纤维数量及其特定性质而改变。这些不同影响可能是由于不同纤维的溶解度、凝胶组成、持水量、对运输时间和离子交换活性或胆汁酸吸附的影响等差异造成的。然而膳食成分之间的相互作用很复杂。例如，研究表明，2%的食用性消胆胺（一种不被吸收的离子交换树脂）对大鼠小肠组织学的影响依赖于它与其他膳食因素之间的相互作用[582]。

给予大鼠胆固醇生物合成抑制剂5α-胆固醇-8-（14）-烯- 3β-羟基-15-酮9天，也能引起小肠增大，形态与肠旁路手术后发生的病变相似[583]。这种增大在小肠近端最显著，沿回盲肠交界处方向逐步减轻，胃、盲肠和结肠未受影响。组织学检查和形态计量分析表明平滑肌质量增加、绒毛变长、肠隐窝变深且细胞增生，缺乏细胞损伤及脂肪变性的征象。像空肠旁路术后的变化一样，覆盖于绒毛黏膜的杯状细胞中酸性黏液物质也增多。大鼠发生这种病变的机制还不清楚，尤其是因为狒狒长时间给予15-酮类固醇后未发现小肠增生。然而，有人认为它是一种适应性反应，可能与胆固醇代谢以及膳食中的胆固醇吸收受到抑制有关，因为大鼠试验中所采用的实验饲料胆固醇含量很低。

激素和各种递质的局部及全身性变化对小肠上皮的细胞数量也有影响。小鼠给予胃泌素后，其小肠黏膜的形态计量学研究表明，小肠黏膜绒毛面积增加，并伴有微绒毛面积减少、杯状细胞和潘氏细胞数量增多[369]。研究表明，大鼠给予催乳素抑制剂溴隐亭后，回肠隐窝的黏液细胞总数和pH值为1时阿新蓝染色的阳性细胞数量均增多，这可能是由于硫酸化黏液性物质合成增加所致[584]。也有报道，给予大鼠人胰岛素样生长因子1（IGF-I）5天可导致小肠重量显著增加并伴有黏膜增生[585]。

慢性给予萝芙木属精神安定药利舍平以耗竭肾上腺素能神经的去甲肾上腺素，可使小肠杯状细胞黏蛋白的硫酸化作用增强，这种变化可通过pH值为1条件下的阿新蓝染色及高铁二胺技术加以证明，但杯状细胞数量没有改变[586]。其他影响交感神经系统活动的药物也能改变小肠（和大肠）上皮细胞的增生。但是给予大鼠肾上腺素、异丙肾上腺素、去氧肾上腺素、酚妥拉明和育亨宾可导致其空肠和结肠隐窝细胞的有丝分裂活力降低，给予间羟胺、可乐定、普萘洛尔、哌唑嗪、拉贝洛尔以及同时注射普诺奈尔和肾上腺素导致隐窝细胞增殖率升高[567,587]。这些结果提示，刺激α_2肾上腺素能受体活性的药物以及那些α_1拮抗剂和β肾上腺能受体拮抗剂能增强啮齿类动物小肠黏膜的增殖活力。

抑制磷酸二酯酶及其导致的胞内cAMP升高也能引起小肠黏膜增厚。大鼠给予高剂量的变力性血管扩张剂 ICI 153100（一种磷酸二酯酶抑制剂，拟用于治疗充血性心力衰竭）长达6个月，不仅引起唾液腺肥大，也能使小肠和大肠黏膜明显增厚。其病变特点是绒毛变长及肠腺变深，每单位长度腺体和绒毛中上皮细胞的数量保持相对不变[149]。

尽管前列腺素E类似物的绝大部分副作用发生于胃，但也有报道，大鼠给予这些药物后小肠增厚，其病变特点为绒毛变长、隐窝变深以及细胞增大[196]。

小鼠：局灶性增生、局灶性绒毛增生、局灶性不典型增生、十二指肠斑块、息肉样增生、息肉

不规则非典型性单个或多灶性腺体增生可见于多个品系未给药老龄小鼠的小肠黏膜。病变通常位于十二指肠的起始部分，形成散在的隆起斑块。斑块由伸长的不规则或分支状腺体组成，这些腺体取代了黏膜的正常绒毛结构，被覆深染的具有明显假复层特征与增殖活性的柱状细胞。潘氏细胞和分泌黏蛋白的杯状细胞也很明显。部分腺体可囊性变，间质富含纤维，并见慢性炎症细胞浸润。这些病变呈有蒂或息肉状外观，并见炎症细胞浸润的纤维血管性核心。它们类似于人类的腺瘤性息肉，通常缺乏明显的提示为恶性或癌前病变的异型增生特征（参见下文的肿瘤部分）。

小鼠小肠中出现这些病变的原因还不清楚，但其发病率可因膳食纤维、纯化饲料（尤其是当泛酸即维生素B_3缺乏时）以及给予药物和化学品而改变[390,588-591]。在其最初的DAB小鼠的研究中，Hare和Stewart认为这类病变不是真正的肿瘤，因为它们由混合细胞构成，一般位于黏膜部位[588]。此外，他们认为基质中存在的炎性成分以及在喂食高纤维粗饲料的小鼠中发病率增高这一事实，与认为这些病变属于炎性腺瘤样增生的看法一致。泛酸缺乏也与受累小鼠的炎症和十二指肠慢性穿透性深溃疡有关，也支持这类病变是由于炎症所导致的。

有报道称CD-1小鼠给予合成的前列腺素E_1类似物米索前列醇21个月后，上述十二指肠病变的发生率升高[592]。人们认为这些发现不会引起对服用米索前列醇患者安全性的关切，因为CD-1小鼠对米索前列醇的反应性方面具有独特性，其小肠具有发生此类病变的特殊倾向。同一研究中少数对照组CD-1小鼠发现有增生性病变。此外，也有人认为这类病变本质上既不是肿瘤也不是癌前病变。大鼠给予米索前列醇2年未发现有类似的病变[593]。

具有如此强烈增生特征的病变可能难以与肿瘤性病变相鉴别。事实上Ito及其同事报道，经饮用水给予C57BL/6J小鼠过氧化氢（作为消毒剂并在牙科用品中广泛使用）2年后，不仅促进与十二指肠增生相似病变的发生，而且引起少数腺癌[591,594]。这些病变是非转移的不典型性平坦型病变，伴有糜烂和炎症。有人认为由于过氧化氢不太可能以原形到达十二指肠，这些结果与饮水量显著降低并因此导致的肠腔被覆上皮受到啮齿类动物干性颗粒状饲料的擦伤有关。然而，这可能是胃肠黏膜在与人类超常规剂量使用过氧化氢导致长期慢性炎症后发展为肿瘤的又一个例子（参见下文的肿瘤部分）。

某些化合物可引起类似肠道异型增生的增生性反应。这种变化在接受化合物，如秋水仙素和紫杉醇，治疗患者的肠道活检中有很多报道。秋水仙素和紫杉醇干扰微管蛋白并抑制其聚合为微管[362-364]。这种效应导致有丝分裂阻滞，形成明显的环状有丝分裂象，并伴有上皮假复层化、极性消失、凋亡增多等类似异型增生的特征。实验动物也可出现类似的特征（图 8.3b）[363,409,410]。

（宋向荣译，王和枚校）

大肠

解剖学上人和猴的大肠可分为盲肠、阑尾、升结肠、横结肠、乙状结肠、直肠和肛管。像小肠一样，结肠壁包括黏膜层、黏膜下层、肌层和浆膜层。尽管在结肠中可以见到因肠壁全层褶叠而形成的半月形皱襞，但黏膜皱襞仅见于直肠。与其他大多数家养种属相比，犬的大肠与人的大肠更相似，呈简化的管状结构，直径只略粗于小肠。解剖学上犬的结肠可分为升结肠、横结肠和降结肠，但缺乏明确的乙状结肠。与其他食肉种属类似，犬的盲肠呈小憩室直接与结肠相通。小型猪的盲肠和结肠比人的大，浆膜下而不是肠系膜上存在呈系列线圈状排列的血管弓[447]。

大鼠和小鼠的结肠形状像一个倒写的"V"，可分成上升段和下降段，缺乏明确界定的横结肠。大鼠和小鼠独有的一个特征是存在弯曲呈肾形的盲肠，其大小介于食草动物（如兔子）结构复杂的大盲肠和食肉动物的小盲肠之间。这或许反映了大鼠和小鼠饮食习惯的杂食性和灵活性，尤其是它们分解纤维素的能力[596]。

大鼠和小鼠的盲肠为一盲袋，是回肠和结肠毗邻开口之处，也是逆蠕动运动发生的部位。这种结构及其存在的细菌无疑对其作为发酵器官行使功能的能力具有促进作用，在这里物质的分解可在受控环境下发生[597]。解剖学研究表明，小鼠盲肠容量小于大鼠盲肠。小鼠壶腹，即介于结肠和盲肠之间的区域，也窄于大鼠[597]。在这些种属中，盲肠是多种物质，包括钙、镁、水、电解质、维生素K和脂肪酸等吸收的场所。盲肠切除术显示这些种属对碳水化合物和蛋白质的消化能力降低，粪便中的水分流失增加[598]。啮齿类动物盲肠的这些结构和功能特征，随着其蠕动和拟蠕动运动，可使此段大肠更长时间暴露于具有潜在刺激作用的经口给予的外源化学物中。

肠道菌群在内源性和外源性物质代谢过程中的活性已在啮齿类动物的盲肠得到证实[599,600]。普通的啮齿类动物饲料中富含植物纤维，可为盲肠的微生种属群提供大量可发酵的碳水化合物。饲喂普通饲料的大鼠比饲喂纯化的无纤维饲料大鼠，其盲肠内容物中具有更高水平的还原和水解酶活性，如偶氮还原酶、硝基还原酶、硝酸还原酶、β-葡萄糖苷酶和β-葡萄糖醛酸酶[601]。菌群减少的动物比拥有正常胃肠道菌群的动物，其肠道固有层更薄，细胞更新较低，盲肠增大，胆固醇、胆红素和胆汁酸盐的代谢发生改变，并且粪便中含有更多的黏蛋白[602]。

组织学和组织化学特征

人和实验动物的盲肠与结肠衬以非常均一的黏膜，缺乏绒毛。表面上皮由两种主要类型的柱状细胞所被覆，这些细胞为吸收和黏液细胞，与小肠中的细胞相似。肠腺或隐窝通常以简单、非分支小管从表面向下延伸，主要衬覆黏液细胞，含少量吸收细胞、内分泌细胞及未分化细胞。

人类和实验动物的黏膜表现出轻度的波状起伏或参差不齐，且随结肠内特定部位而表现不同的模式。在人的结肠组织学切片中，这种波状起伏模式为棕榈叶图案样的隐窝结构，让人联想起希腊的建筑特色[500]。这种特点也可见于较大的实验动物种属中。大鼠和小鼠盲肠黏膜的隐窝在靠近管腔处比隐窝基底部更宽，隐窝可出现分支，这种特征与该部位所具有的吸收功能有关[597]。

大肠的增生区通常位于腺体的深处。如小肠的情况类似，位于腺体基底部的未分化多能干细胞产生主要细胞类型，后者迁移至细胞表面，随后分化并且酶活性与形态特征发生改变[603]。人们采用聚合嵌合体小鼠研究表明，每个成熟腺体的全部上皮均起源于单个祖细胞[604]。单个祖细胞本身可产生多个干细胞，负责整个隐窝的细胞更新。

吸收细胞最常见于表面上皮，其次是腺上皮。它们形态上与小肠吸收上皮类似，每个细胞的顶部浆膜含有大小一致的微绒毛和完整的糖萼。

大肠刷状缘所见的糖结合物通常以酸性黏液物质为主，但也存在种属与部位差异。小鼠与大鼠中发现的是唾液酸黏蛋白并含有一些中性黏蛋白。仓鼠、犬、非人灵长类动物和人类大肠上皮的刷状缘可见硫黏蛋白和唾液酸黏蛋白[256]。某些化合物可引起结肠黏膜黏蛋白发生质和量的变化，但形态学没有明显改变。在利舍平处理7天的大鼠中报道过这种现象。结肠黏膜显示表面上皮中含硫黏蛋白（高铁二胺染色阳性）的杯状细胞增多[586]。糖萼在结肠黏膜的保护功能中非常重要，当其受到药物如水杨酸盐破坏后，由大鼠直肠黏膜吸收的外源性物质增多[605]。

像其他许多组织一样，结肠也具有药物代谢活性，但比肝脏低得多，且在人类存在明显的个体差异[606~608]。

大肠固有层的细胞排列方式与小肠类似。由于淋巴细胞、浆细胞、巨噬细胞和树突状细胞以及散在的淋巴细胞集合体或淋巴小结的存在，大肠黏膜固有层是黏膜免疫防御系统一个不可或缺的重要组成部分。像回肠一样，人体结肠黏膜固有层内绝大多数淋巴细胞是T细胞，且辅助性T细胞数量超过抑制性T细胞[476,478]。这点不同于人结肠黏膜上皮内的淋巴细胞，后者虽然也是T细胞，但其中80%以上具有抑制性/细胞毒性T细胞表型特征，只有10%~20%为辅助性T细胞。大鼠结肠淋巴细胞亚群的分布也显示固有层中存在T淋巴细胞，且其中绝大部分是CD4[+]的辅助性T细胞表型[489]，仅有少量的T淋巴细胞属于抑制性/细胞毒性T细胞（CD8[+]），这与结肠上皮内高比例抑制性/细胞毒性T淋巴细胞正好相反。人类和实验动物结肠固有层中含有大量IgA亚型为主的浆细胞，但成熟小B淋巴细胞相对少见。

结肠黏膜的特征之一是淋巴细胞集合体，也称为淋巴小结、斑、淋巴-腺体复合物或微囊[483]。这些淋巴细胞集合体与小肠的派伊尔结类似，主要由分布于滤泡的B细胞系的淋巴细胞组成，含有生发中心，滤泡之间以及滤泡周围区域由T细胞组成[476]。它们沿整个结肠黏膜分布，通常小于派伊尔结。SD大鼠的淋巴集合体除在远端结肠外其直径通常约5 mm，远端结肠处其最大直径可达10 mm[486]。

与派伊尔结通常不与隐窝或绒毛相关联不同，人类与实验动物的结肠淋巴集合体通常含有不规则的非典型黏膜腺体，这些腺体可深入淋巴组织并穿透至黏膜肌层以下[609,610]。这些腺体结构与淋巴组织密切相关，可能作为特殊的局部抗原受体，在结肠黏膜免疫保护中发挥重要作用。二甲基肼诱发的大鼠结肠癌在淋巴细胞集合体似乎比在其他区域更多发[486]。

炎症、溃疡、结肠炎、直肠炎

虽然微生物是人类与动物的大肠炎症性疾病的重要原因，但近年来在实验动物中它们一直只是非人灵长类动物和仓鼠的重大问题。在药物安全性评价常用品系的大鼠和小鼠中以及比格犬中，感染性因子导致的结肠自发性疾病不常见。

有个实验室报道，大量的食蟹猴发生了一种以黏膜下圆形细胞浸润、隐窝变浅或不规则、隐窝脓肿、黏蛋白耗竭以及黏膜的反应性变化为特征的慢性结肠炎[129]。虽然伴有临床上明显的腹泻，但通常没有检测到特定的病原体。

使用某些治疗药物处理后也可改变正常菌群，使病原微生物过度增生，或干扰肠腔中抗原间的正常平衡，或调控诱发炎症的机制。微生物引起的炎症也可混淆对药物引起结肠病变的组织学评价。

尽管不如小肠中常见，由全身给予潜在性治疗药物所直接导致的结肠溃疡与炎症在人体中也有报道。在抗癌药物对肿瘤细胞影响的研究中，人们发现结肠细胞具有天然的保护特性，它们以加速泵出的方式保护其免受潜在损伤因子的破坏[611]。直肠黏膜局部给予药物或赋形剂可导致溃疡和炎症。在对拟用于人类患者的直肠栓剂的安全性评价中，在适当的动物模型上评估这些效应非常重要。

大肠黏膜的炎症通常没有特定的组织学特征。在早期或轻度炎症时，表面及腺体的黏膜保持完整但显示黏蛋白耗竭。这种变化以杯状细胞中黏液减少以及胞质嗜碱性增强为特征。上皮及相邻的固有层中可见散在的中性粒细胞浸润。在更严重的情况下，隐窝充满急性炎症细胞或扩张（隐窝脓肿）。固有层不同程度的充血及淤血，并且所含的单个核细胞数目增多。

严重病变的特点是上皮变薄或形成单纯性糜

烂,进而形成充满纤维素性渗出物并被剧烈炎症、肉芽组织所包围的穿透性溃疡,并最终纤维化。残余腺体可扩张,内衬扁平上皮,或显示反应性改变及有丝分裂活性。慢性溃疡状态下再生性增生可以变得很明显,其特点是腺体变长、不规则及囊状扩张,常被覆增生的上皮细胞及因富含黏蛋白而变得饱满的杯状细胞。当反应性变化过于明显时,可出现非典型性并类似异型增生性(瘤前)病变(癌前病变)(见下文肿瘤部分)。在溃疡性损伤破坏腺体及支持性间质的部位,腺体可能不会以正常规则的方式发生再生,隐窝分支可能非常明显。

细菌与寄生虫感染

细菌感染

艰难芽孢杆菌可引起实验动物特别是仓鼠结肠的炎性病变,并可波及远端回肠。这种形式的结肠炎在人体中常被称为伪膜性结肠炎,通常与抗生素治疗有关。这种病变在人体中最初与林可霉素和克林霉素治疗有关,但其他抗生素也牵涉其中。艰难芽孢杆菌被认为与大约10%的抗生素相关性腹泻病例有关[612]。然而,人类大多数抗生素相关性腹泻的确切病因尚未完全明确。其他微生物也与抗生素相关性腹泻有关,特别是产酸克雷伯菌、产气荚膜梭菌A型、金黄色葡萄球菌、念珠菌和沙门菌[612],虽然它们参与抗生素相关性腹泻的证据不太充分。此外,微生物菌群的改变也可降低胆汁酸的代谢或减少碳水化合物的发酵。

研究表明,艰难芽孢杆菌可在人体及仓鼠中产生导致肠炎的毒素[613-615]。在人体中这种病变的特点是结肠黏膜表面出现斑块或伪膜。伪膜由黏液、纤维蛋白、血细胞、炎性细胞和细胞碎片组成,具有从底层黏膜流出的外观。黏膜可部分坏死或黏膜腺体扩张、内衬扁平或增生的细胞。回肠黏膜可出现类似的变化[615]。

类似的特点可在抗生素治疗的实验动物中出现[616-619]。在仓鼠中,这种病变的特点是结肠上皮糜烂,并出现黏蛋白及细胞碎片组成的伪膜斑。完整但受到累及的黏膜随着反应性改变而增厚,并伴有

上皮内黏蛋白丢失、充血水肿的黏膜固有层及黏膜下层中性粒细胞浸润。虽然大多数情况下,仓鼠这种形式的梭状芽孢杆菌性结肠炎与抗菌治疗有关,但在未给药的仓鼠以及给予抗肿瘤药物的仓鼠中也有报道[616, 620]。类似的病变在给予抗生素处理的豚鼠和兔子中有过报道[616,618]。如人体中一样,这些药物被认为可改变肠道菌群,允许艰难芽孢杆菌过度生长,导致严重有时甚至是致命性的小肠结肠炎。

弗氏柠檬酸杆菌,一种革兰阴性短胖型棒状杆菌及肠杆菌家族的成员,是小鼠自发的传染性结肠增生的病原体[621-623]。虽然这种病原体是直肠脱垂的病因[624],但它通常在易感小鼠中引起轻度甚至无症状性肠炎。人们注意到感染这种微生物的小鼠存在明显的品系差异。NIH Swiss小鼠显示出最严重的组织学变化,C57BL/6J小鼠似乎影响轻微,而大鼠和仓鼠似乎具有抵抗性[623]。虽然显微镜下病变主要见于降结肠,但近端结肠和盲肠也可受到累及。重要的形态学特征之一是上皮增生,最晚发生于实验性接种弗氏柠檬酸杆菌2~3周后。结肠腺变长,内衬细胞显示黏蛋白耗竭或杯状细胞丢失,细胞很不成熟并具有有丝分裂活性。表面上皮可覆盖有大量球杆菌,在常规H&E染色切片中可以看到。也具有隐窝脓肿、固有层炎性细胞、黏膜糜烂和溃疡等特点。消退的病变中存在杯状细胞反弹性增多,杯状细胞常因富含黏蛋白而变得饱满。结肠腺可分支或不规则[622]。

大多数实验动物对志贺杆菌感染具有天然抵抗力,但非人类灵长类动物不是这样。感染志贺杆菌后大肠表现为浅表的急性炎症反应,包括水肿、淤血、出血和急性炎症细胞浸润。表面上皮显示黏蛋白丢失和小溃疡形成,溃疡处上皮完全破坏[625]。溃疡可延伸到固有层,但一般而言炎症过程相对表浅。微生物也主要位于表面上皮内。

另一种胃肠道细菌感染由非结核性分枝杆菌产生,侵犯灵长类动物的结肠。其大肠病变的特点是固有层中上皮样巨噬细胞大量聚积,可延伸至黏膜下层和肌层,并可随淋巴累及肠系膜淋巴结。小肠也可发生病变,其特点是绒毛顶部的固有层内出现类似的大巨噬细胞。受损严重的肠段可发生浅表性

溃疡[626]。巨噬细胞内通常可以找到抗酸杆菌。其他器官，包括脾脏、肝脏、骨髓和肺脏，也可发生局灶性载有细菌的巨噬细胞聚集或者偶尔出现散在的含多核巨细胞的肉芽肿。

在新世界猴中慢性特发性结肠炎很常见，并可作为狨猴消耗综合征的一部分而发生。早期的特点包括固有层中性粒细胞浸润、隐窝脓肿、糜烂、溃疡伴再生、单核性炎症、腺体微疝、异型增生以及偶发的癌症。虽然多种感染性因素与之相关[11]，但该病病因还不清楚。

结肠的原虫与后生动物感染

据报道，许多原虫及后生动物定居于非人类灵长类动物的盲肠和结肠，虽然它们在当前的实验用猴群中不如以前突出[129,504]。在平时常用的实验用啮齿类动物及比格犬中就更为少见。

由溶组织内阿米巴原虫感染引起的阿米巴病是非人类灵长类动物一种普遍的疾病。其组织学特征是存在坏死性溃疡，这种坏死性溃疡深达黏膜肌层，形成典型的瓶状溃疡并含有滋养体或被滋养体包围。可见广泛出血以及由中性粒细胞和单个核细胞组成的炎性浸润。

纤毛虫（结肠小袋纤毛虫）也能引起灵长类动物的结肠发生溃疡，其特点是溃疡向下延伸至黏膜肌层，并伴有淋巴细胞浸润以及*结肠小袋纤毛虫滋养体*，最大直径可高达150 μm[504]。

多种后生动物寄生虫可在灵长类动物结肠中见到，通常在组织切片上可很好识别[505]。类圆线虫属的线虫是一种重要的寄生虫，在灵长类动物的肠黏膜中可以见到。蛲虫俗称蛔虫，是一种基本无害的寄生虫，见于人类、猴以及啮齿类动物。*蠕形住肠线虫*见于人类和非人类灵长类动物的大肠和阑尾，而*大鼠蛲虫和隐藏管状线虫*见于啮齿类动物。

结节线虫属（结节状蠕虫）是非人灵长类动物特别常见的线虫，在大肠与盲肠的浆膜面和邻近的肠系膜以及腹腔的其他部位形成直径达5 mm的特征性结节。它也是反刍动物和猪的寄生虫，在非洲某些地区的人群中也有发现[627-629]。组织学上，结节由寄生虫的细胞碎片组成，周围被纤维组织以及厚度不等的慢性炎症细胞罩所包围，偶尔可见异物巨细胞。它们常见于结肠黏膜下和浆膜下靠近小动脉和微动脉的部位，可伴有局灶性肉芽肿性动脉炎[630]。炎症过程可向周围或所引流的组织播散，特别是如果结节破裂的情况下。在猴子中，有时轻度的肝脏汇管区慢性炎与肠系膜所存在的这种寄生虫相伴出现，这可能影响对药物性肝脏病变的解释。

药物引起的炎症、糜烂、溃疡

人类

据报道，多种外源性化学物质可以损伤人类结肠黏膜，尽管相对于胃和小肠而言，结肠似乎更能耐受药物引起的损伤。

虽然长期使用非甾体类抗炎药对降低结直肠癌的发生率以及腺瘤性息肉的消退是有益的，但这些药物偶尔也会引起黏膜炎症和溃疡及其随后的黏膜下局灶性瘢痕形成，伴有挛缩以及黏膜隔膜的形成[631-635]。损伤主要发生在右侧结肠，被认为与前列腺素受到抑制有关，而非接触性损伤所致[170]。氯化钾治疗也会产生结肠损伤，其特点是节段性全层瘢痕化与挛缩[636]。

另一种形式的诱导性结肠损伤在囊性纤维化的患儿中有过报道。这些患儿多数服用了高强度的胰酶补充剂以控制吸收障碍[637,638]。这些患者长段的升结肠出现纺锤形狭窄，主要由于黏膜下成熟胶原增厚所致。黏膜似乎相对损伤较小，但可能会出现一些溃疡和修复性改变[636]。虽然研究提示病变可能是由于这种高强度制剂中用作肠溶性包衣的甲基丙烯酸酯共聚物所引起，但病例对照研究显示，每天给予高剂量的酶补充剂与结肠损伤之间有很强的关联[638,639]，这点通过提供高剂量形式的酶补充剂得到了进一步印证。如果考虑到其已在临床使用50多年，那么这种药物的临床前数据还是稀缺的。

抗有丝分裂药物治疗后，结肠也可发生细胞变性、有丝分裂活动丧失及黏蛋白耗竭。

可卡因滥用也可导致缺血性结肠炎[640]。虽然这种形式缺血的确切病理生理学机制并不清楚，但可卡因可以阻断去甲肾上腺素的重摄取，引起肠系膜血管收缩及组织缺血，以上可能是肠穿孔的原因。地高辛和利尿剂也与具有低肠系膜血流倾向（如心衰发生时）的个体中发生的缺血性结肠炎有关[170]。这种形式结肠炎的特点是表面上皮丢失及隐窝底部瘢痕化，并伴有固有层出血与玻璃样变。治疗药物和表面活性剂通过直肠给药也可能诱发溃疡与炎症性病变。化学性结肠炎与伪膜性结肠炎相似，因意外导致化学清洗剂引起的化学性结肠炎在接受内镜检查的患者中已有报道症[641]。

实验动物

实验动物的结肠损伤可通过实验性给予治疗药物诱导产生。犬每天经口给予2.5 mg/kg的非甾体类抗炎药吲哚美辛，连续给药23天，不仅发生胃和小肠溃疡，而且发生结肠与直肠的散在出血性糜烂。显微镜下，这些病变的特点是表面上皮细胞丢失、腺上皮黏液耗竭及隐窝脓肿，常伴有临近的黏膜下淋巴集合体的急性炎症[536]。

与药物安全性评价病理学相关的化学诱导性结肠炎的又一个例子是由降解的角叉菜胶或合成的硫酸右旋糖酐引起的结肠炎。角叉菜胶是一组异质性的硫酸多糖，主要由红色海藻衍生的D-半乳糖亚单元（D-半乳聚糖）长链组成，被广泛用作食品乳化剂、稳定剂、增稠剂和胶凝剂[642]。当角叉菜胶通过酸性水解降解为20~40 kDa的小分子片段并高剂量（如10%的饲料）经口给予大鼠、小鼠、豚鼠、兔和恒河猴时，可导致结肠炎。同样，大鼠饲以含5%葡聚糖硫酸钠的饲料后也诱发了结肠炎[643-647]。葡聚糖硫酸钠是分子量54 kDa葡萄糖（α-D-葡萄糖）与一种分子量很高的D-葡聚糖硫酸支链淀粉形成的硫酸化聚合物[642,648]。

虽然这种形式的诱导性结肠炎的组织学特征在不同研究、种属与品系间存在差异，但啮齿类动物结肠炎的普遍特征是黏膜溃疡，主要发生在盲肠，也可发生在远端回肠、远端结肠和直肠。上皮完整但存在黏液耗竭以及不同程度的急性炎细胞浸润，细胞增生活跃、隐窝脓肿、黏膜固有层炎症细胞浸润，并伴有黏膜下层水肿、充血甚至血栓形成[644,648]。

大鼠盲肠溃疡呈线状，但往往环绕整个肠壁一周，随后形成瘢痕与狭窄。直肠和肛门边缘的溃疡性病变伴随有鳞状上皮化生。柱状上皮的鳞状化生和再生性增生即使在处理停止后仍在进展。含有异染性物质（可能为多糖）的泡沫巨噬细胞也见于黏膜固有层、黏膜下层、局部淋巴结、肝脏和脾脏[648,649]。

与这种结肠炎发生有关的确切机制尚不清楚。预期能模拟人体暴露的低剂量水平不能诱导结肠炎。葡聚糖、角叉菜胶和以及分子量20~60 kDa以外的其他多糖往往不会引起结肠炎。一个例外的情况是硫酸支链淀粉，其分子量要高得多但仍可诱导结肠炎。然而，组成支链淀粉的多糖链可由淀粉酶降解，因而可在体内形成较小的分子片段[642]。有人提出这些物质引起的结肠疾病可能与其导致肠道菌群改变有关，也可能是正常定居于大肠的抗原或炎症性物质其肠道通透性增加的结果[645,650]。

虽然它们缺乏致突变活性，但长期高剂量给予这些药物可使大鼠诱发结直肠癌（见下文）。与这些非遗传毒性药物给药相关的唯一明显的结肠病理变化是慢性炎症和增生活性增强。

据报道，大鼠给予重组人白介素2后其大肠发生无组织损伤的淋巴细胞浸润。

色素沉着

结肠黑变病在人类已有过很多报道，与蒽醌类泻药以及比沙可啶的慢性摄入有关。比沙可啶，一种二苯基甲烷刺激性泻药，通过与大肠黏膜接触以增强其蠕动活性而发挥作用[651-653]。结肠黑变病是由于脂褐素样的色素在结肠固有层的巨噬细胞中过量蓄积所致[654-656]。这种色素可能源自上皮细胞或巨噬细胞内因药物治疗而受损的细胞器。人们基于蒽醌在豚鼠中诱导的结肠黑变病研究，提出其发病的主要过程是由于治疗引起结肠表面上皮中凋亡小体增多，凋亡小体由上皮内的巨噬细胞吞噬并转运至固有层所致[657]。虽然色素沉着可在豚鼠中诱导，但在大鼠、小鼠和犬中似乎不发生[658-660]。广泛使用的泻药塞纳（番泻苷）的大鼠经口毒性和致癌性试验显示结肠上皮增生，但没有致癌性证据，这点与结肠黑变病的良性性质以及缺乏人类患者的癌症风险是一致的[659-661]。

脂褐素和铁色素在未给药的啮齿类动物固有层内偶尔可以见到，可能是由于动物老龄化、先前的炎性过程和出血所致。

增生

如其他腺上皮组织一样，大肠上皮的增生可以是局灶性或弥漫性的，可以有或没有非典型细胞特征。尽管有的病理学家采用异型增生这一术语，但通常用于具有非典型细胞学特征增生的术语是非典型增生。因此，病理学家必须将代表单纯适应性反应的增生从那些足以显示非典型特征以提示癌前状态的增生区别开来。

像小肠一样，大肠黏膜细胞增生可由各种不同因子的刺激引起，尽管这些功能适应性反应尚未进行很好研究。人们很早就知道肠道扩张或增加膳食量等物理刺激足以引起增生，包括肌层增厚[662,663]。

代偿性增生描述得最清晰的形式之一是那种某段结肠手术切除或旁路术后发生的反应。研究表明大鼠某段结肠切除后，剩余的右侧结肠近侧段黏膜及外肌层增厚，集合淋巴结增大[664]。显微镜下，右侧结肠黏膜出现均一性增厚伴褶皱突出、黏膜腺变长、表面柱状细胞变高。上述变化在手术后30天最明显，但72天后病变显著程度明显降低。研究表明，近端结肠的有丝分裂指数在手术后第7天显著增加，但14天后有丝分裂指数恢复正常。而远端、下游的结肠段很少或完全没有形态学变化，而是表现为长时间有丝分裂活性增强。有人认为，这些差异与这些结肠段的不同胚胎起源有关[664]。

一种类似形式的主要累及盲肠和右侧结肠黏膜的一致性结肠增生，在经口给予分子量约400 kDa的硫酸葡聚糖的大鼠中也有发生（图8.8）。经口给予大量各种吸收不良的碳水化合物和渗透活性药物可产生类似的改变。啮齿类动物给予大量诸如原形及化学修饰的淀粉、各种膳食纤维、焦糖、糖醇（乳糖醇、山梨糖醇、甘露糖醇、木糖醇）、乳糖、合成的多聚葡萄糖、环糊精、聚乙二醇和硫酸

镁之类的化合物，也与盲肠增大以及结肠黏膜增生有关[665-668]。给予这些药物后结肠黏膜特征性的组织学改变是黏膜腺体变深，其被覆上皮中增大的上皮细胞包括杯状细胞数目增多（即肥大与增生），显示细胞增殖活性增强，氚标胸腺嘧啶的掺入更加迅速。

应当注意的是，对给予果胶和纤维素大鼠的形态计量学研究表明，所给予物质的确切性质可影响黏膜增生及其相关平滑肌肥大的程度与分布[668]。此外，某些药物可能引起其他的变化。据报道，给予乳糖可引起黏膜及黏膜下水肿，喂饲乳糖或木糖醇可使黏膜集合淋巴结增大。膳食纤维和结肠菌群之间的相互作用可能对黏膜生长也有影响，尽管其机制还不清楚[669]。

人们普遍认为，盲肠增大及黏膜肥厚似乎与这些药物大剂量给予啮齿类动物后盲肠内容物的渗透活性有关，因此与低剂量暴露的人体没有相关性。因而不管这些发挥作用的化合物性质如何，这些变化代表的是对高剂量给药后所增加渗透压的一种生理性适应[665]。

据报道，大剂量泻药给予实验用大鼠后也会引起轻度结肠增生，它被认为是一种药效学作用的放大[660,670]。啮齿类动物给予抗生素后也引起盲肠增大或扩张而没有显著的组织病理学变化，可能是由于抗生素治疗后改变了盲肠菌群的结果。有人认为盲肠增大与细菌尿素酶抑制后导致的尿素蓄积有关[671]。然而，对新霉素处理大鼠的肠黏膜组织化学研究表明，远端回肠中NAD四氮唑还原酶、琥珀酸脱氢酶、酯酶、碱性和酸性磷酸的活性呈现出与处理因素关联性降低，提示某些抗生素也具有直接影响黏膜细胞的吸收和代谢功能的潜力[672]。

大鼠长期给予16,16-二甲基前列腺素E_2和其他前列腺素E类似物也产生近端结肠的黏膜增厚，尽管不如胃和十二指肠那么明显[196,199]。

如小肠的情形一样，表皮生长因子给予大鼠与食蟹猴后引起结肠黏膜增生，其组织学特征是隐窝细胞增生和有丝分裂活性增强、杯状细胞数目减少并伴有隐窝变深以及中性粒细胞浸润轻度增加[26,27]。

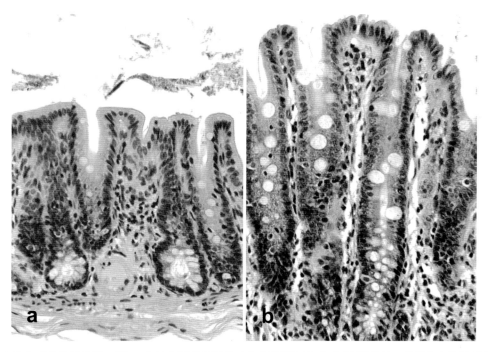

图8.8 图a：SD大鼠的正常结肠黏膜。图b：给予含10％葡聚糖（分子量500 kDa）的饲料2周后，同样放大倍数下结肠黏膜的相同区域，示黏膜弥漫性增生，结肠腺体变深，被覆的上皮细胞相对正常，上皮含有丰富黏蛋白和突出的泡状核（H&E染色×175）

非典型增生

与其他表面上皮一样，非典型增生与人类及实验动物中结肠癌的发生相关。在结肠致癌物处理的大鼠中所见的早期改变与紧邻人类结直肠癌部位所见到的类似。这些变化以腺体变长、扩张和分支为特征。衬覆这些腺体的上皮显示黏液细胞增生（杯状细胞增生）。杯状细胞主要含有唾液黏蛋白，而不是正常的硫黏蛋白[257,500,673]。随着病变非典型性的进一步增加，这些扩张、分支的腺体变得更加复杂，内衬逐渐假复层化的上皮以及空泡状胞核[674]。在用致癌物氧化偶氮甲烷或1,2-二甲基肼处理的大鼠中，隐窝显示黏液分泌减少，胞质嗜碱性增强，突出呈圆形或增大的胞核，这些胞核显示出不同程度的假复层化，并最终发展成明显的侵袭性腺体[673]。类似的变化在氧化偶氮甲烷处理的大鼠中也有发生。采用动物模型研究人类结直肠癌和瘤前病变的大多数研究，采用大鼠或小鼠来给予这些化学物质[675]。

与药物安全性评价相关的是，实际上非典型增生以及最终形成的肿瘤可由非遗传毒性物质如葡聚糖硫酸钠通过引起长期的慢性结肠炎而诱导产生[669]。设计用于吸收不良的潜在治疗药物，在很高剂量给药

下，可以引起啮齿类动物结肠发生类似的变化。

啮齿类动物给予葡聚糖硫酸钠已被用于建立人类慢性炎症性疾病如溃疡性结肠炎和克罗恩结肠炎的模型，这些疾病与发生结直肠癌的风险增加有关（详见下文"肿瘤"部分）[675]。对这种形式增生的组织学检查方法应该考虑到这样一个事实，即这些炎症模型中存在一个非典型特征（异型增生）的进展过程，可以从息肉样到平坦但浸润性癌。像在人类结肠炎病例那样对非典型特征程度分级似乎是最佳途径[676-678]。

肿瘤

与人类的结直肠癌是西方世界中最常见的肿瘤之一相比，小肠与大肠的腺瘤及腺癌是实验动物中罕见的自发肿瘤。

老年犬自发性腺瘤和腺癌可能多于其他任何动种属，并且与在人类情形相似，这些肿瘤多位于远端结肠和直肠[679]。非人灵长类动物随着年龄的增长可在结肠与回肠发生肠道腺瘤，好发于靠近回盲瓣的区域[680]。据报道，一个恒河猴种群中21～36岁的动物大肠癌的发病率为12％[11]。

虽然在慢性毒性试验和致癌性试验中偶尔可以观察到回肠或结肠腺癌[175,190,681-684]，但自发性肠道肿瘤在常规大、小鼠中不常见。这些肿瘤大多起源于远端小肠、盲肠和右侧结肠，可发生转移，主要转移至肝脏和肺部。在一个发生于Wistar大鼠17年以上的自发性腺癌系中似乎存在与弯曲杆菌样微生物以及憩室与慢性炎症的密切联系，提示相关的炎症与这些癌症的发病机制有关。美国国家毒理学计划报道，0.3%的雄性与雌性对照F344大鼠的结肠或直肠发生了腺瘤和腺癌，0.3%的雄性而非雌性对照B6C3F1小鼠盲肠发生了腺瘤和腺癌[206]。

某些患有炎症性肠道疾病的仓鼠种群，小肠及大肠息肉、腺瘤和腺癌的发病率也很高[685]。低分化癌可浸润局部淋巴结，可能很难确定原发肿瘤。息肉的性质主要为腺瘤性的，但炎症或再生息肉也可见到。

化学物质诱发的结肠癌在啮齿类动物致癌性试验中相对少见。在美国国家毒理学计划数据库中，相较于12%的致瘤物引起前胃肿瘤，57%的致瘤物引起肝脏肿瘤，只有7%的啮齿类动物致瘤物引起肠道肿瘤[206]。治疗性药物在啮齿类动物致癌性试验中很少诱发肠道肿瘤。所报道的为数不多的案例之一是以羟丙基–β–环糊精配方的伊曲康唑[686]。环糊精赋形剂以很高剂量经口给予大鼠2年后，可以引起盲肠与结肠肥大，并使结肠癌的发生率小幅增加。这被视为适应性的高剂量效应，与这种赋形剂连同抗真菌药物一并静脉内给药没有关联。

腺癌可采用致癌物1,2-二甲基肼和氧化偶氮甲烷在啮齿类动物的肠道实验性诱导产生。人们对这些诱导性癌症的组织发生进行了广泛研究，并普遍认为它们类似于人类的结直肠癌[673,675,687]。鉴于结肠癌在人类的重要性，近年来人们已开发出许多对结肠癌易感的遗传小鼠新模型[688]。在化学预防试验中使用最广泛的模型之一是Apc^{Min}小鼠，该小鼠为多发性肠肿瘤等位基因的杂合子，大多在小肠而非结肠中产生肠息肉[689]。然而研究表明，柠檬酸杆菌感染可促进这些小鼠中结肠肿瘤的形成，再次反映出结肠肿瘤发生涉及复杂的相互作用[690]。有一项研究对采用不同啮齿类动物模型预测人类志愿者中结肠肿瘤的预防效果进行了比较，提示尽管所有这些模型均有较好的预测能力，但致癌物诱导的大鼠模型至少表现出与Apc^{Min}小鼠模型相当的效果[691]。

结直肠肿瘤与炎症

与啮齿类动物中药物及化学品评价相关的是慢性炎症与肿瘤，尤其是大肠肿瘤发生之间的密切联系。近年来患者的流行病学研究以及动物模型的遗传学证据已经证实，慢性炎症和癌症之间存在密切联系[692]。此外，研究表明非甾体类抗炎药物治疗可降低许多癌症的发病率和死亡率。炎症过程中的两个关键基因，环氧合酶–2（COX–2）和核因子κB（NF-κB），也为炎症和癌症之间提供了合理的机制联系[693]。

很久以来人们就认识到人类肠道的慢性炎症性疾病与结肠癌风险增加相关，多种主要以葡聚糖硫酸钠经口给药的动物模型验证了这些发现[675]。给予高剂量的硫酸葡聚糖或降解的角叉菜胶后发生的大鼠结肠肿瘤，通常发生在远端结肠和直肠，也可发生在盲肠和近端结肠，可以是平坦型或息肉样腺瘤和腺癌[642,648,649]。其分布与慢性炎症区域密切相关。

尽管在肿瘤发生中炎症的存在是必要条件，但角叉菜胶和葡聚糖诱发肿瘤的发病机制仍是未解之谜。很可能炎症提供的微环境有助于恶性细胞的增殖与存活，并促进血管生成和转移，破坏免疫反应，改变对激素以及其他介质的反应[692]。其他可能的因素包括细胞凋亡减少、隐窝细胞代谢改变以及胆汁酸肠肝循环的变化。也有人提出啮齿类动物特有的细菌菌群也可能参与了肿瘤的发生[694]。

尽管这些药物是生物活性化合物，但它们在通常的短期试验中为非致突变剂。有研究认为，角叉菜胶是一种肿瘤促进剂，因为它们显示对标准肠致癌物处理大鼠的癌症外观表现有强化作用[343]。也有人基于大鼠给予降解的角叉菜胶2个月发生癌症的事实，提出这些药物是肿瘤引发剂的观点[649]。然而，尽管只是一个短期的给药处理，在这些大鼠发生癌症前撤除药物处理后的18个月期间，炎症、再生性病变与鳞状上皮化生持续存在。

总之，角叉菜胶和硫酸葡聚糖与啮齿类动物癌症发生唯一的一致性联系是慢性炎症。对那些在啮齿类动物大肠的慢性炎症环境下诱发肿瘤的药物，评价的关键点是肿瘤发生离不开的严重而持续的炎症。

分类

一些类似的肿瘤可在人体和实验病理学中进行组织学定义，对所有种属包括家养与实验动物以及人类采用相同分类通常是适宜的[67,68,679]。在慢性炎症的情况下，黏膜的大部分区域可能出现非典型特征（场变化），并受到炎症、成纤维细胞性改变以及纤维化所破坏，因此肿瘤的评估就更加困难。上皮内小的平坦性异型增生性变化可发展为浸润性癌。在这种情况下，对非典型细胞学特征的程度进行分级是有益的，因为重度异型（异型增生）可能不仅是癌症的标志或前兆，而且它本身可能是恶性的，并且与直接侵袭下层组织相关[676]。

广泛接受的啮齿类动物肠道肿瘤的分类总结如下[67,68]。

腺瘤（腺瘤性息肉）

腺瘤或腺瘤性息肉是指由增殖管状腺组成的局灶性无蒂或息肉样肿瘤，这些肿瘤显示不同程度的核深染、假复层化以及细胞多形性（图8.9）。基于上皮假复层化的程度，Kozuka提出了一个用于人类黏膜增生和腺瘤性息肉致癌潜力分级的有益方案[674]。虽然实验性肿瘤可能不会总是呈现人体中所报道的全部病变谱，但这个分级为这些非侵袭性增生性病变的评估提供了一个有用的基础水平概念。随着这些息肉的进展，它们呈现出胞核假复层化加重以及腺体的典型分支化改变。如果在息肉茎部或其基底的基质中可以见到肿瘤性细胞或腺体，则可以做出癌症的诊断。

绒毛状腺瘤是腺瘤的一种形式，其中上皮增生以绒毛变长的方式进行，含有稀疏的纤维血管基质。它们可以采用其他腺瘤类似的方式进行分级。

腺癌

腺癌是不同分化程度的腺体肿瘤，有时起源于腺瘤性息肉或绒毛状腺瘤，但都显示有肠壁的浸润，即越过了黏膜肌层的界线。

肛门直肠区域也可发生鳞状细胞癌，但与其他部位鳞状上皮发生的鳞状细胞癌类似。同样，在小肠与大肠的肠壁中也发现间叶性肿瘤（见第2章，体被系统）。

（曾奇兵译，王和枚校）

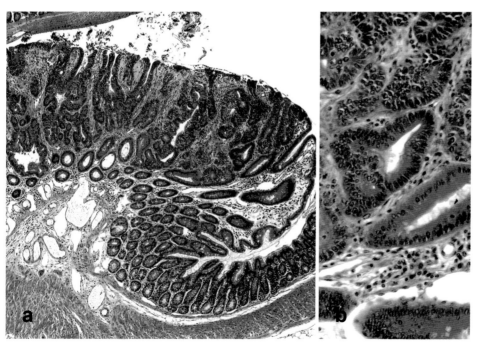

图8.9　a图：Min小鼠结肠的有蒂腺瘤性息肉（腺瘤）切片。腺瘤分化良好，纤维血管茎未见侵袭（H&E染色×360）。B图：同一病变的高倍镜视野，显示腺体细胞的胞核中度假复层化（H&E染色×250）

参考文献

1. Porter SR, Scully C. Adverse drug reactions in the mouth. *Clin Dermatol* 2000;**18**:525-32.

2. Scully C, Bagan JV. Adverse drug reactions in the orofacial region. *Crit Rev Oral Biol Med* 2004;**15**:221-39.

3. Keefe DMK, Gibson RJ. Mucosal injury from targeted anti-cancer therapy. *Support Care Cancer* 2007;**15**:483-90.

4. Zentler-Monro PL, Northfield TC. Drug-induced gastro-intestinal disease. *Br Med J* 1979;**1**:1263-5.

5. Desruelles F, Bahadoran P, Lacour JP, Perrin C, Santini J, Ortonne JP. Giant oral aphthous ulcers induced by nicorandil. *Br J Dermatol* 1998;**138**:712-3.

6. Shotts RH, Scully C, Avery CM, Porter SR. Nicorandil-induced severe oral ulceration - a newly recognized drug reaction. *Oral Surg Oral Med Oral Pathol Oral Radiol Endod* 1999;**87**:706-7.

7. Gagari E, Kabani S. Adverse effects of mouthwash use. A review. *Oral Surg Oral Med Oral Pathol Oral Radiol Endod* 1995;**80**:432-9.

8. Sohi H, Ahuja A, Ahmad FJ, Khar RK. Critical evaluation of permeation enhancers for oral mucosal drug delivery. *Drug Dev Ind Pharm* 2010;**36**:254-82.

9. Aps JKM, Martens LC. Review: the physiology of saliva and transfer of drugs into saliva. *Forensic Sci Int* 2005;**150**:119-31.

10. Wyllie E, Wyllie R, Cruse RP, Rothner AD, Erenberg G. The mechanism of mitrazepam-induced drooling and aspiration. *N Engl J Med* 1986;**314**:35-8.

11. Lowenstine LJ. A primer of primate pathology: lesions and nonlesions. *Toxicol Pathol* 2003;**31**(Suppl. 92-102).

12. Kodama Y, Ozaki K, Sano T, Matsuura T, Akagi H, Narama I. Induction of squamous cell carcinoma of forestomach in diabetic rats by single alloxan treatment. *Cancer Sci* 2006;**97**:1023-30.

13. Reuterving CO, Hägg E, Henriksson R, Holm J. Salivary glands in long-term alloxan-diabetic rats. A quantitative light and electron-microscopic study. *APMIS Sect A Pathol* 1987;**95**:131-6.

14. Sagström S, Scarlett SM, Sagulin GB, Roomans GM. Early effects of alloxan on rat submandibular gland. *J Submicrosc Cytol* 1987;**19**:555-9.

15. Thompson GR, Baker JR, Fleischman RW, Rosenkranz H, Shaeppi UH, Cooney DA, et al. Preclinical toxicologic evaluation of bleomycin (NSC 125 006), a new anti-tumor antibiotic. *Toxicol Appl Pharmacol* 1972;**22**:544-55.

16. Pilaro, AM. Erbitux (Cetuximab). *Pharmacology/toxicology review and evaluation*. Application No: 125084. Maryland, USA: Center for Drug Evaluation and Research. Food and Drug Administration; 2004.

17. McGuinn, WD. Iressa (gefitinib) *Pharmacology/toxicology review and evaluation*. Application No: 021399. Maryland, USA: Center for Drug Evaluation and Research. Food and Drug Administration; 2003.

18. Fox PC. Acquired salivary dysfunction. Drugs and radiation. *Ann N Y Acad Sci* 1998;**842**:132-7.

19. Garthoff B, Hoffmann K, Luckhaus G, Thurau K. Adequate substitution with electrolytes in toxicological testing of 'loop' diuretics in the dog. *Toxicol Appl Pharmacol* 1982;**65**:191-202.

20. Medical Mystery-the answer *N Engl J Med*. 2004;**351**:2349-50.

21. Savage NW, Barber MT, Adkins KF. Pigmentary changes in the rat oral mucosa following antimalaria therapy. *J Oral Pathol Med* 1986;**15**:468-71.

22. Walsh KM, Gough AW. Hypopigmentation in dogs treated with an inhibitor of platelet aggregation. *Toxicol Pathol* 1989;**17**:549-54.

23. Imaoka K, Hojo K, Doi K, Mitsuoka T. Development of spontaneous tongue calcification and polypoid lesions in DBA/2NCrj mice. *Lab Anim* 1986;**20**:1-4.

24. Doi K, Maeda N, Doi C, Isegawa N, Sugano S, Mitsuoka T. Distribution and incidences of calcified lesions in DBA/2NCrj and BALB/cAnNCrj mice. *Jpn J Vet Sci* 1985;**47**:479-82.

25. Westwoood FR, Jones DV, Aldridge A. The synovial membrane, liver, and tongue: target organs for a ricin A-chain immunotoxicin (ZD0490). *Toxicol Pathol* 1996;**24**:477-83.

26. Breider MA, Bleavins MR, Reindel. JF, Gough AW, de la Iglesia FA. Cellular hyperplasia in rats following continuous intravenous infusion of recombinant human epidermal growth factor. *Vet Pathol* 1996;**33**:184-94.

27. Reindel JF, Pilcher GD, Gough AW, Haskins JR, de la Iglesia FA. Recombinant human epidermal growth factor1-48-induced structural changes in the digestive tract of cynomolgus monkeys (*Macaca fascicularis*). *Toxicol Pathol* 1996;**24**:669-79.

28. Anon. IRESSA® (gefitinib) prescribing information. Wilmington DE: AstraZeneca; 2005.

29. Vincenzi B, Santini D, Rabitti C, Coppola R, Zobel BB, Trodella L, et al. Cetuximab and irinotecan as thirdline

therapy in advanced colorectal cancer patients: a single centre phase II trial. *Br J Cancer* 2006;**94**:792-7.

30. Segaert S, Van Cutsem E. Clinical signs, pathophysiology and management of skin toxicity during therapy with epidermal growth factor receptor inhibitors. *Ann Oncol* 2005;**16**:1425-33.

31. Losco PE. Dental dysplasia in rats and mice. *Toxicol Pathol* 1995;**23**:677-88.

32. Kuijpers MHM, Van De Kooij AJ, Slootweg PJ. The rat incisor in toxicologic pathology. *Toxicol Pathol* 1996;**24**:346-60.

33. Kato A, Suzuki M, Karasawa Y, Sugimoto T, Doi K. PTHrP and PTH/PTHrP receptor 1 expression in odontogenic cells of normal and HHM model rat incisors. *Toxicol Pathol* 2005;**33**:456-64.

34. Strewler GJ. The physiology of parathyroid hormone-related protein. *N Engl J Med* 2000;**342**:177-85.

35. Welbury RR, Craft AN, Murray JJ, Kernahan J. Dental health of survivors of malignant disease. *Arch Dis Child* 1984;**59**:1186-7.

36. Marec-Berard P, Azzi D, Chaux-Bodard AG, Lagrange H, Gourmet R, Bergeron C. Long-term effects of chemotherapy on dental status in children treated for nephroblastoma. *Pediatr Hematol Oncol* 2005;**22**:581-8.

37. Alpaslan G, Alpaslan C, Gogen H, Oguz A, Cetiner S, Karadeniz C. Disturbances in oral and dental structures in patients with pediatric lymphoma after chemotherapy-a preliminary report. *Oral Surg Oral Med Oral Pathol Oral Radiol Endod* 1999;**87**:317-21.

38. MacLeod RI, Welbury RR, Soames JV. Effects of cytotoxic chemotherapy on dental development. *J R Soc Med* 1987;**80**:207-9.

39. Fletcher AM, Bregman CL, Woicke J, Salcedo TW, Zidell RH, Janke HE, et al. Incisor degeneration in rats Induced by vascular endothelial growth factor/fibroblast growth factor receptor tyrosine kinase inhibition. *Toxicol Pathol* 2010;**38**:267-79.

40. Stene T, Koppang HS. The effect of vincristine on dentinogenesis in the rat incisor. *Scand J Dent Res* 1976;**84**:342-4.

41. Stene T, Koppang HS. Autoradiographic investigation of dentine production in rats incisors after vincristine administration. *Scand J Dent Res* 1980;**88**:104-12.

42. Koppang HS. Histomorphologic investigations on the effect of cyclophosphamide on dentinogenesis of the rat incisor. *Scand J Dent Res* 1973;**81**:383-96.

43. Vahlsing HL, Kim S-K, Feringa ER. Cyclophosphamide-induced abnormalities in the incisors of the rat. *J Dent Res* 1977;**56**:809-16.

44. Robinson PB, Harris M, Harvey W. Abnormal skeletal and dental growth in epileptic children. *Br Dent J* 1983;**154**:913.

45. Robinson PB, Harvey W. Tooth root resorption induced in rats by diphenylhydantoin and parathyroidectomy. *Br J Exp Pathol* 1989;**70**:65-72.

46. Kato A, Suzuki M, Karasawa Y, Sugimoto T, Doi K. Histopathological study of time course changes in PTHrP-induced incisor lesions of rats. *Toxicol Pathol* 2005;**33**:230-8.

47. Tredwin CJ, Scully C, Bagan-Sebastian JV. Drug-induced disorders of teeth. *J Dent Res* 2005;**84**:596-602.

48. Cale AE, Freedman PD, Lumerman H. Pigmentation of the jawbone and teeth secondary to minocycline hydrochloride therapy. *J Periodontol* 1988;**59**:112-4.

49. Ayashoglu E, Erkek E, Oba AA, Cebecloglu E. Doxycycline-induced staining of permanent adult dentition. *Aust Dent J* 2005;**50**:273-5.

50. Martineau DB, Warshawsky H, Dickson K, Lai WH, Bergeron JJ. Localization of epidermal growth factor receptors in cells of the enamel organ of the rat incisor. *Dev Biol* 1991;**148**:590-601.

51. Schaffner J-C, Ernst E, Junker U, Thomas H, Germann P-G. Vascular endothelial growth factor inhibitors (VEGF inhibitors). In: Drommer W, Karbe E, Germann P-G, Morawietz G, editors. *Classic examples in toxicologic pathology*. Hannover: European Society of Toxicologic Pathology; 2005.

52. Bourcier, T. Januvia (sitagliptin phosphate). *Pharmacology/toxicology review and evaluation*. Application No: 021995. Maryland, USA: Center for Drug Evaluation and Resarch. Food and Drug Administration; 2006.

53. Robinson M. Dietary related periodontitis and oro-nasal fistulation in rats. *J Comp Pathol* 1985;**95**:489-98.

54. Beghi E, Di Mascio R, Tognoni G. Adverse effects of anticonvulsant drugs: a critical review. *Adverse Drug React Acute Poisoning Rev* 1986;**2**:63-86.

55. Barthold PM. Cyclosporin and gingival overgrowth. *J Oral Pathol Med* 1987;**16**:463-8.

56. Lederman D, Lumerman H, Reuben S, Freedman PD. Gingival hyperplasia associated with nifedipine therapy. *Oral Surg* 1984;**57**:620-2.

57. Syrjamen SM, Syrjamen KJ. Hyperplastic gingivitis in a child receiving sodium valproate treatment. *Proc Finn Dent*

Soc 1979;**75**:95-8.

58. Latimer KS, Rakich PM, Purswell BJ, Kircher IM. Effects of cyclosporin A administration in cats. Vet *Immunol Immunopathol* 1986;**11**:161-73.

59. do'Nascimento A, Barreto R, de C, Bozzo L, De Almeida OP. Interaction of phenytoin and inflammation induces gingival overgrowth in rats. *J Periodont Res* 1985;**20**:386-91.

60. Waner T, Nyska A, Nyska M, Pirak M, Sela M, Galiano A. Gingival hyperplasia in dogs induced by oxodipine, a calcium channel blocking agent. *Toxicol Pathol* 1988;**16**:327-32.

61. Cetinkaya BO, Acikgoz G, Aydin O, Korkmaz A, Keles GC. The relationship between proliferating cell nuclear antigen expression and histomorphometrical alterations in cyclosporin A-induced gingival overgrowth in rats. *Toxicol Pathol* 2006;**34**:180-6.

62. Kantor MI, Hassel TM. Increased accumulation of sulfated glycoaminoglycans in cultures of human fibroblasts from phenytoin-induced gingival overgrowth. *J Dent Res* 1983;**62**:383.

63. Hassel TM, Page RC, Narayanan AS, Cooper CG. Diphenyldydantoin (dilantin) gingival hyperplasia: druginduced abnormality of connective tissue. *Proc Natl Acad Sci U S A* 1976;**73**:2902.

64. Lucas RM, Howell LP, Wall BA. Nifedipine-induced gingival hyperplasia: a histochemical and ultrastructural study. *J Peridontol* 1985;**56**:211-5.

65. Schiødt M, Armitage GC, Lackner AA. Gingival fibromatosis, *Macaca mulatta*. In: Jones TC, Mohr U, Hunt RD, editors. *Monographs on pathology of laboratory animals. Nonhuman primates II*. Berlin: Springer-Verlag; 1993. p. 30-1.

66. Takahashi M, Okamiya H. Tumours of the oral cavity, buccal pouch, oesophagus, forestomach and salivary glands. In: Turusov VS, Mohr U, editors. *Pathology of tumours in laboratory animals, Second Edition. Vol. 3, Tumours of the hamster*. Lyon: International Agency for Research on Cancer; 1996. p. 59-77.

67. Mohr U. The digestive system. In: Mohr U, editor. *International classification of rodent tumours, Part 1, The rat*. Lyon: International Agency for Research on Cancer; 1997.

68. Betton GR, Whiteley LO, Anver MR, Brown R, Deschl U, Elwell M, et al. Gastrointestinal tract. In: Mohr U, editor. *International classification of rodent tumors. The mouse*. Berlin: Springer-Verlag; 2001. p. 23-58.

69. Sundberg JP, Junge RE, El Shazly MO. Oral papillomatosis in New Zealand white rabbits. *Am J Vet Res* 1985;**46**:664-8.

70. Sundberg JP, Everitt JI. Diagnostic exercise: lingual growths in rabbits. *Lab Anim Sci* 1986;**36**:499-500.

71. Sundberg JP, Junge RE, Lancaster WD. Immunoperoxidase localization of papillomaviruses in hyperplastic and neoplastic epithelial lesions of animals. *Am J Vet Res* 1984;**45**:1441-6.

72. Watrach AM, Small E, Case MT. Canine papilloma: progression of oral papilloma to carcinoma. *J Natl Cancer Inst* 1970;**45**:915-20.

73. Kaspareit J, Friderichs-Gromoll S, Buse E, Habermann G. Spontaneous neoplasms observed in cynomolgus monkeys (*Macaca fascicularis*) during a 15-year period. *Exp Toxicol Pathol* 2007;**59**:163-9.

74. Scully C, Bagan JV. Oral squamous cell carcinoma: overview of current understanding of aetiopathogenesis and clinical implications. *Oral Dis* 2009;**15**:388-99.

75. Thurman JD, Greenman DL, Kodell RL, Turturro A. Oral squamous cell carcinoma in ad libitum-fed and food restricted Brown-Norway rats. *Toxicol Pathol* 1997;**25**:217-24.

76. Gold LS, Manley NB, Slone TH, Ward JM. Compendium of chemical carcinogens by target organ: results of chronic bioassays in rats, mice, hamsters, dogs, and monkeys. *Toxicol Pathol* 2001;**29**:639-52.

77. Anon. *Report on carcinogens*, 11th ed. U.S. Department of Health and Human Services. Public Health Service, National Toxicology Program Research Triangle Park NC; 2005.

78. Howley PM. On human papillomaviruses. *N Engl J Med* 1986;**315**:1089-90.

79. Cheville NF, Olson C. Cytology of the canine oral papilloma. Am J Pathol 1964;**45**:849-72.

80. Pfister H. Biology and biochemistry of papillomaviruses. *Rev Physiol Biochem Pharmacol* 1984;**99**:111-81.

81. Gössner W, Luz A. Tumours of the jaws. In: Turusov V, Mohr U, editors. *Pathology of tumours in laboratory animals. Tumours of the mouse*, Vol. 2. Lyon: International Agency for Research on Cancer; 1994.

82. Ernst E, Long PH, Wadsworth PF, Leininger JR, Reiland S, Konishi Y. Skeletal system and teeth. In: Mohr U, editor. *International classification of rodent tumors. The mouse*. Berlin: Springer-Verlag; 2001. p. 389-415.

83. Cullen JM, Ruebner BH, Hsieh DPH, Burkes EJ. Odontogenic tumours in Fischer rats. *J Oral Pathol Med* 1987;**16**:469-73.

84. Sonis ST, Fey EG. Oral complications of cancer therapy. *Oncology-NY* 2002;**16**:680-6.

85. Levine MJ, Reddy MS, Tabak LA, Loomis RE, Bergey EJ, Jones PC, et al. Structural aspects of salivary glycoproteins. *J Dent Res* 1987;**66**:436-41.

86. Schulte BA. Genetic and sex-related differences in the structure of subnmandibular glycoconjugates. *J Dent* Res 1987;**62**:442-50.

87. Nair PNR, Schroeder HE. Duct-associated lymphoid tissue (DALT) of minor salivary glands and mucosal immunity. *Immunology* 1986;**57**:171-80.

88. Nair PNR, Zimmerli I, Schroeder HE. Minor salivary gland duct-associated lymphoid tissues (DALT) in monkeys, changes with age. *J Dent Res* 1987;**66**:407-11.

89. Junqueira LCU, Toledo AMS, Doine AI. Digestive enzymes in the parotid and submandibular glands of mammals. *An Acad Bras Cienc* 1973;**45**:629-33.

90. Chabot J-G, Walker P, Pelletier G. Thyroxine accelerates the differentiation of granular convoluted tubule cells and the appearance of epidermal growth factor in the submandibular gland of the neonatal mouse. A fine structural immunocytochemical study. *Cell Tissue Res* 1987;**248**:351-8.

91. Tandler B, Pinkstaff CA, Riva A. Ultrastructure and histochemistry of human anterior lingual salivary-glands (glands of Blandin and Nuhn). *Anat Rec* 1994;**240**:167-77.

92. Pinkstaff CA. The cytology of salivary glands. *Int Rev Cytol* 1980;**63**:141-261.

93. Munhoz COG. Histochemical classification of acini and ducts of parotid glands from artiodactyles, carnivores and rodents. *Acta Histochem* 1971;**39**:302-17.

94. Pinkstaff CA. Salivary gland sexual dimorphism: a brief review. *Eur J Morphol* 1998;**36**(Suppl.):31-4.

95. Pinkstaff CA. Serous, seromucous, and special serous cells in salivary-glands. *Microsc Res Tech* 1993;**26**: 21-31.

96. de Rijk E, Ravesloot WTM, Hafmans TGM, van Esch E. Multifocal ductal cell hyperplasia in the submandibular salivary glands of Wistar rats chronically treated with a novel steroidal compound. *Toxicol Pathol* 2003;**31**:1-9.

97. Barka T. Biologically active peptides in submandibular glands. J Histochem Cytochem 1980;**28**:836-59.

98. Mori M, Hamada K, Naito R, Tsukitan K, Asano K. Immuno-histochemical localization of epidermal growth factor in rodent submandibular glands. Acta Histochem Cytochem 1983;**16**:536-48.

99. Hiramatsu M, Kashimata M, Takayama F, Minami N. Developmental changes in and hormonal modulation of epidermal growth-factor concentration in the rat submandibular-gland. *J Endocrinol* 1994;**140**:357-63.

100. Cohen S. Isolation of a mouse submaxillary gland protein accelerating incisor eruption and eyelid opening in the newborn animal. *J Biol Chem* 1962;**237**:1555-62.

101. Cohen, S. Origins of growth factors: NGF and EGF. In *Understanding and optimizing human development: From cells to patients to populations,* Vol. 1038. 98-102; (2004).

102. Gresik EW. The granular convoluted tubule (GCT) cell of rodent submandibular glands. *Microsc Res Tech* 1994;**27**:1-24.

103. Lantini MS, Piludu M, Cossu M. Subcellular localization of epidermal growth factor in human parotid gland. *Histochem J* 2001;**33**:427-31.

104. Murphy RA, Watson AY, Metz J, Forssmann WG. The mouse sumandibular gland: an exocrine organ for growth factors. *J Histochem Cytochem* 1980;**28**:890-902.

105. Tsukitani K, Mori M. Immunohistochemistry and radioimmunoassay of EGF in submandibular glands of mice treated with secretogogues. *Cell Mol Biol* 1986;**32**:677-83.

106. Noda Y, Taki Y, Hikosaka N, Meenaghan MA, Mori M. Immunohistochemical localization of carbonic anhydrase in submandibular salivary glands of mice and hamsters treated with phenylephrine, testosterone or duct ligation. *Arch Oral Biol* 1986;**31**:441-7.

107. Schulte BA, Spicer SS. Light microscopic detection of sugar residues in glycoconjugates of salivary glands and the pancreas with lectin-horseradish peroxidase conjugates. I. Mouse. *Histochem J* 1983;**15**:1217-38.

108. Schulte BA, Spicer SS. Light microscopic detection of sugar residues in glycoconjugates of salivary glands and the pancreas with lectin-horseradish peroxidase conjugates. II. Rat. *Histochem J* 1984;**16**:3-20.

109. Reifel CW, Travill AA. Structure and carbohydrate histochemistry of postnatal canine salivary glands. *Am J Anat* 1972;**134**:377-94.

110. Nagayo T, Tandler B. Ultrastructure of dog parotid gland. *J Submicrosc Cytol* 1986;**18**:67-74.

111. Pedini V, Ceccarelli P, Gargiulo AM. Glycoconjugates in the mandibular salivary gland of adult dogs revealed by lectin histochemistry. *Res Vet Sci* 1994;**57**:353-7.

112. Stephens LC, King GK, Peters LJ, Ang KK, Schultheiss TE, Jardine JH. Acute and late radiation injury in rhesus monkey parotid glands. Evidence of interphase death. *Am J Pathol* 1986;**124**:469-78.

113. Stephens LC, King GK, Peters LJ, Ang KK, Schultheiss TE, Jardine JH. Unique radiosensitivity of serous cells

in rhesus monkey submandibular glands. *Am J Pathol* 1986;**124**:479-87.

114. Losco PE, Evans EW, Barat SA, Blackshear PE, Reyderman L, Fine JS, et al. The toxicity of SCH 351591, a novel phosphodiesterase-4 inhibitor, in cynomolgus monkeys. *Toxicol Pathol* 2004;**32**:295-308.

115. Innes JRM, Stanton MF. Acute disease of the submaxillary and harderian glands (sialodacryoadenitis) of rats with cytomegaly and no inclusion bodies. *Am J Pathol* 1961;**38**:455-68.

116. Carthew P. & Slinger, R.P. Diagnosis of sialodacryoadenitis virus infection of rats in a virulent enzootic outbreak. *Lab Anim* 1981;**15**:339-42.

117. Percy DH, Wojcinski ZW. Diagnostic exercise: inter-mandibular swelling in rats. *Lab Anim Sci* 1986;**36**: 665-6.

118. Percy DH, Hayes MA, Kocal TE, Wojcinski ZW. Depletion of salivary gland epidermal growth factor by sialodacryoadenitis virus infection in the Wistar rat. *Vet Pathol* 1988;**25**:183-92.

119. Hanna PE, Percy DH, Paturzo F, Bhatt PN. Sialodacryoadenitis in the rat: effects of immunosuppression on the course of the disease. *Am J Vet Res* 1984;**45**:2077-83.

120. Arseculeratne SN, Panabokke RG, Navaratnam C, Weliange LV. An epizootic of *Klebsiella aerogenes* infection in laboratory rats. *Lab Anim* 1981;**15**:333-7.

121. Hayashi Y, Kurashima C, Utsuyama M, Hirokawa K. Spontaneous development of auto-immune sialodenitis in aging BDF1 mice. *Am J Pathol* 1988;**132**:173-9.

122. Fugino-Kurihara H, Fujita H, Hakura A, Nonaka K, Tarui S. Morphological aspects on pancreatic islets of non-obese diabetic (NOD) mice. *Virchows Arch B Cell Pathol Incl Mol Pathol* 1985;**49**:107-20.

123. Törnwall J, Lane TE, Fox RI, Fox HS. T cell attractant chemokine expression initiates lacrimal gland destruction in nonobese diabetic mice. *Lab Invest* 1999;**79**:1719-26.

124. Hayashi Y, Sato M, Hirokawa K. Induction of experimental allergic sialadenitis in mice. *Am J Pathol* 1985;**118**:476-83.

125. Fox RI. Sjögren's syndrome. *Lancet* 2005;**366**:321-31.

126. Scofield RH, Asfa S, Obeso D, Jonsson R, Kurien BT. Immunization with short peptides from the 60-kDa Ro antigen recapitulates the serological and pathological findings as well as the salivary gland dysfunction of Sjogren's syndrome. *J Immunol* 2005;**175**:8409-14.

127. McMartin DN. Morphologic lesions in ageing Syrian hamsters. *J Gerontol* 1979;**34**:502-11.

128. Kelly DF, Lucke VM, Denney HR, Lane JG. Histology of salivary gland infarction in the dog. *Vet Pathol* 1979;**16**:438-43.

129. Chamanza R, Marxfeld HA, Blanco AI, Naylor SW, Bradley AE. Incidences and range of spontaneous findings in control cynomolgus monkeys (*Macaca fascicularis*) used in toxicity studies. *Toxicol Pathol* 2010;**38**:642-57.

130. Waterhouse JP, Chisolm DM, Winter RB, Patel M, Yale RS. Replacement of functional parenchymal cells by fat and connective tissue in human submandibular salivary glands. An age related change. *J Oral Pathol Med* 1973;**2**:16-27.

131. Scott J. Quantitative age changes in the histological structure of human submandibular salivary glands. *Arch Oral Biol* 1977;**22**:221-7.

132. Sashima M. Age-related changes of rat submandibular gland: a morphometric and ultrastructural study. *J Oral Pathol Med* 1986;**15**:507-12.

133. Boyd EM, Cehn CP, Muis LF. Resistance to starvation in albino rats fed from weaning on diets containing from 0 to 81% of protein as casein. *Growth* 1970;**24**:99-112.

134. McBride RK, Harper C, Siegel IA. Methotrexate-induced changes in rat parotid and submandibular gland function. *J Dent Res* 1987;**66**:1445-8.

135. Smith B, Butler M. The effects of long-term propranolol on the salivary glands and intestinal mucosa of the mouse. *J Pathol* 1978;**124**:185-7.

136. Kajikawa S, Takeuchi A, Nii A, Nakayama H, Doi K. Temporal reduction in size of salivary acinus in rats induced by theophylline. *Toxicol Pathol* 2005;**33**:218-24.

137. Denny PC, Ball WD, Redman RS. Salivary glands: a paradigm for diversity of gland development. *Crit Rev Oral Biol Med* 1997;**8**:51-75.

138. Price LH, Heninger GR. Lithium in the treatment of mood disorders. *N Engl J Med* 1994;**331**:591-8.

139. Brandenburg AH, Smits MG, Voorbrood BS, Hemmes AM, Ros JJW. Submandibular salivary-gland hypertrophy induced by phenytoin. *Epilepsia* 1993;**34**:151-2.

140. Riddell RH. The gastrointestinal tract. In: Riddell RH, editor. *Pathology of drug-induced and toxic diseases*. New York: Churchill Livingstone; 1982. p. 515-606.

141. Manetti L, Bogazzi F, Brogioni S, Grasso L, Lupi I, Genovesi M, et al. Submandibular salivary gland volume is increased in patients with acromegaly. *Clin Endocrinol* 2002;**57**:97-100.

142. Brenner GM, Stanton HC. Adrenergic mechanisms responsible for submandibular salivary glandular hypertrophy

in the rat. *J Pharmacol Exp Ther* 1970;**173**:166-75.

143. Simson, JAV, Spicer, SS & Hall, BJ. Morphology and cytochemistry of rat salivary gland acinar secretory granules and their alteration by isoproterenol. I. Parotid gland. *J Ultrastruct Res* 48: 465-82.

144. Ten Hagen KG, Balys MM, Tabak LA, Melvin JE. Analysis of isoproterenol-induced changes in parotid gland gene expression. *Physiol Genomics* 2002;**8**:107-14.

145. Barka T, Chang WWL, Van Der Noen H. The effect of 6-hydroxydopamine on rat salivary glands and on their response to isoproterenol. *Lab Invest* 1972;**27**:594-9.

146. Wells DJ, Humphreys-Beher MG. Analysis of protein synthesis in rat salivary glands after chronic treatment with β-receptor agonists and phosphodiesterase inhibitors. *Biochem Pharmacol* 1985;**34**:4229-37.

147. Rogers S, Barsoum N, DiFonzo C, Gracon S, Houston B, Martin R, et al. Intravenous toxicology of a new cardiotonic agent. *Toxicologist* 1985;**5**:111.

148. Jayasekara MU, Dewit RH, Peter GK, Fitzgerald JE. Subchronic toxicity of C1-930, a novel cardiotonic agent in rats and dogs. *Toxicologist* 1986;**6**:203.

149. Westwood FR, Iswaran TJ, Greaves P. Long-term effects of an inotropic phosphodiesterase inhibitor (ICI 153,110) on the rat salivary gland, Harderian gland, and intestinal mucosa. *Toxicol Pathol* 1991;**19**:214-23.

150. Larson JL, Pino MV, Geiger LE, Simeone CR. The toxicity of repeated exposures to rolipram, a type IV phosphodiesterase inhibitor, in rats. *Pharmacol Toxicol* 1996;**78**:44-9.

151. Jackson CD, Blackwell B-N. Subchronic studies of doxylamine in Fischer 344 rats. *Fundam Appl Toxicol* 1988;**10**:243-53.

152. Hamperl H. Onkocytes and so-called Hü rthle cell tumor. *Arch Pathol* 1950;**49**:563-7.

153. Ghadially, FN. Mitochondria. In: *Ultrastructural Pathology of the Cell and Matrix*. London: Butterworths; 1982.

154. Bogart BI. The effect of aging on the rat submandibular gland. An ultrastructural, cytochemical and biochemical study. *J Morphol* 1970;**130**:337-52.

155. Takeda Y, Suzuki A, Ishikawa G. Nodular hyperplasia of oncocytes in mouse submandibular glands. *J Oral Pathol Med* 1985;**14**:182-9.

156. Chiu T, Chen HC. Spontaneous basophilic hypertrophic foci of the parotid glands in rats and mice. *Vet Pathol* 1986;**23**:606-9.

157. Colerangle, J. Byetta® (exenatide). *Pharmacology/toxicology review and evaluation*. Application No: 021773. Maryland, USA: Center for Drug Evaluation and Resarch. Food and Drug Administration; 2005.

158. Dardick I, Jeans MTD, Sinnott NM, Wittkuhn JF, Kahn HJ, Baumal R. Salivary gland components involved in the formation of squamous metaplasia. *Am J Pathol* 1985;**119**:33-43.

159. Haseman JK, Hailey JR, Morris RW. Spontaneous neoplasm incidences in Fischer 344 rats and B6C3F1 mice in two-year carcinogenicity studies: a National Toxicology Program update. *Toxicol Pathol* 1998;**26**:428-41.

160. Bonavina L, Demeester TR, Mcchesney L, Schwizer W, Albertucci M, Bailey RT. Drug-induced esophageal strictures. *Ann Surg* 1987;**206**:173-83.

161. Geagea A, Cellier C. Scope of drug-induced, infectious and allergic esophageal injury. *Curr Opin Gastroenterol* 2008;**24**:496-501.

162. Pace F, Antinori S, Repici A. What is new in esophageal injury (infection, drug-induced, caustic, stricture, perforation)? *Curr Opin Gastroenterol* 2009;**25**:372-9.

163. Higuchi D, Sugawa C, Shah SH, Tokioka S, Lucas CE. Etiology, treatment, and outcome of esophageal ulcers: a 10-year experience in an urban emergency hospital. *J Gastrointest Surg* 2003;**7**:836-42.

164. Bott SJ, McCallum RW. Medication-induced oesophageal injury. Survey of the literature. *Med Toxicol* 1986;**1**:449-57.

165. Brors O. Gastrointestinal mucosal lesions: a drug formulation problem. *Med Toxicol* 1987;**2**:105-11.

166. Kikendall JW. Pill esophagitis. *J Clin Gastroenterol* 1999;**28**:298-305.

167. Levine MS. Drug-induced disorders of the esophagus. *Abdom Imaging* 1999;**24**:3-8.

168. Marvola M, Jajaniemi M, Marttila E, Vahervuo K, Sothmann A. Effect of dosage form and formulation factors on the adherence of drugs to the esophagus. *J Pharm Sci* 1983;**72**:1034-6.

169. Kadayifci A, Gulsen MT, Koruk M, Savas MC. Doxycycline-induced pill esophagitis. *Dis Esophagus* 2004;**17**:168-71.

170. Parfitt JR, Driman DK. Pathological effects of drugs on the gastrointestinal tract: a review. *Hum Organ* 2007;**38**:527-36.

171. Sharpe M, Noble S, Spencer CM. Alendronate-an update of its use in osteoporosis. *Drugs* 2001;**61**:999-1039.

172. Ruben Z, Rohrbacher E, Miller JE. Esophageal impaction in the BHE rats. *Lab Anim Sci* 1983;**33**:63-5.

173. Harkness JE, Ferguson FG. Idiopathic megaoesophagus in rat. *Lab Anim Sci* 1979;**29**:495-8.

174. Randelia HP, Lalitha VS. Megaoesophagus in ICRC mice. *Lab Anim* 1988;**22**:23-6.

175. Maeda H, Gleiser CA, Masoro EJ, Murata I, McMahan CA, Yu BP. Nutritional influences on aging of Fischer 344 rats: II. Pathology. *J Gerontol* 1985;**40**:671-88.

176. Tucker Jr WE, Macklin AW, Szot RJ, Johnson RE, Elion GB, Demiranda P , et al. Preclinical toxicology studies with acylovir: acute and sub-chronic tests. *Fundam Appl Toxicol* 1983;**3**:573-8.

177. Mascrès C, Ming-Wen F, Joly JC. Morphologic changes of esophageal mucosa in the rat after chronic alcohol ingestion. *Exp Pathol* 1984;**25**:147-53.

178. Nelson LW, Kelly WA, Weikel JH. Mesovarial leiomyomas in rats in a chronic toxicity study of musuprine hydrochloride. *Toxicol Appl Pharmacol* 1972;**23**:731-7.

179. Vinter-Jensen L. *Pharmacological effects of epidermal growth factor (EGF) with focus on the urinary and gastrointestinal tracts*. APMIS, **107**(Suppl. 93).1999.

180. Carlborg B, Densert O. Esophageal lesions caused by orally administered drugs. An experimental study in the cat. *Eur Surg Res* 1980;**12**:270-82.

181. Carlborg B, Densert O, Lindqvist C. Tetracycline induced esophageal ulcers. A clinical and experimental study. *Laryngoscope* 1983;**93**:184-7.

182. Olovson SG, Björkman JA, Ek L, Havu N. The ulcerogenic effect on the oesophagus of three b-adrenoceptor antagonists, investigated in a new porcine oesophagus test model. *Acta Pharmacol Toxicol* 1983;**53**:385-91.

183. Smith SM, Handt LK, Peter CP, Klein HJ. Novel techniques for testing of esophageal irritancy of liquids and tablets in dogs. *Contemp Top Lab Anim Sci* 1998;**37**:66-9.

184. Gärtner K, Pfaff J. The forestomach in rats and mice, a food store without bacterial protein digestion. *Zentralblatt für Veterinärmedizin. Reihe A* 1979;**26**:530-41.

185. Sawrey JM, Sawrey WL. Age, weight and social effects on ulceration in rats. *J Comp Psychol* 1986;**61**:464-6.

186. Boyd EM, Cehn CP, Muis LF. Resistance to starvation in albino rats fed from weaning on diets containing from 0 to 81% of protein as casein. *Growth Factors* 1970;**34**:99-112.

187. Sano T, Ozaki K, Kodama Y, Matsuura T, Narama I. Prevention of proliferative changes of forestomach mucosa by blood glucose control with insulin in alloxan-induced diabetic rats. *Cancer Sci* 2009;**100**:595-600.

188. Sano T, Ozaki K, Kodama Y, Matsuura T, Narama I. Effects of the antifungal agent itraconazole on proliferative changes of the forestomach mucosa in alloxan-induced diabetic rats. *Toxicol Pathol* 2009;**37**:790-8.

189. Williams TM, Donnelly KB. Gastric mucosal damage following repeat administration of melanocortin subtype-4 receptor ligands to Fischer 344 rats. *Toxicol Pathol* 2006;**34**:738-43.

190. Greaves, P & Faccini, JM. Digestive system. In: *Rat histopathology. A glossary for use in toxicity and carcinogenicity studies*. Amsterdam: Elsevier; 1992. p. 105-169.

191. Yoshitomi K, Maronpot RR, Solleveld HA, Boorman GA, Eustis SL. Forestomach ulcers in Crj:B6C3 (C57BL/6NCrj x C3H/HeNCrj) F1 mice. *Lab Anim Sci* 1986;**36**:501-3.

192. Altmann H-J, Wester PW, Matthiaschk G, Grunow W, Van Der Heijden CA. Induction of early lesions in the forestomach of rats by 3-tert-butyl-4-hydroxy-anisole (BHA). *Food Chem Toxicol* 1985;**23**:723-31.

193. Klein-Szanto AJP, Martin D, Sega M. Hyperkeratinization and hyperplasia of the forestomach epithelium in vitamin A deficient rats. *Virchows Arch B Cell Pathol Incl Mol Pathol* 1982;**40**:387-94.

194. Anon. Toxicology and carcinogenesis studies of ampicillin trihydrate in F344/N rats and B6C3F1 mice. NIH Publication No. 87-2574. In *National toxicology program technical report* 9-10 (1987).

195. Hibino T, Hirasawa Y, Arai M. Morphologic changes in the urinary bladder and stomach after long-term administration of sodium saccharin in F344 rats. *Cancer Lett* 1985;**29**:255-63.

196. Levin S. Structural changes of the gastrointestinal mucosa induced by prostaglandins. *Toxicol Pathol* 1988;**16**:237-44.

197. Kotsonis FN, Dodd DC, Regnier B, Kohn FE. Preclinical toxicology profile of misoprostol. *Dig Dis Sci* 1985;**30**:1425-65.

198. Kramer AW, Dougherty WJ, Belson AR, Iatropoulos MJ. Morphologic changes in the gastric mucosa of rats and dogs treated with an analog of prostaglandin E1. *Toxicol Pathol* 1985;**13**:26-35.

199. Reinhart WH, Müller O, Halter F. Influence of long-term 16,16-dimethyl prostaglandin E2 treatment on the rat gastrointestinal mucosa. *Gastroenterology* 1983;**85**:1003-10.

200. Ghanayem BI, Matthews HB, Maronpot RR. Sustainability of forestomach hyperplasia treated with ethyl acrylate for

13 weeks and regression after cessation of dosing. *Toxicol Pathol* 1991;**19**:273-9.

201. Fukishima S, Ito N. Squamous cell carcinoma, forestomach, rat. In: Jones TC, Mohr U, Hunt RD, editors. *Digestive system. Monographs on pathology of laboratory animals.* Berlin: Springer-Verlag; 1985. p. 292-5.

202. Leininger JR, Jokinen MP. Tumours of the oral cavity, pharynx, oesophagus and stomach. In: Turusov VS, Mohr U, editors. *Pathology of tumours in laboratory animals*, Vol. 3. Lyon: International Agency for Research on Cancer; 1994.

203. Tatematsu M. Neoplasia and preneoplasia of the stomach. In: Bannasch P, Gössner W, editors. *Pathology of neoplasia and preneoplasia in rodents.* Stuttgart: Schattauer; 1997. p. 55-73.

204. Kroes R, Wester PW. Forestomach carcinogens: possible mechanisms of action. *Food Chem Toxicol* 1986;**24**:1083-9.

205. Gold LS, Slone TH, Stern BR, Bernstein L. Comparison of target organs of carcinogenicity for mutagenic and nonmutagenic chemicals. *Mutat Res* 1993;**286**:75-100.

206. Chandra SA, Nolan MW, Malarkey DE. Chemical carcinogenesis of the gastrointestinal tract in rodents: an overview with emphasis on NTP carcinogenesis bioassays. *Toxicol Pathol* 2010;**38**:188-97.

207. Whysner J, Williams GM. Butylated hydroxyanisole mechanistic data and risk assessment: conditional species-specific cytotoxicity, enhanced cell proliferation, and tumor promotion. *Pharmacol Ther* 1996;**71**:137-51.

208. Rodrigues C, Lok E, Nera E, Iverson F, Page D, Karpinski K, et al. Short-term effects of various phenols and acids on the Fischer 344 male forestomach epithelium. *Toxicology* 1986;**38**:103-17.

209. Betton GR, Salmon GK. Pathology of the forestomach in rats treated for 1 year with a new histamine H2-receptor antagonist, SK&F 93479 trihydrochloride. *Scand J Gastroenterol* 1984;**19**(Suppl. 101):103-8.

210. Kloss MW, Patrick DH, Macdonald JS. Studies on the effects of 3-hydroxy-3-methylglutaryl coenzyme-A reductase inhibitors on the rodent forestomach. *Food Chem Toxicol* 1991;**29**:621-8.

211. Bueld JE, Bannenberg G, Netter KJ. Effects of propionic acid and pravastatin on HMG-CoA reductase activity in relation to forestomach lesions in the rat. *Pharmacol Toxicol* 1996;**78**:229-34.

212. Akiba T, Shibuta T, Amano Y, Asanuma A, Okubo M, Nishigaki K, et al. Six-month repeated oral toxicity study of NK-104 in rats. *J Toxicol Sci* 1998;**23**(Suppl. 5):713-20.

213. Göggelmann W, Robisch G, Schimmer O. Aristolochic acid is a direct mutagen in *S. typhimurim. Mutat Res* 1982;**105**:201-4.

214. Schmeiser HH, Pool BL, Wiessler M. Identification and mutagenicity of metabolites of aristolochic acid formed by rat liver. *Carcinogenesis* 1986;**7**:59-63.

215. Ito N, Fukushima S, Hagiwara A, Shibata M, Ogiso T. Carcinogencity of butylated hydroxyanisole in F344 rats. *J Natl Cancer Inst* 1983;**70**:343-52.

216. Iverson F, Lok E, Nera E, Karpinski K, Clayson DB. A 13 week feeding study of butylated hydroxyanisole: the subsequent regression of the induced lesions in male Fischer 344 rat forestomach epithelium. *Toxicology* 1985;**35**:1-11.

217. Tamano S, Hirose M, Tanaka H, Hagiwara A, Shirai T. Variation in susceptibility to the induction of forestomach tumours by butylated hydroxyanisole among rats of different strains. *Food Chem Toxicol* 1998;**36**:299-304.

218. Iverson F, Truelove J, Nera E, Wong J, Clayson DB. An 85-day study of butylated hydroxyanisole in the cynomolgus monkey. *Cancer Lett* 1985;**26**:43-50.

219. Moch RW. Forestomach lesions induced by butylated hydroxyanisole and ethylene dibromide: a scientific and regulatory perspective. *Toxicol Pathol* 1988;**16**:172-83.

220. Funk J, Landes C. Histopathologic findings after treatment with different oxidosqualene cyclase (OSC) inhibitors in hamsters and dogs. *Exp Toxicol Pathol* 2005;**57**:29-38.

221. Pyrah IT, Kalinowski A, Jackson D, Davies W, Davis S, Aldridge A, et al. Toxicologic lesions associated with two related inhibitors of oxidosqualene cyclase in the dog and mouse. *Toxicol Pathol* 2001;**29**:174-9.

222. Anon. *LESCOL® (fluvastatin sodium) prescribing information.* East Hanover, New Jersey: Novartis Pharmaceuticals Corporation; 2003.

223. von Keutz E, Schluter G. Preclinical safety evaluation of cerivastatin, a novel HMG-CoA reductase inhibitor. *Am J Cardiol* 1998;**82**:11J-7J.

224. Singer I, Kawka DW, Scott S, Bailey P, Kloss MW, Majka J , et al. Inhibitors of 3-hydroxy-3-methylglutaryl coenzyme-A reductase induce reductase accumulation and altered lamellar bodies in rat forestomach keratinocytes. *Arterioscler Thromb* 1991;**11**:1156-65.

225. Mengs U, Lang W, Poch J-A. The carcinogenic action of aristolochic acid in rats. *Arch Toxicol* 1982;**51**:107-19.

226. Schmeiser HH, Stiborova M, Arlt VM. Chemical and

molecular basis of the carcinogenicity of Aristolochia plants. *Curr Opin Drug Discov Devel* 2009;**12**:141-8.

227. Proctor DM, Gatto NM, Hong SJ, Allamneni KP. Mode-of-action framework for evaluating the relevance of rodent forestomach tumors in cancer risk assessment. *Toxicol Sci* 2007;**98**:313-26.

228. Greaves P, Williams A, Eve M. First dose of potential new medicines to humans: how animals help. *Nat Rev Drug Discov* 2004;**3**:226-36.

229. Igarashi T, Nakane S, Kitagawa T. Predictability of clinical adverse reactions of drugs by general pharmacology studies. *J Toxicol Sci* 1995;**20**:77-92.

230. Freireich EJ, Gehen EA, Rall DP, Schmidt LH, Skipper HE. Quantitative comparison of toxicity of anticancer agents in mouse, rat, hamster, dog, monkey,and man. *Cancer Chemoth Rep* 1966;**50**:219-44.

231. Owens AH. Predicting anticancer drug effects in man from laboratory animal studies. *J Chronic Dis* 1962;**15**:223-8.

232. Sarna SK. Cyclic motor activity-migrating motor complex-1985. *Gastroenterology* 1985;**89**:894-913.

233. Dressman JB. Comparison of canine and human gastrointestinal physiology. *Pharm Res* 1986;**3**:123-31.

234. Ward FW, Coates ME. Gastrointestinal pH measurement in rats: influence of microbial flora, diet and fasting. *Lab Anim* 1987;**21**:216-22.

235. Vidal JD, Mirabile RC, Thomas HC. Evaluation of the cynomolgus monkey stomach: recommendations for standard sampling procedures in nonclinical safety studies. *Toxicol Pathol* 2008;**36**:250-5.

236. Canfield V, West AB, Goldenring JR, Levenson R. Genetic ablation of parietal cells in transgenic mice: a new model for analyzing cell lineage relationships in the gastric mucosa. *Proc Natl Acad Sci U S A* 1996;**93**:2431-5.

237. Ueyama T, Shirasawa N, Numazawa M, Yamada K, Shelangouski M, Ito T , et al. Gastric parietal cells: potent endocrine role in secreting estrogen as a possible regulator of gastro-hepatic axis. *Endocrinology* 2002;**143**:3162-70.

238. Håkanson R, Oscarson J, Sundler F. Gastrin and the trophic control of gastric mucosa. In: Borg KO, Olbe L, Rune SJ, Walan A, editors. *Proceedings of the first international symposium on omeprazole.* Molndal: A.B. Hassle; 1986. p. 18-30..

239. Grimelius L. A silver nitrate stain for alpha-2 cells in human pancratic islets. *Acta Soc Med Ups* 1968;**73**:243-70.

240. Grimelius L, Wilander E. Silver stains in the study of endocrine cells of the gut and pancreas. *Invest Cell Pathol* 1980;**3**:3-12.

241. Masson P. La glande endocrine de l'intestin chez l'homme. *Comptes Rendus des Se´ances de l'Acade´mie des Sciences* 1914;**158**:59-61.

242. Betton GR, Dormer CS, Wells T, Pert P, Price CA, Buckley P. Gastric ECL-cell hyperplasia and carcinoids in rodents following chronic administration of the H2 antagonist SK&F 93479 and oxmetidine and omeprazole. *Toxicol Pathol* 1988;**16**:288-98.

243. Sundler F, Häkanson R, Carlsson E, Larsson H, Mattsson H. Hypergastrinemia after blockade of acid secretion in the rat. Trophic effects. *Digestion* 1986;35(Suppl. 1):56-69.

244. Norlen P, Curry WJ, Bjorkqvist M, Maule A, Cunningham RT, Hogg RB, et al. Cell-specific processing of chromogranin A in endocrine cells of the rat stomach. *J Histochem Cytochem* 2001;**49**:9-18.

245. Bishop AE, Allen JM, Daly MJ, Larsson H, Carlsson E, Bloom SR, et al. Gastric regulatory peptides in rats with reduced acid secretion. *Digestion* 1986;35(Suppl. 1):70-83.

246. Dockray GJ. Gastric and gastric epithelial physiology. *J Physiol* 1999;**518**:315-24.

247. Hinkle KL, Samuelson LC. Lessons from genetically engineered animal models III. Lessons learned from gastrin gene deletion in mice. *Am J Physiol* 1999;**277**:G500-5.

248. Kopin AS, Lee MY, Mcbride EW, Miller LJ, Lu M, Lin YH, et al. Expression cloning and characterization of the canine parietal cell gastrin receptor. *Proc Natl Acad Sci U S A* 1992;**89**:3605-9.

249. Wank SA. Cholecystokinin receptors. *Am J Physiol* 1995;**269**:G628-46.

250. Inokuchi H, Fujimoto S, Kawai K. Cellular kinetics of gastrointestinal mucosa, with special reference to gut endocrine-cells. *Arch Histol Cytol* 1983;**46**:137-57.

251. Karam SM. New insights into the stem cells and the precursors of the gastric epithelium. *Nutrition* 1995;**11**:607-13.

252. Li S, Karam SM, Gordon JI. Diphtheria toxin-mediated ablation of parietal cells in the stomach of transgenic mice. *J Biol Chem* 1996;**271**:3671-6.

253. Hattori T. On cell proliferation and differentiation of the fundic mucosa of the golden hamster. Fractographic study combined microscopy and 3H-thymidine autoradiography. *Cell Tissue Res* 1974;**148**:213-26.

254. Hattori T, Fujita S. Tritiated thymidine autoradiographic study on cellular migration in the gastric gland of the golden

hamster. *Cell Tissue Res* 1976;**172**:171-84.

255. Tulassay Z, Herszenyi L. Gastric mucosal defense and cytoprotection. *Best Practice Res Clin Gastroenterol* 2010;**24**:99-108.

256. Sheahan DG, Jarvis HR. Comparative histochemistry of gastrointestinal mucosubstances. *Am J Anat* 1976;**146**:103-32.

257. Filipe MI. Mucins in the human gastrointestinal epithelium: a review. *Invest Cell Pathol* 1979;**2**:195-216.

258. Tsiftsis D, Jass JR, Filipe MI, Wastell C. Altered patterns of mucin secretion in the precancerous lesions induced in the glandular part of the rat stomach by the carcinogen N-methyl-N0nitro-N-nitrosogaunidine. *Invest Cell Pathol* 1980;**3**:399-408.

259. Berger EG, Buddecke E, Kamerling JP, Kobata A, Paulson JC, Vlie-Genthart JFG. Structure, biosynthesis and functions of glycoprotein glycans. *Experientia* 1982;**38**:1129-258.

260. Van Klinken B, Willem J, Dekker J, Bü ller HA, Einerhand AWC. Mucin gene structure and expression: protection vs. adhesion. *Am J Physiol* 1995;**269**:G613-27.

261. Ishihara K, Ohara S, Azuumi Y, Goso K, Hotta K. Changes of gastric mucus glycoproteins with aspirin administration in rats. *Digestion* 1984;**29**:98-102.

262. Nicholson GL. The interactions of lectins with animal cell surfaces. *Int Rev Cytol* 1974;**39**:89-190.

263. Goldstein IJ, Hayes CE. The lectins: carbohydrate-binding proteins of plants and animals. *Adv Carbohydr Chem Biochem* 1978;**35**:127-340.

264. Debray H, Decout D, Strecker G, Spik G, Montreuil J. Specificity of twelve lectins towards oligosaccharides and glycopeptides related to N-glycosylproteins. *Eur J Biochem* 1981;**117**:41-55.

265. Giannasca PJ, Giannasca KT, Falk P, Gordon JI, Neutra MR. Regional differences in glycoconjugates of intestinal M cells in mice: potential targets for mucosa vaccines. *Am J Physiol* 1994;**267**:G1108-21.

266. Jass JR. Role of intestinal metaplasia in the histogenesis of gastric carcinoma. *J Clin Pathol* 1980;**33**:801-10.

267. Greaves P, Boiziau JL. Mucin histochemistry of spontaneous mouse proliferative gastritis. *Zeitschrift für Versuchstierkunde* 1982;**24** 35-35

268. Kuhlmann WD, Preschke P, Wurster K. Lectin-peroxidase conjugates in histopathology of gastrointestinal mucosa. *Virchows Arch A Pathol Anat Histopathol* 1983;**398**:319-28.

269. Suganuma T, Tsuyama S, Suzuki S, Murata F. Lectin-

270. peroxidase reactivity in rat gastric mucosa. *Arch Histol Cytol* 1984;**47**:197-207.

270. Chen Z, Scudiere JR, Montgomery E. Medication-induced upper gastrointestinal tract injury. *J Clin Pathol* 2009;**62**:113-9.

271. Leung FW. Risk factors for gastrointestinal complications in aspirin users: review of clinical and experimental data. *Dig Dis Sci* 2008;**53**:2604-15.

272. Lai LH, Chan FKL. Nonsteroid anti-inflammatory drug-induced gastroduodenal injury. *Curr Opin Gastroenterol* 2009;**25**:544-8.

273. Becker JC, Domschke W, Pohle T. Current approaches to prevent NSAID-induced gastropathy-COX selectivity and beyond. *Br J Clin Pharmacol* 2004;**58**:587-600.

274. Huang JQ, Sridhar S, Hunt RH. Role of *Helicobacter pylori* infection and non-steroidal antiinflammatory drugs in peptic-ulcer disease: a meta-analysis. *Lancet* 2002;**359**:14-22.

275. Ferner RE, Whittington RM. Coroner's cases of death due to errors in prescribing or giving medicines or to adverse drug reactions: Birmingham 1986-1991. *J R Soc Med* 1994;**87**:145-8.

276. Fradet G, Legac X, Charlois T, Ponge T, Cottin S. Iatrogenic pathology in elderly, inducing hospitalisation. A one year retrospective study in an internal medicine department. *Revue de Médecine Interne* 1996;**17**:456-60.

277. Lagnaoui R, Moore N, Fach J, Longy-Boursier M, Bégaud B. Adverse drug reactions in a department of systemic diseases-oriented internal medicine: prevalence, incidence, direct costs and avoidability. *Eur J Clin Pharmacol* 2000; **55**:181-6.

278. Pouyanne P, Haramburu F, Imbs JL, Bégaud B. Admissions to hospital caused by adverse drug reactions: cross sectional incidence study. *Br Med J* 2000;**320** 1036-1036

279. Mjörndal T, Boman MD, Hagg S, Backstrom M, Wiholm BE, Wahlin A , et al. Adverse drug reactions as a cause for admissions to a department of internal medicine. *Pharmacoepidemiol Drug Saf* 2002;**11**:65-72.

280. Capuano A, Motola G, Russo F, Avolio A, Filippelli A, Rossi F, et al. Adverse drug events in two emergency departments in Naples, Italy: an observational study. *Pharmacol Res* 2004;**50**:631-6.

281. Soll AH. Pathogenesis of peptic ulcer and implications for therapy. *N Engl J Med* 1990;**322**:909-16.

282. Richter-Dahlfors A, Heczko U, Meloche RM, Finlay BB, Buchan AMJ. Helicobacter pylori-infected human antral

primary cell cultures: effect on gastrin cell function. *Am J Physiol* 1998;**275**:G393-401.

283. Vane JR. Inhibition of prostaglandin synthesis as a mechanism of action of aspirin-like drugs. *Nature* 1971;**231**:232-5.

284. Wallace JL. Pathogenesis of NSAID-induced gastroduodenal mucosal injury. *Best Practice Res Clin Gastroenterol* 2001;**15**:691-703.

285. Wallace JL. Recent advances in gastric ulcer therapeutics. *Curr Opin Pharmacol* 2005;**5**:573-7.

286. Drazen JM. COX-2 inhibitors-a lesson in unexpected problems. *N Engl J Med* 2005;**352**:1131-2.

287. Psaty BM, Furberg CD. COX-2 inhibitors lessons in drug safety. *N Engl J Med* 2005;**352**:1133-5.

288. Neiger R, Simpson KW. Helicobacter infection in dogs and cats: facts and fiction. *J Vet Intern Med* 2000;**14**:125-33.

289. Reed KD, Berridge BR. Campylobacter-like organisms in the gastric mucosa of rhesus monkeys. *Lab Anim Sci* 1988;**38**:329-33.

290. Nedrud JG. Animal models for gastric Helicobacter immunology and vaccine studies. *FEMS Immunol Med Microbiol* 1999;**24**:243-50.

291. Elfvin A, Bolin I, Von Bothmer C, Stolte M, Watanabe H, Fandriks L, et al. *Helicobacter pylori* induces gastritis and intestinal metaplasia but no gastric adenocarcinoma in Mongolian gerbils. *Scand J Gastroenterol* 2005;**40**:1313-20.

292. Rogers AB, Fox JG. Inflammation and cancer-I. Rodent models of infectious gastrointestinal and liver cancer. *Am J Physiol Gastrointest Liver Physiol* 2004;**286**:G361-6.

293. Madsen LW, Jensen AL, Larsen S. Spontaneous lesions in clinically healthy, microbiologically defined Gottingen minipigs. *Scand J Lab Anim Sci* 1998;**25**:159-66.

294. Goldenberg MM. Study of cold plus restraint stress gastric lesions in spontaneously hypertensive, Wistar and Sprague-Dawley rats. *Life Sci* 1973;**12**:519-27.

295. Fowler PD. Aspirin, paracetamol and non-steroidal anti-inflammatory drugs. A comparative review of side effects. *Med Toxicol* 1987;**2**:338-66.

296. Puurunen J, Hucttunen P, Hirvonen J. Is ethanol-induced damage of the gastric muosa a hyperosmotic effect? Comparative studies on the effects of ethanol, some other hyperosmotic solutions and acetyl-salicylic acid on rat gastric mucosa. *Acta Pharmacol Toxicol* 1980;**47**:321-7.

297. Vences-Mejia A, Caballero-Ortega H, Dorado-Gonzalez V, Gamboa-Dominguez A, Gomez-Ruiz C, Camacho-Carranza R, et al. Cytochrome P450 expression in rat gastric epithelium with intestinal metaplasia induced by high dietary NaCl levels. *Environ Toxicol Pharmacol* 2005;**20**:57-64.

298. Beattie D. Effect of drugs on rats exposed to cold-restraint stress. *J Pharm Pharmacol* 1977;**29**:748-51.

299. Rainsford KD. Synergistic interaction between aspirin, or other non-steroidal anti-inflammatory drugs, and stress which produces severe gastric mucosal damage in rats and pigs. *Agents Actions* 1975;**5**:553-8.

300. Boyd EM, Cehn CP, Muis LF. Resistance to starvation in albino rats fed from weaning on diets containing from 0 to 81% of protein as casein. *Growth* 1970;**34**:99-112.

301. Shriver DA, White CB, Sandor A, Rosenthale ME. A profile of the gastrointestinal toxicity of drugs used to treat inflammatory diseases. *Toxicol Appl Pharmacol* 1975;**32**:73-83.

302. Ramiro-Ibanez F, Trajkovic D, Jessen B. Gastric and pancreatic lesions in rats treated with a pan-CDK inhibitor. *Toxicol Pathol* 2005;**33**:784-91.

303. Suwa T, Urano H, Kohno Y, Suzuki A, Amano T. Comparative studies on the gastrointestinal lesions caused by several non-steroidal anti-inflammatory agents in the rats. *Agents Actions* 1987;**21**:167-72.

304. McCormack K, Brune K. Classical absorption theory and the development of gastric mucosal damage associated with non-steroidal anti-inflammatory drugs. *Arch Toxicol* 1987;**60**:261-9.

305. Satoh H, Inada I, Hirata T, Mak Y. Indomethacin produces gastric antral ulcers in the refed rat. *Gastroenterology* 1981;**81**:719-25.

306. Eastwood GL, Quimby GF. Effect of chronic aspirin ingestion on epithelial proliferation in rat fundus, antrum and duodenum. *Gastroenterology* 1982;**82**:852-6.

307. Rainsford KD, Willis CM, Walker SA, Robins PG. Electron microscopic observations comparing the gastric mucosal damage induced in rats and pigs by benoxaprofen and aspirin, reflecting their differing actions as prostaglandin-synthesis-inhibitors. *Br J Exp Pathol* 1982;**63**:25-34.

308. Tibble JA, Sigthorsson G, Foster R, Bjarnason I. Comparison of the intestinal toxicity of celecoxib, a selective COX-2 inhibitor, and indomethacin in the experimental rat. *Scand J Gastroenterol* 2000;**35**:802-7.

309. Esser R, Berry C, Du ZM, Dawson J, Fox A, Fujimoto RA, et al. Preclinical pharmacology of lumiracoxib: a novel selective inhibitor of cyclooxygenase-2. *Br J Pharmacol* 2005;**144**:538-50.

310. Whittle BJR. The COX controversy: viewpoint2-new dogmas or old? *Gut* 2003;**52**:1379-81.

311. Masferrer JL, Zweifel BS, Manning PT, Hauser SD, Leahy KM, Smith WG, et al. Selective-inhibition of inducible cyclooxygenase-2 in-vivo Is antiinflammatory and nonulcerogenic. *Proc Natl Acad Sci U S A* 1994;**91**:3228-32.

312. Chan CC, Boyce S, Brideau C, Charleson S, Cromlish W, Ethier D, et al. Rofecoxib [Vioxx, MK-0966; 4-(40-methylsulfonylphenyl)-3-phenyl-2-(5H)-furanone]: a potent and orally active cyclooxygenase-2 inhibitor. Pharmacological and biochemical profiles. *J Pharmacol Exp Ther* 1999;**290**:551-60.

313. Bjarnason I, Takeuchi K, Simpson R. The COX controversy: viewpoint 1 NSAIDs: the Emperor's new dogma? *Gut* 2003;**52**:1376-8.

314. Schmassmann A, Peskar BM, Stettler C, Netzer P, Stroff T, Flogerzi B, et al. Effects of inhibition of prostaglandin endoperoxide synthase-2 in chronic gastro-intestinal ulcer models in rats. *Br J Pharmacol* 1998;**123**:795-804.

315. Yang, WCJ. *Pharmacology and toxicology review.* Celecoxib (Celebrex™). NDA 20-998. Rockville: Center for Drug Evaluation and Research. US Food and Drug Administration; 1998.

316. Haworth R, Oakley K, McCormack N, Pilling A. Differential expression of COX-1 and COX-2 in the gastrointestinal tract of the rat. *Toxicol Pathol* 2005;**33**:239-45.

317. Imai K, Yoshimura S, Ohtaki T, Hashimoto K. Experimental toxicity studies with captopril, an inhibitor of angiotesin 1-converting enzymes 2. One month studies of chronic toxicity of captopril in rats. *J Toxicol Sci* 1981;**6**(Suppl. 2):189-214.

318. Barker IK, Van Dreumel AA. The alimentary system. In: Jubb KVF, Kennedy PC, Palmer N, editors. *Pathology of domestic animals*, Vol. 2. Orlando: Academic Press; 1985.

319. Anderson DD, Hayes TJ. Toxicity of human recombinant interleukin-2 in rats. Pathologic changes are characterized by marked lymphocytic and eosinophilic proliferation and multisystem involvement. *Lab Invest* 1989;**60**:331-46.

320. Lambert R, Andre C, Martin F. Incorporation of radiosulfate in the gastric mucosa of the rat subjected to restraint. *Gastroenterology* 1969;**56**:200-5.

321. Denko CW. The effect of hydrocortisone and cortisone on fixation of 35S in the stomach. *J Lab Clin Med* 1958;**51**:174-7.

322. Denko CW. The effect of phenylbutazone and its derivatives, oxyphenbutazone and sulfinpyrazole, on 35S sulfate incorporation in cartilage and stomach. *J Lab Clin Med* 1964;**63**:953-8.

323. Gerard A. Histochemie de la muqueuse gastrique fundique du chien traitépar des drogues ulcérigéne. *Comptes Rendue de la Société de Biologie* 1965;**159**:1473-6.

324. Lichtenberger LM, Wang ZM, Romero JJ, Ulloa C, Perez JC, Giraud MN, et al. Nonsteroidal antiinflammatory drugs (NSAIDS) associate with zwitterionic phospholipids insight into the mechanism and reversal of NSAID-induced gastrointestinal injury. *Nat Med* 1995;**1**:154-8.

325. Yoshimura K, Delbarre SG, Kraus E, Boland CR. The effects of omeprazole and famotidine on mucin and PGE2 release in the rat stomach. *Aliment Pharmacol Ther* 1996;**10**:111-7.

326. Morson BC. Intestinal metaplasia of the gastric mucosa. *Br J Cancer* 1955;**9**:365-76.

327. Lev R. The mucin histochemistry of normal and neoplastic gastric mucosa. *Lab Invest* 1966;**14**:2080-100.

328. Goldman H, Ming SC. Mucins in normal and neoplastic gastrointestinal epithelium. *Arch Pathol* 1968;**85**:580-6.

329. Planteydt HT, Willighagen RGJ. Enzyme histochemistry of the human stomach with special reference to intestinal metaplasia. *J Pathol Bacteriol* 1960;**80**:317-22.

330. Watanabe H, Naito M, Ito A. The effect of sex difference on induction of intestinal metaplasia in rats. *Acta Pathol Jpn* 1984;**32**:305-12.

331. Ward JM. Proliferative lesions of the glandular stomach and liver in F344 rats fed diets containing aroclor 1254. *Environ Health Perspect* 1985;**60**:89-95.

332. Jass JR, Filipe MI. A variant of intestinal metaplasia associated with gastric carcinoma: a histochemical study. *Histol Histopathol* 1979;**3**:191-9.

333. Teglbjaerg PS, Nielson HO. 'Small intestinal type' and 'colonic type' intestinal metaplasia of the human stomach and their relationship to the histogenetic types of gastric adenocarcinoma. *Acta Pathol Microbiol Scand* 1978;**86**:351-5.

334. Wells M, Stewart M, Dixon MF. Mucin histochemistry of gastric intestinal metaplasia. *J Pathol* 1982;**137**:70-1.

335. Otsuka T, Tsukamoto T, Mizoshita T, Inada K, Takenaka Y, Kato S, et al. Coexistence of gastric- and intestinal-type endocrine cells in gastric and intestinal mixed intestinal metaplasia of the human stomach. *Pathol Int* 2005;**55**:170-9.

336. Steer HW. Surface morphology of the gastroduodenal mucosa in duodenal ulceration. *Gut* 1984;**25**:1203-10.

337. Ectors N, Dixon MF. The prognostic value of sulphomucin positive intestinal metaplasia in the development of gastric cancer. *Histol Histopathol* 1986;**10**:1271-7.

338. Morgan RW, Ward JM, Hartman PE. Aroclor 1254-indued intestinal metaplasia and adenocarcinoma in the glandular stomach of F344 rats. *Cancer Res* 1981;**41**:5052-9.

339. McConnell EE, Hass JR, Altman N, Moore JA. A spontaneous outbreak of polychlorinated biphenyl (PCB) toxicity in rhesus monkeys (*Macaca mulatta*): toxicopathology. *Lab Anim Sci* 1979;**29**:666-73.

340. Allen JR. Response of the non-human primate to polychlorinated biphenyl exposure. *Fed Proc* 1975;**34**:1675-9.

341. Watanabe H. Experimentally induced intestinal metaplasia in Wistar rats by X-ray irradiation. *Gastroenterology* 1978;**75**:796-9.

342. Watanabe H, Fujii I, Terada Y. Induction of intestinal metaplasia in the rat gastric mucosa by local X-irradiation. *Pathol Res Pract* 1980;**70**:104-14.

343. Watanabe K, Reddy BS, Wong CQ, Weisberger JH. Effect of dietary undegraded carrageenan on colon carcinogenesis in F344 treated with azoxymethane or methyl-nitrosourea. *Cancer Res* 1978;**38**:4427-30.

344. Shirai T, Takahashi M, Fukushima S, Ito N. Marked epithelial hyperplasia of the rat glandular stomach induced by long-term administration of iodoacetamide. *Acta Pathol Jpn* 1985;**35**:35-43.

345. Leininger JR, McDonald MM, Abbott DP. Hepatocytes in the mouse stomach. *Toxicol Pathol* 1990;**18**:678-86.

346. Mortensen JT, Brinck P, Binderup L. Toxicity of vitamin-D analogs in rats fed diets with standard or low calcium contents. *Pharmacol Toxicol* 1993;**72**:124-7.

347. Cheville NF. Uremic gastropathy in the dog. *Vet Pathol* 1979;**16**:292-309.

348. Brown AP, Courtney CL, King LM, Groom SC, Graziano MJ. Cartilage dysplasia and tissue mineralization in the rat following administration of a FGF receptor tyrosine kinase inhibitor. *Toxicol Pathol* 2005;**33**:449-55.

349. Rees J, Spencer A, Wilson S, Reid A, Harpur E. Time course of stomach mineralization, plasma, and urinary changes after a single intravenous administration of gadolinium(III) chloride in the male rat. *Toxicol Pathol* 1997;**25**:582-9.

350. Anver MR, Cohen BJ, Lattuada CP, Foster SJ. Age-associated lesions in barrier-reared male Sprague-Dawley rats: a comparison between Hap: (SD) and CrL:COBS[R] CD[R] (SD) stocks. *Exp Aging Res* 1982;**8**:3-24.

351. Gjurldsen ST, Myren J, Fretheim B. Alterations of gastric mucosa following a graded partial gastrectomy. *Scand J Gastroenterol* 1968;**3**:465-70.

352. Neilsen JA, Hessthaysen E, Olesen H, Nielsen R. Fundal gastritis after Billroth-II type resection in patients with duodenal ulcer. *Scand J Gastroenterol* 1972;**7**:337-43.

353. Håkanson R, Larsson L-I, Liedberg G, Oscarson J, Sundler F, Vang J. Effects of antrectomy or porta-aval shunting on the histamine-storing endocrine-like cells in oxyntic mucosa of rat stomach. A fluorescence histochemical, electron microscopic and chemical study. *J Physiol* 1976;**259**:785-800.

354. Dethloff LA, Robertson DG, Tierney BM, Breider MA, Bestervelt LL. Gastric gland degeneration induced in monkeys by the CCK-B/gastrin receptor antagonist CI-988. *Toxicol Pathol* 1997;**25**:441-8.

355. Crean GP, Cunn AA, Rumsey RDE. The effects of vagotomy on the gastric mucosa of the rat. *Scand J Gastroenterol* 1969;**4**:675-80.

356. Aase S, Roland M. Light and electron microscopical studies of parietal cells before and one year after proximal vagotomy in duodenal ulcer patients. *Scand J Gastroenterol* 1977;**12**:417-20.

357. Nakamura R. Quantitative light and electron microscopic studies on the effect of vagotomy on parietal cells in rats. *Tohoku J Exp Med* 1985;**145**:269-82.

358. Håkanson R, Vallgren S, Ekelund M, Rehfeld JF, Sundler F. The vagus exerts trophic control of the stomach in the rat. *Gastroenterology* 1984;**86**:28-32.

359. Bastie MJ, Balas D, Laval J, Betrand J, Ribet A. Comparative study of histological and kinetic variations of the digestive mucosa and pancreatic parenchyma after hypophysectomy in the rat. *Acta Anat* 1985;**124**:133-44.

360. Hansson E, Havu N, Carlsson E. Toxicology studies with omeprazole. In: Borg KO, Oble L, Rune SJ, Walan A, editors. *Proceedings of the first international symposium on omeprazole*. Mö lndal: A.N. Hässle; 1986. p. 89-91.

361. Lehy T, Gres L, Bonfils S. Effect de l'administration prolongée d'un antisécrétoire gastrique, le pirenzepin, sur les populations cellulaires de l'estomac de rat. *Gastroenterol Clin Biol* 1978;**2**:1001-9.

362. Iacobuzio-Donahue CA, Lee EL, Abraham SC, Yardley JH, Wu TT. Colchicine toxicity distinct morphologic findings in gastrointestinal biopsies. *Am J Surg Pathol* 2001;**25**:1067-73.

363. Stemmerm GN, Hayashi T. Colchicine intoxication reappraisal of its pathology based on a study of three fatal

cases. *Hum Organ* 1971;**2** 321-31.

364. Daniels JA, Gibson MK, Xu L, Sun SL, Canto MI, Heath E, et al. Gastrointestinal tract epithelial changes associated with taxanes: marker of drug toxicity versus effect. *Am J Surg Pathol* 2008;**32**:473-7.

365. Joseph, X. *Review and evaluation of new toxicology data submitted with FOSRENOL® NDA resubmission.* NDA 21-468. Rockville MD: Center for Drug Evaluation and Research. US Food and Drug Administration; 2004.

366. Kanda N, Seno H, Kawada M, Sawabu T, Uenoyoma Y, Nakajima T, et al. Involvement of cyclooxygenase-2 in gastric mucosal hypertrophy in gastrin transgenic mice. *Am J Physiol Gastrointest Liver Physiol* 2006;**290**:G519-27.

367. Willems G, Lehy T. Radioautographic and quantitative studies on parietal and peptic cell kinetics in the mouse: a selective effect of gastrin on parietal cell proliferation. *Gastroenterology* 1975;**69**:416-26.

368. Crean GP, Daniel D, Leslie GB, Bates C. The effect of prolonged administration of large doses of cimetidine on the gastric mucosa of rats. In: Wastell C, Lance P, editors. *Cimetidine. The westminster hospital symposium.* Edinburgh: Churchill Livingstone; 1978. p. 191-206.

369. Balas D, Senegas-Balas F, Pradayrol L, Vayssette J, Bertrand C, Ribet A. Long-term comparative effect cholecystokinin and gastrin on mouse stomach, antrum, intestine, and exocrine pancreas. *Am J Anat* 1985;**174**:27-43.

370. Witzel L, Halter F, Olah AJ, Häcki WH. Effect of prolonged metiamide medication on the fundic mucosa. *Gastroenterology* 1977;**73**:797-803.

371. Mazzacca G, Cascione F, Budillon G, D'Agostino L, Cimimo L, Femiano C. Parietal cell hyperplasia induced by long-term administration of antacids to rats. *Gut* 1978;**19**:798-801.

372. Kaduk B, Haüser H. Morphologishe Veränderungen der Magenmukosa von Ratten nach chronischer Antazidagabe. *Zeitschrift für Gastroenterologie* 1980;**18**:138-47.

373. White SL, Smith WC, Fisher LF, Gatlin CL, Hanasono GK, Jordan WH. Quantitation of glandular gastric changes in rats given a proton pump inhibitor for 3 months with emphasis on sampling scheme selection. *Toxicol Pathol* 1998;**26**:403-10.

374. Matsuzaki J, Suzuki H, Minegishi Y, Sugai E, Tsugawa H, Yasui M, et al. Acid suppression by proton pump inhibitors enhances aquaporin-4 and KCNQ1 expression in gastric fundic parietal cells in mouse. *Dig Dis Sci* 2010;**55**:3339-48.

375. Burek JD, Majka JA, Bokelman DL. Famotidine. Summary of preclinical safety assessment. *Digestion* 1985;32 (Suppl. 1):7-14.

376. Fich A, Arber N, Okon E, Zajicek G, Rachmilewitz D. Effect of chronic misoprostol ingestion on rat gastric morphology and turnover. *Arch Toxicol* 1988;**61**:314-7.

377. Prahalada S, Stabinski LG, Chen HY, Morrissey RE, De Burlet G, Holder D, et al. Pharmacological and toxicological effects of chronic porcine growth hormone administration in dogs. *Toxicol Pathol* 1998;**26**:185-200.

378. Franzin G, Novelli P. Gastritis cystica profunda. *Histol Histopathol* 1981;**5**:535-47.

379. Thomson ABR, Sauve MD, Kassam N, Kamitakahara H. Safety of the long-term use of proton pump inhibitors. *World J Gastroenterol* 2010;**16**:2323-30.

380. McCarthy DM. Adverse effects of proton pump inhibitor drugs: clues and conclusions. *Curr Opin Gastroenterol* 2010;**26**:624-31.

381. Berenson MM, Sennella J, Freston JW. Ménétrier's disease. Serial morphological, secretory, and serological observations. *Gastroenterology* 1976;**70**:257-63.

382. Wilkerson ML, Mescter SC, Brown RE. Menetrier's disease presenting as iron deficiency anaemia. *Ann Clin Lab Sci* 1998;**28**:14-8.

383. Burdick JS, Chung EK, Tanner G, Sun M, Paciga JE, Cheng JQ, et al. Treatment of Ménétrier's disease with a monoclonal antibody against the epidermal growth factor receptor. *N Engl J Med* 2000;**343**:1697-701.

384. Demsey PJ, Goldenring JR, Soroka CJ, Modlin IM, McClure RW, Lind CD, et al. Possible role of transforming growth factor alpha in the pathogenesis of Menetrier's disease: supporting evidence from humans and transgenic mice. *Gastroenterology* 1992;**103**:1950-63.

385. Ogawa T, Maeda K, Tonai S, Kobayashi T, Watanabe T, Okabe S. Utilization of knockout mice to examine the potential role of gastric histamine H-2-receptors in Menetrier's disease. *J Pharmacol Sci* 2003;**91**:61-70.

386. Jubb KVF, Kennedy PC. *Pathology of domestic animals.* New York: Academic Press; 1970.

387. Cook RW, Williams JF, Lichtenberger LM. Hyperplastic gastropathy in the rat due to *Taenia taeniaeformis* infection: parabiotic transfer and hypergastrinaemia. *Gastroenterology* 1981;**80**:728-34.

388. Kuhn N, Grone A, Pagan O, Bacciarini LN. Metastatic gastric adenocarcinoma and diffuse hyperplastic gastritis

resembling human Menetrier's disease in a camel (Camelus ferus bactrianus). *J Vet Med A Physiol Pathol Clin Med* 2003;**50**:359-62.

389. Stewart HL, Andervont HB. Pathologic observations on the adenomatous lesions of the stomach in mice of strain I. *Arch Pathol* 1938;**26**:1009-22.

390. Rowlatt C, Franks LM, Sheriff MU, Chesterman FC. Naturally occurring tumors and other lesions of the digestive tract in untreated C57BL mice. *J Natl Cancer Inst* 1969;**43**:1353-68.

391. Chvédoff M, Clarke MR, Irisarri E, Faccini JM, Monro AM. Effects of housing conditions on food intakes, body weight and spontaneous lesions in mice. A review of the literature and results of an 18-month study. *Food Chem Toxicol* 1980;**18**:517-22.

392. Poynter D, Selway SAM, Papworth SA, Riches SR. Changes in the gastric mucosa of the mouse associated with long lasting unsurmountable histamine H2 blockade. *Gut* 1986;**27**:1338-46.

393. Betton GR, Dormer C, Wells T, Pert P, Price CA, Buckley P. Fundic mucosal ECL cell hyperplasia and carcinoids in rodents following chronic administration of the histamine H2-receptor antagonist SK&F 93479 and other antisecretory agents. *Toxicol Pathol* 1987;**15**:365.

394. Rehm S, Sommer R, Deerberg F. Spontaneous non-neoplastic gastric lesions in female Han: NMRI mice, and influence of food restriction throughout life. *Vet Pathol* 1987;**24**:216-25.

395. Takagi H, Jhappan C, Sharp R, Merlino G. Hypertrophic gastropathy resembling Menetrier's disease in transgenic mice overexpressing transforming growth factor a in the stomach. *J Clin Invest* 1992;**90**:1161-7.

396. Suzuki Y, Taguchi O, Kojima A, Matsuyama M, Nishizuka Y. Fine structure of giant hypertrophic gastritis developed in thymectomized mice. *Lab Invest* 1981;**45**:209-17.

397. Greaves P, Boiziau JL. Altered patterns of mucin secretion in gastric hyperplasia in mice. *Vet Pathol* 1984;**21**:224-8.

398. Kojima A, Taguchi O, Nishizuka Y. Experimental production of possible autoimmune gastritis followed by macrocytic anemia in athymic mice. *Lab Invest* 1980;**42**:387-95.

399. Tucker MJ, Jones DV. Effects of cyproterone acetate in C57Bl/10J mice. *Hudson Rev* 1996;**15**:64-6.

400. Oshima CT, Wonraht DR, Catarino RM, Mattos D, Forones NM. Estrogen and progesterone receptors in gastric and colorectal cancer. *Curr Top Microbiol* 1999;**46**:3155-8.

401. Anon. *FOSRENOL® (Lanthanum carbonate) prescribing information*. Wayne PA: Shire US Inc; 2005.

402. Joseph, X. *FOSRENOL™ (lanthanum carbonate hydrate). Review and evaluation of pharmacology and toxicology data*. NDA 21-468. Rockville MD: Food and Drug Administration Center for Drug Evaluation and Review; 2003.

403. Kobayasi S, Tatematsu M, Ogawa K, De Camargo JLV, Rodrigues MAM, Ito N. Reversibility of adenomatous hyperplasia in the gastric stump after diversion of bile reflux in rats. *Carcinogenesis* 1991;**12**:1437-43.

404. St John DJB, Yeomans ND, Bourne CAJ, De Boer WGRM. Aspirin-induced glandular dysplasia of the stomach. Histologic and histochemical studies in rats. *Arch Pathol Lab Med* 1977;**101**:44-8.

405. Nagayo T. Dysplasia of the gastric mucosa and its relation to the precancerous state. *Jpn J Cancer Res* 1981;**72**:813-23.

406. Morson BC, Sobin LH, Grundmann E, Johansen A, Nagayo T, Serck-Hanssen A. Precancerous conditions and epithelial dysplasia in the stomach. *J Clin Pathol* 1980;**33**:711-21.

407. Streett CS, Cimprich RE, Robertson JL. Pathologic findings in the stomach of rats treated with the H2-receptor antagonist tiotidine. *Scand J Gastroenterol* 1984;**19**(Suppl. 101):109-17.

408. Streett CS, Robertson JL, Crissman RE. Morphologic stomach findings in rats and mice treated with the H2-receptor antagonists, ICI 125211 and ICI 162846. *Toxicol Pathol* 1988;**16**:299-304.

409. Anon. *Clinical brochure: Taxol* (NSC 125973). 6-12. Bethesda, MD: National Cancer Institute. Division of Cancer Treatment; 1983.

410. Hruban RH, Yardley JH, Donehower RC, Boitnott JK. Taxol toxicity epithelial necrosis in the gastrointestinal tract associated with polymerized microtubule accumulation and mitotic arrest. *Cancer* 1989;**63**:1944-50.

411. Havu N. Enterochromaffin-like cell carcinoids of gastric mucosa in rats after life long inhibition of gastric secretion. *Digestion* 1986;**35**(Suppl. 1):42-55.

412. Ekman L, Hansson E, Havu N, Carlsson E, Lundberg C. Toxicological studies on omeprazole. *Scand J Gastroenterol* 1985;**20**(Suppl. 108):53-69.

413. Fellenius E, Berglindh T, Sachs G, Olbe L, Elander B, Sjöstrand S-E, et al. Substituted benzimidazoles inhibit acid secretion by blocking (H1 1K1) ATPase. *Nature* 1981;**290**:159-61.

414. Anon. *NEXIUM® (esomeprazole magnesium) prescribing information*. Wilmington: AstraZeneca; 2005.

415. Anon. *PROTONIX® (pantoprazole sodium) prescribing information*. Philadelphia: Wyeth Pharmaceuticals Inc; 2005.

416. Anon. *PREVACID® (lansoprazole) prescribing information*. Lake Forest IL: TAP Pharmaceutical Products Inc; 2004.

417. Sundler F, Håkanson R, Carlsson E, Larsson H, Mattsson H. Hypergastrinemia after blockade of acid secretion in the rat. Trophic effects. *Digestion* 1986;**35**(Suppl. 1):56-69.

418. Creutzfeldt W, Stöckmann F, Conlon JM, Fölsch UR, Bonatz G, Wülfrath M. Effect of short- and long-term feeding of omeprazole on rat gastric endocrine cells. *Digestion* 1986;**35**(Suppl. 1):84-97.

419. Blom H. Alterations in gastric mucosal morphology induced by long-term treatment with omeprazole in rats. *Digestion* 1986;**35**(Suppl. 1):98-105.

420. Solcia E, Capella C, Sessa F, Rindi G, Cornaggia M, Riva C, et al. Gastric carcinoids and related endocrine growths. *Digestion* 1986;**35**(Suppl. 1):3-22.

421. Müller J, Kirchner T, Mü ller-Hermelink JK. Gastric endocrine cell hyperplasia and carcinoid tumors in atrophic gastritis type A. *Am J Surg Pathol* 1987;**11**:909-17.

422. Larsson H, Carlsson E, Mattsson H, Lundell L, Sundler F, Sundell G, et al. Plasma gastrin and gastric enterochromaffin-like cell activation and proliferation. Studies with omeprazole and ranitidine in intact and antrectomized rats. *Gastroenterol Clin North Am* 1986;**90**:391-9.

423. Thoolen B, Koster H, van Kolfschoten A, de Haan M. Gastric neuroendocrine tumors in a 2-year oncogenicity study with CD-1 mice. *Toxicol Pathol* 2002;**30**:322-7.

424. Leslie GB, Walker TF. A toxicological profile of cimetidine. In: Burland WL, Alison-Simkins M, editors. *Cimetidine. proceedings of the second international symposium on histamine H2-receptor antagonists*. Amsterdam: Exerpta Medica; 1977. p. 24-33.

425. Hirth RS, Evans LD, Buroker RA, Oleson FB. Gastric enterochromaffin-like hyperplasia and neoplasia in the rat: an indirect effect of the histamine H2-receptor antagonist BL-6341. *Toxicol Pathol* 1988;**16**:273-87.

426. Poynter D, Pick CR, Harcourt RA, Selway SAM, Ainge G, Harman IW, et al. Association of long lasting unsurmountable histamine H2 blockade and gastric carcinoid tumours in the rat. *Gut* 1985;**26**:1284-95.

427. Delaney JP, Michel HM, Bonsack ME, Eisenberg MM, Dunn DH. Adrenal corticosteroids cause gastrin cell hyperplasia. *Gastroenterology* 1979;**76**:913-6.

428. Sugimura T, Fujimura S. Tumour production in glandular stomach of rat by N-methyl-N0nitro-N-nitrosoguanidine. *Nature* 1967;**216**:943-4.

429. Correa P, Haenszel W, Cuello C, Tannenbaum SR, Archer M. A model for gastric cancer epidemiology. *Lancet* 1975;**2**:58-60.

430. Pocock SJ. Nitrates and gastric cancer. *Hum Toxicol* 1985;**4**.

431. Gillatt PN, Palmer RC, Smith PLR, Walters CL, Reed PI. Susceptibilities of drug to nitrosation under simulated gastric conditions. *Food Chem Toxicol* 1985;**23**:849-55.

432. Martelli A, Robbiano L, Grossi S, Mattioli F, Brambilla G. Formation of DNA-damaging N-nitroso compounds from the interaction of calcium-channel blockers with nitrite. *Toxicology* 2007;**238**:211-5.

433. Brambilla G, Martelli A. Genotoxic and carcinogenic risk to humans of drug-nitrite interaction products. *Mutat Res-Rev Mutat Res* 2007;**635**:17-52.

434. Bellander T, Österdahl B-G, Hagmar L. Formation of N-mono-nitrosopiperazine in the stomach and its secretion in the urine after oral intake of piperazine. *Toxicol Appl Pharmacol* 1985;**80**:193-8.

435. Elder JN, Ganguli PC, Gillespie I. Cimetidine and gastric cancer. *Lancet* 1979;**1**:1005-6.

436. Reed PI, Smith PLR, Haines K, House FR, Walters CL. Effect of cimetidine on gastric juice N-nitrosamine concentration. *Lancet* 1981;**2**:553-6.

437. Hawker RC, Muscroft TJ, Keighley MRB. Gastric cancer after cimetidine in a patient with two negative pretreatment biopsies. *Lancet* 1980;**1**:709-10.

438. Penston J, Wormsley KG. H2-receptor antagonists and gastric cancer. *Med Toxicol* 1986;**1**:163-8.

439. Colin-Jones DG, Langman MJS, Lawson DH, Vessey MP. Post marketing surveillance of the safety of cimetidine: mortality during second, third, and fourth years of follow-up. *Br Med J* 1985;**291**:1084-8.

440. Langman MJS. Antisecretory drugs and gastric cancer. *Br Med J* 1985;**290**:1850-2.

441. Anderson LM, Giner-Sorolla A, Haller IM, Budinger JM. Effects of cimetidine, cimetidine plus nitrite, and nitrosocimetidine on tumors in mice following transplancental chronic lifetime exposure. *Cancer Res* 1985;**45**:3561-6.

442. Walker TF, Whitehead SM, Leslie GB, Crean GP, Roe FJC. Safety evaluation of cimetidine: report at the termination of

a seven-year study in dogs. *Hum Toxicol* 1987;**6**:159-64.

443. Anon. Nitrosatable drugs: an assessment of the risks. In *Drug Information Report, PD/D1/78.2* 4-8. World Health Organization; 1978.

444. Szentirmay Z, Sugar J. Adenocarcinoma, glandular stomach, rat. In: Jones TC, Mohr U, Hunt RD, editors. *Digestive system. Monographs on pathology of laboratory animals.* Berlin: Springer-Verlag; 1985. p. 301-9.

445. Fujita M, Taguchi T, Takami M, Usugane M, Takahashi A, Shiba S. Carcinoma and related lesions in dog stomach induced by oral administration of N-methyl-N′-nitro-N-nitrosoguanidine. *Jpn J Cancer Res* 1974;**65**:207-14.

446. Stewart HL, Snell KC, Morris HP, Wagner BP, Ray FE. Carcinoma of the glandular stomach of rats ingesting N,N′2,7-flurenyl-bisacetamine. *NCI Monogr* 1961;**5**:105-39.

447. Bode G, Clausing P, Gervais F, Loegsted J, Luft J, Nogues V, et al. The utility of the minipig as an animal model in regulatory toxicology. *J Pharmacol Toxicol Methods* 2010;**62**:196-220.

448. Breckenridge A. Enzyme induction in humans. Clinical aspects: an overview. *Pharmacol Ther* 1987;**33**:95-9.

449. Hänninen O, Linström-Seppä P, Pelkonen K. Role of gut in xenobiotic metabolism. *Arch Toxicol* 1987;**60**:34-6.

450. Bonkovsky HL, Hauri H-P, Marti U, Gasser R, Meyer UA. Cytochrome P450 of small intestinal epithelial cells. Immunocytochemical characterization of the increase in cytochrome P450 caused by phenobarbital. *Gastroenterology* 1985;**88**:458-67.

451. Perloff MD, Von Moltke LL, Greenblatt DJ. Differential metabolism of midazolam in mouse liver and intestine microsomes: a comparison of cytochrome P450 activity and expression. *Xenobiotica* 2003;**33**:365-77.

452. Kyokawa Y, Nishibe Y, Wakabayashi M, Harauchi T, Maruyama T, Baba T, et al. Induction of intestinal cytochrome P450 (CYP3A) by rifampicin in beagle dogs. *Chem Biol Interact* 2001;**134**:291-305.

453. Lindell M, Lang M, Lennernas H. Expression of genes encoding for drug metabolising cytochrome P450 enzymes and P-glycoprotein in the rat small intestine; comparison to the liver. *Eur J Drug Metab Pharmacokinet* 2003;**28**:41-8.

454. Hoensch H, Woo CH, Raffin SB, Schmid R. Oxidative metabolism of foreign compounds in rats small intestine: cellular localization and dependence on dietary iron. *Gastroenterology* 1976;**70**:1063-70.

455. Ogasawara T, Hoensch H, Ohnhaus EE. Distribution of glutathione and its related enzymes in small intestinal mucosa of rats. *Arch Toxicol* 1985;(Suppl. 8):110-3.

456. Williamson RCN. Intestinal adaptation. Mechanisms of control. *N Engl J Med* 1978;**298**:1444-50.

457. Williamson RCN. Intestinal adaptation. Structural, functional and cytokinetic changes. *N Engl J Med* 1978;**298**:1393-402.

458. Cheng H, Leblond CP. Origin, differentiation and renewal of the four main epithelial cell types in the mouse small intestine. III. Entero-endocrine cells. *Am J Anat* 1974;**141**:521-36.

459. Imondi AR, Balis ME, Lipkin M. Changes in enzyme levels accompanying differentiation of intestinal epithelial cells. *Exp Cell Res* 1969;**58**:323-30.

460. Altmann GG, Enesco M. Cell number as a measure of distribution and renewal of epithelial cells in the small intestine of growing and adult rats. *Am J Anat* 1967;**121**:319-36.

461. Parker FG, Barnes EN, Kaye GI. The pericryptal fibroblast sheath. IV. Replication, migration and differentiation of the subepithelial fibroblasts of the crypts and villus of the rabbit jejunum. *Gastroenterology* 1974;**67**:607-21.

462. Hasegawa J, Watanabe K, Nakamura T, Nagura H. Immunocytochemical localization of alkaline phosphatase in absorptive cells of rat small intestine after colchicine treatment. *Cell Tissue Res* 1987;**250**:521-9.

463. Herman-Taylor J, Perrin J, Grant DAW, Appleyard A, Bubel M, Magee AI. Immunofluorescent localization of enterokinase in human small intestine. *Gut* 1977;**18**:259-65.

464. Sandow JM, Whitehead R. The Paneth cell. *Gut* 1979;**20**:420-31.

465. Satoh Y, Ishikawa K, Tanaka H, Ono K. Immunohistochemical observations of immunoglobin A in the Paneth cells of germ-free and formerly-germ-free rats. *Histochemistry* 1986;**85**:197-201.

466. Rhodin, JAG. Digestive system: intestines. In: *Histology. A Text and Atlas*, 554-577. New York: Oxford University Press; 1974.

467. Lewin K. Histochemical observations on Paneth cells. *J Anat* 1969;**105**:171-716.

468. Rieken EO, Pearse AGE. Histochemical study on the Paneth cell in the rat. *Gut* 1966;**7**:86-93.

469. Speece AJ. Histochemical distribution of lysozyme activity in organs of normal mice and radiation chimeras. *J Histochem Cytochem* 1964;**12**:384-91.

470. Ghoos Y, Vantrappen G. The cytochemical localization of lysozyme in Paneth cell granules. *Histochem J* 1971;**3**:175-8.

471. Ouellette AJ. Mucosal immunity and inflammation IV. Paneth cell antimicrobial peptides and the biology of the mucosal barrier. *Am J Physiol* 1999;**277**:G257-61.

472. Ouellette AJ. Paneth cells and innate immunity in the crypt microenvironment. *Gastroenterology* 1997;**113**:1779-84.

473. Porter EM, Bevins CL, Ghosh D, Ganz T. The multifaceted Paneth cell. *Cell Mol Life Sci* 2002;**59**:156-70.

474. Bevins CL. The Paneth cell and the innate immune response. *Curr Opin Gastroenterol* 2004;**20**:572-80.

475. Inokuchi Fujimoto, Kawai S. K. Cellular kinetics of gastrointestinal mucosa, with special reference of gut endocrinecells. *Arch Histol Cytol* 1983;**46**:137-57.

476. Pabst R. The anatomical basis for the immune function of the gut. *Anat Embryol* 1987;**176**:135-44.

477. Selby WS, Janossy G, Jewell DP. Immunohistological characterization of intra-epithelial lymphocytes of the human gastrointestinal tract. *Gut* 1981;**22**:169-76.

478. Hirata I, Berribi G, Austin LL, Keren DF, Dobbins WO. Immunohistological characterization of intra-epithelial and lamina propria lymphocytes in control ileum and colon and inflammatory bowel disease. *Dig Dis Sci* 1986;**31**:593-603.

479. Bruder MC, Spanhaak S, Bruijntjes JP, Michielsen CPPC, Vos JG, Kuper CF. Intestinal T lymphocytes of different rats strains in immunotoxicity. *Toxicol Pathol* 1999;**27**:171-9.

480. Michalek SM, Rahman AFR, McGhee JR. Rat immunoglobulins in serum and secretions: comparison of IgA and IgG in serum, colostrum, milk and saliva of protein malnourished and normal rats. *Proc Soc Exp Biol Med* 1975;**148**:1114-8.

481. Brandtzaeg P, Valnes K, Scott H, Rognum TO, Bjerke K, Bakhen K. The human gastrointestinal secretory immune system in health and disease. *Scand J Gastroenterol* 1985;**20**(Suppl. 114):17-38.

482. Rodning CB, Erlansen SL, Wilson ID, Carpenter A-M. Light microscopic morphometric analysis of rat ileal mucosa. I. Component quantitation of IgA-containing immunocytes. *Dig Dis Sci* 1983;**28**:742-50.

483. Cesta MF. Normal structure, function, and histology of mucosa-associated lymphoid tissue. *Toxicol Pathol* 2006;**34**:599-608.

484. Owen RL, Nemanic P. Antigen processing structures of the mammalian intestinal tract: an SEM study of lymphoepithelial organs. In: Becker RP, Johari O, editors. *Scanning electron microscopy. Part II*. O'Hare: Scanning Electron Microscopy Inc.; 1978. p. 367-78.

485. Cornes JS. Number, size and distribution of Peyer's patches in the human small intestine. *Gut* 1965;**6**:225-33.

486. Martin MS, Hamann A, Martin F. Gut-associated lymphoid tissue and 1,2-demethylhydrazine intestinal tumors in the rat: a histological and immunoenzymatic study. *Int J Cancer* 1986;**38**:75-80.

487. Elmore SA. Enhanced histopathology of mucosa-associated lymphoid tissue. *Toxicol Pathol* 2006;**34**:687-96.

488. Yamaguchi K, Schoefl GI. Blood vessels of the Peyer's patch in the mouse. III High endothelial venules. *Anat Rec* 1983;**206**:419-38.

489. Bland PW, Warren LG. Immunohistologic analysis of the T-cell and macrophage infiltrate in 1,2-dimethylhydrazine-induced colon tumors in the rat. *J Natl Cancer Inst* 1985;**75**:757-64.

490. Owen RL, Bhalla DK. Cytochemical analysis of alkaline phosphatase and esterase activities and of lectinbinding and anionic sites in rat and mouse Peyer's patch M cells. *Am J Anat* 1983;**168**:199-212.

491. Wolf JL, Bye WA. The membraneous epithelial (M) cell and the mucosal immune system. *Annu Rev Med* 1984;**35**:95-112.

492. Owen RL. Sequential uptake of horseradish peroxidase by lymphoid follicle epithelium of Peyer's patches in the normal unobstructed mouse intestine: an ultrastructural study. *Gastroenterology* 1977;**72**:440-50.

493. Jeurissen SHM, David S, Smimia T. Uptake of particulate and soluble antigens in the small intestines of the rat. *Cell Biol Int Rep* 1985;**9**:523.

494. Smith MW, James PS, Tivey DR. M cell numbers increase after transfer of SPF mice to a normal animal house environment. *Am J Pathol* 1987;**128**:385-9.

495. Neutra MR. Current concepts in mucosal immunity V. Role of M cells in transepithelial transport of antigens and pathogens to the mucosal immune system. *Am J Physiol* 1998;**274**:G785-91.

496. Miller HRP. The structure, origin and function of mucosal mast cells. A brief review. *Biol Cellulaire* 1980;**39**:22932.

497. Wingren U, Enerback L. Mucosal mast cells of the rat intestine: a re-evaluation of fixation and staining properties with special reference to protein blocking and solubility of the granular glycosaminoglycan. *Histochem J* 1983;**15**:571-82.

498. Schuurman HJ, Kuper CF, Vos JG. Histopathology of the immune system as a tool to assess immunotoxicity.

Toxicology 1994;**86**:187-212.

499. Moolenbeck C, Ruitenberg EJ. The 'Swiss Roll'. A simple technique for histological studies of the rodent intestine. *Lab Anim* 1981;**15**:57-9.

500. Filipe MI, Branfoot AC. Abnormal patterns of mucous secretion in apparently normal mucosa of large intestine with carcinoma. *Cancer* 1974;**34**:282-90.

501. Tiwari A, Moghal M, Meleagros L. Life threatening abdominal complications following cocaine abuse. *J R Soc Med* 2006;**99**:51-2.

502. Muniz AE, Evans T. Acute gastrointestinal manifestations associated with use of crack. *Am J Emerg Med* 2001;**19**:613.

503. Holmberg CA, Leiniger R, Wheeldon E, Slater D, Henrickson R, Anderson J. Clinicopathological studies of gastrointestinal disease in macaques. *Vet Pathol* 1982;**19**(Suppl. 7):163-70.

504. Toft JD. The pathoparasitology of the alimentary tract and pancreas of non-human primates: a review. *Vet Pathol* 1982;**19**(Suppl. 7):44-92.

505. Chitwood M, Lichtenfels JR. Parasitological review. Identification of parasitic metazoa in tissue section. *Exp Parasitol* 1973;**32**:407-519.

506. Waggie KS, Thornburg LP, Grove KJ, Wagner JE. Lesions of experimentally induced Tyzzer's disease in Syrian hamsters, guinea pigs, mice and rats. *Lab Anim* 1987;**21**:155-60.

507. Ganaway JR. Tyzzer's disease, intestine, mouse, rat, hamster. In: Jones TC, Mohr U, Hunt RD, editors. *Digestive system. monographs on pathology of laboratory animals*. Berlin: Springer-Verlag; 1985. p. 330-3.

508. Ganaway JR. Salmonellosis, intestine, mouse, rat, hamster. In: Jones TC, Mohr U, Hunt RD, editors. *Digestive system. Monographs on pathology of laboratory animals*. Berlin: Springer-Verlag; 1985. p. 333-7.

509. McOrist S, Gebhart CJ, Lawson GHK. Enterocyte proliferation and intracellular bacteria in animals. *Gut* 1994;**35**:1483-6.

510. Jacoby RO. Transmissible ileal hyperplasia, hamster. In: Jones TC, Mohr U, Hunt RD, editors. *Digestive system. Monographs of pathology of laboratory animals*. Berlin: Springer-Verlag; 1985. p. 346-55.

511. Fox JG, Stills HF, Paster BJ, Dewhirst FE, Yan L, Palley L, et al. Antigen specificity andmorphological characteristics of *Chlamydia trachomatis*, strain SFPD, isolated from hamsters with proliferative ileitis. *Lab Anim Sci* 1993;**43**:405-10.

512. Peace TA, Brock KV, Stills HFJ. Comparative analysis of the 16S RNA gene sequence of the putative agent of proliferative ileitis of hamsters. *Int J Syst Bacteriol* 1994;**44**:832-5.

513. Fox JG, Claps MC, Taylor NS, Maxwell KO, Ackerman JI, Hoffman SB. *Campylobacter jejuni/coli* in commercially reared beagles. Prevalance and serotypes. *Lab Anim Sci* 1988;**38**:262-5.

514. Prescott JF, Munroe DL. *Campylobacter jejuni* enteritis in man and domestic animals. *J Am Vet Med Assoc* 1982;**181**:1524-30.

515. Gimenez DF. Staining Rickettsiae in yolk sac cultures. *Stain Technol* 1964;**39**:135-40.

516. Burnett RA, Brown IL, Findlay J. Cresyl fast violet staining method for Campylobacter-like organisms. *J Clin Pathol* 1987;**40**:353.

517. McMullen L, Walker MM, Bain LA, Karim QN, Baron JH. Histological identification of Campylobacter using Gimenez technique in gastric antral mucosal. *J Clin Pathol* 1987;**40**:464-5.

518. Boorman GA, Van Hooft JIM, Van Der Waaij D, Van Noord MJ. Synergistic role of intestinal flagellates and normal intestinal bacteria in a post-weaning mortality of mice. *Lab Anim Sci* 1973;**23**:187-93.

519. Wagner JE, Doylè RE, Ronald NC, Garrison RC, Schmitz JA. Hexamitis in laboratory mice, hamsters, and rats. *Lab Anim Sci* 1974;**24**:249-354.

520. Gillon J, Althamery D, Ferguson A. Features of small intestinal pathology (epithelial cell kinetics, intraepithelial lymphocytes, disaccharidases) in a primary *Giardia muris* infection. *Gut* 1982;**23**:498-506.

521. Nair KV, Gillon J, Ferguson A. Corticosteroid treatment increases parasite numbers in murine giardiasis. *Gut* 1981;**22**:475-80.

522. Casemore DP, Sands RL, Curry A. Cryptosporidium species a 'new' human pathogen. *J Clin Pathol* 1985;**38**:1321-36.

523. Cockrell BY, Valerio MG, Garner FM. Cryptosporidiosis in the intestines of rhesus monkeys (*Macaca mulatta*). *Lab Anim Sci* 1974;**24**:881-7.

524. Rehg JE, Lawton GW, Pakes SP. Cryptosporidium cuniculus in the rabbit (*Oryctolagus cuniculus*). *Lab Anim Sci* 1979;**29**:656-60.

525. Davis AJ, Jenkins SJ. Cryptosporidosis and proliferative ileitis in a hamster. *Vet Pathol* 1986;**23**:632-3.

526. Fukishima K, Helman RG. Cryptosporidiosis in a pup with distemper. *Vet Pathol* 1984;**21**:247-8.

527. Hsu C-K. Parasitic diseases. In: Baker HJ, Lindsey JR, Weisbroth SH, editors. *The laboratory rat. Biology, diseases.*

Academic Press. Vol. 1. p. 305-31.

528. Barthold SW. Mouse hepatitis virus infection, intestine, mouse. In: Jones TC, Mohr U, Hunt RD, editors. *Digestive system. Monographs on pathology of laboratory animals.* Berlin: Springer-Verlag; 1985. p. 317-21.

529. Barthold SW. Murine rotavirus infection, intestine, mouse. In: Jones TC, Mohr U, Hunt RD, editors. *Digestive system. Monographs on pathology of laboratory animals.* Berlin: Springer-Verlag; 1985. p. 321-5.

530. Kalter SS. Enteric viruses of non human primates. *Vet Pathol* 1982;**19**(Suppl. 7):33-43.

531. Lerche NW, Osborn KG. Simian retrovirus infections: potential confounding variables in primate toxicology studies. *Toxicol Pathol* 2003;**31**(Suppl.):103-10.

532. Bjarnason I, Zanelli G, Smith T, Prouse P, Williams P, Smethurst P, et al. Non-steroidal anti-inflammation in humans. *Gastroenterology* 1987;**93**:480-9.

533. Tabata K, Okabe S. Effects of 16,16-dimethyl prostaglandin E2-methyl ester on aspirin- and indomethacininduced gastrointestinal lesions in dogs. *Dig Dis Sci* 1980;**25**:439-48.

534. Whittle BJR. Temporal relationship between cyclooxygenase inhibition, as measured by prostacyclin biosynthesis, and the gastro-intestinal damage induced by indomethacin in the rat. *Gastroenterology* 1981;**80**:94-8.

535. Rainsford KD. The effects of aspirin and other non-steroid anti-inflammatory/analgesic drugs on gastrointestinal mucus glycoprotein biosynthesis in vivo: relationship to ulcerogenic actions. *Biochem Pharmacol* 1978;**27**:877-85.

536. Stewart THM, Hetenyi C, Rowsell H, Orizaga M. Ulcerative enterocolitis in dogs induced by drugs. *J Pathol* 1980;**131**:363-78.

537. Brodie DA, Tate CL, Hooke KF. Aspirin: intestinal damage in rats. *Science* 1970;**170**:183-5.

538. Djaldetti M, Fishman P. The effect of aspirin on small intestinal mucosa. *Arch Pathol Lab Med* 1981;**105**:144-7.

539. Ettarh RR, Carr KE. Morphometric analysis of the small intestinal epithelium in the indomethacin-treated mouse. *J Anat* 1996;**189**:51-6.

540. Donald S, Verschoyle RD, Edwards R, Judah DJ, Davies R, Riley J, et al. Hepatobiliary damage and changes in hepatic gene expression caused by the antitumor drug ecteinascidin-743 (ET-743) in the female rat. *Cancer Res* 2002;**62**:4256-62.

541. Bregman CL, Comereski CR, Buroker RA, Hirth RS, Madissoo H, Hottendorf GH. Single-dose and multipledose intravenous toxicity studies of BMY-25282 in rats. *Fundam Appl Toxicol* 1987;**9**:90-109.

542. Nolte, T & Harleman, JH. Alkylating cytostatics. In: *Classic examples in toxicologic pathology.* Hannover: European Society of Toxicologic Pathology; 2005.

543. Schaffner, J-C, Ernst, R, Junker, U, Thomas, H & Germann, P-G. Vascular endothelial growth factor inhibitors (VEGF inhibitors). In: *Classic examples in toxicologic pathology.* Hannover: European Society of Toxicologic Pathology; 2005.

544. Schaffner, J-C, Mü ller, L, Wartmann, M & Germann, P-G. Microtubule-stabilizing (epothilone-like) agents. In: *Classic examples in toxicologic pathology.* Hannover: European Society of Toxicologic Pathology; 2005.

545. Schein PS, Davis RD, Carter S, Newman J, Schein DR, Rall DP. The evaluation of anticancer drugs in dogs and monkeys for the prediction of qualitative toxicities in man. *Clin Pharmacol Ther* 1970;**11**:3-40.

546. Hesketh PJ. Drug therapy: chemotherapy-induced nausea and vomiting. *N Engl J Med* 2008;**358**:2482-94.

547. Taminiau J, Gall DG, Hamilton JR. Response of the rat small-intestine epithelium to methotrexate. *Gut* 1980;**21**:486-92.

548. Pinkerton CR, Cameron CHS, Sloan JM, Glasgow JFT, Gwevava NJT. Jejunal crypt cell abnormalities associated with methotrexate treatment in children with acute lymphoblastic-leukaemia. *J Clin Pathol* 1982;**35**:1272-7.

549. Renes IB, Verburg M, Bulsing NP, Ferdinandusse S, Buller HA, Dekker J, et al. Protection of the Peyer's patch-associated crypt and villus epithelium against methotrexate-induced damage is based on its distinct regulation of proliferation. *J Pathol* 2002;**198**:60-8.

550. Martin RA, Barsoum NJ, Sturgess JM, de la Iglesia FA. Leucocyte and bone marrow effects of a thiomorpholine quninazosin antihypertensive agent. *Toxicol Appl Pharmacol* 1985;**81**:166-73.

551. Capps GW, Fulcher AS, Szucs RA, Turner MA. Imaging features of radiation-induced changes in the abdomen. *Radiographics* 1997;**17**:1455-73.

552. Coia LR, Myerson RJ, Tepper JE. Late effects of radiation-therapy on the gastrointestinal-tract. *Int J Radiat Oncol Biol Phys* 1995;**31**:1213-36.

553. Dubrow RA. Radiation changes in the hollow viscera. *Semin Roentgenol* 1994;**29**:38-52.

554. Hauer-Jensen M. Late radiation-injury of the small-intestine-

clinical, pathophysiologic and radiobiological aspects a review. *Acta Oncol* 1990;**29**:401-15.

555. Szabo S, Cho CH. From cysteamine to MPTP structure-activity studies with duodenal ulcerogens. *Toxicol Pathol* 1988;**16**:205-12.

556. Szabo S. Dopamine disorder in duodenal ulceration. *Lancet* 1979;**2**:880-2.

557. Szabo S. Pathogenesis of duodenal-ulcer disease. *Lab Invest* 1984;**51**:121-47.

558. Visscher GE, Robinson RL, Hartmen HA. Chemically induced lipidosis of the small intestinal villi in the rat. *Toxicol Appl Pharmacol* 1980;**55**:535-44.

559. Dobbins WO. Morphologic aspects of lipid absorption. *Am J Clin Nutr* 1969;**22**:257-65.

560. Gray JE, Weaver RN, Sinkula AA, Schurr PE, Moran J. Drug induced enteropathy characterized by lipid in macrophages. *Toxicol Appl Pharmacol* 1974;**27**:145-57.

561. Friedman HI, Cardell RR. Effects of puromycin on the structure of rat intestinal epithelial cells during fat absorption. *J Cell Biol* 1972;**52**:15-40.

562. Hyams DE, Sabesin SM, Greenberger NJ, Isselbacher KJ. Inhibition of intestinal protein synthesis and lipid transport by ethionine. *Biochim Biophys Acta* 1966;**125**:166-73.

563. Murgatroyd LN. A morphological and histochemical study of a drug-induced enteropathy in the Alderley Park rat. *Br J Exp Pathol* 1980;**61**:567-78.

564. Nelson AA, Fitzhugh OG. Chloroquine: pathological changes observed in rats which for two years had been fed various proportions. *Arch Pathol* 1948;**45**:454-62.

565. Mazué G, Vic P, Gouy D, Remandet B, Lacheretz F, Berthe J, et al. Recovery from amiodarone-induced lipidosis in laboratory animals. A toxicological study. *Fundam Appl Toxicol* 1984;**4**:992-9.

566. Vic P, Gouy D, Lacheretz F, Verschuere B, Cros M, Remandet J, et al. Intestinal pathology in the dog induced by sublethal doses of amiodarone. *Arch Toxicol* 1985;(Suppl. 8):104-9.

567. Kennedy MFG, Tutton PJM, Barkla DH. Adrenergic factors involved in the control of crypt cell proliferation in jejunum and descending colon of mouse. *Clin Exp Pharmacol Physiol* 1983;**10**:577-86.

568. Botsios DS, Vasiliadis KD. Factors enhancing intestinal adaptation after bowel compensation. *Dig Dis* 2003;**21**:228-36.

569. Dowling RH. Glucagon-like peptide-2 and intestinal adaptation: an historical and clinical perspective. *J Nutr* 2003;**133**:3703-7.

570. Tappenden KA. Mechanisms of enteral nutrient-enhanced intestinal adaptation. *Gastroenterology* 2006;**130**:S93-9.

571. Weale AR, Edwards AG, Bailey M, Lear PA. Intestinal adaptation after massive intestinal resection. *Postgrad Med J* 2005;**81**:178-84.

572. Cisler JJ, Buchman AL. Intestinal adaptation in short bowel syndrome. *J Investig Med* 2005;**53**:402-13.

573. MacKay EM, Callaway JW, Barnes RH. Hyperalimentation in normal animals produced by protamine insulin. *J Nutr* 1940;**20**:59-66.

574. Levin RJ, Smyth DH. The effect of the thyroid gland on intestinal absorption of hexoses. *J Physiol* 1963;**169**:755-69.

575. Jarvis EL, Levin RJ. Anatomic adaption of the alimentary tract of the rat to the hyperphagia of chronic alloxan-diabetes. *Nature* 1966;**210**:391-3.

576. Forrester JM. The number of villi in rat's jejunum and ileum: effect of normal growth, partial enterectomy and tube feeding. *J Anat* 1972;**3**:283-91.

577. Hammond KA. Adaptation of the maternal intestine during lactation. *J Mammary Gland Biol Neoplasia* 1997;**2**:243-52.

578. Hanson WR, Osborne JW. Epithelial cell kinetics in the small intestine of the rat 60 days after resection of 70 percent of the ileum and jejunum. *Gastroenterol Clin North Am* 1971;**60**:1087-97.

579. Hanson WR, Osborne JW, Sharp JG. Compensation by the residual intestine after intestinal resection in the rat. *Gastroenterology* 1977;**73**:692-700.

580. Olubuyide IO, Williamson RCN, Bristol JB, Read AE. Goblet cell hyperplasia is a feature of the adaptive response to jejunoileal bypass in rats. *Gut* 1984;**25**:62-8.

581. Rodriguez MB, Tomas FJD, Vaquero C. Morphologic changes in the proximal jejunum after partial hepatectomy in rats. *Rev Esp Enferm Dig* 2008;**100**:615-8.

582. Burkhardt JE, Biehl ML, Kowsz KP, Kadyszewski E, Fisher DO, Ochoa R. Effects of cholestyramine and diet on small intestinal histomorphology in rats. *Toxicol Pathol* 1998;**26**:271-5.

583. Smith JH, Kisic A, Diaz-Arrastia R, Pelly RP, Schroepfer GJ. Inhibitors of sterol synthesis. Morphological studies in rats after dietary administration, administration of 5 a-cholest-8(14)-en-3β-ol-15-one, a potent hypocholesterolemic compound. *Toxicol Pathol* 1989;**17**:506-15.

584. Gona O. Prolactin and ergocriptine effects mucus glycoproteins of the rat ileum. *Histochem J* 1981;**13**:101-7.

585. Hopfner M, Berger A, Folsch UR, Loser C. Effects of

insulin-like growth factor I on growth and polyamine metabolism in various organs in rats. *Digestion* 2002;**65**:103-11.

586. Park CM, Reid PE, Owen DA, Sanker JM, Applegrath DA. Morphological and histochemical changes in intestinal mucosa in the reserpine-treated rat model of cystic fibrosis. *Exp Mol Pathol* 1987;**47**:1-12.

587. Tutton PJM, Helme RD. The influence of adrenoreceptor activity on crypt cell proliferation in rat jejunum. *Cell Tissue Kinet* 1974;**7**:125-36.

588. Hare WV, Stewart HL. Chronic gastritis of the glandular stomach, adenomatous polyps of the duodenum, and calcareous pericarditis in strain DBA mice. *J Natl Cancer Inst* 1956;**16**:889-911.

589. Seronde J. Chronic duodenal ulcers in pantothenate deficient mice. *Gastroenterology* 1965;**48**:612-5.

590. Seronde J. Focal avillous hyperplasia of the mouse duodenum. *J Pathol* 1970;**100**:245-8.

591. Ito A, Watanabe H, Naito M, Naito Y. Induction of duodenal tumors in mice by oral administration of hydrogen peroxide. *Jpn J Cancer Res* 1981;**72**:174-5.

592. Port CD, Dodd D, Deslex P, Regnier B, Sanders P, Indacochea-Redmond N. Twenty-one month evaluation of misoprostol for carcinogenicity in CD-1 mice. *Toxicol Pathol* 1987;**15**:134-42.

593. Dodd DC, Port CD, Deslex P, Regnier B, Sanders P, Indacochea-Redmond N. Two-year evaluation of misprostol for carcinogenicity in CD Sprague-Dawley rats. *Toxicol Pathol* 1987;**15**:125-33.

594. Ito A, Watanabe H, Naito M, Naito Y. Induction of duodenal tumors in mice by oral administration of hydrogen peroxide. *Gann* 1981;**72**:174-5.

595. Desesso JM, Lavin AL, Hsia SM, Mavis RD. Assessment of the carcinogenicity associated with oral exposures to hydrogen peroxide. *Food Chem Toxicol* 2000;**38**:1021-41.

596. Rerat A. Digestion and absorption of carbohydrate and nitrogeneous matter in hindgut of the omnivorous non-ruminant animal. *J Anim Sci* 1978;**46**:1808-37.

597. Snipes RL. Anatomy of the cecum of the laboratory mouse and rat. *Anat Embryol* 1981;**162**:455-74.

598. Ambuhl S, Williams VJ, Senior W. Effects of caecectomy in the young adult female rat on digestibility of food offered *ad libitum* and in restricted amounts. *Aust J Biol Sci* 1979;**32**:205-13.

599. Rowland IR, Mallett AK, Wise A. The effect of diet on the mammalian gut flora and its metabolic activities. *CRC Crit Rev Toxicol* 1986;**16**:31-103.

600. Rowland IR. Interactions of the gut microflora and the host in toxicology. *Toxicol Pathol* 1988;**16**:147-53.

601. Wise A, Mallett AK, Rowland IR. Effect of mixtures of dietary fibres on the enzyme activity of the rat caecal microflora. *Toxicology* 1986;**38**:241-8.

602. Midtveld T. Influence of ofloxacin on the faecal flora. *Drugs* 1987;**34**(Suppl. 1):154-8.

603. Chang WWL, Leblond CP. Renewal of the epithelium in the descending colon of the mouse. I. Presence of three cell populations: vaculated-columnar, mucous and argentaffin. *Am J Anat* 1971;**131**:73-100.

604. Ponder BAJ, Schmidt GH, Wilkinson MM, Wood MJ, Monk M, Reid A. Derivation of mouse intestinal crypts from single progenitor cells. *Nature* 1985;**313**:689-91.

605. Sigthorsson G, Simpson RJ, Walley M, Anthony A, Foster R, Hotz-Behoftsitz C, et al. COX-1 and 2, intestinal integrity, and pathogenesis of nonsteroidal anti-inflammatory drug enteropathy in mice. *Gastroenterology* 2002;**122**:1913-23.

606. McKinnon RA, Burgess WM, Hall P, Roberts-Thomson SJ, Gonzalez FJ, McManus ME. Characterization of CYP3A gene subfamily expression in human gastrointestinal tissues. *Gut* 1995;**36**:259-67.

607. Thörn M, Finnström N, Lundgren S, Rane A, Lööf L. Cytochromes P450 and MDR1 mRNA expression along the human gastrointestinal tract. *Br J Clin Pharmacol* 2005;**60**:54-60.

608. Sun J, Strobel HW. Ageing affects the drug metabolism systems of rat liver, kidney, colon and lung in a differential fashion. *Exp Geront* 1986;**21**:523-34.

609. Scott GBD. Mucosal microhernias in the nonhuman primate colon: their role in the pathogenesis of colonic diseases. *Vet Pathol* 1982;**19**(Suppl. 7):134-40.

610. Kealy WF. Colonic lymphoid-glandular complex (microbursa): nature and morphology. *J Clin Pathol* 1976;**29**:241-4.

611. Klohs WD, Steinkampf RW. Possible link between the intrinsic drug-resistance of colon tumors and a detoxification mechanism of intestinal-cells. *Cancer Res* 1988;**48**:3025-30.

612. Beaugerie L, Petit J-C. Antibiotic-associated diarrhoea. *Best Pract Res Clin Gastroenterol* 2004;**18**:337-52.

613. Bartlett JG, Onderdonk AB, Cisneros RL, Kasper DL. Clindamycin-associated colitis due to a toxin-producing species of Clostridium in hamsters. *J Infect Dis* 1977;**136**:701-5.

614. Bartlett JG, Chang TW, Gurwith M, Gorbach SL, Onderdonk AB. Antibiotic-associated pseudomembranous colitis due to toxin-producing clostridia. *N Engl J Med* 1978;**298**:531-4.

615. Milligan DW, Kelly JK. Pseudomembranous colitis in a leukaemia unit: a report of five fatal cases. *J Clin Pathol* 1979;**32**:1237-43.

616. Rehg JE, Lu Y-S. Clostridium difficile colitis in a rabbit following antibiotic therapy for pasteurellosis. *J Am Vet Med Assoc* 1981;**179**:1296-7.

617. Rehg JE, Lu Y-S. *Clostridium difficile* typhlitis in hamsters not associated with antibiotic therapy. *J Am Vet Med Assoc* 1982;**181**:1422-3.

618. Rehg JE, Pakes SP. *Clostridium difficile* antitoxin neutralization of cecal toxin(s) from guinea pigs with penicillin-associated colitis. *Lab Anim Sci* 1981;**31**:156-60.

619. Rehg JE. Clostridial enteropathies, hamster. In: Jones TC, Mohr U, Hunt RD, editors. *Digestive system. Monographs on pathology of laboratory animals*. Berlin: Springer-Verlag; 1985. p. 340-6.

620. Cudmore M, Silva J, Fekety R. Clostridial enterocolitis produced by methotrexate in hamsters. *Clin Res* 1979;**27** A383-A383.

621. Barthold SW, Coleman GL, Bhatt PN, Osbaldiston GW, Jonas AM. The etiology of transmissible murine colonic hyperplasia. *Lab Anim Sci* 1976;**26**:889-94.

622. Barthold SW, Coleman GL, Jacoby RO, Livstone EM, Jonas AM. Transmissible murine colonic hyperplasia. *Vet Pathol* 1978;**15**:223-36.

623. Barthold SW, Osbaldiston GW, Jonas AM. Dietary, bacterial, and host genetic interactions in the pathogenesis of transmissible murine colonic hyperplasia. *Lab Anim Sci* 1977;**27**:938-45.

624. Ediger RD, Kovatch RM, Rabstein MM. Colitis in mice with high incidence of rectal prolapse. *Lab Anim Sci* 1974;**24**:488-94.

625. Takeuchi A. Early colonic lesions in experimental shigella infections in rhesus monkeys: revisited. *Vet Pathol* 1982;**19**(Suppl. 7):1-8.

626. Holmberg CA, Henrickson RV. Malaga, R., Schneider, R. & Gribble, D. Non-tuberculous myobacterial disease in rhesus monkeys. *Vet Pathol* 1982;**19**(Suppl. 7):9-16.

627. Polderman AM, Blotkamp J. *Oesophagostomum* infections in humans. *Parasitol Today* 1995;**11**:451-6.

628. Bogers JJ, Storey PA, Faile G, Hewitt E, Yelifari L, Polderman A, et al. Human oesophagostomiasis: a histomorphometric study of 13 new cases in northern Ghana. *Virchows Arch A Pathol Anat Histopathol* 2001;**439**:21-6.

629. Storey PA, Faile G, Hewitt E, Yelifari L, Polderman AM, Magnussen P. Clinical epidemiology and classification of human oesophagostomiasis. *Trans R Soc Trop Med Hyg* 2000;**94**:177-82.

630. Lumb GD, Beamer PR, Rust JH. Oesophagostomiasis in feral monkeys (*Macaca mulatta*). *Toxicol Pathol* 1985;**13**:209-14.

631. Fellows IW, Clarke JMF, Robberts PF. Nonsteroidal anti-inflammatory drug induced jejunal and colonic diaphragm disease: a report of two cases. *Gut* 1992;**33**:1424-6.

632. Haque S, Haswell DHE, Dreznick JT, West AN. A cecal diaphragm associated with the use of nonsteroidal anti-inflammatory drugs. *J Clin Gastroenterol* 1992;**15**:332-5.

633. Wolfe MM, Lichtenstein DR, Singh G. Medical progress: gastrointestinal toxicity of nonsteroidal antiinflammatory drugs. *N Engl J Med* 1999;**340**:1888-99.

634. Davies NM. Toxicity of nonsteroidal antiinflammatory drugs in the large-intestine. *Dis Colon Rectum* 1995;**38**:1311-21.

635. Mulcahy HE, O'Donoghue D. Nonsteroidal anti-inflammatory drugs and their colonic effects: more interesting than irritating? *Eur J Gastroenterol Hepatol* 2002;**14**:1177-8.

636. Van Velzen D, Ball LM, Dezfulian AR, Southgate A, Howard CV. Comparative and experimental pathology of fibrosing colonopathy. *Postgrad Med J* 1996;**72**:S39-48.

637. Smyth RL, Van Velzen D, Smyth AR, Lloyd DA, Heaf DP. Strictures of ascending colon in cystic fibrosis and high-strength pancreatic enzymes. *Lancet* 1994;**343**:85-6.

638. FitzSimmons SC, Burkhart GA, Borowitz D, Grand RJ, Hammerstrom T, Durie PR, et al. High-dose pancreatic-enzyme supplements and fibrosing colonopathy in children with cystic fibrosis. *N Engl J Med* 1997;**336**:1283-9.

639. Linder JD, Monkemuller KE, Raijman I, Johnson L, Lazenby AJ, Wilcox CM. Cocaine-associated ischemic colitis. *South Med J* 2000;**93**:909-13.

640. Brown DN, Rosenholtz MJ, Marshall JB. Ischemic colitis related to cocaine abuse. *Am J Gastroenterol* 1994;**89**:1558-61.

641. Jonas G, Mahoney A, Murray J, Gertler S. Chemical colitis due to endoscopic cleaning solutions: a mimic of pseudomembranous colitis. *Gastroenterology* 1988;**95**:1403-8.

642. Ishioka T, Kuwabara N, Oohashi Y, Wakabayashi K.

Induction of colorectal tumours in rats by sulphated polysaccharides. *CRC Crit Rev Toxicol* 1987;**17**:215-44.

643. Sharratt M, Grasso P, Carpanini F, Gangolli SD. Carrageenan ulceration as a model for human ulcerative colitis. *Lancet* 1970;**2**:932.

644. Fath RB, Deschner EE, Winawer SJ, Dworkin BM. Degraded carrageenan-induced colitis in CF1 mice. A clinical, histopathological and kinetic analysis. *Digestion* 1984;**29**:197-203.

645. Marcus R, Watt J. Colonic ulceration in young rats fed degraded carrageenan. *Lancet* 1971;**2**:765-6.

646. Benitz KF, Goldberg L, Coulston F. Intestinal effects of carrageenans in the rhesus monkey (*Macaca mulatta*). *Food Cosmet Toxicol* 1973;**11**:565-75.

647. Kitano A, Matsumoto T, Hiki M, Hashimura H, Yoshiyasu K, Okawa K, et al. Epithelial dysplasia of the rabbit colon induced by degraded carrageenan. *Cancer Res* 1986;**46**:1374-6.

648. Hirono I, Kuhara K, Hosaka S, Tomizawa S, Goldberg L. Induction of intestinal tumors in rats by dextran sulphate sodium. *J Natl Cancer Inst* 1981;**66**:579-83.

649. Oohashi Y, Ishioka T, Wakabayashi K, Kuwabara N. A study on carcinogenesis induced by degraded carrageenan arising from squamous metaplasia of the rat colorectum. *Cancer Lett* 1981;**14**:267-72.

650. Delahunty T, Recher L, Hollander D. Intestinal permeability changes in rodents. A possible mechanism for degraded carageenan-induced colitis. *Food Chem Toxicol* 1987;**25**:113-8.

651. Ahmed S, Gunaratnam NT. Melanosis coli. *N Engl J Med* 2003;**349**:1349.

652. Mennecier D, Nizou C, Moulin O, Ciribilli JM, Vergeau B. Color nigricans. *Presse Med* 1999;**28** 106-106.

653. Mennecier D, Vergeau B. Melanosis coli? *N Engl J Med* 2004;**350** 197197.

654. Schrodt GR. Melanosis coli: a study with the electron microscope. *Dis Colon Rectum* 1963;**6**:277-83.

655. Ghadially FN, Parry EW. An electron microscope and histochemical study of melanosis coli. *J Pathol Bacteriol* 1966;**92**:313-7.

656. Steer HW, Colin-Jones DG. Melanosis coli: studies of the toxic effects of irritant purgatives. *J Pathol* 1975;**115**:199-205.

657. Walker NI, Bennett RE, Axelsen RA. Melanosis coli: a consequence of anthraquinone-induced apoptosis of colonic epithelial cells. *Am J Pathol* 1988;**131**:465-76.

658. Mengs U. Toxic effects of sennosides in laboratory animals

and *in vitro*. *Pharmacology* 1988;**36**(Suppl. 1):180-7.

659. Lyden-Sokolowski A, Nilsson A, Sjoberg P. Two-year carcinogenicity study with sennosides in the rat: emphasis on gastrointestinal alterations. *Pharmacology* 1993;**47**(Suppl. 1):209-15.

660. Mitchell JM, Mengs U, McPherson S, Zijlstra J, Dettmar P, Gregson R, et al. An oral carcinogenicity and toxicity study of senna (Tinnevelly senna fruits) in the rat. *Arch Toxicol* 2006;**80**:34-44.

661. Nusko G, Schneider B, Schneider I, Wittekind C, Hahn EG. Anthranoid laxative use is not a risk factor for colorectal neoplasia: results of a prospective case control study. *Gut* 2000;**46**:651-5.

662. Dowling RH, Riecken EO, Laws JW, Booth CC. The intestinal response to high bulk feeding in the rat. *Clin Sci* 1967;**32**:1-9.

663. Stragand JJ, Hagemann RF. Effect of lumenal contents on colonic cell replacement. *Am J Physiol* 1977;**233**: E208-11.

664. Barkla DH, Tutton PJM. Proliferative and morphologic changes in rat colon following bypass surgery. *Am J Pathol* 1985;**119**:402-11.

665. Leegwater DC, De Groot AP, Van Kalmthout-Kuper M. The aetiology of caecal enlargement in the rat. *Food and Cosmet Toxicol* 1974;**12**:687-97.

666. Roe FJC, Bär A. Enzootic and epizootic adrenal medullary proliferative diseases of rats: influence of dietary factors which affect calcium absorption. *Hum Toxicol* 1985;**4**:27-52.

667. Newberne PM, Conner MW, Estes PC. The influence of food additives and related materials on lower bowel structure and function. *Toxicol Pathol* 1988;**16**:184-97.

668. Stark A, Nyska A, Madar Z. Metabolic and morphometric changes in small and large intestine in rats fed high-fiber diets. *Toxicol Pathol* 1996;**24**:166-71.

669. Whiteley LO, Purdon MP, Ridder GM, Bertram TA. The interactions of diet and colonic microflora regulating colonic mucosal growth. *Toxicol Pathol* 1996;**24**:305-14.

670. Mengs U, Mitchell J, McPherson S, Gregson R, Tigner JA. 13-week oral toxicity study of senna in the rat with an 8-week recovery period. *Arch Toxicol* 2004;**78**:269-75.

671. Juhr N-C, Ladeburg M. Intestinal accumulation of urea in germ-free animals: a factor in caecal enlargement. *Lab Anim* 1986;**20**:238-41.

672. Van Leeuwen PAM, Drukker J, Van Der Kleyn NM, Van Den Boogaard AEJM, Soeters PN. Morphological effects of high dose neomycin sulphate on the small and large

intestine. *Acta Morphol Neerl Scand* 1986;**24**:223-34.

673. Shamsuddin AKM, Trump BF. Colon epithelium. 2. In vivo studies of colon carcinogenesis light microscopic, histochemical, and ultrastructural studies of histogenesis of azoxymethane-induced colon carcinomas in Fischer-344 rats. *J Natl Cancer Inst* 1981;**66**:389-401.

674. Kozuka S. Premalignancy of the mucosal polyp in the large intestine: I. Histologic gradation of the polyp on the basis of epithelial pseudostratification and glandular branching. *Dis Colon Rectum* 1975;**18**:483-93.

675. Tanaka T. Colorectal carcinogenesis: review of human and experimental animal studies. *J Carcinog* 2009;**8**:5.

676. Riddell RH, Goldman H, Ransohoff DF, Appelman HD, Fenoglio CM, Haggitt RC, et al. Dysplasia in inflammatory bowel disease: standardized classification with provisional clinical applications. *Hum Organ* 1983;**14**:931-68.

677. Kullmann F, Messmann H, Alt M, Gross V, Bocker T, Scholmerich J, et al. Clinical and histopathological features of dextran sulfate sodium induced acute and chronic colitis associated with dysplasia in rats. *Int J Colorectal Dis* 2001;**16**:238-46.

678. Clapper ML, Cooper HS, Chang WCL. Dextran sulfate sodium-induced colitis-associated neoplasia: a promising model for the development of chemopreventive interventions. *Acta Pharmacol Sin* 2007;**28**:1450-9.

679. Lingeman CH, Garner FM. Comparative study of intestinal adenocarcinoma of animals and man. *J Natl Cancer Inst* 1972;**48**:325-46.

680. DePaoli A, McClure HM. Gastrointestinal neoplasms in non-human primates: a review and report of new cases. *Vet Pathol* 1982;**19**(Suppl. 7):104-25.

681. Burn JI, Sellwood RA, Bishop M. Spontaneous carcinoma of the colon of the rat. *J Pathol Bacteriol* 1966;**91**:253-4.

682. Wells GAH. Mucinous carcinoma of the ileum in the rat. *J Pathol* 1971;**103**:271-5.

683. Zwicker GM, Eyster RC, Sells DM, Gass JH. Naturally occurring intestinal neoplasms in aged CRL:CD BR rats.

Toxicol Pathol 1992;**20**:253-9.

684. Vanderberghe J, Verheyen A, Lauwers S, Geboes K. Spontaneous adencarcinoma of the ascending colon in Wistar rats: the intracytoplasmic presence of a Campylobacter-like bacterium. *J Comp Pathol* 1985;**95**:45-55.

685. Fortner JG. Spontaneous tumors including gastrointestinal neoplasms and malignant melanoma, in Syrian hamster. *Cancer* 1957;**10**:1153-6.

686. McMaster, O. Sporanox (itraconazole) injection. *Pharmacology/toxicology review and evaluation*. Application. No: 020996. Maryland, USA: Center for Drug Evaluation and Resarch. Food and Drug Administration; 1999.

687. Ward JM. Morphogenesis of chemically induced neoplasms of the colon and small intestine in rats. *Lab Invest* 1974;**30**:505-13.

688. Heyer J, Yang K, Lipkin M, Edelmann W, Kucherlapati R. Mouse models for colorectal cancer. *Oncogene* 1999;**18**:5325-33.

689. Cai H, Al-Fayez M, Tunstall RG, Platton S, Greaves P, Steward WP, et al. The rice bran constituent tricin potently inhibits cyclooxygenase enzymes and interferes with intestinal carcinogenesis in Apc(Min) mice. *Mol Cancer Ther* 2005;**4**:1287-92.

690. Newman JV, Kosaka T, Sheppard BJ, Fox JG, Schauer DB. Bacterial infection promotes colon tumorigenesis in Apc(Min/1) mice. *J Infect Dis* 2001;**184**:227-30.

691. Corpet DE, Pierre F. How good are rodent models of carcinogenesis in predicting efficacy in humans? A systematic review and meta-analysis of colon chemoprevention in rats, mice and men. *Eur J Cancer* 2005;**41**:1911-22.

692. Mantovani A, Allavena P, Sica A, Balkwill F. Cancer-related inflammation. (Report). *Nature* 2008;**454** (436):439.

693. Kraus S, Arber N. Inflammation and colorectal cancer. *Curr Opin Pharmacol* 2009;**9**:405-10.

694. Tache S, Peiffer G, Millet AS, Corpet DE. Carrageenan gel and aberrant crypt foci in the colon of conventional and human flora-associated rats. *Nutr Cancer* 2000;**37**:193-8.

第9章 肝脏和胰腺

肝脏

背景

药物所致人类肝脏毒性

尽管肝脏的药物反应不如皮肤和消化道的不良作用那么常见报道,但它们在人类中仍然重要[1,2]。正如Hyman Zimmerman所指出的那样,药物所致肝脏毒性在"二战"前问题很小,但随后的几十年增长迅猛[3]。英国近十年诊断为药物所致肝脏毒性而入院的患者持续增长,其增速超过入院总人数的增速[4,5]。肝脏毒性也是终止新药开发比较常见的原因[6,7]。同时它也是政府机构监管行为的最常见原因之一[8]。这些毒性反应许多通过动物试验未能预测,因为它们本质上属于过敏性或非过敏性特异质反应,仅限于小部分个体患者[9]。

作为药物代谢和解毒的主要器官,肝脏毒性因多种原因仍然是当代肝脏病学的一个挑战。许多表面上安全的药物有时会产生累及肝脏的严重不良反应。一些药物(如阿司匹林)已使用数十年未引起肝脏损害,但最近也显示产生肝毒性。尽管中止治疗在预防严重疾病中很重要,但肝脏的药物反应可能很难诊断,这是因为药物引起的肝损伤几乎可以模拟任何类型的肝胆疾病[10]。即使在组织病理学评估后,可能区分药物所致肝损伤与自发的肝脏疾病也会非常困难,因为药物所致人类肝损伤实际上包含所有已知类型的急性和慢性肝损伤。然而,有无胆汁淤积的急性肝炎似乎是药物相关的肝毒性患者中最常报道的组织学类型[11]。

药物可引起暴发性肝功能衰竭[12]。药物所致肝损伤占美国急性肝功能衰竭病例的50%以上,约占儿童病例的20%[1,2]。1986~1991年间英国伯明翰报告给法医的36例药物致死案例中,6例为肝功能衰竭所导致,12例为非甾体类抗炎药物相关的胃肠道出血和溃疡引起的死亡[13]。法国博容医院330例以暴发性或亚急性肝功能衰竭收治的成人病例中,50例(15%)为药物所致肝炎导致的肝功能衰竭[14]。临床试验中的新化学实体也已成为严重肝损害的原因。在一项为期6个月的非阿尿苷(核苷类似物)的临床试验中,许多患者因肝细胞线粒体紊乱和小泡性脂肪变性而发生肝功能衰竭[15]。噻唑烷二酮(曲格列酮),一种抗糖尿病药物，尽管其临床前试验结果阴性，但在早期临床使用中因与肝损伤有关而撤市[16,17]。最近一种有望替代华法林的新抗凝血药也因在Ⅲ期临床试验中存在严重肝损伤的担忧而撤回[18]。

需要注意的是，许多草药和食品添加剂也与肝脏毒性相关并且可能致命，但因为缺乏确切数据，其发生率很大程度上是未知的[19,20]。

发生于人类的某些药物反应因呈剂量和时间依赖性而被认为是可预测的。这些反应高发于许多暴露于适当剂量的个体中，并且通常在短期治疗之后发生。这些效应通常在实验动物上可以复制。其他反应因没有剂量和时间依赖性，以1/1000 ~ 1/10 000的频率零星发生，因而被认为是不可预测的。这些反应通常发生于首次服药后5 ~ 90天。不幸的是，这些反应不容易在实验动物身上复制或检测。由于其在患者中相对罕见，要检测到就需要大量的暴露人群。一般而言，Ⅲ期临床试验中特异质反应的检测需要多达其发生率3倍的患者量。例如，要检测一个发生率小于1/10 000的药物反应将需要3万名患者参与试验。然而最近有人提出，采用更严格的方法，同时医师对评估患者药物相关肝毒性的关键要素有更好的知晓，可能有助于识别和预防新药开发和临床实践中的肝毒性[8]。然而，不可预测的反应因其通过许多包括免疫和非免疫的不同机制发生而不能被完全理解[1,21,22]。

有令人信服的证据表明，免疫系统参与了许多药物的超敏反应发病机制。鉴于肝细胞的药物代谢特性，人们认为它们可形成微量的药物-蛋白加合物，正常情况下后者可被免疫系统耐受。当这种耐受丧失后就会发生超敏反应[23]。人们认为，伴随某些药物（如三氟乙烷、替尼酸和双肼嗪等）的反应之所以发生，是由于活性代谢产物与酶结合形成了新的抗原。已经找到识别这些新抗原的抗体，但这些仅限于某些罕见个体，所以这些不良免疫反应的确切机制尚不清楚[22,24]。有人提出某些药物能以类似于药物结合其他受体的方式直接与抗原递呈细胞和T细胞上的主要组织相容性复合体——肽复合物（MHC-peptide complexes）结合，从而启动T细胞免疫反应[25]。人们提出了多种途径，包括通过肿瘤坏死因子α受体激活细胞凋亡通路，破坏肝细胞表面或邻近微管的肌动蛋白丝从而诱发胆汁淤积性疾病，干扰多药耐药相关蛋白3（multidrug resistant-associated protein3，MRP3)等运转泵，药物与血红蛋白共价结合，以及通过β氧化和呼吸链酶双重效应抑制线粒体功能等。

临床前毒性试验

相对而言，很少有研究能严格将药物所致人类肝脏不良反应与在实验动物中产生的反应关联起来。由于许多药物完整的临床前与临床数据未公开或不可获取，所以有效的比较并不容易。但是，一项提交给英国药品安全委员会的基于45种药物数据的综述显示，尽管药物的人类肝脏毒性不如动物试验那么常见报道，但两者存在合理的关联[26]。一篇关于引起人类和动物肝损害的外源性化合物的全面文献综述指出，化合物在啮齿类或非啮齿的肝毒性证据可预示其引起人类肝毒性的潜能[27]。这一观点得到了来自多家大型制药公司新化学实体数据库的人类与动物毒性相关性的支持，数据显示，临床试验中肝功能测试指标的升高与动物毒性试验中的肝毒性相关性接近70%[6]。尽管临床前研究中的假阴性结果不常见，但存在大量的假阳性结果。这项研究同时表明，肝功能测试异常是新药临床试验中四种主要类型的人类不良反应之一，其他类型为神经、胃肠道以及包括心电图改变在内的心血管不良反应。

尽管实验动物与人类肝毒性间的相关性合乎情理，但这种关联不包括使实验啮齿类动物产生肝脏肿瘤的药物。但这种一致性还存有争议，因为几乎所有已知的人类致癌物均在啮齿类致癌试验中显示致瘤性，但对治疗药物而言并非如此（即致癌试验中的致瘤性并不能外推至人类）[28]。分析美国1994版《医师案头参考书》表明，241种药物中，至少11种引起大鼠肝脏肿瘤，14种引起小鼠肝脏肿瘤，2种同时引起大、小鼠肝脏肿瘤。这些药物中除口服避孕及合成代谢类固醇外，无一显示与人类任何致瘤风险相关[29]。唯一具有一定人类肝脏致瘤风险的药物是避孕类固醇和合成代谢类固醇，它们与少数人发生的肝细胞腺瘤风险相关。

形态学方面

肝细胞占肝脏约60%[30]。肝细胞排列成相互连接的单细胞厚度的板层状结构，并产生连续的腔隙迷路，血管悬浮其中。如Malpighi首次于1666年描述的那样，小叶和腺泡是这种结构的最小单位[31]。存在三种关于肝脏结构的概念，即1883年Kiernan描述的经典小叶结构[32]，Mall的门管小叶结构和Rappaport的肝腺泡结构[33-35]。

肝细胞呈多面体形，通常含6个面，覆盖有微绒毛。半数面附着于相邻的肝细胞并形成胆小管互补壁（称为肝细胞的胆管面或胆管极）。在小叶的中央区（Rappaport Ⅲ 带），胆小管宽约0.5 μm，但在外围带（Rappaport Ⅰ 带）它们变得更宽（1～2.5 μm），由3个肝细胞所围成。Rappaport Ⅰ 带、Ⅱ 带和 Ⅲ 带就氧气与营养含量而言分别代表一级、二级与三级血供区。胆小管可通过细胞化学技术在光镜水平显现出来[36,37]。其余的肝细胞面被大量微绒毛被覆，它们毗邻肝窦壁但由窦周隙（即狄氏腔）将其与窦壁分开。这样，狄氏腔就在肝内形成了一个连续的微小腔隙迷路，内含数量不等的组织液。

贮脂细胞（lipocyte, fat storing cell, Ito cell）位于狄氏腔[38]。这些细胞与Kuffer在1876年首次观察到的星状细胞（Stellate cell, Sternzellen）相同，可与氯化金发生反应[39]。星状细胞在正常啮齿类动物肝脏石蜡切片中有时比较明显，约占全部固有细胞的15%。这些细胞似为肝脏中类维生素A的主要储存部位[40]。在维生素A缺乏的大鼠中，星状细胞中的脂滴变得特别稀疏，反之当过量给予维生素A时，星状细胞中的脂滴变得非常稠密[40]。星状细胞是主要的纤维发生细胞，参与肝脏基质调节与肝纤维化[41]。肝损伤时星状细胞丢失掉维生素A并激活，在此过程中从静止的细胞转化为增生型肌成纤维细胞，产生纤维并可收缩[42]。在其表达的众多蛋白和细胞因子中，α平滑肌肌动蛋白在组织切片上作为星状细胞激活的免疫细胞化学标记特别有用[41,43-45]。

枯否细胞这个术语用于命名肝窦中的吞噬细胞。枯否细胞在肝脏的纤维发生中也很重要，因为在损伤发生的情况下它们能促进基质形成，当损伤恢复时则促进基质的降解[46]。枯否细胞可在组织切片上通过采用多种巨噬细胞或抗原递呈细胞抗原的免疫细胞化学技术得以定位[47]。

从大鼠上所显示的不同内吞活性看，衬覆肝窦的内皮细胞似乎在功能上不同于衬覆大血管（如中央或小叶间静脉）的内皮细胞。内皮细胞含有成簇或筛板状排列的小孔。在肝窦与狄氏腔之间存在一个开放的通信，从而使得一定大小的溶质和颗粒可以在两个腔室的血液和淋巴液之间自由交换。另一种在大鼠报道的肝窦细胞是隐窝细胞（pit cell）[48]。这些细胞具有大颗粒淋巴细胞的形态，以存在胞质嗜天青颗粒、电子致密颗粒和典型的杆状核心（rod-cored）囊泡为特征。它们代表了一类独特的肝脏自然杀伤细胞群体，可在某些细胞群体中引起细胞溶解和凋亡[49,50]。

结缔组织纤维及含组织液的宽大间隙（玛尔间隙，spaces of Mall）包绕着汇管区的动脉与静脉。胆管细胞开始于移行胆管上皮，它在胆小管从赫林管（cannals of Herring，胆小管-小胆管连接部）部位注入胆管系统的最细部分时衬覆毛细胆管的终末部分。

肝叶的解剖学种属差异对比以及国际通用的啮齿类动物肝脏病理学术语已出版[51]。

功能方面

尽管肝细胞结构非常一致，但肝小叶内的肝细胞具有很大的功能异质性。一般而言，氧化性能量代谢、β-氧化、氨基酸分解代谢、由氨基酸生成尿素、糖异生、胆汁酸与胆红素的分泌等，主要位于外围带（Ⅲ带），而糖酵解、脂质生成和氨转化为尿素似乎主要位于静脉周围区或称小叶中央区（Ⅰ带）[52,53]。

门脉周围的肝细胞被赋予了针对活性产物（如超氧阴离子自由基、过氧化氢及羟自由基等）很好的保护特性。这点可从外围带存在丰富的谷胱甘肽和谷胱甘肽过氧化物酶反映出来。相反，外源性物质的生物转化，不管是氧化、还原、水解还是结合似乎主要位于静脉周围的肝细胞中。例如，NADPH生成酶葡萄糖-6-磷酸脱氢酶，NADPH利用酶NADPH细胞色素C还原酶，以及细胞色素P450则具有小叶中心性和静脉周围性的分布特点。人们采用包括细胞培养、定量细胞化学、免疫细胞化学以及分子生物学方法（如差异显示）等在内的多种技术，已在大鼠肝脏中观察到区域性差异[54-58]。

然而，重要的是需要强调许多肝小叶各带异质性的相关知识源自啮齿类动物肝脏的数据。肝小叶各带异质性不仅存在种属、品系和性别差异，而且也不是一种绝对或恒定的现象。它是一个动态的过程，以对环境条件变化带来的要求以及生理学与病理学状态作出反应。人们已注意到乙醛脱氢酶存在种属差异，它在肝脏浓度最高，在乙醇的直接代谢产物乙醛的代谢中似乎很重要[59]。这些酶是胞质、线粒体和微粒体的组分，但其占各个亚细胞组分的比例具有种属依赖性。而且人们发现此酶的活力在近交系小鼠品系间存在显著差异[59]。反映肝脏微粒体酶活力的戊巴比妥睡眠时间在近交系小鼠品系间同样也表现出了明显差异[60]。

细胞色素P450

肝脏是生物转化的主要器官，由细胞色素P450单加氧酶系统执行的肝脏氧化是主要的药物代谢过程。哺乳动物细胞色素P450（CYP）超家族编码涉及各种代谢功能的酶。这些功能包括药物和其他外源性化学品的代谢，花生四烯酸的代谢以及类花生酸、胆固醇、甾醇类和胆汁酸的生物合成，类固醇和维生素D_3的合成与分解代谢，维甲酸羟基化，以及生物胺与神经氨的代谢。许多细胞色素P450（CYP）基因的突变可引起先天性代谢障碍，并出现功能未知的"孤儿细胞色素"[61]。

小鼠和人类基因组测序的完成，使严格比较这两个种属的差异和相似性成为可能。有些P450基因明确在功能上直系同源，或许执行相似的功能；其他的则不然，这使得两个种属间的功能外推具有潜在问题[62]。

从不同实验室分离出来的成百上千种细胞色素P450被冠以各种不同的名称。基于序列的相似性，细胞色素P450目前被分为CYP1、CYP2、CYP3等家族以及冠以大写字母的亚家族，如CYP1A、CYP1B等。阿拉伯数字被用来标识亚家族中的单个酶[63]。P450酶家族享有至少40%的氨基酸同源性，而亚家族成员享有至少55%的同源性[61]。

人类代谢外源性化学品的细胞色素P450几乎全部定位于CYP1、CYP2和CYP3家族，小部分位于CYP4家族[61]。就数量而言，CYP3A4和CYP3A5是人类肝脏和胃肠道中最丰富的CYP酶，已知可代谢超过120种常用的处方药物。因此，这些是病人药物肝代谢中最重要的细胞色素P450，也是许多制药公司为支持新的候选药物开发而采用人离体微粒体制备物最常评估的细胞色素P450[64]。不同类型药物表现出可诱导CYP3家族成员的能力，并且对于某特定化合物而言，其诱导CYP3A的能力存在种属差异[61]。诱导的分子基础似乎是通过一种配体激活的转录因子来实现。参与诱导CYP1A、CYP2B、CYPP3A和CYP4A亚家族的重要核受体分别包括芳香族受体（Ahr）、构雄烷受体（CAR）、孕烷X受体（PXR）和过氧化物酶体增殖物激活受体α（PPARα）[65]。核受体间存在大量的交互对话，CAR与PXR间具有高度相似性。

胃肠道中存在的CYP3A4可能与某些系统前代谢（presystemic metabolism）有关。许多药物的羟基化作用通过CYP2D6介导，脱甲基作用主要由CYP1A2、CYP2C和CYP3A4介导[66]。然而，药物代谢的研究很复杂，其体内代谢很少通过某个单一的酶通路来完成。细胞色素P450酶在人群中存在遗传多态性，药物的处置方式因此而改变。这些对抗抑郁药物的使用有重要影响，因此有人提出了基于CYP2基因型的治疗建议[67,68]。

细胞色素P450依赖的单加氧酶系统对药物（无论是诱导剂还是抑制剂）的反应存在明显的种属差异[64]。

CYP3A参与人体许多药物的代谢，但在大鼠和犬中CYP2C表现出更重要的作用。Wistar大鼠和C57BL/10J小鼠的免疫细胞化学研究表明，CYP1A1、

CYP1A2、CYP2B1和CYP3A1主要位于肝小叶中央区，而雌性C57BL/10J小鼠CYP2B1在肝小叶外围带表达[54]。CYP1A（大鼠中俗称P448或P450c）主要参与多环芳烃的代谢。人类CYP1A主要在肺脏、皮肤、喉及胎盘中表达，而肝脏中表达较低。相比之下，CYP1A2（大鼠中称为P448或P450d）在肝脏中高表达，主要代谢杂环胺、芳香胺和黄曲霉素B_1，已被确认为众多化学致癌物活化的关键因子[69]。CYP2B1和CYP2B2(大鼠中分别为P450b和P450e)是大鼠肝中主要的苯巴比妥诱导类型。

有人报道，细胞色素P450的总含量在大鼠肝脏不同肝叶间存在异质性，其中肝右叶含量最高[70]。通过对归档活检材料进行免疫组化和mRNA原位杂交实验，在人类肝脏中也观察到类似的分布[71]。

年龄和性别差异

人体临床试验表明，随着年龄的增长，对各种药物的处置速率显著降低。尽管这种降低可归因于许多因素，包括肠道吸收减少、肝血流量降低或肾脏的代谢清除率降低，但有大量的证据表明肝脏代谢药物的能力随着年龄增长而降低[72,73]。人体中的这些发现已经被大、小鼠体外和体内试验普遍证实，但在人类和啮齿类动物间存在差异[74]。

在啮齿类动物上所设计的用以研究肝脏混合功能氧化酶系统和肝脏微粒体药物代谢酶活性的各种实验也表明肝脏活性随年龄的增加而下降[75,76]。这种衰老过程影响大鼠肝脏药物代谢酶系统被诱导的能力[77]。大鼠的研究表明，肝脏血流减少发生在出生后的第12个月，血流的减少使肝脏生物转化能力降低[75]，同时表明衰老影响大鼠对肝脏毒性损伤的易感性[78]。

其他年龄相关的肝脏活性改变在啮齿类动物上也有报道。大鼠中有些酶类（如糖酵解涉及的丙酮酸激酶和脂肪形成涉及的酶）表现出活性随年龄增加而减低，而糖异生相关的酶类随年龄增加保持不变甚至增加[79]。幼龄大鼠肝小叶外围带溶酶体酶活性较高，而老龄大鼠中央静脉周围肝细胞具有更高的溶酶体酶活性[80]。这点与脂褐素及溶酶体在大鼠肝细胞的蓄积随年龄增加的规律一致[73]。

性激素也可改变人体的肝脏功能，其影响在临床前研究中具有潜在重要性。许多参与维持血清脂蛋白、凝血和纤溶蛋白的基因在肝脏中的表达通过雌激素受体受雌激素调控[81]。越来越多的证据表明，人体内重要的药物代谢细胞色素P450的活性存在性别差异[66]。啮齿类动物肝脏微粒体药物代谢酶的活性可能存在性别依赖性。一些研究显示，雄性Wistar大鼠较雌性Wistar大鼠肝组织中具有更高的肝脏微粒体单加氧酶活性，但随着年龄的增加，雄性大鼠酶活性下降，所以这种性别差异趋于消失[82]。

环境因素

在影响肝脏功能的环境因素中，饮食是最重要的一个因素。大鼠肝细胞的形态计量学评估表明，饲喂不同碳水化合物、蛋白质和脂肪含量的食物后，肝细胞胞核与胞质的体积差异显著，糖原、脂类和粗面内质网的数量发生显著变化[83]。食物中的蛋白含量对肝脏代谢可产生显著影响。给大鼠饲喂高蛋白食物可使糖异生与尿素生成活跃，并伴随肝脏线粒体数量以及线粒体细胞色素氧化酶活性显著增加[84]。

禁食可在相当短的时间内影响啮齿类动物的肝脏。在常规毒性试验条件下，禁食12小时的小鼠肝脏中糖原和谷胱甘肽定量细胞化学研究表明，糖原和谷胱甘肽年龄依赖性的丢失高达50%左右[85]。肝糖原的分布形式也随时间而改变。这些发现对毒理学方案的设计和研究终点时机的选择具有启示作用，因为糖原代谢和谷胱甘肽都可以影响肝脏的药物代谢能力。热量限制可延缓雄性大鼠肝脏某些单氧化酶（如NADPH细胞色素P450还原酶和总细胞色素P450）的活性与微粒体浓度随年龄增长而下降[86]。

改变明-暗周期可能影响肝脏糖原与酶活性[87]。定量组织化学研究也表明5'-核苷酸酶活性存在昼夜变化[88]。研究提示某些自发性肝脏病变可影响药物代谢能力[75]。出现于小鼠胃肠道的寄生虫鼠管线虫可影响肝微粒体单加氧酶系统[89]。小鼠感染肝螺杆菌也可改变小鼠细胞动力学与肝脏代谢，并下调过氧化物酶体增殖物、脂肪酸和类固醇代谢通路相关基因的转录[90,91]。笼具垫料显示对大鼠微粒体细胞色素P450酶依赖性药物代谢活性具有影响,香柏木屑垫料可增强酶活性,而松木屑垫料可降低酶活性[92]。

留取组织

像毒理学试验中大多数组织一样,解剖时将肝脏浸泡固定在足量的福尔马林–生理盐水中通常足以为常规石蜡包埋切片的光镜检查提供良好的形态学细节。在每只动物留取进行组织学检查的肝脏块数方面,各实验室间存在相当大的差异。对大鼠而言,常规监管性试验中这种差异可能是1~4块肝脏。美国国家毒理学计划在2年大鼠致癌性试验的做法是取两块肝脏标本,即取左叶和右中叶最大部分的横断面[93]。在大鼠和小鼠这似乎是一种被广泛接受的方式,另可选择经尾状叶添加一块[94]。显然对较大的动物种属,组织块数可有更高的选择性,这点需要在组织病理学分析时考虑到。

如果肝脏组织不仅要用于组织学检查,还要用于代谢、生化、细胞化学、超微结构以及近来的基因组学研究,标本的选择更具挑战性,特别是在没有设置附加试验组时。尸检需要随机化,为避免延长禁食产生的影响,需要确保在短时间内采集到用于细胞化学或生物化学研究的肝脏标本,两者之间会产生冲突。尽管灌注固定对电镜检查很理想,但在常规毒性试验中可能并不总是可行的。对于啮齿类动物肝脏,一个折中的办法是贯穿实质的灌注法,即在尸检时取出一叶肝脏并直接经肝实质灌注[95]。

技术

电子显微镜检查、酶细胞化学和免疫细胞化学都在外源性化合物导致的肝脏组织病理学改变表征方面继续发挥着重要的作用。电子显微镜检查在评估肝脏重量增加方面仍然有用,它可以对滑面内质网与过氧化物酶体的增生以及溶酶体的改变(如磷脂质病)进行定性。最重要的是它也能评估线粒体的完整性。尽管酶细胞化学现已通常被免疫细胞化学技术所取代,但其依然是在传统组织切片上测定

真实细胞活性的少数方法之一。

重组DNA技术和各种分子生物学方法是最近向病理实验室转移的基础研究技术。尽管毒理学上许多热衷者提出所谓的"毒理基因组学"的使用将取代某些传统方法,尤其是病理学,但这种情况还没有发生。毒理基因组学方法(如转录分析)可为组织变化的评估和涉及的机制提供大量信息,但最好结合组织病理学评估一并实施[96-102]。

肝脏重量变化

在啮齿类动物重复给药毒性试验中常可观察到剂量相关性肝重增加。在犬或其他大动物试验中,个体差异以及使用的动物数少使评估肝重变化不太确定。肝重变化的原因多种多样。文献记载的人类和实验啮齿类动物一种年龄相关的变化是肝脏体积减小[73]。

当肝重增加由脂质、糖原或其他物质的蓄积引起时,或者是细胞损伤、淤血、肝细胞肥大或增生的结果时,其原因可在组织切片上明显观察到。然而当增大的肝脏中同时存在肥大和增生时,确定两者的相对贡献则需要仔细的定量分析[103]。肝脏重量可受循环因素的显著影响,但这些因素仅通过显微镜检查很难评估[104]。

小叶中心性肥大与啮齿类动物肝重增加有关,常伴有滑面内质网的增生及适应性酶诱导(见下文)。大鼠肝重增加的量并不总是与肝酶诱导的量相关联,在犬中关联度更低[105,106]。因此,明智的做法是,复查组织病理学发现以找出相关病变,并用附加试验确认这些病变的超微结构特点以及酶学变化的性质和程度。酶诱导的性质在不同的诱导剂间存在相当大的差异,同一诱导剂在不同物种间也存在相当大的差异。苯巴比妥类诱导剂比3–甲基胆蒽类诱导剂似乎更易引起肝重增加。这是因为苯巴比妥样诱导剂可增加mRNA转录从而使胞质内滑面内质网增加,而3–甲基胆蒽诱导剂通过芳香烃基因位点介导基因表达发挥作用[76]。许多化合物是有效的肝酶诱导剂,但并不引起啮齿类动物肝脏显著增大[104]。

这些差异可能不仅对人体的药物安全性评价具有意义，而且也影响对后续致癌性试验中肝脏肿瘤重要性的评价。因此，明智的做法是，及时对肝脏重量变化的性质进行细致分析，并对不常见或非典型的组织学特征进行评估，这些特征可能预示在啮齿类动物致癌性试验中发生肝脏肿瘤。

脂肪变性

许多因素可使大鼠、小鼠、犬、猴及人类肝脏发生脂肪变性[3,27]。对脂肪变性的镜下表现的认识已超过一个世纪，一般分为两种，但混合型也较常见。它可以由细小的含脂质胞质空泡（小泡性）组成，也可表现为细胞内单个大空泡（大泡性）的特点（图9.1）。脂肪可呈弥散性或局部性分布。

大泡性脂肪变性是最常见的形式，以出现单个大脂肪空泡并将胞核压向周边为特点。这是一种相对良性的病变，与各种营养改变或代谢改变有关。研究表明，大多数因子是通过干扰脂质从细胞的清除而不是增加脂质进入细胞而引起脂肪变性[3]。然而，重要的是为可能传递更重要毒性信息的其他变化评估这种常见形式的脂肪变性。这种形式的脂肪变性零星见于对照组动物，推测可能由营养、代谢

或激素紊乱而引起，或者与动物衰弱有关。膳食性脂肪变性使肝脏更容易发生损伤。

小泡性脂肪变性历来被认为是更严重的肝功能障碍或毒性的标志。在人类，小泡性脂肪变性与肝脏疾病相关，如妊娠中的急性脂肪肝和儿童中与服用水杨酸盐相关的雷氏综合征，两者均具有潜在的灾难性后果[108]。据报道，人类中的小泡性脂肪变性也与丙戊酸和四环素类药物[109]以及抗乙型肝炎病毒有效的核苷酸类似物非阿尿苷有关[15]。尽管引起这些情况的确切机制尚未完全明了，但线粒体似乎是可能的靶点，通过抑制β-氧化或通过损伤线粒体DNA或其他线粒体成分而损害线粒体功能[15,109]。

实验动物小泡性脂肪变性也可以是明显肝细胞毒性的结果，是一种典型的细胞损伤的证据（图9.2）。这种类型的脂肪变性中，肝细胞胞质充满大量的小脂质空泡，常呈现泡沫状外观，胞核仍位于细胞的中央。毒性导致的脂肪变性通常伴有明显的细胞损伤（图9.2和图9.3）。

在啮齿类动物中，脂肪变性也可能是营养失调的结果。人们很长时间以来就认识到缺乏胆碱的低蛋氨酸膳食可引起脂肪变性，但这会伴有肝细胞丢失和再生[110]。啮齿类动物的过度饲养也可产生肝脂

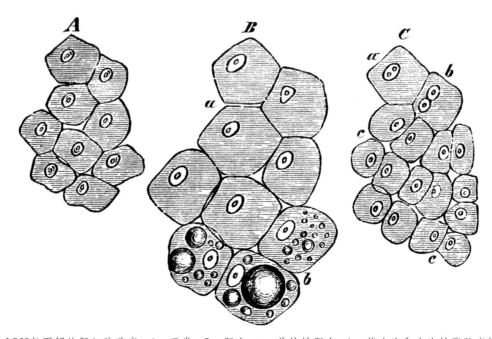

图9.1　Virchow1862年图解的肝细胞改变。A：正常。B：肥大。a：单纯性肥大；b：伴小泡和大泡性脂肪变性。C：增生。a：核分裂中的细胞；b：双核细胞；c：已分裂的细胞（木刻画）

肪变性。肝脏对饮食过量导致的肝脂肪蓄积的反应方式存在品系差异，这点已在小鼠中得到证明[111]。C57BL/6J小鼠在高脂膳食喂养后似乎特别容易发生小泡性脂肪变性，并伴随有肥胖症[112]。该品系小鼠维持高脂饮食可发生肝细胞损害和星状细胞激活（图9.3）。这些特征使之成为人类非酒精性脂肪性肝

炎的潜在模型[113]。人们推测当肝细胞利用、储存及以甘油三酯输出脂肪酸的能力受压制时，毒性便随之而来[114]。有人提出过氧化物酶体增殖物激活受体γ(PPAR γ)参与了该模型肝脂肪变性的发生[112]。肝脂肪变性的存在也对外源性化合物的不良反应产生影响。例如，小鼠试验表明肝脂肪变性使肝脏对Fas

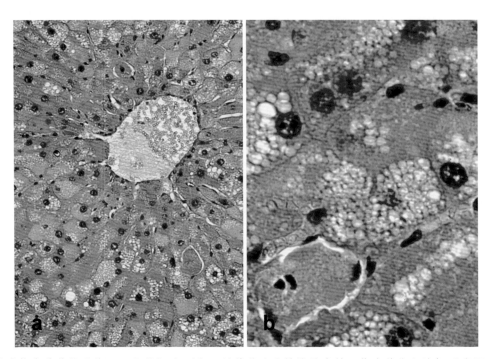

图9.2　用咪唑类抗真菌药处理的CD-1小鼠肝脏。图a：显著的小泡性脂肪变性，伴有单个细胞坏死（H&E染色×110）。图b：高倍放大观，显示细小的胞质空泡与单个细胞坏死，这是明显的细胞毒性的表现（H&E染色×425）

（CD95）介导的肝损伤更敏感[115]。

　　细胞化学和超微结构检查可能有助于对药物介导的脂肪变性的解释。线粒体超微结构和功能的评价很重要，但其他胞质细胞器的变化可能会提供其他线索。Mori认为影响脂蛋白转运过程不同部分的化学因子使大鼠肝脏产生脂肪变性，并伴有相当特殊的超微结构和细胞化学变化[116]。例如，大鼠用环己烷处理后，肝脏的电子显微镜检查显示粗面内质网上脂蛋白颗粒丢失，环己烷抑制蛋白质合成并能耗竭肝细胞中脂蛋白的载脂蛋白组分B。可减少肝脏ATP的生物合成的乙硫氨酸使脂蛋白颗粒蓄积在粗面内质网与滑面内质网的终末部，而不是高尔基体，提示ATP依赖的转运过程出现了中断。秋水仙素，一种已知的胞质微管解聚剂，在引起脂肪变性的同时使肝脏的胞质微管显著减少，这与微管在脂蛋白从

高尔基体向细胞膜的转运中发挥重要作用的观念是一致的。

　　脂质可在星状细胞中蓄积。这点可在正常啮齿类动物的肝脏中观察到，以散在的与肝窦密切相关的透明小细胞为特征。据报道，长期给予维生素A和β胡萝卜素（一种食品色素）可加重犬和啮齿类动物肝窦细胞内的脂质蓄积。

细胞透明变性

　　这种变性以肝细胞出现透明胞质为特征，细胞膜嗜酸性、界限清楚，核位于中央。细胞可肿胀到类似植物细胞。适当固定后进行特殊染色，通常揭示糖原的存在。细胞透明变性常见于饲养良好、未处理的啮齿类动物，尤其是如果动物解剖前未禁食时。在某些近交系大鼠中，肝磷酸化酶激酶的特异

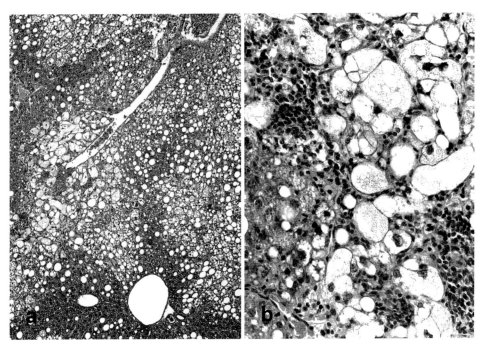

图9.3 饲喂高脂饲料6个月C57B16J小鼠的肝脏。图a：局部分布的大小不一的肝细胞脂肪空泡，伴有慢性炎细胞浸润（H&E染色×50）。图b：高倍镜放大观，显示遭到破坏的肝细胞与炎症（H&E染色×400）

性缺陷也可导致糖原在肝脏中的蓄积[119]。在大动物（如犬和灵长类动物）中，这种类型的透明细胞在正常状态下也常十分突出[120]。这种细胞在狳猴中也很常见[121]。

某些药物可引起大鼠肝脏中糖原蓄积。克拉维酸钾，一种增强抗生素的活性的药物，在大鼠而非犬的毒性试验中可引起肝糖原增加[122]。有人认为大鼠的这种变化是该化合物在该种属被大量肝代谢而出现的适应性反应。犬代谢克拉维酸钾的方式比大鼠更接近人类，因此人们认为在治疗剂量下这种变化对人体而言风险很小。大鼠给予四环素后也有类似的糖原蓄积的报道，人们推测是通过抑制糖原的利用而引起的[123]。

犬给予皮质类固醇后，主要在小叶中间带显示明显的肝细胞糖原蓄积和透明变性[120,124,125]。尽管这种特殊的糖原蓄积现象的确切机制还不确定，给予糖皮质激素可能改变糖原生成与糖原分解之间的平衡，进而通过细胞内的糖原蓄积而引起肝大。

胞质糖原蓄积引起的肝细胞透明变性程度存在显著差异，这点在28天及90天透皮毒性试验的自由摄食新西兰白兔对照动物中已有报道[126]。严重程度

的差异不仅在试验之间以及同一试验内有报道，而且这种空泡化在雌性动物以及体重更大的动物中更显著。

肝细胞肥大和增生

大量具有不同化学结构和治疗活性的药物当大剂量给予毒性试验中使用的动物时可引起肝脏增大。肝脏增大可伴随有肝细胞增生、肝细胞肥大或两者都存在的证据（图9.4）。一般认为，肥大是细胞体积的增加，而增生是细胞数目的增多。然而，有些作者采用Barka和Popper提出的功能性定义。在这个定义中，增生是指遗传物质增多，通过测量肝脏DNA含量来评价，无论是源自细胞分裂、染色体倍体增加还是双核[104]。然而，如果肥大以区带方式分布，那么评价起来可能相对容易，但弥漫性的肥大或增生则相对不太容易。但是，增生可以从肝板由双层以上细胞，而不是正常时的单层细胞构成所反映出来[104]。由于引起典型的小叶中心性肥大的药物（如苯巴比妥）在时间安排恰当的实验中也显示诱导第一波的细胞增殖，因此在肥大与增生间进行简单区分是不容易的[127]。有人建议采用形态计量学方法

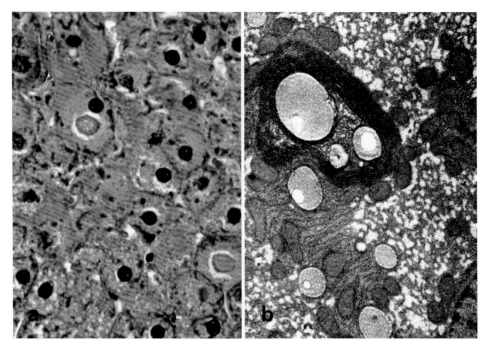

图9.4　用苯巴比妥（0.05%伴饲）处理6个月SD大鼠的肝脏。图a：肝细胞肥大，表现出嗜酸性"毛玻璃"样的特征，染色质边集，圆形嗜酸性胞质包含物为同心圆排列的增生的滑面内质网（H&E染色×400）。图b：电镜图像，增生的内质网呈螺纹状（TEM ×7000）

来评估啮齿类动物肝脏增生与肥大的相对贡献[103]。

有时可见非寻常模式的肝细胞肥大。米坦西那（GM-611），一种具有胃动素激动剂活性的红霉素衍生物，在大鼠亚慢性或慢性毒性试验中显示可引起小叶中心性肥大，其中有的肝细胞含有多核。标记试验提示多核细胞由未分裂细胞融合而成[128]。

酶诱导剂

很多情况下，肝细胞肥大伴随着肝微粒体药物代谢酶活性的增加，没有任何肝细胞损害的形态学证据。在啮齿类动物中，肝细胞色素P450酶诱导剂可以分成5类：CYP1A型、CYP2B型、CYP2E型、CYP3A型和CYP4A型[65]。CYP1A受多环烃和其他化合物（如苯并吡、β-萘黄酮和2,3,7,8-四氯二苯并二噁英）所诱导。CYP2E1受异烟肼、乙醇和丙酮诱导，而CYP4A通常受降血脂药〔如安妥明、环丙贝特、必降脂、非诺贝特和Wy-14,643（见下文）等〕所诱导。CYP2B型诱导剂包括苯巴比妥和双对氯苯基三氯乙烷（DDT），而CYP3A型诱导剂包括孕烯醇酮16α-甲腈和地塞米松。由于核受体间存在交互对话，CYP2B诱导剂常常也诱导CYP2A型、CYP2C型和CYP3A型，而CYP3A诱导剂常常也诱导CYP2B型。

在巴比妥型诱导剂引起的肥大中，电子显微镜检查通常显示滑面内质网增生，在光镜水平表现为毛玻璃样、嗜酸性或颗粒状胞质，肝细胞体积增大（图9.4）。其他类型的酶诱导剂显示可引起略有不同的细胞学外观[129]。

生化研究中可能会出现药物代谢系统酶活性增加以及微粒体蛋白增多的证据。这种变化在处理因素停止后通常是可逆的，但在啮齿类动物中这可能需要1个月以上的时间。试验表明，用苯巴比妥处理的大鼠在停药长达7天以后，大多数的多余滑面内质网被扣押进入自噬空泡，由溶酶体酶消化而被清除[130]。

多种不同化学品可引起大鼠肝脏增大并伴随药物代谢酶活性增加而不引起明显细胞损伤，基于这些化学品的大鼠长期试验，Crampton及其同事的工作区分了大鼠中不同的相关病理学效应[131,332]。苯巴比妥等药物可引起上述改变并导致药物代谢活性升高持续很长时间。其他试剂，如黄樟油精和丽春红MX，起初引起代谢酶活性的升高而没有细胞损伤的证据，但与苯巴比妥不同，这种升高不持久，而是接下来出现代谢酶活性的下降。这种下降伴随溶酶体数量、溶酶体酶活性、自噬泡以及粗面内质网扩张增多。最终，发生单个肝细胞坏死和脂肪变性，最后出现肝结节。有人认为这种代谢酶活性降低与溶酶体数目增多是长期毒性和啮齿类动物肝脏致癌性的早期证据[132]。也有人认为这些差异可能与不同的细胞色素活性与诱导相关。然而，苯巴比妥类诱导的P450亚型中，CYP2B1和CYP2B2（在大鼠中为P450b和P450e）常常导致无活性代谢产物的生成[133]，CYP1A1和CYP1A2型细胞色素（大鼠中为P448或P450c与P450d）一般似乎将外源性物质转化为活性的亲电子剂而产生细胞毒性或致癌性[69]。CYP1A（P448）型的诱导作用与毒性及致癌性之间的紧密关联引发了对在实验动物中显示出这种性质的新型治疗药物的质疑。具有这种活性的药物似乎很少（如果有的话）已上市销售[134]。

肝脏和其他组织中CYP1A型细胞色素在诱导潜能方面的品系差异也在近交系小鼠中得到证实，C57BL/6系小鼠显示高诱导活性，而DBA/2系小鼠表现出低诱导活性的特点[135]。豚鼠也比大鼠更能抵抗3-甲基胆蒽对细胞色素的诱导[136]。

另一组引起啮齿类动物肝脏增大并伴随肝细胞肥大和酶诱导的化合物是3-羟基-3-甲基戊二酰辅酶A（HMG-CoA）还原酶抑制剂或他汀类药物。这些化合物可引起汇管区肝细胞肥大并伴随滑面内质网增生和肝细胞数量增多，这些肝细胞含有HMG-CoA还原酶[137]。

与在实验动物上的效应相比，在人体表现出显著酶诱导属性的药物数量很少，并且大多数限于抗惊厥类药物和利福平。尽管这种数量少可能与酶诱导敏感性的种属差异有关，但也可能与临床实践中采用的剂量比实验研究低有关[138]。

然而，纵使肥大和酶诱导作用可能是一种适应性反应，但仔细阐明其在动物上的性质与剂量-反应关系，并评估这些药物在人体的酶诱导潜力也是很重要的。由于人体的酶诱导性质因药物相互作用与暴露量的不同具有重大风险，因此药监当局批准酶诱导药物时非常小心，除非其潜在的治疗收益是巨大的[138,139]。

过氧化物酶体增殖

用于治疗脂质紊乱的安妥明及其类似药物可引起啮齿类动物肝脏增大，并伴随着滑面内质网增生和肝细胞色素P450（通常为CYP4A型）活性增加[140-142]。另外，它们也引起啮齿类动物过氧化物酶体增殖（图9.5和图9.6）。后一特点与啮齿类动物肝癌的发生相关，但未在人体中显示相关性（见下文）。

微体（包括脊椎动物细胞、原生动物和真菌的过氧化物酶体）和植物与真菌的糖酵解酶体可能属于单界膜小体的同一家族，参与不同代谢通路的活动，但在以过氧化物代谢和脂肪酸氧化为基础的呼吸中共同发挥作用[143]。现有的所有证据提示过氧化物酶体来源于既存的细胞器，通过出芽或裂体过程产生[143,144]。

过氧化物酶体增殖物激活受体α（PPARα），核受体超家族中的一员，已发现在啮齿类动物中介导过氧化物酶体增殖物的活性[145]。缺乏PPARα受体的基因敲除小鼠可抵抗强效的过氧化物酶体增殖物（如WY-14643）的肝脏效应，表明该效应是通过PPARα受体介导的[146]。目前已鉴定出多个这类受体。PPARα主要在肝脏、心脏、肌肉和血管壁中表达。贝特类药物为PPARα的完全或部分激动剂，可增强游离脂肪酸的氧化，控制脂蛋白浓度调节基因的表达。PPARδ（也称作PPARβ）在多种组织中表达，其中皮肤、脑和脂肪组织中表达最高。PPARγ在脂肪组织中表达量最高，但在胰腺B细胞、血管内皮和巨噬细胞中也有发现，是噻唑烷二酮类降糖药的靶点（见下文）[147]。

对过氧化物酶体增殖的敏感性存在相当大的种属差异。尽管犬和猴用某些降血脂药物处理时也显示过氧化物酶体增殖，但其敏感性一般较大鼠和仓鼠低[148-151]。另外，8个患者用吉非贝齐治疗长达27个月后，其肝活检的定量显微镜检查未显示肝脏过氧化物酶体数目增多，表明人体的敏感性低。纳芬诺平引起的过氧化物酶体增殖比较试验也显示明显的种属差异。大鼠和仓鼠经口给药21天后，其肝脏的大小、过氧化物酶体数量、过氧化物酶体和微粒体脂肪酸氧化酶活性均显示剂量依赖性的增加，

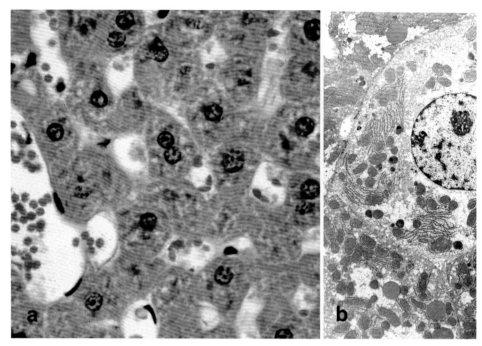

图9.5 图a：用安妥明处理200天大鼠的肝脏。肝细胞增大，但难以鉴别(H&E染色×425)。图b：以相同剂量安妥明处理14天后大鼠的肝细胞特征性电镜表现。既有滑面内质网增生，也有过氧化物酶体数量的轻度增加。电镜照片由Dr Read N.G惠赠（×4500）

其中仓鼠增加的程度较低[148]。相比之下，用纳芬诺平同样处理豚鼠和绒猴后，对肝脏大小没有影响，这些酶的活性仅有轻微变化，但在这些种属中可以观察到微粒体细胞色素P450和混合功能氧化酶活性的增加。有人认为PPARα受体表达的种属差异可能与啮齿类动物对过氧化物酶体增殖物的高敏感性有关，因为人体PPARα的表达远低于小鼠[152-154]。

不仅降血脂药物可引起过氧化物酶体的增殖，而且治疗类别和化学结构完全不同的药物也能引起氧化物酶体的增殖。白三烯D_4拮抗剂LY171883（四唑取代的烷氧基乙酰苯）可引起大鼠和小鼠肝脏过氧化物酶体的增殖，但对犬和恒河猴没有影响[155-158]。实际上，白三烯D_4被证明为PPARα的内源性配体，与受体结合后激活编码脂肪酸分解酶的基因，从而降低白三烯D_4，消除炎症反应[159]。抗组胺药美沙吡林的类似物美沙芬林，显示可引起相似的反应[160]。血栓素合成酶抑制剂、双氢睾酮及其结构类似物及非甾体类的雌激素拮抗剂，也显示可引起啮齿类动物过氧化物酶体的增殖[161,162]。非甾体类抗炎药布洛芬也可引起B6C3F1小鼠过氧化物酶体增殖和肝细胞增生[163]。很可能其他种类的药物也能引起过氧化物

酶体的增殖，但这种效应并不总是能通过组织化学或超微结构检查被发现。

尽管人类和猴子一般表现出对肝过氧化物酶体增多的敏感性比啮齿类动物低，但是对每种药物引起啮齿类动物变化的剂量与增殖的程度必须进行单独评估，注意药物处置的种属差异。的确，病变特点的多样性，包括可能与毒性试验中肝脏增大相关的过氧化物酶体增殖，突出了对各种变化的形态学与功能学方面进行评估的需求，同时注意要能对人类患者进行合理的风险评估。

引起肝脏增大的其他类型药物

肝脏重量增加在人类表皮生长因子的啮齿类和非啮齿类动物毒性试验中有过报道。在食蟹猴，这不仅与胆管上皮的增生有关，也与伴有异形核细胞增多、胞质嗜酸性增强以及有丝分裂增加的汇管区肝细胞肥大有关[164,165]。这也许并不奇怪，因为表皮生长因子在多种组织的生长和修复中具有重要作用。

肝坏死

在临床前毒性试验中，在适度剂量下通过直接

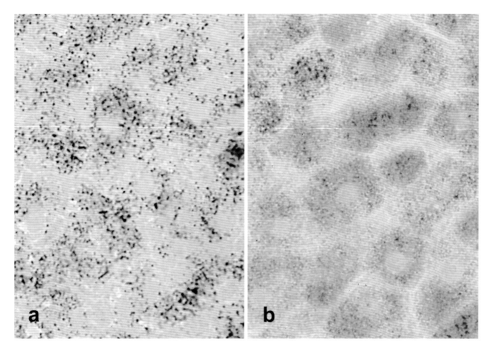

图9.6　图a：未经处理SD大鼠的肝脏，表现出正常的过氧化物酶体（过氧化氢酶）活性。图b：用400mg/（kg·d）安妥明处理4周的SD大鼠肝脏的同部位切面，显示过氧化氢酶活性增加（过氧化氢酶反应，冰冻切片，×425）

机理引起严重肝坏死的新型药物制剂通常不会被开发为人用药物。但也有例外的情况发生。例如，经证实，家兔对HMG–CoA还原酶抑制剂洛伐他汀特别敏感。受处理的动物发生肝脏损伤，尤其是肝坏死，但该药在人类中被广泛使用，且并未发生重大肝毒性[137,166]。在临床前实验的动物中报道的肝细胞坏死的其他例子包括用于危及生命的感染和肿瘤治疗的药物。在这些药物中，不良性肝事件在患者中也有报道，但严重程度不足以限制用于推荐的适应证[98,167,168]。

毒性试验可在多种不同的情况下发现肝坏死。坏死可以自发于实验动物，也可以在高剂量的治疗药物处理后，由于间接的机制（如循环紊乱引起的组织缺氧和胆汁淤积）而发生，可能与治疗剂量下接受治疗的人体不相关。在这些情况下，需明确肝坏死的性质与分布，评估所有伴发的组织学变化，如脂肪变性、淤血、炎症、胆汁淤积和是否出现Mallory小体。超微结构研究也能为发病机制提供线索。

坏死可以是带状的，即小叶中心性、中间带的或小叶外围带的，可以是融合的、大面积的或累及个别肝细胞的（单个或个别细胞坏死、凋亡），也可以呈局灶性不规则分布。由于对凋亡或程序性细胞死亡现象的广泛研究，细胞死亡的命名法是近年争论的一个来源。人们已正式推荐在毒性病理学中恰当使用凋亡这一术语[169]。这种争论以及能见到细胞凋亡或单细胞坏死情形的多样性，有助于人们认识到需强调谨慎使用术语，需要对组织切片中的坏死进行描述。

*碎片状坏死*是一种见于慢性进行性肝病（如人类的慢性肝炎）的过程，其中与汇管区结缔组织交界的肝实质受到侵蚀，常伴有炎细胞浸润。*桥接坏死*所描述的坏死分布特点为从小叶中央区到中央静脉的融合，汇管区到汇管区的融合，或汇管区到小叶中央区的融合等。它的意义在于它可导致纤维化（桥接纤维化）和肝硬化而非消退。

局灶性坏死

啮齿类动物中最普遍的肝坏死形式之一是散发的边界清楚的肝细胞坏死灶，伴有或不伴有明显的炎症（坏死性炎症）或修复性病变。这些变化能混淆对毒性试验的解释，尤其当这种损伤形式的发生率存在很大差异时，治疗药物可以在高剂量下通过药效学作用以非特异性方式加重这种损伤。然而，药物也引起相似的形态学改变。啮齿类动物自发产生的病变可能是胃肠道感染的结果，特别是泰泽病（毛状芽孢杆菌）和沙门菌病。可引起小鼠慢性肝炎的肝螺杆菌也可引起早期病变，其特点是局灶非化脓性炎症，伴有或不伴有坏死[170]。进行特殊染色以寻找病原体可以为发病机制提供线索。大鼠局灶性肝实质坏死也可在外科手术引起胆管堵塞后发生，也可以是药物损伤胆管或影响胆汁流动的结果[98,171]。

相似的病灶也见于"健康的"比格犬，推测是隐性感染的结果。这也许并不意外，因为即使来自运行良好种群的年轻比格犬偶尔也发生相当明显的肝脏炎症性疾病，包括细菌感染形成的脓肿[172]。实验用比格犬似乎通常高发微小炎症性肝脏病变，可伴有坏死，但没有感染的临床证据[120]。炎症灶也常常在未处理过的食蟹猴肝脏中出现，并可能伴有少量的肝细胞坏死[120,173,174]。

小叶中心性坏死

小叶中心性坏死在给予药物或化学品后特别容易发生（图9.7a）。由于肝脏的血管供应及其导致的氧梯度使得小叶中央区（RappaportⅢ带）对缺血性损伤很敏感。由于小叶中心区肝细胞富含药物代谢酶，因此活性代谢产物容易在小叶中央区形成，并通过直接与重要细胞器共价结合损伤组织，或通过促进膜不饱和脂肪酸脂质过氧化来间接损伤组织[175]。小叶中央区坏死的发生可能兼具上述两种机制。在小鼠中进行的试验表明，扑热息痛（对乙酰氨基酚）起初通过产生活性代谢产物对小叶中央区肝细胞产生毒性损伤，随后引起严重淤血及缺氧，结果随时间推移坏死区扩大[176]。

肝脏血供的紊乱可导致小叶中央区坏死。例如，有人报道毒性实验中涉及包裹大鼠或豚鼠躯干的操作可产生大块的凝固性坏死，绝大多数呈淤血性小叶中心区分布，提示干扰了血管灌注[177-179]。心力衰竭循环受损的患者出现黄疸和缺血性肝损害，这一现象已被很好地描述[180]。

组织学上，小叶中央区坏死的特点是肝细胞呈明显的嗜酸性并伴随不同程度的淤血和炎症，具体特征与损伤后的实际观察时间有关。

肝小叶外围带坏死

给予诸如异硫氰酸α-萘酯和烯丙醇等药物后可

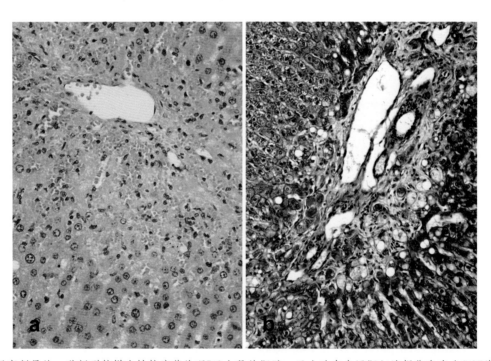

图9.7　图a：用高剂量的一种新型抗增生性抗癌药处理5天大鼠的肝脏。示小叶中央区肝细胞损伤和出血(H&E染色×250)。图b：用一种抗感染药物处理1个月大鼠的肝脏，示肝小叶外围带肝细胞变性与早期的成纤维细胞反应（三色染色×100）。两个药物均未进入临床试验

损伤胆管或外围带肝细胞，在肝小叶外围带出现局灶性肝坏死。局灶性的肝坏死也可在胆管结扎及随后肝内胆汁水平升高后发生。偶尔新化合物也可引起外围带肝细胞而非小叶中央区肝细胞的退行性改变（图9.7b）。

单个细胞坏死（单个细胞变性、凋亡）

单个退变的肝细胞可在经药物和化合物处理后的啮齿类动物、犬和灵长类动物的肝脏中见到，也偶尔见于正常对照或其他情况下（如缺血）动物的肝脏。这个现象称为凋亡，在临床前试验中，一般健康状况不佳的动物或经受未直接累及肝脏的非特异性不良反应的动物中凋亡十分普遍。这些退变的细胞以游离于胞外的致密嗜酸性小体的形式出现，有时具有固缩的核碎片，不伴发炎症。它们也可被活的肝细胞吞噬，成为在各种人类肝病情况下所描述的所谓的康斯尔曼体（Councilman body）。

为这些凋亡小体的发生而提出的假说认为，它们是单个肝细胞皱缩坏死或渐进性坏死的证据，这种单个肝细胞是响应生理学或病理学变化而发生的程序性或受控的细胞死亡[181-183]。凋亡被认为是一个关键的生物学事件，可作为对一系列变化的反应而发生，涉及多种高度保守的基因和一组酶（caspase，半胱天冬酶）的激活，这些酶指向较保守的终末效应通路。

"死亡受体"的特异性配体传递凋亡信号。这些受体在配体结合的数秒内激活caspase，数小时内导致细胞死亡。死亡受体属于肿瘤坏死因子受体基因超家族，该家族具有相似的富含半胱氨酸的胞外域。研究最清楚的死亡受体是CD95（也称作Fas或Apol）和TNFR1（也称为p55或CD120a）。凋亡中的众多事件涉及线粒体，包括caspase激活物的释放（例如细胞色素C）、电子传递的改变、线粒体跨膜电位的丧失和细胞氧化还原的改变，并且有促凋亡和抗凋亡的Bcl-2家族蛋白的参与。caspase是一个天门冬氨酸特异性半胱氨酸蛋白酶家族，可以分为带有长前结构域的启动caspases（caspases 8和9）和短结构域的效应caspases3、6和7。后一组裂解细胞内的底

物而导致凋亡特征性的生化和形态学改变[184-187]。

凋亡在肝脏中是一种十分寻常的快速现象。特征期的细胞皱缩、起泡、碎裂和吞噬很快完成，所以在静态的组织切片上识别出凋亡细胞的概率相对较低。经计算，一种组织可以在2～3天内丢失半数的细胞，而同时凋亡的细胞数从未显示超过5%[188]。

人类和动物的众多疾病，包括病毒感染以及免疫疾病与恶性疾患可以触发肝细胞凋亡[189]。据报道，许多外源性物质也可引起细胞凋亡。这些外源性物质包括酒精、可卡因、环己酰亚胺、抗癌药物（如丝裂霉素C）和细胞因子（如肿瘤坏死因子α和β），后者在肝脏内环境稳定中非常重要[189,190]。细胞凋亡也可在肝增大剂停药后发生。细胞凋亡的一个实例在用合成黄体酮醋酸环丙孕酮处理的大鼠肝脏中已有报道。该药物可引起大鼠肝脏重量增加，主要是由于肝细胞增生而引起。停药后数小时内嗜酸性小体或凋亡小体显著增加。这个过程可以通过生长刺激被抑制，被认为是一种受控性事件，用于清除多余的细胞，而不是一种肝细胞毒性损伤的表现[191]。

受控制的适应性改变引起的凋亡和毒性损伤引起的凋亡之间没有明显区别（图9.8）[169]。例如，给予一种新型蛋白酶抑制剂的大鼠，其肝脏所报道的单个细胞死亡或凋亡与肝酶水平升高、肝细胞滑面内质网中的电子致密物以及进行性全身毒性的发生相关，这些阻碍了将其开发成药物[192]。大鼠单次给予二甲基亚硝胺引起肝小叶中心急性出血性坏死前，存在一段小叶中央区肝细胞发生凋亡的时间[193]。有人提出，这可能是另一种细胞损伤模式，与肝细胞毒素（如四氯化碳）引起的肝细胞水变性和凝固性坏死模式不同。此外，一项单次注射小鼠Fas抗体的小鼠试验表明，给药后4小时发生广泛的肝细胞凋亡，但在更后的时间点上很难与典型的大片组织坏死区别开来[194]。

凋亡过程的动态和快速特征，增加了在固定的组织切片上对其进行实际识别和定量的难度。在H&E染色切片上进行形态学评价因其简单性仍然是备选方法。特殊技术，如末端脱氧核苷酸转移酶

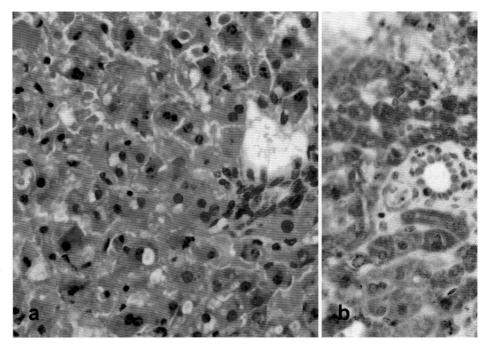

图9.8 图a：BALB／c小鼠单次注射小鼠Fas单克隆抗体后4小时，大量肝细胞凋亡（H&E染色×425）。图b：同一案例，但后续采用裂解的caspase3染色（免疫过氧化物酶染色×425）。

介导的dUTP-生物素缺口末端标记技术（terminal deoxynucleotidyl transferasemediated dUTP-biotin nick end labeling, TUNEL）对组织切片中的凋亡并不是完全特异的，因为这些技术不能区分细胞死于凋亡还是凝固性坏死[169]。采用裂解的caspase3和caspase9的抗体进行免疫细胞化学染色是识别细胞凋亡的另一种方法（图9.8b）[194,195]。考虑到上述因素，毒性病理学使用"凋亡"这一术语时要谨慎，要用恰当的描述来验证凋亡发生时的情况。

炎症

自发炎症

在临床前毒性试验中，肝脏炎症最普遍的形式之一是轻微的局灶性炎，以急性或慢性炎症细胞在小片的坏死或变性嗜酸性肝细胞周围形成小的聚集灶为特征。一般情况下，这些病变与试验中给予的药物或化学物质等处理无关，因为这些病变在未处理的啮齿类动物、犬和灵长类动物中也可见到。这些病变可能在实验用比格犬、食蟹猴和猕猴中特别常见[120,121,174]。小肉芽肿性病灶也可偶尔见于对照组动物肝脏。毒性试验中这些病灶可能在啮齿类、灵长类和犬的处理组中变得更加普遍。虽然它发生的

原因并不总是十分清楚，但这些病灶经常被看作动物给予高剂量的强效药物后，受放大的药效作用影响而出现的非特异性病变。

局灶性炎症也可出现在未处理实验动物的肝脏汇管区及其周围，这种炎症可能与胆管病变有关。汇管区自发性炎症的原因常不清楚，但它可能与胃肠道的炎性病变相关，这种病变在寄生有类圆线虫亚科口线虫属幼虫的灵长类动物中尤其明显。这种寄生虫位于肠系膜组织，激发腹膜腔炎症反应。大鼠的汇管区炎症也可伴发于巨颈绦虫生命周期的某些阶段[196]。

弥漫性肝脏炎症或肝炎在毒理学所使用的实验动物中并不常见，但病毒性炎症可引起犬、猴和啮齿类动物发生肝炎。犬肝炎病毒是幼犬肝炎一种众所周知的病因。犬病毒性肝炎的特点是散在的肝细胞坏死灶、血管扩张、出血以及特征性的核内包涵体。然而，犬肝炎病因众多，其中有些尚不清楚[197]。因此，毒性试验中犬突发肝炎解释起来会相当困难。大鼠细小病毒通常只在有丝分裂活跃的新生大鼠肝脏中引起肝炎，伴有局灶性细胞溶解和核内包涵体。该病毒可通过免疫抑制、部分肝切除和给予肝

毒素等在成年动物中再度活化[198]。近年来实验用小鼠自发性弥漫性炎症过程最突出的例子是由于肝螺杆菌感染（参见下文慢性肝炎）。

药物引起的炎症

多种药物（包括草药）可导致人类急性肝细胞损伤，其组织学表现可能与急性肝炎类似[11,12]。某些药物与肉芽肿型炎症相关[1,199]。滑石粉肉芽肿可在静脉给药者的肝脏观察到[11]。

据报道，许多处于实验阶段和上市销售的药物，在毒性试验中可引起肉芽肿或肉芽肿性炎。如果药物或其代谢产物的微粒形式可以在肝脏沉积，那么这类药物似乎特别容易产生肉芽肿性病变。有人报道，能在肝脏沉积形成结晶的溶解性差的药物可在肝实质中产生微小肉芽肿，但这类药物通常不会进展到在患者身上的临床试验阶段（参见下文药物晶体）[200]。

有人报道一种新型保钾性利尿剂给予食蟹猴后可在肝脏富集，产生微小肉芽肿[201]。该药物引起的肉芽肿与PAS和油红O染色阳性物质在枯否细胞的聚集有关，电镜显示这些物质主要分布在溶酶体。尽管尚不能准确识别这种物质，但人们推测这种物质可能通过药物–脂质（或黏多糖）复合物在枯否细胞中的扣押而产生。

另一个例子是阿伐他汀，一种3–羟基–3–甲基戊二酰辅酶A（HMG-CoA）还原酶的抑制剂。在该药物的比格犬长期毒性试验中发生了肝脏微小肉芽肿，伴随血清中碱性磷酸酶、谷草转氨酶与谷丙转氨酶升高，局灶性肝细胞坏死，轻度胆管增生，胆汁淤积和脂褐素蓄积[202]。这些病变在停止给药后是完全可逆的。电子显微镜检查显示含无定型电子致密物的次级溶酶体在肝细胞、枯否细胞和微小肉芽肿中的巨噬细胞内聚集。有人推测这种作用与胞膜内翻增加和降解产物在肝脏的过载有关。

短小棒状杆菌和脂质体制剂等治疗药物经肠外途径给药可引起啮齿类或灵长类动物肝脏局灶性肉芽肿性炎。短小棒状杆菌反复注射给予实验动物可引起肝脏重量增加、弥漫性组织细胞浸润和散在的肉芽肿形成[203]。据报道，用卡介苗（或称作BCG）作为免疫调节剂治疗后的人类中可出现肉芽肿性肝炎[204]。

人们已证实小鼠反复静脉注射脂质体后，其肝脏形成随机分布的由圆形组织细胞组成的小肉芽肿[205]。大多数（但不是所有）类型的脂质体引起的肉芽肿显示在停止处理后可消失。这些差异似乎与注射脂质体引起的吞噬功能改变相关，可能是由于不同磷脂成分的代谢或脂质体颗粒的硬度不同所导致的。

慢性炎症（慢性肝炎）

慢性肝脏炎症的组织学特征是出现以淋巴细胞和浆细胞为主、伴随数量不等的中性粒细胞和嗜酸性粒细胞的炎性浸润，引起汇管区增宽，并延伸至肝小叶内侵袭界板。在此炎症扩展过程中可见单个或小团状坏死的肝细胞，伴有网状纤维塌陷和纤维束的延伸[206,207]。

在人类，慢性肝炎常与各种病毒感染有关，特别是乙型肝炎病毒和丙型肝炎病毒，但也可以是自身免疫性的。药物也是常被报道的引起人类慢性肝炎的一种原因，特别是较老的药物，如甲基多巴、呋喃妥因、酚丁（一种以前广泛使用的泻药）、磺胺类、异烟肼和硝基咪唑[208-213]。另一种物质是中草药产品金不换（蛇足石松）[211,214]。许多其他药物也与慢性肝炎有关，但每种药物仅有一两个案例报道[207]。人类大多数形式的药物所致慢性肝炎是致病药物持续暴露的结果，这就凸显出需要即时识别药物相关的肝脏不良事件。然而，肝损害可能在停止治疗后继续进展。原药或代谢产物可能作为半抗原与肝脏的大分子结合，使其具有抗原性，随后或反复暴露于该药时导致淋巴细胞致敏和肝细胞损害。

人类慢性肝炎的特征在毒理学实验用动物中不太常见。然而，越来越多的证据表明甲肝、乙肝和丙肝相关病毒可在非人类灵长类动物中产生肝脏疾病[215]。犬的慢性肝炎有过报道，但对其病因知之甚少[216]。有人报道过犬的一种慢性肝炎，在犬感染肝炎病毒后发生，可能伴发胆汁淤积和黄疸[217,218]。这种肝炎偶尔可在未经处理的比格犬中看到。这种类型的犬肝炎非常独特，具有人类慢性肝炎不常见的某些组织学特征。因此，就这种情况人们提出了"小叶解离性肝炎（lobular dissecting hepatitis）"这一术语[219]。这个过程的组织学特点是肝实质被纤细的胶原和网状纤维所破坏，形成小到中等大小的再生结节。界板的破坏十分突出，肝细胞表现为胞质气球样、颗粒状或嗜酸性变，局灶性碎片状坏死。有胆管增生，但汇管区炎症相对较轻。血管病变显著，出现特征性的门静脉窦扩张，血液淤积，但缺乏原发性血管损伤或血栓形成的证据。

实验小鼠感染肝螺杆菌也可发生慢性肝炎。虽然早期病变的特点是局灶性非化脓性炎症，伴有或不伴有坏死，但数月后出现慢性炎症与肝细胞丢失，肝板塌陷，网状纤维和胶原纤维增多，碎屑样坏死和卵圆细胞增生，巨大核和胆管炎[170,220]。大约8个月后发展为硬化后样外观，出现肝细胞灶和肿瘤。这种感染会改变细胞动力学和肝脏代谢，特别是在雄性动物中可混淆对处理相关变化的解释[90,221]。这种微生物在小鼠的肠道和胆道系统中形成集落，可采用Warthin-Starry染色在受感染的肝脏中加以识别，但人们已开发出一种基于聚合酶链反应的技术用于对存档材料的检查[222]。采用微阵列技术检测感染小鼠肝脏的基因改变也已有报道[91,223]。

感染了鼠诺罗病毒的某些免疫缺陷小鼠品系可发生局灶性或弥漫性肝脏炎症，炎细胞主要由单核白细胞组成，也有一些中性粒细胞[224]。这种病毒在美国的小鼠饲养设施中比较流行，但人们通常认为它不会在免疫功能健全的小鼠中引起临床症状[225]。

Mallory 小体

这些胞质内含物由Mallory于1911年首次在人类酒精性肝硬化中描述[226]。它们也见于其他多种情形的人类肝脏中，包括铜蓄积症、胆道梗阻以及使用糖皮质激素、心血管药物哌克昔林马来酸盐和二乙酰氨基乙氧基己烷雌酚（diethylaminoethoxyhexestrol）等药物治疗以后[227-232]。胺碘酮也与含Mallory小体的酒精性脂肪性肝炎有关[232-235]。

在人类，Mallory小体由均匀、致密的嗜酸性物质组成，常在气球样的肝细胞胞质内排列成球状或不规则的聚集体或非常均匀致密的胞质内小体。免疫细胞化学研究表明，Mallory小体含有细胞角蛋白8和18[227,237,238]。超微结构检查显示为随机或平行排列的细丝，直径从4~20 nm不等。这表明它们的形成是中间丝浓缩或塌陷的结果。

Mallory小体样包涵体在动物的肝脏也有报道。它们在用胆碱缺乏饲料喂养或长期给予乙醇后的灵长类动物中，在给予抗真菌药物灰黄霉素或长期喂以维生素A缺乏饲料的小鼠中，在给予狄氏剂（dieldrin）的小鼠肝脏结节中，以及二乙基亚硝胺诱导大鼠肝细胞癌的细胞内均有发现[239,241-245]。用已证实的Mallory小体诱导剂3,5-二乙氧羰基-1,4-二氢三甲吡啶喂食小鼠3个月后，显示敏感性上存在品系差异，提示在其发生的易感性上有遗传成分的作用[246]。实验用大鼠的Mallory小体形成也与胆道阻塞有关[171]。

在啮齿类实验动物中，Mallory小体在H&E染色切片上一般远不及人类突出，但它们偶尔也会很容易被观察到（图9.9）。它们似乎与人类疾病中发现的Mallory小体的免疫细胞化学染色方式相同，尤其是用抗细胞角蛋白8和18的抗体以及泛素的抗体染色时[237-247]。一些研究表明，Mallory小体是一种聚合物（聚合体），其发生是泛素-蛋白酶体复合物无法降解并消除角蛋白的结果[229,248]。也有人基于小鼠的研究推测，灰黄霉素改变这些细胞角蛋白的理化特性，从而导致角蛋白中间丝重构[249]。转基因小鼠研究表明角蛋白8和18通常具有保护肝细胞的作用，因为表达角蛋白8和18突变的动物显示出明显的肝损伤易感性[250]。

髓鞘样结构（髓样小体、髓鞘样小体、髓磷脂体）和磷脂质病

髓鞘样结构是一种单层膜包裹的溶酶体小体，含有电子致密的光滑膜，以网状方式排列、成堆排列或同心涡旋状排列（图6.5）[251]。人们对其有多种称谓，包括髓样小体、髓鞘样小体、髓鞘样结构或髓磷脂体[251]。它们在光学显微镜水平表现为胞质内细小致密或深染的颗粒。尽管它们发现于正常细胞，但各种各样两亲性药物可在实验动物的肝脏产

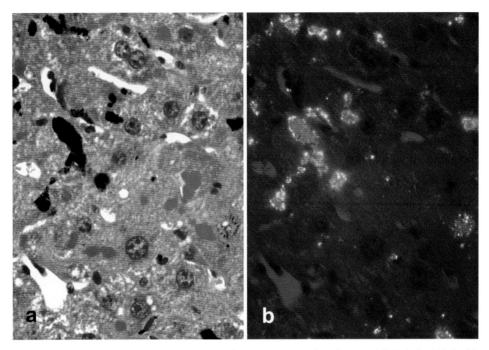

图9.9 Fech小鼠肝脏，亚铁螯合酶基因突变。图a：卟啉色素主要见于肝血窦，也可见到致密的嗜酸性胞质包涵体，即典型的Mallory小体。图b：同一区域偏振光显微镜下显示淡红色卟啉色素（H&E染色×425）

生这些小体，通常是全身性磷脂质病的一部分[252,253]。

术语"磷脂质病"起初用于一种全身性疾病，以描述包括肝脏在内的多种器官的细胞胞质内所发现的由单层膜包裹的溶酶体小体，含有电子致密的光滑膜，堆集排列或同心涡旋状排列。Shikata及其同事首次在日本患者的肝脏活检标本中注意到这些变化，这些患者经4-4'二乙氨乙基己烷雌酚二盐酸盐治疗后发生了酒精样肝炎[254]。随后人们在这些患者的多种器官中，包括脾、淋巴结、骨髓、循环白细胞、肾小球和心肌中观察到磷脂包涵体[255]。这些研究者证实，大鼠用4-4'二乙氨基乙基己烷雌酚二盐酸盐处理后也可产生广泛的磷脂质病，但没有在患者中所见的肝毒性的任何证据[255]。

磷脂质病现已成为大量研究的焦点。研究表明包括在人类广泛使用的药物在内的50多种外源性物质可引起磷脂质病[256-258]。肝脏可在动物毒性试验中受到累及，但肺组织是更常见的部位（参见第6章，呼吸道和图6.5）。许多（但不是全部）所涉及的药物都是阳离子两亲结构，具有一个包含取代或未取代的芳香族或脂肪族环状结构的疏水区和一个包含一个或多个原有或取代的在生理性pH值下带正电荷的含氮基团的亲水区。

当前普遍接受的理论是，这些化学结构与磷脂的疏水或亲水基团结合形成复合物，可抵抗溶酶体磷脂酶的消化。因此磷脂质病被认为是一种适应现象，而不是明显的细胞损伤的证据[259]。大部分引起实验动物肝磷脂质病的药物在人类没有显示类似的作用。然而，Reasor和Kacew注意到，与啮齿类动物磷脂蓄积有关的药物（如胺碘酮）可在人类引起明显毒性[259]。胺碘酮，一种高效的抗心律失常药物，可使患者产生包括酒精型肝炎在内的肝脏损伤[260]。然而，其病因似乎与磷脂质病的存在无关，而与原药或代谢产物直接损害肝细胞有关[261]。

磷脂包涵体的存在以出现胞质空泡为特征，电子显微镜观察为致密的胞质髓鞘样小体，表现为间距4～4.5 nm的同心层状结构，与无定形基质一同位于单层膜包裹的溶酶体腔内。在肝脏常规的H&E染色切片中，它们很难与中性脂肪空泡区分，但可经甲苯胺蓝染色切片显示为胞质内细小致密或深染的颗粒。最近，抗溶酶体相关蛋白（LAMP-2）抗体和抗亲脂素抗体的免疫组化染色已用于鉴别福尔马林固定大鼠肝脏中因磷脂质病引起的胞质空泡与脂质空泡[262]。

线粒体变化

在病毒性肝炎、胆汁淤积和胆道结石、高脂蛋白血症、杜宾–约翰逊综合征（Dubin–Johnson syndrome）、威尔逊病（Wilson's disease）、肥胖和非酒精性脂肪性肝炎、糖尿病以及酒精性肝病等多种情况下，在人类肝脏线粒体中可观察到丝状或结晶性包含物[263-269]。这些包含物也见于人类使用口服避孕药之后，采用甲氨蝶呤和利多氟嗪治疗之后，以及环境中接触有机氯农药之后[270-273]。在外表正常的人体肝脏活检标本中也观察到同样的包含物[271]。外观正常的犬和恒河猴的肝脏中有时也发现类似的线粒体晶体样物质[251,274,275]。这种改变偶尔报道于服用药物以后，没有细胞结构损害的证据[276]。

虽然含有针状包含物的大线粒体可以通过光学显微镜在树脂包埋切片中看到，但结晶性包含物只有通过电子显微镜才能清楚看到[266]。在人类和犬中它们均以成束平行排列的细丝为特征，细丝通常长5~10 nm，由4~6 nm的间隙所分隔，纵向排列于线粒体基质中[266,276]。电镜研究和光学衍射方法表明，这些细丝是由来源于线粒体嵴的线粒体蛋白和磷脂组成[277]。

当没有看到细胞或亚细胞的不良改变时，线粒体晶体样物质的出现本身似乎并不表示肝脏毒性。仔细研究进行肠旁路手术的肥胖患者肝活检标本表明，包含物的数量与肝脂肪变的程度相关，当脂肪变性消除后它们趋于消失。这一发现支持以下观点，即线粒体内包含物的出现是细胞适应代谢环境改变的超微结构证据，当刺激因素消除后这种改变是可逆的[266]。

晶体样包含物也见于异常增大的线粒体（巨大线粒体或巨线粒体，giant mitochondria or megamitochondria）。多种情况下（包括给予酒精、药物和激素后）和各种营养状态下（包括非酒精性脂肪性肝炎）以及表面上正常的肝脏中，在人、犬、大鼠和小鼠的肝细胞中可发现巨线粒体[251,266,267,278,279]。它们也可能是对脂肪酸代谢需求增大的结果，或与细胞呼吸系统缺陷引起原有的线粒体融合，从而导致线粒体数目减少有关[280]。研究提示，肼苯哒嗪所诱导的大鼠巨线粒体与线粒体膜的变化与脂质过氧化增强有关。有人认为，其发生是由于氨衍生物如肼苯哒嗪的电子释放基团所致，因为巨线粒体的发生可通过给予辅酶Q_{10}（一种可捕获这些电子的物质）所抑制[281]。

在肝脏的H&E染色切片上，巨线粒体可表现为肝细胞胞质中圆形均质的粉红色结构，直径3~10 μm，需要与Mallory小体相鉴别[282]。

然而，并非所有的线粒体变化都是良性的，这点可从少数患者使用非阿尿苷治疗后，因与线粒体功能障碍相关的肝衰竭、乳酸性酸中毒、骨骼肌病和心脏毒性而出现的破坏性结果得到说明。这似乎是一种与多种用于治疗获得性免疫缺陷综合征（AIDS）的反转录酶抑制剂相关的效应，与线粒体DNA复制缺陷、线粒体耗竭和超微结构改变有关[283]。据报道虽然很少有肝细胞坏死，但肝组织显示微泡性脂质蓄积与活动性肝炎。电镜检查可见线粒体显著肿胀、嵴消失、基质溶解和散在的泡状包含物[15]。因此，毒性试验中发现的肝脏线粒体变化需要结合任何其他的肝脏组织病理学和生物化学变化进行评估。虽然啮齿类动物、猴、和犬的研究表明，非阿尿苷可在这些物种的DNA中蓄积，尤其是在肝脏中，但旱獭似乎是研究体内不良反应最相关的模型[284,285]。

药物结晶

虽然人们对某些难溶性药物在肾单位远端部分形成结晶的现象已有很好的认识，但对药物在肝细胞或胆小管中形成结晶缺乏广泛的理解，这里需要将它们与内源性晶体样物质相区别。这种现象的例子在使用尚处于研发阶段的苯并吡喃–4–酮（即PD119819，一种脑多巴胺受体激动剂）处理的食蟹猴试验中有过报道[286]。在胆小管和肝细胞（以及肾脏）内显示有针状药物结晶，伴有肉芽肿性炎症和肝脏损害的生化证据。据推测，这种形式的结晶主要是PD119189在碱性pH下不溶所导致的。虽然这种现象在啮齿类动物中没有发生，但发生在足够低剂量的猴模型上，从而阻碍了其在患者中的应用。另一个研发中的水溶性差的药物SX-AB1316 SE，也被报道可在大鼠肝脏中形成药物结晶，并伴有明显的肝细胞损害[200]。受处理的动物表现出循环血液中胆红素和肝细胞酶水平升高，显微镜下肝损伤的特点为单个细胞坏死、核肿胀、多倍体、有丝分裂活动增多和微小肉芽肿。有些微小肉芽肿和肝细胞在偏振光显微镜下显示含有针状结晶，电子显微镜检查揭示这种结晶位于枯否细胞和肝细胞的溶酶体中。在某些情况下，结晶体表现为细丝状。这样的病变可能更难以评估，尤其是当它们只在高剂量下发生时。

其他胞质包含物

多种尚未完全了解的嗜酸性胞质包含物可在实验动物肝细胞以及肝非实质细胞内自然发生，以及在外源性物质处理后发生。

在未经处理的实验用比格犬的肝细胞胞质中可发现起因不明的均质、球状嗜酸性包含物[287]。这些包含物呈PAS阳性，苏丹黑染色显示为结合的脂质。电子显微镜检查显示为膜包裹的均质小体，电子密度中度。实验动物采用能增加滑面内质网形成和诱导混合功能氧化酶活性的药物处理后，其肝细胞中有时也可见到嗜酸性胞质包含物（图9.4）。这些包含物与出现的呈同心圆排列的光滑膜相关联，这种膜与滑面内质网相连续，形成于给予上述药物以后。

枯否细胞捕获的各种外源和内源性物质可在组织切片中表现为包含物。设计用于mRNA杂交并抑制细胞间黏附分子-1（ICAM-1）表达的硫代磷酸酯寡核苷酸为此提供了例证。小鼠和灵长类动物的胃肠外途径给药毒性试验表明，枯否细胞肥大与胞质嗜碱性颗粒有关，组织化学证实所给予的寡核苷酸在胞质内蓄积[288,289]。这些特征可能与这些分子的理化性质有关，它们的长度为20～25个核苷酸，分子量约7 kDa，具有多个阴离子，可抵抗核酸酶的降解。大分子量物质，如药物赋形剂，以大体积或脂质体形式经胃肠外途径给予时也能以类似的方式蓄积[290]。

另一个例子是苏拉明，一种抗锥虫药，大剂量给予大鼠时可诱导糖胺聚糖全身性胞内蓄积，受处理大鼠的肝脏经阿尔新蓝染色显示很强的糖胺聚糖着色。电子显微镜检查揭示枯否细胞以及肝细胞的胞质内含有小的膜性空泡，内含细颗粒物、膜包涵体、囊泡和致密小体（另参见第14章，神经系统和特殊感觉器官）[291]。

色素沉着

脂褐素（蜡样质或脂色素）

蜡样质、脂褐素或脂色素见于未经处理的啮齿类动物、猴、犬和人（尤其是老龄个体）的肝脏中（图9.11）。这些色素的蓄积可以因为药物或化学品的使用、创伤、循环障碍和饮食异常而加速。它们的突出特点是不溶于制备组织切片中所用到的乙醇、二甲苯和其他溶剂，呈现浅黄色到深褐色、嗜苏丹性以及在紫外光下自发荧光等特征[292]。

蜡样质颗粒在电子显微镜下观察具有异质性。它们可以是具有不同密度或分层性质的半透明致密圆形小体，通常由一层不连续的界膜包裹，与溶酶体的位置一致[292]。它们似乎由不饱和脂肪反应衍生而来，由脂质过氧化开始，继之聚合形成不溶性物质。

虽然脂褐素可在给予外源性化合物产生组织坏死后蓄积，但许多治疗性药物可在未见明显坏死的情况下增加肝脏中所见蜡样质的数量。引起啮齿类动物肝脏过氧化物酶体增殖的降血脂药物长期处理后可能通过增加脂质过氧化过程而增加啮齿类动物肝细胞中脂褐素的数量[293]。也有报道指出，改变脂质代谢的其他类型药物处理动物后可引起肝细胞中脂褐素增多。例如，犬用阿托伐他汀，一种3-羟基-3-甲基戊二酰辅酶A（HMG-CoA）还原酶抑制剂（他汀类）处理后，也在小叶中心肝细胞以及微小肉芽肿中引起肝细胞脂褐素蓄积[202]。

在新型组胺H$_1$受体拮抗剂替美斯汀的临床前毒性试验中，在受处理的犬和大鼠中均发现肝细胞脂褐素增多。虽然两种动物均未见肝细胞坏死的组织学证据，但伴随出现受处理犬血浆丙氨酸氨基转移酶、谷氨酸脱氢酶及碱性磷酸酶的升高，提示替美斯汀可能引起轻微的肝细胞膜损伤而导致脂褐素的蓄积[294]。使用强心剂硫马唑（一种A1腺苷受体拮抗剂）以后，也显示在犬和大鼠中引起肝小叶外围带肝细胞中脂褐素样褐色色素蓄积，而没有肝细胞损伤的证据[200]。

用合成的麦角衍生物溴隐亭处理的犬，其枯否细胞中所见的脂褐素增多被认为是一种超高剂量水平下与一般性不良反应（如体重减轻、摄食量减少）相伴随的非特异性效应[295]。啮齿类动物蜡样质沉积也出现于肝脏的纤维化区或肝脏结节周围。有人发现，在肝脏发生增生性结节的犬的肝实质和汇管区中，蜡样质色素及脂肪肉芽肿数量增多[296]。

铁

注射含铁化合物或红细胞破坏增加后，铁在肝细胞和枯否细胞内蓄积。铁色素也可见于正常实验动物的肝脏。据报道，一种实验室性铁超载可在SD大鼠中自然发生，可能因遗传易感体质所致[297]。在这些大鼠中，铁色素以胞质铁蛋白体的形式分布在小叶外围带肝细胞的毛细胆管周围区域以及枯否细胞与巨噬细胞的溶酶体中。幼龄大鼠的色素主要位于小叶外围带肝细胞中，然而肝细胞累及的程度进行性增加，并发展至非实质细胞。铁的小叶外围带分布在用含铁饲料喂养12周而引起铁超载的大鼠中也有报道，伴有肝细胞肥大[298]。相比而言，豚鼠通过腹腔注射途径给予右旋糖酐铁而致铁超载显示，主要在枯否细胞而非肝细胞中产生铁色素[299]。这似乎是胃肠外给予含铁物质后铁的通常分布方式。另一个例子是大鼠在用高剂量血管紧张素转换酶抑制剂卡托普利处理12个月后，据报道，肝细胞、枯否细胞以及脾脏中含铁血黄素轻度增加[300]。这种情况伴随血红蛋白轻微降低和红细胞生成增加，可能是红细胞破坏增加的结果。

许多研究表明，在给予铁的同时联合给予非遗传毒的多氯联苯可加重C57BL小鼠的肝脏毒性和致瘤性[301]。然而，在Cyp1a2基因敲除小鼠中未观察到肝致瘤性，表明铁代谢、Cyp1a2和多氯联苯诱导的尿

卟啉症之间存在关联[302]。

卟啉色素

多种不同外源性化合物，包括灰黄霉素、3,5-二乙酯基-1,4-二氢可力丁（3,5-diethoxycarbonyl-1,4-dihydrocollidine, DDC）、六氯代苯（hexachlorobenzene）和抗关节炎药物3-[2-(2,4,6-三甲苯基)-亚硫酰]-4-甲基悉尼酮（3-[2-(2,4,6-trimethylphenyl)-thiothyl]-4 methylsydnone, TTMS）给予大鼠、小鼠或犬以后，其肝脏中也会出现卟啉色素的沉积[303-307]。

通常，这些物质产生类似的组织学图象，其特征是在小胆管（bile ductules）和胆小管（bile canaliculi）中出现红棕色色素微球，并在肝细胞、枯否细胞和汇管区巨噬细胞中出现细小颗粒（图9.10）[308]。这可伴随急性或慢性汇管区炎症、胆管增生和星状细胞活化及其引起的纤维化。小鼠长期给予灰黄霉素后发生肝硬化和肝细胞肿瘤[306,308]。

在组织切片中肝卟啉色素可能会被误认为是胆色素，后者以类似的方式蓄积（图9.11）。与胆汁不同的是，卟啉色素在紫外光下具有双折射性和自发红色荧光的特征（图9.9b）[307]。

大鼠、小鼠和犬给予TTMS后，三个种属均产生肝卟啉症，但在小鼠（而不是大鼠和犬）中可发现小叶外围带肝细胞局灶性坏死，而在犬中色素似乎局限于毛细胆管[304]。

基于灰黄霉素和DDC在啮齿类动物中的研究，人们推测这种类型药物诱发的卟啉病是由于线粒体内亚铁螯合酶（ferrochelatase）受到抑制，5-氨基酮戊酸（5-aminolevulinate）合成酶通路上第一个酶代偿性刺激，继而引起酶底物原卟啉的大量累积的结果[307]。以上推断受Fech小鼠可自发相同的肝脏病变这一事实所支持，Fech小鼠含有一个铁螯合基因点突变。然而，灰黄霉素处理小鼠与Fech小鼠肝脏基因表达谱的比较研究表明，灰黄霉素引起的原卟啉症不仅是亚铁螯合酶抑制的结果，而且也是细胞色素P450诱导和破坏的结果[99]。

一种类似形式的肝卟啉症在给予一种新型抗精神病药物13周的犬试验中有过报道。卟啉色素蓄积

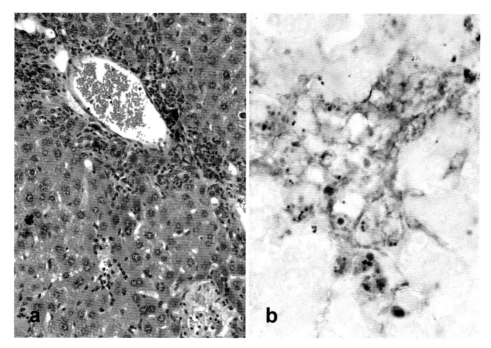

图9.10 图a：用灰黄霉素处理15天的小鼠肝脏汇管区，显示卟啉色素小滴伴有慢性炎症和早期胆管增生。图像右下角有一个孔状坏死区，提示因胆汁淤积而造成的损害，即"胆汁性梗死"（H&E染色×250）。图b：肝汇管区α平滑肌肌动蛋白染色高倍视野，显示活化的星状细胞（蓝色）、卟啉色素（棕色）。免疫细胞化学染色，亮绿复染（×400）

伴有肝细胞坏死、卵圆细胞增生和再生结节形成。有人推测这也是亚铁螯合酶受药物抑制的结果[309]。

虽然在实验动物中原卟啉蓄积可引起肝细胞损害和肿瘤，但很少或没有药物诱发人类严重原卟啉症的临床证据[310]。此外，尽管人类某些先天性卟啉症与肝细胞癌的风险增加有关，但是在这些情况下，卟啉形成远远大于可能因药物引起的情况[306]。

淀粉样变性

在易发淀粉样变性的种属中，特别是仓鼠（小鼠也在其列），淀粉样蛋白可以随着年龄的增长而在肝脏沉积。淀粉样蛋白可能出现在血管壁或在汇管区大量蓄积，从而引起胆管和血管扩张或退变。淀粉样蛋白也可以从汇管区向肝实质扩展而产生肝硬化样外观。

血管病变

肝脏血管可发生心血管系统其他部位所见到的病理学变化，包括血管炎、血栓形成和淀粉样变性（参见第7章，心血管系统）。先天性血管畸形引起肝细胞病理改变偶尔在实验动物中有报道[311]。肝脏特异的其他血管变化阐述如下。

肝紫癜

人类该情形的特征是出现多发性充满血液的囊腔或不同大小的陷窝，通常无内皮衬覆。有些作者描述了两种不同形式的紫癜，一种被称为肝实质性紫癜，由既无肝窦细胞被覆也不出现纤维化的不规则空腔组成；另一种是静脉扩张性（phlebectatic）紫癜，以规则的球形空腔为特征，被覆内皮细胞，伴或不伴有纤维化[312]。然而，两种类型紫癜与肝窦扩张之间的区别不是很明显，可以混合的形式出现[206]。人类紫癜与慢性消耗性疾病、获得性免疫缺陷综合征（AIDS）、移植后免疫缺陷、慢性酒精中毒和药物滥用以及使用促合成代谢类固醇与口服避孕药有关[312-315]。在艾滋病患者中，紫癜的出现与韩瑟勒巴通菌（Bartonella henselae，猫抓病）的机会性感染相关，这种细菌也能诱导犬发生肝紫癜[316-317]。肝紫癜的发病机制尚未明确。超微结构研究表明，可能通过损害内皮细胞维持胶原网状组织的能力，使肝窦支撑结构变弱而导致此病变[318]。

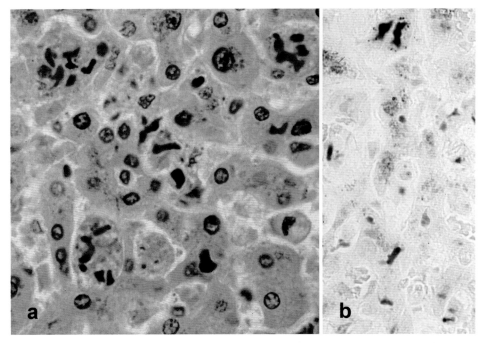

图9.11　图a：服用氯丙嗪的67岁患者的尸检肝脏标本，显示典型的毛细胆管内胆色素，几乎没有炎症（H&E染色×425）。
图b：同一病例，Fouchet胆汁染色。胆栓以及胞质脂褐素清晰可见（×425）

　　肝紫癜在未经处理的各种品系老龄大鼠中可以见到[319,320]。超微结构研究表明这种自发形式的紫癜也是源于肝窦内皮的破坏[320]。这种病变已通过暴露于某些病毒[321]或给予吡咯烷类生物碱、毛果天芥菜碱[322]、石胆酸钠[315]和毒伞素[323]（phalloidin，一种从蘑菇毒鹅膏菌中分离的环状肽）等，在小鼠和大鼠上成功诱导。肝紫癜也在大鼠中用抗大鼠肾小球基底膜抗体诱发成功，这些大鼠用一种稀土金属复合物邻苯二酚二磺酸钕盐（已知可抑制网状内皮活性[324]）预先致敏。Westwood及其同事在用ZD0490（一种将蓖麻毒素A链连接到单克隆抗体，设计用于晚期胃肠癌治疗的药物）[325]处理的大鼠中报道过紫癜。给药大鼠的肝脏表现为广泛的被膜下紫癜。有人认为这是蓖麻毒素A链与枯否细胞和肝窦内皮细胞受体末端的甘露糖基结合，从而引起非实质细胞损伤和紫癜的结果。

　　据报道，肝紫癜是患有严重联合性免疫缺陷小鼠在植入黑色素瘤细胞系后产生的副肿瘤综合征的一部分（图9.12）[326,327]。研究表明，紫癜的发生与肿瘤细胞产生的循环中血管内皮生长因子（VEGF）相对应，因为切除或治疗肿瘤后病变出现消退[326]。

　　由于所有这些实验措施均可改变或损伤血管内皮，所以肝紫癜的发生符合这种观点，即紫癜与肝窦壁的损伤、削弱或其他改变有关，而不是肝细胞的原发性损伤。

肝窦扩张

　　小叶中央区（Rappaport Ⅲ带——三类氧气和营养供应区）肝窦扩张伴不同程度的肝板萎缩在人类有报道，见于各种与缺氧或灌注不足有关的情形，如右心衰竭、肝静脉压迫或血栓形成、淀粉样蛋白浸润以及肿瘤或肉芽肿性疾病出现时[328]。类似的组织学表现在患有各种自发性疾病的老龄啮齿类动物中可以见到，然而在易发心脏和血管血栓以及肝脏淀粉样蛋白浸润的老龄仓鼠中尤其多见。肝窦扩张在啮齿类动物肝脏的肝结节与结节周围也有发生。

　　相比之下，人类肝小叶外围带（Rappaport Ⅰ带）肝窦扩张看起来几乎都与甾体避孕药的长期效应有关[329-331]。虽然它可能是甾体类避孕药或其代谢产物对肝细胞的直接作用，但这种变化的原因尚不清楚[329]。某些作者注意到人类这种类型的肝窦扩张与氯乙

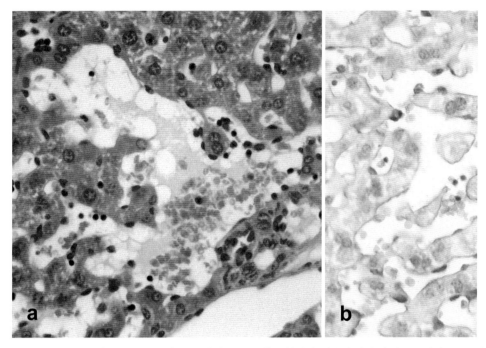

图9.12　图a：C57Bl小鼠植入黑色素瘤细胞23天发生肝紫癜，显示特征性的充满血液的腔隙（H&E染色×110）。图b：来自同一动物的肝脏，用过氧化物酶标记的小麦胚芽凝集素染色，该区域中被覆内皮完整（过氧化物酶染色，苏木素复染 ×110）。

烯、二氧化钍或砷引起的血管肉瘤发生之前的病变之间存在某种相似性，但很少有证据表明这些病变之间存在任何形式的关联[332]。

在用糖皮质激素处理的大鼠、小鼠和豚鼠中，或在分泌激素的睾丸肠道肿瘤的荷瘤小鼠中观察到类似的组织学表现，这可能是局部血流动力学改变的结果[333,334]。

肝脏增生性病变

在全世界人类中，大多数肝细胞肿瘤具有侵袭性生物学行为，并与因乙型或丙型肝炎病毒感染、过量饮酒、非酒精性脂肪性肝炎或先天性障碍（如血色病）等所致的潜在慢性肝病有关[335,336]。的确，肝癌几乎从不在健康肝脏中发生，但它在肝硬化阶段慢性肝损伤的风险大幅增加[337]。人类肝癌潜在的这种慢性炎症性肝脏疾病模式对临床实践中所见的局灶性或结节状再生性细胞变化的范围产生影响。这种形式的肝病一直很难在动物模型中完全复制[338]。无硬化的肝脏结节和肝细胞肿瘤在人类极不常见，据报道它们与口服避孕药以及促合成代谢的类固醇有关[330,339–341]。

在常规品系的啮齿类动物进行的致癌性试验

中，肝脏肿瘤的发生模式很少伴有潜在的慢性炎症过程。肝细胞局灶性或结节状增生既可自发，也可与各类药物与化学品的使用有关，没有明显的慢性肝细胞损伤和纤维化的证据。尽管很少使用实验用犬和灵长类动物进行长期试验，但试验表明，这些种属的肝脏对外源性物质的反应与啮齿类动物的肝脏相似[120]。

实验中的难点在于对肝脏结节的生物学行为进行表征，因为它们通常只能在尸检这一个时间点观察到。很大程度上仅仅依赖细胞学表现，而这可能会产生误导。人们采用肿瘤移植来评估其生物学行为，但并不总能提供令人信服的结果[342]。相比之下，临床上可对患者进行多次活检、临床随访以及现代影像学检查，以密切监视肝结节的进展，并可将准确的组织学亚型与临床结果相关联。

随着致癌试验在化学品中的应用，人们对啮齿类动物肝脏变异灶和结节的确切生物学性质产生了大量的辩论和争议。这点可从过去30年提出并采用过的不同术语而进行的大量分类中反映出来。这些分类包括了针对大鼠、小鼠和仓鼠的方案[51,342–350]。

其中一些辩论关注圆形非侵袭性膨胀结节的意

义，即它们的性质是增生性的还是肿瘤性的。有些作者甚至建议所有看似良性非侵袭性结节至少应被视为腺瘤，因为它们拥有进展性生长的潜力[349]。他们基于结节性病变可以通过致癌物诱导，是致癌作用的早期表现，从而为这些病变创造了瘤性结节这一术语[342,343]。目前，很少有病理学家赞成这些极端的观点，因为现在对这些病变的生物变异度有了更清晰的认识。

随着近几年专注于啮齿类动物致癌性评估的讨论，人们对啮齿类动物肝细胞增生性病变的分类达成了共识。在这些分类中局灶性病变被分为细胞变异灶（foci of cellular alteration）、再生性增生、肝细胞腺瘤和肝细胞癌[51,351-353]。然而，需要强调的是并非所有的局灶性病变均能简单地归入这些明确的类别，病理学家可能仍然对特定病变的确切分类存在分歧[354]。

在评估发生于犬的肝细胞结节性病变中也碰到了类似的分类困难，但这些结节通常只发生在犬5岁以后[296,355,356]。虽然人们报道过比格犬用口服类固醇避孕药处理7年后发生了剂量相关的局灶性肝结节状增生，但它们在药物安全性评价中通常不会受到关注[357]。

必须始终牢记，任何分类都保持一个基本的工作假设，以允许对病变进行合理的分组。相似的形态表现可能包含不同生物学意义的病变。例如，一项给予大鼠不同时长安妥明的断续实验显示，有些现在确切诊断为腺瘤的结节在停止给药后可以自行消退[358]。在另一项实验中，通过抗寄生虫药物和肝酶诱导剂苄氯菊酯（permethrin）处理而诱导的嗜酸性肝腺瘤，在停止给药的动物中未显示任何进展。因此，有人提出这些腺瘤是终末期病变，而非自生长的病变[359]。

因此，在评估致癌性试验中发现的所有药物诱发的肝脏变异灶、结节和肿瘤时，进行细致的描述而非简单的表格罗列是十分重要的。其相关性必须结合所有其他生物学因素进行评估。明确区分在两年致癌性试验末期给药组发生的结节和给药不到一年即发生明显的侵袭性或转移性的恶性肝脏病变（可能预示真正的人类致癌性风险）显然是十分重要的。

肝细胞变异灶

肝细胞变异灶的特点是肝细胞团具有与相邻肝细胞明显不同的胞质特征，但肝板的结构模式几乎没有改变。很少或没有周围肝组织受压的证据，没有细胞异型性。它们与人类肝癌相关的局灶性病变完全不同，后者是肝脏中因慢性炎症与纤维化（肝硬化）而改变的再生结节或异型增生灶[206]。

大鼠的变异灶可呈现以下几种主要的染色或细胞学外观，但除此以外胞质中还可出现脂肪空泡变性。

1. 嗜碱性细胞灶分为两类：虎斑型和均质型。虎斑样变异灶的细胞大小与正常肝细胞相似或略小于它们，嗜碱性胞质排列成团块状或线状，细胞周边散布着相对透亮的胞质，表明这些细胞粗面内质网增多以及糖原减少。它们常常排列成迂曲的肝索。均质型嗜碱性变异灶由通常大于正常肝细胞的细胞组成，具有均匀一致的嗜碱性胞质，显示游离核糖体增多。胞核增大，空泡状，核仁明显。细胞可能表现为游离状。

2. 嗜伊红（嗜酸性）细胞变异灶是由比上述正常细胞轻度至显著增大的细胞组成，含有丰富的嗜酸性胞质，可呈现出苍白的毛玻璃样外观，或表现出更具纤丝状的性质。可出现少量的具有丰富糖原和滑面内质网的透亮细胞，它们缺乏葡萄糖-6-磷酸酶。

3. 透明细胞变异灶主要由中度至重度增大的细胞组成，不着色的胞质增多，通常不含空泡。可出现一些嗜伊红细胞。

4. 嗜双色细胞变异灶以增大的细胞为特征，含强嗜伊红胞质，但含有零星的嗜碱性色彩，糖原减少。胞核轻度增大，染色质边集。

许多病理学家常常采用混合细胞变异灶这一术语，因为许多情况下这些变异灶呈现一种以上的细胞学外观。最新的分类建议避免使用这一术语，应根据主要细胞类型来描述所有的变异灶[351]。

细胞变异灶的相关性

细胞变异灶很久以来就与强遗传毒性致癌物处

理啮齿类动物（尤其是大鼠）相关，它们被认为是始发细胞的克隆子代。因此，它们在性质上通常被认为是明确的瘤前病变。这种看法可能不幸导致错误的结论，认为药物在啮齿类动物引起的变异灶代表人类的致癌风险[167]。然而，Farber 和 Sarma 注意到，基于在许多遗传毒性致癌物大鼠模型上进行的详细研究，变异灶的发展是一个动态的过程，其中只有一小部分的变异灶实际进展为肝细胞肿瘤[360]。此外，他们的数据提示变异灶可能具有生理适应特性，能抵抗有毒化学品的不良反应。

大鼠随着年龄的增长，自发性肝细胞变异灶的数目也逐渐增多，其发生率和细胞学类型在不同品系间差异显著。即使在同一实验室采用标准笼具和饲料饲养的相同品系的大鼠，随着时间的延长其变异灶的细胞学性质也存在差异[358]。而且，用大量在人类无致癌效应的非遗传毒性物质和药物（如苯巴比妥）处理啮齿类动物后，细胞变异灶的数量也增加。Nagai 和 Farber 证实，非遗传毒性药物安妥明能够诱导肝细胞抵抗和变异灶，这些病灶的谷胱甘肽 S-转移酶染色特征与遗传毒性物质诱导的变异灶相似，但它们发展更慢些[351]。

据报道，在洛伐他汀（一种HMG-CoA还原酶抑制剂和降胆固醇药物）的大鼠致癌性试验中，嗜酸性和嗜碱性变异灶的发生率均增加，而肝细胞肿瘤的发生率并未增加[362]。由于同时给予甲羟戊酸（HMG-CoA还原酶的直接产物）可预防变异灶的发生，因此有人认为变异灶的发生与洛伐他汀过大的药效作用相关，与该药在人类合适的治疗性应用没有或很少有相关性。

在变异灶的评估中一个潜在的混淆因素是可逆性问题，因为人们可能预期，如果变异灶在性质上是一种适应性变化，那么所有刺激因素撤除后其发生率将会降低。这似乎并不是细胞变异灶的特征。尽管很少进行可逆性研究，但在一项SD大鼠试验中，采用高剂量的安妥明处理动物长达2年后撤除处理，结果表明增生性结节（腺瘤）消退，但细胞变异灶的总数仍然很多并且稳步增长，与对照组大鼠年龄相关性细胞变异灶的增加相平行[358]。

化生性病灶（胰腺组织灶）

离散的胰腺腺泡组织灶已在饲喂多氯联苯如氯化三联苯1254的大鼠肝脏中发现[363]。这些病灶在超微结构水平与胰腺组织类似。免疫细胞化学研究显示存在淀粉酶和胰蛋白酶原，从而证实这些病灶在形态和功能上都与胰腺腺泡组织类似[364]。这种现象是化生的一个例子，表明在成熟动物中某些肝细胞具有多能性。肝脏中胰腺灶的组织发生仍不明确。有人提出该途径是亲本细胞转变成中间态细胞，后者再完全分化成化生细胞[365]。可能是实验条件使基因脱阻抑，继而出现不同性质的形态和功能分化。胰腺灶是由肝细胞、卵圆细胞还是胆管细胞发展而来仍不确定[364]。

海绵状肝（局灶性囊性变、囊性变性）

在未处理的大鼠肝脏以及给予亚硝基吗啉（nitrosomorpholine）的大鼠肝脏中，均发现灶性或带状分布的多室腔隙，由结缔组织构成的薄壁所分隔，含有淡染的颗粒状或粉红色絮状酸性黏多糖[366]。与肝紫癜不同，该病变的腔内通常不含血液。电子显微镜检查揭示病灶由结缔组织细胞组成，类似于成纤维细胞和星状细胞，该细胞具有相当长的胞质突起，与厚的基底膜样物质紧密相连。有人提出它是由星状细胞变化、衍生而来[367]。

Bannasch 及其同事采用N-亚硝基吗啉诱导海绵状肝的研究表明，病变是由于致癌物诱导窦周细胞代谢紊乱，从而产生酸性黏多糖和胶原物质的过度堆积所致[366]。然而，总体上还没有证据表明海绵状肝是一种瘤前病变，因为此病变见于对肝癌十分非特异的多种情况[367]。

再生性增生、多发性结节状增生

再生性增生的特点是单灶或多灶发生，散在的结节使肝板结构扭曲变形，伴有正在发生或以前发生的肝细胞损伤的证据（图9.13）[351,352]。可见有丝分裂，周围肝实质可能受到一定程度的挤压。

虽然发生于人类的肝脏结节也采用类似的术语，但这些结节通常拥有不同的发病机制。局灶性结节状增生是一种限局性病变，由外观正常的肝细胞组成，被常常在病变中心汇聚的纤维束和纤维带分割成若干个假小叶。结缔组织间质中通常包含许多小的增生胆管。常见淋巴细胞浸润，但未见中央静脉。它是一种反应性增生，被认为由某些先前存在的动脉畸形所引起，通常与使用口服避孕药无关[206,368,369]。人类的另一种情况，被称为结节状再生性增生，由多个肝细胞结节组成，肝板增厚但很少或没有纤维化。这种状态与多种情况相关，据推测与门静脉血栓形成导致的萎缩和代偿性增生有关[206]。类似的情况在患有遗传性Ⅰ型黏多糖贮积症的一个种群的犬中有过报道，它与门静脉高压伴发[370]。

肝硬化

世界卫生组织（WHO）对肝硬化的定义是以纤维化和正常肝脏结构向结构异常的结节转变为特征的弥漫性疾病过程[371]。Rappaport及其同事的三维研究表明，由各种损伤因素产生的肝脏带状瘢痕使微循环动力学发生显著变化[372]。这些使肝脏的氧合作用和正常的区域性功能异质性发生改变，导致结节发生。

虽然肝硬化这一术语在啮齿类动物毒性试验中通常不被采用，但是多种外源性物质给予实验动物后可产生肝硬化样病理改变。使用啮齿类动物病理学达成共识的方案，这可能会被称为再生性增生（见下文）。其中有些化合物，如硫代乙酰胺，已被用于建立人类肝硬化的啮齿类动物模型[373-375]。然而，与其他肝硬化模型一样，硫代乙酰胺给药后产生的结果存在很大差异（图9.13）[376]。改变饲料配方也可以在啮齿类和灵长类动物中产生肝硬化样表现[242,377]。猴子似乎与人类更像，因为即使给予营养充足的饲料，它们对乙醇致肝硬化效应也是敏感的[241]。

叙利亚仓鼠的某些品系可自发肝硬化，但原因尚不明确[378]。肝硬化样结节状增生偶尔可在未经处理的大鼠中发现，但这可能是对发生的其他典型肝细胞结节的纤维化反应（见下文）。一种轻型的肝硬化在因感染肝螺杆菌而致慢性肝炎的小鼠中也有报道[170]。

肝细胞腺瘤

在啮齿类动物中，肝细胞腺瘤通常比一个肝小叶大，并对周围的实质产生明显的压迫。肝板常与周围肝脏组织不连续，并出现正常肝小叶结构丧失，但汇管区三联管（即小叶间动脉、小叶间静脉和小叶间胆管，译者注）可能存在（图9.14）。细胞

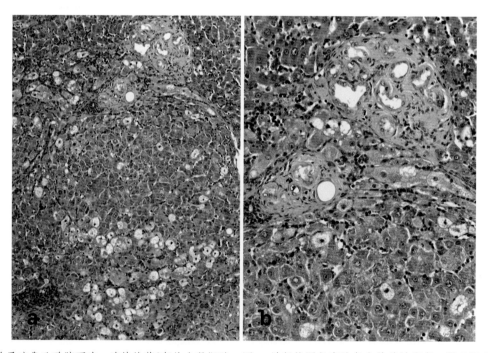

图9.13　每周给予硫代乙酰胺两次，连续给药2年的大鼠肝脏。图a：被纤维隔包裹的复杂结节性病变，提示肝硬化（再生性增生）。肝细胞显示出各种细胞学变化，相邻的肝脏组织中可见慢性炎细胞浸润，表明正发生肝细胞损伤过程（H&E染色×100）。图b：高倍图像，显示纤维隔、胆管纤维化和胆管增生的细节（H&E染色×200）

学显示与肝细胞变异灶所见不同，可见有丝分裂。腺瘤和局灶性增生的组织学区别可能不是泾渭分明的，因为它们的表现有部分重叠[354]。

人类肝细胞腺瘤通常单发，以大致正常或具有一定异型性的细胞排列成索状为特征，可偶尔生成胆汁。这些病变缺乏汇管区、胆管和中央静脉，但它们几乎总是由纤维组织包裹。与使用口服避孕药与促合成代谢类固醇有关的腺瘤在停止给药后可能会退化或持续[379,380]。区分人类的腺瘤和局灶性结节状增生常常是一种诊断的挑战[381]。

*胆管腺瘤（胆管瘤）*是一种所有种属中不常见的肿瘤，其特点是结节境界清楚，由被覆立方上皮的小管组成，上皮胞质透明，胞核小，中度着色。周围组织没有浸润。

肝细胞腺癌、肝细胞癌

这是一组异质性的恶性肿瘤，通常与肝实质细胞十分相似。在人类，它们是肝脏最常见的原发性恶性肿瘤，是全世界第五种最常见的癌症。在人类，健康的肝脏几乎从不发生肝细胞癌，但作为肝硬化阶段慢性肝损伤的反应，癌症发生的风险显著增加[337]。肝细胞癌的发病机制是多因素的，不同危险因素（如慢性病毒性肝炎、黄曲霉毒素暴露、饮酒或铁超载）的出现可增加发病风险[382]。在人类，肝细胞癌根据胞质多少及特征、胞核大小及深染程度、核浆比、肿瘤细胞的黏附性质以及总体的组织学结构等进行组织学分级。它们在组织学上形态各异，从易于识别的成熟细胞型至高度间变型肿瘤。混合型肝细胞和胆管细胞癌非常罕见[383]。与肝硬化相关的肝细胞癌临床进展迅速，其过程也就是几个月。

在啮齿类动物及其他种属中，肝细胞癌的诊断采用类似的组织学标准，而且该标准已被应用于最新的大鼠肝细胞肿瘤分类中[351-353]。例如，丧失正常肝小叶和肝板结构、出现异常肝小梁、胞核增大、细胞多形性、有丝分裂象明显或异常、间变区、单个或小团肿瘤细胞向结缔组织基质或邻近肝组织浸润，都是重要的诊断特征（图9.15）。肝癌细胞偶尔在其他器官中发生转移性沉积，尤其是肺。

Sell和Dunsford对发展中的大鼠肝癌细胞病变进行形态学、放射自显影和表型表达研究表明，肝细胞癌与胆管癌均起源于位于小叶外围带的多能肝脏干细胞，它们能向不同方向分化，从而产生不同的组织模式[384]。

肝细胞癌可在少数未经处理的老龄大鼠[385]、小

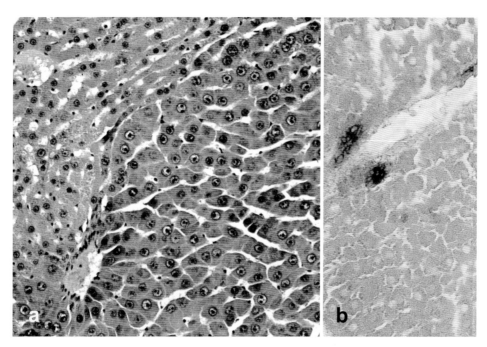

图9.14　图a：用400 mg/（kg·d）的安妥明处理两年的SD大鼠中发现的大的肝细胞结节，被诊断为腺瘤（H&E染色×280）。图b：结节缺乏γ-谷氨酰转移酶活性。这点与胆管上皮中见到的正常反应不同。（Albert及其同事提供的方法，冰冻切片×425）

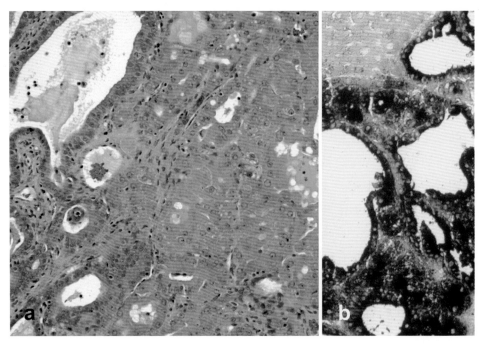

图9.15 图a：用二乙基亚硝胺处理SD大鼠后再给予促进剂苯巴比妥所发现的肝细胞癌。细胞表现出显著的多形性并同时呈现出腺性和实性的生长方式（H&E染色×280）。 图b：同一肿瘤呈现出很强的γ-谷氨酰转肽酶活性（Albert及其同事提供的方法，冰冻切片，×425）

鼠[349,386]、仓鼠[387,388]和比格犬中自然发生[355]。大鼠或小鼠给予各种不同的外源性物质后发生肝细胞癌十分常见。肝癌在毒性试验使用的犬和灵长类动物中罕见，但有些长期试验表明，遗传毒性致癌物可致这些动物发生肝细胞癌[120,389-392]。

肝细胞变异灶与结节的标志物与代谢模式

以前的许多研究表明，采用化学品（如2-乙酰氨基芴、二乙基亚硝胺或二甲基肼）诱发的各种大鼠肝癌模型中产生的结节具有相同的活性代谢模式。在这些模型中发现的结节通常与Ⅰ相反应相关的酶活性（如微粒体细胞色素P450、细胞色素b5和氨基比林脱甲基酶等）很低。而相比之下，这些结节所含的结合或解毒反应（Ⅱ相反应）的成分却升高，以上可通过谷胱甘肽数量的增多和γ-谷氨酰转肽酶和谷胱甘肽-S-转移酶（图9.15）活性的升高反映出来[393,394]。尽管这些变化并不代表肿瘤独有的酶模式，但Farber提出这些变化表明细胞的一种适应过程，使得结节状病变的肝细胞装备得更好从而在反复给予致癌物或肿瘤促进剂的不利影响中存活下来[360,393]。其中有些酶模式，包括γ-谷氨酰转肽酶活性的升

高，与肝脏肿瘤在其他系统或种属（包括人类）中的演化相一致[395]。相反，大鼠肝脏在某些非遗传毒性作用（如给予降血脂药物）或门腔静脉吻合术后所发生的肝细胞变异灶和结节，特征性地缺乏γ-谷氨酰转肽酶活性（图9.14b）[396-398]。

葡萄糖-6-磷酸脱氢酶，磷酸戊糖旁路的一个重要限速酶（该酶为核酸合成提供核糖，并为生物合成过程提供NADPH），是另一种值得关注的酶。当人们使用氯化新四唑作为这种酶活性的细胞化学指示剂时，氧气与新四唑竞争并消除正常细胞中的反应，但在系列人类恶性细胞类型以及大鼠给予二乙基亚硝胺再用苯巴比妥促进后所发生的肝细胞癌中并不能出现这种现象[358]。大鼠给予N-亚硝基吗啉后其肝脏的其他组织化学研究也表明，虽然糖原蓄积最初发生在许多肝细胞变异灶（透明细胞灶）中，但有一个随时间进行性转换的过程，从肝细胞变异灶中的糖原代谢到随后的结节和肝癌。在这种变化中，局灶性病变在性质上变成混合性或更嗜碱性，同时伴随向磷酸戊糖通路和糖酵解的转换，以上可通过葡萄糖-6-磷酸脱氢酶和甘油醛-3-磷酸脱氢酶的活性增加反映出来[399]。

虽然遗传毒性致癌物在大鼠和小鼠产生的酶模式大体相似，但发现在小鼠肝肿瘤模型上发生的酶模式一般不如大鼠中发生的酶模式那么一致[400-403]。值得注意的是，在仓鼠由二甲基亚硝胺诱导再用苯巴比妥促进而产生的肝细胞病变中，γ-谷氨酰转肽酶的活性是缺失的[404]。

免疫组织化学研究表明，胎盘型谷胱甘肽S-转移酶可以作为遗传毒性致癌物处理的大鼠肝脏中变异灶的标志物，但在有些药物（如过氧化物酶体增殖物）诱导的变异灶中未能显示出来[405,406]。当然应该注意的是，这种方法只显示了酶或其成分的存在，而不像上面描述的酶细胞化学能显示真正的酶活性。不过，这种染色比常规染色切片更容易对细胞变异灶定量，而谷胱甘肽S-转移酶染色在常规切片上可能不能实现，反之亦然。

人们也测试了转录基因谱分析以作为检测啮齿类动物早期肝致癌活性的手段，许多候选标志物，如转化生长因子β刺激克隆22和NAD(P)H细胞色素P450氧化还原酶等已被鉴定[101]。

安全性评价

虽然啮齿类动物肝细胞变异灶、肝腺瘤和肝癌的发生与强遗传毒性致癌物的使用密切相关，但是类似的病变在某些品系的老龄大鼠、小鼠和仓鼠中常常自然发生。此外，多种措施（如使用胆碱缺乏和低蛋氨酸的饲料、高脂饮食或门腔血管吻合术等）显示可促进啮齿类动物肝脏细胞变异灶、结节和肿瘤的发生[398,407-409]。在小鼠中，肝螺杆菌所致慢性肝炎也与肝脏细胞变异灶、结节和肝细胞癌的发生相关[170,221,223]。

多种非遗传毒性治疗药物长期高剂量使用后可在啮齿类动物中产生肝细胞变异灶或良、恶性肝细胞肿瘤，而在治疗剂量下对人类没有实际风险。Davies和Monro在1995年注意到，241种在美国上市的药物中，至少11种可使大鼠产生肝肿瘤，14种可使小鼠产生肝肿瘤，2种可使大、小鼠都产生肝肿瘤。这些例子包括非类固醇抗雄激素比卡鲁胺在小鼠、醋酸环丙孕酮和苯巴比妥（phenobarbitone or phenobarbital）在大鼠

和小鼠、抗抑郁药安非他酮和弱镇静剂利帕西泮与奥沙西泮在大鼠、利福平在小鼠、苄氯菊酯在小鼠，以及过氧化物酶体增殖物激活受体α激动剂如安妥明和大多数HMG-CoA还原酶抑制剂（他汀类）在大鼠或小鼠或两种种属等产生的肝脏肿瘤[29,140,359,401,410-419]。除了避孕药与促合成代谢的类固醇外，其他药物似乎均与任何人类肝脏肿瘤风险没有关联[29]。有趣的是一项糖尿病患者大样本病例对照研究表明，使用他汀类药物与肝细胞癌风险降低相关[420]。

对一家公司所进行的C57BL/10J小鼠不同非遗传毒性治疗药物致癌性试验的回顾性研究表明，当给药动物肝脏重量大于对照组重量的140%时，无论酶学变化的确切性质如何，肝脏肿瘤总是发生在雄性动物而非雌性动物[421]。在美国国家毒理学计划的大鼠和小鼠致癌性试验中，肝脏肿瘤的最好预警指标也是肝细胞肥大，尤其是小鼠[422]。

尽管我们对于啮齿类动物给予非遗传毒性药物后产生这些病变的机制仍然知之甚少，但干细胞群中细胞增殖的增加可能是导致基因变化可能性增加并最终发生肿瘤的关键因素[423-426]。在诸如啮齿类动物肝脏等组织中，肿瘤的背景发病率很高，在非毒性剂量下，细胞增殖可能会增强内源性过程从而增加肿瘤发生的可能性。

然而需要牢记的是，有些药物通过遗传毒性机制引起啮齿类动物肝脏肿瘤，而这对用于人类治疗用途可能有不同的含义。顺铂，一种致突变性抗癌药，据报道可在小鼠肝脏产生增生性病变，然而当考虑其引起的其他器官毒性以及在癌症治疗中的应用时，这一发现的相关性较小[427]。同时也需要中肯地指出，非人灵长类动物对遗传毒性化疗药物的敏感性不如啮齿类动物高。在一系列的灵长类动物致癌性试验中，只有甲基苄肼（procarbazine）和N-甲基-N-亚硝基脲是高度致癌的，而很少见环磷酰胺、阿霉素、美法仑或硫唑嘌呤引起肿瘤[428]。这或许更能代表抗癌药物在癌症患者中产生第二种肿瘤的风险。

广泛用于晚期乳腺癌治疗的选择性雌激素受体调节剂他莫昔芬在大鼠中可快速产生具有高度恶性

表型的肝细胞癌，但在小鼠致癌性试验中不同[429]。虽然他莫昔芬在通常的短期试验中不具有致突变性，但他莫昔芬显示与大鼠肝脏中DNA加合物的形成相关，这一属性支持其遗传毒性机制[430]。然而，随后详细的研究表明，他莫昔芬的代谢非常复杂，DNA加合物的形成似乎仅限于大鼠，而在人体中似乎不会形成或其含量低于检测水平[431]。此外，尽管该药在众多癌症患者长期使用，但很少有或根本没有肝脏致瘤作用的证据[432,433]。他莫昔芬治疗的妇女中子宫内膜癌的风险略有增加，这可能与它对该组织的激素作用有关，而不与DNA加合物的形成有关。尽管如此，抗癌药物的风险–收益分析使它们被排除在非危及生命的适应征药物之外。

由于这些原因，评估在啮齿类动物肝脏产生结节的化合物以及将发现外推至人类时需要逐案分析。致突变潜能的评估是非常重要的。这需要对可能发生在未处理动物的肝细胞病变的性质有很好理解的支持。仔细分析给药组中结节的性质、时间过程和分布非常重要。机制方面的数据应包括受试化合物对肝细胞的基本生物学作用的检查，包括对酶抑制、酶诱导、过氧化物酶体增殖、细胞损伤、细胞增殖以及对肝细胞的超微结构特征的评估。仔细比较不同实验动物对所采用剂量药物的处置，并与治疗剂量下药物在人类的动力学和代谢数据进行比较，同样也是十分重要的。最近Cohen提议，无须2年啮齿类动物实验的信息，仅在13周试验中进行这种形式的详细评估就足以评估对人类的肝脏致癌风险[426]。

最后，药物的临床指征在提供恰当的收益分析，从而规避可能因肝脏增生性病变诱导而引起的任何可感知的风险中起着至关重要的作用。

（董延生、刘佳译，王和枚校）

胆管、胆道系统

结构

胆管是见于大、小汇管区，与肝动脉分支伴行的管道，被覆立方或柱状胆道上皮细胞。小胆管（bile ductules）较胆管小，位于门管区，但不与肝动脉分支伴行，被覆立方或扁平胆道上皮细胞。赫令管（Ducts of Hering）或毛细胆管（cholangioles）是位于胆道系统和胆小管（bile canaliculi）之间的纤细连接通道，管壁由胆管细胞和肝细胞共同构成。胆小管是由肝细胞包裹的最小管道。

大鼠没有胆囊，在肝门周围有一个其他种属没有的复杂的胆管丛，可能影响胆汁的流动[434]。虽然这一胆管丛的确切功能尚不清楚，但是它可能通过隔离和重吸收水与电解质来改变胆小管胆汁的成分。此外，它还可以储存和浓缩胆汁或作为一个胆汁收集系统。比较解剖学研究表明，人类和恒河猴在肝门周围也具有不规则的胆管侧支或憩室，它们产生于肝内胆管，没有大鼠胆管丛复杂，同样可以用来储存或改变胆汁成分，但犬、兔和豚鼠则没有[435]。

胆汁分泌

正常胆汁分泌在肝细胞内是高度极化的，仅发生在肝细胞表面的一小部分，即胆小管面。紧密连接是胆汁和血液之间唯一的解剖屏障，构成胆小管的边界。含有肌动蛋白的细胞骨架微丝对维持表面膜的完整性和定向以及胆小管的连接复合体是非常重要的。

大多数分泌入胆汁的外源性和内源性物质由肝细胞的肝窦面（基底侧）吸收，经肝细胞转运到胆小管侧，并通过胆小管膜分泌入胆汁。胆汁酸由肝细胞产生并分泌入胆汁，释放到肠道。这些胆汁酸90%在回肠被重吸收，在其一次通行中大部分被肝脏清除。肝脏的运输过程依赖于肝细胞窦面和胆小管面一系列转运蛋白的协调行动。近年来，许多这样的转运蛋白已经被识别、克隆，其功能特点也逐渐为人们所认识[436,437]。肝窦面包含多特异性的有机阴离子转运多肽（organic anion transporting polypeptide, OATP），转运有机阴离子和包括有机阳离子在内的两性化合物。有机阳离子转运蛋白（organic cation transporter, OCT-1）对于小的有机阳离子更具有特异性。Na⁺-胆汁酸协同转运蛋白（NTCP）介导的胆汁酸摄取可能占结合型胆汁酸摄取的绝大部分。胆小管面的转运过程能介导物质逆浓度梯度进入胆汁。几种ATP依赖的由ATP结合盒（ATP-binding cassette, ABC）介导的转运过程已经被识别。

另一个促进胆汁分泌的过程是所谓的非胆酸依赖性胆汁流，导致非胆酸有机离子和谷胱甘肽分泌进入胆汁。胆管上皮细胞主要通过分泌富含碳酸氢盐的液体也能促进胆汁分泌。该过程是受激素控制的。胰泌素通过cAMP依赖的机制刺激囊性纤维化跨膜电导调节因子（CFTC）相关的氯离子通道以及氯-碳酸氢盐交换体调控胆汁的分泌。

研究表明，由于药物、激素、细胞因子或胆道梗阻导致的胆汁淤积性损伤可以导致胆汁吸收和分泌系统的表达和功能改变，后者又会反过来加剧胆汁淤积和黄疸的发生。相反，替代性外排泵的募集和Ⅰ相、Ⅱ相解毒酶的诱导可以通过提供替代代谢和逃脱路径而限制胆汁淤积时肝内有毒胆汁成分的蓄积[438]。

胆汁酸在肝小叶内是有梯度的，通常小叶外围带肝细胞可清除来自肝窦血中的大部分胆汁酸阴离子，因此肝小叶中央区的肝细胞暴露于较低浓度的胆汁酸。小叶中央区的肝细胞能活跃地合成胆汁酸。这些因素可能部分与药物诱导损伤后，小叶中央易于发生胆小管内胆汁淤积有关。

胆汁淤积

破坏转运过程会导致底物潴留，从而导致结合型高胆红素血症或胆汁淤积。胆汁淤积表明胆汁分泌受到损害，导致胆汁成分在肝脏和血液中潴留。人类发生的各种胆汁淤积根据损伤的解剖部位不同进行分类：分别为肝外或肝内胆管、肝内胆管和肝窦、毛细胆管、肝细胞、胆汁分泌细胞器和胆小管胆汁淤积[228]。

据报道，大多数主要的治疗类药物中有的可引起人类胆汁淤积反应[3,11,439]。这些化合物可大致分为两类。一类如合成代谢类固醇或避孕类固醇，这类药物能够引起以出现胆栓为特征的温和的或单纯的胆汁淤积（图9.11），最初限于小叶中央区，没有明显的肝细胞损伤征象。其他的药物则导致更加多样的胆汁淤积反应，伴随肝细胞或胆管细胞损伤。后一类化合物与大部分患者的胆汁淤积性药物反应相关[440,441]。

治疗剂量的药物引起人类胆汁淤积涉及的机制可以分为以下几种情况：由化合物本身或其正常代谢产物引起（固有的）；由相对罕见的一种代谢产物引起（特异质代谢）；由免疫反应引起（超敏反应）[439,442]。胆汁淤积可因胆小管膜自身、微丝网、微管和微泡、胆小管周围的紧密连接、胆管或小胆管等损伤，从而使涉及胆汁形成和流动的解剖结构受干扰之后发生。然而，功能的改变对胆汁淤积也可能很重要，尤其是与高剂量的毒性试验相关。胆小管胆汁形成受损可能由于胆汁酸和其他关键成分从肝血窦摄取减少，向胆小管内转运不足以及胆小管网的推进作用受损所致。其他因素（如电解质平衡及胆汁黏度）也影响非胆酸依赖性胆汁流动。有些药物增加胆囊结石或胆汁淤渣的发生率而产生胆道梗阻[442]。

老年啮齿类实验动物的自发性疾病（如占位性病变、肝淀粉样变性和炎症性疾病）也可导致肝内或肝外胆道阻塞。实验操作（包括胆管结扎）可以产生胆汁淤滞、胆汁性梗死、胆管增生、纤维化和硬化的胆汁淤积现象，这些变化类似于人类的胆道梗阻性疾病所见的情况[171]。

虽然实验动物可以自发胆道疾病，但是很多人类肝脏的胆汁淤积性药物反应很难在动物身上复制[440]。即使研究得较透彻的药物氯丙嗪（与中度发生率的人类胆汁淤积性药物反应有关），在存在额外的免疫学干预的情况下，在大鼠身上似乎也不能产生典型的胆汁淤积现象[443]。虽然在小鼠身上可复制出与类固醇相关的胆汁淤积，但是其敏感性在不同动物品系和动物间有相当大的差异。SD大鼠似乎能完全抵抗这些效应[444]。给予小鼠炔诺酮5天，产生剂量相关性升高的胆小管和小叶间胆管内胆栓。在高剂量下，这种现象已被证实与肝细胞肿胀且胞质内含有色素颗粒、单个细胞坏死和门管区周围圆形细胞的浸润相关。电子显微镜观察显示胆小管扩张、胆小管内微绒毛变形或消失。同时发现血浆胆红素、碱性磷酸酶和转氨酶剂量相关性升高。CS和C57B小鼠最敏感，ICR小鼠最不敏感，而SD大鼠即使在最高剂量下也完全抵抗这些效应。其他C17 α-取代类固醇可产生类似的效应，而丙酸睾酮、孕酮和雌二醇在该模型上缺乏这种活性[444]。这些结果是值得关注的，因为引起人类黄疸的合成代谢类固醇在C-17位均有一个烷基[439]。

可能由于胆汁淤积一直很难在动物身上复制，因此实验药物α-萘基异硫氰酸盐（α-naphthylisothiocyanate, ANIT）被广泛应用于大鼠以作为人类胆汁淤积性疾病的模型。当尝试用新的方法评价肝毒性时，它也是毒理学中一种有用的对照药物。它是因明显胆管损伤而引起胆汁淤积的例子（见下文）。

某些不引起啮齿类动物胆汁淤积反应的药物在犬中却引起胆汁淤积反应，然而这种种属差异的原因尚不清楚。例如，犬给予催眠剂2-乙基-2-苯基-丁酰胺后，可以观察到肝内胆汁淤积，胆小管内出现胆栓，但除了出现"羽毛状"肝细胞和单个肝细胞变性外很少或没有肝细胞损伤[445]。软饮料制造商中用到的风味悬浮剂乙酸异丁酸蔗糖酯在比格犬中可引起轻度的可逆性胆汁淤积，但在大鼠或松鼠猴中则没有这种效应[446]。这种效应表现为溴磺酞血浆清除受损、血清碱性磷酸酶升高、显微镜下可见胆小管扩张和胆色素在比格犬肝中蓄积增加。因此，可能犬比啮齿类动物对胆汁淤积剂更加敏感。

胆管病变

在未经处理的实验大鼠、小鼠、仓鼠和比格犬中可以观察到肝内胆管扩张以及肝内胆管上皮的多种囊性和增生性病变[385, 447-450]。化学物质对胆管上皮产生直接毒性或通过干扰胆汁流间接介导损伤，引起胆管上皮变性和增生性病变。

分类

大鼠胆管的增生性病变一直是近期分类的主题，而这些可有效适用于其他实验情形[351, 352]。细胞角蛋白亚型的免疫细胞化学以及上皮细胞的中间丝特征成为评估汇管区周围不同类型细胞增生和胆管损伤的有用工具[451-453]。

*胆管增生*是指被覆正常或增生上皮的小胆管的增生。可以见到黏液以及数量不等的导管周围单个核细胞性炎症和纤维化。

*胆管囊肿*可以是单房或多房。它们是由单层扁平胆管上皮被覆的简单结构，囊内可能含有嗜伊红物质。

*卵圆细胞增生*以存在被称为卵圆细胞的胆管样细胞为特征。卵圆细胞是小细胞，胞质稀少、嗜碱性，核卵圆形、淡蓝色，核染色质细腻，经常形成不完整的管样结构。卵圆细胞增生被认为是当现存肝细胞的正常增殖能力受到抑制或压制时，肝脏对重度肝损伤的正常修复性反应[454-456]。在不同致癌物的啮齿类动物肝癌发生模型上，以及采用某些非致癌性的肝毒素处理后或进行肝部分切除术后，卵圆细胞在肝脏汇管区及其周围变得非常明显[457-459]。卵圆细胞显示至少三种生物学选择，即消失（可能是通过细胞死亡），分化成肝细胞，或重排形成胆管，或进入一种称为胆管纤维症的状态[459,460]。细胞化学研究表明，2-乙酰氨基芴诱导的卵圆细胞包含前角蛋白，具有γ-谷氨酰转肽酶活性，与胆管上皮细胞类似。然而，与肝细胞不同，它们缺乏环氧化物水解酶或亮氨酸氨基肽酶的活性[458,459]。Dunsford及其同事研究发现饲喂2-乙酰氨基芴的大鼠中增生的卵圆细胞含有α-甲胎蛋白，一种增生的肝细胞标志，提示其与未成熟肝细胞有关[457]。因此，卵圆细胞可能是一种具有双向分化潜能的细胞，可以分化为肝细胞和胆管上皮细胞。尽管卵圆细胞在正常人肝脏中不能显示，但它们出现在与肝癌风险增加有关的慢性肝脏疾病中[461]。研究发现，过氧化物酶体增殖物激活受体激动剂能够抑制肝损伤中卵圆细胞的增生[462]。

*胆管纤维症*是指胆管上皮细胞增生形成新月形细长的、分枝状或网状的腺样结构，被多层同心圆状的结缔组织所包围。腺体被覆单层细胞，呈扁平

状、立方状、分泌黏液或显示肠上皮化生。腺体增生一般发生于病变周围，病变中心区变得萎缩并被胶原纤维代替。常出现慢性炎症，病变非常明显，可出现周围组织浸润，给人一种肿瘤性生长的印象。

*胆管瘤*是一种罕见的界限清楚的肿瘤，由小而均一的被覆单层或多层立方状胆管上皮细胞的腺泡组成。基质和有丝分裂象少见。当肿瘤中混有显示肝细胞分化的细胞时，称为肝细胞-胆管细胞腺瘤。

*胆管癌*是一种恶性肿瘤，由被覆不典型立方或柱状细胞的腺样结构组成，产生的黏液多少不一。胞核明显而深染，显示大量的有丝分裂活动。可能含有丰富的纤维间质，可见侵袭，可发生转移。这些细胞学特征也可以和显示典型的肝细胞分化的细胞混合（肝细胞-胆管细胞癌）。这些病变也可见于大胆管。

自发性胆管病变

大鼠随着年龄的增加，发生孤立性或多发性薄壁多房囊肿的频率也增加，囊肿含有透明或琥珀色液体，内衬立方或扁平上皮，可能来源于胆管上皮[447]。类似性质的囊性病变也可能与肝门管区密切相关，那里的囊肿可能壁更厚、纤维组织更丰富[385]。同样的薄壁囊肿可发生于老年仓鼠[449]。此外，胆管的多房囊性扩张也可发生在仓鼠肝门管区，但这种变化似乎与淀粉样蛋白的分布相关。

在大鼠、小鼠和仓鼠中可见自发性胆管和小胆管的非肿瘤性增生[348, 353]。在显微镜下，这些变化的特点是胆管上皮不同程度的增殖与增生（proliferation and hyperplasia），可能伴有纤维化、硬化或轻度的炎性改变。腺样或肠上皮化生也可偶尔见到。

Lewis报道在老年CD-1小鼠的肝内胆管系统中可见自发性腺瘤样、肿瘤样病变[448]。这点在所有使用CD-1品系的实验室中不常见[386]。其他品系的小鼠也可见到这种改变[463, 464]，表现为局灶或结节状肝内胆管增生，周围伴有炎症和纤维化。增殖胆管内衬的细胞可能增生，胞质嗜酸性或嗜碱性，或显示腺样化生（包括出现杯状细胞）。这种变化伴随胞质内

和胆管腔内出现有角的、菱形或针状嗜酸性结晶状物质，胆囊上皮腺样增生和胆囊炎。类似的病变有时也见于胰腺的导管。确切的原因不清楚，但受累小鼠的胆管内广泛出现的胆汁结晶状物质提示这些胆道病变是机体对胆汁淤积、胆结石和炎症的一种反应[448]。尽管这些病变非常显眼，但不能将其视为肿瘤。

在大鼠、小鼠和仓鼠中，这些肝脏自发性囊性和增生性病变的表现可受其饮食因素的调节[378, 464-466]。

在老年比格犬中可见肝内胆管扩张并含有肝内胆色素，这些改变也与胆囊黏膜的囊性增生相关[450]。在毒性试验中使用的年轻比格犬偶尔也会出现这些变化。被覆单层立方、柱状或扁平上皮的先天性单房或多房囊肿也可发生于犬中[467]。

实验室对照的食蟹猴也可出现肝内胆管周围炎症以及增生和纤维化[174]。胃肠道感染结节线虫属的动物慢性炎性浸润可能很突出。

诱发性胆道病变

在毒理学中使用的啮齿类动物以及大型动物中，各种不同化学品可导致胆管上皮损伤或引起增生性和囊性变化。这些病变中有些可能影响胆汁流动，从而导致明显的胆汁淤积。

胆管损伤

很久以来实验性非致癌物α-萘基异硫氰酸盐（ANIT）被用于大鼠和小鼠胆道损伤模型的制备。单次给予ANIT后，大鼠肝脏仅表现出轻度的肝细胞改变，包括肝糖原的丢失和可能发生的脂肪变性。相比之下，胆管表现出明显的细胞损伤，上皮脱落，伴有门管区水肿和炎细胞浸润，经数天后炎症和水肿消退，随后发生胆管增生。用激光捕获显微镜观察到，在给予ANIT后6小时内，与肝实质细胞基因表达的轻微改变相比，胆道上皮出现基因表达的变化，发生活跃的非折叠蛋白反应，伴有蛋白的破坏和细胞死亡通路的激活[468]。

使用组织化学技术在超微结构和光镜水平均可以观察到胆小管的扩张和扭曲[36, 469, 470]。虽然有证据

表明大鼠经ANIT处理后循环胆红素增加，但在肝组织切片中，以出现胆栓来看胆汁淤积并不明显。随着重复给予ANIT，胆管增生可能更加明显，并且伴有γ-谷氨酰转肽酶和α-甲胎蛋白表达的增加。与给予强致癌物后的增加不同，在停止给予ANIT后，γ-谷氨酰转肽酶和α-甲胎蛋白的表达增加是可逆的[471]。同样的病变在小鼠中有报道。有趣的是，IL-10基因敲除小鼠与野生型小鼠相比，给予ANIT后，其肝细胞的病变较轻而胆管的损伤却更加明显[472]。

文献报道的另一个例子是新型抗癌药物海鞘素[743]（ET-743，曲贝替定，Yondelis）可引起大鼠胆管损伤，与ANIT引起的病变类似。这种化合物是从海洋被膜生物红树海鞘中分离出的生物碱，用于治疗软组织肿瘤、乳腺癌和卵巢癌的患者[168, 473, 474]。

据报道，ET-743单次给予大鼠24小时后，被覆较大胆管的上皮细胞呈现局灶性的退行性改变。经过2～3天后，病变以胆管上皮细胞的变性和局灶性片状坏死为特征，伴有轻度的急性炎细胞浸润（图9.16a）[98]。随后，这些改变变得更加显著，同时伴有上皮细胞再生的早期征象。处理6～12天后，胆管被致密的、细胞成分少的同心性纤维化所包绕（图

9.16b）。有些受处理的大鼠中可见到圆形局灶性肝细胞坏死和出血带，很少或没有炎症，这可能是由胆汁淤积导致的（胆汁性梗死）。除这些坏死灶外，绝大多数肝细胞的镜下改变很少，仅观察到明显的有丝分裂活动（ET-743给予3天后）、肝细胞Ki-67增殖指数和细胞周期基因表达升高，其峰值分别出现在给药后第6天和第9天，早于肝脏重量峰值的出现。这些变化同时伴有给药后24小时血浆总胆红素开始增加，持续至少12天。给药后48小时，肝酶的水平也升高。ET-743对大鼠的肝毒性可能是由于其对胆管上皮细胞的直接效应以及促进肝细胞增生所致。这些变化可通过预先给予高剂量的地塞米松而被完全抑制[475]。

大鼠中发现的ET-743肝毒性是否与人类相关一直存在争议，因为在所有种属中，雌性大鼠似乎对ET-743的潜在肝毒性最为敏感。虽然小鼠和猴子似乎对ET-743的胆管上皮效应较为耐受，但大鼠的最大耐受量仅略低于人类，并且肝脏的变化总体上性质相似。接受输注ET-743长至24～72小时的癌症患者会发生骨髓抑制和急性但可逆的转氨酶升高，以及以碱性磷酸酶（alkaline phosphatase, ALP）和胆红

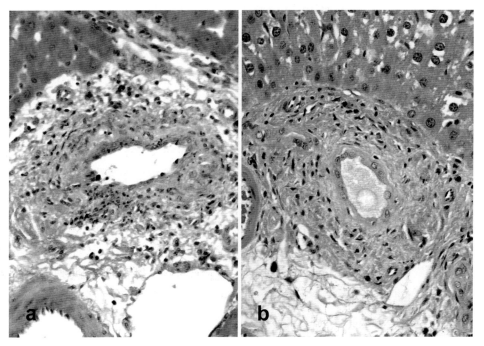

图9.16 单次给予新型抗癌药物ET-743（曲贝替定）后的大鼠肝脏。图a：给药后2天，肝门管区因水肿和轻度炎症而增宽，胆管扩张、上皮变性（H&E染色×200）。图b：单次给药后12天，可见门管区早期修复，伴随胆管上皮残留的增生性变化（H&E染色×200）

素升高为特征的亚临床胆管炎[473, 474]。有趣的是，给接受这种药物治疗的患者同时输注地塞米松可以消除肝脏的这种效应[476]。

胆管的增生性病变

胆管增生（胆管纤维症或腺纤维症）伴有卵圆细胞增生及增生胆管上皮的肠化生，与给予致癌物和肝脏毒物（尤其是多氯联苯、呋喃和氯仿）以及多种治疗性药物有关[457, 477-486]。

这些相关的变化，尤其是肝细胞坏死或变性、胞质空泡形成、慢性炎症、肝细胞再生以及卵圆细胞增生、胆管纤维化和增生，表明存在持续的肝毒性。在这些病变中大量卵圆细胞的出现支持以下观点，即卵圆细胞增生是慢性肝细胞损伤的代偿性或修复性反应。不幸的是这些反应性变化是如此明显以至于被过度诊断为胆管癌。由于经常出现的化生特征，尤其是取代了正常肝组织的与炎症和纤维化密切相关的肠型腺细胞，有些作者创造了肠型胆管癌这一术语。它们不是膨胀性生长，很少扩散到肝脏之外，不发生转移。这些病变与人类的胆管癌非常不同，后者通常具有非常恶性的生物学行为。因此，在区分胆管癌和化学品引起的显著的胆管增生、炎症及纤维化时需要特别谨慎。

多种治疗性药物处理后也报道出现了类似的胆管形态学变化。在合成的镇痛药富马酸替利定的临床前毒性试验中，在高剂量处理的大鼠中观察到胆管增生性与囊性变化，但是即使在给药2年后也不会引起肿瘤性变化[484]。单次经口给予抗血吸虫药奥沙尼喹可以导致大鼠胆管的增生，但在小鼠、兔子或犬中则没有[483]。雌性大鼠对这种效应更敏感，虽然奥沙尼喹代谢的种属和性别差异不能完全解释大鼠的这种效应，但即使犬、小鼠和仓鼠用奥沙尼喹长期处理后也不能产生这种变化，并且奥沙尼喹已被成功用于治疗人类曼氏血吸虫病根多年[487]。

胆囊

涉及人类胆囊的药物不良反应最常表现为胆结石形成增加[488]。相关的药物包括口服避孕药和某些降脂药，尤其是安妥明。据报道第三代头孢菌素头孢曲松可以在25%～45%的患者中诱发胆汁淤渣（biliary sludge），这是一种由分泌入胆汁的头孢曲松钙盐沉积而引起的效应[488]。长时间使用生长抑素类似物奥曲肽治疗一年后可致大约50%的患者形成胆结石，这是由于胆囊淤积或者胆囊中胆汁钙离子水平升高所致[488, 489]。使用植入泵经肝动脉灌注化疗药物治疗肝癌也与化学诱导性胆囊炎的高风险相关。

由于大多数的临床前安全性评价是在大鼠中进行的，而大鼠没有胆囊，因此毒理学研究中这个器官很少突显出来。然而，胆囊的自发性病变可以零星地在其他种属动物中见到，并且胆囊可以受药物和化学品的影响而发生变化。年轻的比格犬可偶尔自发胆囊黏膜的囊性变或囊性增生。老龄比格犬中这种病变更常见，以出现乳头状和囊性增生为特征，内衬或被覆单层立方或柱状上皮，可表现出大量的黏液生成[450]。虽然这种情况的发病机理不清楚，但它似乎也没有什么病理学意义。年轻的狨猴（普通狨）普遍存在胆囊病变。据报道，在一项历时13周的毒理学试验的对照组64只狨猴中，35%的狨猴存在多灶性或弥漫性慢性活动性胆囊炎[121]。胆囊的自发性炎性病变也偶尔见于食蟹猴中[174]。

老年小鼠和仓鼠可能发生胆囊病变。一般来讲，这些病变以胆囊黏膜的炎症、糜烂、增生或者黏液上皮化生为特征，常见于存在胆汁结晶碎屑的情况下[448, 463]。老年仓鼠的胆囊中可以形成腺瘤样息肉[490]。

已经有许多实验工作关注小鼠胆囊。小鼠实验显示药物和化学品能影响胆囊黏膜的黏液分泌和胆汁的排泄。胆囊的分泌活动受到禁食后再摄食，以及肾上腺素能与胆碱能药物和胆囊收缩素/促胰酶素的影响[491, 492]。秋水仙素在许多组织中可干扰微管组装、改变腺体的分泌，给予小鼠后也可以导致胆汁淤积，引起胆囊明显扩张[493]。

近年来报道的最引人关注的药物诱导的改变是在比格犬中引起的。3-羟基-3-甲基戊二酸单酰辅酶A（HMG-CoA）还原酶为胆固醇合成通路的限速酶，其多种抑制剂（他汀类药物）显示可引起胆囊炎和胆囊黏膜增生。这些抑制剂包括阿托伐他汀、L-645164和氟伐他汀[202, 494-496]。在严重的病例中，可见水肿、出血和跨黏膜的急性炎症、血管纤维素样坏死、黏膜表面糜烂、明显的溃疡和肉芽组织形成[202]。可能继发胆囊上皮增生，其特点是黏膜增厚，可形成不规则的厚壁皱褶，被覆轻度增生的上皮细胞。虽然这些变化的机制尚不清楚，但有人提出这可能是胆汁中高水平的药物或其代谢产物的化学刺激导致的，或者与胆汁酸本身的性质改变有关，因为胆固醇是胆汁酸的一种直接前体[202]。

在长期给予口服避孕类固醇或者孕激素的犬中发现一种形式的胆囊黏膜增生，被称为囊性黏液性增生[357, 497]。这种类型的胆囊黏膜增生在给予皮质类固醇的比格犬中有报道，可能也与继发性的孕激素样作用相关[498, 499]。这种改变以上皮的叶状突出和囊的形成为特征，形成的囊被覆一致的柱状上皮，胞核规则，位于基底部，胞质丰富、淡染、空泡化，胆囊腔内有丰富的黏液。虽然其发生的确切原因不详，但是没有非典型增生的细胞学特征，与肿瘤的形成没有关系[357]。小鼠经相同处理后其胆囊不发生类似的病变。这似乎是犬对类固醇激素的特殊反应，与此类药物在人类的治疗使用相关性不大。

在比格犬中药物诱发的另一种改变发生在给予5-脂氧合酶抑制剂L-739010之后[500]。胆囊显示上皮空泡化，含有脂滴，可用苏丹黑或者油红O显色。黏膜下层包含的巨噬细胞也充满脂质空泡，电镜检查这些空泡显示具有溶酶体特点。该药物对肝脏或胆管的其他部分没有病理学效应。虽然该病变的机制不清，但是推测L-739010可能改变胆囊内的液体转运。一种具有抗癌作用并与格尔德霉素类似的药物，犬的5天毒性试验显示这种药物可以引起胆囊水肿、出血和炎症，并伴有胃肠道、骨髓和肝的其他不良反应[501]。

胰腺外分泌部

胰腺的大部分来源于胚胎内胚层上皮背侧和腹侧的胰芽，与外分泌活动相关。

不同实验动物间胰腺的大体外观比其显微镜下的外观差异更大。解剖学上已经识别出两种基本的胰腺类型：肠系膜型，如兔子中所见，广泛分布于小肠系膜。另一种更紧凑的类型见于仓鼠、犬、猴和人类[502]。大鼠和小鼠的胰腺尽管在形式上也非常密集，但其仍属肠系膜型。胰腺导管引流进入小肠的方式，种属间也存在差异。大鼠和小鼠的胰腺导管经常直接开口于胆总管，兔子胰管开口于十二指肠下段，而犬和人一样，其单个或多个胰腺导管在乏特乳头（papilla of Vater）或附近开口于十二指肠。

向胰腺外分泌部直接动脉血供的范围存在明显的种属差异。在犬和灵长类动物中，大部分外分泌组织由来自郎格汉斯胰岛（islets of Langerhans）的输出血管供应，而在大鼠中，丰富的腺泡小动脉直接供应胰腺腺泡[503-506]。血液由朗格汉斯胰岛再向腺泡灌注（胰岛-腺泡门脉系统）在胰腺外分泌部的调节中扮演了重要角色。研究发现血管内皮通过血管内皮生长因子和色素上皮衍生生长因子等介质在调节胰腺生长和维持胰腺质量中发挥重要作用[507, 508]。

胰腺外分泌部的分泌物以非活性形式储存和分泌，通常在胃肠道内激活。首先是胰蛋白酶原进入小肠后，在钙离子存在的条件下，受小肠黏膜分泌的肠激酶作用，激活为胰蛋白酶。人类的肠激酶位于十二指肠和邻近的大约15 cm的近端空肠绒毛顶端吸收细胞的刷状缘[509]，大鼠肠激酶的分布模式与人类类似[510, 511]。胰蛋白酶然后激活其他的胰腺酶原。因此，这一系统阻止了胰酶消化对胰腺自身造成损伤。脂质是胰酶分泌的最强的刺激物，长期给予高脂饮食会比给予高碳水化合物或者高蛋白饮食导致更多的胰酶分泌。人类十二指肠的游离脂肪酸似乎与胆囊收缩素的释放及随后的刺激胰酶输出有关[512]。

药物代谢酶位于胰腺的外分泌部，可以被某些化学品所诱导。免疫细胞化学技术证实大鼠和仓鼠的胰腺腺泡细胞（尤其是细胞顶部）和导管上皮细胞中存在这些药物代谢酶[513]。

Ulrich和他的同事用免疫组织化学法证实在仓鼠、小鼠、大鼠、兔子、猪、犬和猴子的胰腺中，P450酶（CYP1A1、CYP1A2、CYP2B6、CYP2C8、CYP2C9、CYP2C19、CYP2D1、CYP2E1、CYP3A1、CYP3A2、CYP3A4）和3种谷胱甘肽S-转移酶的同工酶的存在和细胞定位上有非常大的差异[514, 515]。这些酶中的大多数在仓鼠、小鼠、猴子和人类的胰腺中表达，但大鼠、猪、兔子和狗的胰腺中缺乏几种同工酶的表达。所有种属的胰岛细胞较导管和腺泡细胞表达更多的酶。一项使用抗体检测人类胰腺中酶表达的类似研究显示胰岛通常较腺泡和导管细胞表达更多的细胞色素P450酶[516]。此外慢性胰腺炎和胰腺癌患者对不同的CYP酶的免疫反应性发生改变。

急性炎症、急性胰腺炎、胰腺坏死

已知各种紊乱，包括胆道和胰腺导管的疾病、腹部创伤、缺血、病毒和其他全身感染性疾病、高脂血症、高钙血症和过量饮酒等，可使人们易于患上急性胰腺炎。这是一种常见病，近年来发病率有所增加。胆结石是急性胰腺炎最常见的发病原因，约占病例的45%。酒精是第二大常见的原因，约占病例的35%[517, 518]。

虽然有些使用治疗性药物后发生的胰腺炎其临床报告难于评估，但急性胰腺炎与多种药物的使用有关。这些药物包括雌激素、皮质类固醇、利尿剂、抗生素、一些抗有丝分裂的药物（尤其是硫唑嘌呤）、抗-HIV药物、镇痛药或者抗炎药物，例如对乙酰氨基酚、吲哚美辛、柳氮磺胺吡啶和水杨酸类药物[519-524]。胰腺炎在用艾塞那肽和其他胰高血糖素样肽-1（GLP-1）类似物治疗的一些2型糖尿病患者中有过报道，但在实验动物中没有发现[34, 525]。然而，这些报道很难评估，因为胰腺炎在糖尿病患者中的发病率高于没有糖尿病的人群[526, 527]。

人类胰腺炎的发病机制知之甚少，但胰腺炎发展最后的共同途径与外分泌组织释放无活性酶以及这些酶在胰腺和全身组织中激活并发挥作用有关。推测的机制包括胰腺导管的阻塞和淤滞、直接细胞

毒性、免疫抑制、渗透或压力的影响、离子的变化或小动脉血栓形成[519]。

急性胰腺炎偶尔见于未经处理的老年啮齿类实验动物。该病也与这些种属中胰腺血管的自发性动脉炎相关。在大鼠，这一炎症过程有与胰十二指肠动脉炎伴随发生的趋势[528]。糖尿病大鼠品系较非糖尿病大鼠品系似乎也更易于发生急性和慢性胰腺炎[529, 530]。急性胰腺炎在实验用犬中不常见，但在宠物犬和猫中多见，只是经常漏诊[531]。在有些犬中，急性胰腺炎与药物治疗和锌中毒有关[532, 533]。急性胰腺炎也偶见于实验用灵长类动物[534]。

人们对胰腺炎发生有关的因素在多种实验动物模型（尤其是大鼠、小鼠和犬）中进行了探索。这些实验大都通过一些操作引起胰腺导管的淤积或损伤，例如结扎十二指肠形成闭合环路，或者向胰管内注射血液、细菌、胆汁、去垢剂和胰蛋白酶或其他酶[536, 536]。通过输注能刺激胰腺最大分泌的超大剂量缩胆囊素-肠促胰酶素类似物雨蛙肽（caerulin）复制出了大鼠胰腺炎[537]。通过喂饲含0.5%的 DL-乙硫氨酸无胆碱饲料已诱导小鼠胰腺炎[538]。研究者认为这种类型的胰腺炎是由于胆碱缺乏性饮食增强了乙硫氨酸的毒性导致的。这种效应在雌性小鼠中较雄性小鼠更加明显，通过给予雄性小鼠雌激素可以使这种效应增强[539]。饲喂铜缺乏饲料的大鼠发生无炎症或很轻微炎症的胰腺坏死[540]。实验性感染呼肠孤病毒和柯萨奇病毒后也会导致胰腺炎的发生[541]。通过移植淀粉酶特异性的CD4+的T淋巴细胞在大鼠上建立了一种自身免疫性胰腺炎模型[542]。

药物导致的急性胰腺炎在实验动物中不常报道。给予兔子肾上腺类皮质激素可引起局灶性坏死性胰腺炎伴有导管上皮的增生，可能是由于分泌物的黏稠度改变导致胰管阻塞或者皮质酮引起的导管病变[543]。

据报道，犬用一种新的抗焦虑药CI-918和具有抗精神病活性的腺苷激动剂CI-936〔N-（2,2-二苯基乙基）腺苷〕处理后，发生胰腺腺泡坏死并伴有炎症[544, 545]。同一实验室还报道，大鼠给予一种新型精神安定药13周后可以引起胰腺腺泡细胞变性并伴有轻度的导管周围炎和纤维化[546]。其中涉及的机制尚

不清楚，这些药物从未用于治疗疾病。

组织学上，大鼠及其他实验动物的急性胰腺炎早期的特点是不同程度的局灶性坏死、实质的弥漫性急性炎、出血、导管及其周围的水肿和炎症。导管上皮中还可见到增生性病变。也可出现脂肪坏死和肉芽肿性炎。可发生小血管的血管炎和纤维素样坏死以及胰腺实质和周围组织的明显出血（出血性胰腺炎）。某些物质可以引起胰腺外分泌部炎症成分较少的退行性改变（图9.17a）。这种改变在小鼠给予胆碱缺乏的饲料和大鼠给予铜缺乏饲料时也可见到[540]。

凋亡

据报道，大鼠经泛周期素依赖性激酶抑制剂（AG-12986，一种新的癌症靶向治疗药物）处理后，激活的caspase 3A的免疫组织化学染色显示凋亡水平升高[547]。其机制尚不明确。

胰腺外分泌部的慢性炎症和萎缩

人类慢性胰腺炎的特点是在胰腺外分泌组织纤维化、慢性炎症和萎缩的基础上，加上不同程度的

水肿、急性炎症和坏死。这与过量饮酒或者胰腺导管阻塞相关[548]。

伴有或不伴有纤维化和萎缩的局性灶或弥漫性的慢性炎症，或者无炎症性萎缩，在未经处理老龄大鼠的胰腺外分泌部似乎相当常见[549]，也偶尔见于小鼠、仓鼠和年轻的比格犬[386, 550–552]，这些变化可能与胰腺导管系统和外分泌细胞的变化相关。

Kendry和Roe在30几年前描述大鼠胰腺外分泌部的慢性炎症和萎缩使用了慢性复发性胰腺炎这一术语[549]。虽然该病的发生率和严重程度具有品系依耐性，但是随着年龄的增长病变越来越明显。慢性胰腺炎在糖尿病（BB）Wistar大鼠中也比相应的非糖尿病Wistar大鼠更加常见[530]。一项研究表明，在相似的饲养条件下，慢性胰腺炎在老年Long-Evans大鼠的发生率远高于SD大鼠，前者为40%，后者仅为1%[553]。早期病变的组织学特点是间质单个核细胞浸润，伴有实质不同程度的轻度损伤。在更晚期的病例，腺泡组织逐渐消失，由被覆扁平细胞的简易微囊性的腺体组织所代替。单个小叶或者整个腺体可能受累（图9.17b）。最终腺体几乎被脂肪组织完全取代（脂性萎缩）。通常存在十分明显的与胰腺导管系统相关的慢

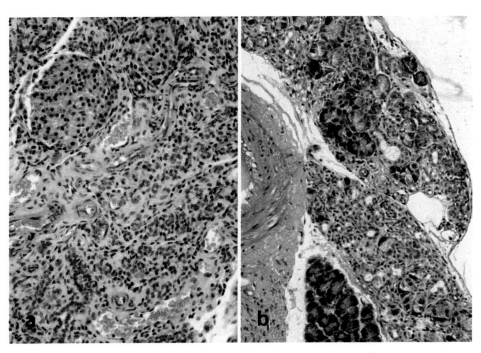

图9.17　图a：Wistar大鼠经新型弹性蛋白酶抑制剂处理后，其胰腺外分泌部出现变性、萎缩和早期纤维化。胰岛相对完整（H&E染色×280）。图b：2年龄SD大鼠的胰腺组织，显示典型的年龄相关性小叶萎缩。邻近小叶未受影响，提示原发病灶为小导管（H&E染色×100）

性炎症，提示该病变可能是导管起源的。虽然在这个过程中朗格汉斯胰岛相对未受影响，但是它们在疾病的后期受到破坏，可以观察到单个内分泌细胞或者孤立的含胰岛素的增生细胞团[554]。虽然其发病机制不明，但有人提出这与胰腺导管直接开口于胆总管独特的解剖结构相关。但令人奇怪的是这种显著的病变仅发生于大鼠，而在拥有相似胰管解剖结构的小鼠上并不常见。电镜观察小鼠呼肠孤病毒感染诱导的慢性胰腺炎的细胞显示，病毒的复制局限于主胰管的上皮细胞，表明胰腺实质的损害大部分是胰管阻塞直接造成的，而非病毒对这些细胞的直接作用所致[541]。

虽然在仓鼠胰腺的外分泌部可以见到类似的一些病变，但是其发生率在不同品系的仓鼠之间存在差异，并且似乎和性别相关。与大鼠类似，仓鼠病变的特点是慢性炎症、局灶性萎缩、纤维组织和脂肪组织的替代，但累及胰腺导管系统和内分泌组织的增生性改变似乎更加明显[551]。

在毒理学试验使用的年轻比格犬中，仅能偶尔见到局灶性炎症。非炎症性萎缩伴胰腺腺泡小叶的丧失以及被脂肪组织替代是常见描述的病变[552]。

灵长类动物中也可发生小叶萎缩伴纤维化、脂肪组织替代和慢性炎细胞浸润，通常没有明确的原因。有时发现萎缩与隐孢子虫病或其他寄生虫感染相关[534]。偶尔在野生的猴子中见到与食管口属线虫（Oesophogostomum）的双折光片段相关的血管周围肉芽肿[555]。食蟹猴的胰腺常常显示轻度的偶发性炎细胞浸润[174]。

多种实验性操作或给予外源性物质也会引起或加重动物胰腺的萎缩和慢性炎症。据报道，大鼠慢性的蛋白质缺乏或垂体切除会导致胰腺重量减轻，并伴有酶原颗粒的减少、粗面内质网变性和自噬活性增强[556, 557]。在大鼠，高剂量的胰高血糖素也显示可引起酶原颗粒的丢失和胰腺萎缩（见朗格汉斯胰岛部分）。如前所述，大鼠铜缺乏会导致胰腺坏死，并伴轻度炎症或不伴有炎症，最终导致胰腺萎缩[540]。

组织来源未明的腺泡细胞的退行性变和萎缩在

比格犬给予新型抗焦虑药4-（2-氯苯基）-1,6-二氢-1,3,9-三甲基咪唑-（1,2-a）吡唑-（4,3-f）二氮杂䓬（CI-918）13周后也有报道。胰岛细胞未受影响。相似的改变在处理2周的犬和处理13周的大鼠中均未见到[544]。最近有人报道，加替沙星（一种新一代的广谱氟喹诺酮类抗生素）可引起犬和食蟹猴胰腺腺泡细胞的萎缩，并伴有葡萄糖耐量和血清胰岛素水平的变化以及胰腺B细胞的空泡化（见朗格汉斯胰岛部分）[558]。其他不同治疗类型的药物偶尔引起胰腺外分泌部的萎缩（图9.16a）。

胰腺的肥大和增生

在常规毒理学试验中胰腺普遍不称重，因此给予高剂量的外源性物质如何影响实验动物胰腺重量的信息比较少。很可能胰腺对给予某些物质（比如肝增大剂）的反应超过预期。溴脱氧尿苷（BrdU）的免疫细胞化学染色显示给予苯巴比妥大鼠的胰腺外分泌和内分泌细胞的标记指数均增加[559]。这些发现与胰腺的药物代谢能力的适应性反应和P450酶的分布相吻合。

很多饮食因素和营养因素能增加实验动物胰腺的大小、酶含量和重量。长时间喂养大鼠生的大豆粉能促进胰腺生长[560, 561]，而加热过的大豆粉无此作用。最初，在喂养的第1周内，胰腺大小的增加似乎是单纯的腺泡细胞肥大的结果，但是到喂养的第2周，胰腺细胞的总DNA明显增加，提示细胞增生。由于加热过的大豆粉除了缺乏有活性的胰酶抑制剂外，与生的大豆粉具有相同的成分，因此提示这是胰腺大小增加的关键因素。胰腺的生长受胆囊收缩素的调控，而胆囊收缩素又反过来受到一种涉及肠道胰蛋白酶的负反馈机制的调节。人们认为通过与一种胰蛋白酶抑制剂（如存在于生大豆粉中的物质）结合而清除胰蛋白酶，足以刺激胆囊收缩素从小肠释放，从而导致胰腺的大小和酶含量的增加。饲喂生大豆粉不仅可以增加胰腺重量也可以增强胰腺致癌物的作用[562, 563]。

注射胆囊收缩素或含有类似C端-四肽-酰胺序列的合成肽（例如五肽胃泌素）也显示可增加胰腺的

大小和胰酶的分泌[564-566]。注射五肽胃泌素后胰腺大小的增加似乎主要是由于腺泡细胞的肥大。给予仓鼠胆囊收缩素的研究表明处理方案可能影响肥大或增生的性质，并作为一种用致癌物亚硝胺处理的仓鼠发生胰腺癌的辅助致癌物或者促进剂而发挥作用[567]。

研究表明，连续给予大鼠胆囊收缩素8能增加胰腺湿重、蛋白质和DNA含量以及胸腺嘧啶核苷标记指数、细胞凋亡指数和caspase3的活性。然而，间歇性给药引起凋亡指数和caspase3活性暂时性的升高以及胸腺嘧啶核苷标记的剂量依赖性增加，但是胰腺湿重、蛋白质和DNA含量呈剂量依赖性降低。有人认为胆囊收缩素8既能促进胰腺细胞增生，也能导致其凋亡。但在连续给药的情况下增生超过凋亡从而导致增生，在间歇给药时则发生相反的作用[568]。

其他激素也能使胰腺的重量增加。由垂体移植所引起的小鼠高催乳素血症使胰腺增大主要是由于腺泡细胞的增生导致的[569]，这也可能增加胰腺良性肿瘤的患病率（见下文）。每天给大鼠注射10 mg或25 mg异丙肾上腺素（isoprenaline, isoproterenol）持续12天，显示胰腺重量增加[570]。显微镜检查显示腺泡细胞肥大、分泌颗粒增多、细胞基底部嗜碱性增强。这些变化伴随着唾液腺的改变（见第8章，消化系统）。血管生成介质的减少或增加也显示可促进胰腺外分泌组织的非典型生长[508]。

导管增生

增生性改变偶见于胰腺导管的上皮，与胰腺外分泌部的炎症有关，或者是对导管阻塞、导管腔内存在结石或寄生虫的反应。详细的形态学研究表明在胰腺炎、导管系统梗阻和肿瘤存在时，胰腺腺泡细胞能够再分化而呈现小管状形态，并形成管状复合体[571]。

导管增生在老龄的未经处理的叙利亚仓鼠中很突出，伴有胰腺实质和胆道的炎症和增生性变化[490,551,572]。这些变化以导管上皮增生为特征，可能有息肉样性质，并显示黏液或鳞状上皮化生。可伴有内分泌细胞的增生。这些变化值得注意，因为给予仓鼠胰腺致癌物能产生更严重但类似的形态学变化，而相同

的药物对其他种属的胰腺没有明显影响。在此基础上有人提出仓鼠胰腺的遗传易感性可能是肿瘤性反应的一个决定因素[551]。

导管增生在实验性感染呼肠孤病毒3的小鼠以及皮质类固醇处理的兔子中也报道过，为主胰管细胞的增生[541,543]。

胰腺外分泌部的嗜酸性变

通常在朗格汉斯胰岛周围见到的胞质嗜酸性增强的胰腺外分泌细胞带，应该和真正的细胞变异灶相鉴别。在这些胰岛周围区，腺泡细胞似乎比周围的细胞更大，具有更突出的核。它们的胞质中含有丰富的酶原颗粒，从而表现出增强的嗜酸性外观。这些胰岛周围区（或胰岛周围晕）是19世纪末被人们认识到的[573]。人们认为它们的存在反映了胰腺的内分泌细胞和外分泌细胞之间密切的功能联系。这些胰岛周围的腺泡细胞不仅含有更多的酶原颗粒，而且其酶内容的模式也不同于周围的腺泡细胞[574-576]。有人认为这些区域性差异是由于高水平的胰岛素通过胰岛–腺泡门脉系统而到达胰岛周围的腺泡细胞所致，因为这种胰岛周围晕在高胰岛素血症小鼠模型上更为突出，而用四氧嘧啶处理后则消失[577]。然而，这种关系无疑是复杂的，因为在用链脲霉素制备的糖尿病大鼠上这些胰岛周围区也很突出，这意味着其他分泌产物参与了这一过程[574]。研究显示，大鼠的胰岛周围腺泡细胞对毛果芸香碱（一种毒蕈碱受体激动剂）的分泌刺激反应较其他区域的细胞慢[578]。

胰腺外分泌部的局灶性病变（包括肿瘤）

在胰腺外分泌部的局灶性病变和肿瘤的评估中，病理学家面临矛盾的或有争议的术语，有点类似于发生在解释啮齿类动物肝结节的情况[579]。有关细胞变异灶的意义或者结节性生长是否代表增生性或肿瘤性病变等问题也适用于胰腺腺泡组织。对于尝试设计人类胰腺癌的实验动物模型而言，遗传毒性化合物因为它们对胰腺的快速作用而特意被选择或许并不足为奇[580]。这些模型中的肿瘤往往是低分化导管腺癌，像人类胰腺癌那样浸润周围组织。因

此，从这些模型中得出的结论不能同等地适用于给予非遗传毒性治疗药物后导致的变异灶和分化良好的结节性肿瘤。

当长期服用导致明显生理变化的强效治疗药物后，应特别注意胰腺外分泌部被发现的局灶性病变。胰腺外分泌部的局灶性增生性病变可自发于少数未经处理的老龄大鼠、小鼠和仓鼠中。胰腺外分泌部的自发性和诱发性增生性病变的发生率通常雄性大鼠高于雌性大鼠。饮食或激素因素也可导致这种局灶性病变的发生增多。大鼠中胰腺腺泡细胞肥大、增生和腺瘤的发生可被睾酮和雌二醇、胆囊收缩素、胆囊收缩素受体A（CCK-A）过表达和膳食脂肪所改变。胆囊收缩素可能是一种重要的介质，因为它是正常胰腺的一种生长因子，被证实能刺激大鼠胰腺腺泡细胞发生肿瘤性生长[581, 582]。

分类

人们习惯于遵守惯常的胰腺局灶性病变的组织病理学分类，即细胞变异灶、局灶性增生、腺瘤和腺癌。这一系统已广泛应用于大鼠胰腺局灶性病变的评估[385, 583]。然而，在回顾这些病变时，澄清术语是非常重要的，因为一些最近有关啮齿动物胰腺增生性病变的共识性分类在细胞变异灶和局灶性增生之间不作区分[352, 353]。

细胞变异灶（局灶性细胞改变，肥大灶）

这类病变中的细胞显色特征与周围实质细胞不同，但是对邻近组织没有挤压或替代。在大鼠，变异灶可自发，但也可见于给予化学品后。它们在染色特征上通常表现为嗜碱性而被称为嗜碱性灶。这些细胞的胞质呈嗜碱性是由于其嗜酸性酶原颗粒的正常补充减少所致。

超微结构检查揭示胞质内存在丰富的粗面内质网。这些变异细胞的核增大、靠近基底部、核仁明显。胞核也可以有轻度的多形性，表现出一定的有丝分裂活性[583]。"嗜碱性灶"术语的使用曾受到赵（Chiu）的质疑，因为不是所有的病灶都有嗜碱性

特征，建议用"肥大灶"这一术语[579]。然而，使用更具描述性的术语嗜碱性灶也具有一定的优点，因为这可以与嗜酸性灶明显区分，后者被认为具有不同的增生特点。嗜伊红性（嗜酸性）灶是发生在大鼠胰腺内的另一类局灶性病变，对周围实质没有压迫性，这些病灶通常较嗜碱性病灶大，由含有丰富酶原颗粒的细胞构成，胞核增大，位于基底部，核仁突出。虽然根据定义，嗜酸性灶对周围胰腺组织没有挤压，但是它们与较大的嗜酸性结节状病灶具有相似的细胞增生特点，后者对周围组织具有压迫性，因此有人建议所有这些嗜酸性病灶应归为相同的类别，称之为局灶性增生[579]。这种类型的病灶应该与朗格汉斯胰岛周围的实质腺泡细胞区相鉴别，后者显示嗜酸性增强（嗜酸性变，见上文）。

大鼠胰腺的嗜碱性灶和嗜酸性灶的增生特点似乎不同。采用氚标胸腺嘧啶放射自显影技术发现，嗜碱性灶具有与正常胰腺组织类似的增生特征，而嗜酸性灶显示有丝分裂活动增加[584]。Eustis和Boorman显示尽管长期给予大鼠玉米油会导致胰腺的结节状病变（局灶性增生和腺瘤）增加（见下文），但未见嗜碱性灶的发生率增加[585]。因此，他们认为嗜碱性灶不是与胰腺结节和肿瘤相同的生物学过程的一部分。因此，似乎嗜碱性灶发生率增加并不一定是大鼠胰腺肿瘤的先兆，不应该被当作瘤前病变。

嗜碱性灶和嗜酸性灶偶尔见于未经处理的大鼠中，但是在用1-氧-4羟基氨基喹啉（1-氧-4硝基喹啉的类近似致癌物）和偶氮丝氨酸处理的大鼠中也有发生[586-588]。在未经处理的大鼠中，这些病变的发生率随年龄而升高，但在每个胰腺内通常病变小、数量少，而用致癌物处理的大鼠这些病变进展很快，单个胰腺内病灶数可达100个以上[588]。

虽然不像大鼠研究那样广泛，但类似的细胞变异灶在小鼠也有发生[589]。在仓鼠，细胞变异灶也随年龄增长而自然发生，以胞质的嗜酸性染色增强而胞核的变化不显著为特点[449, 551]。仓鼠胰腺的这些病变通常伴有炎症。人类胰腺也可以发生局灶性腺泡病变，但其意义不很清楚。这些病变由腺泡细胞组成，显示出不同的着色改变，包括嗜碱性减低，酶原含量减少

或胞质空泡化以及胞核的轻度改变。虽然它们偶见于儿童的胰腺组织，但其发病率在成年期似乎并没有明显增加。没有证据表明它们与肿瘤相关[588]。

化生灶（肝细胞灶）

大鼠和仓鼠的胰腺组织在某些情况下可以出现嗜酸性细胞灶，这些细胞灶在形态和功能上具有肝细胞的特点。

胰腺损伤后胰腺外分泌组织再生能力达到峰值时，单次给予仓鼠致癌物N-亚硝基双（2-氧丙基）胺，导致外分泌部中度萎缩，并出现多角形嗜酸性细胞，与肝细胞类似[590]。这些细胞含有糖原，具有过氧化氢酶活性，显示肝细胞的超微结构特点。与胰腺外分泌细胞不同，免疫细胞化学染色显示它们缺乏羧肽酶和淀粉酶。以10 mg/（kg·d）的剂量给予Fischer 344大鼠环丙贝特（一种过氧化酶体增殖剂）60～72周，也产生多角形肝细胞样细胞，成簇分布于朗格汉斯胰岛周围[591]。这些细胞的超微结构与大鼠肝细胞相同。此外，这些细胞含有大量的过氧化物酶体，具有含尿酸酶的晶体样类核，为典型的大鼠肝细胞过氧化物酶体。这些化生细胞像肝脏中发生的胰腺灶一样，可能表明干细胞或中间态细胞向化生态分化，此时胰腺特异性基因受到抑制，同时肝脏特异性基因却得到表达[365,591]。

局灶性增生、增生结节和腺瘤

胰腺外分泌部的结节状增生性病变可以在大鼠、小鼠和仓鼠中自发，也可以通过操控饮食或激素以及给予各种化学品而诱导发生[551,569,585,586,589,592-594]。虽然胰腺外分泌部的结节状病变可发生于犬和灵长类动物，但在采用年轻成年动物进行的常规毒性试验中这类病变是非常少见的[534]。

虽然单纯从形态学角度有效区分啮齿类动物胰腺的增生和良性肿瘤是困难的，但人们通常还是尝试这种区分。用于大鼠的鉴别标准已由Boorman和Eustis所概括总结[583]。这些标准也适用于小鼠和仓鼠。因此，胰腺的局灶性增生（腺泡增生、增生性结节）是一种着色特点不同于胰腺其余部分的局灶

性病变。虽然通常与相邻的未受影响的胰腺实质相连续并缺少包膜，但是局灶性增生仅显示出对周围腺泡组织的轻度压迫或者取代。增生细胞的胞核表现出轻度或中度的多形性，具有不同程度的有丝分裂活性。

胰腺腺泡腺瘤通常单发，与周围实质界限清楚，具有不同的细胞学外观，对周围组织有压迫或取代。可存在纤维组织包膜，变异细胞表现出不同程度的胞核多形性和有丝分裂活性（图9.18）。根据定义，胰腺腺泡腺瘤没有组织或血管浸润的证据。虽然病变的大小不是绝对标准，但是包块越大，越可能对邻近组织造成压迫。国家毒理学计划的病理学家将病变的大小（直径大于3 mm）作为大鼠胰腺腺瘤诊断的主要标准[583]。这虽然有助于病理学家之间的诊断保持一致性，但是该严格标准并不一定具有生物学意义，在解释用该标准界定的病变时，其发病率升高与处理相关时需要特别注意。

据报道，与处理相关的啮齿类动物胰腺良性结节性病变增加见于多种情况。广泛使用的调味剂乙酸苄酯（在许多植物中也天然存在）给予Fischer 344/N大鼠两年后，在雄性大鼠（而不是雌性大鼠）的胰腺中发现腺瘤[594]。在一项灌胃给予玉米油的致癌性试验中，雄性 Fischer 344/N大鼠的局灶性腺泡增生和腺泡腺瘤的发生率是未给予玉米油雄性大鼠的5倍，这些病变的发生率与试验组的最大的平均体重相关[585]。异位垂体移植导致的高催乳素血症小鼠也显示产生局灶性腺泡增生或腺瘤，表明催乳素可能在胰腺肿瘤发生中也起重要作用[569]。

胰腺外分泌部癌

胰腺外分泌部的腺癌在实验啮齿类动物、家养动物（尤其是老龄的犬和猫）、非人灵长类动物和人类身上有过很多报道[534,595,596]。人类胰腺癌在老年人中更常见，胰腺癌患者的总体5年生存率非常低，不到5%。吸烟者患胰腺癌的风险是不吸烟者的2.5～3.6倍，其原因未知[597]。一些研究表明，在有慢性胰腺炎或糖尿病史的患者中胰腺癌的发病率增加，也有证据表明（虽然不是结论性的）慢性肝硬化，高脂、

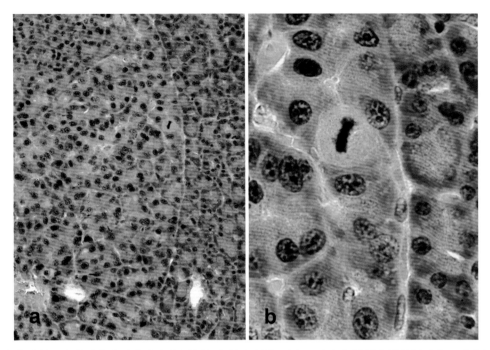

图9.18 一只2岁龄雄性SD大鼠胰腺结节状病变与周围组织的交界处。图a：病变与周围实质界限清楚，没有包膜，但呈现不同的细胞学外观。许多病理学家可能将这种病变视为腺瘤，尤其当其直径大于3mm时（H&E染色×110）。图b：同一病变的高倍视野，显示出有丝分裂活性和细胞学特征（H&E染色×425）。

高胆固醇饮食，以及既往有过胆囊切除术等都与胰腺癌发病率升高相关。

人类胰腺癌被认为起源于导管上皮。它们呈现不同的组织学外观，常常含有分泌黏液的导管样细胞，但其特征性的组织学特点是出现一种致密基质，被称为促结缔组织增生性反应，这是由生长因子〔如TGF-β1和血小板源性生长因子（PDGF）〕激活胰腺星形细胞（肌成纤维细胞）导致的[597]。

胰腺癌已由多种非遗传毒性和遗传毒性药物在实验啮齿类动物中诱发成功。二甲基苯并蒽等致癌物可以诱发多形性导管样胰腺癌的变种，具有侵袭和转移的特征[598]。

在组织学上，啮齿类动物的胰腺癌差异非常大，从分化良好的具有腺泡、导管样或者乳头样结构的肿瘤，到由小圆形细胞、梭形细胞或者不同比例的奇异巨细胞和朗格汉斯或者杜顿型多核巨细胞构成的非常多形性或者间变型的肿瘤。然而，应该强调的是，大鼠和小鼠中分类为胰腺癌的肿瘤较人类的胰腺癌的分化可能好很多，它们通常表现出腺泡的分化[352, 353]。

啮齿类动物胰腺癌的组织学模式引起了对其组织起源的广泛讨论，即它们是来源于导管或小导管的上皮细胞还是腺泡细胞。人类胰腺癌的分化通常提示导管型的黏液分泌细胞，而啮齿类动物中具有腺泡分化的胰腺癌更常见报道。然而，有人证实胰腺小导管样结构的形成是一种常见的、非特异的现象，有可能两种类型细胞均参与了胰腺癌的组织发生[571]。更重要的问题是啮齿类动物中所有分化良好的具有腺泡结构、经常被归类为腺泡细胞癌的结节状病变是否是真正的恶性肿瘤。

虽然在啮齿动物致癌性试验中，处理相关的胰腺外分泌部癌症的发生率增加可能会引起人们的关注，但是在评估它们对人类患病风险的意义时，需要对许多不同因素进行严格评估。很早人们就知道实验性胰腺癌的发生受饮食和激素因素的影响很大[599, 600]。老龄Fischer大鼠胰腺外分泌部的增生性病变与灌胃给予玉米油相关[585]。长期给大鼠饲喂生的大豆粉可以引起大鼠胰腺发生侵袭性和转移性胰腺癌[593]。嗜酸性灶、结节和胰腺癌在饲喂缺乏胆碱饲料的Fischer 344大鼠中有报道[601]。另一个例子是伊曲康唑的羟丙基-β-环糊精制剂[602]。口服给予大鼠很高剂量的赋形剂环糊精2年，引起胰腺外分泌部腺瘤和癌呈剂量依赖性增加，但这不妨碍这种赋形剂在静脉注射治疗中的使用。

在正常的实验大鼠中，胰腺病变的背景发病率也是非常不一致的。Dominick及其同事在一种新药的两年期致癌性试验中发现，雄性Wistar大鼠胰腺腺泡细胞增生、腺瘤和腺癌的背景发生率显著增加，并且与处理无关，没有任何导致背景病变增加的明显的环境或饮食因素[603]。

Fischer 344大鼠胰腺腺泡癌的发生与给予安妥明及其他能引起肝脏过氧化物酶体增殖的化合物有关[604, 605]。对所有实验数据系统回顾后，提示过氧化物酶体增殖物激活受体α激动剂通过降低胆汁酸合成或改变其组成，从而使胆囊收缩素水平升高，后者通过胆囊收缩素A受体介导腺泡细胞增生从而诱导胰腺肿瘤[419]。虽然这些观察结果对降血脂药物的人类安全的确切意义尚不清楚，但是在治疗剂量下使用这些药物还没有看到任何严重的癌症风险。

胰腺腺泡细胞癌也在加巴喷丁（gabapentin，商品名Neurontin）的Wistar大鼠两年致癌性试验中报道过。该药可诱导少量雄性（而非雌性）Wistar大鼠发生胰腺腺泡细胞癌[606]。将这些肿瘤报告为癌仅仅是基于肿块较大，并表现出细胞异型性和细胞核的多形性。它们在组织学上和生物学上与人类胰腺癌及遗传毒性致癌物诱发的啮齿类动物胰腺癌非常不一样。它们局部没有侵袭性，也未见转移扩散的证据。

胰腺内分泌部

在哺乳动物中，朗格汉斯胰岛散在分布于整个胰腺外分泌组织中，成年动物的胰岛约占胰腺体积的1%～2%，胎儿动物的胰岛所占的比例更大一些[505]。研究显示，小鼠在各种生理和病理状态下，胰岛细胞的质量与胰腺中胰岛素的含量有很好的相关性[607]。在出生后胰岛可能还会生长。大鼠胰岛的形态计量研究表明，从出生到约12周龄，胰岛的体积增大主要是由于B细胞的体积增大引起的[608]。

经典的组织学技术和免疫细胞化学染色表明胰岛包含四种主要细胞类型，分别为合成和分泌胰岛素（β或B细胞）、胰高血糖素（α或A细胞）、生长抑素（δ或D细胞）和胰多肽（pp细胞）的细胞。含胰岛素的B细胞占胰岛细胞的80%～85%。大鼠、小鼠和兔子的B细胞主要位于每个胰岛的核心；豚鼠、犬和人类的B细胞通常以较小的核心样簇与其他类型的内分泌细胞混合分布[502, 609]。非人灵长类动物的B细胞往往位于朗格汉斯胰岛的周边部分[504, 610]。在人和动物中，含胰高血糖素的A细胞大约仅占正常胰岛细胞的10%，与分泌生长抑素的D细胞一样通常位于胰岛的周边部分[609, 611]。

在人类、猴和大鼠的胰腺中，含胰多肽的pp细胞位于胰岛的周边，但含有pp细胞的胰岛往往位于胰头背侧的下部[610, 612-614]。在人类，分散在胰腺不同位置的pp细胞的超微结构明显不同。在人类和动物的胰腺中也可以见到胰岛外的内分泌细胞。这些细胞以散在单个或成簇的内分泌细胞形式出现，免疫染色通常为胰岛素阳性[554, 615]。人类胰腺内分泌组织的形态计量检查表明这些单个或成簇的内分泌细胞仅占胰腺整体内分泌细胞体积的一小部分[615]。

哺乳动物胰岛的另一个重要特点是其独特的血液供应，灌注胰腺外分泌组织的大部分血液均流经胰岛。胰腺的小叶间动脉发出胰岛的分支，后者进一步分支在每个胰岛内形成毛细血管网。正是从这一血管网形成的血管，即胰岛-腺泡门脉血管，灌注大部分的胰腺外分泌部[505, 506]。

不流经胰岛直接供应胰腺外分泌部的动脉血管在不同程度上存在种属差异。在犬、灵长类动物和马中，大多数通向腺泡细胞的动脉分支要流经胰岛，而在大鼠中，腺泡的部分血供直接由胰腺小叶间动脉流到腺泡毛细血管网[503, 504]。与大鼠相比，小鼠胰岛的血管供应似乎更丰富[502]。

由于认为血流从胰岛流向胰腺外分泌部对胰腺外分泌部的代谢活动有重要影响，所以许多研究者均强调了该门脉系统的重要性。胰岛素能使代谢活跃的组织摄取葡萄糖和氨基酸增加，而这点在拥有很高蛋白合成速率的胰腺外分泌部是非常重要的。

调控胰岛的生长和功能使其适应能力能满足生理挑战和维持代谢平衡的需要，这其中的机制仍不清楚。B细胞团的代偿性改变由B细胞增生所调控，B细胞调节异常可能是人类糖尿病发病的一个基本特征[616]。近年来人类2型糖尿病遗传基础的研究进展表明，一些基因位点会导致B细胞对生理性刺激反应发生潜在异常[617]。这似乎可以解释不同种属和不同品系的实验动物之间的情况以及它们的胰岛细胞对需求增加的反应方式。

朗格汉斯胰岛的炎症、变性、坏死和萎缩

在常见实验动物（尤其是大鼠）的胰岛中偶尔可见到炎症细胞[618]。出血、水肿、炎症及随后的纤维化和色素沉着，在常用的SD大鼠（尤其是雄性大鼠）的胰岛中有报道，这些变化被认为是血细胞从血循环漏出到胰岛内导致的[619, 620]。在2型糖尿病大鼠模型中可见到胰岛退行性改变，伴有纤维化或轻度炎症[621]。

然而，人类胰岛细胞炎症（胰岛炎）及随后发生的变性和萎缩通常与幼年型糖尿病有关，类似的变化发生在某些可自发这种类型糖尿病的动物品系中。胰岛炎和各种类型的退行性改变也能在给予化学品的实验动物中复制出来。当含有胰岛素的B细胞90%以上被破坏时，人类和实验动物就会发生胰岛素依赖型糖尿病[622, 623]。犬和非人灵长类动物偶尔也会因胰腺内分泌组织的炎症、变性和萎缩而发生糖尿病[450, 624]。

胰岛炎以胰岛的小淋巴细胞浸润为特征，伴有少量浆细胞、巨噬细胞、嗜酸性粒细胞和中性粒细胞浸润，经常见于临床发病一年内死亡的幼年型（1型）糖尿病患者[645]。研究表明异常免疫机制导致的胰岛炎在人类1型糖尿病的发病中起重要作用。BB Wistar大鼠也发生一种独特的胰岛炎，类似于人类的幼年型糖尿病。通常在检测到尿糖和高血糖后病变发展得很快，但炎症过程早在糖尿病出现之前就已

存在[626]。受累胰腺的特点表现为胰岛与邻近的胰腺外分泌部实质内小淋巴细胞和单核细胞为主的单个核细胞浸润（图9.19a）[530]。这些发现，尤其是发生高血糖时淋巴细胞性胰岛炎的出现，支持了BB大鼠糖尿病也是由于细胞介导的自身免疫破坏胰腺细胞这一观点。通过切除新生鼠胸腺，给予抗淋巴细胞血清、糖皮质激素或环孢素来操控免疫系统可以减少或消除糖尿病的发生[627-630]。

另一种幼年型糖尿病模型是非肥胖型糖尿病小鼠，来自于Jcl-ICR小鼠的一个亚系[631]。Jcl-ICR小鼠在大约4周龄后发生胰岛炎。再经过12周后发生明显的糖尿病。浸润朗格汉斯胰岛的细胞包括大量小到中等大的淋巴细胞、一些大淋巴细胞、浆细胞、巨噬细胞和少量多形核细胞。Jcl-ICR小鼠在大约5周龄或者6周龄时，胰岛B细胞出现退行性改变，超微结构检查显示分泌颗粒发生特征性的改变[632]。T淋巴细胞主要介导了胰岛细胞的损伤，因为它们可以将糖尿病从受累小鼠转移到年轻的或免疫功能不全的同系宿主身上，但是其他共刺激T细胞信号可能非常重要[633, 634]。

最初作为抗生素开发但具有致癌和致糖尿病特性的链脲霉素表现出对胰岛B细胞的直接作用，单次大剂量给予大鼠、小鼠、犬和猴数小时后，可以引起胰岛B细胞分泌颗粒的丢失。注射链脲霉素后3天，这种早期变化随后转变为胰岛B细胞的坏死和快速消失，伴有很少或者不伴有细胞碎片或炎症[635, 636]。尽管在其他种属中所见到的基本变化相似，但是当链脲霉素在相似的条件下以相似的剂量给予动物时，不同种属间的一些细胞学差异是比较明显的[637]。在食蟹猴中，胰岛显示胰岛素的免疫染色明显减少，而形态学变化却相对较轻[638]。链脲霉素损伤胰岛B细胞的途径尚不清楚。有人认为链脲霉素的细胞毒性部分与一种葡萄糖受体结合并进入细胞，从而烷基化DNA或干扰呼吸酶的活性[639]。

链脲霉素对小鼠的病理学效应随剂量和动物的品系而变化。CD-1小鼠单次大剂量（200 mg/kg）注射链脲霉素能快速发生与胰岛B细胞完全破坏相关的低血糖，与发生在其他种属中的情况类似。与此

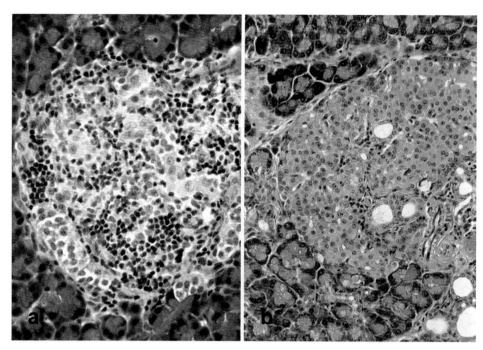

图9.19　图a：年轻自发性糖尿病（BB）大鼠的胰腺切片，显示存在由小淋巴细胞和单核细胞组成的单个核细胞浸润，病变主要局限在胰岛（H&E染色×280）。图b：Long-Evans大鼠胰腺，显示与年龄相关的胰岛增大、不规则和局灶性囊性变（H&E染色×100）

相反，CD-1小鼠连续5天注射亚致糖尿病剂量的链脲霉素（40 mg/kg），5天后才发生与胰岛炎相关的低血糖。这种改变的特征是大量淋巴细胞和巨噬细胞浸润胰岛，提示存在细胞介导的免疫反应，类似于自发性幼年型糖尿病样综合征。研究表明这些剂量的链脲霉素对B细胞的破坏依赖于CD4⁺和CD8⁺的T细胞[634, 640]。Kim和Steinberg提出，在多次低剂量给予小鼠链脲霉素后引起的这种链脲霉素介导的胰岛炎中，T淋巴细胞系统发挥了重要作用，因为发生了特异性的针对链脲霉素修饰的胰岛B细胞的免疫学反应[641]。

文献报道小鼠对链脲霉素的敏感性存在品系差异。AKR/J 或者Jackson BALB/c 小鼠无论是单次注射给予（200 mg/kg）还是多次重复注射给予（40 mg/kg）链脲霉素都不可以诱导小鼠发生高血糖，而在类似的条件下相同剂量的链脲霉素可以引起CD-1和C57BL/6J小鼠发生高血糖[641]。单次给予LAF1小鼠200 mg/kg链脲霉素后可以引起高血糖，但是每日给予40 mg/kg链脲霉素连续5天却不能引发LAF1小鼠的血糖升高。

结构上类似于D-葡萄糖的尿素衍生物四氧嘧啶

也具有一种众所周知对胰岛B细胞产生显著而选择性作用的性质。它可以引起胞质囊泡化和核固缩，最后出现明显坏死，除了存在对细胞碎片的吞噬外，很少或没有炎症。胰腺A细胞不受影响，甚至在组织切片中显得更加突出[642, 643]。不同种属动物的胰腺B细胞对四氧嘧啶毒性作用的敏感性存在差异。人类胰腺B细胞似乎比犬或啮齿类动物对四氧嘧啶更耐受[644]。细胞葡萄糖代谢与四氧嘧啶的细胞毒性之间有着复杂的关系，因为葡萄糖可能通过其代谢作用以及还原产物的生成来保护B细胞[644]。葡萄糖和其他具有这种保护作用的糖类（如甘露糖）在结构上类似于四氧嘧啶，有人认为表明这种保护作用是由于胰腺B细胞葡萄糖激酶的葡萄糖传感器的失活受阻所致[645]。

许多广泛使用的治疗药物可以引起胰腺B细胞变性。例如，治疗免疫抑制患者卡氏肺孢子虫感染有效的抗原虫药喷他脒，文献报道可以引起严重低血糖（需要葡萄糖补给）以及明显的糖尿病[520, 646-648]。大鼠胰岛的体外研究发现，喷他脒对胰岛B细胞具有选择性毒性，可以引起B细胞脱颗粒、粗面内质网扩张和B细胞坏死[646]。喷他脒被胰岛细胞吸收后，其对胰岛细胞的损伤类似于链脲霉素和四氧嘧啶，但发生更缓慢。其作用机制仍不清楚，但喷他脒是一种带有高价阳离子的亲脂性分子，似乎能被胰岛细胞选择性地摄取。

胰岛细胞空泡化

许多具有不同药理学特性的药物（其中一些目前正在临床使用）可以引起大鼠胰岛B细胞胞质空泡化和脱颗粒，并伴有糖耐量的异常，但这些病变不能明确与胰岛细胞变性和坏死相区分。据报道赛庚啶（一种用来刺激食欲的抗组胺药）、苯甲嗪（一种广泛使用的抗组胺药）及其结构相关的类似物（拥有哌啶或哌嗪环且在4位上被另一个含环的基团所取代），可以引起大鼠和小鼠胰腺B细胞发生可逆性空泡化和脱颗粒，而其他种属则没有[649-651]。胰岛B细胞的改变在光镜水平的特点是三聚乙醛–品红染色颗粒丢失以及胞质出现透亮空泡。超微结构检查显示处理开始后，B细胞进行性脱颗粒，伴有粗面内质网囊扩张、核糖体脱落、囊泡化并形成含有无定形蛋白质样物质的空泡。没有炎症或细胞坏死的证据，在停止处理后这些变化似乎是完全可逆的。该病变伴有可逆的葡萄糖耐量异常。文献报道给予SD大鼠一种新型的抗血栓药物SH966BS后，胰腺B细胞发生类似的形态学改变。这种抗血栓药物是一种异喹啉衍生物，与赛庚啶有一些共同的结构特征[652]。

在此背景下，用广谱喹诺酮类抗生素加替沙星治疗的患者血糖发生异常的报道引起了人们的兴趣。在临床前研究中，该药物可使大鼠、犬和猴胰腺B细胞发生与滑面内质网扩张相关的可逆性空泡化[558]。高剂量加替沙星可以引起大鼠糖耐量和血清胰岛素水平的可逆性变化。无论是否存在糖尿病，加替沙星后续的临床使用中极不寻常地伴有低血糖和高血糖[653]。血糖异常与加替沙星治疗之间的因果关系得到动物实验结果的支持[654]。虽然其机制尚不清楚，但这似乎是许多氟喹诺酮类药物的共性，据推测这些效应部分与它们能阻断胰腺B细胞K–ATP通道从而启动胰岛素分泌有关[655]。

环孢素已被证明能够抑制大鼠和小鼠胰岛素分泌，引起胰岛细胞脱颗粒和空泡变性，并伴有核固缩和核分裂活性降低[656, 657]。其他对胰腺B细胞有影响的治疗药物包括口服降糖药甲苯磺丁脲，可导致胰岛素分泌增加和B细胞脱颗粒；二氮嗪（一种苯并噻二嗪类降压药），可以抑制胰岛素的释放并引起B细胞颗粒超微结构轻微改变；以及高剂量的糖皮质激素，在实验动物中能够刺激胰岛素释放和B细胞脱颗粒[650, 656]。用于移植患者的免疫调节药物他克莫司的副作用之一是高血糖和糖尿病。这种效应已在恒河猴中复制，给药后伴有高血糖和组织学上胰岛细胞的空泡变性和胰岛素消耗的免疫细胞化学证据[658]。电子显微镜下，给予他克莫司的大鼠表现出B细胞胞质肿胀和空泡变性，伴有致密核心分泌颗粒的显著减少或缺失以及胰岛素分泌的减少[659]。

细胞毒药物白消安给予大鼠12周后也显示可引起胰岛明显充血或出血及随后的纤维化，A细胞几乎完全消失，B细胞数量减少[660]。虽然产生这种效应的机制尚不清楚，但是可能与胰岛细胞血管局部损伤有关。

许多其他药物可引起胰岛细胞一系列细胞学变化（可能是功能性的）。据报道，给予比格犬避孕类固醇长达7年后可以引起胰岛细胞空泡变性增加，可能是对糖耐量降低反应过度刺激的结果[357]。同样，比格犬给予猪生长激素14周后，胰岛细胞发生胞质空泡化，胰岛素免疫染色增强[661]。猪生长激素在结构上与犬生长激素类似，在血糖不高时也使血清胰岛素样生长因子1（IGF-1）和胰岛素增加，提示受试犬的胰岛素抵抗增加。

淀粉样蛋白

淀粉样蛋白可沉积在易发淀粉样变性的实验动物的胰岛中，在患有晚期淀粉样变性的小鼠胰岛中可以发现[662]。用作饮食诱导性糖尿病模型的嗜沙肥鼠（沙漠大鼠）可发生胰岛淀粉样蛋白沉积[621]。体外研究表明，B细胞较A细胞对淀粉样多肽的破坏作用更敏感[663]。

在灵长类动物中，胰岛淀粉样蛋白沉积伴随着总的B细胞减少和明显糖尿病的发生[624, 664]。一项食蟹猴自发性糖尿病的研究显示，胰岛中存在两种类型的组织病理学改变。在一种类型中，胰岛数量减少、体积减小和胰岛素免疫组化染色减弱，但是没有炎症。在另一种类型中胰岛内有大量的淀粉样蛋白沉积[638]。

胰岛细胞增生

不同类型或程度的胰岛细胞增生可在实验动物中随着年龄增长而自发，或在给予化学品后诱发。

老龄大鼠，尤其是雄性，在常规实验条件下（包括自由摄食）常常发生大的朗格汉斯胰岛增生[385,665]。胰岛增大在高脂饮食的小鼠、遗传性肥胖品系小鼠以及迟发型胰岛素非依赖性2型糖尿病品系小鼠也特别常见[666-669]。受累胰岛的特点是出现一系列变化，包括囊性变、大圆形或分叶状的胰岛，不规则胰岛（由胰岛内、外出现的纤维化及散布其间的胰腺外分泌部组织导致），数个增生胰岛的融合以及偶见的含色素（铁）巨噬细胞和慢性炎症（图9.19b）[665]。免疫细胞化学研究表明，这些增大的胰岛主要由含有胰岛素的细胞构成，边缘残留一些含胰高血糖素的细胞，为正常大鼠胰岛的残迹。这种分布模式有助于胰岛增生和腺瘤的鉴别，在胰岛腺瘤中A细胞和B细胞以一种更加随机的方式分布[554]。胰腺外分泌部发生萎缩的大鼠，其内分泌细胞可能变得更加紊乱。在该病变中，胰岛细胞以不规则的含胰岛素团块、小簇状散在分布，或者甚至以所报道的类似于人类胰腺外分泌部破坏性病变中的方式呈单个细胞分布。

在遗传性肥胖大鼠中，胰岛增生也很明显，但在更早的年龄发生，伴有胰岛B细胞脱颗粒，超微结构研究表明存在分泌颗粒的丢失、粗面内质网的管状化（vascularization）以及突出的高尔基体[666]。在自发性高血压/NIH-肥胖大鼠中，糖尿病的发生也伴有胰岛增生并累及含胰岛素的B细胞，增生的胰岛可形成不规则团块包裹岛状的外分泌腺[667]。

研究表明，在正常的SD大鼠中，胰岛细胞的功能随着年龄增长逐渐降低，但是增加体力活动和（或）控制体重可以阻止胰岛的增生。据推测，营养过剩会增加对胰岛素的需求或导致胰岛素抵抗，这

样面对胰岛细胞功能的降低，有些B细胞不能保持胰岛素生成增加，因此出现变性或死亡。在代偿中，新细胞的形成导致胰岛增大、呈分叶状或增生[670]。同样，在遗传性肥胖大鼠中，研究表明随着肥胖的不断进展，外周组织对胰岛素需求不断增加，引起胰岛的代偿性适应反应，最终导致胰岛的增生。

具有类似形态学特征的胰岛细胞增生在常规小鼠品系中也有发生，但不常见[386]。增大的胰岛也可能发生于肥胖小鼠，也偶见于未经处理的叙利亚仓鼠中。

由于这种形式的自发性增生常常是对胰岛素需求增加的反应，因此不足为奇的是，某些能增加胰岛素需求或刺激胰岛素从B细胞释放的化学品也能刺激胰岛细胞的增生。给予大鼠高剂量合成的皮质类固醇6个月后，会产生圆形增大的增生胰岛，胰岛细胞出现不规则的增生性变化并伴有纤维化，与老龄大鼠自发性胰岛增生非常类似[671]。

在大鼠增生性病变的一致性分类中，胰岛细胞增生和胰岛细胞腺瘤的区别是基于是否存在包膜、是否对周围组织造成压迫和胰岛细胞的细胞学表现。在这些诊断方案中，胰岛细胞增生的直径大小可达500 μm，但不会超过700 μm[352,672]。

胰岛肿瘤

大多数实验动物种属随着年龄的增长会自发胰岛细胞肿瘤。这些肿瘤的特征很早就在大鼠、小鼠、仓鼠、豚鼠和比格犬中描述过，其形态和功能特征与人类胰岛细胞肿瘤非常相似[353,673-677]。它们在猴子中报道非常少[678]。内分泌肿瘤在人类并不常见，仅占所有胰腺肿瘤的1%~2%，可能是有功能的，也可能是没有功能的[679]。有些病例可能是1型多发性内分泌肿瘤综合征的一部分，这种综合征在实验小鼠中已成功复制[680,681]。

诊断的主要困难在于区分胰岛细胞增生和肿瘤以及评估胰岛肿瘤真正的恶变潜能，这点对已进行详细研究的所有物种都是相同的。胰岛细胞腺瘤通常单发，具有圆形轮廓，周围组织不同程度受压，

可有或没有包膜。细胞学上，腺瘤细胞类似于正常的胰岛细胞，但它们可能具有增大的泡状核，并显示有丝分裂活性增强。腺瘤细胞可排列成带状或腺样结构，血管可能很明显（图9.20）。成群的肿瘤细胞常常穿过周围的结缔组织，给人一种组织侵袭的印象，但是这些特征不论是在具有完整临床随访的患者还是在实验动物中似乎并不代表恶性的生物学行为[682]。在大鼠胰岛细胞增生性病变的最新分类中，将细胞间变及每高倍视野出现两个或两个以上的核分裂象作为恶性的诊断标准，但这是否反映了肿瘤真正的生物学性质仍然是不确定的，因为胰岛细胞癌诊断的唯一明确标准是出现转移性生长[352, 672]。鉴于以上这些原因，建议在啮齿类动物致癌性试验评价中将胰岛细胞腺瘤和胰岛细胞癌合并[683]。

对人类胰岛细胞肿瘤以及Fischer、Wistar、SD和Long-Evans大鼠以及犬的自发性胰岛细胞肿瘤进行免疫组化研究，均证实了以前采用经典的组织学染色和超微结构检查的工作，即胰岛细胞肿瘤主要由产生胰岛素的B细胞构成（图9.20b）[554, 684–688]。虽然肿瘤主要由含胰岛素的细胞构成，但是它们有时也是分泌多种激素的，含有散在的具有胰高血糖素、生长抑素和

（或）胰多肽免疫反应活性的细胞[554, 684, 686, 687]。这种胰岛细胞肿瘤内不同胰腺激素的随机分布有助于区分胰腺肿瘤和增生。在胰岛增生中，各种类型细胞保持更有序的分布，与正常朗格汉斯胰岛中的分布接近[554]。

报道的另一种类型的胰岛细胞肿瘤的特点是腺泡–胰岛细胞混合存在。这些肿瘤通常界限清楚，肿瘤性胰岛细胞与腺泡细胞紧密地混合在一起。其与胰岛细胞瘤的区别在于包含的胰腺外分泌细胞正常，未显示有丝分裂活性或细胞异型性[352, 672]。

类似的胰岛细胞肿瘤可在大鼠中通过实验性给予化学品复制出来，有名的是单次注射链脲霉素或四氧嘧啶，同时给予或不给予烟酰胺或吡啶酰胺[689–691]。这些化学物质增强胰腺致瘤活性的机制不详，但已有研究表明，链脲霉素和四氧嘧啶均可引起胰岛B细胞的DNA链断裂，这与多聚ADP-核糖[poly (ADP-ribose)]合成酶的活化相关。B细胞DNA链断裂会导致氧化型烟酰胺腺嘌呤二核苷酸（NAD+）耗竭，这反过来导致B细胞功能（包括合成胰岛素原）受损[691, 692]。由于多聚ADP-核糖合成酶可被芳香酰胺（比如烟酰胺和吡啶酰胺）所抑制，因此有人提出当这类物质连同链脲霉素或者四氧嘧啶一起给予动物时，细胞内

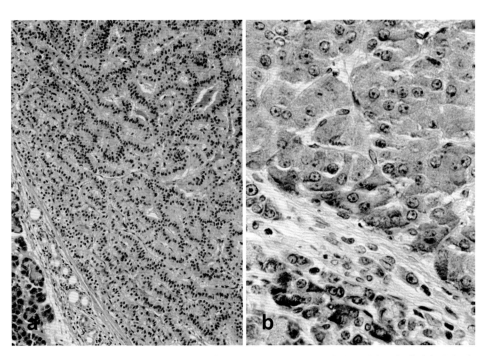

图9.20　2岁龄SD大鼠的胰岛细胞腺瘤。图a：分化良好的带状外观，压迫周围的腺体，形成一层薄的纤维包膜（H&E染色×50）。图b：胞质对胰岛素强阳性显色（免疫过氧化物酶染色×210）

的NAD⁺水平得到维持，从而允许胰岛B细胞存活，但是以一种DNA断裂的状态存活。此外，因为多聚ADP-核糖合成酶抑制剂可阻碍DNA断链的连接，所以这种修复抑制可能会增加基因结构发生改变的频率，从而导致肿瘤发生相关基因的异常表达。

免疫组化研究证实，这些诱发性大鼠肿瘤也主要由含胰岛素的细胞构成，此外还有胰高血糖素、生长抑素和胰多肽阳性细胞，这与大鼠的自发性肿瘤类似[693]。

（王海林译，王和枚审校）

参考文献

1. Lee WM. Drug-induced hepatotoxicity. *N Engl J Med* 2003;**349**:474-85.

2. Murray KF, Hadzic N, Wirth S, Bassett M, Kelly D. Drug-related hepatotoxicity and acute liver failure. *J Pediatr Gastroenterol Nutr* 2008;**47**:395-405.

3. Zimmerman HJ. *Hepatotoxicity. The adverse effects of drugs and other chemicals on the liver*. Philadephia: Lippincott, Williams and Wilkins; 1999.

4. Patel H, Bell D, Molokhia M, Srishanmuganathan J, Patel M, Car J, et al. Trends in hospital admissions for adverse drug reactions in England: analysis of national hospital episode statistics 1998-2005. *BMC Clin Pharmacol* 2007;**7**:9.

5. Wu TY, Jen MH, Bottle A, Molokhia M, Aylin P, Bell D, et al. Ten-year trends in hospital admissions for adverse drug reactions in England 1999-2009. *J R Soc Med* 2010;**103**:239-50.

6. Olson H, Betton G, Robinson D, Thomas K, Monro A, Kolaja G, et al. Concordance of the toxicity of pharmaceuticals in humans and animals. *Regul Toxicol Pharmacol* 2000;**32**:56-67.

7. Lumley C. Clinical toxicity: could it have been predicted? Premarketing experience. In: Lumley CE, Walker SR, editors. *Animal toxicity studies: their relevance for man*. Lancaster: Quay Publishing; 1990. p. 49-56.

8. Navarro VJ, Senior JR. Drug-related hepatotoxicity. *N Engl J Med* 2006;**354**:731-9.

9. Kaplowitz N. Idiosyncratic drug hepatotoxicity. *Nat Rev Drug Discov* 2005;**4**:489-99.

10. Strohmeyer G, Weik C. Leberschädigung durch Medikamente. *Z Gastroenterol* 1999;**37**:367-78.

11. Ramachandran R, Kakar S. Histological patterns in drug-induced liver disease. *J Clin Pathol* 2009;**62**:481-92.

12. Bernstein D, Tripodi J. Fulminant hepatic failure. *Crit Care Clin* 1998;**14**:181-97.

13. Ferner RE, Whittington RM. Coroner's cases of death due to errors in prescribing or giving medicines or to adverse drug reactions: Birmingham 1986-1991. *J R Soc Med* 1994;**87**:145-8.

14. Bernau J, Rueff B, Benhamou J-P. Fulminant and subfulminant liver failure: Definition and causes. *Semin Liver Dis* 1986;**6**:97-106.

15. Swartz MN. Mitochondrial toxicity-new adverse drug effects. *N Engl J Med* 1995;**333**:1146-8.

16. Haskins JR, Rowse PE, Rahbari R, de la Iglesia FA. Comparative toxicity of thiazolidinediones in isolated rat hepatocytes. *Toxicol Sci* 2000;**54**:43.

17. Schwartz S, Raskin P, Fonseca V, Graveline JF. Effect of troglitazone in insulin-treated patients with type II diabetes mellitus. *N Engl J Med* 1998;**338**:861-6.

18. Fiessinger JN, Huisman MV, Davidson BL, Bounameaux H, Francis CW, Eriksson H, et al. Ximelagatran vs low-molecular-weight heparin and warfarin for the treatment of deep vein thrombosis-a randomized trial. *JAMA* 2005;**293**:681-9.

19. Pittler MH, Schmidt K, Ernst E. Adverse events of herbal food supplements for body weight reduction: systematic review. *Obes Rev* 2005;**6**:93-111.

20. Pittler MH, Ernst E. Systematic review: hepatotoxic events associated with herbal medicinal products. *Aliment Pharmacol Ther* 2003;**18**:451-71.

21. Rieder MJ. Mechanisms of unpredictable adverse drug reactions. *Drug Saf* 1994;**11**:196-212.

22. Dansette PM, Bonierbale E, Minoletti C, Beaune PH, Pessayre D, Mansuy D. Drug-induced immunotoxicity. *Eur J Drug Metab Pharmacokinet* 1998;**23**:443-51.

23. Castell JV, Castell M. Allergic hepatitis induced by drugs. *Curr Opin Allergy Clin Immunol* 2006;**6**:258-65.

24. Beaune PH, Lacoeur S. Immunotoxicology of the liver: adverse reactions to drugs. *J Hepatol* 1997;**26**:37-46.

25. Zanni MP, Schnyder B, Von Greyerz S, Pichler WJ. Involvement of T cells in drug-induced allergies. *Trends Pharm Sci* 1998;**19**:308-10.

26. Fletcher AP. Drug safety tests and subsequent clinical experience. *J R Soc Med* 1978;**71**:693-6.

27. Hayes AW, Fedorowski T, Balazs T, Carlton WW, Fowler

BA, Gilman MR, et al. Correlation of human hepatotoxicants with hepatic damage in animals. *Fundam Appl Toxicol* 1982;**2**:55-66.

28. Huff J. Long-term chemical carcinogenesis bioassays predict human cancer hazards: issues, controversies, and uncertainties. *Ann N Y Acad Sci* 1999;**895**:56-79.

29. Davies TS, Monro A. Marketed human pharmaceuticals reported to be tumorigenic in rodents. *J Am Coll Toxicol* 1995;**14**:90-107.

30. Weibel ER, Staubli W, Gnagi HR, Hess FA. Correlation morphometric and biometric studies on the liver cell. I. Morphometric model, stereologic methods, and normal morphometric data for rat liver. *J Cell Biol* 1969;**42**:68-91.

31. Malpighi M. *De hapate*. Bologna: 1666.

32. Kiernan F. The anatomy and physiology of the liver. *Philos Trans R Soc Lond B Biol Sci* 1883;**123**:711-70.

33. Mall FP. A study of the structural unit of the liver. *Am J Anat* 1906;**5**:227-308.

34. Exenatide and rare adverse events. *N Engl J Med* 2008;**358**:1969-72.

35. Rappaport AM, Borowy ZJ, Loughheed WM, Lotto WN. Subdivision of hexagonal liver lobules into a stuctural and functional unit. Role in hepatic physiology and pathology. *Anat Rec* 1954;**119**:11-34.

36. Masson MT, Villanove F, Greaves P. Histological demonstration of wheat-germ lectin binding-sites in the liver of normal and ANIT treated rats. *Arch Toxicol* 1986;**59**:121-3.

37. McMillan PN, Ferayorni LS, Gerhardt CO, Jauregui HO. Light and electron microscope analysis of lectin binding to adult rat liver in situ. *Lab Invest* 1984;**50**:408-20.

38. Ito T. Cytological studies on stellate cells of Kupffer fat storing cells in the capillary wall of the human liver. *Acta Anatomica Nippon* 1951;**26**:42-74.

39. Aterman K. The parasinusoidal cells of the liver: a historical account. *Histochem J* 1986;**18**:279-305.

40. Yamamoto K, Ogawa K. Fine structure and cytochemistry of lysosomes in the Ito cells of the rat liver. *Cell Tissue Res* 1983;**233**:45-57.

41. Friedman SL. Molecular regulation of hepatic fibrosis, an integrated cellular response to tissue injury. *J Biol Chem* 2000;**275**:2247-50.

42. Senoo H, Yoshikawa K, Morii M, Miura M, Imai K, Mezaki Y. Hepatic stellate cell (vitamin A-storing cell) and its relative past, present and future. *Cell Biol Int* 2010;**34**:1247-72.

43. Kristensen DB, Kawada N, Imamura K, Miyamoto Y, Tateno C, Seki S, et al. Proteome analysis of rat hepatic stellate cells. *Hepatology* 2000;**32**:268-77.

44. Knittel T, Kobold D, Piscaglia F, Saile B, Neubauer K, Mehde M, et al. Localization of liver myofibroblasts and hepatic stellate cells in normal and diseased rat livers: distinct roles of (myo-)fibroblast subpopulations in hepatic tissue repair. *Histochem Cell Biol* 1999;**112**:387-401.

45. Steiling H, Muhlbauer M, Bataille F, Scholmerich J, Werner S, Hellerbrand C. Activated hepatic stellate cells express keratinocyte growth factor in chronic liver disease. *Am J Pathol* 2004;**165**:1233-41.

46. Friedman SL. Mac the knife? Macrophages-the double-edged sword of hepatic fibrosis. *J Clin Invest* 2005;**115**:29-32.

47. Hall WC, Rojko JL. The use of immunocytochemistry for evaluating the liver. *Toxicol Pathol* 1996;**24**:4-12.

48. Wisse E, Braet F, Luo D, De Zanger R, Jans D, Crabbe' E, et al. Structure and function of sinusoidal lining cells in the liver. *Toxicol Pathol* 1996;**24**:100-10.

49. Luo DZ, Vanderkerken K, Bouwens L, Kuppen PJK, Crabbe E, Wisse E. The number and distribution of hepatic natural-killer-cells (pit cells) in normal rat-liver-an immunohistochemical study. *Hepatology* 1995;**21**:1690-4.

50. Wisse E, Luo DZ, Vermijlen D, Kanellopoulou C, De Zanger R, Braet F. On the function of pit cells, the liverspecific natural killer cells. *Semin Liver Dis* 1997;**17**:265-86.

51. Thoolen B, Maronpot RR, Harada T, Nyska A, Rousseaux C, Nolte T, et al. Proliferative and nonproliferative lesions of the rat and mouse hepatobiliary system. *Toxicol Pathol* 2010;**38**:5S-81S.

52. Lawrence GM, Jepson MA, Trayer IP, Walker DG. The compartmentation of glycolytic and gluconeogenic enzymes in rat-kidney and liver and its significance to renal and hepatic-metabolism. *Histochem J* 1986;**18**:45-53.

53. Matsumura T, Thurman RG. Predominance of glycolysis in pericentral regions of the liver lobule. *Eur J Biochem* 1984;**140**:229-34.

54. McKillop D, Butters CJ, Hill SJ, Simons PJ, Edwards TL, Doughty SE. Enzyme-inducing effects of bicalutamide in mouse, rat and dog. *Xenobiotica* 1998;**28**:468-78.

55. James J, Frederiks WM, Van Noorden CJF, Tas J. Detection of metabolic changes in hepatocytes by quantitive cytochemistry. *Histochemistry* 1986;**84**:308-16.

56. Gebhardt R, Alber J, Wegner H, Mecke D. Different drug-metabolizing capacities in cultured periportal and pericentral

hepatocytes. *Biochem Pharmacol* 1994;**48**:761-6.

57. Glasser G, Gebhardt R, Gaunitz F. Heterogeneous expression of mRNA in rat liver lobules as detected by differential display. *Histochem Cell Biol* 2000;**114**:357-62.

58. Frederiks WM, Marx F, Bosch KS, Van Noorden CJF. Diurnal variation in 50-nucleotidase activity in the rat liver. *Histochemistry* 1987;**87**:439-43.

59. Smolen A, Smolen TN, Collins AC. The influence of age, sex and genotype on the subcellular distribution of hepatic aldehyde dehydrogenase activity in the mouse. *Comp Biochem Physiol* 1982;**73**:815-22.

60. Lovell DP. Variation in pentobarbitone sleeping time in mice. 1. Strain and sex differences. *Lab Anim* 1986;**20**:85-90.

61. Nebert DW, Russell DW. Clinical importance of the cytochromes P450. *Lancet* 2002;**360**:1155-62.

62. Nelson DR, Zeldin DC, Hoffman SMG, Maltais LJ, Wain HM, Nebert DW. Comparison of cytochrome P450 (CYP) genes from the mouse and human genomes, including nomenclature recommendations for genes, pseudogenes and alternative-splice variants. *Pharmacogenetics* 2004;**14**:1-18.

63. Nelson DR, Koymans L, Kamataki T, Stegeman JJ, Feyereisen R, Waxman DJ, et al. P450 superfamily: update on new sequences, gene mapping, accession numbers and nomenclature. *Pharmacogenetics* 1996;**6**:1-42.

64. Boobis AR, McKillop D, Robinson DT, Adams DA, McCormick DJ. Interlaboratory comparison of the assessment of P450 activities in human hepatic microsomal samples. *Xenobiotica* 1998;**28**:493-506.

65. Graham MJ, Lake BG. Induction of drug metabolism: species differences and toxicological relevance. *Toxicology* 2008;**254**:184-91.

66. Touw DJ, Verhoeven WMA, Noten J. The cytochrome p450 enzyme system: what is its relevance for the practice. *Acta Neuropsychiatr* 1998;**10**:34-42.

67. Kirchheiner J. CYP2D6 and CYP2C19 genotype-based dose recommendations for antidepressants: a first step towards subpopulation dosages (vol 104, pg 173, 2001). *Acta Psychiatr Scand* 2001;104 475-475.

68. Kirchheiner J, Sasse J, Roots I, Brockmoller J, Bauer M. The value of pharmocogenetic tests in antidepressive medication therapy. *Nervenarzt* 2005;76 1340-53.

69. Eaton DL, Gallagher EP, Bammler TK, Kunze KL. Role of cytochrome P4501a2 in chemical carcinogenesis-implications for human variability in expression and enzyme-activity. *Pharmacogenetics* 1995;**5**:259-74.

70. Sumner IG, Lodoloa A. Total cytochrome P-450, but not the major phenobarbitone or 3-methylcholanthrene induced isoenzyme, is differentially induced in the lobes of the rat liver. *Biochem Pharmacol* 1987;36.

71. McKinnon RA, McManus ME. Localization of cytochromes P450 in human tissues: implications for chemical toxicity. *Pathology* 1996;**28**:148-55.

72. Schmucker DL. Aging and the liver: an update. *J Gerontol A Biol Sci Med Sci* 1998;**53**:B315-20.

73. Schmucker DL. Age-related changes in liver structure and function: implications for disease? *Exp Gerontol* 2005;**40**:650-9.

74. Schmucker DL, Wang RK. Age-dependent changes in rat-liver microsomal NADPH cytochrome-C (P-450) reductase-a kinetic-analysis. *Exp Gerontol* 1983;**18**:313-21.

75. Vanbezooijen CFA. Influence of age-related-changes in rodent liver morphology and physiology on drug-metabolism-a review. *Mech Ageing Dev* 1984;**25**:1-22.

76. Vanbezooijen CFA. Morphology, ultrastructure, and function of hepatocytes during liver drug-metabolism. *J Electron Microsc Tech* 1990;**14**:152-74.

77. Sun J, Strobel HW. Aging affects the drug metabolism systems of rat liver, kidney, colon and lung in a differential fashion. *Exp Gerontol* 1986;**21**:523-34.

78. Rikans LE. Influence of aging on the susceptibility of rats to hepatotoxic injury. *Toxicol Appl Pharmacol* 1984;**73**:243-9.

79. Vitorica J, Satrustegui J, Machado A. Metabolic implications of aging: changes in activities of key lipogenic and gluconeogenic enzymes in the aged rat liver. *Enzyme* 1981;**21**:144-52.

80. Van Manen R, De Priester W, Knook DL. Lysosomal activity in aging rat liver. I. Variation in enzyme activity within the liver lobule. *Mech Ageing Dev* 1983;**22**:159-65.

81. Mendelsohn ME, Karas RH. The protective effects of estrogen on the cardiovascular system. *N Engl J Med* 1999;**340**:1801-11.

82. Kitawaga H, Fujuta S, Suzuki T, Kitani K. Disappearance of sex differences in rat liver drug metabolism in old age. *Biochem Pharmacol* 1985;**34**:579-81.

83. Berlin J, Castro CE, Bailey F, Sevall JS. Adaptation of rat parenchymal hepatocyte to nutritional variation: quantitation by stereology. *Nutr Res* 1982;**2**:51-63.

84. Didier R, Remesy C, Demigne C, Fafournoux P. Hepatic proliferation of mitochondria in response to a high protein diet. *Nutr Res* 1985;**5**:1093-102.

85. Irisarri E, Mompon P. Hepatic effects of fasting on 6 and 12 week old mice: a quantitive histochemical study. *J Pathol* 1983;**140**:176.

86. Schmucker DL, Wang RK, Snyder D, Strobel H, Marti U. Caloric restriction affects liver microsomal monooxygenases differentially in aging male-rats. *J Gerontol* 1991;**46**:B23-7.

87. Bhattacharya RD. Heterogeneity in circadian phase shifting of some liver variables in altered light-dark cycle. *Cell Mol Biol* 1983;**29**:483-7.

88. Frederiks WM, Marx F, Bosch KS, Van Noorden CJF. Diurnal variation in 50-nucleotidase activity in the rat liver. *Histochemistry* 1987;**87**:439-43.

89. Mohn G, Phillipp E-M. Effects of Syphacia muris and the antihelmintic fenbendazole on the microsomal mono-oxygenase system in mouse liver. *Lab Anim* 1981;**15**:89-95.

90. Nyska A, Maronpot RR, Eldridge SR, Haseman JK, Hailey JR. Alteration in cell kinetics in control B6C3F(1) mice infected with Helicobacter hepaticus. *Toxicol Pathol* 1997;**25**:591-6.

91. Boutin SR, Rogers AB, Shen Z, Fry RC, Love JA, Nambiar PR, et al. Hepatic temporal gene expression profiling in *Helicobacter hepaticus*-infected A/JCr mice. *Toxicol Pathol* 2004;**32**:678-93.

92. Weichbrod RH, Cisar CF, Miller JG, Simmonds RC, Alvares AP, Ueng T-H. Effects of cage beddings on microsomal oxidative enzymes in rat liver. *Lab Anim Sci* 1988;**38**:296-8.

93. Maronpot RR, Harada T, Murthy ASK, Boorman GA. Documenting foci of hepatocellular alteration in two-year carcinogenicity studies: current practices of the National Toxicology Program. *Toxicol Pathol* 1989;**17**:675-84.

94. Ruehl-Fehlert C, Kittel B, Morawietz G, Deslex P, Keenan C, Mahrt CR, et al. Revised guides for organ sampling and trimming in rats and mice-Part 1. *Exp Toxicol Pathol* 2003;**55**:91-106.

95. Roberts JC, Mcrossan MV, Jones HB. The case for perfusion fixation of large tissue samples for ultrastructural pathology. *Ultrastruct Pathol* 1990;**14**:177-91.

96. Gant TW, Baus PR, Clothier B, Riley J, Davies R, Judah DJ, et al. Gene expression profiles associated with inflammation, fibrosis, and cholestasis in mouse liver after griseofulvin. *Environ Health Perspect* 2003;**111**:847-53.

97. Gant TW, Greaves P, Smith AG, Gescher AJ. Toxicogenomics applied to understanding cholestasis and steatosis in the liver. In: Borlak J, editor. *Handbook of toxicogenomics*. Weinheim: Wiley-VCH; 2005. p. 369-94.

98. Donald S, Verschoyle RD, Edwards R, Judah DJ, Davies R, Riley J, et al. Hepatobiliary damage and changes in hepatic gene expression caused by the antitumor drug ecteinascidin-743 (ET-743) in the female rat. *Cancer Res* 2002;**62**:4256-62.

99. Davies R, Schuurman A, Barker CR, Clothier B, Chernova T, Higginson FM, et al. Hepatic gene expression in protoporphyic Fech mice is associated with cholestatic injury but not a marked depletion of the heme regulatory pool. *Am J Pathol* 2005;**166**:1041-53.

100. Yadetie F, Laegreid A, Bakke I, Kusnierczyk W, Komorowski J, Waldum HL, et al. Liver gene expression in rats in response to the peroxisome proliferator-activated receptor-alpha agonist ciprofibrate. *Physiol Genomics* 2003;**15**:9-19.

101. Kramer JA, Curtiss SW, Kolaja KL, Alden CL, Blomme EAG, Curtiss WC, et al. Acute molecular markers of rodent hepatic carcinogenesis identified by transcription profiling. *Chem Res Toxicol* 2004;**17**:463-70.

102. Cornwell PD, Ulrich RG. Investigating the mechanistic basis for hepatic toxicity induced by an experimental chemokine receptor 5 (CCR5) antagonist using a compendium of gene expression profiles. *Toxicol Pathol* 2007;**35**:576-88.

103. Carthew P, Edwards RE, Nolan BM. New approaches to the quantitation of hypertropy and hyperplasia in hepatomegaly. *Toxicol Lett* 1998;**102-103**:411-5.

104. Barka T, Popper H. Liver enlargement and drug toxicity. *Medicine* 1967;**46**:103-17.

105. Amacher DE, Schomaker SJ, Burkhardt JE. The relationship among microsomal enzyme induction, liver weight and histological change in rat toxicology studies. *Food Chem Toxicol* 1998;**36**:831-9.

106. Amacher DE, Schomaker SJ, Burkhardt JE. The relationship among microsomal enzyme induction, liver weight and histological change in beagle dog toxicology studies. *Food Chem Toxicol* 2001;**39**:817-25.

107. Virchow R. *Die cellularpathologie*. Berlin: Hirschwald; 1862.

108. Belay ED, Bresee JS, Holman RC, Khan AS, Shahriari A, Schonberger LB. Reye's syndrome in the United States from 1981 through 1997. *N Engl J Med* 1999;**340**:1377-82.

109. Fromenty B, Berson A, Pessayre D. Microvesicular steatosis and steatohepatitis: role of mitochondrial dysfunction and lipid peroxidation. *J Hepatol* 1997;**26**(Suppl. 1):13-22.

110. Ghoshal AK, Ahluwalia M, Farber E. The rapid induction

of liver cell death in rats fed a choline-deficient methionine-low diet. *Am J Pathol* 1983;**113**:309-14.

111. Nishikawa S, Doi K, Nakayama H, Uetsuka K. The effect of fasting on hepatic lipid accumulation and transcriptional regulation of lipid metabolism differs between C57BL/6J and BALB/cA mice ded a high-fat diet. *Toxicol Pathol* 2008;**36**:850-7.

112. Inoue M, Ohtake T, Motomura W, Takahashi N, Hosoki Y, Miyoshi S, et al. Increased expression of PPAR γ in high fat diet-induced liver steatosis in mice. *Biochem Biophys Res Commun* 2005;**336**:215-22.

113. Larter CZ, Yeh MM. Animal models of NASH: getting both pathology and metabolic context right. *J Gastroenterol Hepatol* 2008;**23**:1635-48.

114. Trauner M, Arrese M, Wagner M. Fatty liver and lipotoxicity. *Biochim Biophys Acta-Mol Cell Biol Lip* 2010;**1801**:299-310.

115. Feldstein AE, Canbay A, Guicciardi ME, Higuchi H, Bronk SF, Gores GJ. Diet associated hepatic steatosis sensitizes to Fas mediated liver injury in mice. *J Hepatol* 2003;**39**:978-83.

116. Mori M. Ultrastructural changes of hepatocyte organelles induced by chemicals and their relationship to fat accumulation in the liver. *Acta Pathol Jpn* 1983;**33**:911-22.

117. Heywood R, Palmer AK, Gregson RL, Bummler H. The toxicity of beta-carotene. *Toxicology* 1985;**36**:91-100.

118. Wake K. Development of vitamin A rich lipid droplets in multivesicular bodies of rat liver stellate cells. *J Cell Biol* 1974;**63**:683-91.

119. Haynes D, Hall P, Clark D. A glycogen storage disease in rats. Morphological and biochemical investigations. *Virchows Arch für Pathol Anatomie [B]* 1983;**42**:289-301.

120. Foster JR. Spontaneous and drug-induced hepatic pathology of the laboratory beagle dog, the cynomolgus macaque and the marmoset. *Toxicol Pathol* 2005;**33**:63-74.

121. Bradley A. Spontaneous background lesions in the gall bladder and liver of the common marmoset (*Callithrix jacchus*) on toxicology studies. *Toxicol Pathol* 2005;**33**:187.

122. Jackson D, Cockburn A, Cooper DL, Langley P, Tasker TCG, White DJ. Clinical pharmacology and safety evaluation of timentin. *Am J Med* 1985;73(Suppl. 5B):44-55.

123. Proksová EG. Quantitative glycogenveränderungen in der Rattenleber nach Tetracyklin. *Anat Anz* 1973;**143**:87-93.

124. Fittschen C, Bellamy JEC. Predisone-induced morphologic and chemical changes in the liver of dogs. *Vet Pathol* 1984;**21**:399-406.

125. Badylak SF, Van Vleet JF. Sequential morphologic and clinicopathologic alterations in dogs with experimentally induced glucocorticoid hepatology. *Am J Vet Res* 1981;**42**:1310-8.

126. Wells MY, Weisbrode SE, Maurer JK, Capen CC, Bruce RD. Variable hepatocellular vacuolation associated with glycogen in rabbit. *Toxicol Pathol* 1988;**16**:360-5.

127. Jones HB, Clarke NAB, Barrass NC. Phenobarbital-induced hepatocellular proliferation: anti-bromodeoxyuridine and anti-proliferating cell nuclear antigen immunocytochemistry. *J Histochem Cytochem* 1993;**41**:21-7.

128. Hayashi S, Fujii E, Kato A, Kimura K, Mizoguchi K, Suzuki M, et al. Characterization of multinuclear hepatocytes induced in rats by mitemcinal (GM-611), an erythromycin derivative. *Toxicol Pathol* 2008;**36**:858-65.

129. Maronpot RR, Yoshizawa K, Nyska A, Harada T, Flake G, Mueller G, et al. Hepatic enzyme induction. *Toxicol Pathol* 2010;**38**:776-95.

130. Feldman D, Swarm RL, Becker J. Elimination of excess smooth endoplasmic reticulum after phenobarbital administration. *J Histochem Cytochem* 1980;**28**:997-1006.

131. Crampton RF, Gray TJB, Grasso P, Parke DV. Long-term studies on chemically induced liver enlargement in the rat. I. Sustained induction of microsomal enzymes with absence of liver damage on feeding phenobarbitone or butylated hydroxytoluene. *Toxicology* 1977;**7**:289-306.

132. Crampton RF, Gray TJB, Grasso P, Parke DV. Long-term studies on chemically induced liver enlargement in the rat. II. Transient induction of microsomal enzymes leading to liver damage and nodular hyperplasia produced by safrole and Ponceau MX. *Toxicology* 1977;**7**:307-26.

133. Ioannides C, Parke DV. The cytochromes P-488-a unique family of enzymes involved in chemical toxicity and carcinogenesis. *Biochem Pharmacol* 1987;**36**:4197-207.

134. McKillop D, Case DE. Mutagenicity, carcinogenicity and toxicity of β-naphthoflavone, a potent inducer of P448. *Biochem Pharmacol* 1991;**41**:1-7.

135. Nebert DW. Genetic differences in the induction of monooxygenase activities by polycyclic aromatic compounds. *Pharmacol Ther* 1979;**6**:395-417.

136. Abe T, Watanabe M. Purification and characterization of three forms of microsomal cytochrome P-450 in liver from 3-methycholanthrene-treated guinea pigs. *Mol Pharmacol* 1983;**23**:258-64.

137. MacDonald JS, Halleck MM. The toxicology of HMG-

CoA reductase inhibitors: prediction of human risk. *Toxicol Pathol* 2004;32(Supp. 2):26-41.

138. Breckenridge A. Enzyme induction in humans. Clinical aspects-an overview. *Pharmacol Ther* 1987;**33**:95-9.

139. Temple RJ, Himmel MH. Safety of newly approved drugs-implications for prescribing. *JAMA* 2002;**287**:2273-5.

140. Tucker MJ, Orton TC. *Comparative toxicity of hypolipidaemic fibrates*. London: Taylor Francis; 1995.

141. Walker RM, Wojcinski ZW, Hofstra AH, King LM, Rogers JE, Baker KW, et al. Hepatotumorigenicity and peroxisomal proliferation induced by the hypolipidemic CI-924 in a two year study in male and female B6C3F1 mice. *Toxicol Pathol* 1996;**24**:265-72.

142. Cattley RC. Regulation of cell proliferation and cell death by peroxisome proliferators. *Microsc Res Tech* 2003;**61**:179-84.

143. Borst P. How proteins get into microbodies (peroxisomes, glyoxisomes, glycosomes). *Biochim Biophys Acta* 1986;**866**:176-203.

144. Lazarow PB, Fujiki Y. Biogenesis of peroxisomes. *Annu Rev Cell Biol* 1985;**1**:489-530.

145. Issemann I, Green S. Activation of a member of the steroid hormone receptor superfamily by peroxisomal proliferators. *Nature* 1990;**347**:645-50.

146. Gonzalez FJ, Peters JM, Cattley RC. Mechanism of action of the nongenotoxic peroxisomal proliferators: role of the peroxisome proliferator-activated receptor α. *J Natl Cancer Inst* 1998;**90**:1702-9.

147. Yki-Jarvinen H. Thiazolidinediones. *N Engl J Med* 2004;**351**:1106-18.

148. Lake BG, Evans JG, Gray TJB, Korosi SA, North CJ. Comparative studies on nafenopin-induced hepatic peroxisome proliferation in the rat, Syrian-hamster, guinea-pig, and marmoset. *Toxicol Appl Pharmacol* 1989;**99**:148-60.

149. Lake BG, Rumsby PC, Price RJ, Cunninghame ME. Species differences in hepatic peroxisome proliferation, cell replication and transforming growth factor-beta 1 gene expression in the rat, Syrian hamster and guinea pig. *Mutat Res-Fundam Mol Mech Mutagen* 2000;**448**:213-25.

150. Fitzgerald JE, Petrere JA, McGuire EJ, De la Iglesia FA. Preclinical toxicology studies with the lipid-regulating agent gemcadiol. *Fundam Appl Toxicol* 1986;**6**:520-31.

151. Dada MO, Campbell GT, Blake CA. Pars distalis cell quantification in normal adult male and female rats. *J Endocrinol* 1984;**101**:87-94.

152. Holden PR, Tugwood JD. Peroxisome proliferator-activated receptor alpha: role in rodent liver cancer and species differences. *J Mol Endocrinol* 1999;**22**:1-8.

153. Tugwood JD, Aldridge TC, Lambe KG, Macdonald N, Woodyatt NJ. Peroxisome proliferator-activated receptors: structures and function. *Peroxisomes: Biol Role Toxicol Disease* 1996;**804**:252-65.

154. Cattley RC. Peroxisomal proliferators and receptor-mediated hepatic carcinogenesis. *Toxicol Pathol* 2004;32 (Suppl. 2):6-11.

155. Eacho PI, Foxworthy PS, Johnson WD, Van Lier RBL. Characterisation of liver enlargement induced by compound LY171883 in rats. *Fundam Appl Toxicol* 1985;**5**: 794-803.

156. Eacho PI, Foxworthy PS, Johnson WD, Hoover DM, White SL. Hepatic peroxisomal changes induced by a tetrazole-substituted alkodyacetophenone in rats and comparison with other species. *Toxicol Appl Pharmacol* 1986;**83**:430-7.

157. Benedele AM, Hoover DM, Van Lier RBL, Foxworthy PS, Eacho PI. Effects of chronic treatment with the leukotriene D4-antagonist compound LY171883 on B6C3F1 mice. *Fundam Appl Toxicol* 1990;**15**:676-82.

158. Hoover DM, Bendele AM, HoffmanWP, Foxworthy PS, Eacho PI. Effects of chronic treatment with the leukotriene D4 antagonist compound LY 171883 on Fischer 344 rats and rhesus monkeys. *Fundam Appl Toxicol* 1990;**14**:123-30.

159. Devchand PR, Keller H, Peters JM, Vazquez M, Gonzalez FJ, Wahli W. The PPARalpha-leukotriene B4 pathway to inflammation control. *Nature* 1996;**384**:39-43.

160. Reznik-Schü ller HM, Lijinsky W. Methaphenilene, an analogue of the anti-histaminic methapyriline, is a 'peroxisomal proliferator'. *Arch Toxicol* 1983;**52**:165-6.

161. Watanabe T, Utsugli M, Mitsukawa M, Suga T, Fujitani H. Hypolipidemic effect and enhancement of peroxisome β-oxidation in the liver of rats by sodium-(E)-3-[4-(3-pyridylmethyl)phenyl]-2-methyl propenoate (OKY-1581), a potent inhibitor of TXA2 synthetase. *J Pharmacobio-Dyn* 1986;**9**:1023-31.

162. Schwartz AG, Lewbart ML, Pashko LL. Novel dehydroepiandrosterone analogues with enhanced biological activity and reduced side effects in mice and rats. *Cancer Res* 1988;**48**:4817-22.

163. Benedele AM, Hulman JF, White S, Brodhecker C, Benedele RA. Hepatocellular proliferation in ibuprofentreated mice. *Toxicol Pathol* 1993;**21**:15-20.

164. Maraschin R, Bussi R, Conz A, Orlando L, Pirovano R, Nyska A. Toxicological evaluation of u-hEGF. *Toxicol*

Pathol 1995;**23**:356-66.

165. Reindel JF, Pilcher GD, Gough AW, Haskins JR, de La Iglesia FA. Recombinant human epidermal growth factor1-48-induced structural changes in the digestive tract of cynomolgus monkeys (*Macaca fascicularis*). *Toxicol Pathol* 1996;**24**:669-80.

166. Kornbrust DJ, Macdonald JS, Peter CP, Duchai DM, Stubbs RJ, Germershausen JI, et al. Toxicity of the HMG-Coenzyme-A reductase inhibitor, lovastatin, to rabbits. *J Pharmacol Exp Ther* 1989;**248**:498-505.

167. Anon. Assessment report for Mycamine. London: European Medicines Agency; 2008.

168. Anon. Yondelis (trabectedin). Summary of product characteristics. London: European Medicines Agency; 2009.

169. Levin S, Bucci TJ, Cohen SM, Fix AS, Hardisty JF, Legrand EK, et al. The nomenclature of cell death: recommendations of an ad hoc committee of the Society of Toxicologic Pathologists. *Toxicol Pathol* 1999;**27**: 484-90.

170. Ward JM, Anver MR, Haines DC, Benveniste RE. Chronic active hepatitis in mice caused by *Helicobacter hepaticus*. *Am J Pathol* 1994;**145**:959-68.

171. Kountouras J, Billing BH, Scheuer PJ. Prolonged bile duct obstruction: a new experimental model for cirrhosis in the rat. *Br J Exp Pathol* 1984;**65**:305-11.

172. Hargis AM, Thomassen RW. Hepatic abscesses in beagle puppies. *Lab Anim Sci* 1980;**30**:689-93.

173. Ito T, Chatani F, Sasaki S, Ando T, Miyajima H. Spontaneous lesions in cynomolgus monkeys used in toxicity studies. *Exp Anim* 1992;**41**:455-69.

174. Chamanza R, Marxfeld HA, Blanco AI, Naylor SW, Bradley AE. Incidences and range of spontaneous findings in control cynomolgus monkeys (*Macaca fascicularis*) used in toxicity studies. *Toxicol Pathol* 2010;**38**:642-57.

175. Comporti M. Biology of disease. Lipid peroxidation and cellular damage in toxic liver injury. *Lab Invest* 1985;**53**:599-623.

176. Walker RM, Racz WJ, McElligott TF. Acetaminophen-induced hepatoxic congestion in mice. *Hepatology* 1985;**5**:233-40.

177. Cushman JR, Richter WR, Duke JT. Effects of skin sensitization test wrapping on guinea pigs. *Contact Dermatitis* 1989;**21**:279-80.

178. Nyska A, Waner T, Wormser U, Gur E, Kuttin E, Dyan D. Possible pitfalls in rat extended dermal toxicity testing: an hepatic-ocular syndrome. *Arch Toxicol* 1992;**66**:339-46.

179. Parker GA, Gibson WB. Liver lesions in rats associated with wrapping of the torso. *Toxicol Pathol* 1995;**23**:507-12.

180. van Lingen R, Warshow U, Dalton HR, Hussanini SH. Jaundice as a presentation of heart failure. *J R Soc Med* 2005;**98**:357-9.

181. Kerr JF. Shrinkage necrosis distinct mode of cellular death. *J Pathol* 1971;**105**:13-9.

182. Kerr JF, Wyllie AH, Currie AR. Apoptosis: a basic biological phenomenon with wide ranging implications in tissue kinetics. *Br J Cancer* 1972;**26**:239-57.

183. Wyllie AH, Kerr JFR, Currie AR. Cell death: the significance of apoptosis. *Int Rev Cytol* 1980;**68**:251-306.

184. Ashkenazi A, Dixit VM. Death receptors: signaling and modulation. *Science* 1998;**281**:1305-8.

185. Bratton SB, Cohen GM. Caspase cascades in chemically-induced apoptosis. *Biol React Intermed VI* 2001;**500**:407-20.

186. Dinsdale D, Lee JC, Dewson G, Cohen GM, Peter ME. Intermediate filaments control the intracellular distribution of caspases during apoptosis. *Am J Pathol* 2004;**164**:395-407.

187. Green DR, Reed JC. Mitochondria and apoptosis. *Science* 1998;**281**:1309-12.

188. Wyllie AH, Bellamy COC, Bubb VJ, Clarke AR, Corbet S, Curtis L, et al. Apoptosis and carcinogenesis. *Br J Cancer* 1999;**80**(Suppl. 1):34-7.

189. Feldmann G. Liver apoptosis. *J Hepatol* 1997;26(Suppl. 2):1-11.

190. Bradham CA, Plümpe J, Manns MP, Brenner DA, Trautwein C. Mechanisms of hepatic toxicity. I. TNF-induced liver injury. *Am J Physiol* 1998;**275**:G387-92.

191. Bursch W, Taper HS, Lauer B, Schulte-Hermann R. Quantitative histological and histochemical studies on the occurrence and stages of controlled cell death (apoptosis) during regression of rat liver hyperplasia. *Virchows Arch für Pathol Anat [B]* 1985;**50**:153-66.

192. Alden C, Sanderson T, Morris D, Ivett J, Baron D, Snook SS. Have you seen this? Protease inhibitor toxicity. *Toxicol Pathol* 1997;**25**:113-5.

193. Pritchard DJ, Butler WH. Apoptosis-the mechanism of cell death in dimethylnitrosamine-induced hepatotoxicity. *J Pathol* 1989;**158**:253-60.

194. Greaves P, Edwards R, Cohen GM, MacFarlane M. 'Have you seen this?'-diffuse hepatic apoptosis. *Toxicol Pathol* 2001;**29**:398-400.

195. Eckle VS, Buchmann A, Bursch W, Schulte-Hermann R,

Schwarz M. Immunohistochemical detection of activated caspases in apoptotic hepatocytes in rat liver. *Toxicol Pathol* 2004;**32**:9-15.

196. Cook RW, Trapp AL, Williams JF. Pathology of *Taenia taeniaeformis* in the rat: hepatic, lymph node and thymic changes. *J Comp Pathol* 1981;**91**:219-26.

197. Boomkens SY, Slump E, Egberink HF, Rothuizen J, Penning LC. PCR screening for candidate etiological agents of canine hepatitis. *Vet Microbiol* 2005;**108**:49-55.

198. Jacoby RO, Bhatt PN, Jonas AM. Viral diseases. In: Baker HJ, Lindsey JR, Weisbroth SH, editors. *The laboratory rat, biology and diseases*, vol. 1. New York: Academic Press; 1979.

199. Saw D, Pitman E, Maung M, Savsatit P, Wasserman D, Yeung CK. Granulomatous hepatitis associated with glyburide. *Dig Dis Sci* 1996;**41**:322-5.

200. Schneider P. Drug-induced lysosomal disorders in laboratory animals: new substances acting on lysosomes. *Arch Toxicol* 1992;**66**:23-33.

201. Mesfin GM, Higgins MJ, Thornburgh BA, Jones BW, Giessen TLV, Sinha AJW. Drug-induced hepatic microgranulomatosis in cynomolgus monkeys. *Toxicol Pathol* 1992;**20**:7-17.

202. Walsh KM, Rothwell CE. Hepatic effects in beagle dogs administered atorvastatin, a 3-hydroxy-3-methylglutaryl co-enzyme A reductase inhibitor, for two years. *Toxicol Pathol* 1999;**27**:395-401.

203. Roumiantzeff M, Mynard MC, Coquet B, Goldman C, Ayme GI, Halpern B, editors. *Corynebacterium parvum. applications in experimental and clinical oncology*. 1975.

204. Lamm DL, Stogdill VD, Stodgill BJ, Crispen RG. Complications of ballicus Calmette-Guérin immunotherapy in 1,278 patients with bladder cancer. *J Urol* 1986;**135**:272-4.

205. Allen TM, Smuckler EA. Liver pathology accompanying chronic liposome administration in the mouse. *Res Commun Chem Pathol Pharmacol* 1985;**50**:281-90.

206. Scheuer PJ, Lefkowitch JH. Liver biopsy interpretation. London: Saunders; 2000.

207. Ishak KG. Pathological features of chronic hepatitis. *Am J Clin Pathol* 2000;**113**:40-55.

208. Tönder M, Norday A, Elgio K. Sulfonamide-induced chronic liver disease. *Scand J Gastroenterol* 1974;**9**:93-6.

209. Goldstein GB, Lam KC, Mistilis SP. Drug-induced active chronic hepatitis. *Am J Dig Dis* 1973;**18**:177-84.

210. Maddrey WC. Drug-induced chronic active hepatitis. In:

Davis M, Tredger JM, Williams R, editors. *Drug reactions and the liver*. London: Pitman Medical; 1981. p. 58-63.

211. Reynolds TB, Peter PL, Yamada S. Chronic active and lupoid hepatitis caused by a laxative, oxyphenisatin. *N Engl J Med* 1971;**285**:813-20.

212. Black M, Mitchell JR, Zimmerman HJ, Ishak KG, Epler GR. Isoniazid-associated hepatitis in 114 patients. *Gastroenterology* 1975;**69**:289-302.

213. Ersoz G, Karasu Z, Akarca US, Gunsar F, Yuce G, Batur Y. Nitroimidazole-induced chronic hepatitis. *Eur J Gastroenterol Hepatol* 2001;**13**:963-6.

214. Picciotto A, Campo N, Brizzolara R, Giusto R, Guido G, Sinelli N, et al. Chronic hepatitis induced by Jin Bu Huan. *J Hepatol* 1998;**28**:165-7.

215. Robertson BH. Viral hepatitis and primates: historical and molecular analysis of human and nonhuman primate hepatitis A, B, and the GB-related viruses. *J Viral Hepat* 2001;**8**:233-42.

216. Sterczer A, Gaal T, Perge E, Rothuizen J. Chronic hepatitis in the dog-a review. *Vet Q* 2001;**23**:148-52.

217. Strombeck DR, Gribble D. Chronic active hepatitis in dog. *J Am Vet Med Assoc* 1978;**173**:380-6.

218. Meyer DJ, Iverson WO, Terrell TG. Obstructive-jaundice associated with chronic active hepatitis in a dog. *J Am Vet Med Assoc* 1980;**176**:41-4.

219. Bennett AM, Davies JD, Gaskell CJ, Lucke VM. Lobular dissecting hepatitis in the dog. *Vet Pathol* 1983;**20**:179-88.

220. Zenner L. Pathology, diagnosis and epidemiology of the rodent Helicobacter infection. *Comp Immunol Microbiol Infect Dis* 1999;**22**:41-61.

221. Stout MD, Kissling GE, Suarez FA, Malarkey DE, Herbert RA, Bucher JR. Influence of *Helicobacter hepaticus* infection on the chronic toxicity and carcinogenicity of triethanolamine in B6C3F1 mice. *Toxicol Pathol* 2008;**36**:783-94.

222. Malarkey DE, Ton TV, Hailey JR, Devereux TR. A PCR-RFLP method for the detection of Helicobacter hepaticus in frozen or fixed liver from B6C3F(1) mice. *Toxicol Pathol* 1997;**25**:606-12.

223. Rogers AB, Boutin SR, Whary MT, Sundina N, Ge ZM, Cormier K, et al. Progression of chronic hepatitis and preneoplasia in Helicobacter hepaticus-infected A/JCr mice. *Toxicol Pathol* 2004;**32**:668-77.

224. Ward JM, Wobus CE, Thackray LB, Erexson CR, Faucette LJ, Belliot G, et al. Pathology of immunodeficient mice with naturally occurring murine norovirus infection. *Toxicol*

Pathol 2006;**34**:708-15.

225. Paik J, Fierce Y, Drivdahl R, Treuting PM, Seamons A, Brabb T, et al. Effects of murine norovirus infection on a mouse model of diet-induced obesity and insulin resistance. *Comparative Med* 2010;**60**:189-95.

226. Mallory FB. Cirrhosis of the liver. Five different types of lesions from which it may arise. *Bull Johns Hopkins Hosp* 1911;**22**:69-74.

227. Muller T, Langner C, Fuchsbichler A, Heinz-Erian P, Ellemunter H, Schlenck B, et al. Immunohistochemical analysis of Mallory bodies in Wilsonian and non-Wilsonian hepatic copper toxicosis. *Hepatology* 2004;**39**:963-9.

228. Phillips MJ, Poucell S, Oda M. Mechanisms of cholestasis. *Lab Invest* 1986;**54**:593-608.

229. Fickert P, Trauner M, Fuchsbichler A, Stumptner C, Zatloukal K, Denk H. Bile acid-induced Mallory body formation in drug-primed mouse liver. *Am J Pathol* 2002;**161**:2019-26.

230. Itoh S, Igarashi M, Tsukada Y, Ichinoe A. Non-alcoholic fatty liver with alcoholic hyalin after long term glucocorticoid therapy. *Acta Hepato-Gastroenterol* 1977;**24**:415-8.

231. Paliard P, Vitrex D, Fournier G, Belhadjali L, Berger F. Perhexiline maleate-induced hepatitis. *Digestion* 1978;**17**:419-27.

232. Itoh S, Tsukada Y. Clinico-pathological and electron microscopic studies on a coronary dilating agent: 4-4′ diethyl-aminoethoxyhexestrol-induced liver injuries. *Acta Hepato-Gastroenterol* 1973;**20**:204-15.

233. Poucell S, Ireton J, Valencia-Mayoral P, Downar E, Larratt L, Patterson J, et al. Amiodarone-associated phospholipidosis and fibrosis of the liver: light immunohistochemical and electron microscopic studies. *Gastroenterology* 1984;**86**:926-36.

234. Tordjman K, Katz I, Bursztyn M, Rosenthal T. Amiodarone and the liver. *Ann Intern Med* 1985;**102**:411-2.

235. Rinder HM, Love JC, Wexler R. Amiodarone hepatotoxicity. *N Engl J Med* 1986;**314**:318-9.

236. Richer M, Robert S. Fatal hepatotoxicity following oral-administration of amiodarone. *Ann Pharmacother* 1995;**29**:582-6.

237. Zatloukal K, Stumptner C, Fuchsbichler A, Fickert P, Lackner C, Trauner M, et al. The keratin cytoskeleton in liver diseases. *J Pathol* 2004;**204**:367-76.

238. Denk H, Stumptner C, Fuchsbichler A, Zatloukal K. Alcoholic and nonalcoholic steatohepatitis. Histopathologic

and pathogenetic considerations. *Pathologe* 2001;**22**:388-98.

239. Denk H, Franke WW, Kerjaschki D, Eckerstorfer R. Mallory bodies in experimental animals and man. *Int Rev Exp Pathol* 1979;**20**:77-121.

240. French SW. The Mallory body: structure, composition and pathogenesis. *Hepatology* 1981;**1**:76-83.

241. Rubin E, Lieber CS. Fatty liver, alcoholic hepatitis and cirrhosis produced by alcohol in primates. *N Engl J Med* 1974;**290**:128-35.

242. Wilgram GF, Taylor WJ. Experimental cirrhosis of the liver in primates. *Lancet* 1959;**1**:26-7.

243. Akeda S, Fujita K, Kosaka Y, French SW. Mallory body formation and amyloid deposition in the liver of aged mice fed a vitamin A deficient diet for a prolonged period. *Lab Invest* 1986;**54**:228-33.

244. Meierhenry EF, Rhebner BH, Gershwin ME, Hsieh LS, French SW. Mallory body formation in hepatic nodules of mice ingesting dieldren. *Lab Invest* 1981;**44**:392-6.

245. Borenfreund E, Higgens PJ, Peterson E. Intermediate-sized filaments in cultured rat liver tumour cells with Mallory body-like cytoplasm abnormalities. *J Natl Cancer Inst* 1980;**64**:323-33.

246. Hanada S, Strnad P, Brunt EM, Omary MB. The genetic background modulates susceptibility to mouse liver Mallory-Denk body formation and liver injury. *Hepatology* 2008;**48**:943-52.

247. Cadrin M, Hovington H, Marceau N, McFarlane-Anderson N. Early perturbations in keratin and actin gene expression and fibrillar organisation in griseofulvin-fed mouse liver. *J Hepatol* 2000;**33**:199-207.

248. Denk H, Stumptner C, Zatloukal K. Mallory bodies revisited. *J Hepatol* 2000;**32**:689-702.

249. Fortier AM, Riopel K, Desaulniers M, Cadrin M. Novel insights into changes in biochemical properties of keratins 8 and 18 in griseofulvin-induced toxic liver injury. *Exp Mol Pathol* 2010;**89**:117-25.

250. Strnad P, Tao GZ, Zhou Q, Harada M, Toivola DM, Brunt EM, et al. Keratin mutation predisposes to mouse liver fibrosis and unmasks differential effects of the carbon tetrachloride and thioacetamide models. *Gastroenterology* 2008;**134**:1169-79.

251. Ghadially FN. *Ultrastructural pathology of the cell and matrix*. London: Butterworths; 1982.

252. Hruban Z. Pulmonary and generalised lyosomal storage induced by amphiphilic drugs. *Environ Health Perspect*

1984;**55**:53-76.

253. Hruban Z, Slesers A, Hopkins E. Drug-induced and naturally occurring myeloid bodies. *Lab Invest* 1972;**27**:62-70.

254. Shikata T, Oda T, Naito C, Kanetaka T, Suzuki H. Phospholipid fatty liver. A proposal of a new concept and its electron microscopical study. *Acta Pathol Jpn* 1970;20 467-86.

255. Shikata T, Kanetaka T, Endo Y, Nagashima K. Drug-induced generalized phospholipidosis. *Acta Pathol Jpn* 1972;**22**:517-31.

256. de la Iglesia FA, Feuer G, McGuire EJ, Takada A. Morphological and biochemical changes in liver of various species in experimental phospholipidiosis after diethyaminoethoxyhexestrol treatment. *Toxicol Appl Pharmacol* 1975;**34**:28-44.

257. Shikata T, Kanetaka T, Nagashim K, Endo Y. Drug-induced generalized phospholipidosis. *Acta Pathol Jpn* 1972;22 517-31.

258. Lüllmann-Rauch R, Scheid D. Intra alveolar foam cells associated with lipidosis-like alterations in lung and liver of rats treated with tricyclic psychotropic drugs. *Virchows Arch B Cell Pathol* 1975;**19**:255-68.

259. Reasor MJ, Kacew S. Drug-induced phospholipidosis: are there functional consequences? *Exp Biol Med* 2001;**226**:825-30.

260. Simon JB, Manley PN, Brien JF, Armstrong PW. Amiodarone hepatotoxicity simulating alcoholic liver disease. *N Engl J Med* 1984;**311**:167-72.

261. Zimmerman HJ. Drugs used in cardiovascular disease. In: *Hepatoxicity. The adverse effects of drugs and other chemicals on the liver.* 2nd ed. Philadelphia: Lippincott, Williams and Wilkins; 1999. p. 639-671.

262. Obert LA, Sobocinski GP, Bobrowski WF, Metz AL, Rolsma MD, Altrogge DM, et al. An immunohistochemical approach to differentiate hepatic lipidosis from hepatic phospholipidosis in rats. *Toxicol Pathol* 2007;**35**:728-34.

263. Theman H, Von Bassewitz DB. Parakristalline Einschlussko¨rper der Mitochondrien des menschlichen Leberparenchyms. Elektronenmikroskopische und histologische Untersuchungen. *Cytobiologie* 1969;**1**:135-51.

264. Bhagwat AG, Ross RC. Hepatic intramitrochondrial crystalloids. *Arch Pathol* 1971;**91**:70-7.

265. Burns W, Weide GV, Chan C. Laminated mitochondrial inclusions in hepatocytes of liver biopsies. *Arch Pathol* 1972;**94**:75-80.

266. Friedman HI, Chandler JG, Nemeth TJ. Hepatic intramitochondrial filaments in morbidly obese patients undergoing intestinal bypass. *Gastroenterol Clin North Am* 1977;**73**:1353-61.

267. Kovacs K, Lee R, Little JA. Ultrastructural changes of hepatocytes in hyperlipo-proteinaemia. *Lancet* 1972;**1**:752-3.

268. Caldwell SH, Swerdlow RH, Khan EM, Iezzoni JC, Hespenheide EE, Parks JK, et al. Mitochondrial abnormalities in non-alcoholic steatohepatitis. *J Hepatol* 1999;**31**:430-4.

269. Sanyal AJ, Campbell-Sargent C, Mirshahi F, Rizzo WB, Contos MJ, Sterling RK, et al. Nonalcoholic steatohepatitis: association of insulin resistance and mitochondrial abnormalities. *Gastroenterology* 2001;**120**:1183-92.

270. Lundbergh P, Westman J. Hepatic filamentous mitochondrial inclusions associated with oral contraceptives. *Scand J Infect Dis* 1970;**2**:105-9.

271. Verheyen A, Borgers M, Blaton H, Sowa H. The ultrastructure of human livers after prolonged lidoflazine therapy. *Toxicol Appl Pharmacol* 1975;**34**:224-32.

272. Guzelian PS, Vranian G, Boylan JJ, Cohn WJ, Blanke RV. Liver structure and function in patients poisoned in the chlordecone (Kepone). *Gastroenterology* 1980;**78**:206-13.

273. Horvath E, Saibeil FG, Kovacs K, Kerenyi NA, Ross RC. Fine structural changes in the liver of methatrexatetreated psoriatics. *Digestion* 1978;**17**:488-502.

274. Kennedy SJ. Ultrastructure of normal monkey liver. *Lab Anim* 1979;**13**:125-9.

275. Verheyen A, Borgers M. Effects of levamisole on the ultrastructure of mitochondria in the liver of beagle dogs. *Vet Pathol* 1976;**13**:131-7.

276. Simpson CF, Bradley RE, Jackson RF. Crystalloid inclusions in hepatocyte mitochondria of dogs treated with levamisol. *Vet Pathol* 1974;**11**:129-37.

277. Kiechle FL. Optical diffraction studies of paracrystalline mitochondrial inclusions in hepatocytes of liver biopsies. *Lab Invest* 1979;**40**:264.

278. Le TH, Caldwell SH, Redick JA, Sheppard BL, Davis CA, Arseneau KO, et al. The zonal distribution of megamitochondria with crystalline inclusions in nonalcoholic steatohepatitis. *Hepatology* 2004;**39**:1423-9.

279. Brunt EM, Tiniakos DG. Histopathology of nonalcoholic fatty liver disease. *World J Gastroenterol* 2010;**16**:5286-96.

280. Kimberg DV, Loeb HN. Effects of cortisone administration on rat liver mitochondria: support for the concept of mitochondrial fusion. *J Cell Biol* 1972;**55**:635-43.

281. Adachi K, Matsuhashi T, Nishizawa Y, Usukara J, Popinigis

J, Wakabayashi T. Suppression of the hydralazine-induced formation of megamitochondria in the rat liver by coenzyme Q10. *Toxicol Pathol* 1995;**23**:667-76.

282. Chedid A, Mendenhall CL, Tosch T, Chen T, Rabin L, Garcia-Pont P, et al. Significance of mega mitochondria in alcoholic liver disease. *Gastroenterology* 1986;**90**:1858-64.

283. Lewis W, Day BJ, Copeland WC. Mitochondrial toxicity of NRTI antiviral drugs: an integrated cellular perspective. *Nat Rev Drug Discov* 2003;**2**:812-22.

284. Tennant BC, Baldwin BH, Graham LA, Ascenzi MA, Hornbuckle WE, Rowland PH, et al. Antiviral activity and toxicity of fialuridine in the woodchuck model of hepatitis B virus infection. *Hepatology* 1998;**28**:179-91.

285. Richardson FC, Engelhardt JA, Bowsher RR. Fialuridine accumulates in DNA of dogs, monkeys, and rats following long-term oral-administration. *Proc Natl Acad Sci U S A* 1994;**91**:12003-7.

286. Macallum GE, Smith GS, Barsoum NJ, Walker RM, Greaves P. Renal and hepatic toxicity of a benzopyran-4-one in the cytomologus monkey. *Toxicology* 1989;**59**:97-108.

287. Harleman JH, Suter J, Fischer M. Intracytoplasmic eosinophilic inclusion bodies in the liver of beagle dogs. *Lab Anim Sci* 1987;**37**:229-31.

288. Henry SP, Templin MV, Gillett N, Rojko J, Levin AA. Correlation of toxicity and pharmacokinetic properties of a phosphorothioate oligonucleotide designed to inhibit ICAM-1. *Toxicol Pathol* 1999;**27**:95-100.

289. Butler M, Stecker K, Bennett CF. Cellular distribution of phosphorothioate oligodeoxynucleotides in normal rodent tissues. *Lab Invest* 1997;**77**:379-88.

290. Watanabe R, Munemasa T, Matsumura M, Fujimaki M. Fluorescent liposomes for intravital staining of Kupffer cells to aid *in vivo* microscopy in rats. *Methods Find Exp Clin Pharmacol* 2007;**29**:321-7.

291. Rees S, Constantopoulos G, Barranger JA, Brady RO. Organomegaly and histopathology in an animal model of mucopolysaccharidosis induced by suramin. *Naunyn Schmiedebergs Arch Pharmacol* 1982;**319**:262-70.

292. Hartroft WS, Porta EA. Observation and interpretation of lipid pigments (lipofuscins) in the pathology of laboratory animals. *CRC Crit Rev Toxicol* 1972;**1**:379-411.

293. Goel SK, Lalwani ND, Reddy JK. Peroxisomal proliferation and lipid peroxidation in rat liver. *Cancer Res* 1986;**46**:1324-30.

294. Poole A, Betton GR, Salmon G, Sutton T, Atterwill CK. Comparative toxicology of temelastine, novel H1 antagonist in dog, rat and monkey. *Fundam Appl Toxicol* 1990;**14**:71-83.

295. Richardson BP, Turkalj I, Flückiger E. Bromocriptine. In: Laurence DR, McLean AEM, Weatherall M, editors. *Safety testing of new drugs. Laboratory predictions and clinical performance.* London: Academic Press; 1984. p. 19-63.

296. Bergman JR. Nodular hyperplasia in the liver of the dog: an association with changes in the Ito cell population. *Vet Pathol* 1985;**212**:427-38.

297. Masson R, Roome NO. Spontaneous iron overload in Sprague-Dawley rats. *Toxicol Pathol* 1997;**25**:308-16.

298. Whittaker P, Hines FA, Robl MG, Dunkel VC. Histopathological evaluation of liver, pancreas, spleen, and heart from iron overloaded Sprague-Dawley rats. *Toxicol Pathol* 1996;**24**:558-63.

299. Schwartz KA, Fisher J, Adams ET. Morphologic investigations of the guinea pig model of iron overload. *Toxicol Pathol* 1993;**21**:311-20.

300. Hashimoto K, Imai K, Yoshimura S, Ohtaki T. Experimental toxicity studies with captopril, an inhibitor of angiotensin 1-converting enzyme. 3. 12 month studies of chronic toxicity of captopril in rats. *J Toxicol Sci* 1981;**6**(Suppl. 2):215-46.

301. Smith AG, Francis JE, Carthew P. Iron as a synergist for hepatocellular carcinoma induced by polychlorinated biphenyls in Ah-responsive C57BL/10ScSn mice. *Carcinogenesis* 1990;**11**:437-44.

302. Greaves P, Clothier B, Davies R, Higginson FM, Edwards RE, Dalton TP, et al. Uroporphyria and hepatic carcinogenesis induced by polychlorinated biphenyls-iron interaction: absence in the Cypla2(-/-) knockout mouse. *Biochem Biophys Res Commun* 2005;**331**:147-52.

303. Tschudy DP, Rose J, Hellman E, Collins A, Rechcigl M. Biochemical studies of experimental porphyria. *Metabolis* 1962;**11**:1287-301.

304. Stejskal R, Itabashi M, Stanek J, Hruban Z. Experimental porphyria induced by 3-[2-(2,4,6-trimethylphenyl)-thioethyl]-4-methylsydnone. *Virchows Arch B Cell Pathol Incl Mol Pathol* 1975;**18**:83-100.

305. Poh-Fitzpatrick MB, Sklar JA, Goldsman C, Lefkowitch JH. Protoporphyrin hepatopathy. Effects of cholic acid ingestion in murine griseofulvin-induced protoporphyria. *J Clin Invest* 1983;**72**:1449-58.

306. Knassmüller S, Parzefall W, Helma C, Kassie F, Ecker S, Schulte-Hermann R. Toxic effects of griseofulvin: disease models, mechanisms, and risk assessment. *CRC Crit Rev*

Toxicol 1997;**27**:495-537.

307. De Matteis F, Gibbs AH, Holley AE. Occurrence and biological properties of N-methyl protoporphyrin. *Ann N Y Acad Sci* 1987;**514**:30-40.

308. Hurst EW, Paget GE. Protoporphyrin, cirrhosis and hepatoma in livers of mice given griseofulvin. *Br J Dermatol* 1963;**75**:105-12.

309. Greijdanus-van der Putten SWM, van Esch E, Kamerman J, Ballering LAP, van den Dobbelsteen DJ, de Rijk E. Drug-induced protoporphyria in beagle dogs. *Toxicol Pathol* 2005;**33**:720-5.

310. Bloomer JR. The liver in protoporphyria. *Hepatology* 1988;**6**:402-7.

311. Yoshizawa K, Oishi Y, Matsukumoto M, Fukuhara Y, Makino N, Noto T, et al. Congenital intrahepatic arteriovenous fistulae in a young beagle dog. *Toxicol Pathol* 1997;**25**:495-9.

312. Tsokos M, Erbersdobler A. Pathology of peliosis. *Forensic Sci Int* 2005;**149**:25-33.

313. Yanoff M, Rawson AJ. Peliosis hepatis. An anatomic study with demonstration of two varieties. *Arch Pathol* 1964;**77**:159-65.

314. Naeim F, Copper PH, Semion AA. Peliosis hepatis. Possible etiologic role of anabolic steroids. *Arch Pathol* 1973;**95**:284-5.

315. Bagheri SA, Palmer RH, Boyer JL, Hunter RL. Production of peliosis hepatitis in mice by oral administration of sodium lithocholate. *Gastroenterology* 1973;**64**:879.

316. Koehler JE, Sanchez MA, Garrido CS, Whitfeld MJ, Chen FM, Berger TG, et al. Molecular epidemiology of Bartonella infections in patients with bacillary angiomatosis-peliosis. *N Engl J Med* 1997;**337**:1876-83.

317. Kitchell BE, Fan TM, Kordick D, Breitschwerdt EB, Wollenberg G, Lichtensteiger CA. Peliosis hepatis in a dog infected with Bartonella henselae. *J Am Vet Med Assoc* 2000;**216** 519-23.

318. Zafrani ES, Cazier A, Baudelot A-M, Feldman G. Ultrastructural lesions of the liver in human peliosis. *Am J Pathol* 1984;**114**:349-59.

319. Boorman GA, Hollander CF. Spontaneous lesions in the female WAG/Rij (Wistar) rat. *J Gerontol* 1973;**28**:152-9.

320. Lee KP. Peliosis hepatis-like lesion in aging rats. *Vet Pathol* 1983;**20**:410-23.

321. Bergs VV, Scotti TM. Virus-induced peliosis hepatitis in rats. *Science* 1967;**156**:377-8.

322. Ruebner BH, Watanabe K, Wand JS. Lytic necrosis resembling peliosos hepatis produced by lasiocarpine in the mouse liver. A light and electron microscopic study. *Am J Pathol* 1970;**60**:247-69.

323. Tuchweber B, Kovacs K, Khandehar JD, Gorg BD. Peliosis-like changes induced by phalloidin in the rat liver. A light and electron microscopic study. *J Med (Basel)* 1973;**4**:327.

324. Husztik E, Lazar G, Szabo E. Immunologically induced peliosis hepatis in rats. *Br J Exp Pathol* 1984;**65**: 313-8.

325. Westwood FR, Jones DV, Aldridge A. The synovial membrane, liver, and tongue: target organs for ricin A-chain immunotoxin (ZD0490). *Toxicol Pathol* 1996;**24**:477-83.

326. Wong AK, Alfert M, Castrillon DH, Shen Q, Holash J, Yancopoulos GD, et al. Excessive tumor-elaborated VEGF and its neutralization define a lethal paraneoplastic syndrome. *Proc Natl Acad Sci U S A* 2001;**98**:7481-6.

327. Edwards R, Colombo T, Greaves P. 'Have you seen this?' Peliosis hepatis. *Toxicol Pathol* 2002;**30**:521-3.

328. Bruguera M, Aranguibel F, Ros E, Rodes J. Incidence and clinical significance of sinusoidal dilatation in liver biopsies. *Gastroenterology* 1978;75 175-175.

329. Winkler K, Poulsen H. Liver disease with periportal sinusoidal dilation. A possible complication to contraceptive steroids. *Scand J Gastroenterol* 1975;**10**:699-704.

330. Ishak KG. Hepatic lesions caused by anabolic and contraceptive steroids. *Semin Liver Dis* 1981;**1**:6-128.

331. Camilleri M, Schafler K, Chadwick VS, Hodgson HJ, Weinbren K. Periportal sinusoidal dilatation, inflammatory bowel disease, and the contraceptive pill. *Gastroenterology* 1981;**80**:810-5.

332. Thung SN, Gerber MA. Precursor stage of hepatocellular neoplasm following long exposure to orally administered contraceptives. *Hum Pathol* 1981;**12**:472-4.

333. Wolstenholme JT, Gardner WU. Sinusoidal dilation occurring in livers of mice with a transplanted testicular tumor. *Proc Soc Exp Biol Med* 1950;**74**:659-61.

334. Bhagwat AG, Deodar SD. Experimental hepatic injury produced in the rabbit by glucocorticoids. *Arch Pathol* 1968;**85**:346-56.

335. El-Serag HB, Mason AC. Rising incidence of hepatocellular carcinoma in the United States. *N Engl J Med* 1999;**340**:745-50.

336. Yang JD, Roberts LR. Epidemiology and management of hepatocellular carcinoma. *Infect Dis Clin North Am* 2010;24(viii):899-919.

337. El-Serag HB, Rudolph L. Hepatocellular carcinoma:

epidemiology and molecular carcinogenesis. *Gastroenterology* 2007;**132**:2557-76.

338. Newell P, Villanueva A, Friedman SL, Koike K, Llovet JM. Experimental models of hepatocellular carcinoma. *J Hepatol* 2008;**48**:858-79.

339. Baum JK, Holtz F, Bookstein JJ, Klein EW. Possible association between benign hepatomas and oral contraceptives. *Lancet* 1973;**2**:926-9.

340. Bernstein MS, Hunter RL, Yachnin S. Hepatoma and peliosis hepatis developing in a patient with Fanconi's anaemia. *N Engl J Med* 1971;**284**:1135-6.

341. Klava A, Super P, Aldridge M, Horner J, Guillou P. Body builder's liver. *J R Soc Med* 1994;**67**:43-4.

342. Stewart HL, Williams G, Keysser CH, Lombard LS, Montali RJ. Histologic typing of liver tumors of the rat. *J Natl Cancer Inst* 1980;64 178-106.

343. Squire RA, Levitt MH. Report of a workshop on classification of specific hepatocellular lesions in rats. *Cancer Res* 1975;**35**:3214-23.

344. Squire RA. Evaluation and grading of rat liver foci in carcinogenicity tests. *Toxicol Pathol* 1989;**17**:685-9.

345. Harada RT, Maronpot RR, Morris RW, Stitzel KA, Boorman GA. Morphological and stereological characterisation of hepatic foci of cellular alteration in control Fischer 344 rats. *Toxicol Pathol* 1989;**17**:579-93.

346. Bannasch P, Zerban H. Tumours of the liver. In: Turusov V, Mohr U, editors. *Pathology of tumours in laboratory animals, vol. 1 tumours of the Rat.* Lyon: International Agency for Research on Cancer; 1990. p. 199-240.

347. Hayashi Y. Histologic typing of liver tumours in rats, mice and hamsters-a workshop report. *Exp Pathol* 1985;**28**:140-1.

348. Greenblatt M. Tumours of the liver. In: Turusov VS, editor. *Pathology of tumours in laboratory animals, vol. 3, tumours of the hamster.* Lyon: International Agency for Research on Cancer; 1982. p. 69-101.

349. Ward JM, Vlahakis G. Evaluation of hepatocellular neoplasms in mice. *J Natl Cancer Inst* 1978;**61**:807-11.

350. Becker FF. Morphological classification of mouse liver tumors based on biological characteristics. *Cancer Res* 1982;**42**:3918-23.

351. Goodman DG, Maronpot RR, Newberne RM, Popp JA& Squire RA. Proliferative and selected other lesions in the liver of rats. In: *Guides for toxicologic pathology.* Washington DC: STP/ARP/AFIP; 1994.

352. Deschl U, Ernst H, Frantz JD, Goodman DJ, Hartig F, Konishi Y, et al. The digestive system. In: Mohr U, editor. *International classification of rodent tumours, part 1, the rat,* vol. 10. Lyon: International Agency for Research on Cancer; 1997.

353. Deschl U, Cattley RC, Harada T, Küttler K, Hailey JR, Hartig F, et al. Liver, gall bladder, and exocrine pancreas. In: Mohr U, editor. *International classification of rodent tumors. The mouse.* Berlin: Springer; 2001. p. 59-86.

354. Bach U, Hailey JR, Hill GD, Kaufmann W, Latimer KS, Malarkey DE, et al. Proceedings of the 2009 *National Toxicology Program Satellite Symposium. Toxicol Pathol* 2010;**38**:9-36.

355. Patnaik AK, Hurvitz AI, Lieberman PH. Canine hepatic neoplasms: a clinicopathological study. *Vet Pathol* 1980;**17**:553-64.

356. Trigo FJ, Thompson H, Breeze RG, Nash AS. The pathology of liver tumours in the dog. *J Comp Pathol* 1982;**92**:21-39.

357. Johnson AN. Comparative aspects of contraceptive steroids-effects observed in beagle dogs. *Toxicol Pathol* 1989;**17**:389-95.

358. Greaves P, Irisarri E, Monro AM. Hepatic foci of cellular and enzymatic alteration and nodules in rats treated with clofibrate or diethylnitrosamine followed by phenobarbital-their rate of onset and their reversibility. *J Natl Cancer Inst* 1986;**76**:475-84.

359. Butler WH, Morelli MA, McCarty JD, Finch JM, Barton SJ. Reversibility study of the hepatic and pulmonary effects of permethrin in mice. *Toxicol Sci* 2000;**54**(Suppl.):271-2.

360. Farber E, Sarma DSR. Hepatocarcinogenesis: a dynamic cellular perspective. *Lab Invest* 1987;**56**:4-22.

361. Nagai MK, Farber E. The slow induction of resistant hepatocytes during initiation of hepatocarcinogenesis by the nongenotoxic carcinogen clofibrate. *Exp Mol Pathol* 1999;**67**:144-9.

362. MacDonald JS, Gerson RJ, Kornbrust DJ, Kloss MW, Prahalada S, Berry PH, et al. Preclinical evaluation of lovastatin. *Am J Cardiol* 1988;**62**:16J-27J.

363. Kimbrough RD. Pancreatic-type tissue in livers of rats fed polychlorinated biphenyls. *J Natl Cancer Inst* 1973;**52**:679-81.

364. Rao MS, Brendayan M, Kimbrough RD, Reddy JK. Characterization of pancreatic-type tissue in the liver of rat induced by polychlorinated biphenyls. *J Histochem Cytochem* 1986;**34**:197-201.

365. Scarpelli DG. Multipotent developmental capacity of cells

in the adult animal. *Lab Invest* 1985;**52**:331-2.

366. Bannasch P, Bloch M, Zerban H. Spongiosis hepatis. Specific changes of the perisinusoidal liver cells induced in rats by N-nitrosomorpholine. *Lab Invest* 1981;**44**:252-64.

367. Karbe E, Kerlin RL. Cystic degeneration/spongiosis hepatis in rats. *Toxicol Pathol* 2002;**30**:216-27.

368. Shimamatsu K, Wanless IR. Role of ischemia in causing apoptosis, atrophy, and nodular hyperplasia in human liver. *Hepatology* 1997;**26**:343-50.

369. Bioulac-Sage P, Balabaud C, Wanless IR. Diagnosis of focal nodular hyperplasia-not so easy. *Am J Surg Pathol* 2001;**25**:1322-5.

370. McEntee MF, Wright KN, Wanless I, DeNovo R, Schneider JF, Shull R. Noncirrhotic portal hypertension and nodular regenerative hyperplasia of the liver in dogs with mucopolysaccharidosis type I. *Hepatology* 1998;**28**:385-90.

371. Anthony PP, Ishak KG, Nayak NC, Pulsen HE, Scheuer PJ, Sobin LH. The morphology of cirrhosis: definition, nomenclature, and classification. *Bull World Health Organ* 1978;**540**:521-40.

372. Rappaport AM, Macphee PJ, Fisher MM, Phillips MJ. The scarring of the liver acini (cirrhosis). Tridimensional and microcirculatory considerations. *Virchows Arch A, Pathol Anat Histopathol* 1983;**402**:107-37.

373. Nuber R, Teutsch HF, Sasse D. Metabolic zonation in thioacetamide-induced liver cirrhosis. *Histochem Cell Biol* 1980;**69**:277-88.

374. Kang JS, Morimura K, Salim EI, Wanibuchi H, Yamaguchi S, Fukushima S. Persistence of liver cirrhosis in association with proliferation of nonparenchymal cells and altered location of alpha-smooth muscle actinpositive cells. *Toxicol Pathol* 2005;**33**:329-35.

375. Low TY, Leow CK, SaltoTellez M, Chung MCM. A proteomic analysis of thioacetamide-induced hepatotoxicity and cirrhosis in rat livers. *Proteomics* 2004;**4**:3960-74.

376. Li XN, Benjamin IS, Alexander B. Reproducible production of thioacetamide-induced macronodular cirrhosis in the rat with no mortality. *J Hepatol* 2002;**36**:488-93.

377. Rogers AE, Newberne PM. Fatty liver and cirrhosis in lipotrope-deficient male rats. *Am J Pathol* 1973;**73**:817-20.

378. Chesterman FC, Pomerance A. Cirrhosis and liver tumours in a closed colony of golden hamsters. *Br J Cancer* 1965;**19**:802-11.

379. Grazioli L, Federle MP, Brancatelli G, Ichikawa T, Olivetti L, Blachar A. Hepatic adenomas: imaging and pathologic findings. *Radiographics* 2001;**21**:877-92.

380. Aseni P, Sansalone CV, Sammartino C, Di Benedetto F, Carrafiello G, Giacomoni A, et al. Rapid disappearance of hepatic adenoma after contraceptive withdrawal. *J Clin Gastroenterol* 2001;**33**:234-6.

381. Herman P, Pugliese V, Machado MAC, Montagnini AL, Salem MZ, Bacchella T, et al. Hepatic adenoma and focal nodular hyperplasia: differential diagnosis and treatment. *World J Surg* 2000;**24**:372-6.

382. Rocken C, Carl-McGrath S. Pathology and pathogenesis of hepatocellular carcinoma. *Dig Dis* 2001;**19**:269-78.

383. Tannapfel A, Wittekind C. Pathology of hepatocellular carcinoma. *Chir Gastroenterol* 2003;**19**:225-30.

384. Sell S, Dunsford HA. Evidence for the stem cell origin of hepatocellular carcinoma and cholangiocarcinoma. *Am J Pathol* 1989;**134**:1347-63.

385. Greaves P., Faccini JM. Digestive system. In *Rat histopathology. A glossary for use in toxicity and carcinogenicity studies.* Amsterdam: Elsevier; 1992. p. 105-148.

386. Faccini JM, Abbott DP, Paulus GJJ. *Mouse histopathology. A glossary for use in toxicity and carcinogenicity studies.* Amsterdam: Elsevier; 1990.

387. Fortner JG. Spontaneous tumors including gastrointestinal neoplasms and malignant malanomas in the Syrian hamster. *Cancer* 1957;**10**:1153-6.

388. Van Hoosier GL, Trentin JJ. Naturally occurring tumors in the Syrian hamster. *Prog Exp Tumor Res* 1979;**23**:1-12.

389. Thorgeirsson UP, Dalgard DW, Reeves J, Adamson RH. Tumor-incidence in a chemical carcinogenesis study of nonhuman-primates. *Regul Toxicol Pharmacol* 1994;**19**:130-51.

390. Thorgeirsson UP, Gomez DE, Lindsay CK, Sinha CC, Adamson RH. Liver tumors and possible preneoplastic lesions, induced by a food-derived heterocyclic amine in cynomolgus monkeys; a study of histology and cytokeratin expression. *Liver* 1996;**16**:71-83.

391. Sieber SM, Correa P, Dalgard DW, McIntire KR, Adamson RH. Carcinogenicity and hepatotoxicity of cycasin and its aglycone methylazoxymethanol acetate in nonhuman-primates. *J Natl Cancer Inst* 1980;**65**:177-89.

392. Hirao K, Matsumur K, Imagawa A, Enomoto Y, Hosogi Y, Kani T, et al. Primary neoplasms in dog liver induced by diethylnitrosamine. *Cancer Res* 1974;**34**:1870-82.

393. Farber E. The biochemistry of preneoplastic liver: a common metabolite pattern in hepatocyte nodules. *Can J Biochem Cell Biol* 1984;**62**:486-94.

394. Roomi MW, Ho RK, Sarma DSR, Farber E. A common biochemical pattern in preneoplastic hepatocyte nodules generated in four different models in the rat. *Cancer Res* 1985;**45**:564-71.

395. Gerber WA, Thung SN. Enzyme patterns in human hepatocellular carcinomas. *Am J Pathol* 1980;**98**:395-400.

396. Rao MS, Lalwani ND, Scarpelli DG. The absence of gamma glutamyl transpeptide activity in putative preneoplastic lesions and hepatocellular carcinomas induced in rats by the hypolipidemic peroxisomal proliferator Wy-14, 643. *Carcinogenesis* 1982;**3**:1231-3.

397. Evarts RP, Raab M, Marsden E, Thorgeirsson SS. Histochemical changes in livers from portacaval-shunted rats. *J Natl Cancer Inst* 1986;**76**:731-8.

398. Weinbren K, Washington SLA. Hyperplastic nodules after portacaval anastomosis in rats. *Nature* 1976;**264**:440-2.

399. Hacker HJ, Moore MA, Mayer D, Bannasch P. Correlative histochemistry of some enzymes of carbohydrate metabolism in preneoplastic and neoplastic lesions in the rat liver. *Carcinogenesis* 1992;**3**:1265-72.

400. Stout DL, Becker FF. Xenobiotic metabolizing enzymes in genetically and chemically initiated mouse liver tumors. *Cancer Res* 1986;**46**:2693-6.

401. Butler WH, Hempsall V. Histochemical observations on nodules induced in the mouse liver by phenobarbitone. *J Pathol* 1978;**125**:155-61.

402. Essigman EM, Newberne PM. Enzymatic alterations in mouse hepatic nodules induced by a chlorinated hydrocarbon pesticide. *Cancer Res* 1981;**41**:2823-39.

403. Ruebner BH, Gershwin ME, Meierhenry EF, Dunn P. Enzyme histochemical characteristics of spontaneous and induced hepatocellular neoplasms in mice. *Carcinogenesis* 1982;**3**:899-903.

404. Stenback F, Mori H, Furuya K, Williams GM. Pathogenesis of dimethylnitrosamine-induced hepatocellular cancer in hamster liver and lack of enhancement by phenobarbital. *J Natl Cancer Inst* 1986;**76**:327-33.

405. Popp JA, Goldsworthy TL. Defining foci of cellular alteration in short-term and medium-term rat liver tumor models. *Toxicol Pathol* 1989;**17**:561-8.

406. Tsuda H, Fukushima S, Wanibuchi H, Morimura K, Nakae D, Imaida K, et al. Value of GST-P positive preneoplastic hepatic foci in dose-response studies of hepatocarcinogenesis: evidence for practical thresholds with both genotoxic and nongenotoxic carcinogens. A review of recent work. *Toxicol Pathol* 2003;**31**:80-6.

407. Mikol YB, Hoover KL, Creasia D, Poirer LA. Hepatocarcinogenesis in rats fed methyl-deficient, amino acid defined diets. *Carcinogenesis* 1983;**4**:1619-29.

408. Ghoshal AK, Farber E. The induction of liver cancer by dietary deficiency of choline and methionine without added carcinogens. *Carcinogenesis* 1984;**5**:1367-70.

409. Yokayama S, Sells MA, Reddy TV, Lombardi B. Hepatocarcinogenesis and promoting action of a cholinedevoid diet in the rat. *Cancer Res* 1985;**45**:2834-42.

410. Iswaran TJ, Imai M, Betton GR, Siddall RA. An overview of animal toxicology studies with bicalutamide (ICI 176,334). *J Toxicol Sci* 1998;**22**:75-88.

411. Schuppler J, Günzel P. Liver tumours and steroid hormones in rats and mice. *Arch Toxicol* 1979;(Suppl. 2):181-95.

412. Tucker MJ, Kalinowski AE, Orton TC. Carcinogenicity of cyproterone acetate in the mouse. *Carcinogenesis* 1995;**17**:1473-6.

413. Butler WH. Long-term efforts of phenobarbitone-Na on male Fischer rats. *Br J Cancer* 1978;**37**:418-23.

414. Gangolli SD, Lake BG, Evans JG. The histopathology biochemistry of phenobarbitone-induced liver nodules in C3H mice. *Arch Toxicol* 1987;(Suppl. 10):95-107.

415. Fox KA, Lahcen RB. Liver cell adenomas and peliosis hepatis in mice associated with oxazepam. *Res Commun Chem Pathol Pharmacol* 1974;**8**:481-8.

416. Fitzgerald JE, de la Iglesia FA, Mcguire EJ. Carcinogenicity studies in rodents with ripazepam, a minor tranquilizing agent. *Fundam Appl Toxicol* 1984;**4**:178-90.

417. Tucker WE. Preclinical toxicity of bupropion: an overview. *J Clin Psychiatry* 1983;**44**:60-2.

418. Della Porta G, Cabral JR, Rossi L. Carcinogenicity study of rifampicin in mice and rats. *Toxicol Appl Pharmacol* 1978;**43**:293-302.

419. Klaunig JE, Babich MA, Baetcke KP, Cook JC, Corton JC, David RM, et al. PPAR alpha agonist-induced rodent tumors: modes of action and human relevance. *Crit Rev Toxicol* 2003;**33**:655-780.

420. El-Serag HB, Johnson ML, Hachem C, Morgana RO. Statins are associated with a reduced risk of hepatocellular carcinoma in a large cohort of patients with diabetes. *Gastroenterology* 2009;**136**:1601-8.

421. Greaves P. The evaluation of potential human carcinogens: a histopathologist's point of view. *Exp Toxicol Pathol* 1996;**48**:169-74.

422. Allen DG, Pearse G, Haseman JK, Maronpot RR. Prediction of rodent carcinogenesis: an evaluation of prechronic liver lesions as forecasters of liver tumors in NTP carcinogenicity studies. *Toxicol Pathol* 2004;**32**:393-401.

423. Cohen SM, Ellwein LB. Genetic errors, cell proliferation, and carcinogenesis. *Cancer Res* 1991;**51**:6493-505.

424. Cohen SM. Cell proliferation and carcinogenesis. *Drug Metab Rev* 1998;**30**:339-57.

425. Cohen SM. Cell proliferation in the evaluation of carcinogenic risk and the inadequacies of the initiationpromotion model. *Int J Toxicol* 1998;**17**:129-42.

426. Cohen SM. Evaluation of possible carcinogenic risk to humans based on liver tumors in rodent assays: the two-year bioassay is no longer necessary. *Toxicol Pathol* 2010;**38**:487-501.

427. Ewen C, Moore JV, Harris M. Proliferative lesions in the livers of mice treated 18 months previously with ciplatin. *Br J Cancer* 1987;**55**:109-10.

428. Schoeffner DJ, Thorgeirsson UP. Susceptibility of nonhuman primates to carcinogens of human relevance. *In Vivo* 2000;**14**:149-56.

429. Greaves P, Goonetilleke R, Nunn G, Topham J, Orton T. 2-Year carcinogenicity study of tamoxifen in Alderley-Park Wistar-derived rats. *Cancer Res* 1993;**53**:3919-24.

430. Han X, Liehr JG. Induction of covalent DNA adducts in rodents by tamoxifen. *Cancer Res* 1992;**52**:1360-3.

431. White INH. The tamoxifen dilemma. *Carcinogenesis* 1999;**20**:1153-60.

432. Taylor AL, Adams-Campbell LL, Wright JT. Risk/benefit assessment of tamoxifen to prevent breast cancer-still a work in progress. *J Natl Cancer Inst* 1999;**91**:1792-3.

433. Lock EA, Smith LL. The role of mode of action studies in extrapolating to human risks in toxicology. *Toxicol Lett* 2003;**140**:317-22.

434. Yamamoto K, Phillips MJ. A hitherto unrecognised bile ductular plexus in normal rat liver. *Hepatology* 1984;**4**:381-5.

435. Yamamoto K, Fisher MM, Phillips MJ. Hilar biliary plexus in human liver. A comparative study of the intrahepatic bile ducts in man and animals. *Lab Invest* 1985;**52**:103-6.

436. Erlinger S. New insights into the mechanisms of hepatic transport and bile secretion. *J Gastroenterol Hepatol* 1996;**11**:575-9.

437. Müller M, Jansen PLM. Molecular aspects of hepatobiliary transport. *Am J Physiol* 1997;**272**:G1285-303.

438. Trauner M, Wagner M, Fickert P, Zollner G. Molecular regulation of hepatobiliary transport systems-clinical implications for understanding and treating cholestasis. *J Clin Gastroenterol* 2005;**39**:S111-24.

439. Zimmerman HJ, Lewis JH. Drug-induced cholestasis. *Med Toxicol* 1987;**2**:112-60.

440. Plaa GL, Priestly BG. Intrahepatic cholestasis induced by drugs and chemicals. *Pharmacol Rev* 1977;**28**:207-73.

441. Ludwig J, Axelsen R. Drug effects on the liver. An updated tabular compilation of drugs and drug-related hepatic diseases. *Dig Dis Sci* 1983;**28**:651-66.

442. Erlinger S. Drug-induced cholestasis. *J Hepatol* 1997;**26**(Suppl. 1):1-4.

443. Mullock BM, Hall DE, Shaw LJ, Hinton RH. Immune responses to chlorpromazine in rats. Detection and relation to hepatotoxicity. *Biochem Pharmacol* 1983;**32**:2733-8.

444. Imai K, Hayashi Y. Steroid-induced intrahepatic cholestasis in mice. *Jpn J Pharmacol* 1970;**20**:473-81.

445. Keysser CH, Williams JA, Van Petten LE, Coy N. Experimental production by 2-ethyl-2-phenyl butyramide of intrahepatic cholestasis with bile plugs in dogs. *Nature* 1963;**199**:498-9.

446. Procter BG, Dussault P, Chappel CI. Biochemical effects of sucrose acetate isobutyrate (SAIB) on the liver. *Proc Soc Exp Biol Med* 1973;**142**:595-9.

447. Burek, JD. Age-associated pathology. In: *Pathology of aging rats.* West Palm Beach, FL: CRC Press; 1978.

448. Lewis DJ. Spontaneous lesions of the mouse biliary tract. *J Comp Pathol* 1984;**94**:263-71.

449. McMartin DN. Morphological lesions in aging Syrian hamsters. *J Gerontol* 1979;**34**:502-11.

450. Anderson AC. General pathology. In: Anderson AC, Good LS, editors. *The beagle as an experimental dog.* Ames: Iowa State University Press; 1970. p. 520-46.

451. Faa G, Van Eyken P, Roskams T, Miyazaki H, Serreli S, Ambu R, et al. Expression of cytokeratin 20 in developing rat liver and in experimental models of ductular and oval cell proliferation. *J Hepatol* 1998;**29**:628-33.

452. Yin L, Lynch D, Sell S. Participation of different cell types in the restitutive response of the rat liver to periportal injury induced by allyl alcohol. *J Hepatol* 1999;**31**:497-507.

453. Carthew P, Edwards RE, Hill RJ, Evans JG. Cytokeratin expression in cells of the rodent bile duct developing under normal and pathological conditions. *Br J Exp Pathol* 1989;**70**:717-25.

454. Mavier P, Martin N, Couchie D, Preaux AM, Laperche Y,

Zafrani ES. Expression of stromal cell-derived factor-1 and of its receptor CXCR4 in liver regeneration from oval cells in rat. *Am J Pathol* 2004;**165**:1969-77.

455. Newsome PN, Hussain MA, Theise ND. Hepatic oval cells: helping redefine a paradigm in stem cell biology. *Curr Top Dev Biol* 2004;61 1-28.

456. Batusic DS, Cimica V, Chen YL, Tron K, Hollemann T, Pieler T, et al. Identification of genes specific to rat 2-acetylaminofluorene/partial 'oval cells' in the hepatectomy model. *Histochem Cell Biol* 2005;**124**:245-60.

457. Dunsford HA, Maset R, Salman J, Sell S. Connection of duct-like structures induced by a chemical hepatocarcinogen to portal bile ducts in the rat liver detected by injection of bile ducts with a pigmented barium gelatin medium. *Am J Pathol* 1985;**118**:218-24.

458. Tatematsu M, Ho RH, Kaku T, Ekem JK, Farber E. Studies on the proliferation and fate of oval cells in the liver of rats treated with 2-acetylaminofluorene and partial hepatectomy. *Am J Pathol* 1984;**114**:418-30.

459. Tatematsu M, Kaku T, Medline A, Farber E. Intestinal metaplasia as a common option of oval cells in relation to cholangiofibrosis in liver of rats exposed to 2-acetylaminofluorene. *Lab Invest* 1985;**52**:354-62.

460. Ogawa K, Minase T, Onoe T. Demonstration of glucose-6-phosphatase activity in the oval cells of rat liver and the significance of the oval cells in azodye carcinogenesis. *Cancer Res* 1974;**34**:3379-86.

461. Lowes KN, Brennan BA, Yeoh GC, Olynyk JK. Oval cell numbers in human chronic liver diseases are directly related to disease severity. *Am J Pathol* 1999;**154**:537-41.

462. Knight B, Yeap BB, Yeoh GC, Olynyk JK. Inhibition of adult liver progenitor (oval) cell growth and viability by an agonist of the peroxisome proliferator activated receptor (PPAR) family member gamma, but not alpha or delta. *Carcinogenesis* 2005;**26**:1782-92.

463. Rabstein LS, Peters RL, Spahn GJ. Spontaneous tumors and pathologic lesions in SWR/J mice. *J Natl Cancer Inst* 1973;**50**:751-8.

464. Enomoto M, Naoe S, Harada M, Miyata K, Saito M, Noguchi Y. Carcinogenesis in extrahepatic bile duct and gallbladder-carcinogenic effects of N-hydroxy-2-acetamidofluorene in mice fed a 'gallstone-inducing' diet. *Jpn J Exp Med* 1974;**44**:37-54.

465. Tepperman J, Caldwell FT, Tepperman HM. Induction of gallstones in mice by feeding a cholesterol-cholic acid containing diet. *Am J Physiol* 1964;**206**:628-34.

466. Yu BP, Masoro EJ, Murata I, Bertrand HA, Lynd FT. Life span study of SPF Fischer 344 male rats fed ad libitum or restricted diets: longevity, growth, lean body mass and disease. *J Gerontol* 1982;**37**:130-41.

467. Van Der Ingh TSGAM, Rothuizen J. Congenital cystic disease of the liver in seven dogs. *J Comp Pathol* 1985;**95**:405-14.

468. Cullen JM, Falls JG, Brown HR, Yoon LW, Cariello NF, Faiola B, et al. Time course gene expression using laser capture microscopy-extracted bile ducts, but not hepatic parenchyma, reveals acute alpha-naphthyli-sothiocyanate toxicity. *Toxicol Pathol* 2010;**38**:715-29.

469. Steiner JW, Phillips MJ, Baglio CM. Electron microscopy of the excretory pathways in the liver in alphanaphthyl isothiocyanate intoxication. *Am J Pathol* 1963;**43**:677-96.

470. Leonard TB, Popp JA, Graichen ME, Dent JG. Alpha-naphthylisothiocyanate induced alterations in hepatic drug metabolizing enzymes and liver morphology: implications concerning anticarcinogenesis. *Carcinogenesis* 1981;**2**:473-82.

471. Richards WL, Tsukada Y, Potter VR. Gamma-glutamyl transpeptidase and alpha-tetoprotein expression during alpha-naphthylisothiocyanate-induced hepatoxicity in rats. *Cancer Res* 1982;**42**:5133-8.

472. Faiola B, Peterson RA, Kimbrough CL, Jordan HL, Cullen JM. Acute ANIT toxicity in male IL-10 knockout and wild-type mice. *Toxicol Pathol* 2010;**38**:745-55.

473. Delaloge S, Yovine A, Taamma A, Riofrio M, Brain E, Raymond E, et al. Ecteinascidin-743: a marine-derived compound in advanced, pretreated sarcoma patients-preliminary evidence of activity. *Am J Clin Oncol* 2001;**19**:1248-55.

474. Taamma A, Misset JL, Riofrio M, Guzman C, Brain E, Lopez Lazaro L, et al. Phase I and pharmacokinetic study of ecteinascidin-743, a new marine compound, administered as a 24-hour continuous infusion in patients with solid tumors. *Am J Clin Oncol* 2001;**19**:1256-65.

475. Donald S, Verschoyle R, Gant T, Colombo T, Frapolli R, D'Incalci M, et al. High-dose dexamethasone (Dex) protects against the hepatotoxicity of ET-743 in the female rat. *Eur J Cancer* 2002;**38**:93.

476. Anon. Yondelis (trabectedin). Summary of product characteristics. EMEA/H/C/000773-II/0008. London: European Medicines Agency; 2009.

477. Farber E. Ethionine carcinogenesis. *Adv Cancer Res* 1963;**7**:383-474.

478. Kimbrough RD, Linder RE, Burse VW, Jennings RW. Adenofibrosis in the rat liver with persistence of polychlorinated biphenyls in adipose tissue. *Arch Environ Health* 1973;**27**:390-5.

479. Maronpot RR, Giles HD, Dykes DJ, Irwin RD. Furan-induced hepatic cholangiocarcinomas in Fischer 344 rats. *Toxicol Pathol* 1991;**19**:561-70.

480. Tryphonas L, Arnold DL, Zawidzka Z, Mes J, Charbonneau S, Wong J. A pilot study in adult rhesus monkeys (*M. mulatta*) treated with Aroclor 1254 for two years. *Toxicol Pathol* 1986;**14**:1-10.

481. Jamison KC, Larson JL, Butterworth BE, Harden R, Skinner BL, Wolf DC. A non-bile duct origin for intestinal crypt-like ducts with periductular fibrosis induced in livers of F344 rats by chloroform inhalation. *Carcinogenesis* 1996;**17**:675-82.

482. Sirica AE. Biliary proliferation and adaptation in furan-induced rat liver injury and carcinogenesis. *Toxicol Pathol* 1996;**24**:90-9.

483. Gregory M, Monro A, Quinton M, Woolhouse N. The acute toxicity of oxamniquine in rats; sex-dependent hepatotoxicity. *Arch Toxicol* 1983;**54**:247-55.

484. McGuire EJ, DiFonzo CJ, Martin RA, de la Iglesia FA. Evaluation of chronic toxicity and carcinogenesis in rodents with the synthetic anagesic, tilidine fumarate. *Toxicology* 1986;**39**:149-63.

485. Moser GJ, Foley J, Burnett M, Goldsworthy TL, Maronpot R. Furan-induced dose-response relationships for liver cytotoxicity, cell proliferation, and tumorigenicity (furan-induced liver tumorigenicity). *Exp Toxicol Pathol* 2009;**61**:101-11.

486. Hickling KC, Hitchcock JM, Chipman JK, Hammond TG, Evans JG. Induction and progression of cholangiofibrosis in rat liver injured by oral administration of furan. *Toxicol Pathol* 2010;**38**:213-29.

487. Chvédoff M, Faccini JM, Gregory MH, Hull RM, Monro AM, Perraud J, et al. The toxicology of the schistosomicidal agent oxamnaquine. *Drug Develop Res* 1984;**4**:229-35.

488. Michielsen PP, Fierens H, Vanmaercke YM. Drug-induced gallbladder-disease-incidence, etiology and management. *Drug Saf* 1992;**7**:32-45.

489. Moser AJ, Giurgiu DIN, Morgenstern KE, Abedin ZR, Roslyn JJ, Abedin MZ. Octreotide stimulates Ca^{++} secretion by the gallbladder: a risk factor for gallstones. *Surgery* 1999;**125**:509-13.

490. Pour PM, Mohr U, Cardesa A, Althoff J, Kmoch N. Spontaneous tumors and common diseases in two colonies of Syrian hamsters. II Respiratory tract and digestive system. *J Natl Cancer Inst* 1976;**56**:937-48.

491. Axelsson H, Danielsson A, Henriksson R, Wahlin T. Secretory behaviour and ultrastructural changes in mouse gall bladder principle cells after stimulation with cholinergic and adrenergic drugs. *Gastroenterology* 1979;**76**:335-40.

492. Whalin T, Bloom GD, Danielsson A. Effect of cholecystokinin-pancreozymin epithelium. *Cell Tissue Res* 1976;**171**:425-35.

493. Hopwood D, Milne G, Ross PE, Clark A, Wood RAB. Effects of colchicine on the gall bladder of the mouse. *Histochem J* 1986;**18**:80-9.

494. Walsh KM, Albassam M, Clarke DE. Subchronic toxicity of atorvastatin, a hydroxymethylglutaryl-co-enzyme A reductase inhibitor, in beagle dogs. *Toxicol Pathol* 1996;**24**:468-76.

495. Gerson RJ, Allen HL, Kankas GR, Macdonald JS, Alberts AW, Bokelman DL. The toxicity of a fluorinatedbiphenyl HMG-CoA reductase inibitor in beagle dogs. *Fundam Appl Toxicol* 1991;**16**:320-9.

496. Hartman HA, Myers LA, Evans M, Robison RL, Engstrom RG, Tse RLS. The safety evaluation of fluvastatin, an HMG-CoA reductase inhibitor, in beagle dogs and rhesus monkeys. *Fundam Appl Toxicol* 1996;**29**: 48-62.

497. Nelson LW, Kelly WA. Progestogen-related gross and microscopic changes in female beagles. *Vet Pathol* 1976;**13**:143-56.

498. Miller GK, Valerio MG, Pino MV, Larson JL, Viau A, Hamelin N, et al. Chronic effects of the novel glucocorticosteroid RPR 106541 administered to beagle dogs by inhalation. *Toxicol Pathol* 2000;**28**:226-36.

499. Bjurström S. Glucocorticoids in the dog. In: Drommer W, Karbe E, Germann P-G, Morawietz G, editors. *Classical examples in toxicologic pathology*. Basel: European Society of Toxicology; 2005.

500. Molon-Noblot S, Gillet J-P, Durand-Cavagna G, Huber AC, Patrick DH, Duprat P. Lipidosis induced in the dog gallbladder by a direct 5-lipoxygenase inhibitor. *Toxicol Pathol* 1996;**24**:231-7.

501. Glaze ER, Lambert AL, Smith AC, Page JG, Johnson WD, McCormick DL, et al. Preclinical toxicity of a geldanamycin analog, 17-(dimethylaminoethylamino)-17-

demethoxygeldanamycin (17-DMAG), in rats and dogs: potential clinical relevance. *Cancer Chemother Pharmacol* 2005;**56**:637-47.

502. Doerr W, Becker V. Bauchspeicheldrüse. In: Cohrs P, Jaffe R, Meeson H, editors. *Pathologie der Laboratoriumstiere*, vol. 1. Berlin: Springer-Verlag; 1958.

503. Bonner-Weir S, Orci L. New perspectives on the microvasculature of the islets of Langerhans in the rat. *Diabetes Metab* 1982;**31**:883-9.

504. Fujita T, Murakami T. Microcirculation of monkey pancreas with special reference to the insulo-acinar portal system. A scanning electron microscopic study of vascular casts. *Arch Histol Cytol* 1973;**35**:255-63.

505. Williams JA, Goldfine ID. The insulin-pancreatic acinar axis. *Diabetes Metab* 1985;**34**:980-6.

506. Murakami T, Hitomi S, Ohtsuka A, Taguchi T, Fujita T. Pancreatic insulo-acinar portal systems in humans, rats, and some other mammals: scanning electron microscopy of vascular casts. *Microsc Res Tech* 1997;**37**:478-88.

507. Lammert E, Cleaver O, Melton D. Induction of pancreatic differentiation by signals from blood vessels. *Science* 2001;**294**:564-7.

508. Doll JA, Stellmach VM, Bouck NP, Bergh ARJ, Lee C, Abramson LP, et al. Pigment epithelium-derived factor regulates the vasculature and mass of the prostate and pancreas. *Nature Med* 2003;**9**:774-80.

509. Hermon-Taylor J, Perrin J, Grant DAW, Appleyard A, Bubel M, Magee AI. Immunofluorescent localization of enterokinase in human small intestine. *Gut* 1977;**18**:259-65.

510. Nordström C. Release of enteropeptidase and other brush border enzymes from the small intestine wall in the rat. *Biochim Biophys Acta* 1972;**289**:367-77.

511. Schneider R, Troesch V, Hadorn B. On the cellular distribution of sucrase and enterokinase in different populations of rat intestinal epithelial cells isolated by a vibration method. *Biol et Gastro-Enterol* 1975;**8**: 11-20.

512. Keller J, Layer P. Human pancreatic exocrine response to nutrients in health and disease. *Gut* 2005;**54**:1-28.

513. Kawabata TT, Wilk DG, Guengerich FP, Baron J. Immunohistochemical localization of carcinogen metabolizing enzymes within the rat and hamster exocrine pancreas. *Cancer Res* 1984;**44**:215-23.

514. Ulrich AB, Standop J, Schmied BM, Schneider MB, Lawson TA, Pour PM. Expression of drug-metabolizing enzymes in the pancreas of hamster, mouse, and rat, responding differently to the pancreatic carcinogenicity of BOP. *Pacreatology* 2002;**2**:519-27.

515. Ulrich AB, Standop J, Schmied BM, Schneider MB, Lawson TA, Pour PM. Species differences in the distribution of drug-metabolizing enzymes in the pancreas. *Toxicol Pathol* 2002;**30**:247-53.

516. Standop J, Schneider M, Ulrich A, Buchler MW, Pour PM. Differences in immunohistochemical expression of xenobiotic-metabolizing enzymes between normal pancreas, chronic pancreatitis and pancreatic cancer. *Toxicol Pathol* 2003;**31**:506-13.

517. Steinberg W, Tenner S. Medical progress-acute-pancreatitis. *N Engl J Med* 1994;**330**:1198-210.

518. Baron TH, Morgan DE. Acute necrotizing pancreatitis. *N Engl J Med* 1999;**340**:1412-7.

519. Bannerjee AK, Patel KJ, Grainger SL. Drug-induced acute pancreatitis. A critical review. *Med Toxicol* 1989;**4**:186-98.

520. McArthur KE. Review article: drug-induced pancreatitis. *Aliment Pharmacol Ther* 1996;**10**:23-38.

521. Decocq G, Gras-Champel V, Vrolant-Mille C, Delcenserie R, Sauve L, Masson H, et al. 5-Aminosalicylic acid derivatives-induced acute pancreatitis: one case and review of the literature. *Therapie* 1999;**54**:41-8.

522. Lagrange-Xelot M, Molina JM. Adverse effects of antiretroviral treatments. *Presse Med* 2005;**34**:1571-8.

523. Trivedi CD, Pitchumoni CS. Drug-induced pancreatitis-an update. *J Clin Gastroenterol* 2005;**39**:709-16.

524. Ksiadzyna D. Drug-induced acute pancreatitis related to medications commonly used in gastroenterology. *Eur J Intern Med* 2011;**22**:20-5.

525. Anderson SL, Trujillo JM. Association of pancreatitis with glucagon-like peptide-I agonist use. *Ann Pharmacother* 2010;**44**:904-9.

526. Noel RA, Braun DK, Patterson RE, Bloomgren GL. Increased risk of acute pancreatitis and biliary bisease observed in patients with type 2 diabetes. A retrospective cohort study. *Diabetes Care* 2009;**32**:834-8.

527. Parks M, Rosebraugh C. Weighing risks and benefits of liraglutide-the FDA's review of a new antidiabetic therapy. *N Engl J Med* 2010;**362**:774-7.

528. Coleman GL, Barthold SW, Osbaldiston GW, Foster SJ, Jonas AM. Pathological changes during aging in barrier-reared Fischer 344 male rats. *J Gerontol* 1977;**32**:258-78.

529. Ogami Y, Otsuki M. Exocrine pancreatic physiology: overview. *Pancreas* 1998;**16**:265-72.

530. Wright J, Yates A, Sharma H, Thibert P. Histopathological lesions in the pancreas of the BB Wistar rat as a function of age and duration of diabetes. *J Comp Pathol* 1985;**95**:7-14.

531. Steiner JM. Diagnosis of pancreatitis. *Vet Clin North Am Small Anim Pract* 2003;**33** 1181-95.

532. Mikszewski JS, Saunders HM, Hess RS. Zinc-associated acute pancreatitis in a dog. *J Small Anim Pract* 2003;**44**:177-80.

533. Trepanier LA. Idiosyncratic toxicity associated with potentiated sulfonamides in the dog. *J Vet Pharmacol Ther* 2004;**27**:129-38.

534. McClure HM, Chandler FW. A survey of pancreatic lesions in non-human primates. *Vet Pathol* 1982;**19** (Suppl. 7):193-209.

535. Rao SS, Weatt IA, Donaldson LA, Crocket A, Joffe SN. A serial histologic study of the development and progression of acute pancreatitis in the rat. *Am J Pathol* 1981;**103**:39-46.

536. Aho HJ, Nevalainen TJ. Experimental pancreatitis in the rat. Light and microscopical observations on early pancreatic lesions induced by intraduct injection of trypsin, phospholipase A2, lysolecithin and non-ionic detergent. *Virchows Arch B, Cell Pathol Incl Mol Pathol* 1982;**40**:347-56.

537. Steer ML, Meldolesi J. The cell biology of experimental pancreatitis. *N Engl J Med* 1987;**316**:144-50.

538. Virji MA, Rao KN. Acute hemorrhagic pancreatitis in mice. A study of glucoregulatory hormones and glucose metabolism. *Am J Pathol* 1985;**118**:162-7.

539. Rao KN, Eagon PK, Okamura K, Van Thiel DH, Gavaler JS, Kelly RH, et al. Acute haemorrhagic pancreatic necrosis in mice. Induction in male mice treated with estradiol. *Am J Pathol* 1982;**109**:8-14.

540. Rao MS, Subbarao V, Yeldandi AV, Reddy JK. Pancreatic acinar cell regeneration following copper deficiency-induced pancreatic necrosis. *Int J Pancreatol* 1987;**2**:71-85.

541. Papadimitriou JM, Walters MN-I. Studies on the exocrine pancreas. II. Ultrastructural investigation of reovirus pancreatitis. *Am J Pathol* 1967;**51**:387-403.

542. Davidson TS, Longnecker DS, Hickey WF. An experimental model of autoimmune pancreatitis in the rat. *Am J Pathol* 2005;**166**:729-36.

543. Bencosme SA, Lazarus SS. The pancreas of cortisone-treated rabbits: a pathogenic study. *Arch Pathol* 1956;**62**:285-95.

544. Smith G, Barsoum NJ, Difonzo C, Gracon S, Martin R, Sturgess JM, et al. Subacute oral toxicity of an anxiolytic agent. *Toxicologist* 1985;**5**:227.

545. Macallum GE, Walker RM, Barsoum NJ, Smith GS, Greaves P. Preclinical toxicity studies of an adenosine agonist CI-936. *Toxicologist* 1989;**9**:178.

546. Smith GS, Barsoum NJ, Gough AW, Sturgess JM, de la Iglesia FA. Pathologic changes in rats following subchronic oral administration of a novel neuroleptic agent. *Fed Proc* 1984;**43**:575.

547. Ramiro-Ibáñez F, Trajkovic D, Jessen B. Gastric and pancreatic lesions in rats treated with a pan-CDK inhibitor. *Toxicol Pathol* 2005;**33**:784-91.

548. Steer ML, Waxman I, Freedman S. Chronic pancreatitis. *N Engl J Med* 1995;**332**:1482-90.

549. Kendry G, Roe FJC. Histopathological changes in the pancreas of laboratory rats. *Lab Anim* 1969;**3**:207-20.

550. Ward JM, Goodman DG, Squire RA, Chu KC, Linhart MS. Neoplastic and non-neoplastic lesions in aging (C57BL/6N× C3H/HeN)F1 (B6C3F1) mice. *J Natl Cancer Inst* 1979;**63**:849-54.

551. Takahashi M, Pour P. Spontaneous alterations in the pancreas of the aging Syrian golden hamster. *J Natl Cancer Inst* 1978;**60**:355-64.

552. Prentice DE, James RW, Wadsworth PF. Pancreatic atrophy in young beagle dogs. *Vet Pathol* 1980;**17**:575-80.

553. Greaves P, Rabémampianina Y. Choice of rat strain: a comparison of the general pathology and tumour incidence in 2 year old Sprague Dawley and Long Evans rats. *Arch Toxicol Suppl* 1982;**5**:298-303.

554. Spencer AJ, Andreu M, Greaves P. Neoplasia and hyperplasia of pancreatic endocrine tissue in the rat: an immunocytochemical study. *Vet Pathol* 1986;**23**:11-5.

555. Lumb GD, Beamer PR, Rust JH. Oesophagostomiasis in feral monkeys (*Macaca mulatta*). *Toxicol Pathol* 1985.

556. Svoboda D, Grady H, Higginson J. The effects of chronic protein deficiency in rats. II. Biochemical and ultrastructural changes. *Lab Invest* 1966;**15**:731-49.

557. Kitagawa T, Ono K. Ultrastructure of pancreatic exocrine cells of the rat during starvation. *Histol Histopathol* 1986;**1**:49-57.

558. Anon. *TEQUIN (gatifloxacin) pharmacology and toxicology review*. NDA 21-061 and 21-062. Rockville MD: Food and Drug Administration Center for Drug Evaluation and Review; 1999.

559. Jones HB, Clarke NAB. Assessment of the influence of subacute phenobarbitone administration on multi-tissue cell proliferation in the rat using bromodeoxyuridine

immunocytochemistry. *Arch Toxicol* 1993;**67**:622-8.

560. Crass RA, Morgan RGH. The effects of long-term feeding of soya-bean flour diets on pancreatic growth in the rat. *Br J Nutr* 1982;**47**:119-29.

561. Oates PS, Morgan RGH. Pancreatic growth and cell turnover in the rat fed soya flour. *Am J Pathol* 1982;**108**:217-24.

562. Levison DA, Morgan RGH, Brimacombe JS, Hopwood D, Coghill G, Wormsley KG. Carcinogenic effects of di-(2-hydroxypropyl) nitrosamine (DHPN) in male Wistar rats: promotion of pancreatic cancer by raw soya flour diet. *Scand J Gastroenterol* 1979;**14**:217-24.

563. Morgan RGH, Levison DA, Hopwood D, Saunders JHB, Wormsley KG. Potentiation of the action of azaserine on the rat pancreas by raw soya bean flour. *Cancer Lett* 1977;**3**:87-90.

564. Rothman SS, Wells H. Enhancement of pancreatic enzyme synthesis by pancreozymin. *Am J Physiol* 1967;**213**:215-8.

565. Mayston PD, Barrowman JA. The influence of chronic administration of pentagastrin on the rat pancreas. *Q J Exp Physiol* 1971;**56**:113-22.

566. Johnson LR. The trophic action of gastrointestinal hormones. *Gastroenterology* 1976;**70**:278-88.

567. Howatson AG, Carter DC. Pancreatic carcinogenesis-enhancement by cholecystokinin in the hamsternitrosamine model. *Br J Cancer* 1985;**51**:107-14.

568. Trulsson LM, Svanvik J, Permert J, Gasslander T. Cholecystokinin octapeptide induces both proliferation and apoptosis in the rat pancreas. *Regul Pept* 2001;**98**:41-8.

569. Mori T, Nagasawa H, Namiki H, Niki K. Development of pancreatic hyperplasia in female SHN mice receiving ectopic pituitary isographs. *J Natl Cancer Inst* 1986;**76**:1193-8.

570. Sturgess J, Reid L. The effect of isoprenaline and pilocarpine on (a) brochial mucus-secreting tissue and (b) pancreas, salivary glands, heart, thymus, liver and spleen. *Br J Exp Pathol* 1973;**54**:388-403.

571. Bockman DE. Morphology of the exocrine pancreas related to pancreatitis. *Microsc Res Tech* 1997;**37**:509-19.

572. Pour PM. Induction of unusual pancreatic neoplasms, with morphologic simiularity to human tumors, and evidence for their ductal/ductular cell origin. *Cancer* 1985;**55**:2411-6.

573. Jarotzky AJ. Uber die Vera¨nderungen in der Gro¨sse und im Bau der Pankreaszellen mit einigen Arten der Inanition. *Virchows Arch A, Pathol Anat Histopathol* 1899;**156**:409-29.

574. Malaisse-Lagae F, Ravazzola M, Robbstrecht P, Vandermeers A, Malaisse WJ, Orci L. Exocrine pancreas: evidence for topographic partition of secretory function. *Science* 1975;**190**:795-7.

575. Henderson JR, Daniel PM, Fraser PA. The pancreas as a single organ: the influence of the endocrine upon the exocrine part of the gland. *Gut* 1981;**22**:158-67.

576. Bendyan M, Ito S. Immunohistochemical localization of exocrine enzymes in normal rat pancreas. *J Histochem Cytochem* 1979;**27**:1029-34.

577. Hellman B, Wallgren A, Petersson B. Cytological characterstics of the exocrine pancreatic cells with regard to their positions in relation to the islets of Langerhans. A study in normal and obese-hyperglycaemic mice. *Acta Endocrinol* 1962;**93**:465-73.

578. Putzke HP, Said F. Different secretory responses of peri-insular and other acini in rat pancreas after pilocarpine injection. *Cell Tissue Res* 1975;**161**:133-43.

579. Chiu T. Hypertrophic foci of pancreatic acinar cells in rats. *CRC Crit Rev Toxicol* 1985;**14**:133-57.

580. Rao MS, Reddy JK. Induction and differentiation of exocrine pancreatic tumours in the rat. *Exp Pathol* 1985;**28**:67-87.

581. Bell RH, Kuhlmann ET, Jensen RT, Longnecker DS. Overexpression of cholecystokinin receptors in azaserine-induced neoplasms of the rat pancreas. *Cancer Res* 1992;**52**:3295-9.

582. Povoski SP, Zhou WG, Longnecker DS, Roebuck BD, Bell RH. Stimulation of growth of azaserine-induced putative preneoplastic lesions in rat pancreas is mediated specifically by way of cholecystokinin-A receptors. *Cancer Res* 1993;**53**:3925-9.

583. Boorman GA, Eustis SL. Proliferative lesions of the exocrine pancreas in male F344/N rats. *Environ Health Perspect* 1984;**56**:213-7.

584. Rao MS, Upton MP, Subbarao DG, Scarpelli DG. Two populations of cells with differing proliferation capacities in atypical acinar cell foci induced by 4-hydroxyamino-quinoline-l-oxide in the rat pancreas. *Lab Invest* 1982;**46**:527-34.

585. Eustis SL, Boorman GA. Proliferative lesions of the exocrine pancreas: relationship to corn oil gavage in the National Toxicology Program. *J Natl Cancer Inst* 1985;**75**:1067-73.

586. Hayashi Y, Furukawa H, Hasegawa T. Pancreatic tumors in rats induced by 4-nitroquinoline l-oxide derivatives. In: Nakahara W, Takayama S, Sugimura T, Odashima S, editors. *Topics in chemical carcinogenesis*. Baltimore: University

Park Press; 1972. p. 53-61.

587. Roebuck BD, Baumgartner KJ, Thron CD. Characterization of two populations of pancreatic atypical acinar cell foci induced by azaserine in the rat. *Lab Invest* 1984;**50**:141-6.

588. Longnecker DS, Roebuck BD, Yager JD, Lilja HS, Siegmund B. Pancreatic carcinoma in azaserine-treated rats: induction, classification, and dietary modulation of incidence. *Cancer* 1981;**47**:1562-72.

589. Roebuck BD, Lilja HS, Curphy TJ, Longnecker DS. Pathologic and biochemical effects of azaserine in inbred Wistar/Lewis rats and non-inbred CD[R]-1 mice. *J Natl Cancer Inst* 1980;**65**:383.

590. Scarpelli DG, Rao MS. Differentiation of regenerating pancreatic cells into hepatocyte-like cells. *Proc Natl Acad Sci U S A* 1981;**78**:2577-81.

591. Reddy JK, Rao MS, Qureshi SA, Reddy MK, Scarpelli DG, Lalwani ND. Induction and origin of hepatocytes in rat pancreas. *J Cell Biol* 1984;**98**:2082-90.

592. Love L, Pelfrene A, Garcia H. Acinar adenomas of the pancreas in MRC-Wistar rats. *J Comp Pathol* 1977;**87**:307-10.

593. McGuinness EE, Morgan RGH, Levison DA, Frape DL, Hopwood D, Wormsley KG. The effects of long-term feeding of soya flour on the rat pancreas. *Scand J Gastroenterol* 1980;**15**:497-502.

594. Abdo KM, Huff JE, Haseman JK, Boorman GA, Eustis SL, Matthews HB, et al. Benzyl acetate carcinogenicity, metabolism, and disposition in Fischer 344 rats and B6C3F1 mice. *Toxicology* 1985;**37**:159-70.

595. Cotchin E. Veterinary oncology: a survey. *J Pathol* 1984;**142**:101-27.

596. Levison DA. Carcinoma of the pancreas. *J Pathol;* **129**, 203-223.

597. Hidalgo M. Pancreatic cancer. *N Engl J Med* 2010;**362**:1605-17.

598. Jimenez RE, Z'Graggen K, Hartwig W, Graeme-Cook F, Warshaw AL, Fernandez-del Castillo C. Immunohistochemical characterization of pancreatic tumors induced by dimethylbenzanthracene in rats. *Am J Pathol* 1999;**154**:1223-9.

599. Roebuck BD, Yager JD, Longnecker DS. Dietary modulation of azaserine-induced pancreatic carcinogenesis in the rat. *Cancer Res* 1981;**41**:888-93.

600. Howatson AG, Carter DC. Pancreatic carcinogenesis-enhancement by cholecystokinin in the hamster-nitrosamine model. *Br J Cancer* 1985;**51**:107-14.

601. Longnecker DS, Chandar N, Sheahan DG, Janosky JE, Lombardi B. Preneoplastic and neoplastic lesions in the pancreas of rats fed choline-devoid or choline supplemented diets. *Toxicol Pathol* 1991;**19**:59-65.

602. McMaster O. *Sporanox (itraconazole) injection. Pharmacology/toxicology review and evaluation.* Application. No: 020996. Maryland, USA: Center for Drug Evaluation and Resarch. Food and Drug Administration; 1999.

603. Dominick MA, Dobrowski WF, Metz AL. Proliferative exocrine pancreatic lesions in aged Wistar rats. *Toxicol Pathol* 1990;**18**:423-8.

604. Reddy JK, Qureshi SA. Tumorigenicity of the hypolipidaemic peroxisome proliferator ethyl-alpha-p-chlorphenoxyisobutyrate (clofibrate) in rats. *Br J Cancer* 1979;**40**:476-82.

605. Reddy JK, Rao MS. Malignant tumors in rats fed nafenopin, a hepatic peroxisomal proliferation. *J Natl Cancer Inst* 1977;**59**:1645-50.

606. Sigler RE, Gough AW, de la Iglesia FA. Pancreatic acinar cell neoplasia in male Wistar rats following 2 years of gabapentin exposure. *Toxicology* 1995;**98**:73-82.

607. Bonnevie-Nielsen V. The endocrine pancreas. Aspects of β-cell function in relation to morphology, insulin secretion and insulin content. *Scand J Clin Lab Invest* 1986;**46**(Suppl. 183):1-47.

608. Michels JE, Bauer GE, Johnson D, Dixit PK. Morphometric analysis of the endocrine cell composition of rat pancreas following treatment with streptozotocin and nicotinamide. *Exp Mol Pathol* 1986;**44**:247-58.

609. Smith PH. Immunocytochemical localization of glucagon-like and gastric inhibitory polypeptide-like peptides in the pancreatic islets and gastrointestinal tract. *Am J Anat* 1983;**168**:109-18.

610. Wieczorek G, Pospischil A, Parentes E. A comparative immunohistochemical study of pancreatic islets in laboratory animals (rats, dogs, minipigs, nonhuman primates). *Exp Toxicol Pathol* 1998;**50**:151-72.

611. Fenoglio CM, King DW. Somatostatin, an update. *Hum Pathol* 1983;**14**:4759.

612. Orci L, Baetens D, Ravazzola M, Stefan Y, Mailaisse-Lagae F. Ilots à polypeptide pancreatique (PP) et ilots à glucagon: distribution topographique distincte dans le pancréas du rat. *C R Acad Sci* 1976;**283**:1213-6.

613. Falkmer S. Immunocytochemical studies on the evolution of islet hormones. *J Histochem Cytochem* 1979;**27**:1281-2.

614. Fiocca R, Sessa F, Tenti P, Usellini L, Capell AC, O'Hare MMT, et al. Pancreatic polypeptide (PP) cells in the PP-rich lobe of the human pancreas are identified ultrastructurally

and immunocytochemically as F cells. *Histochem Cell Biol* 1983;**77**:511-23.

615. Kaitoh T, Masuda T, Sasano N, Takahashi T. The size and number of Langerhans islets correlated with their endocrine function: a morphometry on immunostained serial sections of adult human pancreas. *Tohoku J Exp Med* 1986;**149**:1-10.

616. Heit JJ, Karnik SK, Kim SK. Intrinsic regulators of pancreatic beta-cell proliferation. *Annu Rev Cell Dev Biol* 2006;**22**:311-38.

617. Feero WG, Guttmacher AE, McCarthy MI. Genomics, type 2 diabetes, and obesity. *N Engl J Med* 2010;**363**:2339-50.

618. Greaves P, Faccini JM. Digestive system. In: *A glossary for use in toxicity and carcinogenicity studies.* Amsterdam: Elsevier; 1992. p. 105-148.

619. Imaoka M, Satoh H, Furuhama K. Age- and sex-related differences in spontaneous hemorrhage and fibrosis of the pancreatic islets in Sprague-Dawley rats. *Toxicol Pathol* 2007;**35**:P26.

620. Imaoka M, Kato M, Tago S, Gotoh M, Satoh H, Manabe S. Effects of estradiol treatment and/or ovariectomy on spontaneous hemorrhagic lesions in the pancreatic islets of Sprague-Dawley rats. *Toxicol Pathol* 2009;**37**:218-26.

621. Nugent DA, Smith DM, Jones HB. A review of islet of Langerhans degeneration in rodent models of type 2 diabetes. *Toxicol Pathol* 2008;**36**:529-51.

622. Pipeleers D, Van de Winkel M. Pancreatic B cells possess defense mechanisms against cell-specific toxicity. *Proc Natl Acad Sci U S A* 1986;**83**:5267-71.

623. Wellman KF, Volk BW. Islets of Langerhans: structure and function in diabetes. *Pathobiol Ann* 1980;**10**:105-33.

624. Stokes WS. Spontaneous diabetes mellitus in a baboon (*Papio cynocephalus anubis*). *Lab Anim Sci* 1986;**36**:529-33.

625. Gepts W, de May J. Islet cell survival determined by morphology: an immunocytochemical study of the islets of Langerhans in juvenile diabetes mellitus. *Diabetes Metab* 1978;**27**(Suppl. 1):251-61.

626. Seemayer TA, Schurch W, Kalant N. B cell lymphoproliferation in spontaneously diabetic BB Wistar rats. *Diabetologia* 1982;**23**:261-5.

627. Like AA, Rossini AA, Guberski DL, Williams RM. Spontaneous diabetes mellitus: reversal and prevention in the BB/W rat with antiserum to rat lymphocytes. *Science* 1979;**206**:1421-3.

628. Like AA, Kislauskis E, Williams RM, Rossini AA. Neonatal thymectomy pevents spontaneous diabetes in the BB/W rat.

Science 1982;**216**:644-6.

629. Like AA, Anthony M, Guberski DL, Rossini AA. Spontaneous diabetis mellitus in the BB/W rat. Effects of glucocorticoids, cyclosporin A and antiserum to rat lymphocytes. *Diabetes Metab* 1983;**32**:326-30.

630. Laupacis A, Stiller CR, Gardell C, Keown P, Dupre J, Wallace AC, et al. Cyclosporin prevents diabetes in BB Wistar rats. *Lancet* 1983;**1**:10-2.

631. Makino S, Kunimoto K, Muraoka Y, Mizushima Y, Katagiri K, Tochino Y. Breeding of a non-obese, diabetic strain of mice. *Exp Anim* 1980;**29**:1-13.

632. Fujino-Kurihara H, Fujitas H, Hakura A, Nonaka K, Tarui S. Morphological aspects on pancreatic islets of non-obese diabetic (NOD) mice. *Virchows Arch fur Pathol Anat Virchows Arch B Cell Pathol Incl Mol Pathol* 1985;**49**:107-20.

633. Miller BJ, Appel MC, O'Neil JJ, Wicker LS. Both Lyt-2+ and L3T4+ T cell subsets are required for the transfer of diabetes in non-obese diabetic (NOD) mice. *J Immunol* 1988;**140**:52-62.

634. Herold KC, Lenschow DJ, Bluestone JA. CD28/B7 regulation of autoimmune diabetes. *Immunol Res* 1997;**16**:71-84.

635. Junod A, Lambert AE, Orchi L, Pictet R, Gonet AE, Renold AE. Studies of the diabetogenic action of streptozotocin. *Proc Soc Exp Biol Med* 1967;**126**:201-5.

636. Whiting PH, Middleton B, Thomas N, Hawthorne J. Studies on a stable, mild diabetes induced by streptozotocin in rats. *Br J Exp Pathol* 1982;**63**:408-13.

637. Richter K-D, Loge O, Losert W. Vergleichende morphologische Untersuchungen über die diabetogene Wirkung von Streptozotocin bei Ratten, chinesischen Streifenhamstern, Meerschweinchen und Kaninchen. *Arzneimittelforschung* 1971;**21**:1654-6.

638. Wagner JD, Cline JM, Shadoan MK, Bullock BC, Rankin SE, Cefalu WT. Naturally occurring and experimental diabetes in cynomolgus monkeys: a comparison of carbohydrate and lipid metabolism and islet pathology. *Toxicol Pathol* 2001;**29**:142-8.

639. Le Doux SP, Woodley SE, Patton NJ, Wilson GL. Mechanisms of nitrosourea-induced beta-cell damage. *Diabetes* 1986;**35**:866-72.

640. Herold KC, Montag AG, Fitch FW. Treatment with anti-lymphocyte antibodies prevents induction of insulinitis given multiple doses of streptozotocin. *Diabetes* 1987;**36**:796-801.

641. Kim YT, Steinberg C. Immunologic studies on the induction

of diabetes in experimental animals. Cellular basis for the induction of diabetes by streptozotocin. *Diabetes* 1984;**33**:771-7.

642. Dunn JS, Sheenan HL, McLetchie NGB. Necrosis of islets of Langerhans produced experimentally. *Lancet* 1943;**1**:484-7.

643. Patent GJ, Alfert M. Histological changes in the pancreatic islets of alloxan-treated mice, with comments on beta-cell regeneration. *Acta Anat* 1967;**66**:504-19.

644. Gorus FK, Malaisse WJ, Pipeleers DG. Selective uptake of alloxan by pancreatic B-cells. *Biochem J* 1982;**208**:513-5.

645. Meglasson MD, Burch PT, Berner DK, Najafi H, Matschinsky FM. Identification of glucokinase as an alloxansensitive glucose sensor of the pancreatic beta-cell. *Diabetes* 1986;**35**:1163-73.

646. Boillot D, in't Veld P, Sai P, Feutren G, Gepts W, Assan R. Functional and morphological modifications induced in rat islets by pentamidine and other diamidines *in vitro*. *Diabetologia* 1985;**28**:359-64.

647. Jha TK, Sharma VK. Pentamidine-induced diabetes mellitus. *Trans R Soc Trop Med Hyg* 1984;**78**:252-3.

648. Bouchard P, Sai P, Reach G, Caubarrere I, Ganeval D, Assan R. Diabetes mellitus following pentamidineinduced hypoglycemia in humans. *Diabetes Metab* 1982;**31**:40-5.

649. Longnecker DS, Wold JS, Fischer LJ. Ultrastructural study of alterations in beta cells of pancreatic islets from cyproheptidine-treated rats. *Diabetes* 1972;**21**:71-9.

650. Fischer LJ, Rickert DE. Pancreatic islet-cell toxicity. *CRC Crit Rev Toxicol* 1975;**3**:231-63.

651. Klöppel G, Bommer G, Ruttmann E, Schafer H-J. Qualitative and semi-quantitative calcium cytochemistry in B cells of mice treated with cyproheptidine and mannoheptulose. *Acta Endocrinol* 1978;**87**:786-98.

652. Kast A, Ueberberg H. Cytoplasmic vacuolation of pancreatic beta cells of rats after oral administration of a derivative of isoquinoline. *Toxicol Appl Pharmacol* 1986;**85**:274-85.

653. Park-Wyllie LY, Juurlink DN, Kopp A, Shah BR, Stukel TA, Stumpo C, et al. Outpatient gatifloxacin therapy and dysglycemia in older adults. *N Engl J Med* 2006;**354**:1352-61.

654. Frothingham R. Glucose homeostasis abnormalities associated with use of gatifloxacin. *Clin Infect Dis* 2005;**41**:1269-76.

655. Ghaly H, Kriete C, Sahin S, Pfloeger A, Holzgrabe U, Zuenkler BJ, et al. The insulinotropic effect of fluoroquinolones. *Biochem Pharmacol* 2009;**77**:1040-52.

656. Wilson GL, LeDoux SP. The role of chemicals in the etiology of diabetes mellitus. *Toxicol Pathol* 1989;**17**:357-63.

657. Rezzani R, Cyclosporine A. and adverse effects on organs: histochemical studies. *Prog Histochem Cytochem* 2004;**39**:85-128.

658. Kindt MV, Kemp R, Allen HL, Jensen RD, Patrick DH. Tacrolimus toxicity in Rhesus monkey: model for clinical side effects. *Transplant Proc* 1999;**31**:3393-6.

659. Li QY, Li F, Sun JH, Chi YY, Yin HS, Liu SQ, et al. Mechanisms of diabetes mellitus induced with FK506 in SD rats models. *Immunopharmacol Immunotoxicol* 2009;**31**:675-81.

660. Kaduk B, Husslein E-M, Siegfried A. Morphology of the chronic toxicity of busulfan on the islets of Langerhans. *Hepatogastroenterology* 1987;**34**:108-12.

661. Prahalada S, Stabinski LG, Chen HY, Morrissey RE, De Burlet G, Holder D, et al. Pharmacological and toxicological effects of chronic porcine growth hormone administration in dogs. *Toxicol Pathol* 1998;**26**:185-200.

662. Williams G. Amyloidosis in parabiotic mice. *J Pathol Bacteriol* 1964;**88**:35-41.

663. Law E, Lu S, Kieffer TJ, Warnock GL, Ao Z, Woo M, et al. Differences between amyloid toxicity in alpha and beta cells in human and mouse islets and the role of caspase-3. *Diabetologia* 2010;**53**:1415-27.

664. Palotay JL, Howard CFJ. Insular amyloidosis in spontaneously diabetic non-human primates. *Vet Pathol* 1982;**19**(Suppl. 7):181-92.

665. Hajdu A, Rona G. Morphological observations on spontaneous pancreatic islet changes in rats. *Diabetes Metab* 1967;**16**:108-10.

666. Shino A, Matsuo T, Iwatsuka H, Suzuoki Z. Structural changes of pancreatic islets in genetically obese rats. *Diabetologia* 1973;**9**:413-21.

667. Michaelis OE, Patrick DH, Hansen CT, Canary JJ, Werner RM, Carswell N. Insulin-independent diabetes mellitus (type II). Spontaneous hypertensive/NIH-corpulent rat. *Am J Pathol* 1986;**123**:398-400.

668. Coleman DL. Diabetes-obesity syndromes in mice. *Diabetes* 1982;**31**(Suppl. 1):1-6.

669. Kargar C, Ktorza A. Anatomical versus functional b-cell mass in experimental diabetes. *Diabetes, Obes Metab* 2008;**10**(S4):43-53.

670. Reavon EP, Reavon GM. Structure and function changes in

the endocrine pancreas of aging rats with reference to the modulating effects of exercise and caloric restruction. *J Clin Invest* 1981;**68**:75-84.

671. Kast A, Hamatake H, Higashi T, Nishimura T. Gewebemessungen am Inselorgan mit Corticoid behandelter Ratten. *Arzneimittelforschung* 1970;**20**:1259-65.

672. Riley MGI, Boorman GA, Macdonald MM, Longnecker D, Solleveld HA, Giles HD. Proliferative and metaplastic lesions of the endocrine pancreas in rats. *Guides for toxicologic pathology*, Vol. E-1. Washington DC: STP/ARP/AFIP; 1990.

673. Rowlatt UF. Pancreatic neoplasms of rats and mice. In: Cotchin E, Roe FJC, editors. *Pathology of laboratory Rats and Mice*. Blackwell Oxford; 1967. p. 85-101.

674. Pour PM, Althoff J, Salmasi SZ, Stepan K. Spontaneous tumors and common diseases in three types of hamsters. *J Natl Cancer Inst* 1979;**63**:797-811.

675. Yoshida A, Iqbal ZM, Epstein SS. Spontaneous pancreatic islet cell tumours in guinea pigs. *J Comp Pathol* 1979;**89**:471-80.

676. Priester WA. Pancreatic islet cell tumors in domestic animals. Data from 11 colleges of veterinary medicine in the United States and Canada. *J Natl Cancer Inst* 1974;**53**:227-9.

677. Ehehalt F, Saeger HD, Schmidt CM, Grutzmann R. Neuroendocrine tumors of the pancreas. *Oncologist* 2009;**14**:456-67.

678. Dias JLC, Montali RJ, Strandberg JD, Johnson LK, Wolff MJ. Endocrine neoplasia in New World primates. *J Med Primatol* 1996;**25**:34-41.

679. Öberg K, Eriksson B. Endocrine tumours of the pancreas. *Best Pract Res Clin Gastroenterol* 2005;**19**:753-81.

680. Hager JH, Hanahan D. Tumor cells utilize multiple pathways to down-modulate apoptosis-lessons from a mouse model of islet cell carcinogenesis. *Mech Cell Death* 1999;**887**:150-63.

681. Crabtree JS, Scacheri PC, Ward JM, Garrett-Beal L, Emmert-Buck MR, Edgemon KA, et al. A mouse model of multiple endocrine neoplasia, type 1, develops multiple endocrine tumors. *Proc Natl Acad Sci U S A* 2001;**98**:1118-23.

682. Frantz VK. Islet cell tumors. In *Tumors of the pancreas. Atlas of tumor pathology*. Washington DC: Armed Forces Institute of Pathology; 1959. 79-141

683. McConnell EE, Solleveld HA, Swenberg JA, Boorman GA. Guideline for combining neoplasms for evaluation of rodent carcinogenicity studies. *J Natl Cancer Inst* 1986;**76**:283-9.

684. Lam KY, Lo CY. Pancreatic endocrine tumour: a 22-year clinico-pathological experience with morphological, imunohistochemical observation and a review of the literature. *Eur J Surg Oncol* 1997;**23**:36-42.

685. Stromberg PC, Wilson F, Capen CC. Immunocytochemical demonstration of insulin in spontaneous pancreatic islet cell tumors of Fischer rats. *Vet Pathol* 1983;**20**:291-7.

686. Germann PG, Heinrichs M, Puschner H, Hellmann J, Kohler M, Ernst H. RITA/Registry of Industrial Toxicology Animal Data: a comparative immunohistochemical study of 77 islet cell carcinomas in Sprague-Dawley and Wistar rats using antibodies against insulin, glucagon, somatostatin and gastrin. *Exp Toxicol Pathol* 1999;**51**:477-87.

687. O'Brien TD, Hayden DW, O'Leary TP, Caywood DD, Johnson KH. Canine pancreatic endocrine tumors: immunohistochemical analysis of hormone content and amyloid. *Vet Pathol* 1987;**24**:308-14.

688. Hawkins KL, Summers BA, Kuhajda FP, Smith CA. Immunocytochemistry of normal pancreatic islets and spontaneous islet cell tumors in dogs. *Vet Pathol* 1987;**24**:170-9.

689. Rakieten N, Gordon BS, Beaty A, Cooney DA, Davis RD, Schein PS. Pancreatic islet cell tumors produced by the combined action of streptozotocin and nicotinamide. *Proc Soc Exp Biol Med* 1971;**137**:280-3.

690. Kazumi T, Yoshino G, Fujii S, Baba S. Tumorigenic action of streptozotocin on the pancreas and kidney in male Wistar rat. *Cancer Res* 1978;**38**:2144-7.

691. Yamagami T, Miwa A, Takasawa S, Yamamoto H, Okamoto H. Induction of rat pancreatic B-cell tumors by the combined administration of streptozotocin or alloxan and poly (adenosine diphosphate ribose) synthetase inhibitors. *Cancer Res* 1985;**45**:1845-9.

692. Yamamoto H, Uchigata Y, Okamoto H. Streptozotocin and alloxan induce DNA strand breaks and poly (ADP-ribose) synthetase inpancreatic islets. *Nature* 1981;**294**:284-6.

693. Morohoshi T, Kanda M, Kloppel G. On the histiogenesis of experimental pancreatic endocrine tumours. An immunocytochemical and electron microscopical study. *Acta Pathol Jpn* 1984;**34**:271-81.

第10章 泌尿道

肾脏

许多在人类使用的治疗药物和诊断药物可能引起肾脏损伤，基于住院数据表明，危及生命的肾脏毒性是引起患者住院或再住院的主要原因，尤其是老年人或肾功能不全的人群[1-6]。许多不同的因素（例如高血压、脱水、呕吐引起的液体和电解质缺失）可加剧外源性物质的肾毒性[7]，改变肾血流动力学的药物（例如非甾体类抗炎剂）或在肾组织高浓度分布的药物（尤其是氨基苷类抗生素）更容易在肾前性氮血症的患者引起肾损伤[8]。不要忽视非常规草药和毒品也与肾损伤有关[9]。

患者中与药物引起的肾衰竭有关的病理有三种主要类型[10]：

1. 与剂量无关的过敏反应引起的肾小管间质性肾炎；
2. 直接毒性作用引起的剂量相关性急性肾小管坏死；
3. 药物或代谢产物在肾单位远端形成的结晶导致的梗阻性肾病。

药物引起的肾小球反应罕见，但类似特发性肾小球疾病，包括微小病变疾病、局灶性节段性肾小球硬化和膜性肾小球肾炎[11]，异常免疫球蛋白的聚集也可沉积于肾小球产生肾小球损伤或过滤到肾小管产生管型肾病[12]。治疗引起的血管性疾病或血管内凝血也可损伤肾脏并产生肾小球病变。

在人类可引起急性肾小管坏死（急性肾脏损伤）的药种属类很多，包括非甾体类抗炎药、放射性造影剂、氨基苷类抗生素、两性霉素、抗病毒药物、噻嗪类和钙调磷酸酶抑制剂，治疗停止后病变通常可恢复，人们认为超过2/3的急性间质损伤病例是由药物治疗引起，大多数病例免疫机制明确[11]，慢性间质性肾炎的特征性变化为间质纤维化、肾小管萎缩伴不同程度的慢性炎性成分，被认为与非那西汀和其他非甾体抗炎药、锂剂和草药中的马兜铃酸治疗有关。阿昔洛韦、茚地那韦、磺胺类药物、甲氨蝶呤、氨苯蝶啶、口服磷酸钠制剂和环丙沙星可导致人类尿液中出现不溶性结晶并导致晶体性肾病[13,14]。锂剂可直接与肾小球基底膜阴离子位点相互作用或通过干扰足细胞磷酸肌醇途径来增加肾小球通透性[15]。

现有的比较药物在人类的肾毒性和临床前研究结果表明，动物毒性研究可较好地预测患者肾脏的不良反应。既往在大鼠、犬和猴开展的抗肿瘤药物的实验结果均与其在人体的作用之间有较好的相关性。Olson和同事进行的对制药公司150个药物的档案研究表明，10个在人类产生肾毒性的药物中有7个是由动物实验预测的[16]。但是，这些和其他的实验表明：动物毒性实验得出的肾毒性存在一定程度的过度预测[16,17]。此外，尽管肾毒性的各种直接作用形式在实验室动物可重现，但是，患者中与剂量无关的过敏反应引起的间质炎症或免疫介导肾小球肾炎通常不能通过传统的动物实验来预测。而且，应该强调的是与健康动物的高剂量实验不同，患者中药物引起的肾衰竭存在着复杂的相互作用，包括以下因素：血容量不足、肾血流动力学和肾小球滤过的改变以及明显的缺血[18]。

在临床前毒性研究中特别容易出现肾脏变化，这是由于给药剂量高，而且肾脏排出多种药物和其代谢产物。在人类的常规毒性研究中许多重要的危险因素也使肾脏容易损伤，肾脏血流丰富导致其暴露于高峰值浓度的化学品，即使这些化学品仅短时间存在于血液循环中。肾脏的高耗氧量使其对缺血和血容量不足敏感，肾脏实质细胞和肾小管腔液浓缩毒性溶质的能力是另一个危险因素[7]。

实验动物肾脏组织对药物作用的敏感性有种属差异，也可能有品系差异。例如，年龄相当的Fischer大鼠被证明对妥布霉素的肾毒性比Sprague-Dawley大鼠更敏感[19]，而某些Sprague-Dawley大鼠被证明对庆大霉素的肾作用比其他大鼠更敏感[20]。但是，许多这些比较性研究没有评估药物研究的相对系统性暴露，因此这些结果可能原因是药物分布的差别。免疫介导肾脏疾病动物模型的研究表明，动物对外源性物质诱导自身抗体属性的敏感性存在明显的种属和品系差异，这种敏感性对特定化学结构是有选择性的（见下文）。

解剖

肾脏结构的标准化术语已经建立[21]，大鼠、小鼠、仓鼠、家兔及犬的肾脏是单叶肾（单乳头肾），而人的每个肾脏由10～14个叶构成，胎儿中这些叶最明显。啮齿类动物、家兔和犬的肾皮质形成一个帽覆盖在髓质上，髓质呈锥形，其顶端为肾乳头突入肾窦。猴的肾脏为单叶型（单乳头型），但基本与人的肾脏类似。小型猪的肾脏是类似于人类的多叶肾（多乳头肾）[23]。

尽管有研究表明某一特定种属不同品系大鼠和小鼠肾脏重量与体重有密切相关性，但不同种属肾脏重量与体重的相关性差异很大[24,25]。

血供

每个肾脏主要是由肾动脉供血，但有个体差异，大鼠、小鼠、犬和人的右肾动脉从主动脉分出的位置通常比左肾动脉低。人的每条肾动脉分支为节段动脉，再分支为小叶间动脉，再形成弓状动脉。在单叶肾种属中使用"小叶间"这个术语是不明确的，但单肾叶种属的小叶间动脉可被认为是与节段动脉相连并形成弓状动脉的动脉。弓状动脉在皮髓质交界水平横穿肾实质分支为小叶间动脉，"皮质桡动脉"这个术语被推荐用作小叶间动脉的标准术语[21]，这些动脉向外延伸成为入球小动脉、肾小球毛细血管和出球小动脉。靠近髓质的肾小球汇集成出球小动脉，出球小动脉再分支为直小动脉（spuria），髓质通过直小动脉获得其大部分的血液供应。直小动脉变成直小静脉在皮髓质交界处汇入弓状静脉，靠近皮质的肾小球汇集成的出球小动脉分支为丰富的互相连通的皮质肾小管周围血管网，然后汇入小叶间静脉，进入弓状静脉。小型猪的血液供应是独特的，在两极间横向而不是纵向划分[22]。

肾单位

肾脏的主要结构和功能单位是肾单位，由肾小球和肾小管构成，其远端位于进入普通集合管系统的位点。

肾小球

肾小球由一团突入囊腔（Bowman囊）的特殊毛细血管组成，Bowman囊与近曲小管相通，整个结构称为肾小体，但"肾小球"是整个结构最常用的术语。被覆Bowman囊的上皮细胞在肾小球损伤的基质沉积中似乎起重要作用[26]。肾小球滤过屏障有三层：有孔内皮、肾小球基底膜、足细胞连同足细胞足突指状突起之间的裂孔隔膜[27]。

成年实验动物肾小球的数目和大小是体重相对恒定的函数，大鼠形态学研究表明，Bowman囊和毛细血管丛的大小通常不仅随年龄增加而增大，而且品系间可能有差别[28]。此外，与其他种属（包括人类）相同，大鼠肾皮质肾小球的分布是不均匀的，肾小球的密度从外到内是逐渐降低的，有研究表明，大鼠越浅表的肾小球，其收缩压和尿液蛋白分泌量越高，尤其是白蛋白越多[29]。

许多种属动物的肾小球电镜检查表明，毛细血管丛仅有一层基底膜，其循环一侧为有孔的内皮，滤过一侧为脏层上皮细胞[30]。由于基底膜中存在黏多糖阴离子位点，主要是透明板的硫酸乙酰肝素，因此基底膜带负电荷[31]。

尿形成开始于肾小球，通过肾小球毛细血管管壁的滤过形成超滤液后加工形成尿液。肾小球的滤过依赖于跨毛细血管静水压和渗透压作用的平衡、流经肾小球的血流速度以及滤过毛细血管的通透性和总面积[32]。肾小球的血流和滤过速度取决于入球小动脉和出球小动脉紧张性，由血管收缩剂，例如血管紧张素Ⅱ、抗利尿激素、去甲肾上腺素、内皮素和血管扩张剂前列腺素及内皮源性舒张因子来维持其平衡[33]。改变这些因素之间平衡的药物可引起肾脏缺血性损伤，尤其是在肾功能不全的患者。

蛋白质和其他大分子依据分子大小、形状和净电荷而被肾小球阻碍，滤过屏障似乎具有大小和电荷选择性，但是这一功能的分子基础尚未明确[27]。小于25 kDa的分子通常可通过滤过屏障，肾小球滤过液的浓度可达到其在血浆浓度的50%[34]，大于70 kDa的血浆蛋白一般认为受大小和电荷选择性屏障限制而不能滤过[35,36]，大小选择性屏障限制150 kDa或以上的蛋白质滤过。

肾小管

肾小管不同的部分可通过常规的苏木精-伊红（hematoxylin and eosin, H&E）染色切片进行识别，但多年来也使用许多更精确的方法，包括PAS染色和凝集素组织化学、塑料包埋切片和超微结构检查[30]。近端小管的横切面在肾脏常规切片中的肾小球周围可见到，特征是含有明显刷状缘和颗粒状嗜酸性胞质的柱状或立方状细胞。大鼠肾脏的超微结构检查最清楚地定义了近端小管三个基本区段[30,37]。

S1段代表近曲小管的第一部分，具有厚的、发达的刷状缘（大鼠$2 \sim 3\,\mu m$，小鼠和人类$1\,\mu m$），明显的内吞空泡，发达的吞噬体系统，众多的细长线粒体以及复杂的基底侧交错结合。S2段代表近曲小管的剩余部分和直部的第一部分，与S1段相比，其刷状缘短，溶酶体显著，线粒体稀少，基底侧交错结合少而且浅。在某些种属（例如犬和大鼠）中S2段向S3段的过渡是突然的，其他种属（如家兔）中S2段向S3段的过渡是渐变的[21]。S3段由在髓放线的近直小管剩余部分和外髓的外带构成。大鼠S3段显示刷状缘高度增加，具有分化较差的内吞系统和稀疏的基底侧交错结合。过氧化物酶体存在于整个S3段以及S2段的后半部分[30]。

这些分段的结构与其功能密切相关。例如，S1和S2段主要涉及溶质和液体重吸收，与钠重吸收有关，这是由位于高度发达的基底膜的Na-k-ATP酶介导的。末段拥有丰富的氧化酶和参与脂质生物合成的酶，介导许多代谢和合成过程，含有过氧化氢酶，以破坏氧化代谢过程产生的过氧化氢[38]。

肾小管高度卷曲的部分在进入髓放线前结束并变为直部降支或直部（pars recta），在髓质又突然变成髓祥的降支细段和升支。

髓质旁肾单位有长的细段，而皮质浅层肾单位有位于外髓不同水平的短的细段，细的升支通过髓放线返回到皮质变成粗的升支。通常认为髓祥的粗升支在致密斑结束，尽管超微结构证据和Tamm-Horsfall蛋白的分布提示过渡似乎有些超出此范围[39]。

通过近端小管细胞重吸收的液体大约占肾小球超滤液的2/3，在正常情况下1/3的肾小球过滤液进入肾小管的降支。细支对水高度通透但对钠离子不通透，因此出现水的被动重吸收。反之，粗升支对水不通透但是大部分氯化钠通过主动转运氯离子在这段重吸收。因此，进入远端小管的小管内液体被稀释，周围髓质间质呈高渗状态。远端小管和集合管在血浆抗利尿激素的影响下也会重吸收水，醛固酮加强了盐的重吸收，因此，升支和远曲小管的主要功能是钠、钾、氯和二价离子的吸收，这个过程依赖于位于基底膜的Na-K-ATP酶[40]。

肾小球旁器

肾小球旁器包括入球小动脉、出球小动脉，另外还包括颗粒状肾素分泌细胞、致密斑、一组特殊的远端肾小管细胞和Lacis细胞（Goormaghtigh细胞、极垫细胞、球外系膜细胞）。Lacis细胞在入球和出球小动脉之间形成一锥形区域，其基部坐落在致密斑上，顶点与肾小球系膜相连[41]。肾小球旁器可被认为是一个解剖单位，对血管球的肾血流量和肾小球滤过率发挥着重要的反馈控制，也可能对控制肾小管的肾素分泌有重要作用。免疫细胞化学研究已证实肾脏大部分肾素位于入球小动脉的外膜，通常浅表皮质区要多于近髓区，肾素释放并向外进入血管外空间和肾毛细血管[41]。肾素分泌细胞也可见于入球小动脉的近端、小叶间动脉以及出球小动脉[42]。

间质

间质只占肾脏总体积的一小部分，但是在许多病理状态时会发生变化，并且可能对皮质液体引流很重要[43]。间质由基质和许多间质细胞组成。大鼠肾脏的超微结构研究在髓质发现了三种间质细胞，一种是与髓襻和毛细血管密切相关的不规则细胞，具有长胞质突起、数目不等的胞质脂滴及丰富的粗面内质网，这种间质细胞与前列腺素生成有关。另一种是圆形细胞，有一个大的胞核，胞质稀少，无长的突起，内质网稀疏而游离核糖体丰富。第三种是扁平细胞，有细小的胞质突起，主要与直部有关，被认为是一种外膜细胞[44]。

肾盂

肾盂是一个有褶皱的形状精致的腔室，其扩展深入髓质形成的特殊穹窿和髓质外带的脊。这种解剖结构与其增加渗透压上限的能力有关，因为在有特化穹窿的哺乳动物肾乳头尿素浓度比那些没有穹窿的动物高[45]。大鼠和仓鼠及小鼠相同，移行上皮从输尿管延伸到位于肾实质的肾盂。肾盂似乎具有典型的尿道上皮，但与膀胱上皮相比，肾盂上皮的细胞层数、上皮顶部的梭形囊泡数目、明显的深内陷的数量以及扇形表面的大小均不及膀胱上皮。肾盂的相对不渗透性似乎有其功能上的意义，从肾盂插入肾实质的部位开始，其厚度逐渐减小，细胞开始被覆短微绒毛。从锥形的底到肾乳头的顶仅留一层细胞，这层细胞与肾乳头集合管相对渗透层的细胞类似，符合此区域的回收利用功能[46]。

肾单位的酶分布

肾脏有药物代谢的功能，近端小管含有混合功能氧化酶，它们可以被外源物选择性地诱导或抑制[47-50]。肾单位不同区段的酶功能不同[51]。

许多关于酶分布的信息已通过显微解剖技术获得，但酶的细胞化学有助于将形态的改变与酶活性的变化相关联。肾单位的酶会溢出到尿液中，尿液酶活性可以作为肾小管完整性的非侵袭性监测指标，可以用来监测毒性实验的肾损伤，帮助评估肾损伤的可逆性，并且可以被作为一种评估新药在人体研究的肾脏变化的方法。尿液中酶和其他肾小管蛋白的研究也有助于不同肾毒素损害部位的精确定位[52]。其定量评估已被用作啮齿类动物、犬和猴筛选化学物肾毒性的一种敏感方法[53-55]。酶尿也被用来对氨基苷类抗生素对患者的潜在肾毒性进行排序[56]。

脂肪酸和乙酰乙酸已被证明是生理浓度情况下大鼠肾皮质呼吸的主要外源燃料[57]，与之相反，大鼠肾髓质拥有快速的有氧和无氧糖代谢并依赖于葡萄糖作能量来源[58,59]，这表现在肾单位远端存在高水平的酶类来催化葡萄糖代谢反应，例如己糖激酶和丙酮酸激酶。与此相反，糖异生作用的酶，如葡萄糖-6-磷酸酶通常仅限于近端小管细胞。与磷酸戊糖旁路中果糖和甘油代谢有关的酶（如葡萄糖-6-磷酸脱氢酶）均匀分布在整个肾单位。

线粒体酶活性的分布反映出髓袢粗升支和近曲小管含有最高密度的线粒体，近曲小管溶酶体酶（如β-半乳糖苷酶、β-葡萄糖醛酸酶和N-乙酰基-β-D-葡萄糖苷酶）的活性特别高，反映本段肾小管具有对重吸收大分子的降解作用。过氧化物酶的活性与过氧化物酶体在近端小管的分布一致[60]，刷状缘碱性磷酸酶、5'-核苷酸酶和γ-谷氨酰转肽酶的活性向着近曲小管的末端逐渐增加。

近曲小管含有最高活性的细胞色素P450和参与谷胱甘肽耦联的酶，葡萄糖醛酸和硫酸盐优选位于近端小管[51]。大鼠、小鼠和兔肾混合功能氧化酶研究已经表明，不同种属可能对诱导剂的反应有所不同，诱导可发生在肾小管的不同区段[47,48]，某些肾脏细胞色素P450的活性不仅在种属间存在差别，性别间也存在差别。例如，大鼠CYP4A2在肾脏的表达水平雄性比雌性高很多。小鼠的免疫组化研究表明，CYP2E1蛋白在近端小管雄性比雌性多而且有品系差异[61]。

免疫细胞化学、凝集素组织化学和原位杂交

多种多肽和蛋白抗原可用来作为评估肾损伤的免疫细胞化学标记物。肾素便是一例，它存在于肾小球旁器和肾动脉与入球小动脉的肌上皮细胞[41,42]。位于髓袢升支粗段膜表面的Tamm-Horsfall蛋白可以通过免疫细胞化学被有效地定位。细胞角蛋白、结蛋白和波形蛋白的抗体也可选择性地用于对肾单位区段和间质细胞的着色[62]。足细胞损伤似乎可由结蛋白的表达来反映[63]。细胞骨架蛋白α平滑肌肌动蛋白（对血管平滑肌和周细胞蛋白具有特异性）存在于活化的肾小球系膜细胞[64,65]。免疫细胞化学技术可用于定位酶的抗原位点，包括细胞色素P450和γ-谷氨酰转肽酶[66,67]。淋巴样细胞群细胞表面标记物也可用于研究肾疾病，例如移植-宿主反应和其他免疫细胞浸润肾实质的免疫介导状况。

原位杂交也可与免疫细胞化学结合来研究正常和疾病肾组织mRNA及蛋白质的时空关系，溶菌酶、纤溶酶原激活物抑制剂-1、血小板衍生的生长子、纤维连接蛋白、凝血酶致敏蛋白和肾素mRNA的探针已用于实验性肾小球肾炎和药物诱导的改变

研究[68,69]。

标记哺乳动物肾脏的某些糖基或糖链的过氧化物酶和荧光标记的凝集素可用作探针，用来在福尔马林固定、石蜡包埋的组织切片上确定肾组织的结构成分[70,71]。肾单位的不同部分凝集素的染色模式通常是一致的，但在不同种属之间很少相同[72]。

肾脏重量变化

肾脏称重不逊于许多复杂的肾毒性功能测试，肾脏重量增加及其肿胀和苍白的肉眼观察结果多年来都是肾毒性的公认指征。但是，组织病理学评估仍然是至关重要的，因为肾脏重量变化与多种不同的病理过程有关，包括肾小管坏死、肾小管空泡化、肾单位晶体堵塞，输尿管结扎和肾单位肥大[73,74]。肾单位肥大与功能需求增加有关，如高蛋白饮食或单侧肾切除或给予利尿剂可引起肾小球滤过率升高及肾小管流体流量改变[75-77]。

实验动物肾脏重量与体重的关系不太密切，大鼠毒性研究对照组肾脏重量的分析表明，肾脏重量与体重或脑重没有简单的对应关系[78]。正常成年恒河猴似乎也有大小相近的肾脏，却与年龄、性别、体重或骨架大小无关[79]。但是人类的肾脏重量好像随年龄增加而降低，其原因包括与肾小管功能改变有关的肾内血管内膜增厚、肾小球硬化、慢性炎细胞浸润及间质纤维化。这些变化可通过改变药物的药代动力学、药效学从而改变药物的毒性[80]。

毒理学研究中剂量相关的轻度肾重量变化很常见，但没有任何有关细胞改变明确的组织病理学证据。在许多情况下这种改变被认为是给予高剂量的活性药物引起的重大生理变化的功能性改变或适应性反应，在常规组织学切片中很难分辨中等程度的肾小管肥大。

肾小球空泡变

毒性实验中肾小球可见不同种类的空泡变，在正常比格犬肾小球偶尔含有泡沫细胞，它们含有的脂质空泡被认为是正常变异，没有病理学意义（图10.1a）。在老年肥胖动物中空泡变更常见，惰性大分

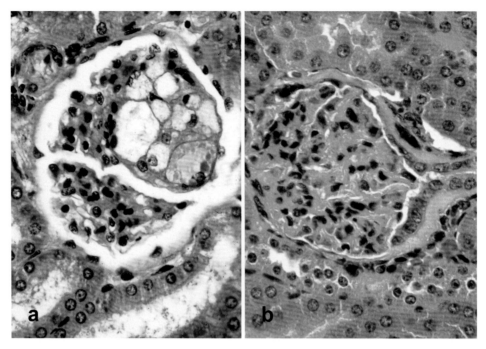

图10.1　图a：幼龄比格犬的肾脏，表现出肾小球自发性、灶性脂质空泡变(H&E染色×400)。图b：新西兰黑小鼠的肾脏，表现出典型的闭塞性肾小球肾炎的特征：细胞数目增加、血管球消失呈嗜酸性染色、蛋白沉积和基底膜增厚(H&E染色×400)

子也可沉积在肾小球成为巨噬细胞内含物（图10.2）。

　　给予某些药物后肾小球也可出现空泡变，例如多柔比星（阿霉素）可导致大鼠肾小球上皮细胞（足细胞，主要是肾小球旁区）出现大小不一的圆形空泡[81-83]。这些空泡通常见于脏层上皮细胞，但也可影响Bowman膜上排列的细胞，空泡的形成可能与上皮细胞的质膜改变有关。但是，蒽环类抗生素对大鼠的慢性作用包括肾病综合征、慢性肾小球肾炎，特点是肾小球纤维素样坏死以及全球性肾小球硬化，这似乎与蒽环类抗生素产生心脏病理改变的能力无关[84-88]。虽然发病机制尚未明确，但是抗氧化剂似乎可以降低大鼠肾小球变化的严重性[87]。给予大鼠嘌呤霉素也会导致肾小球上皮细胞出现非常轻微的空泡化（见下文"微小病变/肾小球病变"）[52]。

　　据报道，静脉给予大鼠大剂量人类基本成纤维细胞生长因子后出现显著但可逆的肾小球空泡变，病变包括肾小球扩大、空泡变和肾小球上皮细胞核巨大、肾小管扩张和管型形成[89]。虽然也曾有过食蟹猴Bowman囊的壁层上皮增生和肾小管改变的报道，但是没有发现肾小球空泡变。因为上述变化的

可逆性，有人认为它是作为一种正常肾脏调节剂的基本成纤维细胞生长因子放大反应。

肾小球肾炎

人类

　　药物引起肾小球损伤的几种形式虽然在人类中有过描述但并不常见，这些药物引起病变的不同病理类型类似于特发性肾小球肾炎。非甾体类抗炎药、锂剂、干扰素、氨羟二磷酸二钠和西罗莫司治疗引起的轻微病变性肾小球肾炎的临床特征是肾病综合征，但是很少伴有肾小球的形态学变化[11,90,91]。类似的药物也可引起局灶性节段性肾小球硬化，特征是由于基质的累积导致肾小球毛细血管袢局灶性闭塞。金盐、青霉胺和布西拉明与以毛细血管袢增厚为特征的膜性肾小球肾炎有关，银染显示嗜银基底膜钉状物中免疫球蛋白沉积[11]。

　　所涉及的机制往往不太清楚，有人推测，金盐和青霉胺通过释放与足细胞抗原发生交叉反应的抗原损伤了近端小管。研究表明青霉胺可诱导两种肾小球肾炎。第一种类型表现为细胞的增殖轻微或不

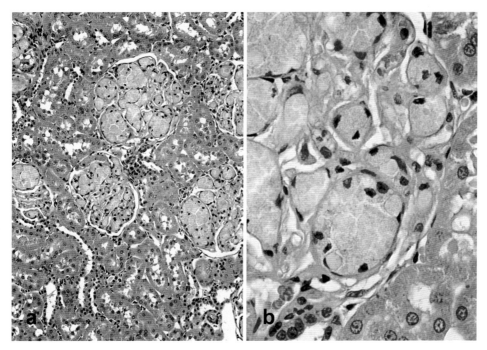

图10.2　Sprague-Dawley大鼠每天静脉注射一种可溶性合成多聚物6个月后肾脏表现为肾小球毛细血管丛浅色分叶状系膜沉积。图a：低倍图像（H&E染色×50）。图b：所累及肾小球的高倍图像（H&E染色×210）

存在，但肾小球基底膜显示钉状物，特征是上皮下电子致密物沉积，免疫荧光显示类似特发性膜性肾小球肾炎中IgG和C3的颗粒形式。第二种类型类似于肺出血-肾炎综合征或抗基底膜病变，免疫染色表现为线型形式[92]。人类对这些药物诱导的免疫复合物疾病的易感性受遗传因素的影响。曾有报道显示肼苯哒嗪诱发系统性红斑狼疮与HLA-DR4抗原之间有关联，类风湿关节炎患者中金盐诱导的蛋白尿与HLA-DRW3或HLA-B8抗原之间有关联[93,94]。

与之相反，非免疫机制曾在氨羟二磷酸二钠有关的肾小球损伤中被提到。氨羟二磷酸二钠是二磷酸盐类的一种，广泛用于治疗恶性高钙血症和溶骨性转移瘤[95]。

其他影响血管变化和血管内凝血的机制也会损伤肾小球。过量注射不能通过肾小球滤过膜的大分子（如合成聚合物、免疫球蛋白和单克隆抗体）可以在肾小球沉积并导致肾小球损伤，这与它们的大小、形状、黏度和电荷有关。

猴

肾小球肾炎常见于所有非人类灵长类动物，它们的体内针对寄生虫和饮食抗原的免疫复合物会影响肾小球肾炎的发展[96,97]。虽然肾小球肾炎在实验室灵长类动物中罕见，但是Chamanza和其同事曾在小部分对照组食蟹猴中描述过无症状的局灶性膜性、增殖性和膜增殖性肾小球肾炎[98]。病变特点是肾小球扩大、Bowman囊增厚、细胞增多以及毛细血管管腔狭窄或闭塞，伴不同程度的过碘酸-希夫染色（PAS）阳性嗜酸性物质的全球性或节段性沉积。

考虑到灵长类动物经常用于潜在的治疗用蛋白质安全性检测这一事实，对于它们在毒性研究中出现了肾小球病变的报道也就不足为奇。例如，有报道指出静脉注射重组葡萄球菌激酶可诱发恒河猴肾小球出血相关的肾小球内免疫球蛋白沉积[99]。该蛋白质具有的纤维蛋白溶解特性可诱发该种属的循环抗体。

犬

幼龄犬可发生肾小球肾炎，包括未满一年的比格犬[100,101]。膜性肾小球肾炎被描述没有或很少有系膜增生，但肾小球基底膜变厚并可显示上皮下的钉状物及局灶性或颗粒状IgG和C3补体的免疫染色[102]。膜性增生型肾小球肾炎的特点是肾小球系膜增生增厚，基底膜呈分裂状，以及IgG和C3的沉积。系膜增生型的特点是系膜细胞增生和IgG及C3的系膜沉积，基底膜没有显著变化。犬肾小球肾炎的病因尚未确定，但随着年龄的增长发病率增加，其发生与犬心丝虫感染（犬恶丝虫）、肝脏疾病、子宫内膜异位症、子宫积脓和肿瘤有关[103]。

虽然有些使患者产生红斑狼疮的药物（如普鲁卡因胺和肼苯哒嗪）已被证明可在比格犬中产生抗核抗体，这似乎与明显的药物诱导的肾疾病无关，即使给予这些药物多月[104,105]。给予犬高剂量的氨苄青霉素可引起没有临床症状的肾小球肾炎，其特点是肾小球系膜局灶性细胞增多和肾小球IgG、C3和一些IgM的颗粒沉积[106]。

小鼠

许多小鼠品系，特别是近交新西兰黑（NZB）鼠，会自发一种具有人系统性红斑狼疮很多表现的疾病。在不同的小鼠品系这类综合征的表现不尽相同，不仅包括肾小球性肾炎也包括关节炎、溶血性贫血和肾脏及冠状血管的坏死性多动脉炎。淋巴结增生、循环中抗DNA和抗淋巴细胞抗体和免疫复合物也是典型的特征[107]。与人类疾病相似，鼠红斑狼疮代表的不是单一的疾病而是一类综合征，是由遗传因素和环境因素之间复杂的相互作用影响了免疫系统引起。肾小球的变化因小鼠的年龄、品系以及疾病的发生阶段而不同。急性改变的特征是活动性增生性肾小球肾炎伴有多形核白细胞的浸润。亚急性形式的特征是内皮细胞和系膜细胞增生，偶见新月体和基底膜增厚。还有一种是在NZB/W小鼠品系中描述的更典型的闭塞性形式，特征是大量系膜蛋白质沉积和普遍性细胞增生（图10.1b）。免疫荧光研究显示IgG和C3在肾小球毛细血管壁、系膜区和肾小管-间质区呈颗粒状沉积[107]。给予干扰素和合成的干扰素诱导剂双二乙氨乙基芴酮会加速NZB小鼠这一疾病的进程[108,109]。给予幼龄小鼠干扰素也可诱导肾小球肾炎，特征是系膜增厚和增生、毛细血管襻增厚和系膜内沿着基底膜局灶性和节段性IgG、IgM和C3颗粒的沉积[110,111]。但是，人类使用干扰素α很少

出现肾小球的病理变化[112]。

缺乏细胞色素P450 CYP1B1的小鼠也可发生增生性肾小球肾炎，与循环中抗-DNA抗体和肾小球上皮下免疫球蛋白的免疫沉积有关[113]。由于这些小鼠还出现组织细胞肉瘤和巨噬细胞功能缺陷，有人认为这种肾小球肾炎与DNA的异常分解代谢有关。

另一种导致小鼠肾小球肾炎的治疗剂是短小棒状杆菌，由于它能够刺激免疫系统、增加抗体的产生、活化补体和刺激干扰素而被用于治疗恶性疾病的患者。当它被注射到小鼠体内可产生系膜性增生性肾小球肾炎，特点是肾小球系膜增生、毛细血管襻增厚、小灶坏死、多形核细胞蓄积并偶见新月体形成[114]。超微结构变化包括肾小球系膜和内皮下致密物沉积，免疫细胞化学证据显示补体沉积。该肾小球肾炎好像是免疫复合物型，鉴于此，人类中使用短小棒状杆菌引起的肾毒性可能与免疫复合物肾小球肾炎有关[115]。

与人类肾小球肾炎有关的氯化汞、硫代苹果酸金钠和D-青霉胺可在小鼠产生肾小球肾炎，这种肾小球肾炎具有高度的品系依赖性并与抗核抗体的出现有关[116-118]。在10种近交系小鼠中进行的研究表明，仅1种带有特定的鼠主要组织相容性的单倍体近交系Asw/SnJ小鼠在给予氯化汞、硫代苹果酸金钠和D-青霉胺后能够出现自身免疫性反应，但该品系对肼苯哒嗪或普鲁卡因胺诱导的类似反应具有抵抗作用[118]。受影响的小鼠产生抗核组分的自身抗体，显微镜检查显示肾小球毛细血管襻扩张、嗜酸性物质积聚、系膜和肾小囊细胞增生及肾小球血管簇免疫球蛋白沉积。BALB/c小鼠的研究表明，T淋巴细胞功能在对汞诱导的免疫复合物肾疾病敏感的品系中非常重要，因此，可以通过预先给予免疫抑制剂环磷酰胺来预防[119]。小鼠中这些研究突出了外源物的自身抗体诱导性质的品系敏感性对某些化学结构是有选择性的。有人指出在小鼠中的这些观察结果与在人类中的研究结果类似，在人类中，金盐和D-青霉胺的自身免疫作用也与HLA单倍型有关，这与对肼苯哒嗪和普鲁卡因胺敏感的有关自身免疫作用是不同的[118]。

大鼠

在大鼠中，肾小球硬化是迄今最重要的肾小球病变，自然发生的明显的肾小球肾炎是罕见的自发性病变。但是，正常的大鼠可能在幼年出现无症状、无补体的免疫球蛋白系膜沉积，这支持免疫球蛋白代表了循环大分子的正常滤过残余物的观点[120]。但是，多年来大鼠已被广泛用作免疫介导的肾小球肾炎的动物模型，包括免疫复合物型和抗肾小球基底膜型。人类肾小球肾炎有关免疫机制的概念来自于这些模型[121]。

免疫复合物疾病的经典形式是血清病，大鼠单次大量注射外源蛋白出现急性血清病，重复注射外源蛋白或血清出现慢性血清病。肾小球肾炎也可在大鼠先皮下注射含弗氏不完全佐剂的牛血清白蛋白，然后重复注射抗原后出现[122]（许多这些大鼠肾小球肾炎模型使用佐剂，特别是弗氏完全或不完全佐剂。弗氏完全佐剂是由矿物油、乳化剂和结核分枝杆菌或乳酪分枝杆菌构成，弗氏不完全佐剂不含分枝杆菌。当这些物质被单独注射到大鼠，可能会导致以内皮细胞和系膜细胞增生以及中性粒细胞浸润为特点的肾小球肾炎[123,132]）。早期变化的特点是轻度系膜细胞增多和IgG、C3和牛血清白蛋白或其他注射抗原在系膜区沉积。蛋白尿出现后，发生毛细血管细胞弥漫增生、多形核白细胞积聚、肾小球毛细血管壁局灶性增厚和节段性纤维素样坏死。电子显微镜显示上皮下、内皮下电子致密物沉积（偶尔出现在膜内）及系膜区和上皮足突缺失。

另一种形式的免疫复合物疾病的特征是含有自身抗体和自体抗原组成的复合物在肾小球沉积（自身免疫复合物疾病或Heymann肾炎），最初在大鼠通过腹腔注射含弗氏佐剂的同源肾匀浆形成，但也可以通过给予微量含弗氏佐剂肾小管抗原制剂诱导出现[123,124]。这种形式的肾小球肾炎代表了人类膜性肾小球肾炎的主要模型[121]。

注射肾脏匀浆制剂似乎可以刺激表达在近曲小管表面的一种300 kDa的刷状缘糖脂蛋白（RTE α5，gp330，巨蛋白）的自身抗体产生，该抗体被认为与位于足细胞的抗原靶点结合并反应，在原位形成免疫复合物并引起肾小球损害[121,125,126]。人类没有这一抗原靶点，但最近研究表明，M型磷脂A2受体在很大程度上是可以相媲美的抗原[127,128]。Heymann肾炎的发生受免疫接种计划、佐剂的种类和大鼠品系等因素的影响。Lewis大鼠较敏感，Fischer大鼠较不敏感，Sprague-Dawley大鼠更加耐受[129]。组织学检查Heymann肾炎的特征是肾小球毛细血管袢增厚，在六亚甲基四胺银染色的切片上基底膜的上皮侧可见钉状物，并且还有电子致密的IgG颗粒沉积[130]。

另一种免疫介导的系膜增殖性肾小球肾炎可通过在Lewis大鼠注射Thy-1抗体诱导，该抗体与系膜细胞上Thy-1抗原结合后导致补体介导肾小球系膜溶解，随后出现细胞增多，这会导致肾小球微血管瘤形成、蛋白尿和血尿。肾小球内出现多形核细胞和巨噬细胞在该模型的炎症过程中具有独特作用[131]。

给予某些品系大鼠氯化汞也可产生免疫复合物型肾小球肾炎，然而品系间的病理特点和免疫特点有所不同。虽然汞对肾脏的亲和性高，并能与硫基形成共价结合，并且已在棕色挪威（Brown Norway）大鼠中被证明产生B淋巴细胞的T淋巴细胞依赖性多克隆激活，但是其发病机理仍未确定[133]。

抗肾小球基底膜抗体疾病（或Masugi肾炎）是通过静脉注射异源的抗肾小球基底膜抗体引起，通常在大鼠和家兔开展，用来模拟肺出血-肾炎综合征，由抗肾小球基底膜介导形成的一种自身免疫病，特征是新月体肾小球肾炎伴肾小球基底膜IgG线性免疫荧光染色。它的典型表现为急性肾衰竭常伴有危及生命的肺出血。近来已经证明由于基底膜IV型胶原的非胶原（NC1）结构域的 $\alpha_3\alpha_4\alpha_5$ 异源三聚体部分发生构象改变导致抗体靶向暴露的抗原表位[134-136]。尽管在人类暴露于碳氢化合物以及吸烟被假定为诱发因素，但其明确的病因未明。

这种疾病在大鼠的进展可以分为两个阶段。第一阶段在注射抗体后不久开始，引起抗体固定至肾小球基底膜（异源阶段）。第二阶段开始于几天后，宿主抗体与异源 γ-球蛋白在基底膜结合（同源阶段）。这两种类型的免疫球蛋白可表现出基底膜病的连续线性模式特性，这种模式与免疫复合物疾病的典型颗粒沉积成鲜明对比。显微镜下肾小球改变取决于抗原的类型和来源、受试种属和动物品系。早期变化的特征是肾小球毛细血管内单核细胞聚集、内皮细胞肿胀和局部脱落，而后出现中性粒细胞浸润。囊粘连和包括增生上皮细胞与巨噬细胞的新月体形成，不过抗体的剂量对新月体的出现是至关重要的[137]。IV型胶原A3链的非胶原（NC1）域的免疫作用已被证明导致新月体肾小球肾炎的形成和肺出血[138]。

微小病变/肾小球病变（微小病变型肾小球肾炎）——大鼠

氨基核苷嘌呤霉素和实验性组胺H_2受体拮抗剂ICI125211和ICI162846能够在大鼠产生类似于人类微小病变的肾小球疾病的蛋白尿和肾小球病理改变[139]。短期给予这些药物后，光学显微镜检查除了非常轻微的肾小球上皮细胞空泡外几乎没有变化，电镜显示脏层上皮细胞损伤、足突消失以及基底膜增厚[52]。长期给予大鼠这些药物会导致肾小管损伤和肾小球肾病加重。报道指出作为5-脂肪氧化酶抑制剂而被开发的数个N-羟基脲衍生物可导致大鼠产生微小病变型肾病综合征[140]。早期病变的特点是在超微结构水平上皮细胞增大、足突消失及相关功能性改变，包括尿液中血浆白蛋白和其他蛋白质丢失，血浆胆固醇、甘油三酯、尿素和肌酐增加。

肾小球矿化、钙化

肾小球似乎是肾矿化最不常见的部位之一。但是，大鼠快速静注磷酸氢二钠溶液14天或28天可诱导剂量相关性的肾小球矿化[141,142]，病变的特征是在肾小球和壁层上皮出现颗粒状嗜碱性物质沉积，伴有肾小球基底膜出现PAS阳性结节。电镜下Bowman腔、肾小球和壁层上皮细胞中可见片状结构，基底膜和系膜基质中含有钙和磷颗粒。该病变与肾小管损伤、皮质局灶性间质炎症及蛋白尿有关。

肾小球性肾病、肾小球硬化症、慢性进行性肾病，慢性肾脏疾病——大鼠

实验大鼠中最重要、研究范围最广的自发性非肿瘤性病变之一是通常被描述为慢性进行性肾病的一种肾病形式。其发生率和发病年龄在品系间差异很大[143-147]，通常雄性大鼠更为严重。它的重要性在一定程度上牵涉到致癌性试验中大鼠的存活率会低于可接受下限。它也因各种外源性物质的使用而加重病变程度，这可以混淆对肾毒性的解释。特别是，它可以发生在幼鼠中，可能表现为局灶性肾小管变性和修复。它也与老年动物中肾细胞肿瘤的发生有关。

该疾病的既定形式易于辨认。受影响的肾脏肉眼可见增大、苍白，切面中可见小囊。显微镜下，其特征是肾小球节段性硬化，可扩展到涉及整个血管簇（全球性硬化症）（图10.3）。系膜增厚和上皮细胞内含有PAS阳性小滴也可能会出现，但通常很少或几乎没有肾小球细胞增多。Bowman囊可显示出局灶性增厚，球旁纤维化可能明显。肾小球电镜检查显示毛细血管基底膜增厚、上皮细胞肿胀并含有致密的胞质小滴，足突部分融合。系膜或内皮细胞变化较少[148]。

组织病理学变化延伸到肾小管，可见管型并伴有特征性的肾小管基底膜增厚、肾小管硬化、嗜碱性变、扩张和萎缩。晚期病例的肾小管显示多种细胞学改变，包括胞质内蛋白质滴的积聚、色素沉着、肥大和增生（图10.3）。细胞增生标记物显示肾小管胞核上的标记增加[149]。此外，间质可能显示炎症和成纤维细胞反应及楔形皮质瘢痕形成。

虽然这些明显的变化很容易识别，但轻度的疾病类似于药物诱发的肾损伤，特别是出现在幼鼠时。实际上，轻度疾病的早期特点是出现单个近端小管的胞质嗜碱性变而肾小球无变化。一个重要的诊断特征是改变的肾小管周围出现特征性基底膜增厚。肾小球变化在疾病过程的早期通常不能用光学显微镜识别[149]。短期毒性研究中如果病变在给药组动物出现较早，粗心的病理学家可能混淆药物对肾脏影响的解释。强调需要特别注意描述每只大鼠肾小管变化的特征，而不是简单地比较治疗组和对照组之间肾小管变化的发生率。

形态学变化伴随着功能改变，特别是肾小球基底膜通透性增加和选择性缺失。表现为蛋白尿随着年龄的增长和组织学变化的严重而加重。蛋白电泳表明，

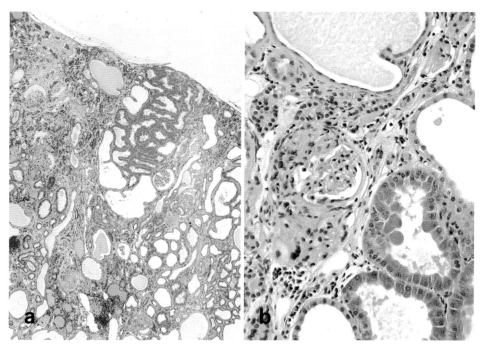

图10.3 图a：一只2岁龄Sprague-Dawley大鼠肾脏显示晚期肾小球硬化症（H&E染色×25）。图b：肾小球血管簇显示重度硬化，肾小管扩张，同时伴有肾小管萎缩和增生（H&E染色×100）。这只大鼠有肾功能不全引起的骨和甲状旁腺功能障碍；见图5.1b和图13.11

虽然尿中蛋白谱广泛，但白蛋白仍是尿中蛋白质的主要成分。虽然其发病机理尚不确定，但有人认为蛋白尿代表了与氨基酸组成改变以及羟基化和糖基化增加有关的一种年龄相关性基底膜功能障碍[150]。

人们早已知晓这种肾脏疾病的发病时间、发生率和严重性由多种因素调控。在这些因素中值得注意的是高热量或高蛋白饮食和盐负荷[151-157]。一项SD大鼠的研究表明，肾小球面积增加和硬化等早期变化在52周时自由进食喂养组动物重于那些限制饮食动物[154]。另外，它的发生率在雄性动物和雄激素存在时增加。肾上腺切除、催乳素和肾素-血管紧张素水平也会影响这种情况[158-161]。

有人认为肾小球血流量增加或超过滤是促进这种疾病进展的重要因素。多年来许多研究表明，大鼠部分肾切除可加速肾小球硬化的出现。这些结果支持以下观点，即大分子内皮下沉积和系膜超载通过增加产生系膜基质和硬化在这种病变的发展过程中起重要作用[162]。有人认为一些能够提高该疾病患病率的因素（例如自由进食喂养和富含蛋白质的饮食）能够通过造成肾灌注和肾小球滤过持续升高而

发挥作用[163,164]。然而，一些证据表明，肾小球毛细血管血压和肾小球损伤之间没有直接的关系，提示它不是简单的血流动力学改变的结果[158]。

许多研究已经发现，尿中蛋白质的量与大鼠发生肾脏疾病以及其他动物种属和人类其他肾脏疾病的进展相关。Remuzzi及其同事认为肾小囊蛋白质过量具有固有的毒性潜力，可导致炎症和血管活性基因（如MCP-1和内皮缩血管肽）的上调[165-167]。

鉴于多种因素可能影响大鼠肾小球硬化的发生率、发病年龄和严重程度，所以多种外源性物质（包括药物）在高剂量毒性试验和致癌性试验中可影响该病变的发展就不足为奇了。性激素似乎可以影响肾小球硬化症的发展，令人感兴趣的是关于在溴隐亭2年大鼠致癌性试验中肾小球硬化显著减少的报道。溴隐亭是催乳素分泌的选择性抑制剂[168]。双氢表雄甾酮，一种肾上腺类固醇，也可抑制Sprague-Dawley大鼠蛋白尿的发生[169]。

许多药物已被证明可加速大鼠肾小球硬化症的进展。被报道的有以下药物：胃质子泵抑制剂奥美拉唑、血栓素合成酶抑制剂达唑氧苯、血管紧张素

转换酶抑制剂喹那普利、对乙酰氨基酚（扑热息痛）和环孢霉素A[170-176]。其他药物，例如挥发性碳氢化合物、抗惊厥药加巴喷丁均可加剧玻璃样小滴在大鼠肾脏肾小管的积聚，也可促进大鼠肾小球硬化症的发生[149,177]。可以加速大鼠肾小球硬化症发生的许多药物也会增加长期研究中肾小管肿瘤的发生率，然而对这类药物的安全性评估的意义值得怀疑（见下文肿瘤）[149]。

许多在大鼠已被证明能加快肾小球硬化症进展的药物是完全没有潜在肾毒性的。由于人类没有与之相应的病变，人类肾病也没有相当的化学相互作用，因此有人认为这种在大鼠毒性试验给药引起慢性进行性肾病的增加通常与人类没有相关性[178]。然而，与患者肾毒性相关联的环孢菌素A的例子提示不能假定所有可增强大鼠肾小球硬化症的所有药物均不具备潜在的肾毒性。每种情况都需要严格评估所有涉及的临床前因素。

应当指出的是人类的一种肾小球硬化症可发生在糖尿病大鼠。组织学特征是肾小球肥大、系膜基质扩张、玻璃样变及硬化[179]。

肾小球硬化症、玻璃样变肾小球肾病——小鼠

虽然慢性肾小球疾病常见于实验大鼠中，但在实验小鼠中也发现了一种形式的肾小球硬化症[180,181]。它主要发生在老龄小鼠，但可发生在6月龄前，其严重性呈高度品系依赖。ICR衍生肾小球肾炎（ICGN）小鼠是发生严重肾小球硬化症的品系，它有张力蛋白缺陷，张力蛋白是一种能够结合于几种结构和信号分子的多结构域蛋白[182,183]。

受影响的肾小球通常增大，明显的全球性无细胞玻璃样变伴小叶状毛细血管管腔塌陷、系膜基质扩张、Bowman囊粘连及球旁纤维化。这种病变在B6C3F1小鼠的研究表明，肾小球的玻璃样变物质为PAS阳性，在紫外线下有自发荧光，淀粉样蛋白染色阴性，但是免疫球蛋白染色弱阳性[184]。此外，超微结构检查表明该物质在内皮下沉积，由束状和旋涡状平行排列的行或双层的纤维组成，完全不同于淀粉样蛋白或冷球蛋白。该病变的发生机制未明。

体重增加的牛生长激素转基因小鼠也显示一种严重的肾小球硬化症。肾小球中Ⅰ型和Ⅳ型胶原、层粘连蛋白和基底膜硫酸类肝素蛋白多糖增加[185,186]。

肾小球硬化症——犬

年幼比格犬通常不会表现出显著肾小球硬化，老年比格犬会出现系膜基质增加和肾小球簇与囊粘连[187]。此外，生长激素治疗的年幼比格犬肾小球增大，表现为系膜增厚、细胞数增加、纤维蛋白和胶原沉积[188]。经孕激素治疗后犬生长激素水平升高也会出现类似结果[189]。有人认为，这些变化与胰岛素水平增加和早期胰岛素抵抗糖尿病有关。

Bowman囊：高立方上皮、化生、增生、腺瘤样转变

Bowman囊壁层通常被覆单层扁平鳞状上皮，但是在人类、猴、小鼠和大鼠可见类似于近端小管的高立方上皮。

这种立方上皮在成熟的雄性小鼠常见，其程度受年龄和睾酮的循环水平影响[190]。大鼠似乎也有这种类型的Bowman囊；雄性一般比雌性发生率更高或更加突出[191,192]，自发性高血压品系比正常血压动物更普遍，虽然随着年龄增加发生率增加，但是目前尚不清楚这种倾向是否与高血压有关[193]。壁层上皮在肾小球病理条件下可显示肥大和增生，特别是在晚期肾小球硬化症的大鼠中[146]。这种病变在正常食蟹猴中也有描述，壁层细胞与近端小管的上皮细胞相连续[194]，且在该种属中似乎没有性别优势。

在人类中，管型上皮的出现与恶性疾病有关，但也可见于正常的个体中[195-198]。有人推测壁层上皮细胞在人类局灶性节段性肾小球硬化的发生和基质产生中起重要作用[26,199]。

这种变化应该与近端肾小管上皮细胞的胞质突入囊腔区分开来，因为在某些固定条件下会出现人工假象[200]。

淀粉样变性

实验室大鼠相对不受淀粉样变性影响，淀粉样变性是老龄小鼠和仓鼠主要疾病的一种，肾脏是经

常受累的靶器官。淀粉样变性在小鼠中的发生率存在品系依赖，它在CD-1小鼠中比较常见。一个实验室不同试验CD-1小鼠淀粉样变性或淀粉样蛋白的发病率在10%～40%之间波动。淀粉样变性在严重的情况下经常累及肾小球，特别是在仓鼠，间质淀粉样蛋白可以覆盖肾小管和集合管，涉及肾乳头并与肾盂上皮的增生有关[201]。受累肾小球细胞数少，刚果红染色显示含有淀粉样蛋白淡粉色沉积，在偏振光下显示苹果绿二色性。超微结构研究表明，淀粉样蛋白纤维广泛累及肾小球系膜细胞和毛细血管基底膜。

非人类灵长类动物也可出现淀粉样变性，尤其是在炎症过程或医疗设备植入后，但它通常涉及肝脏和脾脏而非肾脏[96,202]。

药物和化学品可以调控淀粉样变性的发生。秋水仙素可抑制人类和实验动物肾脏淀粉样蛋白的发生[203,204]。淀粉样蛋白在小鼠中可以通过给予淀粉样蛋白增强因子（淀粉样蛋白发生第一阶段自然生成的物质），而后给予致炎剂（例如硝酸银）而被快速诱导产生[205]。可以通过抑制内在炎症来预防淀粉样变性的发生。

肾小管坏死

多种不同的损伤可以导致人类与肾小管坏死相关的急性肾衰竭，包括低血压、失血、休克、脱水、挤压伤、输血血型不符、感染以及给予以下的许多治疗和诊断药物[5,206-208]。与肾小管坏死有关的药物范围较广，包括氨基苷类抗生素、常规的和较新的肿瘤靶向治疗物、放射性造影剂、免疫抑制药、静脉内免疫球蛋白和抗病毒剂。

肾小管病变被分为两大类，一类是由于外源性物质或代谢物对肾小管的直接不良反应，主要是近端小管细胞；第二类与肾缺血相关。后一种类型引起了关于其发病机理冲突的观点，反映在这种类型病变的各种不同的名称：创伤性坏死、下肾单位肾病、血管运动性肾病，缺血后急性肾衰竭和缺血性肾病。这样的概念可帮助理解给予外源性物质后观察到的肾小管坏死的不同分布。但是，在人类这两种类型之间无疑存在重叠。实际肾小管坏死并不常见于药物引起肾衰竭活检的患者[11]。目前认为药物引起的肾损伤通常是治疗相关的损伤叠加在诱发因素（如血容量不足和缺氧）的结果[18]。相互作用并改变肾小管坏死的最终病理表现的其他因素是Tamm-Horsfall和其他蛋白质释放进入肾小管管腔引起梗阻、流出障碍，并伴有药物结晶沉积、肾小管肿胀，肾小管有毒物质的反馈以及由内皮损伤、血液黏稠度改变或血栓形成、体液介质或激活神经反射的释放引起的血流区域性受损。

多年来缺血型肾小管坏死通常被认为是不限于近端小管的片状病变[209]。灌注实验表明，髓袢的髓质粗升支有缺氧危险，因为肾单位的这一部分通常濒临缺氧[210,211]。缺血性损害在位于外髓质接近内髓质交界部分的粗升支较明显，大多数离血管束较远。此外，该区域还涉及与功能性需求有关的氧缺乏。因此，通过呋塞米或乌本苷等药物抑制细胞离子的主动转运可以防止缺血，而可增加细胞膜的通透性并刺激钠泵的药物（如多烯类抗生素、两性霉素和制霉菌素）可以在髓袢的髓质粗升支产生广泛缺氧样病变[212]。

缺氧也会导致近端肾小管损害，但S3段似乎对缺血及回流损伤更敏感[213]。由于大鼠肾单位近端小管的直段对免疫抑制药物环孢菌素A的不良反应敏感，因此有人认为部分原因是由于该药物引起的肾小球滤过率降低导致的组织缺氧[214]。类似的机制也许可以解释给予实验动物高剂量的血管紧张素转换酶抑制剂后的肾小管变化[215]。

肾小管坏死的组织病理学

受影响的肾小管可呈现多种组织学改变，它们不仅取决于损伤的性质而且取决于严重程度和给药开始后该组织摘取用于研究的时间。到检查的时候，损坏肾小管经常表现出早期的修复迹象。肾小管经常扩张和被覆扁平细胞，胞质嗜碱性，深染不规则胞核或胞核出现有丝分裂（图10.4a和10.4b）。无定形嗜酸性物质或细胞碎片可以存在于肾小管管腔，管型可能积聚在肾小管远侧段和集合管。严重的病例间质可见水肿和炎症。虽然肾小球通常不受

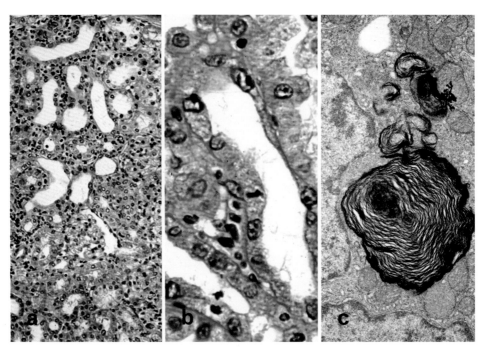

图10.4　图a：给予庆大霉素7天后的SD大鼠肾脏皮质切片。图示肾小管扩张以及肾小管上皮细胞灶性扁平化等肾小管损伤（H&E染色×50）。图b：a图的高倍视野显示受损的肾小管内衬再生上皮细胞，具有有丝分裂活动的证据（H&E染色×210）。图c：电子显微镜照片显示层状的磷脂内含物通常存在于庆大霉素治疗后肾小管上皮细胞胞质

累，但Bowman囊细胞可能显示出与肾小管中类似的显微变化。

基本病变可伴随肾小管空泡变性、透明小滴形成、结晶沉积、肾小管管型和色素沉着，可以给机制研究提供有用线索（见下文）。电子显微镜同样显示多种亚细胞改变，包括出现溶酶体内含物、磷脂和脂滴、线粒体的改变和微钙化（图10.4c）。此外，可以发现其他相关病变，特别是间质性炎症和纤维化、肾小球硬化和血管变化（见下文）。

对庆大霉素诱导的病变已经有特别深入的研究。庆大霉素处理的大鼠和其他种属（包括人类）会表现出相当典型的肾小管坏死，也可能出现许多其他胞质特征。肾小管坏死的组织学特点是胞质变性和坏死、蛋白管型、肾小管再生伴不同程度的间质慢性炎症。然而，受累的近端肾小管可出现众多透明小滴[20]。超微结构检查显示在实验动物和人的近端肾小管上皮细胞的胞质次级溶酶体的数目和大小均增加（髓样小体或髓样变性小体，髓磷脂体）[216,217]。这些髓样小体的特征为由含同心排列的光滑膜的膜结合型嗜锇结构组成（图10.4c）。

很可能进入肾皮质的主要摄取途径是通过刷状缘内吞作用和进入溶酶体在近端小管管腔并重吸收，由于氨基苷类积聚在溶酶体，髓样小体可能是复杂的极性脂质生物降解受损的结果[218,219]。溶酶体酶活性也增加（图10.5）。随着持续给药，溶酶体继续吸收药物并不断扩大，最后破裂释放髓体进入肾小管管腔伴随出现肾小管损伤。氨基苷类抗生素在肾脏的分布反映了这些病理改变。药物优先被吸收进入肾皮质，释放缓慢而且不恒定[220,221]。

许多其他药物，包括大环内酯类抗生素、免疫抑制药和一些铂化合物可以在实验动物产生一系列类似的改变。在人类和实验动物中，环孢菌素可能损伤近端小管直段，伴随出现脂滴，超微结构显示微钙化、溶酶体和巨线粒体增加[222]。肾小管的这些变化可导致典型的小动脉壁退行性变化和透明变性。由于受累动脉的很大部分是产生肾素的平滑肌细胞，所以有人认为肾素生成细胞是环孢菌素毒性的主要靶点[223]。

临床上非常有效的抗肿瘤铂复合物也由于存在肾毒性而被限制使用。鉴于此，铂复合物的毒性已

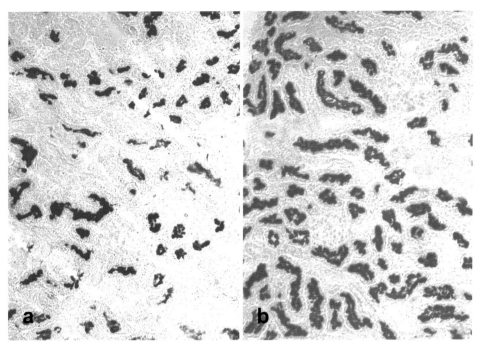

图10.5 肾脏皮质冰冻切片，显示酸性磷酸酶反应（巴尔卡与安德森偶氮染料反应，×210）。图a：正常大鼠近曲小管反应。图b：给予庆大霉素后肾小管的酸性磷酸酶反应增加

被广泛研究并且对新型制剂和不同铂化合物进行了评估，目的是减少这种毒性铂复合物。人类研究和临床前研究表明，肾毒性表现为近端肾小管坏死，也可涉及较远的集合管[224-227]。再生肾小管细胞通常含有增大的非典型胞核，所涉及的确切机制尚不确定，但顺铂可结合多种细胞成分并可能涉及若干途径，包括细胞死亡核酸内切酶[228,229]。

肾小管扩张、囊性变

这些术语用来描述扩张的或囊性肾小管。但是，这些表现可以是许多不同病理过程的结果。经历坏死和修复的肾小管频繁出现扩张，内衬再生的核深染的扁平上皮细胞。大鼠慢性低钾血症也与肾小管扩张有关，是集合管上皮肥大和增生导致管腔阻塞的结果[230]。也有人认为可从尿流出道的下段回流的药物也可产生另一种形式的肾小管扩张[231]。长效肾上腺皮质类固醇引起的幼兔钾缺失也与皮质肾单位进展性囊性化有关[232]。

犬和大鼠肾小管扩张与给予高剂量的血管紧张素转化酶（ACE）抑制剂相关[215,233]。然而，这种肾小管扩张可出现肾小管细胞变性、间质水肿、肾小球旁器增生等组织学证据以及循环血液尿素的增加。由于这些变化可以通过联合给予氢氯噻嗪类利尿剂增强，补充盐水可减轻，有人假定这些变化是过度肾血流动力学改变和缺血而不是直接肾毒性作用引起的，这些变化在肾单位内的分布也与缺血性影响是一致的。比格犬特别敏感，一些高剂量利尿剂的单独给药可产生类似的变化。给予犬高剂量利尿药呋塞咪或莫唑胺在13周或52周出现剂量依赖性血液中尿素氮和肌酐增加。这可导致远端小管囊性扩张，内衬扁平上皮细胞，偶有脱落细胞伴轻度间质性慢性炎症、灶性纤维化和包膜下囊肿形成[234]。补充电解质和液体可缓解这些效应，再次提示它们是继发于电解质和水的过度损失，而不是药物的主要细胞毒性作用。此外，有人指出犬似乎特别敏感，给予人类治疗范围内剂量的呋塞咪可发生以上变化[235]。

类似的肾小管扩张在通过操作血管和单次给予5-羟色胺直接诱导肾缺血的大鼠中也有报道[200,236,237]。因此，肾小管扩张通常代表肾缺血后的轻度肾小管损伤。

肾小管空泡变性

肾小管细胞出现空泡可以是生理变化，也可以

是病理变化。水肿的变化表示水量增加，其特征是肾小管胞质肿胀、苍白，外观可呈颗粒状，可见于多种情况下，它可以是具有严重并发症的老年啮齿类动物的自发性变化。在人类肾小管空泡变性已经在下述情况的尸检中被描述，例如心力衰竭、腹部并发症（如腹膜炎、肠梗阻、瘘和肝硬化的存在），常与低钠血症、低氯血症和尿毒症相关[238]。但是，出现在钾缺乏人类的大空泡不会在低血钾的大鼠出现[239]。

可逆性肾小管细胞空泡变性也可在给予高渗糖溶液右旋糖酐和聚乙烯共轭蛋白的患者和实验动物中观察到[74,240-242]。超微结构研究表明，给予蔗糖溶液后肾小管空泡大、苍白，被简单的膜包裹并显示酸性磷酸酶活性，表明其具有溶酶体性质。氚标记的右旋糖酐注入大鼠和使用右旋糖酐保留固定剂的肾的超微结构研究证实了右旋糖酐在溶酶体蓄积。糖溶液和右旋糖酐诱导的这些空泡被认为是轻度可逆病变，某些特定分子量右旋糖酐的输注可能会导致肾衰竭。有人证实动脉粥样硬化性血管疾病患者输注右旋糖酐40（平均分子量40 kDa）可引起急性肾衰竭，可以通过血浆置换使急性肾衰竭恢复[243]。实验动物肾动脉受压时有报道出现类似的现象[244]。据推测，在这种情况下给予葡聚糖会导致循环呈过度膨胀状态，导致肾小球毛细血管内负膨胀力量增加，阻止进入Bowman囊[243]。如果血管损伤使得推动液体向Bowman囊腔流动的正水压降低，那么肾小球滤过可能会停止并导致肾衰竭。有人还认为近端小管细胞中存在过量的代谢稳定分子导致细胞中水的积累，这会导致细胞破坏、肾小管损伤和肾衰竭[10]。有报道称用静脉注射用蔗糖作为稳定剂的免疫球蛋白可引起类似的渗透性肾病，特点是近端肾小管上皮细胞肿胀[245]。

离子型和非离子型X线不透明造影介质也与近曲小管上皮细胞形成溶酶体空泡有关，通常没有显著功能性或永久性结构破坏的证据[246]。虽然碘化造影剂诱导的肾病在临床上是该药物在肾功能受损的患者中引起的一种重要的并发症，但临床相关剂量在正常健康的动物给药仅产生肾血流量的微小变化，不足以引起肾功能的持久性紊乱[247-251]。的确，造影

剂诱导的人类肾病发病机理未明。体外研究提示是毒性肾小管损伤和部分由活性氧介导的缺血性损伤的结合。然而，渗透压在该类型肾病中是一个重要的因素。诱导渗透性利尿可增强远端钠传递，增加髓质工作和诱导缺氧或血容量不足。低渗透压造影剂似乎比高渗造影剂对预先存在肾衰竭患者的肾毒性小[249]。然而，对高风险患者的不良影响并不总是与使用健康实验动物的试验结果相符[248,252]。

过度或异常糖原积累引起的透明空泡（Armanni-Epstein病变）见于糖尿病患者和糖尿病啮齿类动物的肾小管细胞，它们的发生率和严重性与血糖水平有关，在糖尿病大鼠中这些空泡变细胞主要位于远曲小管和皮质集合管。它们表现为细胞肿胀透明，细胞边界明显，核浓缩。受影响的细胞PAS染色和电子显微镜检查可见大量胞质糖原颗粒[253]。淡染嗜酸性空泡在CD-1小鼠外髓的肾小管细胞也被描述为偶发性病变[254]。这些空泡也是PAS阳性的溶酶体小滴，但含有膜纤维状物质，可能是刷状缘来源的。

虽然常规处理从组织切片除去了脂质，但在肾小管中仍可见脂质空泡。正常的肾脏中含有相当量的脂质，但存在种属差异。在毒性试验使用的动物种属中，比格犬最常见脂肪变性，作为一种正常变异，在近端和远端肾小管都可能包含细小的脂肪空泡。

虽然肾脏通常不是磷脂质病的主要部位，但磷脂的层状包涵体可能会积聚在肾小管上皮细胞胞质内，作为实验啮齿类动物全身性药物诱导磷脂质病的一部分[255]。这在服用氯喹的患者中已经有过报道[256]。氨基苷类抗生素也与肾小管胞质层状溶酶体包涵体的积聚有关，但这不是全身性磷脂质病的典型形式（图10.4c）[257]。

某些品系的小鼠具有在近端小管形成溶酶体小滴的易感性。具有酸性磷酸酶和葡糖醛酸酶活性膜结合、膜状或髓鞘样小体已经在雄性和睾酮处理过的雌性A / JAX小鼠中被描述[258,259]。

当肾小管空泡变性被认为与明显的肾小管坏死有关时，肾小管空泡变性也可代表一个明显的毒理学效应。例如，环胞素A和顺铂引起的大鼠肾小管空

泡变性可导致亚细胞器损伤以及滑面和粗面内质网扩张[176,260]。人类钙调磷酸酶抑制剂（如环孢素A和他克莫司）也可生产肾小管空泡变性，并表现为肾小管坏死和入球小动脉损伤[261]。这强调了对肾小管空泡变性的评估应包括仔细寻找细胞损伤。

玻璃样小滴

在苏木素染色切片中，大小不一致密的嗜酸性或玻璃样小滴可见于人类和实验动物近端肾小管的胞质中。它们通常由蛋白质小滴组成，并应与脂质、脂褐素和磷脂包涵体相区分。很大程度上我们对玻璃样小滴的理解是基于Oliver、Straus和其同事们的早期工作，他们研究了大鼠蛋白质显著的排泄[262-264]。肾脏是低分子量的蛋白质吸收和分解代谢的重要部位，如白蛋白、免疫球蛋白轻链、甲状旁腺激素和胰高血糖素[34,265,266]。

从循环中摄取蛋白质的一个重要途径是通过肾小球的滤过，蛋白质到达肾小囊腔（urinary space）的量取决于肾小球滤过率、血浆浓度和蛋白质的物理化学特性。吸收的程度与蛋白质的分子大小成负相关[34,267]。肾小管液体中的大部分蛋白质通过内吞作用被吸收入近端小管，空泡内部被吸收的蛋白质被运送到含有丰富溶酶体的肾小管细胞，在此处发生融合并水解为氨基酸，随后氨基酸返回到循环中。蛋白滤过增多或蛋白分解代谢减少引起的该平衡的紊乱可导致蛋白质在肾小管胞质中以玻璃样小滴形式的积累。

玻璃样小滴在未经处理雄性大鼠的近端肾小管尤为突出。给予多种药物和化学品后玻璃样小滴容易增加。这种倾向似乎主要是由于存在特定蛋白质——α_{2u}球蛋白，它是雄性大鼠主要正常尿蛋白，由肝脏合成并受睾酮和皮质酮协同控制。这种蛋白质的分子量为18~20 kDa，可自由地通过肾小球过滤，并通过近端小管细胞被吸收。免疫细胞化学研究已经显示其主要位于近曲小管的S2段[268]。此外，雄性对肾脏蛋白的处理能力小于雌性。用卵清蛋白蛋白示踪的研究表明，雄性大鼠近端小管对蛋白超滤液的重吸收率和分解代谢比雌鼠低[269]。虽然人类

也排泄类似性质的蛋白质，但排泄量甚微[270]。

其他蛋白质也与啮齿类动物中玻璃样小滴的自发形成有关。例如，有报道称患组织细胞肉瘤的大鼠和小鼠中玻璃样小滴增加。免疫细胞化学表明这些小滴中含有溶菌酶，但其他蛋白质含量不增加[271,272]。

玻璃样小滴大小不一，通常在苏木素-伊红染色的切片中呈圆形、强嗜酸性（图10.6a）。在塑料包埋甲苯胺蓝染色切片中它们呈致密蓝染，特别容易识别（图10.7a）。在常规大鼠肾脏切片使用变色酸苯胺蓝组织染色方法也可以识别玻璃样小滴[273]。超微结构观察显示为膜结合小体，常含有由有序的明显周期性的电子致密晶格的阵列组成的晶体结构，提示为晶体蛋白的特征（图10.6b）。它们还具备较高的溶酶体酶活性，这支持它们起源于溶酶体的观点。给予外源性物质后形成的玻璃样小滴可以更大并含有较多的显著角状晶体结构。如果肾小管细胞小滴和晶体结构过多，细胞质完整性丧失可能会导致细胞死亡、再生和修复。颗粒状的细胞碎片可以在髓质的内外带交界处形成管型并使肾小管扩张。氚标记胸腺嘧啶在大鼠的研究也显示在这种情况下标记指数升高[274]。

据报道，很多化合物可促进玻璃样小滴的生成。已经报道了大鼠注射给予不同的蛋白质、免疫球蛋白轻链、纤维素食品添加剂，经口给予挥发性烃类、驱虫药左旋咪唑、抗癫痫药加巴喷丁以及许多实验性药物可出现玻璃样小滴[177,275-277]。

雄性大鼠给予挥发性烃类后，其肾小管形成的玻璃样小滴一直是研究的特殊焦点。玻璃样小滴积聚的确切原因目前尚不完全清楚。然而，玻璃样小滴中含有α_{2u}球蛋白，免疫细胞化学研究表明，α_{2u}球蛋白增加不仅发生在肾小管的S2段，也延伸到通常不含有这种蛋白的S1和S3段[268]。由于这个原因，"α_{2u}球蛋白肾病"这一术语已用以描述这种情况[278]。很可能形成这些玻璃样小滴与溶酶体内烃类和α_{2u}球蛋白的结合以及它们的累积有关，因为该复合物分解代谢不良[278,279]。虽然诱导玻璃样小滴积累的挥发性烃类结构有所不同，但它们都可与α_{2u}球蛋白分子的疏水腔结合[280]。长期给予雄性大鼠烃类化合物后可导致大量而持续的玻璃样小滴蓄积，这种玻璃样小

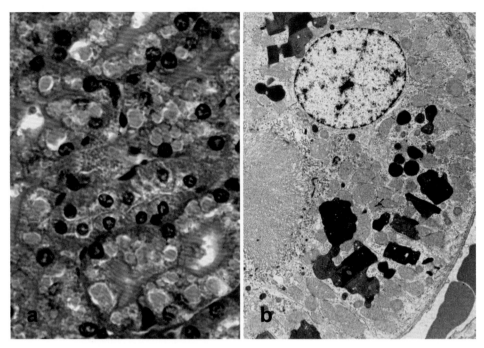

图10.6 图a：给予高剂量某种药物的CD-1小鼠肾脏皮质。近端小管显示明显的玻璃样小滴形成（H&E染色×425）。图b：大鼠透射电子显微镜照片显示在近端小管中玻璃样小滴表现为圆形和多角形电子致密小滴（EM×4500）（感谢N.G. Read博士提供照片）

滴的蓄积与慢性细胞损伤和细胞更新增加有关。这可加重大鼠肾小球硬化症，并可最终发展为肾细胞腺瘤和癌[281]。然而，这些变化仅限于雄性大鼠，似乎没有出现在类似实验条件下的雌性大鼠或小鼠[282]。人们普遍认为只有暴露量足以引起细胞增殖增加时，才会发生人类的风险增加。烃类不太可能通过一种涉及 α_{2u} 球蛋白的机制引起人类的这种病变，因为人类很少或不存在这种蛋白[278,283]。

给药后在雄性大鼠中出现的类似形态变化的原因也可能是药物与溶酶体蛋白成分在近端小管的结合，结果影响了其分解代谢。这是给予雄性大鼠驱虫药左旋咪唑、抗疟药BW58C和抗炎剂540c后在近端小管S1和S2段出现玻璃样小滴积累可能的机制[277]。能够促进玻璃样小滴在大鼠积累的药物也可加速特定大鼠肾小球硬化症的发展和肾小管肿瘤的发生[149]。

注射或输注蛋白质也可能增加近曲小管上皮细胞胞质玻璃样小滴的数量，与自发性玻璃样小滴的光镜形态相同。

合成寡脱氧核苷酸在许多疾病中被用作蛋白表达的反义调节剂而被评估，它也与毒理学实验中恒河猴近端小管中玻璃样小滴积累有关[284]。这些玻璃样小滴在苏木精–伊红染色的切片中不易辨别，但在甲苯胺蓝染色或寡核苷酸组织化学染色的切片中可以见到。高剂量时，这些小滴可导致肾小管细胞变性。

反映了密集的次级溶酶体积聚的小的胞质小滴也被报道出现在给予碳酸酐酶抑制剂大鼠肾乳头集合管的胞质中[285]。由于这些改变可通过给予钾改善，所以有人认为玻璃样小滴的发生可能与肾髓质钾耗竭有关。大鼠单独钾缺乏可导致内髓和肾乳头肾小管细胞胞质中小滴的积累支持了上述观点[230]。胞质内玻璃样小滴也被报道出现在给予新型铂复合物奈达铂的大鼠中。此铂复合物损害远端肾单位，与集合管上皮溶酶体小滴的积累有关[225]。

管型肾病

虽然过量的蛋白质小滴超负荷可能会产生轻微的肾小管上皮细胞损伤，但某些蛋白似乎具有内在肾毒性潜力，因此，当它们进入肾小管腔时可产生明显的肾小管坏死。例如，大鼠灌注分子量为20~50 kDa的人免疫球蛋白κ轻链不仅与小滴形成有关，也与急性肾小管损伤有关，而白蛋白被证明在类似情况下没有肾毒性。这反映在多发性骨髓瘤患者表现为κ

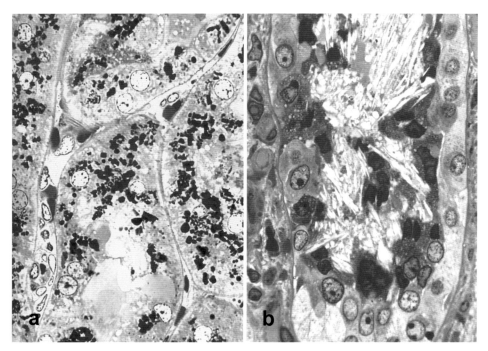

图10.7 1μm厚半薄塑料切片的光镜显微照片。图a：给予雄性Wistar大鼠75 mg/（kg·d）左旋咪唑14天的肾脏近曲小管。显示了在原本完整的肾小管上皮细胞中出现了致密蓝染色球状和直线型玻璃样小滴（亚甲蓝染色×600）。图b：用于比较的一项28天毒性实验中1只食蟹猴肾乳头的肾小管细胞，药物晶体沉积在肾单位，处理过程除去了该晶体，但裂隙仍然存在。这种药物也引起肾小管上皮细胞变性及肾单位附近的肾小管扩张（亚甲蓝染色×600）

免疫球蛋白轻链能够诱发急性肾小管损伤，被称作管型肾病[286-288]。

已经报道称骨髓瘤样肾损害可见于用可溶性重组截短型CD4高剂量静脉注射后的食蟹猴。肾脏病变包括蛋白管型，伴有远端肾单位的肾小管中出现多核巨细胞和中性粒细胞。受影响的肾小管被间质混合炎性细胞浸润包围。管型中含有CD4源性物质和Tamm-Horsfall蛋白[289]。也有报道高剂量的重组人白介素18也可在食蟹猴和小鼠产生类似的肾病[290]。

有报道称静脉注射给予免疫球蛋白可造成人类患者肾小管坏死伴肾小管胞质空泡化[291]。这些肾单位的蛋白质在体内聚集和随后的毒性原因不明。毒性可能不仅涉及蛋白质结构，而且也涉及其糖基化、局部的环境、免疫复合物形成、肝清除率和与Tamm-Horsfall蛋白的结合性以及影响治疗性蛋白质的生产和配方的所有因素[12]。

色素小滴

色素小滴可见于大多数实验啮齿类动物、犬和灵长类动物的肾脏，特别是在大鼠。色素小滴最常见于近端小管，通常Perl's铁染色为阴性。PAS染色呈弱阳性，色素小滴一般代表溶酶体内的脂褐素。

一些药物可促进肾小管脂褐素小滴的发生。在高剂量苯二氮类处理的雄性大鼠中可见这种现象[292]。也有报道称脂褐素小滴见于给予溴隐亭（一种垂体催乳素的抑制剂）的犬，但大鼠未见。临床使用该药物没有意义[168]。Sumazol，一种强心药，在1年的犬毒性实验中近曲小管也出现了脂褐素小滴在溶酶体积聚[293]。

其他色素也可以见于肾脏。在肾脏受损的部位铁色素可能会积聚。铁色素和脂褐素也见于单核细胞白血病的Fischer344大鼠[145,271]。胆色素可见于显著高胆红素血症相关肝功能紊乱的情况下。

晶体沉积、结晶尿

低溶解度的药物或代谢物可能沉淀在肾单位的浓缩过滤液中，尤其是给予高剂量时。尿主要在远端肾单位浓缩集中，晶体最常在这一区段形成。这种分布是与主要分布在近曲小管细胞溶酶体的晶体结构的区别点（图10.7b）。据报道，许多难溶性药物可在实验动物的肾脏形成结晶。其中一些药物有证据表明人类高剂量服用会出现类似的变化。人类的易感因素包括血管内血容量不足、伴随肾功能不全及各种代谢紊乱，改变尿pH值有利于晶体析出[11,13]。

旧的磺胺类抗菌药物可在动物和人类产生严重梗阻性肾病伴细胞损伤[294]。腺嘌呤和嘌呤类似物或它们的代谢物也属于低溶解度化合物，可能在肾单位沉淀[295]。大鼠高剂量静脉注射毒性研究中，无环鸟嘌呤核苷类似物和抗病毒药物阿昔洛韦也在远端肾单位产生剂量相关的结晶沉积[296]。给予阿昔洛韦的动物，其组织学检查发现，在集合管和乳头的肾小管中出现晶体裂隙，伴灶性肾小管扩张、肾小管细胞增生、间质炎症和异物巨细胞形成。被覆的移行上皮表现出增生性变化。虽然皮质和外髓不包含晶体沉积，但这部分的肾小管呈灶性扩张和萎缩。有些扩张和增厚的Bowman囊内肾小球萎缩，超微结构研究显示近端和远端肾小管细胞中溶酶体增多。这些药物的一个共同特征是其中的双折射晶体通常不能在常规福尔马林固定的组织中发现，而需要新鲜组织的冰冻切片。

虽然有人认为大鼠对阿昔洛韦的肾沉积特别敏感，因为它通常会引起尿液浓缩，但只要达到足够高的暴露，犬和人类也可发生类似的改变。重症单纯疱疹病毒感染患者静脉内给予高剂量阿昔洛韦可能会对肾功能产生不良影响，这可能是通过类似的机制，但平时口服该药无肾功能损害的风险[297]。据报道，更昔洛韦和蛋白酶抑制剂印地那韦在高剂量时也可对患者产生类似的作用[91,298]。用于治疗弓形体脑炎的磺胺嘧啶也排泄在尿中，在酸性pH值下相对不溶，它也可沉淀在肾小管管腔并引起梗阻性肾病[299]。

某些喹诺酮类抗生素也与结晶尿相关，而且是pH依赖性的。给予高剂量这些抗生素的大鼠、犬和非人灵长类会发生梗阻性肾病。虽然结晶尿或明显的肾毒性在人类不常见，但氟喹诺酮类抗菌药物治疗的患者已报道出现结晶尿、间质性肾炎和急性肾衰竭[300-303]。

许多糖蛋白Ⅱb-Ⅲa拮抗剂珍米洛非班和奥波非班可在大鼠产生结晶沉淀[304]。在高剂量给药的大鼠中，这些药物的酸性代谢产物结晶阻塞肾小管和集合管，伴强烈的炎性浸润。在这种情况下，可以给予大鼠高剂量，因为大鼠对这些化合物的血小板抑制性质不敏感，但在犬和人中，由于有出血药理作用的剂量限制，所以不会给予引起晶体形成的高剂量。

有些药物在开发早期相对较低的剂量时，结晶沉积就已达到这样的程度，以至于它们都没有进展到人类试验。这方面的一个例子是PD119819，一种苯并吡喃-4-酮和脑多巴胺自身受体激动剂，主要在食蟹猴而不是啮齿类动物的近曲小管产生药物结晶[305]。高度双折射针状晶体与广泛的肾小管变性、急性炎症和慢性炎症，以及和剂量相关的血液尿素氮和肌酐的升高有关。虽然该药具有良好的水溶性，但在碱性pH值下它几乎不溶，并能在近端小管的碱性环境中结晶。

肾小管肥大

虽然肾小管肥大和增生不能明显区分，但肥大是对肾需求增加的反应，见于肾部分切除、高蛋白饮食、氯化钠过量或高剂量的某些药物的摄入。在这些情况下，需要对肥大（或增生）的特性仔细进行形态分析。检查蛋白质与DNA的比例，以及细胞周期G1期后期细胞周期蛋白D激酶的活化程度，也已用于区分肾小管增生与肥大[306]。

在大鼠、小鼠和兔进行的肾脏重量降低或进食高蛋白饮食的试验表明，虽然肥大涉及整个肾单位，但近端小管的增大占肾脏细胞增大的大部分[76]。使用肾部分切除模型的研究已经表明，肾小管大小的增加（肥大）明显多于细胞数目的增加（增生），但增生可能在幼年动物更加突出，并可能在幼年雄性和雌性动物之间存在差别[307-311]。生理学研究也表明，近端肾小管细胞肥大和肾小球滤过率升高之间存在密切联系[75,76]。

形态学研究表明，部分切除后肾小管细胞的肥大是不对称的，表现在肾小管直径和细胞体积的增加在基底膜区域要比腔膜区增加的多。这些特征与肾小管上皮细胞的活跃跨细胞运输能力的适应性增加一致[76]。

类似的实验研究表明，给予大鼠和家兔高氯化钠饮食或利尿剂呋塞米可出现远端肾小管肥大[312-314]。远曲小管细胞显示出细胞变高、核增大和基底侧细胞膜面积增大的超微结构证据。有人认为离子向远端肾单位高速转运引起的肥大与离子输送能力的适应性增加有关。最近在动物模型的研究表明，大量的有机阴离子转运载体受长期利尿剂给药的影响。呋塞米或氢氯噻嗪长期处理引起利尿作用主要位点下游的上皮钠通道增加与远端小管段肥大和钠离子吸收的增加一致[315]。钾缺失也常引起大鼠外髓质的集合管上皮细胞肥厚（和增生），但对人类无此影响[230,239]。

虽然广泛用于治疗精神疾病的锂剂与患者以及实验动物的肾小管变性和间质纤维化有关，但给予大鼠相当于患者使用的剂量时会出现集合管肥大[316,317]。组织学上这些变化的特点是集合管的主细胞和闰细胞增大，突入管腔形成"大头钉"样外观。因为有核增大及核数量的增加，可能也会出现增生。有人认为这些集合管的变化是对钾和氢离子输送作用的适应性结果，与近端肾单位发生的细胞损伤不同[316]。

给予表皮生长因子后也可能会引起肾小管肥大，但增生的存在掩盖了肥大（见下文）。

肾小管增生

慢性肾脏损伤可能导致肾小管或集合管上皮灶性增生性变化，常见于致癌性试验中的老年大鼠，与晚期自发性肾小球硬化症有关（图10.3）。此外，产生慢性肾小管损伤的药物也可能诱发肾小管增生性病变。这种增生可以导致出现非典型细胞特征和肾肿瘤[149]。肾小管损伤与灶性增生有关，而给予一些药物和生长因子与肾小管上皮细胞弥漫性增生有关。

增生意味着被覆细胞数目的增加，没有超越单个肾小管的界限。灶性增生一直是大鼠和小鼠一致性分类的话题，它代表一个实用的评估增生和肿瘤的共同出发点[318-320]。在单纯肾小管增生中，上皮细胞的数量增加，但保持基本的单细胞层，没有显著细胞分层的证据。在不典型增生中，细胞表现出

一定程度的分层，细胞或核多形性增生可能较显著，可见异形的细胞、肾小管管腔消失以及肾小管扩大。增生细胞的胞质可能为嗜碱性、嗜酸性和透明样。

应当注意的是，对患有晚期慢性进行性肾病大鼠发生的肾小管增生性病变进行解释时，建议将很多的常见肾小管上皮细胞灶性增生性病变视为原发病变的一部分，而不应被认为是独立的癌前病变[321]。这些增生性改变不同于肾小管再生灶，肾小管再生本质上是正常的修复过程。再生肾小管具有正常大小，但是被覆细胞的胞质嗜碱性增强，轻度泡状核及核分裂较少。

许多药物可产生灶性增生性病变。例如单次给予大鼠抗肿瘤剂顺铂可导致肾小管坏死，随后出现囊性病变和肾小管增生区[260,322]。这些病灶呈多种非典型外观，包括位于增厚或纤维基质中的肾小管细胞增大深染。顺铂治疗的癌症患者中可见肾小管损害、息肉样肾小管增生伴核多形性[323]。给予链脲菌素的大鼠也可发生肾小管损伤，随后出现再生和灶性不典型增生，特点是出现含有奇异的多形核的大集合管细胞[324]。

间质性肾炎

"间质性肾炎"这一术语用于描述肾间质炎症、水肿和纤维化的情形。当炎症是活动性，特征是存在淋巴细胞、浆细胞、多形核细胞及水肿时，被称为急性间质性肾炎，而存在纤维化伴散在慢性炎症细胞和肾小管缺失时，被称为慢性间质性肾炎（或纤维化）。

多数情况下，患者的原发性急性间质性肾炎被认为由免疫学机制引起，其中间质炎症往往含有嗜酸性粒细胞或肉芽肿，与剂量无关[10]。间质性肾炎也可伴随着某些类型的感染，特别是钩端螺旋体病。实验食蟹猴局灶性间质性炎症常被看作一种自发性病变[98]。

人类70%以上间质性肾炎的病例由药物诱发，抗生素占2/3[325]。甲氧苯青霉素引起的间质性肾炎是被深入研究的例子，但间质性肾炎也与其他青霉

素、非类固醇抗炎药、磺胺类药、别嘌呤醇、西咪替丁、利福平、利尿剂、钙调磷酸酶抑制剂、干扰素和中草药相关[90,207,294,325-328]。药物诱导的间质性肾炎包括中度至重度间质炎症浸润和不同程度的肾小管损害，间质炎症浸润由淋巴细胞（主要是T淋巴细胞）及一些浆细胞、巨噬细胞和嗜酸性粒细胞以及间质水肿组成。目前人们普遍认为药物诱导的间质性肾炎是免疫介导的[10,325]。

免疫介导的间质性肾炎可在一些品系的大鼠和小鼠中通过产生抗基底膜抗体的方式被诱发，其产生方式类似于试验性肾小球肾炎[329-331]。Brown-Norway或Lewis-Brown Norway F1代大鼠品系特别敏感。小鼠研究已表明，由一个或两个显性基因对纯化的鼠肾小管基底膜抗原的免疫反应进行控制，其基因位点与H-2复合物密切相关[331]。

不幸的是，"间质性肾炎"这一术语通常使用相当随意。间质性炎症伴随许多肾脏病变，特别是那些主要针对肾小管上皮或集合管的严重损害。人的继发性间质性炎症一般与剂量依赖的肾小管损伤有关，这种肾小管损伤也可能导致慢性间质性炎症和瘢痕形成。对于这种病变，"小管间质性肾炎"这一术语更合适。间质炎症伴随肾小管细胞或其他肾结构的损伤是目前实验动物种属中最常见的形式。

因此，"间质性肾炎"这一术语最好用于描述间质的原发型炎症病变。

间质纤维化

间质纤维化被认为与严重肾小管损害有关。大鼠重复注射顺铂引起的肾脏纤维化被证明发生在扩张的肾小管周围。这种病变与α-平滑肌肌动蛋白阳性的肌纤维母细胞有关，伴巨噬细胞浸润。间质纤维化在药物注射停止后仍继续进展[332]。

据报道，锂剂治疗的患者中出现了先前无明显急性间质性肾炎的局灶性纤维化（慢性间质性肾炎），但组织学表现有所不同[11]，在给予大鼠锂剂可再现该病变[316,333]。但是，锂剂治疗似乎与慢性肾小管间质性肾病相关，由于它主要针对远端和集合管，所以在皮质和髓质可见肾小管囊肿[334]。大鼠和

人类慢性缺钾也与间质纤维化有关[239]。

人类服用含有马兜铃酸的中草药制剂后，如马兜铃属防己或中药关木通，出现的肾脏病理改变仍然是一个严重问题，其特征是肾间质水肿、增宽、广泛纤维化，伴肾小管损伤和萎缩[335-337]。马兜铃酸被认为是引起巴尔干地方性肾病的一个重要因素，这种肾病也显示明显的间质纤维化及肾小管萎缩，细胞浸润少，仅有轻度肾小球损伤。但是，它与尿道上皮肿瘤的发生有关[338]。

给予大鼠或小鼠马兜铃酸数周可产生类似的肾小管损伤、间质淋巴细胞浸润和肾小管周围纤维化等肾脏改变[339-341]。对大鼠连续的组织病理学研究显示早期显著的间质炎症反应，特征是出现单核细胞、活化巨噬细胞和细胞毒性T细胞，随后出现与尿液中高水平的活化转化生长因子β有关的间质纤维化[341]。不同品系的小鼠对马兜铃酸的肾脏作用敏感性不同。这种特殊的肾小管间质病变的机制目前尚不清楚——不仅源自于马兜铃酸对肾小管上皮细胞有直接毒性，而且还存在诱导肾小管细胞凋亡、下调上皮生长因子并改变细胞外基质[342]。肾小管细胞和浸润免疫活性细胞之间的相互作用是这种模式病理改变产生的关键[341,343]。

在给予高剂量雌激素的犬中报道了一种独特类型的间质纤维化，其原因是雌激素的药理作用[344]。治疗组犬肾脏增大伴界限清楚的纤维组织增多，在皮髓质交界处围绕小叶间血管的弓状分支及下级分支，常常延伸到皮层实质。纤维带中包含伸入的肾小球和肾小管残余的大小不等的囊。一些囊性结构被覆尿道上皮或呈现鳞状细胞化生。不同于其他形式的间质纤维化，这种间质纤维化没有显著炎症，肾脏保留其正常的整体结构。

血管病变

肾脏是可以影响其他血管的血管病理改变的一个常见部位，也是药物引起血管病变的好发部位之一（见第7章，心血管系统）。但是，药物引起的最广为人知的肾脏血管病变与环孢素治疗相关[222,345,346]，小动脉似乎是主要的靶器官。急性病变包括中膜变性和

坏死。晚期病变包括中膜玻璃样变。中膜肌细胞胞质的特征性黏液样变或透明水样变也曾被描述[222]。严重病例出现肾素染色缺失表明入球小动脉的肾素生成细胞是最敏感的[223]。肾脏小动脉中膜平滑肌细胞类似的变化也在给予他克莫司（FK506，一种大环内酯类免疫抑制药物）的人和实验动物中有过描述[347,348]。

梗死

楔形肾皮质梗死偶见于老年啮齿类动物，通常与严重到可影响血流量的慢性肾脏疾病有关。梗死也与原发性血管疾病、肾动脉血栓形成或栓塞有关。给予大鼠药物，例如可影响肾血流量的5-羟色胺可引起类似的外观[349]。

显微镜下，新鲜肾梗死的特点是炎性组织带包绕坏死的实质带。陈旧性病变表现为不同程度的瘢痕形成伴肾小管坍塌、基底膜增厚、纤维化和营养不良性矿化。肾梗死可根据其组织学外观确定其发生日期。早期出现充血和坏死，多形核细胞出现在12小时左右。随后梗死区染色变浅，多形核细胞数量增加，在4天左右开始出现核碎裂。修复发生时呈现成纤维细胞和毛细血管外观。

肾小球旁器的肥大和增生

人们发现，当刺激肾素-血管紧张素系统和肾素需求增加时，实验动物肾脏出现肥大、增生、肾素的免疫着色颗粒增多或着色范围扩大。这在肾上腺切除、钠缺乏、高血压和肾缺血，以及给予血管紧张素转换酶（ACE）抑制剂和血管紧张素Ⅱ拮抗剂的实验动物中已被报道。对钠缺乏实验动物的研究表明，浅表皮层的出球小动脉中含有肾素细胞的百分比增加代表了一种自适应现象，在肾血流量减少的情况下通过出球小动脉血管收缩以试图维持肾小球滤过。肾脏中大部分肾素通常位于入球小动脉的中膜。在需求增加的情况下，肾素的分布扩展到涉及入球小动脉更近段、出球小动脉和小叶间动脉[41,42,350,351]。这与不同作者所描述的形态变化，例如入球小动脉和小叶间动脉粒度增加、肥大或增生有关。类似的变化在类似情况

下的人类患者肾脏有报道[41,352,353]。

在给予大鼠、小鼠、犬和猴一系列血管紧张素转换酶（ACE）抑制剂（如卡托普利、依那普利，雷米普利和喹那普利）以及血管紧张素Ⅱ拮抗剂的高剂量毒性研究中，出现球旁细胞肥大、粒度增加和肾素免疫染色阳性（图10.8）[69,215,354-362]。肾小球旁细胞肥大伴随胞质粒度增加，可以用针对含有肾素颗粒的特殊染色清楚地显示，如Bowie和Hartroft染色[363,364]。这些颗粒在甲苯胺蓝染色的树脂包埋切片上也清晰可见。免疫细胞化学染色显示肾素染色增加沿着小动脉和小叶间动脉延伸。对血管紧张素Ⅱ拮抗剂ZD8731的一项研究还表明肾素染色增加的血管段中肾素mRNA的表达增加[69]。

给予ACE抑制剂喹那普利、血管紧张素Ⅱ拮抗剂ZD6888的大鼠和给予血管紧张素Ⅱ拮抗剂L-694492的大鼠及猴的肾小球旁细胞超微结构的研究表明膜成分和髓鞘成分的多样性[360-362,365]。

虽然这些肾小球旁变化几乎肯定是对过度剂量的ACE和血管紧张素Ⅱ抑制剂的一种适应性反应，但在某些情况下，它们与大鼠、犬和灵长类肾小管局部损伤有关[215,359,361]。虽然这可能代表直接毒性，但也很可能代表肾脏对高剂量药理放大作用代偿的障碍。在患者中，血管调控能力的丧失及由此产生的缺血而引起的急性肾衰竭是ACE抑制剂治疗的一种公认的并发症[8,327,366]。

肾乳头炎症和坏死

1953年Spühler和Zollinger注意到肾乳头坏死和慢性间质性肾炎与长期镇痛药的使用之间存在关联[367]。此后对这种关联开展了大量的流行病学和实验研究[366,368-370]。人类传统镇痛药肾病是一种缓慢进展性肾脏疾病，与长期服用解热镇痛药的混合物有关。通过更好地控制使用镇痛药，尤其是非那西丁，这种肾病的发生率已经降低了[371]。目前，这种肾病可以通过计算机断层扫描来诊断，特征是皱缩的肾脏有不规则的"凹凸"轮廓和肾乳头局部钙化[372,373]。患者的组织学特征是出现肾乳头坏死和间质性炎症并伴有无毛细血管硬化，其中毛细血管硬化被认为

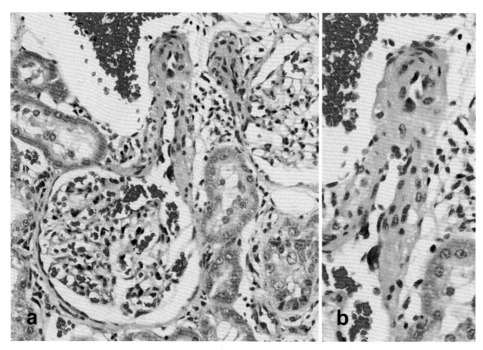

图10.8 以高剂量血管紧张素Ⅱ拮抗剂处理的大鼠肾皮质的切片显示肾小球入球小动脉和出球小动脉的肥大和增生。图a：低倍视野（H&E染色×140）。图b：高倍视野（H&E染色×210）

是肾乳头坏死的原因和病理组织学特征[374]。

各种不同的抗炎药和不同类型的化合物已经在大鼠中进行了几十年的大量试验工作，但小鼠、兔和犬也被用于试验性诱导肾乳头坏死[375-379]。许多动物模型不能完全模仿人类镇痛药诱发的肾脏病理改变[380]。一项分别给予大鼠大剂量的非那西丁、安替比林和氨基比林5~8周的研究表明，只有氨基比林可导致肾乳头坏死。安替比林处理的大鼠可见轻度慢性间质性炎症，但非那西丁处理的大鼠未见改变[381]。

虽然有人认为大鼠和犬可能对非甾体抗炎药的不良反应过度敏感，但实验变量、品系和性别差异以及在许多实验中经常缺乏暴露的数据使得种属间很难进行比较。大鼠品系不仅被证明对新型非甾类抗炎药的不良反应的敏感性有量的差别，而且也表现出病理变化质的差别[382]。有报道称环氧合酶在肾髓质的分布存在种属差异[383]。大鼠对非甾体抗炎药的分布和代谢存在品系差别[384]。

肾乳头坏死是在不同类型药物的毒性研究中出现的一种肾脏病变。一个例子是顺铂的化学类似物D-奥马铂（四铂），在Fischer 344大鼠引起典型的肾乳头坏死[385]。另一种铂类似物奈达铂，在大鼠引起肾单位远端部分和集合管细胞损伤，伴随肾乳头坏死。与此相反，顺铂在类似的实验条件下主要引起近端肾小管损害[225]。伊沙匹隆，一种试验性5-羟色胺受体激动剂，也被报道在大鼠可引起剂量依赖性肾乳头坏死，伴随集合管上皮细胞肿胀和空泡变。随着处理时间的延长，可见病变逐步向远端延伸，所以有人认为这种病变主要是由缺血引起的[386]。

虽然肾乳头坏死的组织学特征因药物、剂量、给药期和其他变量不同有所不同，但是发展充分的病变，其特征是肾乳头顶端坏死并可完全缺失（图10.9）。炎症反应通常很稀少，但在与正常肾组织的交界处可能会出现一条多形核细胞和细胞碎片的带。早期或轻微变化仅表现为肾乳头间质水肿或黏液样变。残存的肾小管可见出血、管型和细胞碎片，矿化也可能见到。反应性改变和溃疡可能发生在肾乳头和肾盂的上皮。近端小管也可表现出扩张、管型形成和变性。但这方面的情况可能不尽相同。对一种新型抗炎药的一项研究表明，在SD大鼠中可出现类似于上述的变化，然而，在另一大鼠品系肾乳头上皮灶性息

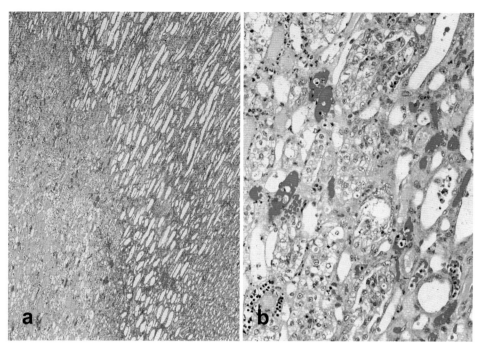

图10.9 大鼠给予靶向肿瘤脉管系统的新型药物后出现的肾乳头坏死。a：坏死的肾乳头边缘的低倍视野（H&E染色×50）。b：同一区域的高倍视野，显示变性的肾小管上皮细胞（H&E染色×280）

肉状增生更加突出，并伴随肾乳头浅部而不是深部的小灶状坏死和纤维化[382]。在某些情况下，肾乳头损伤体存在尿路被覆上皮和集合管的炎症与反应性改变（图10.10）。

尽管实验动物这类病变的发病机制仍不清楚，但当药物在肾乳头浓缩时，可能是药物或活性代谢物对肾乳头上皮细胞、肾髓质间质细胞或髓质基质的直接毒性作用。但在人类也有大量数据来支持微血管改变和缺血性损伤。有可能在某些情况下所有这些因素都可能在病变的发生中起作用。

矿化、钙化、肾钙质沉着症、肾石病

人们早就认识到器官和组织的钙化在人类和动物中有两种主要类型。这两种类型可在肾脏见到，但按照形态学并不能总是将两者清楚地区分。营养不良性钙化通常与受损肾组织密切相关。转移性肾钙化主要代表一种肾小管过程，在此过程中矿物以高度可变的方式沉积下来，取决于基础临床状况或沉淀原因[387]。这两种类型的钙化可在实验动物自然发生，也可由多种药物和化学品诱发。据报道称肾钙质沉积

与给予钙和维生素D、草酸盐、各种磷酸盐溶液、甲状旁腺激素、改变尿pH值药物（如乙酰唑胺）、氯化物或镁耗竭以及吡哆醇缺乏有关[10,141,383,388–396]。产生明显肾损害（特别是肾乳头坏死）的药物也可与钙化有关。由于沉淀剂的种类繁多，所以导致肾钙质沉着的药物也是多种多样。

肾小管结石、钙质沉着症、矿化

管内矿化在实验动物的肾脏是自发病。雌性大鼠在皮髓质交界处发现了一个独特形式。这些病变表现为管内凝固物，H&E染色结果不一致，有些是深蓝色，有些为浅蓝色。这反映了矿物质含量的不同。化学分析表明它们由钙、磷和一种糖蛋白基质组成。它们似乎是由近端肾小管S1段的微绒毛形成的囊泡脱落而形成。这些囊泡随肾单位的下降尺寸逐渐增加，并且容易积聚在皮髓质交界直段（S3）[397]。这种类型肾石病的发生率和严重程度在不同的大鼠品系和不同的实验室中有所不同，但是在极幼龄的雌性大鼠有严重形式的报道[398]。发生率和严重性高度依赖于饮食中的钙磷比，高钙/低磷的比例具有保护

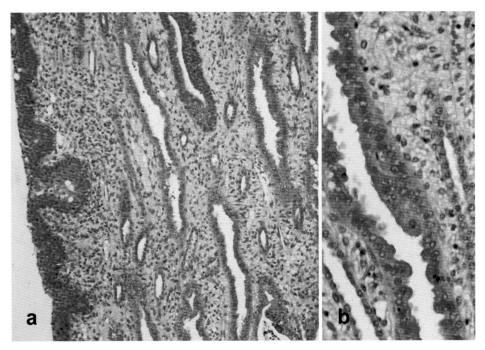

图10.10　可在肾乳头和流出道产生炎症的药物处理的大鼠的肾乳头。这张切片显示尿道上皮和集合管中度炎症和增生，但肾乳头保持完整。图a：低倍视野（H&E染色×110）。图b：高倍视野（H&E染色×280）

作用[399]。研究表明，饮食产生的大鼠病变无法在小鼠中复制，突出了大鼠的独特敏感性。该病变的机制尚不清楚，但微穿刺研究表明，雌性大鼠的近端小管对磷酸盐的吸收不如雄性大鼠活跃[400]。通过雌性卵巢切除及给予阉割的雄性和雌性小鼠雌激素能够预防这些变化的发生[401]。

有报道称给予碳酸酐酶抑制剂（如乙酰唑胺）后可出现管内结石的类似形式，可能是因为这些药物可降低尿柠檬酸盐和pH值[393]。不过，有人认为饮食因素在肾钙质沉着症起一定作用，因为低磷/高钙饮食大鼠给予乙酰唑胺可在肾乳头顶端形成钙化斑块而不是管内结石。

给予改性淀粉、糖醇及乳糖可促进皮髓质肾石病的发生，大量给予则可增加钙的吸收和尿液排泄[402-404]。此类食品添加剂给予量大时引起的这种类型的变化，在正常情况下可能与人类的相关性不大[402]。

比格犬也可发生管内结石。在正常比格犬肾乳头的集合管可见没有病理结果的苏木精强染色小絮状沉淀。有报道在给予合成聚右旋糖的犬中出现与肾小管扩张和瘢痕相关的肾小管矿化[404]。由于犬滴注钙盐（但没有乳酸钠）超过7小时可出现相同的病变，所以

有人推测肾损伤是过量钙潴留和排泄的结果。

肾盂矿化

肾钙质沉着症最严重的形式发生在老龄大鼠、小鼠和仓鼠的肾盂或邻近肾盂部位。沉积物可以位于穹窿、肾乳头的基底部或游离于肾盂内。尽管大多数常见于老龄啮齿类动物，但也可以见于幼年大鼠。大块沉积经常与局部退行性和炎性变化以及邻近尿道上皮的增生有关。

大鼠矿物沉积倾向位于肾乳头表面上皮下，常伴随局部水肿、纤维化、囊性变性、毛细血管扩张、肉芽肿形成、溃疡和被覆上皮增生（图10.11）。碳酸酐酶抑制剂、天冬酰苯丙氨酸甲酯、改性淀粉等药物以及相关的物质也可能加剧这种形式的矿物沉积[404,405]。沿覆盖肾乳头上皮的基底膜可能会见到明显的线性沉积。

肾盂积水、肾盂扩张

肾盂扩张常见于大鼠、小鼠和仓鼠毒性研究中，但在很多情况下它的发病机制尚不清楚。大鼠肾盂扩张通常会发生在右侧肾脏，可能原因是精索或卵巢动

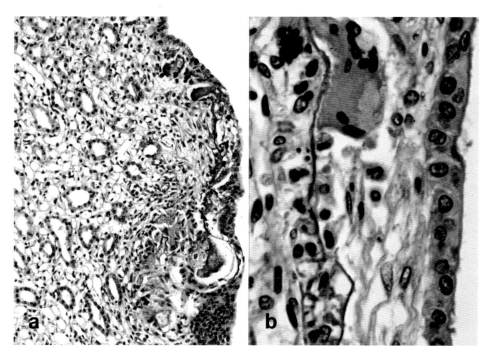

图10.11 碳酸酐酶抑制剂处理大鼠的肾脏。图a：肾乳头边缘典型的矿物分布（H&E染色×110）。图b：肾乳头边缘的高倍视野（H&E染色×425）。苏木精染色致密的矿物局限于基底膜并有异物巨细胞反应

脉的解剖位置位于输尿管上部压迫输尿管[406]。这种变化通常没有病理学或毒理学意义，除非伴有肾实质病理改变的组织学证据。

肾盂的偶发扩张应该与明显的肾盂积水区分开来，后者存在流出道梗阻引起的肾实质损害的组织学证据。肾盂积水的特征是肾盂明显扩张，可能含有结石或药物晶体，被覆的移行细胞上皮增生。通常有肾小管损伤、硬化和肾实质瘢痕化、不同程度的炎性浸润，但肾小球相对无损。尿道上皮的严重损伤也会产生一种形式肾盂积水。一个例子是在Wistar大鼠中进行的为期2周的新型非多巴胺能抗精神病药三甲基咪唑并吡唑并嘧啶的毒性研究，可出现肾盂、输尿管和膀胱的尿道上皮的严重炎症和坏死，伴有明显的肾盂扩张和肾盂积水[407]。

移行细胞增生、尿路上皮增生——肾盂

实验动物内衬肾盂和覆盖肾乳头的移行上皮增生继发于泌尿流出道许多的自发病疾病，如肾盂肾炎、结石和矿化。还继发于流出道药物诱导的变化，包括乳头坏死、矿化和药物或代谢物的晶体沉淀。尽管比在膀胱少见，但弥漫性或广泛尿道上皮

增生也会发生在肾盂，没有细胞损伤的光镜证据。鉴于尿液、药物和代谢物在膀胱（而不是在肾盂）长时间潴留，但管型和结石的存在、给予对平滑肌和蠕动有药理学效应的药物可以导致潜在刺激性药物或代谢物在肾盂潴留。内源性和外源性化合物在紧邻肾盂的髓质中代谢活化可能也有一定关系[368]。膀胱给予遗传毒性致癌物和其他毒性很强的化学物质后，可发生肾盂尿道上皮增生。然而，它也可以是给予可产生尿液pH值变化的药物或含有过量氯化钠添加剂的食物后的一种适应性现象[408]。因此，仔细评估所有增生的组织学特点很重要，因为不典型病变可能提示一种肿瘤前效应。在啮齿类动物中，使用下面的一致性术语来作区分：尿路上皮（移行细胞）非不典型增生和尿路上皮（移行细胞）不典型增生[318,320]。

单纯移行细胞增生是肾盂的尿道上皮一种无柄或均匀的增厚，没有明显的向外或向内生长（图10.12a）。乳头状移行上皮增生代表一种外生性增生，经常含有一个纤维血管核心，而结节性移行上皮增生是一种突入管腔或进入底层肾实质的实性结节样生长。非典型增生干扰了正常的尿道上皮生长模式，核深染并有细胞多型性（图10.12b）。

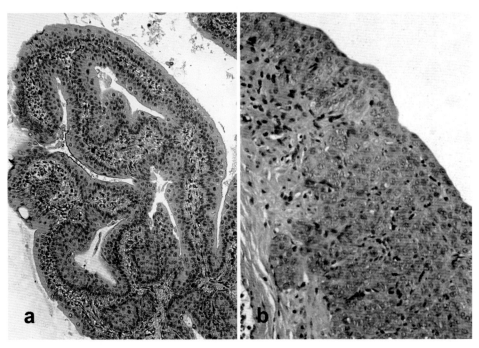

图10.12 图a：碳酸酐酶抑制剂处理1个月的大鼠膀胱显示乳头状增生，具有上皮内折，没有细胞异型性，即典型增生（H&E染色×60）。图b：一种非遗传毒性药物处理2年大鼠的膀胱黏膜切片，可见少量的尿路上皮癌。增厚的区域显示不典型增生。细胞的正常排列结构丢失，胞核增大、深染，一小群细胞似乎穿透到黏膜下层，可能代表早期侵袭（H&E染色×200）

肾脏肿瘤

原发性肾脏肿瘤在未经处理的啮齿类动物大多数品系中随年龄的增长偶发，而且通常与发生在人类肿瘤的镜下结构类似。虽然肾细胞肿瘤通常在老龄啮齿类动物出现，但它有一个令人不安的倾向，即在短期毒性试验的幼鼠可偶发出现[409-411]。

尽管毒性试验中的幼龄比格犬一般不易发生这些肿瘤，但老龄犬中报道出现的肾脏肿瘤类型与人类和啮齿类动物的肾脏肿瘤相似[412,413]。

大多数类型的肾脏肿瘤可以通过外源性物质在实验动物中被诱导。多年来，遗传毒性致癌物已被广泛使用于开发肾癌的实验性模型。例如，可诱导大鼠腺瘤和癌的药物包括N-（4'氟-4-联苯基）乙酰胺、N-亚硝基吗啉、N-乙基-羟基-乙基亚硝胺和链脲佐菌素[414-418]。同样，与小鼠肾脏肿瘤发生相关的化学物质包括二甲基亚硝胺、N-亚硝基甲脲、苏铁素、碱性醋酸铅、三（2,3-二溴丙基）磷酸盐、2-乙酰氨基芴和链脲佐菌素[419,420]。通过连续给予合成的或天然的雌激素，雄性、雌性和阉割的雄性叙利亚仓鼠也可被诱导出现肾细胞癌[421-424]。上述多种多样的药物提示了对啮齿类动物肾脏的致癌作用可能存在多种不同的机制[425]。

作为美国国家毒理学计划（NTP）的组成部分，大鼠和小鼠中开展的致癌性试验的综述表明：这些试验中许多与肾脏肿瘤相关的化学物质可根据其作用机制进行大致分类[426]。一些直接与DNA相互作用，或通过产生氧化自由基或酶活化，对反应性种属间接起作用。这些与转移性肿瘤的快速发展有关。其他化学物质似乎通过直接的细胞毒性和长时间持续性代偿性细胞增殖引起癌。

在大鼠试验中，细胞更新和肿瘤发生的增加与处理引起的α_{2u}球蛋白溶酶体蓄积有关。通常认为这不能预测对人类的致癌风险[427,428]。对NTP致癌性数据的荟萃分析还表明，大鼠慢性进行性肾病和肾小管细胞肿瘤的发病率存在正相关[429]。大鼠致癌性试验中一些加重这种肾脏疾病的化学物质与肾细胞肿瘤的增加有关。有人认为由于人类没有大鼠慢性进行性肾病明确的对应疾病，所以任何治疗引起的慢性进行性肾病相关的肾肿瘤发生率的增加不应该被视为与人类癌症的风险评估有关[178]。

NTP致癌性试验中与肾细胞肿瘤发生有关的许多化学物质都是老的，但也包括目前采用的治疗药物，例如呋喃妥因、保泰松、氯羟氧二氮䓬和去氧苯巴比妥。1994年美国《医生案头参考》的综述也指出，大鼠的肾脏肿瘤与呋喃妥因、链脲佐菌素和金盐有关，小鼠的肿瘤和阿糖腺苷有关[430]。呋喃妥因已被证明可与DNA间接相互作用，但对雄性大鼠只产生一种弱的致瘤性作用。其他化合物似乎在高剂量仅与肿瘤很小的增长有关，它们通过改变细胞的更新或增殖间接发挥作用。

一个富有启发性的例外是马兜铃酸，它是一种在马兜铃广防己和马兜铃科的其他植物中发现的诱变剂，以前曾用于药物制剂并在目前使用的一些草药中发现[338]。根据给药方案的不同，它已被证明在大鼠可产生肾皮质腺瘤、癌、尿道上皮肿瘤和肾间质肿瘤[431,432]。人类服用这种存在于含有广防己的中药中的马兜铃酸已与一种形式的间质性肾炎（即所谓的中草药肾病和肾盂及上段输尿管的尿道上皮癌）有关[336]。受累及患者的组织样本分析证明含有马兜铃酸相关的DNA加合物。马兜铃酸的累积剂量是尿路上皮癌的一个重要危险因素，总剂量超过200 g与尿道上皮癌的高风险有关[433]。由于对中草药不良作用的报告制度不完善及对中草药广泛的使用，这些发现引发了对传统的医疗保健机构之外使用草药的争论[434,435]。

人群和实验动物肾盂尿道上皮癌的发生也与非甾体抗炎药和镇痛药的使用有关。所涉及的机制尚未完全阐明，但有关因素包括炎症、细胞损伤和修复、结石形成、细菌感染和覆盖在黏膜表面黏液层的改变[368]。

肾脏肿瘤按组织学分为上皮型、间质型、胚胎型和混合型。腺瘤和癌是老年动物最常见类型。虽然大鼠肾脏增生性病变的分类已经达成了一个普遍性共识，但是实验动物肾小管增生、腺瘤和癌之间的区分仍然有些不太合理[318-320]。

上皮性肿瘤

肾细胞腺瘤、肾小管腺瘤

在临床前安全性研究中，惯例是把灶性肾小管增生看作局限于完整肾小管的一种增殖，而扩展超出一个小管范围的增殖被认为是一种自发性生长或腺瘤的证据。腺瘤呈圆形或不规则形，单侧或多个病变扩展超越原肾小管的范围。通常腺瘤对周围的肾实质有一些压迫，但通常没有出血和坏死，并不表现出过多的有丝分裂活动或核多型性。早期新血管形成是这些肿瘤的一个特征。

Hard和其同事对1982～2007年间报道的所有国家毒理学计划两年大鼠致癌性试验肾肿瘤调查表明，Fischer 344大鼠、Sprague-Dawley大鼠及Wistar大鼠中一种特定形态的肾脏肿瘤类型似乎与受试物的处理无关[436]。肿瘤呈均匀的小叶结构，常见中央变性或坏死，由大的嗜酸性、细颗粒状或泡沫样细胞构成，有多个圆形空泡或小空腔使得病变呈虫蛀样外观。这种肿瘤大多数被分类为腺瘤，然而根据尺寸和变性的程度，基于啮齿动物肾肿瘤分类共识，有些也被诊断为癌。

肾细胞癌、肾小管癌

这些肿瘤的精确外观取决于动物模型和诱导剂。但是，总体而言这些肿瘤类似于腺瘤，它们通常是单发也可以多发或局限性生长。通常情况下，它们扩张并挤压或浸润周围的实质，并显示出明显的血管、出血和坏死。它们从高分化到低分化，也可为未分化。有丝分裂活性不一致，但在分化好的肿瘤较少。它们可由嗜碱性、嗜酸性或透明样细胞组成，排列为管状、叶状、乳头状或实性。偶见其他组织转移。常是血源性转移到肺。

尿道上皮、移行细胞、鳞状细胞肿瘤

肾盂肿瘤有两种类型：尿路上皮（移行细胞）癌和鳞状细胞癌。膀胱尿路上皮自发性肿瘤发生率高的某些品系的大鼠（如DA/Han）肾盂尿道上皮肿瘤更常见[437]。偶尔可见实验室比格犬上部流出道尿路上皮癌的报道[438]。其组织学特征和诊断标准类似

于膀胱的肿瘤（见下文）。

间质肿瘤

在未经处理的老龄啮齿类动物和犬中可偶尔发现肾脏呈现间质分化的多种肿瘤，包括成纤维细胞型梭形细胞肿瘤、软组织来源的典型肿瘤。

脂肪和平滑肌细胞组成的良性肿瘤是老年人群常见的肾脏间质肿瘤。老龄大鼠有类似肿瘤，这些肿瘤表现为肾实质区段被数量不等的成熟的脂肪细胞、成脂肪细胞、梭形细胞和显著的血管取代。可见出血、坏死和核分裂象。大多数这些肿瘤似乎是生长缓慢的良性肿瘤，但有些是恶性的，因为它们表现出明显的细胞和核异型性，在肾脏内广泛延伸并发生转移[439,440]。它们的组织发生是不确定的，用不同的名字来反映其不同的外观：脂肪瘤、脂肪肉瘤、错构瘤、血管脂肪瘤、肌脂瘤、血管平滑肌脂肪瘤和混合瘤。大鼠肾肿瘤的一致性分类将这些肿瘤分为良性脂肪瘤（脂肪瘤）和恶性脂肪瘤（脂肪内瘤），将含有额外类型间充质细胞的肿瘤分类为混合间质肿瘤[318,319]。

混合间质肿瘤

这种肿瘤曾在大鼠中被描述过，但是无法明确肿瘤类型，肿瘤中包括梭形细胞、星状细胞、血管细胞等异质性细胞成分，偶见横纹肌母细胞、软骨和骨质[320]。

这些肿瘤罕见自发形成，但可以通过给予药物（如二甲基亚硝胺和马兜铃酸）诱导发生[432,441]。纤维肉瘤区域中也可混有原始间质、黏液瘤组织、平滑肌肉瘤或横纹肌肉瘤。肿瘤内通常残余先前的肾小球、肾小管和肾盂上皮，并且可能是增生性的[442]。

胚胎性肿瘤

肾母细胞瘤

这种肿瘤多自发出现于幼龄啮齿类动物和犬，人类病例也有相似的年龄相关趋势。N–乙基亚硝基脲（ENU）经胎盘给药是在大鼠诱导这些肿瘤的常规方法，特别是Nb冠鼠也自发这种肿瘤[442]。食蟹猴在胎儿期暴露于1,2–二甲基肼也可以诱导其在幼年期发生这些肿瘤[443]。

肾母细胞瘤通常为单发、单侧，肿瘤中包含数量不等的母细胞瘤细胞、上皮细胞和间质细胞，通常灶性器官样分化形成花环样原始嗜碱性肾小管和成熟度不等的肾小球。母细胞瘤细胞区域较常见核分裂象。

膀胱

虽然实验动物与人类的膀胱整体结构基本类似，但膀胱各黏膜层厚度存在小的显微差异。人和啮齿类实验动物的膀胱在盆腔中的解剖定位也有一些差异，这可能使得啮齿类动物膀胱前壁上易于滞留微晶体和颗粒物质[444]。已证明大鼠与人类的尿道上皮过氧化物酶体增殖物激活和视黄醇X受体表达不同[445]。

尿液流出通道（包括肾盂、输尿管和膀胱）都覆有一层特殊的移行上皮或尿道上皮，包括由立方形细胞形成的基底层，这些立方形细胞具有相对较低的核分裂能力。比较研究显示大鼠基底细胞更新周期大约为250天，B6D2F1小鼠尿道上皮周期估算为280天[446,447]。中间层细胞比基底层细胞大，通常不分裂，具有许多突出与邻近细胞相交错。表层细胞是高度分化的大型圆顶形细胞，具有增厚的表面盘状的不对称单位膜。尿道上皮细胞胞质偶尔会见到小的嗜酸性颗粒或透明空泡，小鼠中更明显，但还不清楚它们为什么会出现。虽然猴子的膀胱与人类的非常相似，但有报道猴子的尿道上皮中有人类没有的透明角质蛋白颗粒[448,449]。

不同种属的尿蛋白成分不同，通常人尿与大小鼠的尿不同，人尿的蛋白含量相对低。雄性大鼠尿液特征是含有尿α_{2u}球蛋白，而在人尿中并未大量发现[450]。饮食因素、禁食和轻度缺水可影响尿液成分、pH值和尿道上皮增殖特征[451]。不同品系的大鼠尿液成分也不同[452]。

检查膀胱时要求特别注意处理因素引起的改变。处理时应当动作轻柔并在原位固定。特殊技术（如扫描电子显微镜和使用PCNA、Ki67或溴脱氧尿苷标记检测尿道上皮细胞增殖）也是很重要的，同时还要认真收集和检查尿液和尿沉渣[453]。

炎症、膀胱炎

膀胱炎症不是大多数实验动种属群中发生的常见自发性病变，而是发生于个案中。多年来，原位灌注固定和显微镜认真观察Alderly Park Wistar大鼠膀胱揭示这个品系的病变相对较少[147]。然而，膀胱炎症可见于一些老年大鼠、小鼠和仓鼠中，并与其他尿道病变相关，如尿结石、肾盂肾炎、前列腺炎、尿道淤血、雄性小鼠打斗外伤逆行细菌感染或大鼠毛体线虫感染[454-456]。有关实验用食蟹猴膀胱黏膜的综述表明膀胱上皮和黏膜下层通常含有不同程度的多灶性或弥漫性淋巴细胞巨噬细胞浸润[449]。

药物及其尿代谢产物也与膀胱黏膜糜烂、出血和炎症有关。一个典型的例子是抗癌药物环磷酰胺，它由肝微粒体酶活化为有效的烷基化细胞毒代谢物。给予该药物与癌症患者出血性膀胱炎的发生有关，这种作用结果可在实验大鼠和小鼠中复制，但在敏感性上存在品系差异[457-459]。虽然对不同品系小鼠研究发现，这些差异来自于混合功能氧化酶系统导致的对环磷酰胺代谢的品系差异，但也可能涉及膀胱内在因素。对不同品系小鼠通过局部灌注暴露于等量代谢物后出现的膀胱出血反应的显著差异支持了这一观点[460]。

许多毒性较低的药物也能引起实验动物膀胱炎，通常与连续给药引起的尿道上皮适应性增生相关。这些药物包括一些化工原料，还有高浓度钾盐和碳酸酐酶抑制剂（如乙酰唑胺和MK-0927）[461,462]。碳酸酐酶抑制剂对大鼠作用的详细研究揭示，在第一次给药后不久出现炎症，但长期给药之后炎症减轻，取而代之的是尿道上皮增生。也有报道显示，给予一种新的非多巴胺能抗精神病药两周的大鼠出现尿道上皮损伤，组织形态特点为胞质脱落、空泡化和气球样变、微脓

肿形成和PAS阳性的耐淀粉酶胞质小体积聚[463]。

毒性实验中高剂量难溶性药物能引起血尿症，与晶尿症物理作用导致的尿道上皮出血、溃疡和炎症有关。报道的例子包括给予大鼠一种新型的β₃肾上腺受体激动剂[464]。然而，要明确得出药物结晶是尿道上皮损伤的原因，有必要说明体内存在药物结晶，或出现在组织切片的组织中，或出现于刚刚排泄的尿中，或在尿液冷却之前取出的样本随后出现结晶。

新药短期研究中评价尿道上皮炎症很重要，因为这能预示随后啮齿类动物致癌性试验尿道上皮增生和肿瘤的形成。结合尿液所有的日常变化和其他生理变化来评价各种变量是有帮助的，如剂量、尿代谢物、尿液物理变化、结晶出现等[451]。

矿化、钙化、结石、小石头

膀胱内矿化可以表现为一个单独的大结石或多个膀胱小结石，典型的多面体表面。偶尔见于大鼠、小鼠和仓鼠的大多数品系中，非常少见于实验比格犬和非人灵长类动物中。自发性膀胱结石发生的原因还不明确，但饮食和激素平衡对于肾脏矿化是重要的。经口给予啮齿类动物多种高剂量化学药物后也显示能引起尿路结石。这些药物包括尿嘧啶、草酸钙、磷酸盐、镁硫酸铝、磺胺类药、氨苯蝶啶、乙酰唑胺和腺嘌呤[465]。

已在大鼠中证明膀胱表面的葡糖氨基葡聚糖是重要的抗黏附因子，防止尿液中过饱和钙盐堆积在膀胱表面而形成结石病灶[466,467]。这种正常屏障系统的破坏会导致尿结石的形成。

遗传易感性是一个因素，特定品系的大鼠在饲养条件相同的情况下尿结石的发生率也会较高[468]。尿液成分的品系差异可能是引发这些不同的原因。例如，比较Harlan SD大鼠、Charles River SD大鼠和Wistar大鼠在相似条件下的尿液成分时发现，SD大鼠比Wistar大鼠更容易患尿结石，这是由于Wistar大鼠中含有较高水平的尿液柠檬酸盐、较低水平的尿蛋白和致结石离子，尤其是钙离子[452]。自发性高血压大鼠也易于发生膀胱结石，首先形成微小的肾乳头矿化灶，分离并停留在膀胱中，逐渐发展成膀胱结

石病灶[469]。在一些实验室，几周龄大鼠已经自发出现多种膀胱结石[470]。这说明在合适的条件下几周就可以形成结石。大鼠尿结石模型揭示了结石可快速形成，Fischer344大鼠尿结石模型暴露于对苯二甲酸或对酞酸二甲酯（两者都与酸尿和高钙尿有关），不到两周就形成含有多种成分的结石[471,472]。

大鼠泌尿道结石成分多种多样，通常是混合型的，由蛋白质、碳酸钙、钙或磷酸镁铵组成[468,470]。

有报道称，实验食蟹猴偶尔发生膀胱结石[473]。某些品系的犬中可见膀胱结石，大概是由于其特殊的代谢特征[100]。比格犬与其他许多品系犬相比不易形成膀胱结石。

膀胱结石的出现与特征性尿道（移行）上皮细胞增生有关，该病变可显著并伴有黏膜下层炎症和纤维化（见下文）。

尿路上皮（移行上皮）肥大和增生

有报道称给予利尿剂、碳酸酐酶抑制剂和过氧化物酶增生物活化的受体激动剂α和γ亚型后会导致尿道上皮肥大[474]。然而，很难区分单纯的肥大和增生，因为两者通常一起发生。

尿路上皮增生是对各种不良刺激的反应，包括慢性炎症、尿潴留、结石、晶体、寄生虫，或其他异物的出现，或给予外源性物质。尿路上皮增生通常分为灶性或弥漫性，伴有或不伴有非典型的细胞学特征。

简单的或非复杂的局灶性或弥漫性增生

未受影响的动物或对照动物相比，这种病变的特征是上皮细胞层数增加（图10.12a）。在比较对照组和给药组上皮厚度时采用统一的取样和固定程序很重要。理想的操作方法是将固定液注入膀胱使其膨胀。固定未充盈的膀胱可以增加组织切片中黏膜的表观厚度。大鼠病变的统一分类方法将轻度增生限定于4~6层上皮细胞，中度增生限定于7~10层上皮细胞，重度增生上皮细胞多于10层[319]。然而，这种分级形式过于规范化，忽略了实验和技术的可变性。由于该评价方法不具可重复性，如今已经放弃采用规定特定细胞

层数的方法对人尿道上皮病变进行分类。因此，明显的增厚可用于诊断人扁平尿道上皮增生[475]。但这也给评价食蟹猴的增生带来了问题，因为收缩状态时食蟹猴膀胱上皮细胞的平均厚度能够达到12层细胞[449]。

增生通常可导致上皮细胞内折、实心或囊性向下生长入膀胱壁或形成小的乳头状黏膜结构。这种情况称为结节状或乳头状增生[319,449,476]。大鼠膀胱分别经历手术创伤、冻伤或福尔马林膀胱内灌注后，形态学研究表明这种类型的明显病变在3~4周内全部可逆，不引起长期的增生或肿瘤[477]。这些上皮细胞的改变也与上皮下毛细血管丛可逆的增生性改变有关[478]。

与大鼠相比，小鼠更易发生结节状增生而非乳头状增生[465]。

扫描电镜检查法是一种用于检查膀胱黏膜损伤和特异性表面病变的灵敏技术，也可用于检查尿道上皮增生（图10.13）。正常大鼠膀胱表面大的多边形细胞脱落后可暴露出下层圆的带有均一短微绒毛的中间细胞。当中间细胞成熟，它们的微绒毛融合形成所谓的丝状的微嵴。因此，膀胱上皮的脱落率和替换率可通过出现丝状微嵴和均一的微绒毛的程度进行估算。局部创伤、福尔马林灌注或给予糖精或碳酸酐酶抑制剂引起的大鼠膀胱反应性增生，可见显示丝状微嵴和均一短微绒毛区域的数量增多[453,461,477,479]。在明显或持久的反应性增生中，上皮细胞也产生多形性表面微绒毛，这与实验膀胱癌的早期病变有关，但不是恶变的特异性改变[480]。扫描电镜也能发现附着的结晶物质[453]。

然而，反应性增生通常可观察到一些膀胱病理的明显证据，给予高剂量药物后能够出现简单的反应性增生，但未见结石或晶体形成。在13周大鼠经口给药毒性实验中，高剂量组β肾上腺素能受体拮抗剂普拉洛尔可引起膀胱黏膜弥漫性增生[481]。受累的膀胱组织经灌注固定后，组织学检查发现膀胱黏膜为6层细胞厚度，而对照组正常大鼠膀胱为3层细胞。终止给药后发现这些改变完全可以恢复。这种结果是由于瞬间峰值尿液药物浓度的局部刺激作用，与灌胃给予普拉洛尔相关，因为在之后饮食中给予较高剂量普拉洛尔的研究中并未见增生。此外，普拉洛尔致癌性试验中未发现膀胱肿瘤，但服用该药物的患者中出现了腹膜

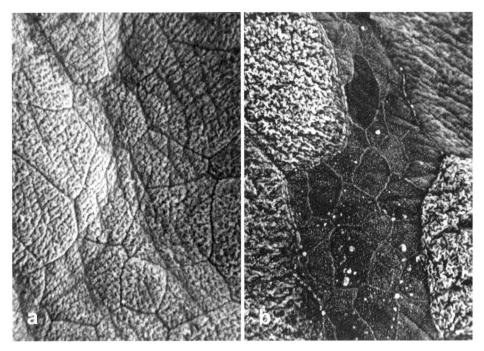

图10.13　Wistar大鼠膀胱扫描电镜照片。图a：对照组大鼠成熟的表层细胞表现为铺石状的扁平细胞，直径可达100 μm（SEM×290）。图b：给药大鼠中一些成熟的表层细胞已经脱落，暴露出外观完全不同的中间细胞（SEM×625）

纤维化的不良反应，对尿道上皮没有影响[481]。

不典型增生

　　不典型增生的特征是干扰正常的细胞极性和成熟、异常的胞质囊泡、核深染和多形性、核仁明显、核染色质聚集、出现有丝分裂和巨细胞，尤其是在上皮细胞的上部（图10.12b）。

　　药物安全性研究中评价膀胱增生的好处是可以对这些非典型或发育异常的细胞学的特征进行描述。来自人膀胱组织活检和尿液细胞学检查的大量数据已经证明细胞异型性和随后发展成膀胱癌有密切关系。这些特性与给予亚硝胺、N-[4-（5-硝基-2-呋喃基）-2-噻唑基]甲酰胺（FANFT）和2-乙酰氨基芴等遗传毒性化学物质的啮齿类动物的尿道上皮增生发展到膀胱癌有关[457,482–486]。单次给予烷基化抗癌药物

环磷酰胺也可使啮齿类动物膀胱产生非典型的持续性增生，持续给药产生尿道上皮癌[457,459,487,488]。已证明非典型性增生发展到癌会导致内皮下血管增生的持续和发展[478]。也有给予环磷酰胺的患者膀胱上皮细胞出现异常的报道[489]。

　　评价尿道上皮增生的一个难点是，许多实验表明，给予遗传毒性致癌物的啮齿类动物膀胱发展为肿瘤也要经历一个单纯增生阶段，但在光镜和电镜下检查时不能将这个阶段与单纯的反应性增生相区别[477,482]。相反，长期炎症、结石、异物和其他物理因素的存在引起啮齿类动物膀胱黏膜增生持续存在，也与非典型的细胞学特征的出现和最终发生尿道上皮肿瘤相关（见下文）[446,490–492]。因此，评价药物引起的增生性尿道上皮病变的重点是采用遗传毒性分析检测DNA反应性。

肿瘤

　　虽然在大多数未给药的实验啮齿类动物、犬和灵长类动物中罕见膀胱肿瘤，但它可偶见于致癌性

实验的老龄啮齿类动物中。组织学上，实验性膀胱肿瘤类似于发生在人类的肿瘤，其分类方法也相

似。人尿道上皮损伤的分类为比较实验性肿瘤和人体肿瘤提供了有用的指导[475]。在这种分类中，特有名词"尿道上皮的"比"移行上皮的"（用于许多其他器官的上皮细胞）更合适。目前已经对大鼠和小鼠的膀胱肿瘤进行了统一分类[318-320]。

有人建议将人膀胱癌分成两种不同的形态学类型，每种都有不同的遗传学改变[493,494]。乳头状移行细胞癌是低级别的，通常为多灶性，偶尔为进展性。而扁平的原位癌具有不同的遗传学改变，通常进展为侵袭形式。

虽然遗传毒性致癌物，如N-丁基-N-（4-羟丁基）亚硝胺，能够引起啮齿类动物高级别的原位癌，但大鼠的膀胱肿瘤趋向于乳头状类型[495]。Cohen认为大鼠乳头状增生与人低级别乳头状病变相比更易发展成乳头状瘤，随后发展为侵袭性肿瘤[465]。

虽然大多数膀胱肿瘤是上皮来源的，但膀胱壁中也可偶见间叶性肿瘤。

尿路上皮（移行细胞）乳头状瘤

尿路上皮乳头状瘤是单一的或多发的，有蒂生长，具有含有纤维肌性基质的分支状微小绒毛。这种肿瘤覆盖有移行上皮细胞，虽然厚度不同但具有相对一致的正常膀胱上皮细胞外观。它们没有任何明显的细胞异型性或退行性病变，核分裂能力较低。这些肿瘤能够发生溃疡或出现鳞状化生。基质可能发生水肿并包含一些炎性细胞。肿瘤蒂无侵袭性。

它们通常为外生型，特征为有蒂增生性生长进入膀胱腔内。人类中所谓的反向移行细胞乳头状瘤在大鼠中也有描述。反向移行细胞乳头状瘤由特征为均一的尿路上皮细胞内生型或反向生长的变移上皮组成。这类肿瘤可以很大，由分支条索状或片状细胞构成，常伴芽状突起或腺样囊状结构[318-320,496]。肿瘤基底细胞通常表现为栅栏状核，类似正常变移上皮的基底细胞层。

尿路上皮（移行细胞）癌

这些通常表现为乳头状瘤或无蒂的生长方式，与乳头状瘤的区别是上皮细胞异型性程度高，包括染色过深、核多形性、核分裂活跃以及出现数量不等的梭形、圆形或柱状细胞和间质浸润现象（图10.14）。虽然肿瘤细胞通常是乳头状的，但也可出现

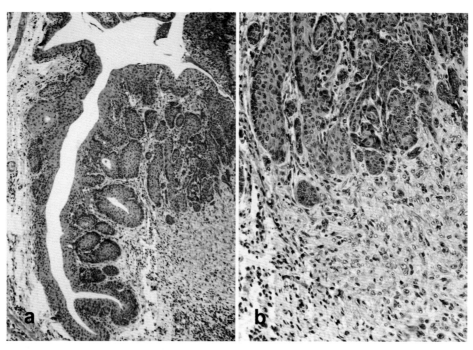

图10.14 图a：尿路上皮癌早期浸润的例子，给予2-乙酰氨基芴的C57BI/10J小鼠（H&E染色×50）。图b：同一癌的高倍视野显示早期浸润区域（H&E染色×140）

实体瘤。肿瘤中可见鳞状上皮化生，但转移性沉积在多数实验动物的系列报道中不常见。

其他癌

报道数量较少的其他肿瘤类型有鳞状细胞癌、单纯性腺癌、未分化癌和混合分化型癌。鳞状细胞癌的诊断仅限于那些表现为单一鳞状细胞分化的肿瘤。

间叶细胞肿瘤

在其他软组织中发现的间叶细胞瘤偶尔会在膀胱中出现（见第2章，体被系统）。上皮下血管丛可能是血管增生性病变发生的部位[478]。

近年来，关于小鼠膀胱独特间叶细胞肿瘤（称为黏膜下间叶细胞肿瘤或蜕膜瘤）确切的组织起源和相关性一直存在争论[497,498]。据1956年Bonsor和Jull报道，异物植入和给予化学药物后会出现这些病变，使用的名称包括赘生性病变和平滑肌肉瘤[499-504]。虽然还不能确定组织起源，但组织病理学检查结果是相似的。病变大小不同，从单一的10～15个细胞小灶到病变直径达到数毫米或多灶性。病变发生于大约10个月大的雌、雄小鼠中，可表现为泌尿生殖道炎性病变。它们位于黏膜下层，分界清楚，但通常没有包膜，不完全位于膀胱颈。肿瘤细胞是紧密排列的圆形或卵圆形多形性细胞，细胞界限清楚，细胞核大、深染、不规则，肿瘤细胞具有数目不等的嗜碱性细胞核。胞质为纤维状或均质的，偶尔含嗜酸性颗粒。它们含有稀疏的纤维基质和明显的脉管系统，还可能有明显的局部炎性浸润。免疫组织化学已经揭示免疫反应结蛋白和肌动蛋白的存在不一致[497]。电子显微镜揭示大量细胞质粗面内质网、游离核糖体、中等数量的线粒体和一些带有致密体的肌丝（暗示平滑肌分化）[502]。病变可以侵入膀胱肌肉，提示有局部浸润，但还没有转移的报道。

Karbe强调这些病变在形态学上与子宫蜕膜相似，核黄体酮受体免疫组织化学证明它们根本不是肿瘤，而是来源于生发间质的蜕膜样反应[498]。考虑到人病理学中许多间叶组织的非肿瘤性病变具有多样的和奇异的组织学外观，所以如果这些病变本质上并非肿瘤也不足为奇。

在小鼠中这些病变散发并且不能确定组织来源，可能导致在致癌性实验中不能明确地解释。由于它们仅出现于一种动物，因此可能与人类没有任何直接的相关性。

外推至人类

膀胱癌主要发生于男性白人中，与一些风险因素有关，尤其是中度或重度吸烟和职业暴露于芳香胺，如2-萘胺、4-苯基联胺、联苯胺、4,4-双亚甲基（2-氯苯胺）和邻甲苯胺[505,506]。膀胱癌也与尿路结石和慢性感染（特别是埃及血吸虫普遍感染的地区）有关。其他因素包括电离辐射和滥用含非那西汀的镇痛药。虽然烷化剂治疗恶性病会增加将来发生肿瘤的风险，但仅仅使用环磷酰胺就已经与人膀胱肿瘤发生率增加有关。这与积累剂量有关[507,508]。

环磷酰胺能引起实验动物膀胱肿瘤。给予环磷酰胺的Sprague-Dawley大鼠表现为与剂量相关的移行细胞癌增加[488]。在这个实验中，雄性对膀胱肿瘤的发生比雌性更加敏感。这个剂量是相当低的，与治疗人类癌症所用的剂量差不多，可能因为这个原因导致遗传毒性物质的诱导期相当长，从18个月到2年。

而环磷酰胺是能同时引起癌症患者和实验动物膀胱肿瘤的遗传毒性药物的例子，许多非遗传毒性物质和一些物理因素显示能引起或易于引起啮齿类动物尿道上皮肿瘤，而与人膀胱肿瘤的发生没有联系。至少70种化学物质显示在啮齿类动物膀胱癌模型中发挥了促进作用[509]。这些物质包括一些钠、钾盐、糖精钠和经长期给药后能产生膀胱结石的其他化学物质。此外，这些化学物质中有些在啮齿类动物长期研究中显示能在没有预先启动因素的条件下引起膀胱尿道上皮肿瘤[462,510]。已确定这些非遗传毒性物质中没有人膀胱致癌剂。虽然推测这些物质通过物理因素（如高尿pH值、改变钠离子浓度、微晶尿症或其他固体沉淀物和膀胱扩张）增加了尿道上皮细胞增殖，但确切的或有关的作用机制还没有完全阐明[446,510]。

啮齿类动物尿道上皮肿瘤与膀胱结石或其他膀胱腔中异物明确相关。许多啮齿类动物模型已经证实了结石及持续增生的存在与膀胱肿瘤发生之间的密切关系。例如，有些品系的大鼠，尤其是自发性膀胱肿瘤发病率较高的BN/Bi Rij和DA/Han大鼠，仅仅在长时间高发膀胱结石后发生膀胱肿瘤[496]。四十多年前，Weil和其同事证明，给予二甘醇诱发的大鼠尿道上皮肿瘤与膀胱结石密切相关，如果将结石移出，冲洗，再植入幼年大鼠的膀胱，也能引起移行细胞肿瘤[511]。还有其他研究者在植入各种异物（包括胆固醇和石蜡）的小鼠膀胱中也印证了相似的结果[490,492]。虽然给予4-甲磺酰基萘-1-磺酰胺的大鼠膀胱肿瘤发生率高，但这与碱性尿、结晶尿和结石的形成有关。结晶、结石和致瘤性反应可随应用氯化铵酸化尿液而消失[512]。

另外一个例子是食品甜味剂糖精。给予糖精钠在大鼠可产生剂量相关的膀胱黏膜增生，长期给予可产生尿道上皮肿瘤[479,513]。糖精钠在大鼠膀胱的致癌作用机制还不清楚。然而，糖精不易代谢，很少或没有遗传相互作用的证据。糖精引起的尿道上皮损伤和增生可能是重要的因素。一种理论认为高水平糖精加上仅在大鼠中可见的高尿蛋白形成微小晶体可引起细胞损伤[514]。尽管实验结果如此，但流行病学研究未能说明人造甜味剂对人类存在重大风险[515]。

当前使用的一些治疗药物，如用于治疗哮喘的合成肽白三烯拮抗剂扎鲁司特和抗炎水杨酸盐奥沙拉秦在大鼠致癌性实验中高剂量长期处理也能发生尿道上皮肿瘤[516,517]。给予雄性大鼠以40倍人用剂量的奥沙拉秦2年，发生少数移行细胞癌。这个药引起大鼠尿液流出通道的明显病理改变：间质性肾炎、小管钙盐沉着、矿化和移行细胞增生。给予雌雄大鼠将近170～200倍人最高建议使用剂量扎鲁司特2年后，仅仅引起膀胱移行细胞乳头状瘤。非遗传毒性物质的这些发现与患者可能不相关。

最近的例子是用于调节血脂的过氧化物酶体增殖物激活受体激动剂（PPAR）。该药物在大鼠致癌性实验中引起的尿道上皮细胞增生与膀胱肿瘤的发生有关[518-520]。这种作用与那些靶点是PPARγ受体的激动剂有关。PPARγ受体存在于脂肪组织、内皮细胞和一些上皮细胞中（其中一个是尿道上皮细胞）[521]。这种作用确切的机制还不清楚，大部分数据认为PPARγ受体激动剂可刺激分化、抑制生长或引起凋亡。由于这些药物没有遗传毒性活性，所以可能存在间接的作用机制。研究表明它们可修饰一些大鼠尿道上皮细胞的转录因子以及涉及调节增殖和分化之间平衡的作用机制，这就导致提出了一种放大的药效学作用模式[474,520,522-524]。然而，一些数据表明，这种作用更可能是通过药理学上诱导大鼠尿液成分的改变而间接介导的，大鼠这种尿液成分的改变使其易于发生尿结石并伴有尿道上皮细胞增生[519,525]。有关给予许多这些药物的食蟹猴膀胱黏膜的一篇综述表明，没有出现尿道上皮增生的证据，提示由PPAR激动剂引起的增生和肿瘤是啮齿类动物所特有的[449]。

给予口服避孕药的犬在膀胱颈部和三角区有尿道上皮肿瘤和局灶性尿道上皮增生的报道[526]。这种作用的机制尚未明确，但口服避孕药不在啮齿类动物或猴子中产生这种作用，在人类也没有报道。因此，有人推测三角区和膀胱颈部不同的胚胎发育可能使其对内分泌的影响更加敏感。

对于临床前研究中能引起膀胱肿瘤的药物，需要进行深入的评价来阐明尿道上皮细胞增生和肿瘤发展的相关因素。这包括对药物及相关代谢产物潜在遗传毒性的评价，采用与长期的致癌性实验相同的实验室条件和给药方案，对短期研究中引起的尿液流出通道和尿道上皮形态学改变进行彻底的检查。特别重要的是寻找炎性反应、尿道上皮损伤、增生、结晶和其他固体物质出现的证据。另外，评价排泄的药物或代谢产物的刺激性、尿液pH值的变化、渗透压和离子浓度也很重要。Cohen强调了需要通过合适的膀胱灌注固定、仔细的切片和修块程序来协助对增生和细胞增殖的评价[465]。

（屈哲、吕建军译，吕建军、杨秀英校）

参考文献

1. Fradet G, Legac X, Charlois T, Ponge T, Cottin S. Iatrogenic pathology in elderly, inducing hospitalisation. A one year retrospective study in an internal medicine department. *Rev Me'd Interne* 1996;**17**:456-60.

2. Ferner RE, Whittington RM. Coroner's cases of death due to errors in prescribing or giving medicines or to adverse drug reactions: Birmingham 19861991. *J R Soc Med* 1994;**87**:145-8.

3. Lagnaoui R, Moore N, Fach J, Longy-Boursier M, Be´gaud B. Adverse drug reactions in a department of systemic diseases-oriented internal medicine: prevalence, incidence, direct costs and avoidability. *Eur J Clin Pharmacol* 2000;**55**:181-6.

4. Mjörndal T, Boman MD, Hagg S, Backstrom M, Wiholm BE, Wahlin A, et al. Adverse drug reactions as a cause for admissions to a department of internal medicine. *Pharmacoepidemiol Drug Saf* 2002;**11**:65-72.

5. Choudhury D, Ahmed Z. Drug-associated renal dysfunction and injury. *Nat Clin Pract Nephrol* 2006;**2**:80-91.

6. Davies EC, Green CF, Mottram DR, Rowe PH, Pirmohamed M. Emergency re-admissions to hospital due to adverse drug reactions within 1 year of the index admission. *Br J Clin Pharmacol* 2010;**70**:749-55.

7. Schreiner GF, Maher JF. Toxic nephropathy. *Am J Med* 1965;**38**:409-49.

8. Thadhani R, Pascual M, Bonventre JV. Medical progress: acute renal failure. *N Engl J Med* 1996;**334**:1448-60.

9. Bacchetta J, Dubourg L, Juillard L, Cochat P. Non-drug-induced nephrotoxicity. *Pediatr Neurol* 2009;**24**:2291-300.

10. Markowitz GS, Perazella MA. Drug-induced renal failure: a focus on tubulointerstitial disease. *Clin Chim Acta* 2005;**351**:31-47.

11. John R, Herzenberg AM. Renal toxicity of therapeutic drugs. *J Clin Pathol* 2009;**62**:505-15.

12. Demeule B, Gumy R, Arvinte T. Where disease pathogenesis meets protein formulation: renal deposition of immunoglobulin aggregates. *Eur J Pharm Biopharm* 2006;**62**:121-30.

13. Yarlagadda SG, Perazella MA. Drug-induced crystal nephropathy: an update. *Expert Opin Drug Saf* 2008;**7**:147-58.

14. Perazella MA. Crystal-induced acute renal failure. *Am J Med* 1999;**106**:459-65.

15. Tam VKK, Green J, Schwieger J, Cohen AH. Nephrotic syndrome and renal insufficiency associated with lithium therapy. *Am J Kidney Dis* 1996;**27**:715-20.

16. Olson H, Betton G, Robinson D, Thomas K, Monro A, Kolaja G, et al. Concordance of the toxicity of pharmaceuticals in humans and animals. *Regul Toxicol Pharmacol* 2000;**32**:56-67.

17. Fletcher AP. Drug safety tests and subsequent clinical experience. *J R Soc Med* 1978;**71**:693-6.

18. Rosen S, Stillman IE. Acute tubular necrosis is a syndrome of physiologic and pathologic dissociation. *J Am Soc Nephrol* 2008;**19**:871-5.

19. Reinhard MK, Hottendorf GH, Powell ED. Differences in the sensitivity of Fischer and Sprague-Dawley rats to aminoglycoside nephrotoxicity. *Toxicol Pathol* 1991;**19**:66-71.

20. Frazier DL, Carver MP, Dix LP, Thompson CA, Riviere JE. Exaggerated response to gentamycin-induced nephrotoxicity in Sprague Dawley rats: identification of a highly sensitive outlier population. *Toxicol Pathol* 1986;**14**:204-9.

21. Kriz W, Bankir L, Bulder RE, Burg MB, Goncharevskaya OA, Imai M, et al. standard nomenclature for structures of the kidney. *Kidney Int Suppl* 1988;**33**:1-7.

22. Horacek MJ, Earle AM, Gilmore P. The renal vascular system of the monkey: a gross anatomical description. *J Anat* 1987;**153**:123-37.

23. Bode G, Clausing P, Gervais F, Loegsted J, Luft J, Nogues V, et al. The utility of the minipig as an animal model in regulatory toxicology. *J Pharmacol Toxicol Methods* 2010;**62**:196-220.

24. Hackbarth H, Baunack E, Winn M. Strain differences in kidney-function of inbred rats. 1. Glomerular-filtration rate and renal plasma-flow. *Lab Anim* 1981;**15**:125-8.

25. Hackbarth H, Hackbarth D. Genetic-analysis of renal-function in mice. 1. Glomerular-filtration rate and its correlation with body and kidney weight. *Lab Anim* 1981;**15**:267-72.

26. Dijkman H, Smeets B, van der Laak J, Steenbergen E, Wetzels J. The parietal epithelial cell is crucially involved in human idiopathic focal segmental glomerulosclerosis. *Kidney Int* 2005;**68**:1562-72.

27. Tryggvason K, Patrakka J, Wartiovaara J. Hereditary proteinuria syndromes and mechanisms of proteinuria. *N Engl J Med* 2006;**354**:1387-401.

28. Hackbarth H, Buttner D, Jarck D, Pothmann M, Messow C,

Gartner K. Distribution of glomeruli in the renal cortex of Munich Wistar Fromter (MWF) rats. *Ren Physiol Biochem* 1983;**6**:63-71.

29. Hackbarth H, Gwinner W, Alt JM, Hagemann I, Thiemann A, Finke B. The Munich Wistar Fromter rat-proteinuria and blood-pressure in correlation to the number of superficial glomeruli. *Ren Physiol Biochem* 1991;**14**:246-52.

30. Verlander JW. Normal ultrastructure of the kidney and lower urinary tract. *Toxicol Pathol* 1998;**26**:1-17.

31. Kanwar YS, Farquhar MG. Anionic sites in the glomerular basement-membrane-in vivo and in vitro localization to the laminae rarae by cationic probes. *J Cell Biol* 1979;**81**:137-53.

32. Brenner BM, Baylis C, Deen WM. Transport of molecules across renal glomerular capillaries. *Physiol Rev* 1976;**56**:502-34.

33. Schlondorff D. Renal complications of nonsteroidal antiinflammatory drugs. *Kidney Int* 1993;**44**:643-53.

34. Maack T, Johnson V, Kau ST, Figueiredo J, Sigulum D. Renal filtration, transport and metabolism of low molecular weight proteins: a review. *Kidney Int* 1979;**16**:251-70.

35. Good NP, Shires M, Davison AM. The glomerular basement membrane charge-selectivity barrier: an oversimplified concept? *Nephrol Dial Transpl* 1996;**11**:1714-6.

36. Comper WD, Glasgow EF. Charge selectivity in kidney ultrafiltration. *Kidney Int* 1995;**47**:1242-51.

37. Jacobsen NO, Jorgense F. Ultrastructural observations on pars descendens of proximal tubule in kidney of male rat. *Zeitschrift für Zellforschung und Mikroskopische Anatomie* 1973;**136**:479-99.

38. Zaar K. Structure and function of peroxisomes in the mammalian kidney. *Eur J Cell Biol* 1992;**59**:233-54.

39. Bachmann S, Koeppenhagemann I, Kriz W. Ultrastructural-localization of Tamm-Horsfall glycoprotein (THP) in rat-kidney as revealed by protein A-gold immunocytochemistry. *Histochemistry* 1985;**83**:531-8.

40. Madsen KM, Tisher CC. Structural-functional relationships along the distal nephron. *Am J Physiol Cell Physiol* 1986;**250**:F1-15.

41. Lindop GMB, Lever AF. Anatomy of the reninangiotensin system in the normal and pathological kidney. *Histopathology* 1986;**10**:335-62.

42. Taugner R, Burhle CP, Ganten D, Hackenthal E, Inagami T, Nobiling R. Immunohistochemistry of the renin-angiotensin system in the kidney. *Clin Exp Hypertens* 1983;**5**:1163-77.

43. Kriz W, Napiwotzky P. Structural and functional aspects of the renal interstitium. *Contrib Nephrol* 1979;**16**:104-8.

44. Bohman SO. The ultrastructure of the rat medulla as observed after improved fixation methods. *J Ultra Res* 1974;**47**:329-60.

45. Pfeiffer EW. Comparative anatomical observations of the mammalian renal pelvis and medulla. *J Anat* 1968;**102**:321-31.

46. Verani R, Bulger RE. The pelvic epithelium of the rat kidney: a scanning and transmission electron microscopic study. *Am J Anat* 1982;**163**:223-33.

47. Rush GF, Pratt LS, Lock EA, Hook JB. Induction of renal mixed function oxidases in the rat and mouse. Correlation with ultrastructural changes in the proximal tubule. *Fundam Appl Toxicol* 1986;**6**:307-17.

48. Rush GF, Wilson DM, Hook JB. Selective induction and inhibition of renal mixed function oxidases in the rat and rabbit. *Fundam Appl Toxicol* 1983;**3**:161-8.

49. Litterst CL, Minnaugh EG, Reagan RL, Gram TE. Comparison of in vitro drug metabolism by lung, liver and kidney of several common laboratory species. *Drug Metab Dispos* 1975;**3**:259-65.

50. Fry JR, Weibkin P, Kao J, Jones CA, Gwynn J, Bridges JW. A comparison of drug-metabolising capability in isolated viable rat hepatocytes and renal tubule fragments. *Xenobiotica* 1978;**8**:113-20.

51. Lock EA, Reed CJ. Xenobiotic metabolizing enzymes of the kidney. *Toxicol Pathol* 1998;**26**:18-25.

52. Tonomura Y, Tsuchiya N, Torii M, Uehara T. Evaluation of the usefulness of urinary biomarkers for nephrotoxicity in rats. *Toxicology* 2010;**273**:53-9.

53. Fent K, Mayer E, Zbinden G. Nephrotoxicity screening in rats: a validation study. *Arch Toxicol* 1988;**61**:349-58.

54. Clemo FAS. Urinary enzyme evaluation of nephrotoxicity in the dog. *Toxicol Pathol* 1998;**26**:29-32.

55. Hall RL, Everds NE. Factors affecting the interpretation of canine and nonhuman primate clinical pathology. *Toxicol Pathol* 2003;**31**(Suppl. 6-10).

56. Palla R, Marchitiello M, Tuoni M, Cirami C, Giovannini C, Bertelli AAE, et al. Enzymuria in aminoglycosideinduced kidney damage. Comparative study of gentamycin, mikacin, sisomicin, and netilmicin. *Int J Clin Pharmacol Res* 1985;**5**:351-5.

57. Weidmann MJ, Krebs HA. The fuel of respiration of rat kidney cortex. *Biochem J* 1969;**112**:149-66.

58. Lee JB, Peter HM. Effect of oxygen tension in glucose

metabolism in rabbit kidney cortex and medulla. *Am J Physiol Cell Physiol* 1969;**217**:1464-71.

59. Abodeely DA, Lee JB. Fuel of respiration of outer renal medulla. *Am J Physiol Cell Physiol* 1971;**220**:1693-700.

60. Guder WG, Ross BB. Enzyme distribution along the nephron. *Kidney Int* 1984;**26**:101-11.

61. Dekant W, Vamvakas S. Biotransformation and membrane transport in nephrotoxicity. *CRC Crit Rev Toxicol* 1996;**26**:309-34.

62. Holthö fer H, Miettinen A, Paasivuo R, Lehto P, Linder E, Alfthan O, et al. Cellular origin and differentiation of renal carcinomas. A fluorescence microscopic study with kidney specific antibodies, anti-intermediate filament antibodies and lectins. *Lab Invest* 1983;**49**:317-26.

63. Joles JA, Kunter U, Janssen U, Kriz W, Rabelink TJ, Koomans HA, et al. Early mechanisms of renal injury in hypercholesterolemic or hypertriglyceridemic rats. *J Am Soc Nephrol* 2000;**11**:669-83.

64. Bruneval P, Bariety J, Lair MF, Mandet C, Heudes D, Nicoletti A. Mesangial expansion associated with glomerular endothelial cell activation and macrophage recruitment is developing in hyperlipidaemic apoE null mice. *Nephrol Dialysis Transplant* 2002;**17**:2099-107.

65. Kaneko Y, Nakazawa K, Higuchi M, Hora K, Shigematsu H. Glomerular expression of alpha-smooth muscle actin reflects disease activity of IgA nephropathy. *Pathol Int* 2001;**51**:833-44.

66. Dees JH, Coe LD, Yasukochi Y, Masters BS. Immunofluorescence of NADPH cytochrome C (P-450) reductases in rat and minipig tissues injected with phenobarbital. *Science* 1980;**208**:1473-5.

67. Yasuda K, Yamashita S. Immunohistochemical study of gamma-glutamyl-transpeptidase in rat kidney with monoclonal antibodies. *J Histochem Cytochem* 1985;**34**:111.

68. Barnes JL. In situ hybridisation in the study of remodelling in proliferative glomerulonephritis. *Toxicol Pathol* 1998;**26**:43-51.

69. Doughty SE, Ferrier RK, Hillan KJ, Jackson DG. The effects of ZENECA ZD8731, an angiotensin II antagonist, on renin expression by juxtaglomerular cells in the rat: comparison of protein and mRNA expression as dectected by immunocytochemistry and in situ hybridisation. *Toxicol Pathol* 1995;**23**:256-61.

70. Murata F, Tsuyama S, Suzuki S, Hamada H, Ozawa M, Muramatsu T. Distribution of glycoconjugates in the kidney by means of labelled lectins. *J Histochem Cytochem* 1983;**31**:139-44.

71. Yabuki A, Suzuki S, Matsumoto M, Nishinakagawa H. Lectin-histochemical and -cytochemical study of periodic acid Schiff-positive lysosome granules as a histological feature of the female mouse kidney. *Histol Histopathol* 2002;**17**:1017-24.

72. Holthö fer H. Lectin binding sites in kidney. A comparative study of 14 animal species. *J Histochem Cytochem* 1983;**31**:531-7.

73. Taylor DM, Threlfall G, Buck AT. Chemically-induced renal hypertrophy in the rat. *Biochem Pharmacol* 1968;**17**:1567-74.

74. Monserrat AJ, Chandler AE. Effects of repeated injections of sucrose in the kidney: histologic, cytochemical and functional studies in an animal model. *Virchows Arch B Cell Pathol Incl Mol Pathol* 1975;**19**:77-91.

75. Finn WF. Compensatory renal hypertrophy in Sprague-Dawley rats. Glomerular ultrafiltration dynamics. *Ren Physiol* 1982;**5**:222-34.

76. Fine LG, Bradley T. Adaptation of proximal tubular structure and function: insights into compensatory renal hypertrophy. *Fed Proc* 1985;**44**:2723-7.

77. Lane PH, Tyler LD, Schmitz PG. Chronic administration of furosemide augments renal weight and glomerular capillary pressure in normal rats. *Am J Physiol Renal Physiol* 1998;**44**:F230-4.

78. Bailey SA, Zidell RH, Perry RW. Relationships between organ weight and body/brain weight in the rat: what is the best analytical endpoint? *Toxicol Pathol* 2004;**32**:448-66.

79. Hill LR, Hess KR, Stephens LC, Price RE, Gray KN. Correlation of kidney weight and volume and selected skeletal parameters to sex in the adult rhesus monkey (Macaca mulatta). *J Med Primatol* 2001;**30**:56-60.

80. Muhlberg W, Platt D. Age-dependent changes of the kidneys: pharmacological implications. *Gerontology* 1999;**45**:243-53.

81. Bertani T, Poggi A, Pozzoni R, Delaini F, Sacchi G, Mecca G, et al. Adriamycin-induced nephrotic syndrome in rats: sequence of pathological events. *Lab Invest* 1982;**46**:16-23.

82. Fajardo LF, Eltringham JR, Steward JR, Klauber MR. Adriamycin nephrotoxicity. *Lab Invest* 1980;**43**:242-53.

83. Giroux L, Smeesters C, Boury F, Faure MP, Jean G. Adriamycin and adriamycin-DNA nephrotoxicity in rats. *Lab Invest* 1984;**50**:190-6.

84. Sternburg SS, Philips FS. Biphasic intoxication and nephrotic syndrome in rats given daunomycin. *Proc Am*

Assoc Canc Res 1967;**8**:64.

85. Sternburg SS, Phillips FS, Cronin AP. Renal tumors and other lesions in rats following a single intravenous injection of daunomycin. *Cancer Res* 1972;**32**:1029-36.

86. Van Hoesel QCCM, Steerenberg PA, Dormans JAMA, De Jong WH, De Wildt DJ, Vos JG. Time course study on doxorubicin-induced nephropathy and cardiomyopathy in male and female LOU/M/WsL rats: lack of evidence for a causal relationship. *J Natl Cancer Inst* 1988;**76**:299-307.

87. Yagmurca M, Erdogan H, Iraz M, Songur A, Ucar M, Fadillioglu E. Caffeic acid phenethyl ester as a protective agent against doxorubicin nephrotoxicity in rats. *Clin Chim Acta* 2004;**348**:27-34.

88. Hall RL, Wilke WL, Fettman MJ. The progression of adriamycin-induced nephrotic syndrome in rats and the effect of captopril. *Toxicol Appl Pharmacol* 1986;**82**:164-74.

89. Mazué G, Newman AJ, Scampini G, Della Torre P, Hard GC, Iatropoulos MJ, et al. The histopathology of kidney changes in rats and monkeys following intravenous administration of massive doses of FCE 26184, human basic fibroblast growth factor. *Toxicol Pathol* 1993;**21**:490-501.

90. Averbuch SD, Austin HA, Sherwin SA, Antonovych T, Bunn PA, Longo DL. Acute interstitial nephritis with the nephrotic syndrome following recombinant leucocyte A interferon therapy for mycoses fungoides. *N Engl J Med* 1984;**310**:32-5.

91. Izzedine H, Launay-Vacher V, Deray G. Antiviral drug-induced nephrotoxicity. *Am J Kidney Dis* 2005;**45**:804-17.

92. Gibson T, Burry HC, Ogg D. Goodpasture syndrome and D-penicillamine. *Ann Intern Med* 1976;**84**:100.

93. Batchelor JR, Welsh KI, Tinoco RM, Dollery CT, Hughes GRV, Bernstein R, et al. Hydralazine-induced systemic lupus erythematosus: influence of HLA-DR and sex on susceptibility. *Lancet* 1980;**1**:1107-9.

94. Wooley PH, Griffin J, Panayi GS, Batchelow JR, Welsh KI, Gibson TJ. HLA-DR antigens and toxic reaction to sodium aurothiomalate and D-penicillamine in patients with rheumatoid arthritis. *N Engl J Med* 1980;**303**:300-2.

95. Markowitz GS, Appel GB, Fine PL, Fenves AZ, Loon NR, Jagannath S, et al. Collapsing focal segmental glomerulosclerosis following treatment with high-dose pamidronate. *J Am Soc Nephrol* 2001;**12**:1164-72.

96. Lowenstine LJ. A primer of primate pathology: lesions and nonlesions. *Toxicol Pathol* 2003;**31**(Suppl. 92-102).

97. Brack M, Schroeder C, Fooke M, Schlumberger W. IgM IgA nephropathy in callitrichids: antigen studies. *Nephron* 1999;**82**:221-31.

98. Chamanza R, Marxfeld HA, Blanco AI, Naylor SW, Bradley AE. Incidences and range of spontaneous findings in control cynomolgus monkeys (Macaca fascicularis) used in toxicity studies. *Toxicol Pathol* 2010;**38**:642-57.

99. Lu QJ, Li YM, Wen LQ, Guo SM, Chen YY, Liu WJ, et al. Safety evaluation of recombinant staphylokinase in rhesus monkeys. *Toxicol Pathol* 2003;**31**:14-21.

100. Robertson JL. Spontaneous renal disease in dogs. *Toxicol Pathol* 1986;**14**:101-8.

101. Grauer GF. Canine glomerulonephritis: new thoughts on proteinuria and treatment. *J Small Anim Pract* 2005;**46**:469-78.

102. Müller-Peddinghaus R, Trautwein G. Spontaneous glomerulonephritis in dogs. II. Correlation of glomerulonephritis with age, chronic interstitial nephritis and extra-renal lesions. *Vet Pathol* 1977;**14**:121-7.

103. Casey HW, Splitter GA. Membranous glomerulonephritis in dogs infected with Dirofilaria immitis. *Vet Pathol* 1975;**12**:111-7.

104. Balazs T, Robinson CJG. Procainamide-induced antinuclear antibodies in beagle dogs. *Toxicol Appl Pharmacol* 1983;**71**:299-302.

105. Balazs T, Robinson CJG, Balter N. Hydralazine-induced antinuclear antibodies in beagle dogs. *Toxicol Appl Pharmacol* 1981;**57**:452-6.

106. Wright NG, Nash AS. Experimental ampicillin glomerulonephropathy. *J Comp Pathol* 1984;**94**:357-61.

107. Andrews BS, Eisenberg RA, Theofilopoulos AN, Izui S, Wilson CB, McConahey PJ, et al. Spontaneous murine lupus-like syndromes. Clinical and immunopathological manifestations in several strains. *J Exp Med* 1978;**148**:1198-215.

108. Heremans H, Billiau A, Colombatti A, Hilgers J, De Somer P. Interferon treatment of NZB mice. Accelerated progression of autoimmune disease. *Infect Immun* 1978;**21**:925-30.

109. Walker SE. Accelerated mortality in young NZB/NZW mice treated with the interferon inducer tilorone. *Clin Immunol Immunopathol* 1977;**8**:204-12.

110. Gresser I, Aguet M, Morel-Maroger L, Woodrow D, Pavion-Dutilleul F, Guillon J-C, Maury C. Electrophoretically pure mouse interferon inhibits growth, induces liver and kidney lesions and kills suckling mice. *Am J Pathol* 1981;**102**:396-402.

111. Gresser I, Maury C, Tovey MG, Morel-Maroger L, Pontillon F. Progressive glomerulonephritis in mice treated with interferon preparations at birth. *Nature Biotechnol*

1976;**263**:420-2.

112. Bremer CT, Lastrapes A, Alper AB, Mudad R. Interferon-alpha-induced focal segmental glomerulosclerosis in chronic myelogenous leukemia-a case report and review of the literature. *Am J Clin Oncol-Cancer Clin Trials* 2003;**26**:262-4.

113. Ward JM, Nikolov NP, Tschetter JR, Kopp JB, Gonzalez FJ, Kimura S, et al. Progressive glomerulonephritis and histiocytic sarcoma associated with macrophage functional defects in CYP1B1-deficient mice. *Toxicol Pathol* 2004;**32**:710-8.

114. Uff JS, Mitcheson HD, Pussell BA, Brill M, Castro JE. Proliferative glomerulonephritis in mice given intravenous Corynebacterium parvum. *J Pathol* 1981;**133**:89-105.

115. Dosik GM, Gutterman JU, Hersh EM, Akhtar M, Sonoda T, Horn RG. Nephrotoxicity from cancer immunotherapy. *Ann Intern Med* 1978;**89**:41-6.

116. Robinson CJG, Egoron I, Balazs T. Strain differences in the induction of antinuclear antibodies by mercuric chloride, gold sodium thiomalate and D-penicillamine in inbred mice. *Fed Proc* 1983;**42**:1213.

117. Robinson CJG, Abraham AA, Balazs T. Induction of anti-nuclear antibodies by mercuric-chloride in mice. *Clin Exp Immunol* 1984;**58**:300-6.

118. Joseph X, Robinson CJG, Abraham AA, Balazs T. Differences in the induction of antoimmune responses in A.SW/SnJ mice by various agents. *Arch Toxicol* 1986;(Suppl. 9):272-4.

119. Hultman P, Eneström S. Murine mercury-induced immune-complex disease: effect of cyclophosphamide treatment and importance of T-cells. *Br J Exp Pathol* 1989;**70**:227-36.

120. Goode NP, Davison AM, Gowland G, Shires M. Spontaneous glomerular immunoglobulin deposition in young Sprague-Dawley rats. *Lab Anim* 1988;**22**:287-92.

121. Glassock RJ. The pathogenesis of idiopathic membranous nephropathy: a 50-year odyssey. *Am J Kidney Dis* 2010;**56**:157-67.

122. Arisz L, Noble B, Milgrom M, Brentjens JR, Andres GA. Experimental chronic serum sickness in rats-model of immune-complex glomerulonephritis and systemic immune-complex deposition. *Int Arch Allergy Appl Immunol* 1979;**60**:80-8.

123. Heymann W, Hackel DR, Harwood S, Wilson SGF, Hunter JLP. Production of nephrotic syndrome in rats by Freund's adjuvants and rat kidney suspensions. *Proc Soc Exp Biol*

Med 1959;**100**:660-4.

124. Edgington TS, Glassock RJ, Dixon FJ. Autologous immune complex nephritis induced with renal tubular antigen: I. Identification and isolation of the pathogenetic antigen. *J Exp Med* 1968;**127**:555-72.

125. Assmann KJM, Lange WP, Tangleder MM, Koene RAP. The organ distribution of gp-300 (Heymann antigen) and gp-90 in the mouse and the rat. *Vichows Arch A Pathol Anat Histol* 1986;**408**:541-53.

126. Assmann KJM, Ronco P, Tangleder MM, Lange WP, Verroust P, Koene RAP. Comparison of antigenic targets involved in antibody-mediated membranous glomerulonephritis in the mouse and rat. *Am J Pathol* 1985;**121**:112-22.

127. Glassock RJ. Human idiopathic membranous nephropathy-a mystery solved? *N Engl J Med* 2009;**361**:81-3.

128. Beck LH, Bonegio RGB, Lambeau G, Beck DM, Powell DW, Cummins TD, et al. M-type phospholipase A2 receptor as target antigen in idiopathic membranous nephropathy. *N Engl J Med* 2009;**361**:11-21.

129. Watson JI, Dixon FJ. Experimental glomerulonephritis. IX. Factors influencing the development of kidney adjuvant nephritis in rats. *Proc Soc Exp Biol Med* 1966;**121**:216-23.

130. Alousi MA, Post RA, Heymann W. Experimental autoimmune nephrosis in rats. Morphogenesis of the glomerular lesion: immunohistochemical and electron microscopic studies. *Am J Pathol* 1969;**54**:47-71.

131. Westerhuis R, Van Straaten SC, Van Dixhoorn MG, Van Rooijen N, Varhagen NA, Dijkstra CD, et al. Distinctive roles of neutrophils and monocytes in anti-thy-1 nephritis. *Am J Pathol* 2000;**156**:303-10.

132. Cuppage FE. Renal changes in the rat following intravenous injection of complete Freund's adjuvant. *Lab Invest* 1965;**14**:514-28.

133. Pelletier L, Pasquier R, Guettier C, Vial M-C, Mandet C, Nochy D, et al. HgCl2 induces T and B cells to proliferate and differentiate in BN rats. *Clin Exp Immunol* 1988;**71**:336-42.

134. Pedchenko V, Bondar O, Fogo AB, Vanacore R, Voziyan P, Kitching AR, et al. Molecular architecture of the Goodpasture autoantigen in anti-GBM nephritis. *N Engl J Med* 2010;**363**:343-54.

135. Salant DJ. Goodpasture's disease-new secrets revealed. *N Engl J Med* 2010;**363**:388-91.

136. Peto P, Salama AD. Update on antiglomerular basement membrane disease. *Curr Opin Rheumatol* 2011;**23**:32-7.

137. Morley AR, Wheeler J. Cell proliferation within Bowman's

capsule in mice. *J Pathol* 1985;**145**:315-27.

138. Aoyagi D, Nakazawa K, Kaneyama T, Masumoto J, Otani M, Shigematsu H. Granulomatous transformation of capillary lesions in pulmonary-renal syndrome autologously induced anti-glomerular basement membrane disease in Wistar-Kyoto rats. *Clin Exp Nephrol* 2010;**14**:123-31.

139. Robertson JL. Chemically induced glomerular injury: a review of basic mechanisms and specific xenobiotics. *Toxicol Pathol* 1998;**26**:64-72.

140. Read NA, Astbury PJ, Evans GO, Goodwin DA, Rowlands A. Nephrotic sydrome associated with N-hydroxyureas, inhibitors of 5-lipoxygenase. *Arch Toxicol* 1995;**69**:480-90.

141. TsuchiyaN,MatsushimaS,TakasuN,KyokawaY,ToriiM.Glomerularcalcificationinducedbybolusinjection withdibasicsodiumphosphatesolutioninSprague-Dawley rats. *Toxicol Pathol* 2004;**32**:408-12.

142. Tsuchiya N, Torii M, Narama I, Matsui T. Nephrotic syndrome induced by dibasic sodium phosphate injections for twenty-eight days in rats. *Toxicol Pathol* 2009;**37**:270-9.

143. Gray JE. Chronic progressive nephrosis in the albino rat. *CRC Crit Rev Toxicol* 1977;**5**:115-44.

144. Gray JE, Van Zwieten MJ, Hollander CF. Early light microscopic change of chronic progressive nephrosis in several strains of aging laboratory rats. *J Gerontol* 1982;**37**:142-50.

145. Solleveld HA, Boorman GA. Spontaneous renal lesions in five rat strains. *Toxicol Pathol* 1986;**14**:168-74.

146. Peter CP, Burek JD, Van Zwieten MJ. Spontaneous nephropathies in rats. *Toxicol Pathol* 1986;**14**:91-100.

147. Tucker MJ. The urinary system. In: *Disease of the wistar rat,* vol. 8196. London: Taylor and Francis; 1997.

148. Gray JE, Weaver RN, Purmalis A. Ultrastructural observations of chronic progressive nephrosis in the Sprague-Dawley rat. *Vet Pathol* 1974;**11**:153-64.

149. Hard GC, Khan KN. A contemporary overview of chronic progressive nephropathy in the laboratory rat, and its significance for human risk assessment. *Toxicol Pathol* 2004;**32**:171-80.

150. Taylor SA, Price RG. Age-related changes in rat glomerular basement membrane. *Int J Biochem* 1982;**14**:201-6.

151. Newburgh LH, Curtis AC. Production of renal injury in the white rat by the protein of the diet. *Arch Intern Med* 1928;**42**:801-21.

152. Tucker SM, Mason RL, Beauchene RE. Influence of diet and feed restriction on kidney function of aging male rats. *J Gerontol* 1976;**31**:264-70.

153. Everitt AV, Porter BD, Wyndham JR. Effects of caloric intake and dietary composition on the development of proteinuria, age-associated renal disease and longevity in the male rat. *Gerontology* 1982;**28**:168-75.

154. Gumprecht LA, Long CR, Soper KA, Smith PF, Haschek-Hock WM, Keenan KP. The early effects of dietary restriction on the pathogenesis of chronic renal disease in Sprague-Dawley rats at 12 months. *Toxicol Pathol* 1993;**21**:528-37.

155. Keenan KP, Soper KA, Herzog PR, Gumprecht LA, Smith PF, Mattson BA, et al. Diet, overfeeding, and moderate dietary restriction in control Sprague-Dawley rats: II. Effects on age-related proliferative and degenerative lesions. *Toxicol Pathol* 1995;**23**:287-302.

156. Elema JD, Arends A. Focal and segmental glomerular hyalinosis and sclerosis in rat. *Lab Invest* 1975;**33**:554-61.

157. Rao GN, Edmondson J, Elwell MR. Influence of dietary-protein concentration on severity of nephropathy in Fischer-344 (F-344/N) rats. *Toxicol Pathol* 1993;**21**:353-61.

158. Baylis C. Age-dependent glomerular damage in the rat-dissociation between glomerular injury and both glomerular hypertension and hypertrophy-male gender as a primary risk factor. *J Clin Invest* 1994;**94**:1823-9.

159. Addis Marmorston T, Goodman J, Sellers HC, Smith AL. M.W. Effect of adrenalectomy on spontaneous and induced proteinuria in the rat. *Proc Soc Exp Biol Med* 1950;**74**:43-6.

160. Richardson BT, Luginbühl H-R. The role of prolactin in the development of chronic progressive nephropathy in the rat. *Virchows Arch A Patholo Anat Histopathol* 1976;**370**:13-6.

161. Magro AM, Rudofsky UH. Plasma renin activity decrease preceded spontaneous focal glomerular sclerosis in aging rats. *Nephron* 1982;**31**:245-53.

162. Grond J, Beukers JYB, Schilthuis MS, Weening JJ, Elema JD. Analysis of renal structural and functional features in 2 rat strains with a different susceptibility to glomerular sclerosis. *Lab Invest* 1986;**54**:77-83.

163. Brenner BM. Nephron adaptation to renal injury or ablation. *Am J Physiol Cell Physiol* 1985;**249**:F324-37.

164. Goldstein RS, Tarloff JB, Hook JB. Age-related nephropathy in laboratory rats. *FASEB J* 1988;**2**:2241-51.

165. Remuzzi G, Benigni A, Remuzzi A. Mechanisms of progression and regression of renal lesions of chronic nephropathies and diabetes. *J Clin Invest* 2006;**116**:288-96.

166. Remuzzi G, Bertani T. Pathophysiology of progressive

nephropathies. *N Engl J Med* 1998;**339**:1448-56.

167. Remuzzi G, Ruggenenti P, Benigni A. Understanding the nature of renal disease progression. *Kidney Int* 1997;**51**:2-15.

168. Richardson BP, Turkalj I, Flü ckiger E. Bromocriptine. In: Laurence DR, McLean AEM, Weatherall M, editors. *In safety testing of new drugs. laboratory predictions and clinical performance*, vol. 1963. London: Academic Press; 1984.

169. Pashko LL, Fairman DK, Schwartz AG. Inhibition of proteinuria development in aging Sprague-Dawley rats and C57BL/6 mice by long-term treatment with dehydroepiandrosterone. *J Gerontol* 1986;**41**:433-8.

170. Ekman L, Hansson E, Havu N, Carlsson E, Lundberg C. Toxicological studies on omeprazole. *Scand J Gastroenterol* 1985;**20**(Suppl. 108):53-69.

171. Irisarri E, Kessedjian MJ, Charuel C, Faccini JM, Greaves P, Monro AM, et al. Dazoxiben, a prototype inhibitor of thromboxane synthesis, has little toxicity in laboratory-animals. *Hum Syst Manage* 1985;**4**:311-5.

172. Andrews LK, Anderson JA, Kim SN, Jayasekara MU. Chronic toxicity of the nonsulfhydryl angiotensin converting enzyme inhibitor quinapril. *Toxicologist* 1986;**6**(181). (abstract 729)

173. Bucher JR, Huff J, Haseman JK, Eustis SL, Davis WE, Meierhenry EF. Toxicology and carcinogenicity studies of diuretics in F344 Rats and B6C3F1 Mice. 2. Furosemide. *J Appl Toxicol* 1990;**10**:369-78.

174. Bucher JR, Huff J, Haseman JK, Eustis SL, Elwell MR, Davis WE, et al. Toxicology and carcinogenicity studies of diuretics in F344 rats and B6C3F1 mice. 1. Hydrochlorothiazide. *J Appl Toxicol* 1990;**10**:359-67.

175. Anon. Toxicology and Carcinogenesis Studies of Acetaminophen (CAS No 103-90-2) in F344 Rats and B6C3F1 Mice (Feed Studies). In *NIH Publication No 93-2849* (National Toxicology Program, Research Triangle Park, 1993).

176. Ryffel B, Hihatsch MJ. Cyclosporin nephrotoxicity. *Toxicol Pathol* 1986;**14**:73-82.

177. Dominick MA, Robertson DG, Bleavins MR, Sigler RE, Bobrowski WF, Gough AW. α2u-Globulin(α2u)-globulin nephropathy without nephrocarcinogenesis in male Wistar rats administered 1-(aminomethyl)cyclohexaneacetic acid. *Toxicol Appl Pharmacol* 1991;**111**:375-87.

178. Hard GC, Johnson KJ, Cohen SM. A comparison of rat chronic progressive nephropathy with human renal disease-

implications for human risk assessment. *Crit Rev Toxicol* 2009;**39**:332-46.

179. Kuno Y, Iyoda M, Shibata T, Hirai Y, Akizawa T. Sildenafil, a phosphodiesterase type 5 inhibitor, attenuates diabetic nephropathy in non-insulin-dependent Otsuka Long-Evans Tokushima Fatty rats. *Br J Pharmacol* 2011;**162**:1389-400.

180. Gude WD, Lupton AC. Spontaneous glomerulosclerosis in aging RF mice. *J Gerontol* 1960;**15**:373-6.

181. Kirschbaum A. Spontaneous glomerulonephritis in mice. *Proc Soc Exp Biol Med* 1944;**55**:280-1.

182. Lo SHTensin. *Int J Biochem Cell Biol* 2004;**36**:31-4.

183. Nishino T, Sasaki N, Nagasaki K, Ahmad Z, Agui T. Genetic background strongly influences the severity of glomerulosclerosis in mice. *J Vet Med Sci* 2010;**72**:1313-8.

184. Wojcinski ZW, Albassam MA, Smith GS. Hyaline glomerulonephropathy in B6C3F1 mice. *Toxicol Pathol* 1991;**19**:224-9.

185. Yang CW, Striker LJ, Pesce C, Chen WY, Peten EP, Elliot S, et al. Glomerulosclerosis and body growth are mediated by different portions of bovine growth-hormone-studies in transgenic mice. *Lab Invest* 1993;**68**:62-70.

186. Doi T, Striker LJ, Kimata K, Peten EP, Yamada Y, Striker GE. Glomerulosclerosis in mice transgenic for growth-hormone-increased mesangial extracellular-matrix is correlated with kidney messenger-RNA levels. *J Exp Med* 1991;**173**:1287-90.

187. Pomeroy MJ, Robertson JL. The relationship of age, sex, and glomerular location to the development of spontaneous lesions in the canine kidney: analysis of a life-span study. *Toxicol Pathol* 2004;**32**:237-42.

188. Prahalada S, Stabinski LG, Chen HY, Morrissey RE, De Burlet G, Holder D, et al. Pharmacological and toxicological effects of chronic porcine growth hormone administration in dogs. *Toxicol Pathol* 1998;**26**:185-200.

189. Sloan JM, Oliver IM. Progestagen-induced diabetes in the dog. *Diabetes* 1975;**24**:337-44.

190. Crabtree C. The structure of Bowman's capsule in castrate and testosterone treated mice as an index of hormonal effect on the renal cortex. *Endocrinology* 1941;**29**:197-203.

191. Jakowski RM. Renal tubular epithelium lining parietal layer of Bowman's capsule in adult Long-Evans rats. *Vet Pathol* 1982;**19**:212-5.

192. Castelletto L, Goya RG. Sex-related incidence of tubular metaplasia in Bowman capsule of aging rats. *Virchows Arch B Cell Pathol Incl Mol Pathol* 1990;**59**:79-82.

193. Haensly WE, Granger HJ, Morris AC, Cioffe C. Proximal tubule-like epithelium in Bowman's capsule in spontaneously hypertensive rats. Changes with age. *Am J Pathol* 1982;**107**:92-7.

194. Kaspareit J, Friderichs-Gromoll S, Buse E, Habermann G. Spontaneous tubular (cuboidal) metaplasia of the parietal layer of Bowman's capsule in cynomolgus monkeys (Macaca fascicularis). *J Exp Anim Sci* 2004;**43**:13-7.

195. Eisen HN. Adenomatoid transformation of the glomerular capsular epithelium. *Am J Pathol* 1946;**22**:597-601.

196. Eulderink F. Adenomatoid changes in Bowman's capsule in primary carcinoma of the liver. *J Pathol Bacteriol* 1964;**69**:301-8.

197. Reibord HE. Metaplasia of the parietal layer of Bowman's capsule. *Am J Clin Path* 1968;**50**:240-2.

198. Ward M. Tubular metaplasia in Bowman's capsule. *J Clin Pathol* 1970;**23**:472-4.

199. Nagata M, Horita S, Shu YJ, Shibata S, Hattori M, Ito K, et al. Phenotypic characteristics and cyclin-dependent kinase inhibitors repression in hyperplastic epithelial pathology in idiopathic focal segmental glomerulosclerosis. *Lab Invest* 2000;**80**:869-80.

200. Murray SM. The morphology of serotonin-induced renal lesions in the rat. *J Pathol* 1979;**128**:203-11.

201. Pour P, Althoff J, Salmasi SZ, Sepan K. Spontaneous tumors and common diseases in three types of hamster. *J Natl Cancer Inst* 1979;**63**:797-811.

202. Blanchard JL, Baskin GB, Watson EA. Generalized amyloidosis in rhesus monkeys. *Vet Pathol* 1986;**23**:425-30.

203. Shirahama T, Cohen AS. Blockage of amyloid induction by colchicines in an animal model. *J Exp Med* 1974;**140**:1102-7.

204. Zemer D, Pras M, Sohar E, Modan M, Capbill S, Gafni J. Colchicine in the prevention and treatment of amyloidosis of familial Mediteranean fever. *N Engl J Med* 1986;**314**:1001-5.

205. Shtrasburg S, Lidar M, Pras M, Pariente C, Gal R, Livneh A. Suppression of amyloidogenesis in a mouse model by corticosteroid intervention. *Transl Res* 2007;**150**:66-72.

206. Solez K, Morel-Maroger L, Sraer J-D. The morphology of 'acute tubular necrosis' in man. Analysis of 57 renal biopsies and a comparison with the glycerol model. *Medicine* 1979;**58**:362-76.

207. Silva FG. Chemical-induced nephropathy: a review of the renal tubulointerstitial lesions in humans. *Toxicol Pathol* 2004;**32**(Suppl. 2):71-84.

208. Anon. GLEVEC® (imatinib mesylate) prescribing information (Novartis Pharmaceuticals Corporation, East Hanover, 2005).

209. Oliver J, MacDowell M, Tracy A. The pathogenesis of acute renal failure associated with traumatic and toxic injury. Renal ischaemia, nephrotoxic damage and the ischemic episode. *J Clin Invest* 1951;**30**:1307-51.

210. Brezis M, Rosen S, Silva P, Epstein FH. Renal ischemia: A new perspective. *Kidney Int* 1984;**26**:375-83.

211. Brezis M, Rosen S, Silva P, Epstein FH. Transport dependent anoxic cell injury in the isolated perfused rat kidney. *Am J Pathol* 1984;**116**:327-41.

212. Brezis M, Rosen S, Silva P, Epstein FH. Polyene toxicity in the renal medulla: injury mediated by transport activity. *Science* 1984;**224**:66-8.

213. Shanley PF, Rosen MD, Brezis M, Silver P, Epstein FA, Rosen S. Topography of focal proximal tubular necrosis after ischemia with reflow in the rat kidney. *Am J Pathol* 1986;**122**:462-8.

214. McKenzie N, Divineni R, Vizina W, Keown P, Stiller C. The effect of cyclosporin on organ blood flow. *Transplant P* 1985;**17**:1973-5.

215. MacDonald JS, Bagdon WJ, Peter CP, Sina JF, Robertson RT, Ulm EH, et al. Renal effects of enalapril in dogs. *Kidney Int* 1987;**31**:S148-53.

216. Kosek JC, Mazze RI, Cousins MJ. Nephrotoxicity of gentamycin. *Lab Invest* 1974;**30**:48-57.

217. Haughton DG, Hartnett M, Campbell-Boswell M, Porter G, Bennett WA. A light and electron microscopic analysis of gentamycin nephrotoxicity in rats. *Am J Pathol* 1976;**82**:589-612.

218. Kaloyanides GJ, Pastoriza-Munoz E. Aminoglycoside nephrotoxicity. *Kidney Int* 1980;**18**:571-82.

219. Tulkens PM. Experimental studies in nephrotoxicity of aminoglycosides at low doses. *Am J Med* 1986;**80** (Suppl. 6B):105-14.

220. Morin JP, Viotte G, Vandewalle A, Van Hoof F, Tulkens P, Fillastre JP. Gentamycin-induced nephrotoxicity: a cell biology approach. *Kidney Int* 1980;**18**:583-90.

221. Charuel C, Faccini J, Monro A, Nachbauer J. A second peak in uptake of gentamycin by rat kidney after cessation of treatment. *Biopharm Drug Dispos* 1984;**5**:21-4.

222. Rezzani R. Cyclosporine A and adverse effects on organs: histochemical studies. *Prog Histochem Cytochem* 2004;**39**:85-128.

223. Strom EH, Epper R, Mihatsch MJ. Cyclosporine-associated

arteriolopathy-the renin producing vascular smooth-muscle cells are more sensitive to cyclosporine toxicity. *Clin Nephrol* 1995;**43**:226-31.

224. Devarajan P, Tarabishi R, Mishra J, Ma Q, Kourvetaris A, Vougiouka M, et al. Low renal toxicity of lipoplatin compared to cisplatin in animals. *Anticancer Res* 2004;**24**:2193-200.

225. Uehara T, Watanabe H, Itoh F, Inoue S, Koshida H, Nakamura M, et al. Nephrotoxicity of a novel antineoplastic platinum complex, nedaplatin: a comparative study with cisplatin in rats. *Arch Toxicol* 2005;**79**:451-60.

226. Gonzalez-Vitale JC, Hayes DM, Cvitkovic E, Sternberg SS. Renal pathology in clinical-trials of cis-platinum (II) diamminedichloride. *Cancer* 1977;**39**:1362-71.

227. Chopra S, Kaufman JS, Jones TW, Hong WK, Gehr MK, Hamburger RJ, et al. Cis-diamminedichlorplatinuminduced acute-renal-failure in the rat. *Kidney Int* 1982;**21**:54-64.

228. Basnakian AG, Apostolov EO, Yin XY, Napirei M, Mannherz HG, Shah SV. Cisplatin nephrotoxicity is mediated by deoxyribonuclease I. *J Am Soc Nephrol* 2005;**16**:697-702.

229. Lieberthal W, Triaca V, Levine J. Mechanisms of death induced by cisplatin in proximal tubular epithelial cells: apoptosis vs. necrosis. *Am J Physiol Renal Physiol* 1996;**39**:F700-8.

230. Oliver J, Macdowell M, Welt LG, Holliday MA, Hollander W, Winters RW, et al. The renal lesions of electrolyte imbalance. The structural alterations in potassium-depleted rats. *J Exp Med* 1957;**106**:563-73.

231. Hard GC, Flake GP, Sills RC. Re-evaluation of kidney histopathology from 13-week toxicity and two-year carcinogenicity studies of melamine in the F344 rat: morphologic evidence of retrograde nephropathy. *Vet Pathol* 2009;**46**:1248-57.

232. Perey DY, Herdman RC, Good RA. Polycystic renal disease: a new experimental model. *Science* 1967;**158**:494-6.

233. Goodman FR, Weiss GB, Hurley ME. Pentopril. In: Scriabine A, editor. *New drugs annual: cardiovascular drugs*, vol. 3. New York: Raven Press; 1985.

234. Garthoff B, Hoffmann K, Luckmans G, Thurau K. Adequate substitution with electrolytes in toxicological testing of 'loop' diuretics in the dogs. *Toxicol Appl Pharmacol* 1982;**65**:191-202.

235. Kief H, Westen H. Besonderheiten bei der Prufung von Diuretika. In: Schnieders B, Grosdanoff P, editors. *Zur Problematik von Chronischen Toxizitätsprufung. AM 1-Bericht 1/1980*. Berlin: Dietrich Reimer Verlag; 1980. p.131-5.

236. Koletsky S. Effects of temporary interruption of renal circulation in rats. *Arch Pathol* 1954;**58**:592-603.

237. Sheehan HL, Davis JC. Experimental obstruction of renal veins. *J Pathol Bacteriol* 1960;**79**:347-59.

238. Brewer DB. Hydropic change of the proximal convoluted tubules of the kidney. *J Pathol Bacteriol* 1961;**81**:355-63.

239. Alpern RJ, Toto RD. Hypokalemic nephropathy-a clue to cystogenesis. *N Engl J Med* 1990;**322**:398-9.

240. Maunsbach AB, Madden SC, Latta H. Light and electron microscopic changes in proximal tubules of rats after administration of glucose, mannitol, sucrose, or dextran. *Lab Invest* 1962;**11**:421-32.

241. Trump BF, Janigan DT. The pathogenesis of cytologic vacuolization in sucrose nephrosis. An electron microscopic and histochemical study. *Lab Invest* 1962;**11**:395-411.

242. Bendele A, Seely J, Richey C, Sennello G, Shopp G. Short communication: renal tubular vacuolation in animals treated with polyethylene-glycol-conjugated proteins. *Toxicol Sci* 1998;**42**:152-7.

243. Moran M, Kapsner C. Acute renal failure associated with elevated plasma oncotic pressure. *N Engl J Med* 1987;**317**:150-3.

244. Mailloux L, Swartz CD, Capizzi R, Kim KE, Onesti G, Ramirez O. Acute renal failure after administration of low molecular weight dextran. *N Engl J Med* 1967;**227**:1113-8.

245. Ahsan N, Palmer BF, Wheeler D, Greenlee RG, Toto RD. Intravenous immunoglobulin-induced osmotic nephrosis. *Arch Intern Med* 1994;**154**:1985-7.

246. Rees JA, Old SL, Rowlands PC. An ultrastructural histochemistry and light microscopic study of the early development of renal proximal tubular vacuolation after a single administration of the contrast enhancement medium 'Iotrolan'. *Toxicol Pathol* 1997;**25**:158-64.

247. Barrett BJ, Parfrey PS. Preventing nephropathy induced by contrast medium. *N Engl J Med* 2006;**354**:379-86.

248. Aspelin P, Aubry P, Fransson S-G, Strasser R, Willenbrock R, Berg KJ, et al. Nephrotoxic effects in high-risk patients undergoing angiography. *N Engl J Med* 2003;**348**:491-9.

249. Barrett BJ, Parfrey PS, Vavasour HM, McDonald J, Kent G, Hefferton D, et al. Contrast nephropathy in patients with impaired renal-function-high versus low osmolar media. *Kidney Int* 1992;**41**:1274-9.

250. Deray G. Nephrotoxicity of contrast media. *Nephrol Dialysis Transplant* 1999;**14**:2602-6.

251. Persson PB, Hansell P, Liss P. Pathophysiology of contrast medium-induced nephropathy. *Kidney Int* 2005;**68**:14-22.

252. Deray G, Bagnis C, Jacquiaud C, Dubois M, Adabra Y, Jaudon C. Renal effects of low and isoosmolar contrast media on renal hemodynamic in a normal and ischemic dog kidney. *Invest Radiol* 1999;**34**:1-4.

253. Tsuchitani M, Kuroda J, Nagatani M, Miura K, Katoh T, Saegusa T, et al. Glycogen accumulation in the renal tubular cells of spontaneously occurring diabetic WBN/Kob rats. *J Comp Pathol* 1990;**102**:179-90.

254. Johnson RC, Dovey-Hartman BJ, Syed J, Leach MW, Frank DW, Sinha DP, et al. Vacuolation in renal tubular epithelium of CD-1 mice. An incidental finding. *Toxicol Pathol* 1998;**26**:789-92.

255. Yano BL, Bond DM, Novilla MN, McFadden LG, Reasor MJ. Spinosad insecticide: subchronic and chronic toxicity and lack of carcinogenicity in Fischer 344 rats. *Toxicol Sci* 2002;**65**:288-98.

256. Muller-Hocker J, Schmid H, Weiss M, Dendorfer U, Braun GS. Chloroquine-induced phospho-lipidosis of the kidney mimicking Fabry's disease: case report and review of the literature. *Hum Pathol* 2003;**34**:285-9.

257. Reasor MJ, Kacew S. Drug-induced phospholipidosis: are there functional consequences? *Exp Biol Med* 2001;**226**:825-30.

258. Koenig H, Goldstone A, Blume G, Lu CY. Testosterone-mediated sexual dimorphism of mitochondria and lysosomes in mouse kidney proximal tubules. *Science* 1980;**209**:1023-6.

259. Koenig H, Goldstone A, Hughes C. Lysosomal enzymuria in the testosterone-treated mouse. A manifestation of cell defecation of residual bodies. *Lab Invest* 1978;**39**:329-41.

260. Bulger RE, Dobyan DC. Proliferative lesions found in rat kidneys after a single dose of cisplatin. *J Natl Cancer Inst* 1984;**73**:1235-42.

261. Liptak P, Lvanyi B. Primer: histopathology of calcineurin-inhibitor toxicity in renal allografts. *Nat Clin Pract Nephrol* 2006;**2**:398-404.

262. Oliver J, MacDowell M, Lee YC. Cellular mechanisms of protein metabolism in the nephron. I. The structural aspects of proteinuria; tubular absorption, droplet formation, and the disposal of proteins. *J Exp Med* 1954;**99**:589-605.

263. Straus W. Isolation and biochemical properties of droplets from the cells of the rat kidney. *J Biol Chem* 1954;**207**:745-55.

264. Straus W. Cytochemical observations on the relationship between lysomes and phagosomes in kidney and liver by combined staining for acid phosphatase and intravenously injected horseradish peroxidase. *J Cell Biol* 1964;**20**:497-507.

265. Rabkin R, Kitaji J. Renal metabolism of peptide hormones. *Miner Electrolyte Metab* 1983;**9**:212-26.

266. Sanders PW, Herrera GA, Galla JH. Human Bence Jones protein toxicity in rat proximal tubule epithelium in vivo. *Kidney Int* 1987;**32**:851-61.

267. Sumpio BE, Hayslett JP. Renal handling of proteins in normal and disease states. *Q J Med* 1985;**57**:611-35.

268. Stonard MD, Phillips PGN, Foster JR, Simpson MG, Lock EA. Alpha2u-globulin: measurement in rat kidney following administration of 2,2,4-trimethylpentane. *Toxicology* 1986;**41**:161-8.

269. Asan E, Kugler P, Shiebler TH. Sex-related differences in the handling of fluorescent ovalbumin by the proximal tubules of the rat kidney. *Histochemistry* 1986;**84**:408-17.

270. Olson MJ, Johnson JT, Reidy CA. A comparison of male rat and human urinary proteins: implications for human resistance to hyaline droplet nephropathy. *Toxicol Appl Pharmacol* 1990;**102**:524-36.

271. Hard GC, Snowden RT. Hyaline droplet accumulation in rodent kidney proximal tubules: an association with histiocytic sarcoma. *Toxicol Pathol* 1991;**19**:88-97.

272. Luz A, Murray AB. Hyaline droplet accumulation in kidney proximal tubules of mice with histiocytic sarcoma. *Toxicol Pathol* 1991;**19**:670-1.

273. De Rijk E, Ravesloot WTM, Wijnands Y, Van Esch E. A fast histochemical staining method to identify hyaline droplets in the rat kidney. *Toxicol Pathol* 2003;**31**:462-4.

274. Short BG, Burnett VL, Swenburg JA. Histopathology and cell proliferation induced by 2,2,4-trimethylpentane in the male rat kidneys. *Toxicol Pathol* 1986;**14**:194-203.

275. Evans GO, Goodwin DA, Parsons CE, Read NG. The effects of levamisol on urinary enzyme measurements and proximal tubule cell inclusions in male rats. *Br J Exp Pathol* 1988;**69**:301-8.

276. Evans GO, Morgan RJI. Urinary enzyme measurement in male rats after oral administration of decalin. *Hum Syst Manage* 1986;**5**:120.

277. Read NG, Astbury PA, Morgan RJI, Parsons DN, Port CP. Induction and exacerbation of hyaline droplet formation in the proximal tubular cells of the kidneys from male rats receiving a variety of pharmacological agents. *Toxicology*

1988;**52**:81-101.

278. Swenberg JA, Short B, Borghoff S, Strasser J, Charbonneau M. The comparative pathobiology of α₂ᵤ-globulin nephropathy. *Toxicol Appl Pharmacol* 1989;**97**:35-46.

279. Alden CL. A review of unique male rat hydrocarbon nephropathy. *Toxicol Pathol* 1986;**14**:109-11.

280. Borghoff SJ, Miller AB, Bowen JP, Swenberg JA. Characteristics of chemical binding to α2u-globulin in vitro-evaluating structure activity relationships. *Toxicol Appl Pharmacol* 1991;**107**:228-38.

281. MacFarland HN. Xenobiotic induced kidney lesions: hydrocarbons. The 90-day and 2-year gasoline studies. In: Mehlman MA, editor. *Renal effects of petroleum hydrocarbons*. Princeton: Princeton Scientific Publishers; 1984. p. 51-6.

282. Mattie DR, Alden CL, Newell TK, Gaworski CL, Flemming CDA. 90-day continuous vapor inhalation toxicity study of JP-8 fuel followed by 20 or 21 months of recovery in Fischer 344 rats and C57BL/6 mice. *Toxicol Pathol* 1991;**19**:77-87.

283. Swenberg JA. α2u-Globulin nephropathy: review of the cellular and molecular mechanisms involved and their implications for human risk assessment. *Environ Health Perspect* 1993;**101**:39-44.

284. Monteith DK, Horner MJ, Gillett NA, Butler M, Geary R, Burckin T, et al. Evaluation of the renal effects of an antisense phosphorothioate oligodeoxynucleotide in monkeys. *Toxicol Pathol* 1999;**27**:307-17.

285. Owen RA, Durand-Cavagna G, Molon-Noblot S, Boussiquet-Leroux C, Berry PH, Tonkonoh N, et al. Renal papillary cytoplasmic granularity and potassium depletion induced by carbonic anhydrase inhibitors in rats. *Toxicol Pathol* 1993;**21**:449-55.

286. Scully RE, Mark EJ, McNeeley BU. Case Records of the Massachusetts General Hospital. Case 45. *N Engl J Med* 1984;**311**:1239-47.

287. Sengul S, Li M, Batuman V. Myeloma kidney: toward its prevention — with new insights from in vitro and in vivo models of renal injury. *J Nephrol* 2009;**22**:17-28.

288. Herrera GA, Sanders PW. Paraproteinemic renal diseases that involve the tubulo-interstitium. In: Herrera GA, editor. *Contributions to nephrology*. Karger; 2007. p. 105-15.

289. Bugelski PJ, Solleveld HA, Fong KLL, Klinkner AM, Hart TK, Morgan DG. Myeloma-like cast nephropathy caused by human recombinant soluble CD4 (sCD4) in monkeys. *Am J Pathol* 1992;**140**:531-7.

290. Herzyk DJ, Bugelski PJ, Hart TK, Wier PJ. Preclinical safety of recombinant human interleukin-18. *Toxicol Pathol* 2003;**31**:554-61.

291. Soares SM, Sethi S. Impairment of renal function after intravenous immunoglobulin. *Nephrol Dialysis Transplant* 2006;**21**:816-7.

292. Owen GS, Smith THF, Agersborg HPK. Toxicity of some benzodiazipine compounds with CNS activity. *Toxicol Appl Pharmacol* 1970;**16**:556-70.

293. Schneider P. Drug-induced lysosomal disorders in laboratory animals: new substances acting on lysosomes. *Arch Toxicol* 1992;**66**:23-33.

294. Appel GB, Neu HC. The nephrotoxicity of antimicrobial agents. *N Engl J Med* 1977;**296**:663-70.

295. Farebrother DA. Histopathological changes found in the renal medulla in rats with adenine toxicity. In: Bach PA, Lock EA, editors. *Nephrotoxicity assessment and pathogenesis*. Chichester: John Wiley; 1984. p. 82-97.

296. Tucker Jr WE, Macklin AW, Szot RJ, Johnson RE, Elion GB, Demiranda P, et al. Preclinical toxicology studies with acylovir: acute and sub-chronic tests. *Fundam Appl Toxicol* 1983;**3**:573-8.

297. Brigden RE, Rosling AE, Woods NC. Renal function after acyclovir intravenous injection. *Am J Med* 1982;**73**:182-5.

298. Hanabusa H, Tagami H, Hataya H. Renal atrophy associated with long-term treatment with indinavir. *N Engl J Med* 1999;**340**:392-3.

299. Simon DI, Brosius FC, Rothstein DM. Sulfadiazine crystalluria revisited — the treatment of toxoplasma encephalitis in patients with acquired-immunodeficiency-syndrome. *Arch Intern Med* 1990;**150**:2379-84.

300. Corrado ML, Struble WE, Peter C, Hoagland V, Sabbaj J. Norfloxacin: review of safety studies. *Am J Med* 1987;**82**(Suppl. 6B):22-6.

301. Mayer DG. The safety profile of ofloxacin in drug interaction studies. Overview of toxicological studies. *Drugs* 1987;**34**(Suppl. 1):150-3.

302. Schlü ter G. Ciprofloxacin: review of potential toxicologic effects. *Am J Med* 1987;**82**(Suppl. 4A):91-3.

303. Owens RC, Ambrose PG. Antimicrobial safety: focus on fluoroquinolones. *Clin Infect Dis* 2005;**40**:S456-69.

304. Leven S, Friedman RM, Cortez E, Hribar J, Nicolas M, Schlessinger S, et al. Lesions and identification of crystalline precipitates of glycoprotein IIb-IIIa antagonists in the rat kidney. *Toxicol Pathol* 1999;**27**:38-43.

305. Macallum GE, Smith GS, Barsoum NH, Walker RM, Greaves P. Renal and hepatic toxicity of a benzopyran4-one in the cynomolgus monkey. *Toxicology* 1989;**59**:97-108.

306. Preisig P. A cell cycle-dependent mechanism of renal tubule epithelial cell hypertrophy. *Kidney Int* 1999;**56**:1193-8.

307. Johnson HA, Roman JMV. Compensatory renal enlargement. Hypertrophy versus hyperplasia. *Am J Pathol* 1968;**49**:1-13.

308. Celsi G, Jakobsson B, Aperia A. Influence of age on compensatory renal growth in rats. *Pediat Res* 1986;**20**:347-50.

309. Skraastad O. Compensatory cell proliferation in the kidney after unilateral nephrectomy in mice. *Virchows Arch B Cell Pathol Incl Mol Pathol* 1987;**53**:97-101.

310. Liu BL, Preisig PA. Compensatory renal hypertrophy is mediated by a cell cycle-dependent mechanism. *Kidney Int* 2002;**62**:1650-8.

311. Mulroney SE, Pesce C. Early hyperplastic renal growth after uninephrectomy in adult female rats. *Endocrinology* 2000;**141**:932-7.

312. Kaissling B, Le Hir M. Distal tubular segments of the kidney after adaptation to altered Na and K intake. *Cell Tissue Res* 1982;**224**:469-92.

313. Kaissling BS, Bachman S, Kriz W. Structural adaptation of the distal convoluted tubule to prolonged furosemide treatment. *Am J Physiol Cell Physiol* 1985;**248**:F374-81.

314. Ellison DH, Velazquez H, Wright FS. Adaptation of the distal convoluted tubule of the rat. Structural and functional effects of dietary salt intake and chronic diuretic infusion. *J Clin Invest* 1989;**83**:113-26.

315. Kim GH. Long-term adaptation of renal ion transporters to chronic diuretic treatment. *Am J Nephrol* 2004;**24**:595-605.

316. Ottosen PD, Nyengard JR, Jacobsen NO, Christensen S. A morphometric and ultrastructural study of lithium-induced changes in the medullary collecting ducts of the rat kidney. *Cell Tissue Res* 1987;**249**:311-5.

317. Jacobsen NO, Olessen OV, Thomsen K, Ottosen PD, Oksen S. Early changes in renal distal convoluted tubules and convoluting ducts of lithium treated rats. Light microscopy, enzyme histochemistry and 3HThymidine autoradiography. *Lab Invest* 1982;**46**:298-305.

318. Hard GC, Alden CL, Stula EF, Trump BF. Proliferative lesions of the kidney in rats, URG-1. In: *Guides for toxicologic pathology* Washington DC: STP/ARP/AFIP; 1995.

319. Mohr U. Urinary system. In: Mohr U, editor. *International classification of rodent tumours, part 1. The rat.* Lyon: International Agency for Research on Cancer; 1992.

320. Hard GC, Durchfeld-Meyer B, Short B, Bube A, Krieg K, Creasy D, et al. Urinary system. In: Mohr U, editor. *International classification of rodent tumors: the mouse.* Heidelberg: Springer-Verlag; 2001. p. 139-62.

321. Hard GC, Seely JC. Recommendations for the interpretation of renal tubule proliferative lesions occurring in rat kidneys with advanced chronic progressive nephropathy (CPN). *Toxicol Pathol* 2005;**33**:641-9.

322. Dobyan DC. Long-term consequences of cisplatinum-induced renal injury: a structural and functional study. *Anat Rec* 1985;**212**:239-45.

323. Tanaka H, Ishikawa E, Teshima S, Shimizu E. Histopathological study of human cisplatin nephropathy. *Toxicol Pathol* 1986;**14**:247-57.

324. Dees JH, Kramer RA. Sequential morphologic analysis of the nephrotoxicity produced in rats by single doses of chlorozotocin. *Toxicol Pathol* 1986;**14**:213-31.

325. Baker RJ, Pusey CD. The changing profile of acute tubulointerstitial nephritis. *Nephrol Dialysis Transplant* 2004;**19**:8-11.

326. Linton AL, Clark WF, Driedger AA, Turbull DI, Lindsay RM. Acute interstitial nephritis due to drugs. *Ann Intern Med* 1980;**93**:735-41.

327. Farrugia E. Drug-induced renal toxicity: diagnosis and prevention. *Hosp Med* 1998;**59**:140-4.

328. Henao J, Hisamuddin I, Nzerue CM, Vasandani G, Hewan-Lowe K. Celecoxib-induced acute interstitial nephritis. *Am J Kidney Dis* 2002;**39**:1313-7.

329. Lehman DH, Wilson CB, Dixon FJ. Interstitial nephritis in rats immunized with heterologous tubular basement membrane. *Kidney Int* 1974;**5**:185-95.

330. Sugisaki T, Klassen J, Milgrom F, Andres G, McCluskey RT. Immunopathologic study of an antoimmune tubular and interstitial renal disease in Brown Norway rats. *Lab Invest* 1973;**28**:658-71.

331. Ueda S, Wakashin M, Wakashin Y, Yoshida H, Mori T, Mori Y, et al. Autoimmune interstitial nephritis induced in inbred mice. Analysis of mouse tubular basement membrane antigen and genetic control of immune response to it. *Am J Pathol* 1988;**132**:304-18.

332. Yamate J, Ishida A, Tsujino K, Tatsumi M, Nakatsuji S, Kuwamura M, et al. Immunohistochemical study of rat renal interstitial fibrosis induced by repeated injection of cisplatin, with special reference to the kinetics of macrophages and myofibroblasts. *Toxicol Pathol* 1996;**24**:199-206.

333. Hetmar O, Brun C, Clemmesen L, Ladefoged J, Larsen S, Rafaelsen OJ. Lithium: long term effects on the kidney-II. Structure changes. *J Psychiatr Res* 1987;**21**:279-88.

334. Markowitz GS, Radhakrishnan J, Kambham N, Valeri AM, Hines WH, D'Agati VD. Lithium nephrotoxicity: a progressive combined glomerular and tubulointerstitial nephropathy. *J Am Soc Nephrol* 2000;**11**:1439-48.

335. Lee S, Lee T, Lee B, Choi H, Yang MH, Ihm CG, et al. Fanconi's syndrome and subsequent progressive renal failure caused by a Chinese herb containing aristolochic acid. *Nephrology* 2004;**9**:126-9.

336. Wojcikowski K, Johnson DW, Gobe G. Medicinal herbal extracts — renal friend or foe? Part one: The toxicities of medicinal herbs. *Nephrology* 2004;**9**:313-8.

337. Shaohua Z, Ananda S, Ruxia Y, Liang R, Xiaorui C, Liang L. Fatal renal failure due to the Chinese herb 'GuanMu Tong' (Aristolochia manshuriensis): autopsy findings and review of literature. *Forensic Sci Int* 2010;**199**:e5-7.

338. Jha V. Herbal medicines and chronic kidney disease. *Nephrology* 2010;**15**:10-7.

339. Debelle F, Nortier J, Arlt VM, De Prez E, Vienne A, Salmon I, et al. Effects of dexfenfluramine on aristolochic acid nephrotoxicity in a rat model for Chinese-herb nephropathy. *Arch Toxicol* 2003;**77**:218-26.

340. Sato N, Takahashi D, Chen SM, Tsuchiya R, Mukoyama T, Yamagata S, et al. Acute nephrotoxicity of aristolochic acids in mice. *J Pharm Pharmacol* 2004;**56**:221-9.

341. Pozdzik AA, Salmon IJ, Husson CP, Decaestecker C, Rogier E, Bourgeade MF, et al. Patterns of interstitial inflammation during the evolution of renal injury in experimental aristolochic acid nephropathy. *Nephrol Dialysis Transplant* 2008;**23**:2480-91.

342. Li XM, Wang HY. Aristolochic acid nephropathy: what we know and what we have to do. *Nephrology* 2004;**9**:109-11.

343. Pozdzik AA, Berton A, Schmeiser HH, Missoum W, Decaestecker C, Salmon IJ, et al. Aristolochic acid nephropathy revisited: a place for innate and adaptive immunity? *Histopathology* 2010;**56**:449-63.

344. Zayed I, Van Esch E, McConnell RF. Systemic and histopathologic changes in beagle dogs after chronic daily oral administration of synthetic (ethinyl estradiol) or natural (estradiol) estrogens, with special reference to the kidney and thyroid. *Toxicol Pathol* 1998;**26**:730-41.

345. Mihatsch M, Thiel G, Ryffel B. Cyclosporine nephrotoxicity. *Adv Nephrol* 1988;**17**:303-10.

346. Mihatsch MJ, Morozumi K, Strom EH, Ryffel B, Gudat F, Thiel G. Renal-transplant morphology after long-term therapy with cyclosporine. *Transplant P* 1995;**27**:39-42.

347. Ghio L, Ferraresso M, Giani M, Mihatsch M, Edefonti A. Conversion from tacrolimus to cyclosporine for a non-dose-dependent tacrolimus-induced toxicity, a pediatric kidney transplant recipient case report. *Transplant P* 2004;**36**:1332-5.

348. Kindt MV, Kemp R, Allen HL, Jensen RD, Patrick DH. Tacrolimus toxicity in rhesus monkey: model for clinical side effects. *Transplant P* 1999;**31**:3393-6.

349. Murray SM. The morphology of serotonin-induced renal lesions in the rat. *J Pathol* 1979;**128**:203-11.

350. Taugner R, Hackenthal E, Rix E, Nobiling R, Poulsen K. Immunocytochemistry of the renin angiotensin system: renin, angiotensinogen, angiotensin I, angiotensin II, and converting enzyme in the kidneys of mice and rats, and tree shrews. *Kidney Int* 1982;**22**(Suppl. 12):33-43.

351. Cantin M, Araujo-Nascimento M, Benchimol S, Desormeaux Y. Metaplasia of smooth muscle cells into juxtaglomerular cells in the juxtaglomerular apparatus, arteries, and arterioles of the ischemic (endocrine) kidney. *Am J Pathol* 1977;**87**:581-602.

352. Camilleri JP, Phat VN, Bariety J, Corvol. P, Menard J. Use of a specific antiserum for renin detection in the human kidney. *J Histochem Cytochem* 1980;**28**:1343-6.

353. Troxell ML, Scandling JD, Sibley RK. Renal juxtaglomerular apparatus hyperplasia. *Nephrol Dialysis Transplant* 2005;**20**:2282-3.

354. La Rocca PT, Squibb RE, Powell ML, Szot RJ, Black HE, Schwartz E. Acute and subchronic toxicity of a non-sulfhydryl angiotensin converting enzyme inhibitor. *Toxicol Appl Pharmacol* 1986;**82**:104-11.

355. Baum T, Sybertz EJ, Ahns HS, Watkins RW, Powell ML, La Rocca PT. SCH31842. In: Scriabine A, editor. *In new drugs annual: cardiovascular drugs*. New York: Raven Press; 1985. . p. 43-55..

356. Ohtaki T, Imai K, Yoshimura S, Hashimoto K. Toxicological studies of captopril, an inhibitor of angiotensin converting enzyme. IV. Three month subacute toxicity of captopril in beagle dogs. *J Toxicol Sci* 1981;**6**(Suppl. 2):247-70.

357. Hashimoto K, Yoshimura S, Ohtaki T, Imai K. Toxicological studies of captopril, an inhibitor of angiotensin converting enzyme. III. Twelve month studies on the chronic toxicity of captopril in beagle dogs. *J Toxicol Sci* 1981;**6**(Suppl. 2):215-46.

358. Zaki FG, Keim GR, Takii Y, Inagami T. Hyperplasia of the

juxtaglomerular cells and renin localization in kidneys of normotensive animals given captopril. *Ann Clin Lab Sci* 1982;**12**:200-15.

359. Donaubauer HH, Mayer DG. Acute, sub-chronic and chronic toxicity of the new angiotensin converting enzyme inhibitor ramipril. *Arzneimittelforschung* 1988;**38**:14-20.

360. Dominick MA, Brobrowski WF, Metz AL, Gough AL, MacDonald JR. Ultrastructural juxtaglomerular cell changes in normotensive rats treated with quinapril, an inhibitor of angiotensin-converting enzyme. *Toxicol Pathol* 1990;**18**:396-406.

361. Jackson DG, Jones HB. Histopathological and ultrastructural changes in the juxtaglomerular apparatus of the rat following adminstration of ZENECA ZD6888 (2-ethyl-5,6,7,8-tetrahydro-4-[2′-(1H-tetrazol-5-yl)biphenyl4-yl]-methoxy]quinoline), an angiotensin II antagonist. *Toxicol Pathol* 1995;**23**:7-15.

362. Owen RA, Molon-Noblot S, Hubert M-F, Kindt MV, Keenan KP, Eydelloth RS. The morphology of juxtaglomerular cell hyperplasia and hypertrophy in normotensive rats and monkeys given an angiotensin II antagonist. *Toxicol Pathol* 1994;**22**:606-19.

363. Bowie DJ. Method for staining pepsinogen granules in gastric glands. *Anat Rec* 1935;**64**:357-67.

364. Hartroft PM, Hartroft WS. Studies on renal juxtaglomerular cells. *J Exp Med* 1953;**97**:415-27.

365. MacDonald JR, Susick RL, Pegg DG, Dominick MA. Renal structure and function in rats after suprapharmacologic doses of quinapril, an angiotensin-converting enzyme inhibitor. *J Cardiovasc Pharmacol* 1992;**19**:282-9.

366. Ronco PM, Flahault A. Drug-induced end-stage renal disease. *N Engl J Med* 1994;**331**:1711-2.

367. Spü hler O, Zollinger HU. Die Chronische-interstitielle Nephritis. *Z Klin Med* 1953;**151**:1-50.

368. Bach PH, Bridges JW. Chemically induced renal papillary necrosis and upper urothelial carcinoma. Parts 1 and 2. *CRC Crit Rev Toxicol* 1985;**15**:217-439.

369. Bach PH, Thanh NTK. Renal papillary necrosis-40 years on. *Toxicol Pathol* 1998;**26**:73-91.

370. McLaughlin JK, Lipworth L, Chow W-H, Blot WJ. Analgesic use and chronic renal failure: a critical review of the epidemiologic literature. *Kidney Int* 1998;**54**:679-86.

371. Vadivel N, Trikudanathan S, Singh AK. Analgesic nephropathy. *Kidney Int* 2007;**72**:517-20.

372. De Broe ME, Elseviers MM. Analgesic nephropathy. *N Engl J Med* 1998;**338**:446-52.

373. De Broe ME, Elseviers MM. Over-the-counter analgesic use. *J Am Soc Nephrol* 2009;**20**:2098-103.

374. Mihatsch MJ, Khanlari B, Brunner FP. Obituary to analgesic nephropathy-an autopsy study. *Nephrol Dialysis Transplant* 2006;**21**:3139-45.

375. Mandel EE, Popper H. Experimental medullary necrosis of the kidney: morphologic and functional study. *Arch Pathol* 1951;**52**:1-17.

376. Davies DJ. Changes in the renal cortex following experimental medullary necrosis. *Arch Pathol* 1968;**86**:377-82.

377. Davies DJ. The early changes produced in the rabbit renal medulla by ethyleneimide: electronmicroscope and circulatory studies. *J Pathol* 1970;**101**:329-32.

378. Macklin AW, Szot RJ. Eighteen month oral study of aspirin, phenacetin and caffeine in C57NL/6 mice. *Drug Chem Toxicol* 1980;**3**:135-63.

379. Silverman LR, Khan KNM. 'Have you seen this?' Nonsteroidal anti-inflammatory drug-induced renal papillary necrosis in a dog. *Toxicol Pathol* 1999;**27**:244-5.

380. Schnellmann RG. Analgesic nephropathy in rodents. *J Toxicol Environ Health B Crit Rev* 1998;**1**:81-90.

381. Brown DM, Hardy TL. Short-term study of the effect of phenacetin, phenazone and amidopyrine on the rat kidney. *Br J Pharmacol Chemother* 1968;**32**:17-24.

382. Bokelman DL, Bagdon WJ, Mattis PA, Stonier PF. Strain-dependent renal toxicology of a non-steroidal anti-inflammatory agent. *Toxicol Appl Pharmacol* 1971;**19**:111-24.

383. Kahn SR, Finlayson B, Hackett RL. Experimental calcium oxalate nephrolithiasis in the rat. Role of the renal papilla. *Am J Pathol* 1982;**107**:59-69.

384. Owen RA, Heywood R. Strain-related susceptibility of nephrotoxicity induced by aspirin and phenylbutazone in rats. *Toxicol Pathol* 1986;**14**:242-6.

385. Kolaja GJ, Packwood WH, Bell RR, Ratke CC, Stout CL. Renal papillary necrosis and urinary protein alterations induced in Fischer-344 rats by D-ormaplatin. *Toxicol Pathol* 1994;**22**:29-38.

386. Rinke M, Bomhard EM, Hildebrand H, Leser KH, Loof I, Ruehl-Fehlert C. Serotonin (5HT(1A)-receptor) agonist-induced collecting duct vacuolation and renal papillary necrosis in the rat. *Toxicol Pathol* 1998;**26**:152-9.

387. Jaccottet M-A. Zur Histologie and Pathogenese der Nierenverkalkung (Nephrocalcinose und dystrophische Kalknephrose). *Virchows Arch A Patholo Anat Histopathol*

1959;**332**:245-63.

388. Duffy JL, Yashnosuke S, Chung J. Acute calcium nephropathy: early proximal tubular changes in the rat kidney. *Arch Pathol* 1971;**91**:340-50.

389. Ganote CE, Philipsborn DS, Chen E, Carone FA. Acute calcium nephrotoxicity. *Arch Pathol* 1975;**99**:650-7.

390. Schneider P, Ober KM, Ueberberg H. Contribution to the phosphate-induced nephropathy in the dog-comparative light and electron-microscopic investigations on the proximal tubule after oral application of K_2HPO_4,Na_2HPO_4, KCl and NaCl. *Exp Pathol* 1981;**19**:53-65.

391. Matsuzaki H, Kikuchi T, Kajita Y, Masuyama R, Uehara M, Goto S, et al. Comparison of various phosphate salts as the dietary phosphorus source on nephrocalcinosis and kidney function in rats. *J Nutr Sci Vitaminol* 1999;**45**:595-608.

392. Caulfield JB, Schrag PE. Electron microscopic study of renal calcification. *Am J Pathol* 1964;**44**:365-81.

393. Harrison HE, Harrison HC. Inhibition of urine citrate excretion and the production of renal calcinosis in the rat by acetazolamide (Diamox) administration. *J Clin Invest* 1955;**34**:1662-70.

394. Sarkar K, Tolnai G, Levine DZ. Nephrocalcinosis in chloride depleted rats. An ultrastructural study. *Calcif Tissue Int* 1973;**12**:2-7.

395. Schneeberger EE, Morrison AB. The nephropathy of experimental magnesium deficiency. *Lab Invest* 1965;**14**:674-86.

396. Lilian OM, Hammond WS, Krauss DJ, Elbadawi A, Schoonmaker JE. The microgenesis of some renal calculi. *Invest Radiol* 1981;**81**:451-6.

397. Nguyen HT, Woodard JC. Intranephronic calculosis in rats-an ultrastructural study. *Am J Pathol* 1980;**100**:39-56.

398. Silverman J, Riverson A. Nephrocalcinosis in 2 young rats. *Lab Anim* 1980;**14**:241-2.

399. Clapp MJL, Wade JD, Samuels DM. Control of nephrocalcinosis by manipulating the calcium:phosphorus ratio in commercial rodent diets. *Lab Anim* 1982;**16**:130-2.

400. Harris CC, Baer PG, Chirito E, Dirks JH. Composition of mammalian glomerular filtrate. *Am J Physiol Cell Physiol* 1974;**227**:972-6.

401. Cousins FB, Geary CPM. A sex determined renal calcification in rats. *Nature* 1966;**211**:980-1.

402. Roe FJC. Relevance for man of the effects of lactose, polyols and other carbohydrates on calcium metabolism seen in rats. *Hum Syst Manage* 1989;**8**:87-98.

403. Roe FJC, Bär A. Enzootic and epizootic adrenal medullary proliferative disease of rats: influence of dietary factors which affect calcium absorption. *Hum Syst Manage* 1985;**4**:27-52.

404. Newberne PM, Conner MW, Estes P. The influence of food additives and related materials on lower bowel structure and formation. *Toxicol Pathol* 1988;**16**:184-97.

405. Ishii H, Koshimizu T, Usami S, Fujimoto T. Toxicity of aspartame and its diketopiperazine for Wistar rats by dietary administration for 104 weeks. *Toxicology* 1981;**21**:91-4.

406. Burton DS, Maronpot RR, Howard FL. Frequency of hydronephrosis in Wistar rats. *Lab Anim* 1979;**29**:642-4.

407. Macallum GE, Albassam MA. Renal toxicity of a nondopaminergic antipsychotic agent, trimethyl imidazo-pyrazolopyrimidine, in rats. *Toxicol Pathol* 1994;**22**:39-47.

408. Lalich JJ, Paik WCW, Pradhan B. Epithelial hyperplasia in renal papilla of rats-induction in animals fed excess sodium chloride. *Arch Pathol* 1974;**97**:29-32.

409. Lanzoni A, Piaia A, Everitt J, Faustinelli I, Defazio R, Cavaliere L, et al. Early onset of spontaneous renal pre-neoplastic and neoplastic lesions in young conventional rats in toxicity studies. *Toxicol Pathol* 2007;**35**:589-93.

410. Hall WC, Elder B, Walker CL, Cai SL, Peters DG, Goodman DG, et al. Spontaneous renal tubular hyperplastic and neoplastic lesions in three Sprague-Dawley rats from a 90-day toxicity study. *Toxicol Pathol* 2007;**35**:233-41.

411. Son WC, Bell D, Taylor I, Mowat V. Profile of early occurring spontaneous tumors in Han Wistar rats. *Toxicol Pathol* 2010;**38**:292-6.

412. Diters RW, Wells M. Renal interstitial cell tumors in the dog. *Vet Pathol* 1986;**23**:74-6.

413. Priester WA, Mckay FW. The occurence of tumors in domestic animals. In: *National Cancer Institute Monograph 54*. Bethesda: National Cancer Institute; 1980.

414. Dees JH, Heatfield BM, Reuber MD, Trump BF. Adenocarcinoma of the kidney. III. Histogenesis of renal adenocarcinomas induced by N-(4′fluoro-4-biphenylyl) acetamide. *J Natl Cancer Inst* 1980;**64**:1537-45.

415. Hinton DE, Heatfield BM, Lipsky MM, Trump BF. Animal models. Chemically induced renal tubular carcinoma in rats. *Am J Pathol* 1980;**100**:317-20.

416. Bannasch P. Sequential cellular changes during chemical carcinogenesis. *J Cancer Res Clin Oncol* 1984;**108**:11-22.

417. Hiasa Y, Ohshima M, Iwata C, Tanikate T. Histopathological studies on renal tubular cell tumors in rats treated with

N-ethyl-N-hydroxyethylnitrosamine. *Jpn J Cancer Res* 1979;**70**:817-20.

418. Rakieten N, Gordon BS, Cooney DA, Davis RD, Acheen PS. Renal tumorigenic action of streptozotocin (NSC-55998) in rats. *Cancer Chemoth Rep* 1968;**52**:563-7.

419. Shinohara Y, Frith CH. Morphologic characteristics of benign and malignant renal cell tumours in control and 2-acetylaminofluorene-treated BALB/C female mice. *Am J Pathol* 1980;**100**:455-68.

420. Hard GC. Identification of a high frequency model for renal carcinoma by the induction of renal tumors in the mouse with a single dose of streptozotocin. *Cancer Res* 1985;**45**:703-8.

421. Kirkman H, Robbins M. Estrogen-induced tumors of the kidney. V. Histology and histogenesis in the Syrian hamster. *NCI Monogr* 1959;**1**:93-139.

422. Li JJ, Li SA, Klicka JK, Parsons JA, Lam LKT. Relative carcinogenic activity of various synthetic and natural estrogens in the Syrian hamster kidney. *Cancer Res* 1983;**43**:5200-4.

423. Hacker HJ, Bannasch P, Liehr JG. Histochemical analysis of the development of estradiol-induced kidney tumors in male Syrian hamsters. *Cancer Res* 1988;**48**:971-6.

424. Liehr JG, Sirbasku DA, Jurka E, Randerath K, Randerrath E. Inhibition of estrogen-induced renal carcinogenesis in male Syrian hamsters by tamoxifen without decrease in DNA adduct levels. *Cancer Res* 1988;**48**:779-83.

425. Hard GC. Mechanisms of chemically induced renal carcinogenesis in the laboratory rodent. *Toxicol Pathol* 1998;**26**:104-22.

426. Lock EA, Hard GC. Chemically induced renal tubule tumors in the laboratory rat and mouse: review of the NCI/NTP database and categorization of renal carcinogens based on mechanistic information. *Crit Rev Toxicol* 2004;**34**:211-99.

427. Swenberg JA, Lehman-McKeeman LD. Alpha-urinary globulin-associated nephropathy as a mechanism of renal tubule cell carcinogenesis in male rats. In: Capen CC, Dybing E, Rice JM, Wilbourn JD, editors. *Species differences in thyroid, kidney and urinary bladder carcinogenesis*. Lyons: Int Agency Research Cancer; 1999. p.95-118.

428. Doi AM, Hill G, Seely J, Hailey JR, Kissling G, Bucher JR. α2u-Globulin nephropathy and renal tumors in national toxicology program studies. *Toxicol Pathol* 2007;**35**:533-40.

429. Seely JC, Haseman JK, Nyska A, Wolf DC, Everitt JI, Hailey JR. The effect of chronic progressive nephropathy on the incidence of renal tubule cell neoplasms in control male F344 rats. *Toxicol Pathol* 2002;**30**:681-6.

430. Davies TS, Monro A. Marketed human pharmaceuticals reported to be tumorigenic in rodents. *J Am Coll Toxicol* 1995;**14**:90-107.

431. Mengs U, Lang W, Poch J-A. The carcinogenic action of aristolochic acid in rats. *Arch Toxicol* 1982;**51**:107-19.

432. Cui M, Liu ZH, Qiu Q, Li H, Li LS. Tumour induction in rats following exposure to short-term high dose aristolochic acid I. *Mutagenesis* 2005;**20**:45-9.

433. Nortier JL, Martinez M-CM, Schmeiser HH, Arlt VM, Bieler CA, Petein M, et al. Urothelial carcinoma associated with the use of a Chinese herb (Aristolochia fangchi). *N Engl J Med* 2000;**342**:1686-92.

434. Kessler DA. Cancer and herbs. *N Engl J Med* 2000;**342**: 1742-3.

435. Gold LS, Slone TH. Aristolochic acid, an herbal carcinogen, sold on the web after FDA alert. *N Engl J Med* 2003;**349**:1576-7.

436. Hard GC, Seely JC, Kissling GE, Betz LJ. Spontaneous occurrence of a distinctive renal tubule tumor phenotype in rat carcinogenicity studies conducted by the National Toxicology Program. *Toxicol Pathol* 2008;**36**:388-96.

437. Deerberg F, Rehm S. Spontaneous renal pelvic carcinoma in DA/HAN rats. *Z Versuchstierkd* 1985;**27**:33-8.

438. Hanika C, Rebar AH. Urethral transitional cell carcinoma in the dog. *Vet Pathol* 1980;**17**:643-6.

439. Goodman DG, Ward JM, Squire RA, Paxton MB, Reichardt WD, Chu KC, et al. Neoplastic and non-neoplastic lesions in aging Osborne-Mendel rats. *Toxicol Appl Pharmacol* 1980;**55**:433-47.

440. Gordon LR. Spontaneous lipomatous tumors in the kidney of the Crl:CD(SD)BR rat. *Toxicol Pathol* 1986;**14**:175-82.

441. Swan PF, Kaufman DG, Magee PN, Mace R. Induction of kidney tumours by a single dose of dimethylnitrosamine: dose response and influence of diet and benzo(a)pyrene treatment. *Br J Cancer* 1980;**41**:285-94.

442. Hard GC. Experimental models for the sequential analysis of chemically induced renal carcinogenesis. *Toxicol Pathol* 1986;**14**:112-22.

443. Beniashvili DS. Induction of renal tumors in cynomolgus monkeys (Macaca-fascicularis) by prenatal exposure to 1,2-dimethylhydrazine. *J Natl Cancer Inst* 1989;**81**:1325-7.

444. DeSesso JM. Anatomical relationships of urinary bladders

compared: their potential role in the development of bladder tumours in humans and rats. *Food Chem Toxicol* 1995;**33**:705-14.

445. Chopra B, Hinley J, Oleksiewicz MB, Southgate J. Trans-species comparison of PPAR and RXR expression by rat and human urothelial tissues. *Toxicol Pathol* 2008;**36**:485-95.

446. Clayson DB, Fishbein L, Cohen SM. Effects of stones and other physical factors on the induction of rodent bladder cancer. *Food Chem Toxicol* 1995;**33**:771-84.

447. Jost S. Cell cycle of normal bladder urothelium in developing and adult mice. *Virchows Arch B Cell Pathol Incl Mol Pathol* 1989;**57**:27-36.

448. Burek JD, van Zwieten MJ, Stookey JL. Cytoplasmic inclusions in urinary bladder epithelium of the Rhesus monkey: a biochemical, light-and electron-microcscopic study. *Vet Pathol* 1972;**9**:212-20.

449. Hardisty JF, Anderson DC, Brodie S, Cline JM, Hahn FF, Kolenda-Roberts H, et al. Histopathology of the urinary bladders of cynomolgus monkeys treated with PPAR agonists. *Toxicol Pathol* 2008;**36**:769-76.

450. Hard GC. Species comparison of the content and composition of urinary proteins. *Food Chem Toxicol* 1995;**33**:731-46.

451. Cohen SM. Role of urinary physiology and chemistry in bladder carcinogenesis. *Food Chem Toxicol* 1995;**33**:715-30.

452. Tannehill-Gregg SH, Dominick MA, Reisinger AJ, Moehlenkamp JD, Waites CR, Stock DA, et al. Strain-related differences in urine composition of male rats of potential relevance to urolithiasis. *Toxicol Pathol* 2009;**37**:293-305.

453. Cohen SM, Ohnishi T, Clark NM, He J, Arnold LL. Investigations of rodent urinary bladder carcinogens: collection, processing, and evaluation of urine and bladders. *Toxicol Pathol* 2007;**35**:337-47.

454. Tuffery AA. Urogenitical lesions in laboratory mice. *J Pathol Bacteriol* 1966;**91**:301-9.

455. Pour P, Mohr U, Althoff J, Cardesa A, Kmoch N. Spontaneous tumors and common diseases in two colonies of Syrian hamsters. III Urogenital system and endocrine glands. *J Natl Cancer Inst* 1976;**56**:949-61.

456. Zubaidy AJ, Majeed SK. Pathology of the nematode Trichosomoides crassicauda in the urinary bladder of laboratory rats. *Lab Anim* 1981;**15**:381-4.

457. Koss LG, Lavin P. Effect of a single dose of cyclophosphamide on various organs in the rat: response of urinary bladder epithelium according to strain and sex. *J Natl Cancer Inst* 1970;**44**:1195-200.

458. Levine LA, Ritchie JP. Urological complications of cyclophosphamide. *J Urol* 1989;**141**:1063-9.

459. Anton E. Delayed toxicity of cyclophosphamide on the bladder of DBA/2 and C57BL/6 female mouse. *Int J Exp Pathol* 2002;**83**:47-53.

460. Fraiser L, Kehrer JP. Murine strain differences in metabolism and bladder toxicity of cyclophosphamide. *Toxicology* 1992;**75**:257-72.

461. Molon-Noblot S, Boussiquet-Leroux C, Owen RA, Irrisarri E, Durand-Cavagna G, Peter CP, et al. Rat urinary bladder hyperplasia induced by oral administration of carbonic anhydrase inhibitors. *Toxicol Pathol* 1992;**20**:93-102.

462. Lina BAR, Hollanders VMH, Kuijpers MHM. The role of alkalizing and neutral potassium salts in urinary bladder carcinogenesis in rats. *Carcinogenesis* 1994;**15**:523-7.

463. Barsoum N, Gracon S, McGill G, Moore J, Sturgess J. Early urothelial toxicity induced by a novel antipsychotic agent. *Fed Proc* 1985;**44**:1545.

464. Waghe M, Westwood R, Nunn G, Kalinowski A, Aldridge A. Urinary tract toxicity in rats following administration of β3-adrenoceptor agonists. *Toxicol Pathol* 1999;**27**:165-70.

465. Cohen SM. Comparative pathology of proliferative lesions of the urinary bladder. *Toxicol Pathol* 2002;**30**:663-71.

466. Parsons CL, Danielson B, Feldstrom B. Inhibition of sodium urate crystal adherence to bladder surface by polysaccharide. *J Urol* 1985;**134**:614-6.

467. Parsons CL, Stauffer C, Schmidt JD. Bladder surface glycosominoglycans: an efficient mechanism of environmental adaptation. *Science* 1980;**208**:605-7.

468. Kunstyr I, Naumann S, Werner J. Urolithiasis in female inbred SPF rats. Possible predisposition of DA and ACI strains. *Zeitschrift für Versuchstierkunde* 1982;**24**:214-8.

469. Wexler BC, McMurtry JP. Kidney and bladder calculi in spontaneously hypertensive rats. *Br J Exp Pathol* 1981;**62**:369-74.

470. Paterson M. Urolithiasis in the Sprague-Dawley rat. *Lab Anim* 1979;**13**:17-20.

471. Chin TY, Tyl RW, Popp JA, Heck HD. Chemical urolithiasis: 1. Characteristics of bladder stone induction by terephthalic acid and dimethyl terephthalate in weanling Fischer-344 rats. *Toxicol Appl Pharmacol* 1981;**58**:307-21.

472. Wolkowski-Tyl R, Chin TY, Popp JA, Heck HD. Urolithiasis. Chemically induced urolithiasis in weanling rats. *Am J Pathol* 1982;**107**:419-21.

473. Renlund RC, McGill GE, Cheng PT. Calcite urolith in a cynomolgus monkey. *Lab Anim Sci* 1986;**36**:536-7.

474. Oleksiewicz MB, Thorup I, Nielsen HS, Andersen HV, Hegelund AC, Iversen L, et al. Generalized cellular hypertrophy is induced by a dual-acting PPAR agonist in rat urinary bladder urothelium in vivo. *Toxicol Pathol* 2005;**33**:552-60.

475. Epstein JI, Amin MB, Reuter VR, Mostofi FK. The World Health Organisation/International Society of Urological Pathology Consensus classification of urothelial (transitional cell) neoplasms of the urinary bladder. *Am J Surg Pathol* 1998;**22**:1435-48.

476. Hicks RM, Wakefield JSJ, Vlasov NN, Pliss GB. Tumours of the bladder. In: Turusov VS, editor. *Pathology of tumours in laboratory animals: tumours of the rat*, Vol. 1. Lyon: International Agency for Research on Cancer; Part 2: 1976, 103-134.

477. Fukushima S, Cohen SM, Arai M, Jacobs JB, Friedell GH. Scanning electron microscopic examination of hyperplasia of the rat urinary bladder. *Am J Pathol* 1981;**102**:373-80.

478. Tatematsu M, Cohen SM, Fukushima S, Shirai T, Shinohara Y, Ito N. Neovascularization in benign and malignant urinary bladder epithelial proliferative lesions of rat observed in situ by scanning electron microscopy and autoradiography. *Cancer Res* 1978;**38**:1792-800.

479. Murasaki G, Cohen SM. Effect of dose of sodium saccharin on the induction of rat urinary bladder proliferation. *Cancer Res* 1981;**41**:942-4.

480. Jacobs JB, Arai M, Cohen SM, Friedell GH. Early lesions in bladder cancer: scanning electron microscopy of cell surface markers. *Cancer Res* 1976;**36**:2512-7.

481. Cruikshank JM, Fitzgerald JD, Tucker M. Beta-adrenoceptor blocking drugs: pronethalol and practalol. In: Laurence DR, McLean AEM, Weatherall M, editors. *Safety testing of new drugs: laboratory predictions and clinical performance*. London: Academic Press; 1984. p. 93-123.

482. Ito N, Hiasa Y, Tanai, Okajima E, Kitamura H. Histogenesis of urinary bladder tumors induced by N-butylN-(4-hydroxybutyl)nitroamine in rats. *Jpn J Cancer Res* 1969;**60**:401-10.

483. Cohen SM, Jacobs JB, Arai M, Johansson S, Friedell GH. Early lesions in experimental bladder cancer: experimental design and light microscopic findings. *Cancer Res* 1976;**36**:2508-11.

484. Cohen SM, Friedell GH. Animal model: carcinoma of the urinary bladder induced in Fischer rats by N-[4-(5nitro-2-furyl0-2-thiazolyl]formamide. *Am J Pathol* 1979;**95**:849-52.

485. Rowland RG, Henneberry MO, Oyasu R, Grayhack JT. Effects of urine and continued exposure to carcinogens on progression of early neoplastic urinary bladder lesions. *Cancer Res* 1980;**40**:4524-7.

486. Littlefield NA, Greenman DL, Farmer JH, Sheldon WG. Effects of continuous and discontinued exposure to 2-AAF on urinary bladder hyperplasia or neoplasia. *J Environ Pathol Toxicol* 1979;**3**:35-54.

487. Phillips FS, Sternberg SS, Cronin AP, Vidal PM. Cyclophosphamide and urinary bladder toxicity. *Cancer Res* 1961;**21**:1577-89.

488. Schmähl D, Habs M. Carcinogenic actions of low-dose cyclophosphamide given orally to Sprague-Dawley rats in a lifetime experiment. *Int J Cancer* 1979;**23**:706-12.

489. Forni AM, Koss LG, Geller W. Cytological study of the effect of cyclophosphamide on the bladder epithelium of the urinary bladder in man. *Cancer* 1964;**17**:1348-55.

490. Clayson DB. Bladder carcinogenesis in rats and mice. Possibility of artefact. *J Natl Cancer Inst* 1974;**52**:1685-9.

491. Cohen SM. Urinary bladder carcinogenesis. *Toxicol Pathol* 1998;**26**:121-7.

492. Grasso P. Persistent organ damage and cancer production in rats and mice. *Arch Toxicol* 1987;(Suppl. 11): 75-83.

493. Spruck CH, Ohneseit PF, Gonzalez-Zulueta M, Esrig D, Miyao N, Tsai YC, et al. Two molecular pathways to transitional cell carcinoma of the bladder. *Cancer Res* 1994;**54**:784-8.

494. Cordon-Cardo C, Sheinfeld J, Dalbagni G. Genetic studies and molecular markers of bladder cancer. *Semin Surg Oncol* 1997;**13**:319-27.

495. Oyasu R. Epithelial tumours of the lower urinary tract in humans and rodents. *Food Chem Toxicol* 1995;**33**:747-55.

496. Deerberg F, Rehm S, Jostmeyer HH. Spontaneous urinary bladder tumors in DA/HAN rats: a feasible model of human bladder cancer. *J Natl Cancer Inst* 1985;**75**:1113-21.

497. Halliwell WH. Submucosal mesenchymal tumors of the mouse urinary bladder. *Toxicol Pathol* 1998;**29**:128-36.

498. Karbe E. 'Mesenchymal tumor' or 'decidual-like reaction'? *Toxicol Pathol* 1999;**27**:354-62.

499. Bonser GM, Jull JW. The histological changes in the mouse bladder following surgical implantation of paraffin wax pellets containing various chemicals. *J Pathol Bacteriol* 1956;**72**:489-95.

500. Roe FJC. An illustrated classification of the proliferative and neoplastic changes in mouse urinary bladder epithelium in response to prolonged irritation. *Br J Urol* 1964;**36**:238-53.

501. Ball JK, Field WE, Roe FJC, Walters M. The carcinogenic and co-carcinogenic effects of paraffin wax pellets and glass beads in the mouse urinary bladder. *Br J Urol* 1964;**36**:225-37.

502. Jacobs JB, Cohen SM, Arai M, Friedell GH, Bulay O, Urman HK. Chemically induced smooth muscle tumors of the mouse urinary bladder. *Cancer Res* 1976;**36**:2396-8.

503. Chandra M, Frith CH. Spontaneously occurring leiomyosarcomas of the mouse urinary bladder. *Toxicol Pathol* 1991;**19**:164-7.

504. Butler WH, Cohen SH, Squire RA. Mesenchymal tumors of the mouse urinary bladder with vascular and smooth muscle differentiation. *Toxicol Pathol* 1997;**25**:268-74.

505. Silverman DT, Hartge P, Morrison AS, Devesa SS. Epidemiology of bladder cancer. *Hematol Oncol Clin North Am* 1992;**6**:1-30.

506. Kroft SH, Oyasu R. Urinary bladder cancer: mechanism of development and progression. *Lab Invest* 1994;**71**:158-74.

507. Hoover R, Fraumeni JF. Drug-induced cancer. *Cancer* 1981;**47**:1071-80.

508. Travis LB. Therapy associated solid tumors. *Acta Oncol* 2002;**41**:232-333.

509. Ito N, Fukushima S. Promotion of urinary bladder carcinogenesis in experimental animals. *Exp Pathol* 1989;**36**:1-15.

510. Shioya S, Nagami-Oguihara R, Oguihara S, Kimura T, Imaida K, Fukushima S. Roles of bladder distension, urinary pH and urinary sodium ion concentration in cell proliferation of urinary bladder epithelium in rats ingesting sodium salts. *Food Chem Toxicol* 1994;**32**:165-71.

511. Weil CS, Carpenter CP, Smyth HF. Urinary bladder response to diethylene glycol. Calculi and tumours following repeated feeding and implants. *Arch Environ Health* 1965;**11**:569-81.

512. Flaks A, Hamilton JM, Clayson DB. Effect of ammonium chloride on incidence of bladder tumours by 4-ethylsulphonylnaphthalene-1-sulphonamide. *J Natl Cancer Inst* 1973;**51**:2007-8.

513. Chowaniec J, Hicks RM. Response of the rat to saccharin with particular reference to the urinary bladder. *Br J Cancer* 1979;**39**:355-75.

514. Whysner J, Williams GM. Saccharin mechanistic data and risk assessment: urine composition, enhanced cell proliferation, and tumor promotion. *Pharmacol Ther* 1996;**71**:225-52.

515. Clayson DB. The mode of carcinogenic action of saccharin. *Cancer Lett* 1984;**22**:119-23.

516. Anon. *ACCOLATE® (zafirlukast) tablets prescribing information*. Wilmington: AstraZeneca Pharmaceuticals; 2004.

517. Anon. *DIPENTUM® capsules (olsalazine sodium) prescribing information*. Kalamazoo: Pharmacia & Upjohn Company; 2001.

518. El Hage J. *Preclinical and clinical safety assessments for PPAR agonists*. Rockville: Center for Drug Evaluation and Research, FDA; 2004 <http://www.fda.gov/cder/present/DIA2004/elhage.ppt>

519. Dominick MA, White MR, Sanderson TP, Van Vleet T, Cohen SM, Arnold LE, et al. Urothelial carcinogenesis in the urinary bladder of male rats treated with muraglitazar, a PPAR alpha/gamma agonist: evidence for urolithiasis as the inciting event in the mode of action. *Toxicol Pathol* 2006;**34**:903-20.

520. Long GG, Reynolds VL, Lopez-Martinez A, Ryan TE, White SL, Eldridge SR. Urothelial carcinogenesis in the urinary bladder of rats treated with naveglitazar, a gamma-dominant PPAR alpha/gamma agonist: lack of evidence for urolithiasis as an inciting event. *Toxicol Pathol* 2008;**36**:218-31.

521. Yki-Järvinen H. Drug therapy, thiazolidinediones. *N Engl J Med* 2004;**351**:1106-18.

522. Egerod FL, Nielsen HS, Iversen L, Thorup I, Storgaard T, Oleksiewicz MB. Biomarkers for early effects of carcinogenic dual-acting PPAR agonists in rat urinary bladder urothelium in vivo. *Biomarkers* 2005;**10**:295-309.

523. Varley CL, Stahischmidt J, Lee WC, Holder J, Diggle C, Selby PJ, et al. Role of PPAR gamma and EGFR signalling in the urothelial terminal differentiation programme. *J Cell Sci* 2004;**117**:2029-36.

524. Oleksiewicz MB, Southgate J, Iversen L, Egerod FL. Rat urinary bladder carcinogenesis by dual-acting PPAR α+γ agonists. *PPAR Res* 2008;**2008**:103167.

525. Cohen SM. Effects of PPARγ and combined agonists on the urinary tract of rats and other species. *Toxicol Sci* 2005;**87**:322-7.

526. Johnson AN. Comparative aspects of contraceptive steroids: effects observed in beagle dogs. *Toxicol Pathol* 1989;**17**:389-95.

第 11 章　雄性生殖道

　　药物研发过程中，有专门的生殖实验检测新的化合物对生殖系统的影响。然而，在新的药物首次应用于志愿者前，这类实验常常还未进行。因此，在首次用于人体之前，仅有的评价药物对雄性生殖系统的影响，在于常规实验的啮齿类及非啮齿类的雄性生殖器官的组织学检查。基于此，该类检查必须认真进行。

　　在日本进行的一项合作研究发现，用药2周或4周的大鼠睾丸的组织学检查是对具有潜在雄性抗生育功能药物最敏感的临床前检测方法[1]。在这个实验及其他数据的基础上，国际协调大会议（International Conference on Harmonisation）达成一致原则，认为在新药物首次应用于人体之前，常规重复毒性实验中的雄性生殖系统的组织学检查是评价该药对雄性生殖系统影响的基本要求[2-5]。

　　哺乳动物的雄性生殖器官包括一对睾丸及附属生殖器官：前列腺、精囊、凝固腺、壶腹腺、包皮腺及附睾。附属生殖器官是性激素依赖性器官，对它们进行细致的组织学检查可以为激素状态的改变提供线索。

前列腺

　　前列腺为雄性生殖系统代表性的附属腺体，是高度雄性激素依赖性的。前列腺上皮细胞的增生和分化主要受雄性激素的影响。睾酮在前列腺转换为活化的二氢睾酮，二氢睾酮促进前列腺生长。下丘脑的调控机制、雌激素及生长因子也对前列腺有影响[6,7]。催乳素、生长激素及促黄体生成素对正常前列腺稳态的调节具有重要意义，且对疾病调节也有重要作用。雌激素对前列腺的生长和分化有很多影响。据推测，良性前列腺肥大的部分原因是雌激素的作用，可能通过基质细胞介导[8]。雌激素的作用由于雌激素受体的分布不同而很复杂。在啮齿类动物中，可以在导管周围的基质细胞上检测到雌激素α受体，而在前列腺上皮细胞可以检测到β受体[9]。

　　近年来，前列腺间质功能活性的重要性受到关注[10]。由于前列腺上皮细胞含有雄激素受体，且在体实验可见雄激素能刺激DNA合成，因此推测前列腺上皮的增殖受这些受体的调控。然而，一系列对小鼠前列腺及由大鼠间质和小鼠上皮组成的嵌合型前列腺的研究发现，前列腺的间质在前列腺发育、分化和功能活性上具有重要作用。雄激素促增殖作用可能是通过基质细胞上雄激素受体介导而不是直接作用于上皮细胞的结果。

除了类固醇激素的影响外，前列腺分泌物中还鉴定出了生长因子：神经生长因子、胰岛素样生长因子、表皮生长因子（EGF）、α和β转化生长因子（TGF-α和TGF-β）、碱性成纤维细胞生长因子（bFGF）和血小板衍化生长因子[6,11,12]。这些因子通过自分泌或旁分泌机制在调节前列腺的生长和功能方面可能起着重要的作用。有证据显示β转化生长因子在基质细胞的生长和转化为平滑肌表型过程中具有重要调节作用，并且是一种上皮细胞抑制剂[10]。正常的前列腺上皮产生的表皮生长因子具有促有丝分裂的作用。表皮生长因子受体在不同小叶具有不同的表达[13]。

激素、血管和上皮细胞之间密切的功能联系同样可见于前列腺。在成年大鼠中，去势诱导的前列腺萎缩是由于血流减少及上皮细胞凋亡增多导致的功能性改变，睾酮诱导的前列腺增生是由于血管内皮生长因子（VEGF）及色素上皮衍生因子（PEDF）介导的血流增多导致[14]。

综上所述，针对不同激素环境和生长因子，前列腺具有向不同方向生长和分化的潜能。因此，不同分化类型可作为实验动物或人类不同激素环境的有价值的参考。组织学检查前列腺、精囊和附睾是评价外源物质对雄性生殖系统影响的重要组成部分。

相比于其他很多器官，前列腺在不同种属之间的差别更大。尽管存在种属差异，啮齿类、犬或非人灵长类动物仍作为人类前列腺疾病、前列腺炎、结节性增生及前列腺癌的动物模型。

人类前列腺包绕输尿管和膀胱颈形成单个、坚硬的团块，外被薄层纤维膜。前列腺分为几个叶，常规分为前叶、中叶、后叶和两个侧叶。这些叶在解剖结构上并无不同，它们的命名存有争议，数年来提出了多个解剖模型[15]。并且，人类前列腺实质的组织学结构存在明显差别。McNeal将其分为两个中央区、一个含有长分支腺的外侧区和一个含有直接开口于输尿管的黏膜下腺的内侧区[16]。显微镜下，外侧区腺泡被覆均一的柱形上皮，胞质透明、细胞边界清晰、深染的小胞核位于基底部。相比之下，中央区腺泡被覆的柱形细胞较拥挤、不均一，胞质深染、密集排列，胞核大而淡染。并且，位于输尿管前面的前列腺几乎全部由缺乏腺组织的纤维肌性间质组成。腺体下面的间质细胞从导管远端的绝大多数为成纤维细胞变到导管近端的平滑肌细胞。

老年男性的前列腺常见增生[15]。有证据显示，大多数结节性增生起源于尿道附近的中央区，而前列腺癌则来源于外周区的腺体[16]。

与人类不同的是，啮齿类动物的前列腺解剖上可以比较容易地分为不同小叶。一般分为腹侧叶和背侧叶，但有人分为单独的背叶和侧叶。有证据显示，背侧叶的边缘部分（侧部）与人类前列腺的胚胎学关系最近[17]。腹侧叶由一系列导管引流到4或5个主导管，主导管开口于输尿管。在背侧叶，2~4个腺泡由一个导管直接排到输尿管[18]。大鼠前列腺小叶之间易于区分，因此不同小叶间的生化差别也易于证实。与人的前列腺一样，大鼠前列腺也分泌磷酸酶。

大鼠的其他雄性附属性器官包括精囊腺、凝固腺（也称为前列腺头背叶或前叶）、输精管及相关的壶腹腺。精囊腺由于其分泌物强嗜酸性染色而易于识别。凝固腺的组织学结构与精囊腺类似，但其分泌物的嗜酸性明显更弱，在常规制片中常显得拥挤[18]。与输精管相连的壶腹腺位于输尿管背侧，上皮为柱状，分泌物同样强嗜酸性染色。雄性大鼠的附属性器官相对复杂，需要仔细固定并选择好的组织学评价方法，这方面已经有很多方案[19,20]。

犬前列腺并未分成独立的小叶，主要由上皮成分组成伴极少量纤维肌性间质。虽然与人类前列腺在血液供应和尿道周围肌层上有细微差别，但犬的前列腺大体上与人类前列腺相似[21,22]。组织学上可以分辨出纤维带状的分隔。尽管犬前列腺一个主要的具有酶活性的分泌成分是精氨酸酯酶，但酸性磷酸酶同样是一个激素依赖性的重要分泌物[23]。需要注意的是小于6月龄的比格犬的前列腺组织可能尚未成熟，其特点为具有不成熟的立方形、扁平或嗜碱性腺泡上皮，间质相对丰富[24]。

虽然犬前列腺形态相对一致，但仍可见由于前列腺上皮受激素的影响而表现出区域性差异的相关报道。与被膜下区域相比，尿道周围的腺体更容易因为撤销雄激素或给予雌激素而发生萎缩或鳞状上皮化生。被膜下区域可能需要较低的雄激素来维持其分泌功能，这可能与不同区域的血液供应或代谢类型不同有关。免疫细胞化学的研究同样发现，犬前列腺雌激素受体的分布存在区域性差异，这可能可以解释不同区域对激素的反应不一致[25]。

非人灵长类动物前列腺可以分为一个小叶样的头部和一个致密的尾区。头部小叶组织学上类似于人前列腺的中央区，而尾部小叶与人的周围区对应。与犬不同的是，非人灵长类动物的前列腺有一个很重要的间质成分。与其他非人灵长类动物不同，猕猴（食蟹猴）的前列腺并未分为明确的头叶和尾叶，而是一个整体包绕着输尿管。恒河猴的前列腺并不包绕输尿管而是附着于输尿管背侧，而且没有内括约肌[26]。头叶和尾叶分别对应于人类前列腺的中央区和周围区[27]。与人类前列腺一样，灵长类前列腺的间质和腺体部分对激素刺激也有反应，尤其是尾叶和尿道周围区域[27]。单层柱状上皮形成的圆形腺泡组成高度弯曲的腺体构成食蟹猴的一对精囊腺。输出管管腔很大，并形成乳头状内褶。

细胞化学和免疫细胞化学检查

用免疫组织化学方法在人前列腺中鉴定出很多酶类和蛋白质，比如前列腺特异性抗原、酸性磷酸酶和神经内分泌物质[15]。酸性磷酸酶的检查可以作为前列腺分泌细胞功能完整性的指标，对人和实验动物尤其如此，因为他们的酸性磷酸酶是雄激素依赖性的一种重要分泌成分。有证据显示，大鼠的腹侧前列腺、犬和人类的前列腺酸性磷酸酶的抗体，存在免疫交叉反应[28]。其他能特异性显示前列腺变化的细胞成分是角蛋白。用标记了的外源凝集素进行的细胞化学研究发现，大鼠前列腺不同小叶的糖聚合物的表达差异显著[29]。

内分泌细胞是前列腺的正常组成部分。在前列腺中可见亲银细胞和嗜银细胞，亲银细胞中可见5-羟色胺活性[30]。用免疫细胞化学方法对嗜铬蛋白A和神经特异性烯醇化酶染色也可证明上述两种细胞存在于前列腺[15,31]。免疫组织化学方法也被用于鉴定前列腺中激素受体的复杂分布。在大鼠中已证明雄激素受体存在于上皮细胞、间质和内皮细胞的细胞核，而雌激素受体β可在导管腺泡的上皮细胞上发现[32]。

炎症（前列腺炎）

老年大鼠前列腺可见急性和慢性炎症（前列腺炎），常与其他附属腺体或尿道的炎症具有相关性[33]。前列腺炎通常没有很强的特异性，但常与腺上皮的鳞状上皮化生相关（见下文）。食蟹猴及实验犬前列腺也常见非特异性的炎细胞浸润[24,34]。Dorso及同事对108周龄实验犬进行详细研究发现，结缔组织及尿道周围区域的炎细胞主要为淋巴细胞，累及腺泡上皮的为亚急性炎症[24]。

萎缩

在啮齿类、犬和非人灵长类动物毒性实验高剂量组常见前列腺和精囊重量减轻，可能相关的组织学改变为萎缩。这些改变可能指示了对前列腺细胞的直接毒性作用，但更常见的是垂体-性腺轴紊乱引起的间接结果。这可能是对下丘脑的初始作用或睾丸类固醇的产生受到影响的结果。

老年大鼠可自发前列腺萎缩，特征是上皮扁平、腺体扩张、分泌物滞留及小结石（淀粉样小体）形成。可伴有局灶炎症、纤维化及吞噬脂质及色素（铁）的巨噬细胞的聚集。

Gatenbeck较为详细地报道了应激对大鼠前列腺的影响[35]。在这些实验中，让大鼠经受一些标准化的应激诱导程序，包括交替阶段性的饥饿、寒冷（4℃）或运动限制。10天之后可见这些大鼠前列腺对体重的相对重量减少，伴有组织学上腺上皮细胞的分泌减少。腺泡更紧密，由致密结缔组织分隔，结缔组织含淋巴细胞、浆细胞和巨噬细胞。一些腺泡还含有细胞碎屑和炎性渗出。同时，这些组织学改变伴有前列腺血流的减少。此外，与对照组比较，血清中睾酮含量较低而儿茶酚胺含量较高。Gatenbeck指出，应激相关的前列腺血流减少直接或间接介导了这些改变。这与最近的一些证据相符合，即血管介质在前列腺组织的生长和退化中发挥重要作用[14]。

饮食改变也会引起大鼠前列腺的改变。对4月龄和18月龄的大鼠喂饲无蛋白饮食20天，其睾丸重量变化不大，前列腺和精囊重量明显降低并伴有睾酮水平降低[36]。其他研究同样发现，大鼠限制饮食之后前列腺和精囊的重量降低[37-39]。

实验动物去势之后，伴随睾酮降低引起的形态学改变已有很好的研究。事实上，去势之后数周内大鼠腹侧前列腺重量的迅速降低和前列腺腹侧退化已经被作为研究组织退化时细胞基本变化过程的动物模型。

Kerr和Searle发现，去势后3周，大鼠腹侧前列腺重量的迅速降低与细胞死亡或凋亡增多导致的上皮细胞大量丢失有关[40]。显微镜下，从第3天起就可清楚地发现腺泡逐渐减小。上皮细胞从柱状变为立方形。通常约有5%的腺泡中可见凋亡小体，而去势后凋亡小体显著增加。凋亡小体的特征是上皮细胞的核、浆均浓缩，以及出芽形成小的、膜结合的、致密的、细胞性的、Feulgan阳性染色的碎片。这些小体或进入腺泡腔或被附近细胞尤其是巨噬细胞吞噬而最终被溶酶体降解。对去势后大鼠前列腺的形态学研究发现，所有小叶上皮的细胞高度和数量都减少，腹侧小叶的改变最明显[41]。研究显示去势后大鼠腹侧前列腺迅速凋亡伴有血流迅速减少，提示雄激素通过调节血流而影响前列腺的大小[42]。

很多实验室的研究记录了大鼠去势后前列腺非上皮细胞的改变。组织学发现，去势后间质结缔组织的密度逐渐增加。去势后，用氚标记的胸腺嘧啶标记大鼠腹侧前列腺发现，成纤维细胞、平滑肌细胞及内皮细胞的数量均减少并见标记指数降低[43]。

去势的犬同样发现腺泡萎缩，上皮细胞的酸性磷酸酶免疫标记降低[28]。免疫细胞化学研究可见伴随腺体萎缩、雄激素依赖的分泌型消失、上皮细胞的细胞角蛋白增加。

在去势的食蟹猴中，尾叶（周围）区的腺体比头叶或尿道周围区腺体的腺泡萎缩更严重[27]。

药物诱导的萎缩

具有抗雄性激素活性的药物，部分由于其药代活性直接作用或通过下丘脑的作用，雄性附属性器官会产生与去势类似的形态学改变。有些用于治疗前列腺疾病的药物具有使人类前列腺萎缩的作用。例如戈舍瑞林等具有促性腺激素释放激素功能的合成药物可以降低很多种属（包括人类在内）的前列腺重量。一般认为，最初阶段促进促性腺激素的分泌，然后抑制促性腺激素的释放从而抑制睾酮的产生[44]。亮丙瑞林是另外一个促性腺激素释放激素的人工合成类似物，也可使实验动物产生去势样的改变[45]。

非固醇类抗雄性激素氟他胺可引起实验动物前列腺和精囊的分泌活动降低及重量减轻，原因可能是该药物使这类腺体失去了对睾酮刺激的反应[46]。这些情况下，雄性附属腺体比睾丸更易于出现萎缩。主要原因可能是因为睾丸曲细精管内的雄激素浓度很高，足以成功对抗氟他胺高剂量的作用。在另一个抗雄激素药物的犬实验中，前列腺免疫细胞化学分析发现，前列腺萎缩是由于腺体和间质的同时萎缩而出现[47]。比卡鲁胺（Casodex）是用于前列腺癌的另一个非固醇类抗雄激素药物，在大鼠和犬的临床前实验中同样发现可导致前列腺萎缩[48,49]。有报道，合成的醋酸环丙孕酮也可导致实验动物附属性器官萎缩[50]。非那斯提是一种 II 型 5α-还原酶抑制剂，临床上用来治疗前列腺肥大。II 型 5α-还原酶是一种细胞内的酶类，能将睾酮转换成更有效的 5α-二氢睾酮。II 型 5α-还原酶的同工酶主要可见于前列腺、精囊、附睾及毛囊。因此在毒理学研究中发现该药物可导致犬及大鼠前列腺萎缩，这一结果并不令人意外[51,52]。另一个具有相同药理作用的药物度他雄胺可以在大鼠和犬中引起类似改变[51]。

另一类完全不同的治疗药物是组胺H2受体阻断剂甲氰咪胍，给药3个月及3个月以上，可以持续性地引起犬和大鼠前列腺和精囊的重量降低[53,54]。研究发现，甲氰咪胍有较弱的非H_2受体相关的抗雄激素活性，在相同的摩尔浓度下，其活性较醋酸环丙孕酮弱500倍以上，较螺内酯弱10倍以上[55]。据报道，几种苯二氮平类药物在高剂量时同样可引起实验动物前列腺重量降低，据推测同样是通过干扰下丘脑–垂体–性腺轴而发挥作用[56]。

不同种属、品系动物睾丸生精上皮对不同雌激素的敏感性有所不同（见下文），但正常动物单纯给予雌激素可以让前列腺、精囊及附睾的重量持续性降低[57,58]。这种作用可能通过干扰雄激素的产生和效能来实现，因为对正常小鼠同时给予睾酮可以阻止雌激素诱导的附属性器官的改变[57]。然而，给予大鼠和犬选择性雌激素受体调节剂三苯氧胺在引起前列腺萎缩的同时，还可以引起其他雄性附属生殖器官的萎缩[59,60]。

据报道，给予胆固醇代谢过程的氧化鲨烯环化酶的抑制剂可以导致仓鼠前列腺及精囊萎缩，另外对皮肤和眼也有影响，但这种药物也可能会导致睾丸萎缩，这可能是对类固醇代谢的一种不良作用[61]。

化生

人类前列腺可见各种形式的化生，如鳞状上皮化生、黏液化生、神经内分泌化生及移行上皮化生[62]。给予人和实验动物雌激素以后均会导致前列腺上皮特征性的鳞状上皮化生。有报道称，人类活检组织的鳞状上皮化生与前列腺炎、梗死、放疗及雄激素撤销相关[62]。

有证据显示，雌激素诱导犬前列腺鳞状上皮化生时伴有环氧化酶2（COX–2）表达升高[63]。体内外的各种实验显示，维生素A缺乏、给予甲基胆蒽、环腺嘌呤核苷酸及前列腺素E_1、前列腺素E_2均可诱导啮齿类动物前列腺鳞状上皮化生。给予类维生素A可使这些改变恢复[64]。小鼠腹侧前列腺的体外实验显示，前列腺素E_1、前列腺素E_2引起的环腺嘌呤核苷酸升高可能介导鳞状上皮化生[64]。

鳞状上皮化生的组织学特征是腺上皮被复层鳞状上皮局灶性或弥漫性取代。鳞状上皮化生的前列腺上皮抗角蛋白抗体强染色，可以帮助识别早期的

化生改变。

增生

人类

老年男性常发前列腺增生，雄激素在其发生过程中发挥重要作用。正常男人应用外源性睾酮或合成雄激素可以使前列腺体积增大[65,66]。虽然人类前列腺增生需要雄激素存在，但雄激素是否是前列腺增生的病因仍不明确[67,68]。现有几种机制解释，包括与糖尿病、高血压及肥胖相关的代谢因子。良性前列腺增生的各种形式必须与不典型前列腺增生相区别，后者与前列腺癌相关（见下文）。

猴

关于猴的自发性前列腺增生性疾病的报道不多。但有报道，老年恒河猴前列腺尾叶可见一处或多处上皮增生性改变伴有分泌性、黏液性、神经内分泌性、移行上皮性及鳞状上皮性化生[69]。长期（两年）应用雄激素或雌激素的恒河猴，可出现因特异性激素或激素混合物不同而产生各种不同类型的间质增生[70]。

犬

老年犬也常常见到前列腺增生，这就是犬被广泛用来作为人良性前列腺增生模型动物的原因[71,72]。幼龄犬也可见到前列腺增生[73]。犬是否出现前列腺增生取决于性激素的活性（因为青春期前去势的犬不会出现），并且可以通过调节性激素水平来调节发病过程。

比格犬可见自发性前列腺增生，1～2岁犬发病率超过10%，4～5岁犬发病率为50%[74]。比格犬的前列腺重量与这些年龄相关的组织学改变平行性增长，在前4年中，每年增长4.3 g。考虑到很年轻的比格犬亦可能出现这类改变，因此应用这种动物的长期毒性实验可能会见到此类改变。

组织学上，犬的前列腺增生主要涉及腺体细胞，而人类的前列腺增生则是不同比例的增生腺体和增生间质的混合。犬前列腺增生的表现各不相同，有的是增生并密集排列的腺体和导管周围伴有

少量或不伴有间质，有的是较复杂的混合体，含有增生的腺体、乳头瘤样增生伴有腺体萎缩、囊肿形成及轻度间质增生。

Wilson认为，雌激素因为使腺体雄激素受体水平升高从而可以加速犬的前列腺增生[75,76]。这反过来可以允许雄激素介导的生长，即使随着年龄增长，雄激素的功能水平会降低。免疫细胞化学研究发现，犬前列腺增生不同区域的上皮细胞雌激素受体的表达有所不同[25]。据推测是雌激素诱导的结果，随年龄增加，雌激素与雄激素的比率增加，与这一结果相符合。然而，对犬和人类应用促性腺激素释放激素的同类物、抗雄激素或5α-还原酶抑制剂，可以阻断雄激素的外周效应，使肥大减轻[72]。

大鼠

一般来说，大鼠不会像人类那样出现前列腺肥大。但对于Lobund Wistar和ACI老年大鼠，其前列腺中可见与腺瘤和癌相关的局灶性前列腺增生[77-79]。在这些模型（见下文）中，该类增生似乎与前列腺癌的发生具有连续性。对常用种属的前列腺进行仔细检查后发现，该类增生在大鼠中比之前预想的更常见。

NTP（National Toxicology Program）对12项致癌性研究中的2岁龄Fischer 344大鼠前列腺仔细检查发现，10%~20%的大鼠前列腺可见腺体增生性改变[80]。这些病灶肉眼不可见，显微镜下发现绝大多数位于腹侧前列腺的边缘。病变特征是乳头瘤样、微腺样或筛样，局限于1个或几个腺泡，3~5层细胞厚度。增生的细胞可见圆形或卵圆形的浓染核仁。对35个NTP实验中1768只Fischer344对照组大鼠病变的回顾性分析发现，增生性病变腹侧叶较背侧叶多见[81]。

小鼠

常用的小鼠品系中，仅偶见自发性的前列腺增生。在一些转基因品系（如TRAMP小鼠）中更常见，且大多数都与前列腺癌的发生相关联（图11.1）。

在大小鼠前列腺疾病的统一分类中，用术语增生来描述上皮增生性改变，限于3~4层细胞且没有挤压或没有破坏大鼠腺泡的正常结构[82,83]。

肿瘤

人类

在美国、欧洲及部分非洲地区，前列腺癌是老

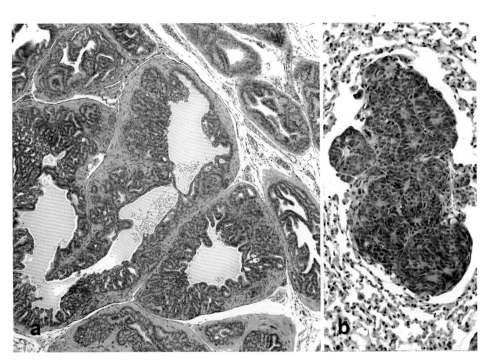

图11.1　图a：TRAMP大鼠的前列腺，低倍镜下可见该品系大鼠出现典型的不同程度的增生和早期肿瘤。腺体增生和内折程度逐渐增加（H&E染色×63）。有腺体显示早期的间质浸润，但明确的浸润却很难判断。图b：同一动物的肺转移可见不典型的细胞学特征（H&E染色×200）

年男性最常见的癌症之一[84-86]。发生率似乎正在增加，原因却不清楚。遗传因素、饮食及激素都可能有关[84]。尸体检查发现年轻人中也很常见，但多数85岁以上的男性组织学上可见前列腺癌[84,87]。

前列腺癌的组织学分级是预测其生物学行为的重要因素之一。1996年Gleason分级系统虽然并不完美，但仍被广泛应用[15,88,89]。前列腺癌的组织学特征虽然是连续的，该分级系统基于生长结构类型和细胞学特征仍将其分为5大类。Gleason分级代表了前列腺癌演化最有力的预测指标[89]。然而这些肿瘤的组织学结构非常难以辨认。例如，有些导管内型的癌症只在导管内扩散和增生，与某一特定的侵袭性表型相关[90]。

啮齿类

在致癌性实验常用的小鼠和大鼠品系中，偶尔可见前列腺肿瘤。啮齿类肿瘤性病变，比较常用也比较统一的诊断是腺瘤和腺癌[82,83]。腺瘤的定义是上皮增生、1个或多个腺泡腺腔消失，与局灶性增生不同，常见周围组织被取代并呈现中度的细胞多形性。癌症是浸润性肿瘤，常见筛状或实性细胞团、出血、坏死及明确的浸润到周围腺体及间质[82]。但是，对一些啮齿类动物模型的研究发现，该分类体系与前列腺癌的生物演化并不符合，Gleason法却相对合适。

某些品系的大鼠，尤其是ACI、Wistar和Fischer344大鼠[77,79,80,91]，前列腺肿瘤的发生率更高。某Wistar克隆品系大鼠（Lobund-Wistar）自发性前列腺肿瘤的发生率尤其高，因此被用作人类前列腺癌的大鼠模型[78]。Pollard将该模型的肿瘤发生分为连续性的4个阶段。

1. 良性管腔内细胞增生。
2. 非雄激素依赖性癌，突破导管和腺泡浸润间质。
3. 非雄激素依赖阶段。
4. 肿瘤细胞明显扩散到肺脏。

把敲除了p53和视网膜母细胞瘤（Rb）抑制基因的基因插入C57B1品系小鼠，从而建立转基因小

鼠前列腺腺癌动物模型[92-94]。转基因小鼠前列腺癌或TRAMP模型中，18周龄小鼠可见到前列腺重度增生及腺癌，累及各叶。该模型中可见低、高级别前列腺上皮内肿瘤及高、中、低分化前列腺腺癌（图11.1）[93]。

TRAMP模型中一些病变与啮齿类常见品系中常见的分化良好的筛状、乳头状增生类似，因此该模型同样适用于常用的统一的啮齿动物增生性和肿瘤性的分级体系。该分级体系中，将增生进行分级，如占据腺腔的绝大部分但无周围组织浸润称为腺瘤，而腺癌是指肿瘤分化较差并有局灶浸润和远处转移[95]。但是比较困难的是增生、腺瘤和腺癌的组织学差别并不明确，某些较小的分化良好的病变可见微小侵袭及肺脏转移。另一个独立类型的低分化癌主要侵犯局部淋巴结，也可见于TRAMP模型——常见于已经存在高分化前列腺癌的动物。因此，Gleason体系把病变分级从上皮内瘤到浸润性低分化肿瘤作为一个连续谱系是比较合适的，也更合乎逻辑，因为这些病变反映的前列腺肿瘤的生物学过程及其在人体内的发展情况，人类单纯的前列腺乳头状瘤和腺瘤几乎没有[15]。有报道，TRAMP小鼠腹侧前列腺和尿道的增生性病变中可见神经内分泌染色阳性成分[96]。TRAMP小鼠模型也可见间质腺体增生，尤其是精囊[97]。

每周10 mg/kg剂量给予大鼠亚硝胺、N亚硝基二异丙醇胺可以诱导前列腺鳞状细胞癌[98]。组织学上，所有诱导的癌都是角化的鳞状细胞型伴局灶间变，主要发生于背侧前列腺的尿道下区。应用致癌剂或离子放射可以诱导小鼠产生腺癌、鳞癌和间变性肿瘤[99]。

一般来说，治疗性药物很少导致啮齿类动物前列腺肿瘤。但抗病毒药物三氟尿苷例外，据报道，在大鼠致癌性实验中该药可以导致前列腺癌肉瘤[100]。

犬

随年龄增加，犬自发性前列腺癌数量大增。有报道，与发生在人类的前列腺上皮内瘤类似的病变可见于平均年龄为9岁的工作犬中[101]。

包皮腺（和阴核腺）

啮齿类动物的包皮腺是一类特化的皮脂腺。双侧，位于阴茎侧部及头部的脂肪组织中。雌性阴核腺位于阴核两侧，接近腹股沟处乳腺。性腺类固醇及垂体激素参与该类腺体的生长及功能[102]。它们通过释放信息素而发挥其生物学作用。

组织学上，它们是全泌腺。腺泡通过分支的导管腺泡结构而开口于侧方导管并进一步融合成宽的中央导管，中央导管变为排泄导管依次开口于包皮顶层与尿道末端移形区域的阴核头部皮肤。导管衬有复层鳞状上皮，可以有角化。

在啮齿类动物中，这些腺体可以有急、慢性炎性改变，有些会化脓并破坏整个腺体。老年啮齿类动物常见萎缩。局灶性增生也可见到。

Reznik和Ward对致癌性实验的对照组和给药组Fischer344大鼠的肿瘤有很好的描述[103]。分为实体性、囊性和乳头瘤样腺瘤、腺癌、基底细胞癌、鳞状上皮乳头状瘤及癌。啮齿类致癌性实验中，治疗性药物导致这些器官肿瘤发生率升高的报道很少。其中一个例外是致染色体断裂的抗病毒药物更昔洛韦，其在小鼠致癌性实验中可以导致包皮和阴核腺以及其他部位的肿瘤发生率升高[104,105]。另一个是古老的喹诺酮类抗菌药萘啶酸，可在Fischer344大鼠的包皮腺和阴核腺上产生腺瘤、乳头状瘤和癌，但在小鼠却不会[106]。

附睾

附睾的解剖结构和功能要比在随机取材、常规固定的组织切片中看到的更为复杂。对大鼠的研究很充分，可分为3个主要区域[107]。附睾头通过输出导管与睾丸的上侧方连接。输出导管是睾丸网的导管状分支，在睾丸网和附睾之间形成一丛螺旋状的小导管。附睾体是附睾头和附睾尾之间的窄颈。附睾通过纤细的系膜附着于睾丸。组织学上，大鼠附睾分为6个区域，通过导管的直径、类型、柱状上皮的高度、基底细胞的形态及淋巴细胞的数量进行区分[108]。

大鼠附睾的形态学分析显示，从头到尾部，导管直径逐渐增加，导管壁高度和密度逐渐降低[109]。导管壁由90%的柱状上皮、5%的淋巴细胞和5%的基底细胞组成。头部的导管腔相对较小、管壁体积较大、柱状上皮较丰富，从而有可能为柱状上皮和成熟精子间提供最大的生化联系的必要基础。相比较而言，尾部管腔较大、管壁体积小，更适合于储存精子[109,110]。

犬附睾同样根据内衬上皮的形态学特征而分为3个类似的解剖学区域[111]。附睾尾部内衬上皮细胞可能含有嗜酸性胞质包涵体，它们是高尔基体内的致密结晶体，可能是从长期储存精子的管腔吸收来的大分子[112]。这些包涵体常被误认为是药物诱发的改变。

组织化学研究发现，不同区域的酶活性也不相同[113]。不同区域、不同种属的纤毛细胞（主细胞）及非纤毛细胞的组织化学反应均显示不同一般的复杂性。

虽然睾丸分泌的性激素主要是睾酮，但睾丸同时也分泌雌激素，在几种种属均发现精液中有高浓度的雌激素[114,115]。除了斯托利细胞（Sertoli cell）和莱迪格细胞（Leydig cell），生殖细胞同样也能合成雌激素。有人认为生殖细胞可作为移动的内分泌单元，可以产生雌激素从而与睾丸下游的雌激素受体相互作用。输出小管含有丰富的雌激素受体。用敲除雌激素受体的小鼠研究发现，雌激素受体α在输出小管的液体重吸收中起重要作用，没有该受体的雄性小鼠不具有生育力[114]。

大多数生殖毒素对睾丸有直接作用，常常掩盖输出小管及附睾等下游的改变。化学药品常改变精子通过附睾的时间。Hess发现，大约20%的化学药品具有附睾毒性[116]。其机制常与液体重吸收、精子停滞、白细胞趋化性、精子肉芽肿、纤维化及常见的微管形成相关。输出小管雌激素受体功能的破坏与液体重吸收相互影响，并导致睾丸肿胀及输精小管萎缩。这类改变有导致永久不育的潜能。

炎症和精子肉芽肿

当小管及导管破裂，精子释放到间质时，附睾容易形成肉芽肿性炎（精子肉芽肿）。这容易发生在附睾创伤及手术（尤其是输精管结扎术）时。精子肉芽肿中包含大量精子，部分发生了退化，退化的精子周围有上皮样巨噬细胞、肉芽组织、淋巴细胞和浆细胞[117]。大鼠、小鼠输精管结扎术后的精子肉芽肿形态学变化都有详细研究，其形态学非常相似。它反映了涉及精子活性流动的动态过程[109,118,119]。

感染或先天畸形相关的精子肉芽肿也有报道。Foley及同事报道，附睾头部输出小管为盲端的混种犬中可见管内精子肉芽肿[120]。据报道，对年轻大鼠大剂量应用一种含硫氨基酸——左旋半胱氨酸，可因精子成熟过程受破坏及附睾破裂导致精子肉芽肿[121,122]。

毒性实验中应用治疗性药物导致的精子肉芽肿也有报道。这些药中有些可以破坏自主神经系统（见第14章，神经系统和特殊感觉器官）。肾上腺能拮抗剂，尤其是胍乙啶衍生物及一些抗高血压的血管扩张剂，也能在啮齿类动物附睾引起精子肉芽肿[123,124]。在大鼠，胍乙啶诱导的肉芽肿突起于附睾尾部中后侧。组织学上，肉芽肿中心为大量精子，周围排列放射状的上皮样巨噬细胞及多核巨细胞，外围为血管结缔组织、淋巴细胞、浆细胞及偶见多形核细胞。肉芽肿与输精管直部小的憩室、瘘管相关。有人认为肉芽肿形成是该部位输精管破裂后精子溢出的结果。据推测，胍乙啶诱导负责排出精子的附睾部分的收缩功能丧失，而不影响附睾中负责精子在生精小管中移动的近端部分的功能。当精子持续不断地从生精小管移向功能受损区域时，破裂就发生了[123]。

给予大鼠高剂量的睾酮，35天后可见精子肉芽肿，有人认为高剂量睾酮可损害附睾的完整性[125]。

水杨酰苯胺抗虫药clostantal也可在大鼠附睾引起精子肉芽肿[126]。受累大鼠附睾肿胀，组织学可见精子肉芽肿伴圆形细胞浸润、水肿及纤维化。其他受试种属并未见到这种现象，原因不明。

虽然报道中大鼠的精子肉芽肿最常见于对外源性物质处理的反应，但小鼠对化学品处理也有类似改变。例如，在NTP用一种常用的咪唑衍生物2-甲基咪唑在大、小鼠上进行的2年实验中，B6C3F1小鼠可见剂量相关性的附睾精子肉芽肿而大鼠却没有[97]。肉芽肿发生的精确原因尚不明确。

犬应用实验性氨基嘧啶抑制剂氧化鲨烯环化酶也可产生精子肉芽肿。由于这些病变与附睾上皮细胞的空泡化和单个细胞坏死相关，因此推测肉芽肿是变性改变的结果[127]。

其他发现

仔细检查老年Fischer344大鼠的附睾发现，上皮细胞节段性PAS阳性的胞质空泡变性、上皮细胞坏死、导管腔内细胞碎屑积聚[128]。病变局限于头部远端和峡部近端。病变也可见于其他种属品系，原因不明。附睾管腔成熟精子缺乏也可显示有睾丸萎缩（见下文）。

全身用药诱导的磷脂沉积病也可累及附睾上皮。有报道，犬和大鼠应用多巴胺D3选择性拮抗剂PNU-177864可在这两个种属产生附睾上皮细胞透明性胞质空泡化及电子致密性磷脂样物质聚集，其他很多器官也可见此类改变[129]。

据报道，食蟹猴输注高剂量的人上皮细胞生长因子两周可诱导附睾上皮增生[130]。

睾丸

人和实验动物的睾丸都是椭圆形、成对的器官，外被光滑的纤维包膜，包膜与将睾丸分隔成大量小室或小叶的纤维隔膜相连续。包膜后部增厚称为纵隔，内含血管、淋巴管及睾丸内的睾丸网，输出小管通过睾丸网与附睾连接。

每个睾丸小叶中含有几个曲细精管。每个小管是一个封闭的环形结构，可以内部互通，但无盲环及分支。每个曲细精管臂开口向睾丸网。曲细精管含两个重要成分，不同分化阶段的生精细胞和斯托利细胞。间质中含有莱迪格细胞及少量间充质细胞和巨噬细胞。

生精细胞是曲细精管主要的细胞成分，包含精原细胞、精母细胞及精子细胞。尽管存在种属差异，人和实验动物的生精过程都是精原细胞产生高度分化的单倍体精子的过程，可分为3个类似的阶段。第一阶段是精原细胞通过有丝分裂产生精母细胞。第二阶段是精母细胞通过减数分裂产生精子细胞。最后阶段是精子细胞分化成精子[131,132]。

精原细胞沿基底膜分布。核圆形、染色质非常致密、核仁靠边、胞质稀疏。分裂后精原细胞变为初级精母细胞。

早期的初级精母细胞（细线型）位于基底侧，与精原细胞并行排列。精母细胞的不同发育阶段通过圆形胞核内的染色体丝状类型改变进行辨认[131,132]。

经过相对较长的配子发育期后，发生第一次减数分裂产生次级精母细胞。这些单倍体细胞半衰期较短，迅速进行第二次减数分裂形成单倍体精子细胞。次级精母细胞的后代通过细胞间桥彼此连接，在精子细胞阶段后期才相互分离。

精子细胞常指减数分裂后还未离开生精小管的生殖细胞，但也有人称生精小管内绝大多数成熟的精子细胞为精子[131]。精子细胞核染色致密、圆形、卵圆形或细长，可见顶体。顶体由糖蛋白组成，糖蛋白由高尔基体分泌并聚集在高尔基体区域，在胞核一侧形成帽并覆盖半个球体。最终形成成熟精子的头部，PAS染色的组织学切片显示亮染。顶体的糖蛋白成分是对标记凝集素着色的基础。大鼠顶体颗粒和顶体帽对花生（PNA）凝集素、蓖麻A1（RCA1）凝集素、刀豆蛋白A（Con A）凝集素及麦芽（WGA）凝集素均呈现良好的染色。在后续的成熟过程中，上述这些凝集素的亲和力消失，大豆（SBA）凝集素、荆豆1（UEA1）凝集素及双花豆（DBA）凝集素可以对成熟顶体染色[133]。人类具有类似的情况[134]。整个表面的多糖蛋白复合物在保护、信息交换、对接及精子内容物传递方面具有重要功能[135]。

成熟精子细胞主要在通过附睾时转变为精子（称为精子形成），通常发生在附睾体和附睾近端尾部，当精子离开睾丸时，它们的受精能力较弱。成熟过程是把核染色质和尾部细胞器的结构进行修饰，精

子的细胞质残留体消失，持续运动的能力增强。

虽然生精小管上皮细胞的细胞形态是在固定良好、石蜡包埋、PAS染色的基础上进行描述的，但其他组织学方法也能很清晰展示。这些方法包括树脂包埋的半薄切片，即用戊二醛作为初步的固定剂，然后用四氧化锇后固定，甲苯胺蓝或亚甲蓝Ⅱ碱性品红染色[136,137]。

对每个种属来说，精子生成的每一步都有一个固定的期限。并且，很多的精原干细胞同时进入生精过程。生精过程中，大量的生精细胞同时进行演化。由于这种时间进程非常精确，组织学检查可见少量曲细精管内细胞的固定结构。特定发育阶段的精子细胞常常与其他精确发育阶段的精母细胞相关联。在生精上皮的任何部位，这些细胞结构都以精确的时间间隔进行演化。细胞结构在特定部位连续出现的完整系列可以代表生精上皮的一个周期[132]。

生精上皮周期的阶段数量因种属而异。Leblond和Clermont[138]对大鼠、Oakberg[139]对小鼠、Clermont[131]对人的生精上皮周期分别进行了描述。他们对生精上皮周期时程的种属差异的描述最精确。虽然标记示踪物研究周期时程因技术不同而有所不同，但总的来说不同种属之间存在差异。1972年Clermont在一篇经典的综述里对这些差异进行了比较（表11.1）[132]。生精过程的期限一般认为是生精上皮周期长度的4～4.5倍[132,140]。

犬的生精过程描述相对较少。其生精上皮周期长度大约是13.6天[141]。Russell及同事基于这个周期长度将犬的生精过程分为8个阶段[142]。这些作者认为犬的生精过程系统性及同步性都较啮齿类差。并且他们发现用PAS对顶体进行染色对于区分生精过程的阶段帮助较少。猴子的分段与人类类似，最近对食蟹猴的生精过程有更深入的研究[143]。小型猪的生精过程仅需35天，但对其各个阶段的具体细节尚无很好的描述[144]。

生精细胞似乎无雄激素和卵泡刺激素的受体，因此，激素调节的靶点必须通过莱迪格细胞（见下文）[145-147]。然而，免疫细胞化学方法发现，大鼠的

表11.1　生精小管上皮细胞周期及生精过程的持续时间[132,141,312,313]

种属	大约持续时间（天）	
	生精上皮周期	生精过程
大鼠（SD）	12.9	52
小鼠（Swiss）	8.8	35
仓鼠（金黄地鼠）	8.7	35
兔	10.9	52
狨猴（普通狨猴）	10	37*
猕猴	10.5	70*
食蟹猴	9.3	37
犬	13.6	54
小型猪	9	35
人	16.0	64

*计算值

发育期精子细胞可见孕激素受体（主要是α受体），而在早期的分化阶段却没有[32]。

斯托利细胞占生精小管细胞总数的10%～15%，位于小管基底侧。斯托利细胞的特点是胞核不规则、染色质呈小泡状、核仁明显、胞质嗜酸性颗粒状、含有脂肪小泡和脂褐素颗粒。超微结构发现，斯托利细胞中含有少量椭圆形线粒体、囊状或管状的滑面内质网、一些游离核糖体、脂质小滴、初级和次级溶酶体。

斯托利细胞有几种重要的与生精过程有关的功能。一个是吞噬精子细胞的残余体和变性的精子细胞。斯托利细胞分泌乳酸盐及少量丙酮酸盐，并具有很多的乳酸盐脱氢酶，可以催化糖酵解途径中的乳酸盐和丙酮酸盐相互转化[148]。乳酸盐和丙酮酸盐是生精细胞和精子的重要能源物质，在促进这些细胞的RNA和蛋白质合成过程中比葡萄糖效率更高[149]。

斯托利细胞的另一个重要特征是围绕发育中的生殖细胞形成网络。斯托利细胞间的紧密连接复合体把生精小管分隔成基底部和近腔室或临腔室[150]。基底部包括精原细胞和前细线期的精母细胞，临腔部包含其余的初级精母细胞和更多成熟的形式。当生殖细胞从基底部移向临腔部时，相邻的斯托利细胞形成临时性的第三腔[151]。相邻斯托利细胞的紧密连接复合体形成

的屏障是形成血睾屏障最重要的部分，阻止血液传播的物质直接进入临腔室，但可以经代谢旺盛的斯托利细胞质而通过。用非电子透明的细胞间示踪物镧进行的研究发现，尽管生精小管周围的肌样细胞形成通透性的屏障，斯托利细胞之间的紧密连接为第二层屏障，但却是生殖细胞之间物质通透的更有效的屏障[150]。这些因素使这个通透性屏障可以与血脑屏障相比较，两者的通透系数基本一致[152]。

斯托利细胞的形态改变具有周期性。在生殖上皮细胞周期的不同阶段，它们的细胞体积、胞核形态、脂质空泡的内容、酸性磷酸酶和硫胺素焦磷酸酶的活性及内质网体积密度随之变化[153]。用抗血清可以在斯托利细胞上染出β微管蛋白，这种蛋白可以在哺乳动物的周围和中枢神经元上表达[154,155]。大鼠的斯托利细胞核上可见雄激素受体和β雌激素受体，但不见α雌激素受体。由于莱迪格细胞产生睾酮，同时又有雄激素受体，因此推测睾丸中的雄激素可能具有旁分泌活性[32]。对人类和大鼠睾丸的免疫细胞化学研究发现，两个种属的卵巢卵泡刺激素受体都主要局限于斯托利细胞[147]。

莱迪格细胞（间充质细胞）负责产生睾酮，单个或者成群分布于间质。这些细胞有单个圆形泡状核、1个或2个核仁、小泡沫样胞质，含有脂质小

滴、常见脂褐素。电镜可见数量不一的胞质脂质空泡、大量泡状及管状的滑面内质网、1个明显的高尔基区域和少量线粒体。在人类，莱迪格细胞的胞质内可见特征性的蛋白晶体（Reinke晶体），实验动物中不常见类似结构。脂质小滴主要由酯化的胆固醇构成，来源于循环脂蛋白及局部合成。这为睾酮的生物合成提供原料储备。

哺乳动物睾丸的莱迪格细胞结构有很多种间差异。Fawcett及同事将哺乳动物睾丸间质组织分为3种主要类别[156]。大鼠、小鼠及豚鼠是第一类，莱迪格细胞体积较小（占睾丸总体积的1%~5%），间质结缔组织最少，但管周淋巴组织较多。第二类，莱迪格细胞群广泛分布于疏松结缔组织，它们从腔隙中央的淋巴管排出。这类种属很多，包括非人灵长类及人类。第三类包括猪及小型猪，间质几乎被密集排列的莱迪格细胞完全充满，伴有疏松淋巴管及少量间质组织。对人和大鼠睾丸的免疫细胞化学研究发现，人和大鼠的莱迪格细胞中含有黄体生成素受体，大鼠莱迪格细胞还含有催乳素受体，人类则没有[147]。莱迪格细胞有雄激素受体及α雌激素受体，雌激素受体主要见于成熟睾丸[32]。胰岛素样因子3（INSL3）曾被称为松弛素样因子（RLF），是另一个成人睾丸莱迪格细胞分泌的主要的多肽激素。去除基因INSL3主要会导致隐睾，这是因为睾丸下降的第一阶段——经腹阶段受阻所致[157]。

睾丸血液供应通过高度螺旋的、低压的睾丸动脉系统，在热量交换过程发挥重要作用。用血管铸型法及扫描电镜研究发现大鼠睾丸有两种毛细血管。大鼠的管间毛细血管形成多边形的致密网络，而管周毛细血管排列成梯子样的形式。人类睾丸的管间毛细血管仅形成疏松的网络，而管周毛细血管也并不形成大鼠睾丸那样的绳-梯样外观[158]。

睾丸间质组织中也包含大量成纤维细胞及巨噬细胞。包括人类在内的很多种属的正常睾丸间质组织中都可见巨噬细胞。在大鼠，睾丸间质的巨噬细胞约占组织学切片细胞数量的20%[159]。大鼠睾丸间质的巨噬细胞常靠近莱迪格细胞，细胞通常为圆形，锯齿状核，胞质较莱迪格细胞的胞质着色略淡。巨噬细胞与莱迪格细胞在解剖学上的紧密关系提示它们之间具有功能联系[160]。

控制睾丸功能的激素有黄体素（LH）和卵泡刺激素（FSH）（见第13章，内分泌腺）。黄体素通过莱迪格细胞表面的特殊受体发挥作用。激素与受体结合刺激膜结合的腺苷酸环化酶从而形成环磷酸腺苷（cAMP）。环磷酸腺苷释放入细胞质，与蛋白激酶的调节亚单位结合从而激活该酶的催化亚单位。最终刺激睾酮生物合成的限速步骤，即胆固醇转化为孕烯醇酮。反过来增加睾酮的产生。心房利钠因子（ANF）通过环磷酸鸟苷（cGMP）也可刺激莱迪格细胞产生雄激素，用高剂量的黄体素通过环磷酸腺苷（cAMP）可以达到。好像ANF/cGMP可以与LH/cAMP协同控制莱迪格细胞雄激素的产生。免疫细胞化学方法显示5-磷酸二酯酶5型位于血管平滑肌、莱迪格细胞及管周肌样细胞。这有助于环磷酸鸟苷的作用，环磷酸鸟苷可以通过莱迪格细胞影响血管扩张及睾酮的生物合成，通过管周肌样细胞影响精子的运动。这些肌样细胞也可能会影响很多物质的分泌，包括细胞外基质成分及生长因子[161]。

生精小管上皮是斯托利细胞上结合的卵泡刺激素（FSH）的主要作用位点，它启动一系列类似的事件产生黄体生成素。卵泡刺激素用来确定斯托利细胞的数量，并且卵泡刺激素是诱导和维持正常精子产生的关键。但只有卵泡刺激素与睾酮相联合才足以支持正常的精子生成[162,163]。非固醇类卵泡刺激素抑制因子——抑制素B是人类睾丸产生的，主要由青春期前睾丸的斯托利细胞产生，但成年人的产生部位尚不清楚。卵巢中的抑制素B由颗粒细胞产生。它通过负反馈机制控制卵泡刺激素的分泌[164-166]。

很多种属的生命周期中，莱迪格细胞产生睾酮随时间而异，这些不同可能会表现为莱迪格细胞形态和数量的改变。研究显示，大鼠出生后每个睾丸中莱迪格细胞的数量与睾丸重量平行增加，伴随滑面内质网及线粒体内膜表面积的增加及胞质脂质的减少[167]。很多其他生长因子可能与莱迪格细胞发育和功能相关。比如，胰岛素生长因子1缺乏导致成年动物莱迪格细胞成熟障碍及睾酮产生降低[168]。

雌激素（主要是17β–雌二醇）也由睾丸合成。一般认为雌激素产生的部位从斯托利细胞开始，新生儿发育过程中出现促性腺激素调控的芳香酶时，转化为由莱迪格细胞产生[169]。精子好像也有能力产生雌激素[114,170]。据推测，雌激素可能有一个抑制雄激素产生的网络生物学效应，通过限制莱迪格细胞的生长和发育，或通过直接竞争或受体介导过程抑制类固醇激素合成酶[169]。

睾丸的评价

很多作者对毒性实验中睾丸的固定和修块进行了详细的讨论[19,107,136,142,171]。虽然没有理想的固定方法，但福尔马林固定伴随常规的石蜡包埋无疑是最不满意的。当组织用甲基丙烯酸酯或环氧树脂包埋时，福尔马林固定可以产生良好效果[172]。对于常规的需求，固定剂选用Bouin、Zenker、Helly或Davidson等固定液浸泡固定通常可以产生满意的结果，然后石蜡包埋H&E染色或苏木素和PAS染色。组织摘取后需立即固定，以避免生精细胞及斯托利细胞凝聚及分解[173]。

国际协调会议的指导原则强调了这一问题后，有关临床试验之前的睾丸显微观察的方法也成为讨论的话题[2,3,140,174]。Creasy指出，过分强调生精过程的正式分级会导致一定的困惑[140]。常规管理型试验推荐用的方法是评价睾丸重量，然后仔细评价生精小管生殖细胞层的减少或消失、正常层数的排列紊乱或精子释放抑制或延迟[140,175]。对于未成熟的犬或猴需要加倍小心，因为其形态与药物诱导的损伤类似[143,176]。对莱迪格细胞及附睾脱落的精子进行检查也有帮助。如果仔细进行检查，几乎都可以在新药上临床前的重复毒性实验中找到对睾丸的重要影响。如果基本的组织学检查发现任何异常，则需要进一步进行时间进程实验和对生殖细胞阶段的评估来更精确地评价睾丸毒性的性质。对于用于男性避孕药的化学物，为了将药物对生精上皮的药理作用与不期望的睾丸毒性区分开来，此时时间进程研究也会变得很关键[177]。

有很多不同方法对睾丸生殖细胞组织学切片进行定量或半定量评价。由于对照组和给药组采用的

固定流程及随后类似的收缩假象，测量生精小管横切面的面积可以为毒性实验提供有用的指导。

有一种方法应用于人类及动物实验：在合适数量的生精小管横切面中检查斯托利细胞所占的比例[178,179]。这种方法的理论基础是，斯托利细胞与生殖细胞不同，在成年个体中其数量稳定，对药物、化学物、激素及离子放射都有一定的抵抗性。另一种方法是计数每个生精小管横切面的精子数量。这与人类精液的精子细胞计数有良好的相关性[180]。有一种快速的积分计数法，根据是否存在按成熟顺序排列的主要细胞类型给每个生精小管计分，分值为1~10[181]。在人类这种积分与精子计数有良好的相关性。最近在毒性实验中，有人推荐使用决策树法来对食蟹猴的睾丸阶段进行划分[143]。

Hess及同事对大鼠睾丸用灌注固定及乙二醇甲基丙烯酸酯包埋，确定了每个睾丸横切面需要计数的最优生精小管数量及每个治疗组的动物数量，用于评价生精过程中细节的改变[182]。

实验动物生精过程的后期阶段可以通过精液分析进行评价，这也为人类实验提供了有用的对照，因为人类实验评价睾丸的主要手段就是进行精液分析[183]。精液标本可以用人工阴道的方法从犬及兔身上获得，对于啮齿类动物，可以通过解剖或采用显微穿刺的方法从附睾中获得[124,184-186]。用精子混悬液或涂片进行精子计数或精子形态学评价有助于评价生殖细胞损伤，尤其是给药后以适当的时间间隔进行检查[185]。精子活力是评价成熟精子功能的另一种方法，有证据显示，在有些情况下该方法是最敏感的精子毒性指标[186,187]。流式细胞仪也有助于评价睾丸毒性，尤其是结合功能性标志物（如斯托利细胞[188]分泌的雄激素结合蛋白或DNA探针[177]）。

毒性机制

药物可能通过很多不同机制影响睾丸[183]。内分泌控制可以被精神药物通过中枢影响或被循环性激素通过负反馈影响。螺内酯或酮康唑等药物可以直接抑制雄激素合成。抗雄激素药物（如环丙孕酮）可以作用于斯托利细胞或附睾，从而影响精子成熟。重金属

（尤其是镉）可以破坏血-睾屏障进而对生精过程产生不良作用。细胞毒性药物直接对生殖细胞有影响。尽管一些不同机制与睾丸病理的特征性类型相关，但在常规毒性实验中由于睾丸对损伤仅存在有限的反应，因此往往并不明显。对某细胞群的初始原发性损伤常被睾丸其他细胞的继发性损伤所掩盖。非常严重的改变可能会混淆原发性损伤。由于生精过程是持续性过程，所以在重复给药实验中确定损伤发生的确切位点会很困难。并且，药物诱发的输精管收缩受损、射精改变及精子活力降低都会产生对生育力的不良作用。

睾丸重量

与固定良好的生精过程组织学检查获得的信息相比，称量睾丸重量获得的信息相对较少，但可以为组织学检查前提供睾丸改变的敏感提示。

睾丸大小可作为毒性实验解剖前阶段有用的监测工具。Heywood和James发现，通过阴囊用卡尺测量比格犬的睾丸所计算的横切面面积与其睾丸发育速率有很好的相关性[124]。

性成熟实验动物及成年人的睾丸重量相对恒定。与营养不良及低蛋白饮食时的肝脏、肾脏或附属性器官相比，睾丸的重量相对不受影响[36,37,189-191]。

尚未性成熟的动物，睾丸重量与体重密切相关，用幼龄动物进行的毒性实验，解释睾丸重量的组间差别需要小心。James及同事对成熟过程中的比格犬每隔1个月连续进行睾丸大小检查、精液分析及睾丸组织学活检[192]。在到达性成熟年龄，即在达到约30周龄的比格犬中，睾丸大小与体重存在线性相关。性成熟之后睾丸重量基本与体重无关。

啮齿类动物的睾丸重量也随年龄增加而改变，且与种属、品系、饮食及饲养条件相关。在一项幼龄Sprague-Dawley大鼠的限制性饮食实验中，与自由饮食对照组比较，限制饮食对其睾丸生长仅有微不足道的影响[39]。然而，组织学上却可以发现限制性饮食幼龄大鼠生精周期第Ⅶ阶段的粗线期精母细胞有轻度变性。

在一项对某品系老年小鼠的研究中发现，6个月之后，睾丸重量随年龄增加而降低[193]。在一项为期18个月的对不同饲养密度的CD-1小鼠实验中发现，与单笼饲养的小鼠比较，饲养密度最高的笼中小鼠平均体重及平均睾丸重量都轻微降低[194]。

随着年龄增加，雄性Fischer大鼠睾丸重量增加，这可能是由于该品系睾丸肿瘤数量增加的原因[190]。药物诱导的生精上皮改变或激素控制机制也可以降低睾丸重量。这通常与组织学上细胞数量减少相关（见下文）。

炎症（睾丸炎）及坏死

睾丸实质的炎症及坏死不常见。对睾丸的不良作用常导致生精小管萎缩及间质无炎症性的纤维化。然而，血液供应的破坏或血-睾屏障的破坏使正常状态下被屏蔽的精子抗原暴露于免疫系统的攻击下，从而导致炎症和坏死。因此当发现睾丸中有炎症时，需要仔细检查血管病变，尤其是比格犬及啮齿类动物各种形式的自发性动脉炎（见第4章，造血系统和淋巴系统）。镉是导致睾丸血管内皮细胞急性损伤的典型物质。镉可以增加血管通透性，减少血流量，导致实验动物睾丸出血性坏死和水肿[195,196]。不同小鼠品系睾丸对镉敏感性的差别似乎与睾丸血管对镉的运输系统不同相关[197]。

建立实验性自身免疫性睾丸炎的典型方法是对实验动物，主要是大鼠及豚鼠注射睾丸提取物及弗氏佐剂[198]。这种炎症过程会引起在达到性成熟之前生殖细胞不再向以后的阶段发育，并且在免疫系统的发育过程中不产生这些生殖细胞的自身抗原。正常动物的这些抗原被斯托利细胞之间的细胞连接紧密遮蔽在完全缺乏淋巴细胞的环境中。因此，把这些抗原与弗氏佐剂一起注射，能产生严重的免疫损伤。在大鼠中，这些病变的特征是睾丸实质出现局灶性的通常为多形核细胞和单个核细胞的炎细胞在血管周围浸润[199]。莱迪格细胞可见反应性改变，随后导管周基底膜增厚，间质胶原沉积增多。炎症及修复过程主要在导管周围，但是生精小管的特征性改变是生殖上皮的脱落和高度降低。斯托利细胞出现空泡化胞质内出现大量致密小体及脂质小滴。附睾常被累及。用示踪剂镧进行电镜观察发现，斯托利细胞之间的细胞连接出现局部缺陷，说明血睾屏障的破坏在发病机理中起重要作用。

比格犬中也可自发产生自身免疫性睾丸炎，常与自身免疫性甲状腺炎相关[200]。这种睾丸炎的特征是，主要在间质出现局灶或弥漫性淋巴细胞浸润，但也累及生精小管上皮细胞及附睾。淋巴浸润有时可见生发中心、浆细胞、组织细胞，偶见多核巨细胞。炎症反应伴随不同程度的生精小管变性、萎缩。Fritz及同事报道，封闭系比格犬睾丸炎及甲状腺炎的发生率随特定的兄妹祖先的相关性升高而升高，说明其病因中遗传因素的重要性[200]。

也有关于切除胸腺的新生小鼠睾丸炎的报道[198]。这与品系相关，并且出现在生后3天切除胸腺的动物而不出现于生后7天切除胸腺的动物。这种病变的组织学特征是淋巴细胞及巨噬细胞局灶性浸润生精小管。虽然受累小鼠可见颗粒性IgG及C3沉积，但病变顺序说明主要是由T细胞介导的。有证据显示，特定种属及品系发生的自身免疫性睾丸炎可能与下丘脑–垂体–性腺轴与胸腺功能的相互作用有关[198]。

据报道，大鼠一侧睾丸发生缺血，另一侧可发生自身免疫性睾丸炎[201]。用病变大鼠血清进行的免疫荧光研究发现，所有生殖细胞都有荧光，越成熟的细胞荧光越强。莱迪格细胞与血清也有反应。这个实验再次证明，单侧睾丸缺血性损伤释放的正常隐蔽的抗原可以通过自身免疫反应对另一侧的睾丸生殖细胞造成损伤。

人和实验动物输精管切除后，自身抗原递呈的问题也被广泛研究。输精管切除后，精子可能从输精管溢出，造成肉芽肿性反应及系统性免疫反应[117,202,203]。输精管切除后大鼠睾丸的组织学研究发现，小管中生殖细胞的缺失与淋巴细胞增多相关，在附睾尤其明显[109]。输精管切除后的兔、豚鼠及非人灵长类动物也有自身免疫性睾丸炎及附睾炎的报道[198]。然而，需要指出的是，几乎所有雄性生殖系统的病变都可见精子抗体[204]。尽管人输精管切除术后会发生生精小管管壁增厚及间质纤维化等睾丸病变，但这些改变与抗精子抗体无关，说明这些改变不是自身免疫的结果[205]。没有证据说明人类输精管切除后其自身免疫性疾病的发病风险增加[206]。

睾丸萎缩

疾病、年龄相关的变性、激素控制机制破坏、应激及药物诱导睾丸不同成分的损伤在形态学上常常最终表现为不同程度的局灶性或弥漫性生精上皮萎缩。

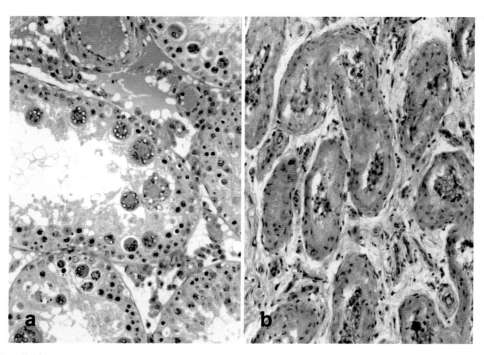

图11.2 图a：应用抗增生性的抗肿瘤药物后，Wistar大鼠睾丸显示生殖上皮重度萎缩伴明显的巨细胞形成（H&E染色×140）。
图b：应用雌激素治疗的前列腺癌患者的睾丸，生精小管完全萎缩，基底膜极度增厚，有些萎缩的小管中可见残留的斯托利细胞空泡化（H&E染色×150）

生精上皮最轻的改变常被描述为成熟停滞。组织学上的特征表现为生精小管管腔内成熟精子部分或全部消失。随萎缩程度加重，正在进行生精过程的细胞逐渐消失，最终表现出所有成熟过程中的生殖细胞发育不全。生殖细胞减少可能伴随一些其他的细胞学改变，比如生殖细胞层空泡化及出现多核巨细胞（图11.2a）。生精小管萎缩的最终阶段是包括精原细胞在内的所有生殖细胞消失，只剩下抵抗力较强的斯托利细胞，即所谓的唯斯托利细胞（Sertoli-only）型。伴随生殖细胞消失，生精小管进行性萎缩，纤维壁增厚，最终达到仅剩残余间质细胞的完全硬化的终末期（图11.2b）。

在常规毒性实验中对睾丸萎缩进行组织学评价时，有必要寻找更多的形态学改变以帮助寻找萎缩的病因。检查斯托利细胞、血管、莱迪格细胞、间质巨噬细胞、淋巴细胞及结缔组织的形态学改变是有帮助的。并且，附睾、前列腺及其他激素敏感器官中出现的改变也有助于总体的评价。组织学切片中还需检查附睾中的成熟精子。

自发性改变

实验动物可自发睾丸萎缩，正常对照组动物偶见。Lee及同事报道，在1983～1990年间Haskall中对照组幼龄SD大鼠的睾丸萎缩在经口毒性研究中的发生率为2.5%，而在吸入毒性研究中的发生率为9.4%[207]。吸入实验中的发生率较高归因于实验期间的束缚刺激。对吸入系统进行降温并使大鼠适应该系统能预防雄性生殖系统对吸入研究的不良反应[208]。限制Sprague-Dawley大鼠饮食也与轻度睾丸变性相关[39,191]。当高剂量组动物出现全身不良反应或重度营养不良时，评价其睾丸的变化尤为需要谨慎。为特定目的繁殖的实验性比格犬也可见局灶性双侧生精小管变性，需要与药物诱导的轻度改变相鉴别[209]。某实验室进行的80只对照组比格犬实验发现，87%的6～7月龄犬可见生精减少或局灶性小管萎缩，8月龄到3岁龄犬发生率超过25%[176]。

药物诱导的人类改变

人类生育力下降与很多因素有关，包括年龄、与化学品接触的职业、高热、压力、吸烟及酗酒[210]。在这种情况下，鉴别药物效果很困难。比如，吸毒可导致生育力减低，但不同药物、酒精、吸烟及生活方式对此产生的影响并不明确[211]。一些药物与睾丸萎缩明确相关[212]。抗增生类的抗肿瘤药因为其化学活性能直接影响患者睾丸。其他药物通过改变维持生殖稳态的生理控制机制而间接影响睾丸[213]。后者包括雌激素、雄激素及合成类固醇[214,215]。男性癫痫患者生育力低下的可能性更大，很可能部分原因是肝酶诱导药物苯巴比妥米那、苯妥英及卡巴咪嗪提高血清性激素结合球蛋白浓度，导致睾酮及雌二醇的生物活性降低[216,217]。

研究人类长期应用雌激素治疗的睾丸发现，睾丸高度萎缩伴小管基底膜增厚、仅存斯托利细胞（图11.2b）。然而光镜及电镜观察发现，高度萎缩的睾丸显示斯托利细胞存在特定的表现，尤其是与对照组比较，出现大量胞质嗜锇性脂质小滴及胞质晶体状结构及核膜小泡[218]。提示这些特殊结构是由于应用外源性雌激素之后，血浆及睾丸睾酮水平降低、促性腺激素不可检测及血浆及睾丸雌激素水平升高的特征性表现（见下文，脂肪变）。

药物诱导的实验动物病变

很多药物可导致实验动物生殖上皮消失及睾丸萎缩，虽然这些药物应用于临床患者时这些不良反应并不常见。在1995年国际协调会议进行前，日本药物公司与日本国立卫生研究所合作进行的一系列标准性多剂量大鼠实验发现，在标准化的大鼠6个月实验中发现绝大多数药物具有损伤睾丸上皮的潜力[1,4]。实际上这项工作的关键性结论是，如果一个新药在常规的4周毒性实验中的高剂量组没有睾丸毒性，那么它基本不可能在患者身上引起明显睾丸损伤。

这一系列实验中发现的病理学变化可作为药物导致生育力异常的有用参考。这些药物包括抗癌药环磷酰胺、阿霉素、铂化合物、微管蛋白聚合抑制剂以及雌激素、氟哌啶醇、硝基安定、利舍平、维甲酸依曲替酯及维生素B_6吡哆醇[219-229]。这些研究很好地显示，应用抗增生性的抗肿瘤药可导致精原细胞消失，应用雌激素及改变生精内分泌控制的益智药等药物可导致精母细胞及精子细胞消失，应用可抑制促性腺激素分泌及刺激催乳素分泌的精神类药物可引起精子细胞的轻度变性[4]。

研究发现，化疗药物可能通过激活凋亡等细胞途径而选择性作用于斯托利细胞、莱迪格细胞或生殖细胞[230]。然而，毒性实验中区分这些不同的细胞靶点可能非常困难，尤其是很多抗癌药在高剂量时有很多活性。

分化的精原细胞对很多抗癌药都是最敏感的细胞，这可能与涉及DNA合成及细胞分裂的有丝分裂周期较短相关。在其他细胞周期阶段的细胞敏感性随抗癌药种类而异，很可能是成熟过程中细胞代谢改变的结果[231]。顺铂在较低剂量时倾向作用于精原细胞但在较高剂量下倾向作用于精母细胞及精子细胞[232]。

然而，把细胞毒性抗癌药的动物实验结果外推到人类是有问题的，因为睾丸对这些药物的敏感性存在种属特异性及年龄相关的差异性。Meistrich及同事们比较了14种不同抗癌药后发现，在小鼠身上单次给药产生的细胞毒性效应与该药物引起人类长期精子缺乏的可能性无很好的相关性[232]。这种缺乏相关性的原因不明，由于组合性化疗的广泛应用，导致对临床试验数据的评价较复杂。不同治疗方案也对烷基化抗癌药物对人的不良作用有影响[233]。

据报道，实验动物对抗癌药的敏感性也存在种属及年龄差异。一种烷基化的抗肿瘤药环磷酰胺可以损伤小鼠[231]、大鼠[219]及人类[234]的生精过程，但叙利亚仓鼠似乎对这种药物对睾丸的作用有较强的抵抗力[235]。这种差异归因于这种药物不能穿透到仓鼠的生精小管。幼龄大鼠对一些药物的睾丸作用非常敏感，因为与老龄大鼠比较，药物更容易进入幼龄大鼠的生精小管[236]。不是所有具有类放射效果的药物对动物睾丸的损伤可以同样对应于人类。天然核苷的无环类似物阿昔洛韦，广泛应用于治疗带状疱疹病毒感染，高剂量时可导致犬的生精小管萎缩[237]。在治疗剂量下应用于人类患者似乎不会出现这种作用。

与抗癌药相比，其他通过改变生理控制机制间接发挥作用的治疗类药物只有长期应用才会对生殖上皮产生作用。比如广泛应用的抗高血压药物甲基多巴，用于大鼠数周后才可产生睾丸异常[238,239]。药物相关性改变的特征睾丸中末期精子细胞及生殖细胞的数量减少、精子细胞计数减少、精子活力下降及血浆睾酮降低。有人认为，睾丸改变源于循环睾酮水平降低及药物影响体重增长。其他抗高血压药物、抗焦虑药、抗精神病药及安定药也通过干扰促性腺激素分泌这一类似途径对睾丸造成损伤[213]。

神经激肽受体1、2和3的拮抗剂也报道过一种特殊的种属差异。犬给药1个月后可见睾丸萎缩，其特征是出现生殖细胞变性、多核巨细胞、细胞碎屑及空泡化莱迪格细胞，而大鼠不见此类改变[240]。据认为主要是由于该药物抑制了黄体生成素或黄体生成素释放激素的活性而间接发挥作用[241]。

性类固醇、合成类固醇、类固醇样抗雄激素及促性腺激素释放激素（LHRH）类似物长期应用于实验动物也可产生睾丸萎缩。给大鼠分别应用克罗米芬柠檬酸盐（一种类固醇类抗雄激素药）、醋酸环丙氯地孕酮、17β-雌二醇、美罗孕酮、甲羟孕酮或甲氧氯7或8天，发现这些不同药物可产生类似的形态学改变，尤其是变性的粗线期精母细胞及变性的末期精子细胞增多。由于这些药物破坏激素通路，在不同水平刺激睾丸，所以有人建议这种类型的生精细胞改变可以用来指示药物是否干扰了激素控制机制[242]。一种选择性芳香酶抑制剂——阿纳托唑是另一个不同模式的抗雌激素作用的药物，同样破坏大鼠的精子生成[243]。

给大鼠应用合成类固醇数周，可见睾丸萎缩伴生精上皮及莱迪格细胞消失[244]。非类固醇类抗雄激素药——氟他胺，长期应用于大鼠可以影响其生精过程，但是老龄动物对这一效果有稍强的抵抗作用。据认为这种药物并没有孕激素或雌激素活性，但能在多个阶段影响雄激素活性，包括抑制雄激素摄入组织、与雄激素受体结合及转入胞核[239]。氟他胺用于大鼠后，生精小管的细线期精母细胞及圆形精子细胞数量减少[245]。据报道，氟他胺用于犬可见类似改变和精母细胞及精子细胞变性[46]。

长期应用破坏激素水平的药物引起的常见的组织学改变是严重的睾丸萎缩。给予大鼠口服2年避孕药及这些药物的雌激素或孕激素成分或合成的促性腺素释放激素类似物（LHRH类似物）、乙基酰胺或戈舍瑞林均可导致严重的睾丸萎缩[58,246,247]。成年雄性Sprague-Dawley大鼠给予促性腺激素释放激素或其强效类似物4周或4周以上，可导致生精细胞完全消失，仅见斯托利细胞，这与睾丸黄体素及催乳素受体减少及血浆睾酮水平降低相关[44]。治疗精神疾病的药物碳酸锂，在高剂量下给予大鼠时可通过抑制睾酮水平从而降低睾丸重量、减少精子发生并伴随斯托利细胞空泡化及莱迪格细胞变性[248]。

然而，很多破坏睾酮及促性腺激素活性的药物也导致人类睾丸萎缩或精子减少及生育力减低，但在敏感性方面存在种属和品系的差异。比如，每天给予10 μg雌二醇苯甲酸酯可导致大鼠生精抑制及莱迪格细胞萎缩，但在B6C3F1小鼠中却不会发生[57]。并且，雌激素对小鼠睾丸的影响也存在高度的品系依赖性[57,249]。

多种类固醇合成抑制剂高剂量应用于实验动物也可导致睾丸变性改变，尤其是HMG-CoA还原酶（他汀类药物）抑制剂及环氧角鲨烯环化酶[61,250,251]。这种作用机制尚不明确，但有人认为生精上皮胆固醇合成受阻可能改变类固醇合成，从而对睾丸功能产生负面影响。

一些影响睾丸功能并导致睾丸萎缩的药物主要通过影响斯托利细胞而发挥作用（见下文，空泡化）。奥芬达唑是一种广谱驱虫药，与其他抗真菌类的苯并咪唑阻断真菌微管类似，可导致减数分裂精母细胞重度变性，这可能是由于其破坏了莱迪格细胞的微管从而导致了变性[252]。新型抗生精药物AF1312/TS单次给药于大鼠，可见斯托利细胞原发性损害，导致局灶性小管萎缩，累及生精上皮细胞周期的各个阶段[253]。有人提出某些破坏细胞骨架的药物引起的睾丸损伤可能是由于损伤了斯托利细胞的骨架而导致的[254]。对多种损伤斯托利细胞的药物实验的详细组织病理学研究发现，睾丸损伤的动力学存在明显差异。一种能抑制微管聚合的广谱抗真菌药多菌灵可以快速诱导斯托利细胞损伤，但暴露于邻苯二甲酸单乙基己酸酯2周才可见睾丸改变[255]。

近年来开发作用于生殖细胞黏附的男性避孕药引起了人们很大的兴趣，典型的代表药物是吲唑3-羧酸类似物[256]。其中的一种药物是adjudin，抑制肿瘤细胞的有氧糖酵解。这种药物可导致大鼠、兔、犬可恢复性的不育症，但不影响下丘脑-垂体-睾丸轴。有人认为该药通过破坏斯托利细胞与生殖细胞之间的细胞连接，使从生殖细胞生精上皮消失从而导致生育力下降。然而在大鼠及兔的组织学观察中发现，生精上皮中长形精子细胞消失与这一作用机制相一致，随后发生明显的小管萎缩。病变特征是其他生殖细胞层消失、巨细胞形成（见下文），最终小管中仅剩斯托利细胞，与其他原因导致的重度萎缩无法区分[257,258]。大鼠停药12周后可恢复。该类药物由于临床前阶段出现其他器官毒性而未进入临床研究阶段[256]。

最后需提到的是，随着靶向于新发现受体的新药增多，可出现通过其他机制产生的睾丸变性。比如，大鼠应用人肿瘤坏死因子α出现的内分泌改变中，间质细胞弥漫性增生与睾丸生殖上皮严重变性有关[259]。

巨细胞

很多情况下可见生精小管出现巨细胞，但常与小管萎缩相关，通常认为是生殖细胞变性的表现（图11.2a）。巨细胞也可见于年龄相关的局灶性睾丸萎缩、输出小管结扎或给予外源性物质。

多核巨细胞的形成机制不明。一般认为，应用抗癌药后，由于诱导移位及非计划DNA合成等基因突变事件导致生殖细胞发生异常减数分裂从而形成多核巨细胞[231]。小鼠输精管结扎后用电镜观察巨细胞形成时发现，由于生殖细胞的细胞间桥破坏导致生殖细胞融合而形成巨细胞[260]。膜结合的致密物质在维持细胞间桥中发挥重要作用，该物质对某些不良反应尤其敏感[261]。

精子细胞头部滞留

精子头部滞留似乎是由于斯托利细胞释放成熟精子失败（精子排放失败）所致，未释放的精子细胞移动到基底部间隔，被吞噬及降解。这是一种自发性改变，但降低血清睾酮的药物或其他药物（如典型的斯托利细胞毒性药物2,5-己二酮）可以使滞留的精子细胞数量增加[262,263]。滞留的精子细胞头部靠近基底膜，其密度、厚度及轮廓非常类似正常第19阶段的精子细胞头部，但如果被降解则密度减低[263]。

空泡化、脂肪变性——斯托利细胞

斯托利细胞对外源性物质的不良作用常常有抵抗力，但特定情况下它们也会发生改变，可显示为胞质空泡化。大量的抗生精药物重复给药导致睾丸萎缩，有报道称在开始给药时很快会诱导莱迪格细胞空泡化。提示这些药物导致随后发生的生殖细胞变性是斯托利细胞功能损害的直接结果。

邻苯二甲酸酯类就是导致这种现象的一个例子。这类药物广泛分布于环境中，对实验动物重复给药会产生睾丸萎缩。幼龄大鼠应用邻苯二甲酸二戊酯数小时后斯托利细胞就出现的浅色胞质空泡，这是由于内质网空泡化及伴随生殖细胞内移而出现的线粒体琥珀酸脱氢酶活性丧失而导致的[264]。由于斯托利细胞改变发生在生殖细胞变性之前，所以斯托利细胞可能为这些药物睾丸毒性的原发部位。据推测生殖细胞的消失是通过凋亡的形式，这些凋亡是斯托利细胞的Fas配体与生殖细胞的Fas受体相互作用引起的。由于小鼠缺乏有功能的Fas配体，因此这种反应较弱[230]。类似的早期胞质空泡的报道可见于大量应用抗生精药物的研究中[253,265,266]。这些报道都支持这一观点，即斯托利细胞的空泡化常代表对损伤的一种非特异性反应。

人长期应用雌激素也可产生斯托利细胞典型的空泡化，这是严重睾丸萎缩引起的嗜铱性脂质样小体蓄积的结果（图11.2b）[218]。

磷脂沉积——斯托利细胞

药物诱导的磷脂沉积常呈层状或结晶样溶酶体包涵体，容易聚集于睾丸斯托利细胞，表现出典型的结构及细胞化学特征（见第6章，呼吸道）。据推测这种倾向是由于斯托利细胞常参与清除及消化细胞残留体及老化精子细胞脱落的生物膜。

萎缩——莱迪格细胞

与其他内分泌细胞一样，功能需求的减少最终导

致睾丸莱迪格细胞的萎缩。人和实验动物都有详细记载，长期应用雌激素或其他雌激素化合物对睾酮及促性腺激素的产生都有直接的抑制效果[57,242,267,268]。在雌激素诱导的人类和实验动物睾丸萎缩中，有莱迪格细胞萎缩伴随着生精小管的萎缩出现，这些组织学特征有助于鉴别雌激素诱导的睾丸萎缩与其他原因导致的萎缩，后者常见莱迪格细胞群实际或者明显增多。

人类前列腺癌患者或长期应用雌激素的变性男性，睾丸中几乎完全没有莱迪格细胞。受累睾丸的的间隙中可见成纤维细胞样细胞，这些细胞中含有分叶状核、发育良好的滑面内质网、脂质小滴及电子致密的胞质包涵体，有人认为这些细胞代表了未成熟的莱迪格细胞[267]。然而据报道称，莱迪格细胞对雌激素的敏感性存在巨大的种属和品系差异。每日1次给予大鼠100μg雌二醇苯甲酸酯会导致莱迪格细胞萎缩，但给予B6C3F1小鼠却不会发生[57]。

长期应用高剂量睾酮（不是低分泌时的替代治疗）抑制下丘脑-垂体轴最终导致莱迪格细胞萎缩。对睾酮处理12天的大鼠进行超微结构形态测量发现，莱迪格细胞胞质滑面内质网减少、高尔基体萎缩、线粒体的体积及嵴面积也有程度略轻的减少[269]。这些形态学改变印证了一个观点，即滑面内质网是大鼠莱迪格细胞功能活动改变最敏感的亚细胞结构。

细胞毒性药物也能靶向莱迪格细胞。比如，对一种实验性谷胱甘肽依赖的烷化剂-乙烷1,2-二甲基磺酸酯的研究较充分，据认为该药物可以弥漫性穿越成年大鼠睾丸组织对莱迪格细胞造成损伤并且选择性抑制类固醇合成及诱导生殖细胞消失[230,270,271]。对用药组大鼠的形态学观察发现，48小时后莱迪格细胞几乎完全消失，生殖细胞的损伤直到3天后才观察到[271]。

莱迪格细胞增生、间质细胞增生

有关于人类莱迪格细胞增生的报道，但较为少见，并且系良性状态[272,273]。一种以原发形式发生的情况是由黄体素受体家族性的激活突变而导致血清睾酮升高，性早熟或结构与黄体素类似的胎盘绒毛膜促性腺激素对睾丸的先天性刺激引起。老年人的一种继

发性莱迪格细胞增生可能是由于激素刺激，但机制仍不明。与莱迪格细胞肿瘤不同，莱迪格细胞增生只有影像学或病理检查才能检测到[273]。利用活检区别莱迪格细胞增生及肿瘤很困难，但伴随增生发生的生精障碍是有价值的特征，肿瘤则不伴有[272]。

实验大鼠尤其好发莱迪格细胞增生及肿瘤，包括自发性及异物诱导的（见下文）。某些品系的大鼠（尤其是Fischer344大鼠）在幼龄阶段就可发生莱迪格细胞增生，这可能代表了向莱迪格细胞肿瘤演变的一个阶段[274]。老龄犬睾丸中偶见莱迪格细胞增生。

莱迪格细胞增生在组织学上可以表现为弥漫性、局灶性或多灶性。在人类和啮齿类动物中，尽管莱迪格细胞增生可见于完全正常的生精小管，但更常见于萎缩的生精小管[193,274,275]。一般来说，增生的莱迪格细胞没有明显的组织学改变，既没有明显的大小改变，也没有过度的多形性或有丝分裂活性（图11.3）。

大鼠局灶性莱迪格细胞增生可以为结节状，有时取代或挤占邻近的生精小管。这些圆形或结节状病灶由莱迪格细胞构成，常呈嗜碱性染色，它们被认为是老年大鼠间质或莱迪格细胞肿瘤的最早期阶段[276]。因此，区别大鼠莱迪格细胞局灶性增生及肿瘤是有些主观的。一般认为单个增生灶的直径不大于生精小管的直径，并不见周围结构受压。然而，在毒性病理学家协会的大鼠、小鼠增生性病变分类中，局灶性增生的推荐诊断标准是小于3个生精小管直径的细胞团[277]。并且，局灶性增生应指细胞分化良好、无明显核分裂或内分泌窦结构，没有与周围结节融合的证据。

在对小鼠睾丸年龄相关的睾丸改变研究中发现，随着年龄增加，莱迪格细胞数量也会增加，与生精小管萎缩的程度和发生率相平行（图11.3b）[193]。并且发现，在约1岁龄动物基底膜增厚的萎缩生精小管灶周围莱迪格细胞聚集最明显。萎缩的生精小管与莱迪格细胞增生之间的类似空间关系在老年大鼠、实验手段造成睾丸局灶性损伤的动物和老年人类中也有报道[275,278,279]。

老年啮齿类动物莱迪格细胞的增生与下丘脑-垂体轴的年龄相关改变或局部控制机制相关。随着大鼠年龄增加，下丘脑促性腺激素释放激素减少，注射促性腺激素后垂体合成或释放卵泡刺激素及黄体素的能力降低，促性腺激素刺激后睾丸生成睾酮的能力降低，莱迪格细胞的黄体素受体减少[280,281]。尽管随着年龄增加，莱迪格细胞生成固醇的内在能力下降，但与大鼠下丘脑及垂体的功能变化相比，其影响相对较小。

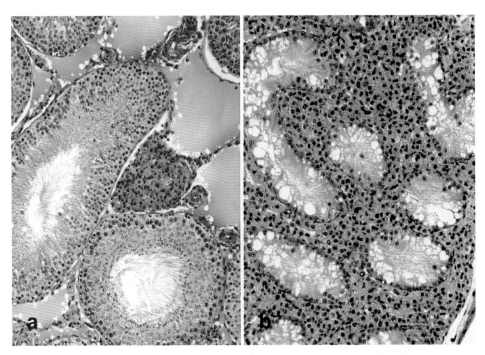

图11.3　图a：2岁龄Sprague-Dawley大鼠睾丸，小灶性莱迪格细胞增生，直径小于1个生精小管（H&E染色×50）。图b：18周龄CD1小鼠睾丸，睾丸萎缩，莱迪格细胞弥漫性增生，无明显结节及组织挤压（H&E染色×50）

虽然莱迪格细胞的数量随着年龄增长而增多，部分原因可能是由于下丘脑-垂体轴功能的降低，但局部控制机制仍很重要。有研究提示，萎缩生精小管的莱迪格细胞对大量增加的营养物质进行加工，从而导致萎缩小管周围的莱迪格细胞增生[193,282]。

药物诱导的改变

能够调节下丘脑-垂体轴年龄相关改变的药物或对莱迪格细胞合成类固醇有影响的药物能促进莱迪格细胞增生的发展。一个例子可见于组胺H_2受体阻断剂甲氰咪胍的大鼠致癌性实验。应用甲氰咪胍2年后，与对照组比较，给药组动物莱迪格细胞增生轻微增加，并且莱迪格细胞肿瘤的发生率也更高。这与前列腺及精囊重量降低有关[53]。甲氰咪胍有较弱的抗雄激素生成活性，这与其组胺H_2受体阻断活性无关。研究发现，该药抑制睾酮对精囊的作用及抑制睾酮活性代谢产物氚标记的5α-二氢睾酮与雄激素受体结合[55]。这种抑制可能增强了莱迪格细胞适应性增生的发生。据推测，这一特殊的发现与人类患者无直接关联，但甲氰咪胍确实显示在不到1%的人类患者中有轻微的抗雄激素作用[283]。

一种合成的促性腺激素释放激素多肽类似物乙基酰胺（HDE766）高剂量下每日1次皮下注射给予Wistar大鼠2年后，莱迪格细胞增生的发生率有类似的升高[247]。虽然该实验对照组也可见莱迪格细胞局灶性增生，但给药组弥漫性莱迪格细胞增生的发生率增加。其组织学特征是萎缩的生精小管之间可见不同厚度的莱迪格细胞层，且莱迪格细胞的胞质脂质增多。给予乙基酰胺的大鼠也可见莱迪格细胞肿瘤的数量增加，但处理组的肿瘤分布不呈现剂量依赖性。这些发现提示大鼠长期应用乙基酰胺后，该药有消除垂体促性腺激素及消除性腺黄体素及催乳素受体的药理学作用。一种胞内酶——Ⅱ型5α-还原酶可以把雄激素睾酮变成活性更强的5α-二氢睾酮，该酶的抑制剂非那司提给予大鼠6个月后，可以产生局灶性莱迪格细胞增生[52]。

治疗前列腺癌的非类固醇类抗雄激素药氟他胺，长期给予实验大鼠可导致前列腺、精囊及睾丸萎缩，

伴有莱迪格细胞增生并最终导致莱迪格细胞肿瘤。该药用于比格犬6个月或12个月可见轻度间质细胞增生，用药4年后增生更明显并伴莱迪格细胞肿瘤形成[46]。与此类似的是另一种治疗前列腺癌的非类固醇类抗雄激素药比卡鲁胺，以血浆浓度2～3倍于人类等价治疗剂量用于Alderley Park Wistar大鼠2年，可见莱迪格细胞增生及肿瘤[284]。相比之下，类似剂量的比卡鲁胺用于小鼠2年，不产生莱迪格细胞增生及肿瘤。并且，对应用比卡鲁胺及未应用比卡鲁胺治疗的患者进行睾丸切除术后对其睾丸的组织病理学和形态学评估发现，治疗剂量水平的比卡鲁胺对莱迪格细胞无影响[285]。这提示与其他种属比较，大鼠的莱迪格细胞更容易以这种方式对这些药物产生反应，然而大鼠需要用药数周才能产生莱迪格细胞形态学改变[44]。

据报道，某些品系的小鼠（并非所有品系）经雌激素处理后可产生间质细胞增生。BALB/c小鼠长期应用雌激素之后，莱迪格细胞数量可以慢慢增多但无睾丸萎缩，然而C3H小鼠睾丸重量显著下降，小管萎缩但间质细胞无增多[249]。这些观察结果提示BALB/c小鼠对雌激素诱导的莱迪格细胞肿瘤更敏感，而C3H品系对这些作用有抵抗力（见下文）。Shimkin及同事认为对BALB/c小鼠长期应用雌激素所产生的一系列改变是一种生理反应的表现，该反应保护生精功能不被雌激素的不良作用影响[249]。

肿瘤

实验动物睾丸肿瘤的分类是基于正在使用的人类睾丸肿瘤的诊断体系。分为生殖细胞来源的肿瘤（精原细胞瘤、畸胎瘤）、特化的性腺基质肿瘤（莱迪格细胞肿瘤、斯托利细胞肿瘤或性索肿瘤、颗粒-膜细胞肿瘤）以及起源于附属器、被膜和被覆组织的肿瘤。睾丸也是其他部位来源肿瘤转移的部位，尤其是淋巴瘤、白血病、组织细胞肿瘤。与人类一样，动物自发的睾丸肿瘤主要是精原细胞瘤、畸胎瘤、斯托利细胞肿瘤及莱迪格细胞肿瘤。每类肿瘤的发生率因种属及品系而异。

间质肿瘤或莱迪格细胞肿瘤毫无疑问是大鼠致

癌实验中最常见的睾丸肿瘤，常伴有莱迪格细胞增生。大量不同的药物（包括目前正在使用的药物）都可诱导该类肿瘤的发生。关于其他类型的肿瘤也有报道，但仅散发或偶见于老年大鼠及小鼠。然而，精原细胞瘤、绒毛膜癌、卵黄囊瘤及畸胎瘤均有报道，睾丸网的腺瘤和腺癌、浆膜的间皮细胞肿瘤也有报道[82,83,277,286,287]。

犬的睾丸肿瘤发生率较其他种属高。在大多数研究中，出现的睾丸肿瘤主要为斯托利细胞肿瘤或精原细胞瘤，其次为莱迪格细胞肿瘤[288,289]。然而，这些肿瘤在常规安全性评价所使用年龄的比格犬中却不常见。这些肿瘤散见于比较长期的毒性实验，尤其是斯托利细胞肿瘤，其在幼年犬中比其他类型的肿瘤更常见，甚至可见于仅4岁龄的幼年犬[290]。

非人灵长类动物的睾丸肿瘤罕见，但是精原细胞瘤、斯托利细胞肿瘤及间质细胞肿瘤也偶有报道[291]。

精原细胞瘤的组织学特征是细胞大而圆，胞质透明，细颗粒状或嗜酸性，细胞边界清楚，核大，位于中央，核仁常明显。肿瘤细胞排列呈小梁状，其间有少量间质。斯托利细胞肿瘤的组织学结构常不均一，深染的圆形或长形细胞排列呈索状或管状，伴有纤维血管间质。畸胎瘤含有来自3个胚层的不同分化程度的细胞。

莱迪格细胞肿瘤

显微镜下，莱迪格细胞肿瘤的细胞成分相对均一，核圆形深染，嗜酸性的胞质常与正常的莱迪格细胞类似（图11.4）。肿瘤细胞胞质中含有空泡，有时可见梭形细胞。致癌实验中，通常用来区分莱迪格细胞局灶性增生和莱迪格细胞腺瘤的标准是：直径是否大于3个生精小管的直径、对周围组织是否有挤压、是否出现内分泌窦网、细胞多形性的程度和核分裂能力[277]。莱迪格细胞肿瘤中可能会有腺样或导管样分化。对用抗泌乳素抑制剂处理的Wistar大鼠中出现的这种形态的莱迪格细胞肿瘤进行免疫组织化学研究，发现其腺样结构中的细胞角蛋白呈阳性，而斯托利细胞的标记物β微管蛋白呈阴性[154]。

与内分泌系统的其他肿瘤一样，单靠细胞学标准很难鉴别莱迪格细胞肿瘤的良恶性。一般来说，诊断恶性的标准是：间变程度、核分裂象、扩散到

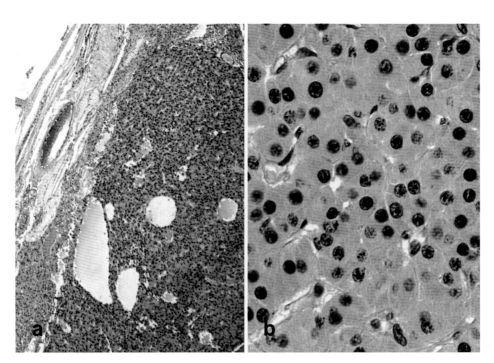

图11.4 2岁龄Sprague-Dawley大鼠的超过正常大小2倍的睾丸。图a：莱迪格细胞肿瘤的典型特征：实性、边界明确，肿瘤由相对一致的嗜酸性细胞构成（H&E染色×12）。图b：高倍镜下，细胞形态一致，含丰富的嗜酸性胞质和居中、相对均一浓染的胞核（H&E染色×210）

血管或扩散到睾丸包膜外[82,83,277]。

大鼠

大鼠随年龄增长可出现自发性莱迪格细胞肿瘤。Fischer344尤其好发，一般报道称老年雄性大鼠发病率在70%以上[292]。相比之下，Sprague-Dawley大鼠的发病率低得多，大约为5%。虽然大鼠高发的原因不详，但可能与内分泌平衡失调相关。Fischer344大鼠莱迪格细胞肿瘤的发生与和年龄相关的以下因素相关：血浆睾酮减少、促性腺激素水平升高、精子生成减少。这些改变是否是病因并不完全明确，因为肿瘤本身可以产生类固醇激素，尤其是孕激素，这些激素反过来可以影响促性腺激素水平。然而，在联体大鼠的一项实验显示，肿瘤发生与促性腺激素水平之间存在因果联系。正常的雄性大鼠与去势的雄性或切除卵巢的雌性大鼠联体生活大约20个月，导致去势动物促性腺激素水平升高，从而刺激共同生活的雄性动物的睾丸发生莱迪格细胞肿瘤[293]。并且有实验显示，经过2年观察，雄性Fischer大鼠通过垂体移植或应用己烯雌酚都能降低促性腺激素水平，导致长期的高泌乳素血症，从而可以阻止或延缓莱迪格细胞肿瘤的发生[294]。

大鼠随年龄增加有发生莱迪格细胞肿瘤的倾向，在很多外源性物质上也有所反映，长期高剂量给予这些物质可使肿瘤的发生率增加。1988年《医生案头参考》中的一篇评论显示，73个在动物实验可以产生肿瘤的上市药物，至少有4个可以诱导大鼠莱迪格细胞肿瘤：抗痉挛药酰胺咪嗪、组胺H2受体拮抗剂西咪替丁、高血压治疗药肼苯哒嗪、脂质控制药吉非贝齐[295]。Davies和Monro列举了其他能诱导大鼠发生莱迪格细胞肿瘤的上市药物[296]。这些药物包括钙离子通道阻断剂伊拉地平和非洛地平、黄体激素释放激素类似物那法瑞林、抗雄激素药物氟他胺、肾上腺能阻断剂胍那决尔和抗焦虑药去甲羟基安定。Cook及其同事们对啮齿类动物的莱迪格细胞肿瘤进行了全面的综述，列举并归纳了大量外源性物质，包括有报道称可以产生这些改变的药物[292]。

这些药物中有很多种可以调节下丘脑-垂体-性腺轴，常常可以最终导致血清促黄体激素升高及相应的莱迪格细胞反应。比如，很多药物长期应用可以诱导大鼠莱迪格细胞增生及莱迪格细胞肿瘤，如黄体激素释放激素类似物乙基酰胺、亮脯利特、那法瑞林及醋酸性瑞林[247,292]。应用抗雄激素活性的药物也可诱导大鼠产生莱迪格细胞肿瘤。包括治疗前列腺癌的抗雄激素药比卡鲁胺[48]和氟他胺及高剂量时具有抗雄激素活性的组胺H2抗体拮抗剂西咪替丁[53]。

Ⅱ型5α-还原酶是一种细胞内酶，能将雄激素睾酮转化成活性更强的5α-二氢睾酮，一种Ⅱ型5α-还原酶抑制剂度他雄胺能在大鼠产生莱迪格细胞瘤而不能在小鼠产生。用这种药在Wistar大鼠进行的2年致癌实验发现，睾丸的莱迪格细胞腺瘤和莱迪格细胞增生的发病率都增加。在大鼠致瘤剂量下，黄体激素水平增加了167%[297]。与此相对的是同类药非那司提，能在小鼠产生莱迪格细胞肿瘤而不能在大鼠产生（见下文）。

其他药物如美舒麦角、诺果宁及恶喹酸通过调节多巴胺通路而影响黄体激素或其受体，也能在啮齿类动物致癌性实验中诱导莱迪格细胞肿瘤[298-300]。

莱迪格细胞肿瘤的其他例子在长期应用钙通道阻断剂的大鼠实验中也有报道。应用伊拉地平组的莱迪格细胞肿瘤发生率升高，这与催乳素水平降低、睾酮减少及促性腺激素升高相关[301]。其他钙离子通道阻断剂（包括非洛地平及拉西地平）也可调节促性腺激素水平或其受体[292,302]。胃酸泵抑制剂兰索拉唑也能诱导大鼠产生莱迪格细胞肿瘤，据推测可能也是通过调节睾酮的生物合成而实现的[303]。

几种过氧化物酶体增殖因子（包括安妥明、降脂联苯[304]及吉非贝齐[305]）都能诱导大鼠产生莱迪格细胞肿瘤，其机理尚待探讨。据推测α类过氧化物增殖因子活化受体可能透过抑制睾酮合成或诱导芳香酶从而升高雌激素水平[306]。一种抗病毒药物阿糖腺苷（腺嘌呤阿糖苷）可使大鼠发生莱迪格细胞肿瘤及其他一些肿瘤。然而，这种药物与其他很多药物不同的是可以诱导哺乳动物细胞突变及染色体断裂[295]。

多数情况下，高剂量下通过调节激素控制机制而在大鼠产生的莱迪格细胞肿瘤，在治疗剂量下与人类没有直接相关性，这是说得通的解释。并且有资料显示，人类莱迪格细胞对激素水平改变的反应远低于啮齿类动物[292]。然而，对于引起大鼠莱迪格细胞肿瘤的药物仍需要进一步评价其遗传毒性及下丘脑-垂体轴的变化。

其他种属

老年小鼠可偶发良性及恶性莱迪格细胞肿瘤。可以改变老年小鼠激素水平（尤其是雌激素水平）的药物也能增加莱迪格细胞肿瘤发生率[292]。这在某种程度上是具有品系依赖性的。BALB/c和A品系小鼠的莱迪格细胞对雌激素诱导更敏感，而C3H品系具有较强抵抗性[249]。在过表达芳香酶活性的转基因小鼠中雌激素凸显得更加重要。这些小鼠的莱迪格细胞中含有较高水平的芳香酶蛋白。这些小鼠血清雌二醇较高，能更快地发生莱迪格细胞肿瘤[307]。

然而，虽然绝大多数大鼠品系对药物诱导的莱迪格细胞肿瘤更敏感。但将Ⅱ型5α-还原酶抑制剂非那司提给予SD大鼠6个月后仅可产生局灶性莱迪格细胞增生，非那司提只在CD-1小鼠的致癌实验中产生睾丸莱迪格细胞瘤。然而有报道称，小鼠莱迪格细胞变化的程度与循环黄体激素水平增加相关[52,308]。

Alderley Park品系小鼠应用选择性雌激素受体拮抗剂三苯氧胺后，发现高剂量组的莱迪格细胞肿瘤发生率很高，而对照组却没有[59]。尽管肿瘤发生的精确机制不明确，但其结果却显示与同品系小鼠应用雌激素引起的改变非常类似。三苯氧胺在该实验中的剂量主要作为小鼠中的一种雌激素，间质肿瘤的增加与过量的雌激素活性相关。三苯氧胺用于大鼠后未见睾丸肿瘤发生，值得注意的是该药在大鼠中作为一种抗雌激素药物。在此基础上发现的小鼠改变推测与人类安全性基本没有直接联系，因为三苯氧胺在人类主要作为一种抗雌激素药物。

激素处理也可导致比格犬发生莱迪格细胞腺瘤，但这方面的报道比较少见。犬应用强效非固醇类抗雄激素药物氟他胺4年后可见少量莱迪格细胞腺瘤[46]。这与大鼠长期应用氟他胺导致类似肿瘤的机理类似。

间皮瘤

大鼠间皮瘤最常见的一个部位是睾丸。一般认为间皮瘤来源于阴囊、睾丸、附睾及睾丸系膜被覆的间皮细胞，但可扩散到腹腔。间皮瘤的发生率一般低于1%，但Fischer344大鼠的发生率可达1.5%[309]。一般认为这与Fischer344大鼠背景性莱迪格细胞肿瘤的发生率较高及其相关的激素失衡相关[310]。与发生于其他器官一样，局灶性增生与恶性间皮瘤的鉴别较困难（见第6章，呼吸道）。

对Fischer344大鼠应用溴酸钾2年后发生的间皮瘤进行详细的组织学评价发现，睾丸系膜韧带附近的鞘膜是主要的肿瘤发生靶点[311]。Maronpot及其同事对21项可引起鞘膜间皮瘤增加的实验进行了综述，提出鞘膜间皮瘤的产生是非遗传毒性化合物的边缘效应，特异性针对雄性Fischer344大鼠[310]。

（孙景军译，贺亮、富欣校）

参考文献

1. Takayama S, Akaike M, Kawashima K, Takahashi M, Kurokawa Y. A collaborative study in Japan on optimal treatment period and parameters for detection of male fertility disorders induced by drugs in rats. *Regul Toxicol Pharmacol* 1984;**14**:266-92.

2. Anon. Reproductive toxicology: toxicity to male fertility, ICH Topic S5B, step 4, Consensus Guideline 29 November 1995, In: *International conference on harmonisation* 1995.

3. Anon. Non-clinical safety studies for the conduct of human clinical trials for pharmaceuticals. ICH Topic M3, step 4, Consensus Guideline, 16 July 1997. In: *International conference on harmonisation* 1997.

4. Takayama S, Akaike M, Kawashima K, Takahashi M, Kurokawa Y. Study in Japan on optimal treatment period and parameters for detection of male fertility disorders in rats induced by medical drugs. *J Am Coll Toxicol* 1995;**14**:266-92.

5. Ulbrich B, Palmer AK. Detection of effects on male reproduction. A literature survey. *J Am Coll Toxicol* 1995;**14**:293-327.

6. Reiter R, Hennuy B, Bruyninx M, Cornet A, Klug M, Mcnamara M, et al. Effects of pituitary hormones on the prostate. *Prostate* 1999;**38**:159-65.

7. Grayhack JT. Pituitary factors influencing growth of the

prostate. *Natl Cancer Inst Monogr* 1963;**12**:189-99.

8. Farnsworth WE. Estrogen in the etiopathologyof BPH. *Prostate* 1999;**41**:263-74.

9. Chang WY, Prins GS. Estrogen receptor-β: implications for the prostate gland. *Prostate* 1999;**40**:115-24.

10. Farnsworth WE. Prostate stroma: physiology. *Prostate* 1999;**38**:60-72.

11. Culig Z, Hobisch A, Cronauer MV, Radmayer C, Trapman J, Hittmaier A, et al. Androgen receptor activation in prostatic tumor cell lines by insulin-like growth factor-1, keratinocyte growth factor, and epidermal growth factor. *Cancer Res* 1994;**54**:5474-8.

12. Steiner MS. Role of peptide growth factors in the prostate. A review. *Urology* 1993;**42**:99-110.

13. Wakui S, Furusato M, Sasaki S, Masaoka T, Ushigome S, Aizawa S. Immumohistochemical localization of the epidermal growth factor-receptor in rhesus-monkey prostate. *Anat Histol Embryol* 1996;**25**:109-11.

14. Doll JA, Stellmach VM, Bouck NP, Bergh ARJ, Lee C, Abramson LP, et al. Pigment epithelium-derived factor regulates the vasculature and mass of the prostate and pancreas. *Nat Med* 2003;**9**:774-80.

15. Young RH, Srigley JR, Amin MB, Ulbright TM, Cubilla AL. *Tumors of the prostate gland, seminal vesicles, male urethra, and penis*. Washington DC: Armed Forces Institute of Pathology; 2000.

16. McNeal JE. Anatomy of the prostate. *Prostate* 1980;**1**:3-13.

17. Price D. Comparative aspects of development and structure of the prostate. *Natl Cancer Inst Monogr* 1963;**2**:1-23.

18. Jesik CJ, Holland JM, Leo C. An anatomic and histologic study of the rat prostate. *Prostate* 1982;**3**:81-97.

19. Kittel B, Ruehl-Fehlert C, Morawietz G, Klapwijk J, Elwell MR, Lenz B, et al. Revised guides for organ sampling and trimming in rats and mice-Part 2-A joint publication of the RITA and NACAD groups. *Exp Toxicol Pathol* 2004;**55**:413-31.

20. Suwa T, Nyska A, Haseman JK, Mahler JF, Maronpot RR. Spontaneous lesions in control B6C3F(1) mice and recommended sectioning of male accessory sex organs. *Toxicol Pathol* 2002;**30**:228-34.

21. Stefanov M, Martin-Alguacil N, Martin-Orti R. Distinct vascular zones in the canine prostate. *Micros Res Tech* 2000;**50**:169-75.

22. Stolzenburg JU, Schwalenberg T, Do M, Dorschner W, Salomon FV, Jurina K, et al. Is the male dog comparable to human? A histological study of the muscle systems of the lower urinary tract. *Anat Histol Embryol-J Vet Med Ser C* 2002;**31**:198-205.

23. Chapdelaine F, Dube JY, Frenette G, Tremblay RR. Identification of arginine esterase as the major androgen-dependent protein secreted by dog prostate and preliminary molecular characterization in seminal plasma. *J Androl* 1984;**5**:206-10.

24. Dorso L, Chanut F, Howroyd P, Burnett R. Variability in weight and histological appearance of the prostate of beagle dogs used in toxicology studies. *Toxicol Pathol* 2008;**36**:917-25.

25. Schulze H, Barrack ER. Immunocytochemical localization of estrogen receptors in spontaneous and experimentally induced canine benign prostatic hyperplasia. *Prostate* 1987;**11**:145-62.

26. Ganzer R, Neuhaus J, Dorschner W, Stolzenburg JU. Muscle systems of the lower urinary tract of the male rhesus monkey(*Macaca mulatta*): histomorphology and 3-dimensional reconstruction. *J Urol* 2002;**168**:1603-7.

27. Habenicht U-F, El Etreby MF. The periurethral zone of the prostate of the cynomolgus monkey is the most sensitive prostate part for an estrogenic stimulus. *Prostate* 1988;**13**:305-16.

28. Aumüller G, Vedder H, Enderle-Schmitt U, Seitz J. Cytochemistry and biochemistry of acid phosphatase. VII: Immunohistochemistry of canine prostatic acid phosphatase. *Prostate* 1987;**11**:1-15.

29. Chan FL, Ho S-M. Comparative study of glycoconjugates of the rat prostatic lobes by lectin histochemistry. *Prostate* 1999;**38**:1-16.

30. Fetissof F, Dubois MP, Arbeille-Brassart B, Lanson Y, Boivin F, Jobard P. Endocrine cells in the prostate gland, urothelium and Brenner tumors. *Virchows Arch B* 1983;**42**:53-64.

31. Angelsen A, Falkmer S, Sandvik AK, Waldum HL. Pre-and postnatal testosterone administration induces proliferative epithelial lesions with neuroendocrine differentiation in the dorsal lobe of the rat prostate. *Prostate* 1999;**40**:65-75.

32. Pelletier G, Labrie C, Labrie F. Localization of oestrogen receptor alpha, oestrogen receptor beta and androgen receptors in the rat reproductive organs. *J Endocrinol* 2000;**165**:359-70.

33. Greaves P, Faccini JM. Male genital tract. In: *A glossary for use in toxicity and carcinogenicity studies*. Amsterdam: Elsevier; 1992. p. 189-201.

34. Chamanza R, Marxfeld HA, Blanco AI, Naylor SW, Bradley AE. Incidences and range of spontaneous findings in control cynomolgus monkeys(*Macaca fascicularis*)used in toxicity studies. *Toxicol Pathol* 2010;**38**:642-57.

35. Gatenbeck L. Stress stimuli and the prostate gland — an experimental study in the rat. *Scand J Urol Nephrol* 1986;(Suppl. 99):1-39.

36. Esashi T, Suzue R, Leathem JH. Influence of dietary protein depletion and repletion on sex organ weight of male rats in relation to age. *J Nutr Sci Vitaminol* 1982;**28**:163-72.

37. Duffy PH, Seng JE, Lewis SM, Mayhugh MA, Aidoo A, Hattan DG, et al. The effects of different levels of dietary restriction on aging and survival in the Sprague-Dawley rat: implications for chronic studies. *Aging-Clin Exp Res* 2001;**13**:263-72.

38. Howland B. The influence of feed restriction and subsequent re-feeding on gonadotrophin secretion and serum testosterone levels in male rats. *J Reprod Fertil* 1975;**44**:429-36.

39. Rehm S, White TE, Zahalka EA, Stanislaus DJ, Boyce RW, Wier PJ. Effects of food restriction on testis and accessory sex glands in maturing rats. *Toxicol Pathol* 2008;**36**:687-94.

40. Kerr JFR, Searle J. Deletion of cells by apoptosis during castration-induced involution of the rat prostate. *VIrchows Arch B* 1973;**13**:87-102.

41. Kipesund KM, Halgunset J, Fjö sne HE, Sunde A. Light microscopic morphometric analysis of castration effects in the different lobes of the rat prostate. *Prostate* 1988;**13**:221-32.

42. Shabsigh A, Chang DT, Heitjan DF, Kiss A, Olsson CA, Puchner PJ, et al. Rapid reduction in blood flow to the rat ventral prostate after castration: preliminary evidence that androgens influence prostate size by regulating blood flow to the prostate gland and prostatic endothelial cell survival. *Prostate* 1998;**36**:201-6.

43. English HF, Drago JR, Santen RJ. Cellular response to androgen depletion and repletion in the rat ventral prostate: autoradiography and morphometric analysis. *Prostate* 1985;**7**:41-51.

44. Labrie F, Auclair C, Cusan L, Kelly PA, Pelletier G, Ferland L. Inhibitory effect of LHRH and its agonists on testicular gonadotrophin receptors and spermatogenesis in the rat. *Int J Androl* 1978;(Suppl. 2):303-18.

45. Cukierski MJ, Johnson PA, Beck JC. Chronic (60-week) toxicity study of DUROS leuprolide implants in dogs. *Int J Toxicol* 2001;**20**:369-81.

46. Frank D, Sharpe N, Scott MC, Mirro E, Hartman B, Halliwell WH. Chronic effects of flutamide in male beagle dogs. *Toxicol Pathol* 2004;**32**:24-39.

47. Murakoshi M, Ikeda R, Tagawa M. Immunohistochemistry of the canine prostate. *Acta Histochem Cytochemica* 2001;**34**:147-50.

48. Iswaran TJ, Imai M, Betton GR, Siddall RA. An overview of animal toxicology studies with bicalutamide (ICI 176,334). *J Toxicol Sci* 1998;**22**:75-88.

49. Furr BJA. The development of Casodex™ (bicalutamide): preclinical studies. *Eur Urol* 1996;**29**:83-95.

50. Tucker MJ, Jones DV. Effects of cyproterone acetate in C57Bl/10J mice. *Hum Exp Toxicol* 1996;**15**:64-6.

51. McLeod, L. *AVODART® (dutasteride). Pharmacology review.* NDA 21-319. Rockville MD: Food and Drug Administration Center for Drug Evaluation and Review; 2001.

52. Anon. *PROPECIA® (finasteride). Pharmacology review.* NDA 20-788. Rockville MD: Food and Drug Administration Center for Drug Evaluation and Review; 1997.

53. Brimblecombe RW, Leslie GB, Walker TF. Toxicology of cimetidine. *Hum Toxicol* 1985;**4**:13-25.

54. Walker TF, Whitehead SM, Leslie GB, Crean GP, Roe FJC. Safety evaluation of cimetidine: report at the termination of a seven-year study in dogs. *Hum Toxicol* 1987;**6**:159-64.

55. Sivelle PC, Underwood AH, Jelly JA. The effects of histamine H2-receptor antagonists on androgen actions *in vivo* and dihydrotestosterone binding to the rat prostate androgen receptor *in vitro*. *Biochem Pharmacol* 1982;**31**:677-84.

56. Black HE, Szot RJ, Arthaud LE, Massa T, Mylecraine L, Klein M, et al. Preclinical safety evaluation of the benzodiazepine quazepam. *Arzneimittelforschung* 1987;**37**:906-13.

57. Meistrich ML, Hughes TJ, Ambus T, Bruce WR. Spermatogenesis in hybrid mice treated with oestrogen and testosterone. *J Reprod Fertil* 1977;**50**:75-81.

58. Schardein JL. Studies of the components of an oral contraceptive agent in albino rats. I. Estrogenic component. *J Toxicol Environ Health* 1980;**6**:885-94.

59. Tucker MJ, Adam HK, Patterson JS. Tamoxifen. In: Laurence DR, McLean AEM, Weatherall M, editors. *Safety testing of new drugs. Laboratory predications and clinical performance.* London: Academic Press; 1984. p. 125-61.

60. Greaves P, Goonetilleke R, Nunn G, Topham J, Orton T.

2-Year carcinogenicity study of tamoxifen in Alderley-Park Wistar-derived rats. *Cancer Res* 1993;**53**:3919-24.

61. Funk J, Landes C. Histopathologic findings after treatment with different oxidosqualene cyclase (OSC) inhibitors in hamsters and dogs. *Exp Toxicol Pathol* 2005;**57**:29-38.

62. Bostwick DC, Dundore PA. Non-neoplastic metaplasia. In: *Biopsy pathology of the prostate*. London: Chapman and Hall Medical; 1997. p. 43-8.

63. Dore M, Chevalier S, Sirois J. Estrogen-dependent induction of cyclooxygenase-2 in the canine prostate in vivo. *Vet Pathol* 2005;**42**:100-3.

64. Schaefer FV, Custer RP, Sorof S. General process of induction of squamous metaplasia by cyclic adenine nucleotide and prostaglandin in mouse prostate glands. *Cancer Res* 1982;**42**:3682-7.

65. Jin B, Turner L, Walters WA, Handelsman DJ. The effects of chronic high dose androgen to estrogen treatment on the human prostate. *J Clin Endocrinol Metab* 1996;**81**:4290-5.

66. Rolf C, Nieschlag E. Potential adverse effects of long-term testosterone therapy. *Ballieres Clin Endocrinol Metab* 1998;**12**:521-34.

67. Briganti A, Capitanio U, Suardi N, Gallina A, Salonia A, Bianchi M, et al. Benign prostatic hyperplasia and its aetiologies. *Eur Urol Suppl* 2009;**8**:865-71.

68. Donnell RF. Benign prostate hyperplasia: a review of the year's progress from bench to clinic. *Curr Opin Urol* 2011;**21**:22-6.

69. McEntee MF, Epstein JI, Syring R, Tierney LA, Strandberg JD. Characterization of prostatic basal cell hyperplasia and neoplasia in aged macaques: comparative pathology in human and nonhuman primates. *Prostate* 1996;**29**:51-9.

70. Jeyaraj DA, Udayakumar TS, Rajalakshmi M, Pal PC, Sharma RS. Effects of long-term administration of androgens and estrogen on rhesus monkey prostate: possible induction of benign prostatic hyperplasia. *J Androl* 2000;**21**:833-41.

71. Maini A, Archer C, Wang CY, Haas GP. Comparative pathology of benign prostatic hyperplasia and prostate cancer. *In vivo* 1997;**11**:293-9.

72. Goericke-Pesch S, Hoffmann B. Benign prostatic hyperplasia-etiology, clinic, diagnostics and therapy in the dog; a review. *Kleintierpraxis* 2008;**53** 178-88.

73. Bauzaite N, Aniuliene A. Enlarged prostate lesions of pure-bred and mongrel dogs. *Med Weter* 2003;**59**:686-90.

74. Berry SJ, Strandberg JD, Saunders WJ, Coffey DS. Development of canine benign prostatic hyperplasia with age. *Prostate* 1986;**9**:363-73.

75. Wilson JD. The pathogenesis of benign prostatic hyperplasia. *Am J Med* 1980;**68**:745-56.

76. Wilson JD. The testis and the prostate. A continuing relationship. *N Engl J Med* 1987;**317**:628-9.

77. Pollard M. Spontaneous prostate adenocarcinomas in aged germfree Wistar rats. *J Natl Canc Inst* 1973;**51**:1235-41.

78. Pollard M. Lobund-Wistar rat model of prostate cancer in man. *Prostate* 1998;**37**:1-4.

79. Ward JM, Reznik G, Stinson SF, Lattuada CP, Longfellow DG, Cameron TP. Histogenesis and morphology of naturally-occurring prostatic-carcinoma in the ACI-SegHapbr rat. *Lab Invest* 1980;**43**:517-22.

80. Reznik G, Hamlin MH, Ward JM, Stinson SF. Prostatic hyperplasia and neoplasia in aging F344 rats. *Prostate* 1981;**2**:261-8.

81. Suwa T, Nyska A, Peckham JC, Hailey JR, Mahler JF, Haseman JK, Maronpot RR . A retrospective analysis of background lesions and tissue accountability for male accessory sex organs in Fischer-344 rats. *Toxicol Pathol* 2001;**29**:467-78.

82. Mohr U. Male genital system. In: Mohr U, editor. *International classification of rodent tumours. Part 1: The rat.* Lyon: International Agency for Research on Cancer; 1997.

83. Rehm S, Harleman JH, Cary M, Creasy D, Ettlin RA, Eustis SL, et al. Male genital system. In: Mohr U, editor. *International classification of rodent tumors. The mouse.* Berlin: Springer; 2001. p. 59-86.

84. Gronberg H. Prostate cancer epidemiology. *Lancet* 2003;**361**:859-64.

85. Crawford ED. Epidemiology of prostate cancer. *Urology* 2003;**62**:3-12.

86. Fournier G, Valeri A, Mangin P, Cussenot O. Prostate cancer. Epidemiology. Risk factors. Pathology. *Ann Urol* 2004;**38**:187-206.

87. Sakr WA, Haas GP, Cassin BF, Pontes JE, Crissman JD . The frequency of carcinoma and intraepithelial neoplasia of the prostate in young male-patients. *J Urol* 1993;**150**:379-85.

88. Gleason DF. Classification of prostatic carcinomas. *Cancer Chemother Rep* 1966;**50**:125-8.

89. Montironi R, Mazzuccheli R, Scarpelli M, Lopez-Beltran A, Fellegara G, Algaba F. Gleason grading of prostate cancer in needle biopsies or radical prostatectomy specimens: contemporary approach, current clinical signifi-

cance and sources of pathology discrepancies. *BJU Int* 2005;**95**:1146-52.

90. Henry PC, Evans AJ. Intraductal carcinoma of the prostate: a distinct histopathological entity with important prognostic implications. *J Clin Pathol* 2009;**62**:579-83.

91. Reznik G, Ward JM, Lattuada CP. A new model to study cancer of the prostate-the aging AXC rat. *Proc Am Assoc Cancer Res* 1980;**21**: 79-79.

92. Gingrich JR, Barrios RJ, Morton RA, Boyce BF, DeMayo FJ, Finegold MJ, et al. Metastatic prostate cancer in a transgenic mouse. *Cancer Res* 1996;**56**:4096-102.

93. Gingrich JR, Barrios RJ, Foster BA, Greenberg NM. Pathologic progression of autochthonous prostate cancer in the TRAMP model. *Prostate Cancer Prostatic Dis* 1999;**2**:70-5.

94. Gingrich JR, Greenberg NM. A transgenic mouse prostate cancer model. *Toxicol Pathol* 1996;**24**:502-4.

95. Suttie A, Nyska A, Haseman JK, Moser GJ, Hackett TR, Goldsworthy TL. A grading scheme for the assessment of proliferative lesions of the mouse prostate in the TRAMP model. *Toxicol Pathol* 2003;**31**:31-8.

96. Suttie AW, Dinse GE, Nyska A, Moser GJ, Goldsworthy TL, Maronpot RR. An investigation of the effects of late-onset dietary restriction on prostate cancer development in the TRAMP mouse. *Toxicol Pathol* 2005;**33**:386-97.

97. Tani Y, Foster PN, Sills RC, Chan PC, Peddada SD, Nyska A. Epididymal sperm granuloma induced by chronic administration of 2-methylimidazole in B6C3F(1) mice. *Toxicol Pathol* 2005;**33**:313-9.

98. Pour PM. A new prostatic-cancer model-systemic induction of prostatic-cancer in rats by a nitrosamine. *Cancer Lett* 1981;**13**:303-8.

99. Mitsumori K, Elwell M. Tumours of the male accessory sex glands. In: Turusov VS, Mohr U, editors. *Pathology of tumours in laboratory animals. Tumours of the mouse*, Vol. 2. Lyon: International Agency for Research on Cancer; 1994. p. 431-49.

100. Anon. *VIROPTIC® (trifluridine ophthamic solution) prescribing information*. Bristol, TN: Monarch Pharmaceuticals; 2007.

101. Aquilina JW, McKinney L, Pacelli A, Richman LK, Waters DJ, Thompson I, et al. High grade prostatic intraepithelial neoplasia in military working dogs with and without prostate cancer. *Prostate* 1998;**36**:189-93.

102. Donohoe SM, Thody AJ, Shuster S. Effect of α-melanocyte-stimulating hormone and ovarian-steroids on preputial gland-function in the female rat. *J Endocrinol* 1981;**90**:53-8.

103. Reznik G, Ward JM. Morphology of neoplastic lesions in the clitoral and prepucial gland of the F-334 rat. *J Cancer Res Clin Oncol* 1981;**101**:249-63.

104. Chen, CC. *Zirgan (ganciclovir ophthalmic gel). Pharmacology review*. NDA 22-221. Rockville MD: Food and Drug Administration Center for Drug Evaluation and Review; 2009.

105. Farrelly, J.G. *Valcyte (valganciclovir HCI) tablets. Pharmacology review*. NDA 21-304. Rockville MD: Food and Drug Administration Center for Drug Evaluation and Review; 2001.

106. Morrissey, R.E. *Studies of nalidixic acid in F344/N rats and B6C3F1 mice* (CAS No. 389-08-2). NIH Publication No. 90-2823. Research Triangle Park: National Toxicolgy Program; 1989.

107. Foley GL. Overview of male reproductive pathology. *Toxicol Pathol* 2001;**29**:49-63.

108. Reid BL, Cleland KW. The structure and function of the epididymis. *Australas J Zool* 1957;**5**:223-54.

109. Miller RJ, Killian GJ. Morphometric analyses of the epididymis from normal and vasectomized rats. *J Androl* 1987;**8**:279-91.

110. Schoysman R, Segalbertin G. Physiology of epididymis and its problems. *Contracept Fertil Sex* 1995;**23**:177-87.

111. Orsi AM. Regional histology of the epididymis of the dog. A light microscopic study. *Ann Anat* 1983;**153**:441-5.

112. Chandler JA, Sinowatz F, Pierrepoint CG. The ultrastructure of dog epididymis. *Urol Res* 1981;**9**:33-44.

113. Martan J. Epididymal histochemistry and physiology. *Biol Reprod* 1969;(Suppl. 1):134-54.

114. Hess RA, Bunick D, Bahr J. Oestrogen, its receptors and function in the male reproductive tract-a review. *Mol Cell Endocrinol* 2001;**178**:29-38.

115. Hess RA, Zhou Q, Nie R, Oliveira C, Cho H, Nakai M, et al. Estrogens and epididymal function. *Reprod Fertil Develop* 2001;**13**:273-83.

116. Hess, R.A. Effects of environmental toxicants on the efferent ducts, epididymis and fertility. *J Reprod Fertil* 1998; **53**:247-59.

117. McDonald SW, Scothorne RJ. On the mode of sperm autoantigen presentation to the regional lymph node of the testis after vasectomy in rats. *J Anat* 1987;**153**:217-21.

118. Tait CM, McGinn JS, Milne EW, Bennett NK, McDonald SW. Macrophages of the sperm granuloma 3 months after vasectomy in the Albino Swiss rat. *Clin Anat*

2000;**13**:267-76.

119. McGinn JS, Sim I, Bennett NK, McDonald SW. Observations on multiple sperm granulomas in the rat epididymis following vasectomy. *Clin Anat* 2000;**13**:185-94.

120. Foley GL, Bassily N, Hess RA. Intratubular spermatic granulomas of the canine efferent ductules. *Toxicol Pathol* 1995;**23**:731-4.

121. Sawamoto O, Yamate J, Kuwamura M, Kotani T, Kurisu K. Development of sperm granulomas in the epididymides of L-cysteine-treated rats. *Toxicol Pathol* 2003;**31**:281-9.

122. Sawamoto O, Kurisu K, Kuwamura M, Kotani T, Yamate J. Relationship of interstitial edema with L-cysteine-induced sperm granulomas in the pubertal rat epididymis. *Exp Toxicol Pathol* 2003;**55**:121-7.

123. Bhathal PS, Gerkens JK, Mashford ML. Spermatic granuloma of the epididymis in rats treated with guanethidine. *J Pathol* 1974;**112**:19-26.

124. Heywood R, James RW. Assessment of testicular toxicity in laboratory animals. *Environ Health Perspect* 1978;**24**:73-80.

125. Itoh M, Miyamoto K, Satriotomo I, Takeuchi Y. Spermatic granulomata are experimentally induced in epididymides of mice receiving high-dose testosterone implants. I. A light-microscopical study. *J Androl* 1999;**20**:551-8.

126. Van Cauteren H, Vandenberghe J, Herin V, Vanparys P, Marsboom R. Toxicologial properties of closantel. *Drug Chem Toxicol* 1985;**8**:101-23.

127. Pyrah IT, Kalinowski A, Jackson D, Davies W, Davis S, Aldridge A, et al. Toxicologic lesions associated with two related inhibitors of oxidosqualene cyclase in the dog and mouse. *Toxicol Pathol* 2001;**29**:174-9.

128. Cardy RH. Segmental degeneration of the epididymis in aged F344 rats. *Vet Pathol* 1987;**24**:361-3.

129. Rudmann DG, McNerney ME, VanderEide SL, Schemmer JK, Eversole RR, Vonderfecht SL. Epididymal and systemic phospholipidosis in rats and dogs treated with the dopamine D3 selective antagonist PNU-177864. *Toxicol Pathol* 2004;**32**:326-32.

130. Reindel JF, Gough AW, Pilcher GD, Bobrowski WF, Sobocinski GP, de la Iglesia FA. Systemic proliferative changes and clinical signs in cynomolgus monkeys administered a recombinant derivative of human epidermal growth factor. *Toxicol Pathol* 2001;**29**:159-73.

131. Clermont Y. The cycle of the seminiferous epithelium in man. *Am J Anat* 1963;**112**:35-45.

132. Clermont Y. Kinetics of spermatogenesis in mammals: seminiferous epithelium cycle and spermatogonial renewal. *Physiol Rev* 1972;**52**:198-236.

133. Arya M, Vanha-Perttula T. Distribution of lectin binding in rat testis and epididymis. *Andrologia* 1984;**16**:495-508.

134. Arenas MI, Madrid JF, Bethencourt FR, Fraile B, Paniagua R. Lectin histochemistry of the human testis. *Int J Androl* 1998;**21**:332-42.

135. Schroter S, Osterhoff C, McArdle W, Ivell R. The glycocalyx of the sperm surface. *Hum Reprod Update* 1999;**5**:302-13.

136. Russell L, Frank B. Characterization of rat spermiogenesis after plastic embedding. *Arch Androl* 1978;**1**:5-18.

137. Ulvik NM, Dahl E, Hars R. Classification of plastic-embedded rat seminiferous epithelium prior to electron microscopy. *Int J Androl* 1982;**5**:27-36.

138. Leblond CP, Clermont CP. Definition of the stages of the cycle of the seminiferous epithelium in the rat. *Ann N Y Acad Sci* 1952;**55**:548-72.

139. Oakberg EF. A description of spermiogenesis in the mouse and its use in analysis of the cycle of the seminiferous epithelium and germ cell renewal. *Am J Anat* 1956;**99**:391-413.

140. Creasy DM. Evaluation of testicular toxicity in safety evaluation studies: the appropriate use of spermatogenic staging. *Toxicol Pathol* 1997;**25**:119-31.

141. Foot RH, Swierstra EE, Hunt WL. Spermatogenesis in the dog. *Anat Rec* 1972;**173**:341-50.

142. Russell LD, Ettlin RA, Sinha Hikin AP, Clegg ED. *Histological and histopathological evaluation of the testis*. Clearwater Florida: Cache River Press; 1990.

143. Dreef HC, Van Esch E, de Rijk E. Spermatogenesis in the cynomolgus monkey (Macaca fascicularis): a practical guide for routine morphological staging. *Toxicol Pathol* 2007;**35**:395-404.

144. Bode G, Clausing P, Gervais F, Loegsted J, Luft J, Nogues V, et al. The utility of the minipig as an animal model in regulatory toxicology. *J Pharmacol Toxicol Methods* 2010;**62**:196-220.

145. Bremner WJ, Millar MR, Sharpe RM, Saunders PT. Immunohistochemical localization of androgen receptors in the rat testis: evidence for stage-dependent expression and regulation by androgens. *Endocrinol* 1994;**135**:1227-34.

146. Richburg JH, Johnson KJ, Schoenfeld HA, Meistrich ML, Dix DJ. Defining the cellular and molecular mechanisms of toxicant action in the testis. *Toxicol Lett* 2002;**135**:167-83.

147. Wahlström T, Huhtaniemi I, Hovatta O, Seppälä M. Localization of luteinizing hormone, follicle-stimulating hormone, prolactin, and their receptors in human and rat testis using immunohistochemistry and radioreceptor assay. *J Clin Endocrinol Metab* 1983;**57**:825-30.

148. Santiemma V, Salfi V, Casasanta N, Fabbrini A. Lactate dehydrogenase and malate dehydrogenase of Sertoli cells in rats. *Arch Androl* 1987;**19**:59-64.

149. Mita M, Hall PF. Metabolism of round spermatids from rats: lactate as the preferred substrate. *Biol Reprod* 1982;**26**:445-55.

150. Dym M, Fawcett DW. The blood-testis barrier in the rat and the physiological compartmentation of the seminiferous epithelium. *Biol Reprod* 1970;**3**:308-26.

151. Trainer TD. Histology of the normal testis. *Am J Surg Pathol* 1987;**11**:797-809.

152. Dixon RL, Lee IP. Pharmacokinetic and adaptation factors involved in testicular toxicity. *Fed Proc* 1980;**39**:66-72.

153. Parvinen M. Regulation of the seminiferous epithelium. *Endocr Rev* 1982;**3**:404-17.

154. Qureshi SR, Perentes E, Ettlin RA, Kolopp M, Prentice DE, Frankfurter A. Morphologic and immunohistochemical characterization of Leydig cell tumor variants in Wistar rats. *Toxicol Pathol* 1991;**19**:280-6.

155. Frankfurter A, Binden LI, Rebhun LI. Limited tissue distribution of a novel β-tubulin isoform. *J Cell Biol* 1986;**103**: A273-A273.

156. Fawcett DW, Neaves WB, Flores MN. Comparative observations on intertubular lymphatics and the organization of the interstitial tissue of the mammalian testis. *Biol Reprpd* 1973;**9**:500-32.

157. Ivell, R, Hartung, S, Anand-Ivell R. Insulin-like factor 3: where are we now? In: *Relaxin and related peptides: Fourth international conference*, vol. 1041. 2005. p. 486-96.

158. Takayama H, Tomoyoshi T. Microvascular architecture of rat and mouse testes. *Invest Urol* 1981;**18**:341-4.

159. Miller SC, Bowman BM, Rowland HG. Structure, cyto-chemistry, endocytic activity, and immunoglobulin (Fc) receptors of rat testicular interstitial tissue macrophages. *Am J Anat* 1983;**168**:1-13.

160. Hutson JC. Physiologic interactions between macrophages and Leydig cells. *Exp Biol and Med* 2006;**231**:1-7.

161. Scipioni A, Stefanini S, Santone R, Giorgi M. Immunohistochemical localisation of PDE5 in Leydig and myoid cells of prepuberal and adult rat testis. *Histochem Cell Biol* 2005;**124**:401-7.

162. Weinbauer GF, Niesclag E. Endocrine control of germ cell proliferation in the primate testis. *Adv Exp Med Biol* 1997;**424**:51-8.

163. Simoni M, Weinbauer GF, Gromoll J, Nieschlag E. Role of FSH in male gonadal function. *Ann Endocrinol* 1999;**60**:102-6.

164. Steinberger A, Steinberger E. Secretion of an FSH inhibiting factor by cultured Sertoli cells. *Endocrinol* 1976;**99**:918-21.

165. Ying S-Y. Inhibins and activins: chemical properties and biological activity. *Proc Soc Exp Biol Med* 1987;**186**:253-64.

166. Meachem SJ, Nieschlag E, Simoni M. Inhibin B in male reproduction: pathophysiology and clinical relevance. *Eur J Endocrinol* 2001;**145**:561-71.

167. Zirkin BR, Ewing LL. Leydig cell differentiation during maturation of the rat testis: a sterological study of cell number and ultrastructure. *Anat Rec* 1987;**219**:157-63.

168. Wang GM, O'Shaughnessy PJ, Chubb C, Robaire B, Hardy MP. Effects of insulin-like growth factor I on steroidogenic enzyme expression levels in mouse Leydig cells. *Endocrinology* 2003;**144**:5058-64.

169. Abney TO. The potential roles of estrogens in regulating Leydig cell development and function: a review. *Steroids* 1999;**64**:610-7.

170. Carreau S, Genissel C, Bilinska B, Levallet J. Sources of oestrogen in the testis and reproductive tract in the male. *Int J Androl* 1999;**22**:211-23.

171. Hess RA. Quantitative and qualitative characteristics of the stages and transitions in the cycle of the rat seminiferous epithelium. Light microscopic observation of perfusion-fixed and plastic embedded testes. *Biol Reprod* 1990;**43**:525-42.

172. Chapin RE, Ross MD, Lamb JC. Immersion fixation methods for glycol methacrylate-embedded testes. *Toxicol Pathol* 1984;**12**:221-7.

173. Bryant BH, Boekelheide K. Time-dependent changes in post-mortem testis histopathology in the rat. *Toxicol Pathol* 2007;**35**:665-71.

174. Szczech GM, Russell LD. Commentary on application of refined morphologic evaluation of the testis to the practice of toxicologic pathology. *Toxicol Pathol* 1997;**25**:230-7.

175. Creasy DM. Evaluation of testicular toxicology: a synopsis and discussion of the recommendations proposed by the society of toxicologic pathology. *Birth Defects Res B Dev Reprod Toxicol* 2003;**68**:408-15.

176. Goedken MJ, Kerlin RL, Morton D. Spontaneous and age-

related testicular findings in beagle dogs. *Toxicol Pathol* 2008;**36**:465-71.

177. Maranghi F, Mantovani A, Macri C, Romeo A, Eleuteri P, Leter G, et al. Long-term effects of lonidamine on mouse testes. *Contraception* 2005;**72**:268-72.

178. Skakkebaek NE, Heller CG. Quantification of human seminiferous epithelium. *J Reprod Fertil* 1973;**32**:379-89.

179. Rowley MJ, Heller CG. Quantitation of the cells of the seminiferous epithelium of the human testis employing the Sertoli cell as a constant. *Z Zellforsch Mikrosk Anat* 1971;**115**:461-72.

180. Sibler SJ, Rodriquez-Rigau LJ. Quantitative analysis of testicular biopsy: determination of partial obstruction and prediction of sperm count after surgery for obstruction. *Fertil Steril* 1981;**36**:480-5.

181. Johnsen SG. Testicular biopsy score count — a method for registration of spermatogenesis in human testes: normal values and results in 335 hypogonadal males. *Hormones* 1970;**1**:2-25.

182. Hess RA, Schaeffer DJ, Eroschenko VP, Keen JE. Frequency of the stages in the cycle of the seminiferous epithelium in the rat. *Biol Reprod* 1990;**43**:517-24.

183. Drife JO. The effects of drugs on sperm. *Drugs* 1987;**33**:610-22.

184. Wyker A, Howard SS. Micropuncture studies of the motility of rat testis and epididymis spermatozoa. *Fertil Steril* 1977;**28**:108-12.

185. Wyrobek AJ, Bruce WR. Chemical induction of sperm abnormalities in mice. *Proc Natl Acad Sci U S A* 1975;**72**:4425-9.

186. Taradach C. Evaluation of drug effects on rat and rabbit sperm motility using a modification of Hong's method. *Food Chem Toxicol* 1986;**24**:633.

187. Mangelsdorf I, Buschmann J, Orthen B. Some aspects relating to the evaluation of the effects of chemicals on male fertility. *Regul Toxicol Pharmacol* 2003;**37**:356-69.

188. Suter L, Clemann N, Koch E, Bobadilla M, Bechter R. New and traditional approaches for the assessment of testicular toxicity. *Reprod Toxicol* 1998;**12**:39-47.

189. Pickering RG, Pickering CE. The effects of reduced dietary intake upon the body and organ weights, and some clinical chemistry and haematological variates of the young Wistar rat. *Toxicol Lett* 1984;**21**:271-7.

190. Yu BP, Masoro EJ, McMahan CA. Nutritional influences on aging of Fischer 344 rats: I. Physical, metabolic, and longevity characteristics. *J Gerontol* 1985;**40**:657-70.

191. Levin S, Semler D, Rubin Z. Effects of two weeks of feed restriction on some common toxicological parameters in Sprague-Dawley rats. *Toxicol Pathol* 1993;**21**:1-14.

192. James RW, Crook D, Heywood R. Canine pituitary-testicular function in relation to toxicity testing. *Toxicol* 1979;**13**:237-47.

193. Takano H, Abe K. Age-related histologic changes in the adult mouse testis. *Arch Histol Jpn. Nippon Soshikigaku Kiroku* 1987;**50**:533-44.

194. Chvédoff M, Clarke MR, Irisarri E, Faccini JM, Monro AM. Effects of housing conditions on food intakes, body weight and spontaneous lesions in mice. A review of the literature and results of an 18-month study. *Food Chem Toxicol* 1980;**18**:517-22.

195. Parizek J. The destructive effect of cadmium ion on testicular tissue and its prevention by zinc. *J Endocrinol* 1957;**15**:56-63.

196. Gunn SA, Gould TC, Anderson WAD. The selective injurious response of testicular and epididymal blood vessels to cadmium and its prevention by zinc. *Am J Pathol* 1963;**42**:685-702.

197. King LM, Banks WA, George WJ. Differences in cadmium transport to the testis, epididymis, and brain in cadmium-sensitive and -resistant murine strains 129/J and A/J. *J Pharmacol Exp Ther* 1999;**289**:825-30.

198. Tung, K. Immunologic basis of male infertility. *Lab Invest* **57**:1-4.

199. Nykänen M. Morphology of the rat rete testis in experimental auto-immune orchitis. *VIrchows Arch B* 1980;**33**:293-301.

200. Fritz TE, Lombard LS, Tyler SA, Norris WP. Pathology and familial incidence of orchitis and its relationship to thyroiditis in a closed beagle colony. *Exp Mol Pathol* 1976;**24**:142-58.

201. Harrison RG, Lewis-Jones DI, Moreno De Marval MJ, Connolly RC. Mechanism of damage to the contralateral testes in rats with an ischaemic testis. *Lancet* 1981;**2**:723-5.

202. Flickinger CJ. The effects of vasectomy on the testis. *N Engl J Med* 1985;**313**:1283-5.

203. Herr JC, Flickinger CJ, Howards SS, Yarbro S, Spell DR, Caloras D, et al. The relation between antisperm antibodies and testicular alterations after vasectomy and vasovasotomy in Lewis rats. *Biol Reprod* 1987;**37**:1297-305.

204. Verajankorva E, Martikainen M, Saraste A, Sundstrom

J, Pollanen P. Sperm antibodies in rat models of male hormonal contraception and vasectomy. *Reprod Fertil Dev* 1999;**11**:49-57.

205. Jarow JP, Goluboff ET, Chang TSK, Marshall FF. Relationship between antisperm antibodies and testicular histologic-changes in humans after vasectomy. *Urology* 1994;**43**:521-4.

206. Adams CE, Wald M. Risks and complications of vasectomy. *Urol Clin North Am* 2009;**36** 331-36.

207. Lee K-P, Frame SR, Sykes GP, Valentine R. Testicular degeneration and spermatid retention in young male rats. *Toxicol Pathol* 1993;**21**:292-302.

208. Rothenberg SJ, Parker RM, York RG, Dearlove GE, Martin MM, Denny KH, et al. Lack of effects of nose-only inhalation exposure on testicular toxicity in male rats. *Toxicol Sci* 2000;**53**:127-34.

209. Rehm S. Spontaneous testicular lesions in purpose-bred beagle dogs. *Toxicol Pathol* 2000;**28**:782-7.

210. Kidd SA, Eskenazi B, Wyrobek AJ. Effects of male age on semen quality and fertility: a review of the literature. *Fertil Steril* 2001;**75**:237-48.

211. Reuhl J, Bachl M, Schneider M, Lutz FU, Bratzke H. Morphometric assessment of testicular changes in drug-related fatalities. *Forensic Sci Int* 2001;**115**:171-81.

212. Nudell DM, Monoski MM, Lipshultz LI. Common medications and drugs: how they affect male fertility. *Urol Clin North Am* 2002;**29**:965-73.

213. Neumann F. Effects of drugs and chemicals on spermatogenesis. *Arch Toxicol* 1984;(Suppl. 7):109-17.

214. Maravelias C, Dona A, Stefanidou M, Spiliopoulou C. Adverse effects of anabolic steroids in athletes — a constant threat. *Toxicol Lett* 2005;**158**:167-75.

215. Hickson RC, Ball KL, Falduto MT. Adverse effects of anabolic steroids. *Adverse Drug Exp Rev* 1989;**4**:254-71.

216. Isojarvi JIT, Lofgren E, Juntunen KST, Pakarinen AJ, Paivansalo M, Rautakorpi I, et al. Effect of epilepsy and antiepileptic drugs on male reproductive health. *Neurology* 2004;**62**:247-53.

217. Isojarvi JIT, Tauboll E, Herzog AG. Effect of antiepileptic drugs on reproductive endocrine function in individuals with epilepsy. *CNS Drugs* 2005;**19**:207-23.

218. Lu CC, Steinberger A. Effects of estrogen on human seminiferous tubules: light and electron microscopic study. *Am J Anat* 1978;**153**:11-4.

219. Higuchi H, Nakaoka M, Katsuda Y, Kawamura S, Kato T, Matsuo M. Collaborative work to determine the optimum administration period and parameters to detect effects on male fertility of the rat: effects of cyclophosphamide on the male reproductive system. *J Toxicol Sci* 1995;**20**:239-49.

220. Imahie H, Adachi T, Nakagawa Y, Nagasaki T, Yamamura T, Hori M. Effects of adriamycim, an anticancer drug showing testicular toxicity, on fertility in male rats. *J Toxicol Sci* 1995;**20**:183-93.

221. Mizoguchi K, Tsuno T, Hara H, Tanaka N, Igarashi S. Effects of a new platinum complex on male fertility in rats. *J Toxicol Sci* 1995;**20**:207-16.

222. Okada F, Niwa N, Hosokawa S, Kawaguchi T, Okuda Y, Matsubara Y, et al. Effects of repeated doses of compound E for 4 and 9 weeks on the male reproductive organs. *J Toxicol Sci* 1995;**20**:217-27.

223. Ikegawa S, Hata J, Nakatomi K, Asaga H, Kaji M, Sugawara S, et al. Collaborative work to determine the optimal administration period and parameters to detect drug effects on male rat fertility. Study of estradiol benzoate effects. *J Toxicol Sci* 1995;**20**:251-63.

224. Iwase T, Sano F, Murakami T, Inazawa K. Male reproductive toxicity of ethinylestradiol associated with 4 weeks daily dosing prior to mating in rats. *J Toxicol Sci* 1995;**20**:265-79.

225. Imanishi M, Yoneyama M, Takagi S, Takeuchi M. Collaborative work to determine an optimal administration period and optimal parameters for detection of effects on male fertility in rats. Male reproductive toxicity study of haloperidol. *J Toxicol Sci* 1995;**20**:297-307.

226. Sanbuissho A, Terada S, Suzuki K, Masuda N, Teranishi M, Masuda H. Male reproductive toxicity study of nitrazepam in rats. *J Toxicol Sci* 1995;**20**:319-28.

227. Kishimoto K, Fukuyado T, Sawamoto O, Kurisu K. Influence of daily subcutaneous administration of reserpine for 4 weeks or 9 weeks before mating on testis, sperm and make fertility in rats. *J Toxicol Sci* 1995;**20**:367-74.

228. Hayashi M, Takizwa S, Fukatsu N, Imamura I, Shimura K, Horii I. Male fertility in rats treated with etretinate for 4 weeks. *J Toxicol Sci* 1995;**20**:281-96.

229. Tsutsumi S, Tanaka T, Gotoh K, Akaike M. Effect of pyridoxine on male fertility. *J Toxicol Sci* 1995;**20**:351-65.

230. Boekelheide K. Mechanisms of toxic damage to spermatogenesis. *J Natl Cancer Inst Monog* 2005;6-8.

231. Lu CC, Meistrich ML. Cytotoxic effects of chemotherapeutic drugs on mouse testis cells. *Cancer Res* 1979;**39**:3575-82.

232. Meistrich ML, Finch M, Dacunha MF, Hacker U, Au WW.

Damaging effects of 14 chemotherapeutic drugs on mouse testis cells. *Cancer Res* 1982;**42**:122-31.

233. Haubitz M, Ehlerding C, Kamino K, Koch KM, Brunkhorst R. Reduced gonadal toxicity after iv cyclophosphamide administration in patients with nonmalignant diseases. *Clin Nephrol* 1998;**49**:19-23.

234. Fairly KF, Barrie JU, Johnson W. Sterility and testicular atrophy related to cyclophosphamide therapy. *Lancet* 1972;**1**:568-74.

235. Singh H, Hightower L, Jackson S. Antispermatogenic effects of cyclophosphamide in the Syrian hamster. *J Toxicol Environ Health* 1987;**22**:29-33.

236. Comereski CR, Bregman CL, Buroker RA. Testicular toxicity of N-methyltetrazolethiol cephalosporin analogs in the juvenile rat. *Fundam Appl Toxicol* 1987;**8**:280-9.

237. Tucker Jr WE, Mackin AW, Szot RJ, Johnston RE, Elion GB, De Miranda P, et al. Preclinical toxicology studies with acyclovir: acute and subchronic tests. *Fundam Appl Toxicol* 1983;**3**:573-8.

238. Dunnick JK, Harris MW, Chapin RE, Hall LB, Lamb IVJC. Reproductive toxicology of methyldopa in male F344/N rats. *Toxicol* 1986;**41**:305-18.

239. Chapin RE, Williams J. Mechanistic approaches in the study of testicular toxicity: toxicants that affect the endocrine regulation of the testis. *Toxicol Pathol* 1989;**17**:446-51.

240. Losco PE, Leach MW, Sinha D, Davis P, Schmahai TJ, Nomier A, et al. Administration of an antagonist of neurokinin receptors 1, 2, and 3 results in reproductive tract changes in beagle dogs, but not rats. *Toxicol Pathol* 2007;**35**:310-22.

241. Enright BP, Leach MW, Pelletier G, LaBrie F, McIntyre BS, Losco PE. Effects of an antagonist of neurokinin receptors 1, 2 and 3 on reproductive hormones in male beagle dogs. *Birth Defects Res B Dev Reprod Toxicol* 2010;**89**:517-25.

242. Russell LD, Malone JP, Karpas SL. Morphological pattern elicited by agents affecting spermatogenesis by disruption of its hormonal stimulation. *Tissue Cell* 1981;**13**:369-80.

243. Turner KJ, Morley M, Sharpe RM. Effect of an aromatase inhibitor on circulating hormones and spermatogenesis in the adult rat. *J Endocrinol* 1998;**156**:P259.

244. Takahashi M, Tatsugi Y, Kohno T. Endocrinological and pathological effects of anabolic-androgenic steroid in male rats. *Endocr J* 2004;**51**:425-34.

245. Viguier-Martnez MC, Hochereau de Reviers MT, Barenton B, Perreau C. Effect of a non-steroidal antiandrogen, flutamide, on the hypothalamo-pituitary axis, genital tract and testis in growing male rats: endocinological and histological data. *Acta Endocrinol* 1983;**102**:299-306.

246. Schardein JL, Kamp DH, Woosley ET, Jellema MM. Long-term toxicologic and tumorigenesis studies on an oral contraceptive agent in albino rats. *Toxicol Appl Pharmacol* 1970;**16**:10-23.

247. Donaubauer HH, Kramer M, Krieg K, Meyer D, Von Rechenberg W, Sandow J, et al. Investigations of the carcinogenicity of the LH-RH analogue buserelin (HOE 766) in rats using the subcutaneous route of administration. *Fundam Appl Toxicol* 1987;**9**:738-52.

248. Thakur SC, Thakur SS, Chaube SK, Singh SP. Subchronic supplementation of lithium carbonate induces reproductive system toxicity in male rat. *Reprod Toxicol* 2003;**17**:683-90.

249. Shimkin MB, Smith SJ, Shimkin PM, Andervont HB. Some quantitative observations of testicular changes in BALB/c and C3H mice implanted with diethylstilbestrol. *J Natl Cancer Inst* 1962;**28**:1219-31.

250. Walsh KM, Albassam M, Clarke DE. Subchronic toxicity of atorvastatin, a hydroxymethylglutaryl-co-enzyme A reductase inhibitor, in beagle dogs. *Toxicol Pathol* 1996;**24**:468-76.

251. Sigler RE, Dominick MA, McGuire EJ. Subacute toxicity of a halogenated pyrrole hydroxymethylglutarylcoenzyme-A reductase inhibitor in Wistar rats. *Toxicol Pathol* 1992;**20**:595-602.

252. Okamura M, Watanabe T, Kashida Y, Machida N, Mitsumori K. Possible mechanisms underlying the testicular toxicity of oxfendazole in rats. *Toxicol Pathol* 2004;**32**:1-8.

253. De Martino C, Stefanini M, Agrestini A, Cocchia D, Morrelli M, Scorza-Barcellona P. Antispermatogenic activity of I-p.chlorobenzyl-IH indazol-3-carboxylic acid (AF1312/TS) in rats. III. A light and electron microscopic study after single oral doses. *Exp Mol Pathol* 1975;**23**:321-56.

254. Boekelheide K, Neely MD, Sioussat TM. The Sertoli cell cytoskeleton: a target for toxicant-induced germ cell lost. *Toxicol Appl Pharmacol* 1989;**101**:373-89.

255. Moffit JS, Bryant BH, Hall SJ, Boekelheide K. Dose-dependent effects of Sertoli cell toxicants 2,5-hexanedione, carbendazim, and mono-(2-ethylhexyl) phthalate in adult rat testis. *Toxicol Pathol* 2007;**35**:719-27.

256. Cheng CY, Mruk DD. New frontiers in nonhomional male contraception. *Contracept* 2010;**82**:476-82.

257. Mruk DD, Wong CH, Silvestrini B, Cheng CY. A male

contraceptive targeting germ cell adhesion. *Nat Med* 2006;**12**:1323-8.

258. Hu G-X, Hu L-F, Yang D-Z, Li J-W, Chen G-R, Chen B-B, et al. Adjudin targeting rabbit germ cell adhesion as a male contraceptive: a pharmacokinetics study. *J Androl* 2009;**30**:87-93.

259. Kakinuma C, Hamada Y, Futamura Y, Kuwayama C, Shimoi A, Shibutani Y. Human natural tumor necrosis factor α induces multiple endocrine and hematologic disorders in rats. *Toxicol Pathol* 1999;**27**:402-11.

260. Singh SK, Abe K. Light and electron microscopic observations of giant cells in the mouse testis after efferent duct ligation. *Arch Histol Jpn. Nippon Soshikigaku Kiroku* 1987;**50**:579-85.

261. Torgerson MH, Roven E, Steiner M, Frick J, Adam H. BCG-induced orchitis: structural changes during the degeneration of seminiferous tubules of rats and rabbits. *Urol Res* 1982;**10**:97-104.

262. Russell LD, Clermont Y. Degeneration of germ-cells in normal, hypophysectomized and hormone treated hypophysectomized rats. *Anat Rec* 1977;**187**:347-65.

263. Bryant BH, Yamasaki H, Sandrof MA, Boekelheide K. Spermatid head retention as a marker of 2,5-hexane-dione-induced testicular toxicity in the rat. *Toxicol Pathol* 2008;**36**:552-9.

264. Creasy DM, Foster JR, Foster PMD. The morphological development of di-n-pentyl phthalate induced testicular atrophy in the rat. *J Pathol* 1983;**139**:309-21.

265. Flores M, Fawcett DW. Ultrastructural effects of the anti-spermatogenic compound WIN-18446 (bis dichloroacetyl diamine). *Anat Rec* 1972;**172**:310.

266. Häusler A, Hodel C. Ultrastructural alterations induced by two different antispermatogenic agents in seminiferous epithelium of rat testes. *Arch Toxicol* 1979;(Suppl. 2):387-92.

267. Schulze C. Response of the human testis of long-term estrogen treatment: morphology of Sertoli cells, Leydig cells and spermatogonial stem cells. *Cell Tissue Res* 1988;**251**:31-43.

268. Venizelos ID, Paradinas FJ. Testicular atrophy after oestrogen therapy. *Histopathol* 1988;**12**:451-4.

269. Mazzocchi G, Robba C, Rebuffat P, Gottardo G, Nussdorfer GG. Effects of a chronic treatment with testosterone on the morphology of the interstitial cells of the rat testis: an ultrastructural stereologic study. *Int J Androl* 1982;**5**:130-6.

270. Kerr JB, Donachie K, Rommerts FFG. Selective destruction and regeneration of rat Leydig cells in vivo. A new method for the study of seminiferous tubular-interstitial tissue interaction. *Cell Tissue Res* 1985;**242**:145-56.

271. Molenaar R, Derooij DG, Rommerts FFG, Reuvers PJ, Vandermolen HJ. Specific destruction of Leydig cells in mature rats after in vivo administration of ethane dimethyl sulfonate. *Biol Reprod* 1985;**33**:1213-22.

272. Naughton CK, Nadler RB, Basler JW, Humphrey PA. Leydig cell hyperplasia. *Br J Urol* 1998;**81**:282-9.

273. Carucci LR, Tirkes AT, Pretorius ES, Genega EM, Weinstein SP. Case report-testicular Leydig's cell hyperplasia: MR imaging and sonographic findings. *Am J Roentgenol* 2003;**180**:501-3.

274. Goodman DG, Ward JM, Squire RA, Chu KC, Linhart MS. Neoplastic and non-neoplastic lesions in aging F344 rats. *Toxicol Appl Pharmacol* 1979;**48**:237-48.

275. Honore LH. Aging changes in the human testis: a light microscopic study. *Gerontol* 1978;**24**:58-65.

276. Ward JM, Hamlin II MH, Ackerman LH, Lattuada CP, Longfellow DG, Cameron TP. Age-related neoplastic and degenerative lesions in aging male virgin and ex-breeder AC1/seg HapBR rats. *J Gerontol* 1983;**38**:538-48.

277. McConnell, RF, Western, HH, Ulland, BM, Bosland, MC, Ward, JM. Proliferative lesions of the testis in rats with selected examples from mice. In: *Guides for toxicologic pathology*. Washington DC: STP/ARP/AFIP; 1992.

278. Burek JD. Age-associated pathology. In: *Pathology of aging rats*. West Palm Beach, FL: CRC Press; 1978.

279. Sato K, Hirokawa K, Hatakeyama S. Experimental allergic orchitis in mice. Histopathological and immuno-logical studies. *Virchows Arch A Pathol Anat Histopathol* 1981;**392**:147-58.

280. Bedrak E, Chap Z, Brown R. Age-related changes in the hypothalamic-pituitary-testicular function of the rat. *Exp Gerontol* 1983;**18**:95-104.

281. Kaler LW, Neaves WB. The steroidogenic capacity of the aging rat testis. *J Gerontol* 1981;**36**:398-404.

282. Aoki A, Fawcett DW. Is there a local feedback from the seminiferous tubules affecting activity of the Leydig cells? *Biol Reprod* 1978;**19**:144-58.

283. Penston J, Wormsley KG. Adverse reactions and interactions with H2-receptor antagonists. *Med Toxicol* 1986;**1**:192-216.

284. Anon. *CASODEX® (bicalutamide) prescribing information*. Wilmington DE: AstraZeneca; 2006.

285. Jones HB, Betton GR, Bowdler AL, McFarquhar RL, Middleton BJ, Lunglmayr G. Pathological and morpho-metric assessment of testicular parameters in patients

with metastatic prostate cancer following treatment with the antiandrogen Casodex (ZM176,334) or bilateral orchidectomy. *Urol Res* 1994;**22**:191-5.

286. Tani Y, Murata S, Maeda N, Fukushige J, Hosokawa T. A spontaneous testicular teratoma in an ICR mouse. *Toxicol Pathol* 1997;**25**:317-20.

287. Sawaki M, Shinoda K, Hoshuyama S, Kato F, Yamasaki K. Combination of a teratoma and embryonal carcinoma of the testis in SD IGS rats: a report of two cases. *Toxicol Pathol* 2000;**28**:832-5.

288. Cotchin E. Testicular neoplasms in dogs. *J Comp Pathol* 1980;**70**:232-3.

289. Dow C. Testicular tumors in the dog. *J Comp Pathol* 1962;**72**:247-65.

290. Post K, Kilborn SH. Canine Sertoli cell tumor: a medical records search and literature review. *Can Vet J* 1987;**28**:427-31.

291. Brack M. Malignant Leydig cell tumour in a *Tupaia belangeri*: case report and literature review of male genital tumours in non-human primates. *Lab Anim* 1988;**22**:131-4.

292. Cook JC, Klinefelter GR, Hardisty JF, Sharpe RM, Foster PMD. Rodent Leydig cell tumorigenesis: a review of the physiology, pathology, mechanisms, and relevance to humans. *CRC Crit Rev Toxicol* 1999;**29**:169-261.

293. Brown CE, Warren S, Chute RN, Ryan KJ, Todd RB. Hormonally induced tumors of the reproductive system of parabiosed male rats. *Cancer Res* 1979;**39**:3971-5.

294. Bartke A, Sweeney CA, Johnson L, Castracane VD, Doherty PC. Hyperprolactinemia inhibits development of Leydig cell tumors in aging Fischer rats. *Exp Aging Res* 1985;**11**:123-8.

295. Griffith RW. Carcinogenic potential of marketed drugs. *J Clin Res Drug Dev* 1988;**2**:141-4.

296. Davies TS, Monro A. Marketed human pharmaceuticals reported to be tumorigenic in rodents. *J Am Coll Toxicol* 1995;**14**:90-107.

297. Anon. *AVODART® (dutasteride) prescribing information.* Research Triangle Park, NC: GlaxoSmithKline; 2010.

298. Prentice DE, Siegel RA, Donatsch P, Qureshi S, Ettlin RA. Mesulergine induced Leydig cell tumours, a syndrome involving the pituitary-testicular axis of the rat. *Arch Toxicol* 1992;**15**(Suppl.):197-204.

299. Yamada T, Maita K, Nakamura J, Murakami M, Okuno Y, Hosokawa S, et al. The correlation of serum luteinizing hormone levels with the induction of Leydig cell tumors in rats by oxolinic acid. *Toxicol Appl Pharmacol* 1994;**129**:146-54.

300. Dirami G, Teerds KJ, Cook BA. Effect of a dopamine agonist

301. Roberts SA, Nett TM, Hartman HA, Adams TE, Stoll RE. SDZ 200-100 induces Leydig cell tumors by increasing gonadotrophins in rats. *J Am Coll Toxicol* 1989;**8**:487-505.

302. Hamada Y, Futamura Y. Induction of Leydig cell tumors by lacidipine via up-regulation of the LHRH receptor on Leydig cells in rats. *J Toxicol Sci* 1998;**23**:35-52.

303. Fort FL, Miyajima H, Ando T, Suzuki T, Yamamoto M, Hamashima T, et al. Mechanism for species-specific induction of Leydig cell tumors in rats by lansoprazole. *Fundam Appl Toxicol* 1995;**26**:191-202.

304. Tucker MJ, Orton TC. *Comparative toxicity of hypolipidaemic fibrates.* London: Taylor Francis; 1995.

305. Fitzgerald JE, Petrere JA, McGuire EJ, De la Iglesia FA. Preclinical toxicology studies with the lipid-regulating agent gemcadiol. *Fundam Appl Toxicol* 1986;**6**:520-31.

306. Klaunig JE, Babich MA, Baetcke KP, Cook JC, Corton JC, David RM, et al. PPAR alpha agonist-induced rodent tumors: modes of action and human relevance. *Crit Rev in Toxicol* 2003;**33**:655-780.

307. Fowler KA, Gill K, Kirma N, Dillehay DL, Tekmal RR. Overexpression of aromatase leads to development of testicular Leydig cell tumors. An in vivo model for hormone-mediated testicular cancer. *Am J Pathol* 2000;**156**:347-53.

308. Anon. *PROSCAR® (finasteride), prescribing information.* Whitehouse Station, NJ: Merck and Co. Inc.; 2010.

309. Mitsumori K, Elwell MR. Proliferative lesions in the male reproductive-system of F344 rats and B6C3F1 mice: incidence and classification. *Environ Health Perspect* 1988;**77**:11-21.

310. Maronpot RR, Zeiger E, McConnell EE, Kolenda-Roberts H, Wall H, Friedman MA. Induction of tunica vaginalis mesotheliomas in rats by xenobiotics. *Crit Rev Toxicol* 2009;**39**:512-37.

311. Crosby LM, Morgan KT, Gaskill B, Wolf DC, DeAngelo AB. Origin and distribution of potassium bromate-induced testicular and peritoneal mesotheliomas in rats. *Toxicol Pathol* 2000;**28**:253-66.

312. Li LH, Donald JM, Golub MS. Review on testicular development, structure, function, and regulation in common marmoset. *Birth Defects Res B Dev Reprod Toxicol* 2005;**74**:450-69.

313. Jørgensen KD, Kledal TSΛ, Svendsen O, Skakkeboek NE. The Gottingen minipig as a model for studying effects on male fertility. *Scand J Lab Anim Sci* 1998;**25**:161-9.

第 12 章　雌性生殖道

多数新药在广泛用于育龄妇女或进入Ⅲ期临床试验前，会开展专门的临床前生殖安全性试验。当然也存在地区差异，一些国家在采取了恰当的预防性措施的前提下，在不进行生殖安全性试验的情况下也可能让一些育龄妇女参与到早期的临床试验中。目前已达成的共识是对于未生育女性，如果已开展相关的重复给药毒性试验，且该试验包含组织病理学部分及生殖器官的评价，则在缺乏生殖试验的情况下，也可以进行临床试验[1]。在早期临床试验中，研究药代动力学和药效学的性别差异可能是重要的[2]。

专门的生殖毒性试验主要直接评估药物对生殖功能和胎儿形态发育的影响。药物对卵巢、输卵管、子宫、阴道和胎盘的作用在这些试验中研究较少。因此，重复给药毒性试验中对雌性生殖器官的评价依然是新药临床前安全评价中重要一环。

卵巢功能和生殖功能与下丘脑及垂体的活性密切相关。下丘脑-垂体轴是生殖激素分泌的主要控制中心。具有神经药理学活性的药物，尤其是巴比妥钠盐类、麻醉剂和镇定剂，可以改变高级脑中枢向下丘脑的信号传输，因此可以改变促性腺激素的释放。此类药物干扰生殖系统，由此可产生不育、性欲改变和性功能障碍。

尽管药物可直接经外周性器官或经下丘脑间接作用于生殖系统，但这些机制都不能分开来看。例如，卵巢的直接损伤可能反过来导致垂体对反馈失去控制，刺激更多促性腺激素的产生，最终导致性器官的进一步改变（三级反应）。因此，毒理学实验中特定时间点所观察到的雌性生殖系统的一系列组织学改变可能代表的是初级、次级和三级反应的综合。另外，在国家毒理学项目（National Toxicology Program）中证实，给药引起的生殖器官改变通常与其他内分泌器官的改变并行出现，该项目发现各种化学物引起的生殖器官的改变通常与脑垂体和肾上腺皮质改变有关[3]。

雌性生殖系统的组织病理学评价由于动情周期或月经周期固有的形态学变化而较为复杂。尽管这些周期性变化在不同实验种属和女性间类似，但一些差异已足够让比较种属间药物引起的雌性生殖系统的改变模棱两可。这对于啮齿类动物的长期试验来说非常明显，这是因为年龄相关的生殖功能的下降形式在不同品系间差异很大[4]。犬类也具有一些独特的内分泌调控机制，这点与药物引起的生殖道改变的相关解释有关。

人类和实验动物年龄相关的排卵功能终止前，会有一个过渡期，其特征是卵巢周期时间会有越来越多的变化。不同品系的大鼠和小鼠的卵巢周期时间则具有高度差异性。这些大鼠和小鼠年龄相关的周期时间差异具有不同的激素基础，因为动情期间它们的阴道细胞学结构、性激素和促性腺激素水平均不同[5]。这些数据表明，老龄大鼠动情周期延长的特征是排卵前雌二醇水平升高的时间延长，而对于小鼠，其特征是雌二醇水平升高的时间延迟。其延长的周期可能在品系内会有不同，而且这种不同是年龄相关的。尽管这些年龄相关周期时间差异的确切原因还不清楚，但常发现在下丘脑有变化。研究表明，对于老龄大鼠，下丘脑雌激素受体动态学及雌激素调控的基因表达是变化的。这将影响雌性生殖系统机能老龄性的改变，比如促性腺激素释放和动情周期的延长。老龄大鼠脑垂体肿瘤的频繁出现可能与这些功能性的改变有一定相关性。此外，长期的热量限定可延迟神经和卵巢生殖老龄化过程[6]。据表明，热量限定会减缓雌性B6D2F1小鼠年龄相关的雌激素受体α（位于下丘脑视前区）免疫反应功能的降低[7]。

对于女性，与旧世界猴一样，卵巢中卵母细胞的缺失是绝经的主要原因[8]。然而，绝经前十年内选择性提高血浆的卵泡刺激素水平可加速这一过程。

鉴于以上对雌性实验动物生殖系统的这些影响，在评估其与人类的相关性之前，不能过度强调确定药物引起雌性动物生殖系统病理学改变的因素的重要性。

一般形态学

输卵管、子宫和阴道在胚胎期来源于成对的米勒管（Müllerian ducts），高等动物的这些器官以从尾至头的方式进行不同程度的融合。最原始的哺乳动物的两个独立子宫和子宫颈管也存在于兔和一些啮齿类动物中（包括大鼠和小鼠）。

更为高级的融合可见于豚鼠，其更靠近尾侧的宫颈段融合成一个单一的管腔，从而产生了两个内部的子宫小开口，但只有一个外开口。对于肉食动物，这种融合更为彻底，两个子宫仅被一个短的隔突分隔开。小型猪拥有双角子宫和完整的输卵管[9]。而对于非人灵长类动物和人类女性，通常认为这种融合是彻底的，会形成一个单一的子宫腔。人类女性的两条输卵管依然保留着来源于成对米勒管（Müllerian dncts）的证据。这两条输卵管蜿蜒曲折，穿过子宫壁间质，开口于子宫腔。

动情周期和月经周期

动情周期的四个阶段分别为动情前期、动情期、动情后期和动情间期，动情周期之间还存在时长不等的休情期。

动情周期的第一部分是动情前期，生殖系统发生明显的变化，特别明显的是子宫的增长和子宫内膜的增生，之后进入动情周期的高潮部分——动情期，在动情期的末尾通常会发生排卵。如果受孕，则在妊娠和泌乳之后及下一个周期开始之前会有一段休情期。在一些品系中，特别是啮齿类动物，分娩之后几乎紧接着进入下一个周期。

如果未受孕（也是毒理学实验一种正常情况），动情期会紧跟着一段短的动情后期，此期间动情相关的改变变弱。一些动情后期较长的情况被称为假孕。

在假孕中，生殖器官的改变与真的怀孕时基本类似，但没有真的怀孕时那样明显，且其后跟随的是另一个动情周期或休情期（对于某些种属而言）。

在一些种属（如大鼠和小鼠）中，动情期后仅有一段短的静止期，叫作动情间期，然后另外一个动情前期接踵而至。这种周期循环被称作动情期——动情间期循环。动情季节中只有一次动情周期的动物叫作一次动情动物（如犬），而对于像大鼠和小鼠一样在动情季节中有多次动情周期的动物被称为多次动情动物。

动情前期和动情期发生在卵巢周期的滤泡期，在接近动情期结束时排卵。动情后期和休情期或假孕期构成黄体期。动情间期和假孕并无明显可定性的区别，后者通常表现为休情期延长。这些周期段通常对应于人类女性或非人灵长类动物的月经周期中的滤泡期、增殖期和黄体期。

大鼠性成熟在6~8周龄，但是首次动情可能早在第5周就出现。对于小鼠，性成熟约在4周龄。这两个种属每4～5天就有一次动情。犬属于单次动情动物，可能在1岁时繁殖，但其动情周期之间的间隔时间非常不稳定。

人类女性和生殖实验中最常用的两种灵长类动物，恒河猴（Macaca mulatta）以及和人类关系最密切的食蟹猴（Macaca fascicularis），月经周期通常为28天。

阴核腺

见第11章雄性生殖道中的包皮腺和阴核腺。

阴道

周期性变化

阴道黏膜显微镜下诊断的关键是上皮的周期性形态学改变。了解周期性改变的相关知识将有助于评价经阴道给药的局部刺激作用，因为某些种属动情周期中的黏膜炎性细胞浸润是一种正常现象。此外，给予性激素或其他有激素作用的药物会改变阴道黏膜的周期性变化。

Stochard和Papanicolaou在1927年已详细报道显微镜下阴道组织和涂片的的周期性变化，这为详细研究哺乳动物的动情周期铺平了道路[10]。Papanicolaou建立了人阴道涂片酒精固定及多色染色方法，并利用该方法进行周期变化的研究，促进了一些临床疾病中生殖道和其他脏器的现代临床细胞学研究的长足发展[11,12]。Ecksterin和Zucherman最终对绝大多数早期的这些与实验动物和人类阴道黏膜周期变化有关的一些基础文献进行了综述[13]。

在组织学标本和涂片标本上已经明确观察到了大鼠和小鼠阴道黏膜的周期变化[14-16]。仓鼠显示出类似但非完全一致的改变。在动情间期，阴道黏膜包含3～7层鳞状上皮，伴有白细胞浸润。在动情前期，一些细胞层数增加，并逐渐形成颗粒层。随后的动情期，角质层也变得越发明显。在动情期和动情后期，鳞状上皮的上层开始去鳞化，且在进入下一个周期前白细胞数量增加。

在假孕期或妊娠期，啮齿类动物阴道黏膜的表层细胞变为立方形或圆柱形，邻近细胞层可见空泡化。到了怀孕后期，表层细胞开始分泌黏液。

这些改变随着大鼠和小鼠年龄增加及卵巢功能退化而改变。阴道黏膜可以反映出年龄相关的动情周期的延长。阴道的改变因种属和品系不同而有差异。在大鼠，黏膜可见严重的角质化。而在小鼠，动情周期延长，并且经常可见阴道白细胞增多。

兔的阴道上部分排列着分泌黏液的柱状上皮，不显示明显的周期相关变化。动情周期中，阴道最下段复层鳞状上皮的角质化较为明显。

犬在动情周期过程中变化较为明显。已对犬在动情周期过程中的阴道涂片进行了很好的研究[17-18]。像其他种属一样，犬在动情前期和动情期可见黏膜的增厚，在休情期可见角质化，阴道上皮包含2～4层低柱状或立方上皮。在动情前期可见增生，上皮变成高度复层鳞化的黏膜，并有明显的颗粒层和角质层。动情后期发生去鳞化并恢复为柱状上皮，上皮可见白细胞浸润。

非人灵长类动物，如猕猴和食蟹猴，其周期变化与人类女性非常类似，符合哺乳动物的一般特征。滤泡期可见黏膜的增厚和角质化，黄体期逐渐发生去鳞化和细胞空泡化，动情后期可见白细胞浸润和角化细胞的缺失。

鉴于动情期和动情后期的激素水平变化就能使阴道上皮内产生这样的反应，所以给予外源激素后能诱发类似或者更为明显的改变是不足为奇的。雌激素和雌激素为主的口服避孕药以及一些选择性的雌激素受体调控的药物可以诱发人类女性阴道上皮角质化。孕酮会限制鳞状上皮向中间期成熟。类似的改变在实验用啮齿类动物、犬和猴中均有报道[19,20]。

炎症和潜在的刺激

阴道给药的治疗药物，通常通过将其应用于实验动物的阴道黏膜来进行药物的局部耐受和潜在刺激评价。种属的选择很大程度上视具体的操作性而定，所以尽管家兔阴道黏膜在组织学上与人类女性不尽相同，但通常仍然选用家兔作为实验动物。对于新药，进行两个种属的研究是必要的。目前犬、猴、豚鼠、小型猪、大鼠和小鼠均用于相关实验[21-28]。

兔、灵长类动物的杀精剂阴道耐受试验和使用相同制剂的人的临床试验比较后发现，兔较非人灵长类动物更为敏感。然而，兔阴道药物诱发的改变通常可以与人类女性临床改变相对应[21]。一项用以比较兔和大鼠阴道黏膜对一种常用的阴道产品，非离子表面活性剂壬苯醇醚-9（N-9，p-nonylphenoxypolyethoxyethanol）的敏感性的研究显示，兔子的敏感性远高于大鼠。兔子阴道黏膜的敏感性可能是因为缺少角质层。因此，相较于其他实验动物，兔子可能会产生放大的反应。然而，由于已知具有潜在阴道刺激性的药物和临床使用的有利用价值的药物可以在人和家兔之间进行比较，因此尽管兔子高度敏感，但其仍然是一个有用的模型。

然而，鉴于已知的兔子模型的局限性，已开发了猪的模型用于监测阴道炎症因子，此模型也可被用于体外阴道产品刺激的生物标志物的研究。

一项比较豚鼠、比格犬、非人灵长类动物（褐卷尾猴）对阴道内给予抗疱疹病毒药物2-氨基-5-溴-6-苯基-4（3H）-嘧啶酮的反应试验结果显示，与其他两个种属动物相比，豚鼠的抵抗性更强[23]。然而，给药均引起了各种动物的单核细胞浸润，且在黏膜层的角质部分程度稍轻一些。此外，黏膜的大体外观并不能准确地反映显微镜下改变的程度，表明组织病理学评价对于准确地反映药物对黏膜表面的潜在刺激特征是重要的。

潜在刺激性的组织学评价通常以半定量的方式进行，可就上皮的脱落程度、出血、水肿、黏膜坏死和炎细胞浸润进行三级或四级评分（例如，轻度、中度和重度或轻微、轻度、中度和重度）。需要注意的是，在正常的动情周期中也会出现轻微的炎细胞浸润（见上文）。

肿瘤

啮齿类动物的致癌试验中，已发现一些化学物可引起阴道肿瘤。如第一个注册用于治疗获得性免疫缺陷综合征（AIDS）的抗病毒药叠氮胸苷可诱发阴道肿瘤。在一些常规的经口给药的大鼠和小鼠致癌试验以及经胎盘给药的小鼠致癌试验中，给药动物的阴道上皮可见鳞状上皮肿瘤（包括癌）[31,32]。这些肿瘤对人的意义不得而知，但是该药治疗AIDS的效果带来的益处已远超它的一些风险。

子宫颈

子宫颈是子宫腔和阴道之间的屏障，执行着看似相悖的功能，即一方面需要能够保留住子宫内的胎儿，另一方面需要在合适的时间能够将其产出。子宫颈在种间形态学方面存在细微差异，特别是米勒管（Müllerian ducts）的融合程度。人类女性和非人灵长类实验动物的融合较为完全，其宫颈内仅有一个小管，而大鼠和小鼠则有两个独立的宫颈内小管。宫颈在怀孕、分娩期间及随着年龄增长时其形态学变化很大。这些改变已在人类女性、猕猴（Macaca mulatta）和食蟹猴（Macaca fascicularis）中有详细的报道[19]。

组织学上，子宫颈上段被覆分泌黏液的柱状上皮，作为子宫内膜上皮的延续。它的阴道侧（即下段）则被覆复层鳞状上皮黏膜，在动情周期中显示与阴道黏膜相似的改变。子宫颈内膜的柱状上皮也显示周期性变化。在人类女性中，这些改变的特征为子宫颈内膜黏液的数量和物理性质的改变。

排卵前期，子宫颈黏液较为丰富，酸度和黏度低，创造了一种易于精子通过的条件。这些特点在人类子宫颈内膜很容易通过一种组织化学方法来进行证实，这种方法为连续性皂化、高碘酸盐选择性氧化、硼氢化物还原，然后在pH值为2.5时进行PAS和阿新蓝染色。中性黏蛋白可被PAS染色，酸性物质（O-硫酸酯和羧基）可被阿新蓝染色[33]。

基质主要由致密胶原组织混合散在的平滑肌纤维构成，平滑肌纤维从子宫颈上段到下段逐渐减少。怀孕和分娩的人中含有一种游离的胶原纤维分支，其透明质酸、水和平滑肌细胞含量均高[34]。

上皮的变化——鳞状上皮化生

鳞状上皮化生是一种成熟的非鳞状上皮被复层鳞状上皮取代的过程，这在人类女性和实验动物的子宫颈内膜中是一种常见的现象。在人类子宫颈中，鳞化过程的发展是分阶段进行的。起初，在柱状细胞下面形成小的立方状储备细胞。然后，这些细胞开始向成熟的鳞状上皮增殖和分化。最终，上层被覆的柱状上皮消失，仅剩复层鳞状上皮。

给予大鼠雌激素类药物后在其子宫颈内膜也可见到类似的鳞状化生过程。长期给予雌激素后，子宫内膜的鳞状上皮和柱状上皮交界处会朝着子宫内膜方向延伸，有时可能波及子宫内膜[35]。对大鼠子宫颈上皮的免疫组织化学研究显示，在有雌激素刺激和无雌激素刺激两种情况下鳞化过程中角蛋白的表达水平都有变化[36]。而对于小鼠，给予雌激素后不那么容易发生鳞化。

腺瘤样分化、腺病

在腺病被报道与"年轻女性子宫内给予己烯雌酚形成的宫颈和阴道的透明细胞腺癌"有关后，逐渐引起了人们的关注。腺病定义为，正常排列鳞状上皮的阴道出现腺样上皮。一般认为，怀孕期间，

己烯雌酚抑制了阴道来源的鳞状上皮向子宫颈阴道部和子宫内膜的交界处的正常生长并取代米勒管（Müllerian ducts）来源的柱状上皮的过程[37]。残留的胚上皮持续存在可形成腺病。这种情况也会偶尔见于一些未服药的女性，推测可能是一种先天性的异常。

腺病已在好几种动物模型中有报道，特别是小鼠和猴[38-42]。猴子在子宫内膜暴露于己烯雌酚后，其阴道的腺病和鳞化的发生率增加。小鼠出生后立即在与猴相当的发育期内暴露于己烯雌酚也可形成阴道的腺病。然而，长时间观察并未发现形成腺癌[43,44]。

长时间给予C3H/HeH和C3HeB/Fej小鼠己烯雌酚或17β雌二醇后，腺病也会发生在子宫颈鳞状上皮的一些区域，偶见于阴道。这些病变的特征是表面光滑或呈乳头状，大量的不规则的管状或腺样的内生性组织一致延伸到临近基质。这些内生组织排列着不典型性柱状细胞，类似导管或分泌型子宫内膜上皮细胞。大多数病灶局限于子宫颈周围，但有时也可能延伸到子宫颈的外表面。基质可见水肿，纤维和细胞被异染的糖蛋白大幅分离。在处理方式类似的条件下，在C3HeB/FeJ小鼠中形成的腺病主要集中在子宫颈上1/3段，全都位于阴道穹窿上部之上，但对于C3H/HeJ小鼠，相关改变则主要在子宫颈的中段和下1/3段。这说明即使相对较小的基因差异也会影响雌激素诱导的腺病水平。上述两个品系的某些小鼠如果同时给予己烯雌酚和17β雌二醇52周，则引起的腺病与子宫颈腺癌的形成有关。此外，一些情况下腺癌可能形成于局灶性的腺病。

长期给予猴联合口服避孕类固醇也可引起子宫颈的相关改变。该改变的特征是子宫颈内膜上皮分泌的黏性黏液呈剂量相关性增加，且当中的孕酮成分越强效，其改变越明显。

子宫

周期性改变

子宫内膜的周期性变化因种属不同而存在差异，

且也会随着年龄的增加而发生变化。其组织学特征为动情前期和动情期（卵泡成熟期）可见一段时间的腺体和基质增生。之后进入动情间期、假孕或者是月经

黄体期的分泌期。这些改变在女性人类和非人灵长类动物的月经周期中比较明显。人类女性的子宫内膜刮宫和标本活检方面的许多经验，为我们提供了广泛的关于子宫改变方面的学习材料，包括正常受试者的一些子宫内膜的改变和在激素水平改变及疾病状态下的子宫内膜改变[47]。这些改变在实验动物则很少见，但近些年来一些啮齿类动物、犬和猴的实验较好地揭示了子宫的周期性变化和药物引起的变化。

大鼠和小鼠动情周期中的子宫内膜组织学改变基本类似[15]。仓鼠的组织下改变也与大鼠和小鼠相似，但没那么明显[13]。动情间期，啮齿类动物子宫较小，血管分布较少，子宫管腔呈裂隙样，排列有柱状上皮。横切面可见子宫角呈卵圆形，子宫系膜和系膜对侧面之间直径最大。窄的裂隙样宫腔一般与子宫系膜-系膜对侧面的方向一致。动情前期，子宫角增大，内部充满液体。子宫腔内被覆上皮细胞变为立方状。这些改变在动情前期及正式的动情周期开始前达到顶峰。动情期间，子宫内的液体会流失，子宫本身依然保持扩张状态。被覆上皮空泡化，白细胞浸润，但上皮的缺失和再生性的改变通常不明显。

人们很早就知道，为了应对动情期间血清中增加的雌激素水平，啮齿类动物的子宫会出现周期性的嗜酸性粒细胞浸润[48]。雌激素通过嗜酸细胞活化趋化因子来"招募"嗜酸性粒细胞[49]。大鼠的超微研究显示，从动情后期前直到动情后期后一天，这些嗜酸性粒细胞发生溶解，释放它们的内容物进入细胞外空间[50]。

假孕时，白细胞消失，而且上皮细胞和基质可见增生性改变。在此阶段也可见基质中的蜕膜变化。

随着年龄增长，小鼠、大鼠和仓鼠的子宫内膜基质中的细胞逐渐减少，胶原则逐渐增多。这些改变的发生并不是一致的，在子宫内膜的中部和深部最为明显，这些改变可能会导致年龄相关的子宫功能下降[51,52]。

豚鼠的动情间期特征为腺体被覆单层纤毛立方或矮柱状上皮，几乎没有有丝分裂活性和分泌活性。基质中含有一些白细胞。动情前期伴有上皮和基质的增生。到了动情期，上皮变为假复层柱状，表层腺上皮下面的基质中可见白细胞。

犬的动情间期可见子宫体积较小，子宫内膜上皮细胞扁平，呈矮柱状或立方状，细胞核位于基底处。动情前期，子宫快速增大，并出现黏膜增厚，血管增加及水肿液聚集现象。表层上皮下充血明显，尽管可见部分血管破裂，但并未发生子宫内膜的塌陷或形成充满血液的腔隙。表层及腺上皮增生并可见均质嗜酸性胞质。动情期起初阶段很少有明显不同，但渗出的红细胞会逐渐消失，含有色素的巨噬细胞会出现。上皮细胞依然保持着增生活力。

犬的假孕中，表层上皮和子宫腺体持续增殖，并形成黏膜皱褶。随着黄体的形成，双层子宫内膜变得越发明显。内层致密带含有大量的浅层隐窝，深层海绵状带在稀疏的基质中含有扩张的子宫腺。表层致密带疏松的基质逐渐变为绒毛状突起，深入子宫腔。被覆在绒毛的上皮逐渐变为大的空泡化的细胞。复愈的特征是子宫内膜的去鳞状化生、液化和自溶，有少量或无明显出血。

猴的周期性子宫内膜变化与人类的变化基本类似，后者已有特别详尽的报道[53-55]。Van Esch和其同事们对食蟹猴的周期性变化做了详尽报道[54]。在滤泡期早期，子宫内膜疏松的基质中可见单一、线性的腺体，排列有着色很深的细胞，表现出相当高的有丝分裂活性（增殖期）。滤泡期的后期，增殖活动更为明显。

排卵期间，腺体具有分泌样改变，起初常规的石蜡包埋组织块可见上皮细胞核下区胞质空泡化。之后，腺体变为卷曲盘旋状，核上区胞质显示明显的分泌活性。此时可能会出现基质水肿和发生蜕膜反应。月经期的特征为基质液体减少，子宫内膜表层毛细血管破裂和血液渗出。

有人认为雌激素通过增加有丝分裂活性、促进细胞分化和加快基质及血管的生长速度来刺激子宫内膜。相反，孕酮主要负责分泌活性和蜕膜转化；它抑制DNA合成、有丝分裂活性和细胞生长。另外需注意的是子宫内膜基质在类固醇激素作用于子宫内膜时起着重要作用。高亲和力的激素受体蛋白不仅在上皮细胞，而且在基质细胞也有表达[56]。啮齿类动物和女性子宫的免疫组织化学染色显示，雌激素和雄激素受体位于子宫内膜腺体、基质和肌肉细胞的胞核上[54,57-59]。在生理周期中，子宫内膜可见受体状态的改变[60]。因此类固醇对子宫内膜腺体的作用可能部分通过其对基质细胞的作用进行调节[59]。尽管存在显而易见的种属差异，但比起雌激素受体β来说，雌激素受体α更易用免疫组织化学染色显示。正常小鼠雌激素受体β检测含量很低，且雌激素受体β敲除小鼠的子宫显示无明显的形态学异常[61]。相反，雌激素受体α敲除的小鼠可见子宫发育不全，且对雌二醇、三苯氧胺或己烯雌酚刺激无应答[61]。

子宫肌层同样也对生殖周期的变化有反应，雌激素受体在子宫肌层也有表达[57,62]。已证实子宫肌层对雌激素和孕酮也表现出周期性生理改变的反应。女性滤泡期的早期阶段，子宫肌层只含有少量的雌激素受体，但在黄体期，雌激素受体含量增加。此期间子宫肌层组织对雌激素产生更多应答，为妊娠期子宫肌层的肥大和增生做准备。如果没有发生妊娠，则受体水平会下降。使用T2磁共振加权成像技术对女性的子宫进行研究，结果显示子宫肌层不同区域可见周期性的厚度变化，这被认为在月经周期中对性激素改变的一种反应[63]。

实验动物的组织学周期性变化与药物引起的子宫内膜变化的组织病理学评价有关，这是因为激素治疗或可调节激素活性的药物也可以引起相类似的改变，而这些改变与正常的动情周期的一些方面很相似（见下文）。

子宫重量和子宫肌层变化

尽管在动情周期和月经周期，子宫内膜可见一些重要改变，但整个的子宫大小和重量在动情周期也会增加。就啮齿类动物而言，这些周期性改变中的一些是因为子宫扩张和子宫液蓄积而造成的，同时也可见子宫肌层厚度增加。最为显著的是怀孕期间子宫肌层的改变，可见明显的平滑肌肥大。

在给予外源性物质之后，子宫重量增加并伴有子宫肌层厚度的增加，还可能会发生子宫扩张，这

些与子宫的生理性改变类似。例如，在给予大鼠孕酮和雌激素后可见子宫扩张[64,65]。三苯氧胺是一种选择性雌激素受体调节剂。在大鼠中较高剂量的三苯氧胺可作为一种不完全雌激素激动剂。据报道称，该物质能通过雌二醇使子宫增加2/3的重量，并伴有子宫液蓄积减少[66]。雌激素和三苯氧胺，同样可作为小鼠的雌激素激动剂使子宫重量增加。

给予犬己烯雌酚后，可见明显的子宫重量增加以及胶原含量升高，而给予三苯氧胺后，可见子宫重量增加并伴有水肿、胶原的减少和破碎。这被认为是三苯氧胺诱导的犬雌激素活性的一种反应[67]。据报道，给予比格犬选择性雌激素受体调节剂艾多昔芬12个月，可见子宫角增大，这主要是由于该药物对犬子宫的雌激素活性所致[20]。

作用于泌乳素的药物也可能会增加子宫的重量。培高利特是一种长效多巴胺激动剂。大鼠1年毒性试验结果显示，低剂量的培高利特可阻止泌乳素的释放，产生明显的剂量相关性的子宫重量增加，脏体比可增加57%～120%[68]。

在给予小鼠盐酸美沙洛尔后，表现出子宫张力和重量增加，大鼠则不会。盐酸美沙洛尔是一种抗高血压药物，主要具有β_1肾上腺素心肌阻断作用，也有一些β_2和α_1血管扩张活性[69]。这种反应与品系有关。CD-1、CF-1、C3H、DBA/2和BALB/C品系小鼠具有很高的反应性，而C57B2/6和B6C3F1品系则相对不敏感。

终止雌激素供给后，子宫重量会降低，例如大鼠进行卵巢切除和雄激素灭活[70]。雌激素受体破坏的转基因小鼠，肉眼可见其子宫体积减小，组织学特点为子宫内膜腺、基质和子宫肌层发育不良[71]。给予促黄体激素释放激素（LRHR）类似物（例如可产生性腺抑制的戈舍瑞林和乙基酰胺）也可降低雌性大鼠生殖器官（包括子宫）的重量[72,73]。

蜕膜、蜕膜反应、蜕膜瘤和上皮斑块

正常的动情周期和月经周期的黄体期及妊娠后可见子宫内膜基质的蜕膜反应。蜕膜化开始于月经周期的中间分泌期，此时腺上皮开始产生一定数量

的分泌物和细胞因子以备着床[74]。

"蜕膜瘤"一词用于实验动物病理中，通常用来定义未怀孕动物的蜕膜组织的增生，此病变起初被认为是一种肿瘤性改变。蜕膜反应或蜕膜瘤的组织学特征是可见大而圆的基质细胞，具有大而圆的胞核和明显的核仁，丰富的嗜酸性胞质中，含有典型的淀粉酶和PAS-阳性颗粒。这些颗粒通常表现为膜结合的胞质小体，具有高电子密度的核，有时周围围绕着小的髓磷脂象[75]。免疫组织化学已证实在蜕膜组织的一些细胞中存在多种生长因子、细胞因子及其受体，据推测，这些蜕膜组织可能与着床过程和滋养层的增殖相关[76,77]。

各种形式的机械刺激、外伤、电刺激、芝麻油和前列腺素E_2的滴注可以引起啮齿类实验动物和兔的蜕膜反应[75,78]。一种强效孕激素19-非孕烷联合雌激素可用于治疗绝经期后综合征，同样也可引起大鼠的蜕膜形成[79]。

蜕膜过程似乎与黄体后期有关，表明子宫内膜必须由孕酮致敏或使其处于备用状态。大鼠蜕膜活性相关的研究表明，这种能力随着年龄的增加趋近于消失，但这种活性衰减的机制还不清楚[78]。尽管大鼠蜕膜瘤不是很常见，但它是一种大鼠的自发病变。在区分啮齿类动物的明显蜕膜反应和具有蜕膜特征的基质肿瘤时应格外小心。

蜕膜反应同样可见于经口给予联合避孕药的女性和非人灵长类动物，以及见于子宫内节育器械的埋植位点[46,53,80]。

在非人灵长类动物早期的着床过程中，可见一种明显的子宫内膜上皮增殖反应，叫作"上皮斑块"[81]。该现象未见于人和其他实验动物，但据报道，可在未见胚胎的黄体期食蟹猴以及长期给予口服避孕药的灵长类动物出现[82,46]。组织学上，可见大的上皮细胞呈巢状，具有不典型的胞核和大的核仁。这种上皮细胞从表面生长并伸入子宫内膜。虽然具有不典型性细胞的特征，但这种生长模式并非瘤性生长。

子宫腺肌病和子宫内膜异位

子宫腺肌病表现为子宫肌层内的子宫内膜腺和基质非肿瘤性的异位或畸形，直接来源于子宫内膜。子宫腺肌病见于女性和一些实验动物的子宫，特别是小鼠可自发该病。子宫内膜异位与其不同，是指子宫外出现子宫内膜组织。子宫内膜异位主要发生于女性，也见于月经期的非人灵长类动物，包括猕猴和食蟹猴[81,83-85]。小鼠子宫内膜异位的基因模型最近取得了一些进展。该小鼠携带活性突变K-ras致癌基因的隐性等位基因，且未形成子宫腺肌病，这就进一步证实了子宫内膜异位是一种独立的情况，与子宫腺肌病具有不同的病因[86,87]。

报道称女性该病的发生率在5%~70%之间，部分是由于诊断差异、选择偏差及其局灶性的本质[88]。尽管很多病例没有临床症状，但也显示与月经过多、痛经和子宫出血有关[89]。在一项对至少4岁以上的实验室饲养和野外自由存活的猕猴（Macaca Mmulatta）进行的研究显示，子宫的子宫腺肌病和盆腔的子宫内膜异位是生殖道一些最为普遍的现象，整体的发病率约为20%[90]。子宫腺肌病、阴道炎、子宫炎、妊娠状态、自上次妊娠经过的时间、交配次数和生殖力等与生殖状态之间也存在联系。

子宫腺肌病在未给药的啮齿类实验动物中已有详细报道。相对于其他绝大多数品系的大鼠而言，该病在一些品系小鼠更常见[91]。然而，确切的发生率很难确定，因为许多常规啮齿类动物试验的子宫只进行了有限的组织病理学评价。使用常规的CD-1小鼠进行的终生试验中，对小鼠的每个子宫角至少制作3张组织学切片进行病理学检查，结果显示从6个月起对照组小鼠就开始出现子宫腺肌病，多于80%的12月龄对照组小鼠可见到该病的发生[84]。

在女性，就子宫肌层最薄处而言，子宫腺肌病的诊断多少有些武断，因为正常的子宫内膜也可以相当程度地延伸到子宫肌层。一些作者使用一个低倍显微镜视野来观察深部子宫内膜边缘的下方，而其他一些人使用两个低倍视野。组织学上，人子宫的子宫腺肌病岛与正常子宫内膜的基底部相似。与基底区域带相似的是，子宫腺肌病岛通常对动情周期中激素水平变化没有反应。然而，女性的子宫腺肌病病灶中，分泌性变化，囊性或腺瘤样增生和基质蜕膜反应仍偶有

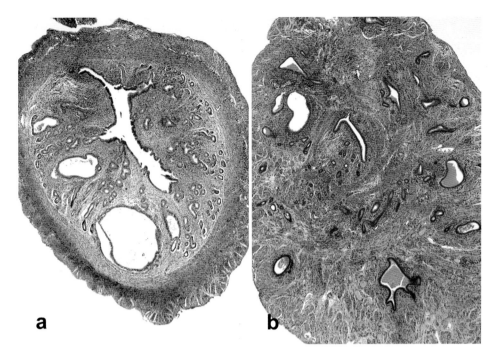

图12.1　图a：9个月对照组小鼠显示子宫内膜和子宫肌层之间有明显的分界。图b：相同年龄小鼠在初生期给予三苯氧胺后相同倍数下的子宫角。显示为子宫腺肌病，可见由子宫肌层和子宫内膜腺组成的肌束结构严重紊乱，子宫内膜腺在整个子宫肌层广泛地穿插排列（H&E染色×63）

报道。

　　啮齿类实验动物狭窄的子宫角中，子宫腺肌病表现为非常不明显的子宫内膜腺和基质延伸并突入内环或外纵平滑肌层，抑或两层之间的结缔组织[92,93]。在小鼠，子宫内膜腺似乎延伸到更深的平滑肌层，位于子宫系膜侧的子宫角，邻近大的穿透血管。更有甚者，子宫可见拱起的局灶性或结节性的球状物，但其一般不穿透浆膜层。需注意，子宫肌层结构相当程度的破坏经常可见，提示这一失调至少部分归因于子宫肌层的缺陷（图12.1）。

　　子宫腺肌病的病理机制目前尚不清楚，但"激素失衡"被认为是其形成过程中的一个关键因素。据报道，子宫腺肌病与小鼠的高泌乳素血症、小鼠和兔子的雌激素处理以及小鼠的孕酮处理有关[45,91-97]。CD-1小鼠在初生阶段经口给予选择性雌激素受体调节剂三苯氧胺和托瑞米芬5天也可引起动物成年后出现较高发生率的子宫腺肌病[59]。该初生阶段发育学上对应于人的产前阶段后期[98]。雷洛昔芬，另一种雌激素受体调节剂，以相同的方式给药，却未见上述反应。导致这种差别的原因还不清楚。在一个

小鼠的子宫增重试验中，雷洛昔芬与三苯氧胺或雌二醇相比，几乎没有雌激素激动剂活性[99]。然而，相似的子宫增重试验中，以相同方式给予相同品系的小鼠雌二醇，且在同样的试验条件下，却并未见子宫腺肌病，提示该变化并非由简单的雌激素作用所致[100]。

萎缩

　　卵巢性激素分泌的缺失或抑制可导致子宫内膜和肌层的萎缩。这是实验动物和人的自发性病变，由卵巢老龄化和功能的缺失导致。长期给予损坏卵巢或抑制卵巢产生性激素的药物也可引起该病变。

　　选择性雌激素受体调节剂，如三苯氧胺和托瑞米芬，通常可引起试验大鼠细胞增殖的下降、子宫内膜和子宫肌层的萎缩。在此过程中它们更倾向于显示抗雌激素类药物的作用，而非雌激素的作用[67,101,102]。然而，由这些激素调节剂引起的子宫内膜变化很复杂，因为给药剂量、给药方案、时间和品系均与之有关。尽管它们有抗雌激素活性，但在某些组织中也可能具有雌激素激动剂的效果。比如，给予犬雌

激素受体调节剂艾多昔芬或三苯氧胺可发生子宫内膜炎、水肿和鳞状化生，这表明其具有雌激素作用。但据报道，艾多昔芬单独给药后则会引起子宫内膜萎缩[20,67]。

另有一个案例来自于猕猴口服避孕药醋酸炔诺酮10年的毒性试验[103]。给药的猴显示子宫内膜萎缩，组织学表现为子宫内膜整体厚度降低，仅剩一条狭窄的基质带，其中包含一些残余的、发育较差的子宫内膜腺。这些表现与卵巢萎缩有关。

据报道，给予犬非孕前雄激素米勃龙长达9.6年后，可见子宫内膜萎缩，表现为子宫内膜的厚度降低，子宫内膜腺的缺失和小的子宫内膜囊肿。LHRH同系物也可能诱导实验动物子宫内膜萎缩。

鳞状化生

子宫内膜柱状上皮的鳞状化生是雌激素类药物引起啮齿类动物的多种变化之一，也可以自发出现。在产前、初产和产后给予雌激素的小鼠或成熟动物长期给予雌激素后均可发生此改变[39,105,106]。同样地，成熟大鼠子宫暴露于雌激素、产后长期给予雌激素或口服联合避孕药，也可以在子宫中见到此现象[35,64,65,107,108]。据报道，给予大鼠、小鼠和犬高剂量的选择性雌激素受体调节剂三苯氧胺可引起它们子宫鳞状化生。高剂量的药物在这些种属中显示出了雌激素活性[67]。据报道，给予犬另一种选择性雌激素受体调节剂艾多昔芬和雌激素后，也可引起子宫的鳞状化生并伴有子宫内膜炎[20,109]。

虽然组织学上表现各异，但表面和腺上皮均可能受到影响。尽管角质化并不明显，但在给予雌激素的啮齿类动物中，角质化与囊性增生及子宫内膜的炎症有关。有人认为角质化的形成是子宫颈鳞状上皮黏膜向子宫角的延伸。当然，它也可以直接经由柱状子宫内膜细胞直接鳞状化生形成。雌性大鼠出生不久单次注射雄激素进行绝育后，子宫内膜的特征表现为高柱状上皮、鳞状化生和子宫积脓，这也可能与在无孕酮的保护下持续暴露于内源性雌激素有关[70]。

子宫内膜增生

弥散性或局灶性（息肉状）的子宫内膜增生是实验动物（特别是老龄动物）的一种自发性病变。当年龄性的性激素水平下降时，雌激素会相对过多，会产生相关的增生性变化。给予实验动物或女性外源性雌激素或具有雌激素作用的药物可引起子宫内膜增生。然而，据报道，不同实验动物受雌激素诱导后产生的病变组织学特征差异较大。这些差异部分是由于药物、剂量和给药时间的不同。而不同种属和品系动物的子宫内膜对雌激素的反应也有所不同。环境因素（特别是光线和饮食）以及动物的年龄也可以很大程度上影响生殖周期和雌激素引起的最终形态学改变。

人：雌激素疗法或非对抗性内源性雌激素过多会引起人的组织学改变，这被认为是一种正常增殖期的放大。这种改变表现为子宫内膜腺呈不规则扩张或囊性改变，腺上皮为增殖性的假复层柱状上皮，有核分裂象，仅有少量或无分泌活性。这些增殖的腺体周围包围有致密的、细胞组分很高的基质。息肉或息肉样特征也可见，被称为局灶性生长性（grown-up）增生[53]。推测这些改变是子宫内膜反应的不均一性和月经周期时邻近的子宫内膜脱落的结果。长期的非对抗性的雌激素疗法与女性子宫内膜增生的复杂性和不典型性增强有关，且子宫内膜增生可能会导致后期明显侵袭性腺癌的发生。

女性给予雌激素后，子宫内膜的增生性变化同时也受到孕酮的联合给药的调控。关于联合口服避孕药引起的相关组织学改变已有详细报道。在给予口服避孕药后，子宫内膜的增生程度取决于其所含雌激素成分的量，连续给药还是周期性给药以及组织学活检时所处的生殖周期。一般来讲，孕酮会抑制雌激素引起的增殖作用，导致基质发育不良，可能显示蜕膜反应。长期给予口服避孕药和抑制排卵的药物，最终会导致子宫内膜萎缩（见上文）。

非人灵长类动物：给予非人灵长类动物（多数为猕猴，也有食蟹猴和狒狒）口服联合避孕类固醇药，其变化与女性类似，然而确切的表现随剂量、剂型和猴的品种的不同而变化。低剂量的联合避孕类固醇药主要引起增殖反应，而高剂量主要引起分泌型改变。高剂量治疗情况下可能会引起子宫内膜萎缩[46]。非对抗性雌激素疗法也可能会引起子宫内膜增生，与雌激素治疗的女性情况基本类似[110]。据报道具有强效促孕活性的药物与子宫内膜上段的多形性蜕膜反应有关。

犬：犬的子宫内膜一旦被雌激素"致敏"，就会对孕激素非常敏感。因此，比格犬给予联合口服避孕药后可见囊性子宫内膜增生，其特点非常鲜明[5]。该增生可能与子宫腺肌病有关。而且，囊样腺体中蓄积的分泌物可作为一种微生物的培养基，从而引发严重的炎症（子宫积脓）。

啮齿类动物：子宫内膜腺体增生是各种不同品系小鼠随着年龄可产生的自发性病变[11]。这种类型增生的组织学特征为可见扩张或不规则腺体数量的增加，排列有深染的立方或柱状细胞，具有圆形或椭圆形的核，少量胞质黏液呈PAS阳性。这些腺体被具有正常外观的子宫内膜基质分割。这些改变通常是弥漫性的，但可偶见息肉样腺体生长。

与人类类似，小鼠严重的增生可能不易与子宫内膜腺癌区分开来，特别是小鼠也可自发子宫内膜腺癌[111]。可以通过常规的标准，包括细胞异型性、基质缺失、"背靠背"排列的腺体、侵袭子宫肌层、浆膜和临近组织来区分两者之间的差别。

据报道，小鼠持续给予雌激素可引起子宫内膜增生和肿瘤（图12.2）。C3H小鼠在饮食中给予己烯雌酚或17β雌二醇一段时间，一直到110周时，可形成细长、不规则或者囊样的子宫内膜腺体，内衬高柱状上皮，含有PAS阳性小滴。这些增生的腺体以"子宫腺肌病"的方式突入子宫肌层。子宫内膜基质也显示精细的胶原纤维和透明样物质的沉积[45]。此外，一些给药小鼠增生的子宫内膜可见不典型性病灶。这些小灶性的病变表现为紧密排列的腺体，排列着不典型的上皮，由深染的细胞组成，可见核分裂象。自发性病变中，药物诱发的该类不典型增生与肿瘤较难区分，但上述基本原则同样适用。

另外一个例子是，当给予小鼠选择性雌激素受体调节剂三苯氧胺后，可形成子宫内膜增生[67]。尽管三苯氧胺在小鼠中主要为一种雌激素激动剂，但它引起的子宫内膜改变比雌激素诱发的改变更具囊

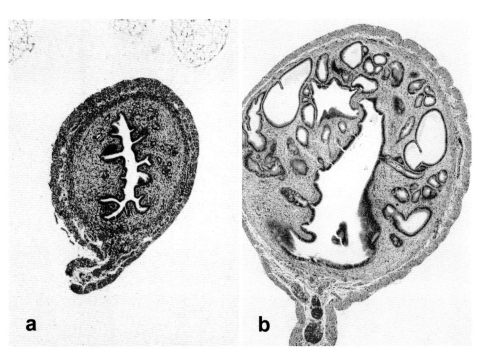

图12.2　图a：正常老龄对照小鼠的子宫角。图b：小鼠给予乙炔雌二醇1年后的子宫角（相同倍数），可见相当程度的子宫扩大，子宫内膜可见囊性增生（H&E染色×50）

性并伴有更为严重的腺体扩张。

对于老龄大鼠，也可见到子宫内膜的囊性和增生性变化，并伴有子宫内膜息肉的形成。同样地，雌激素给药会导致子宫内膜的囊性增生性改变，但通常伴有子宫角扩张、分叶核细胞浸润和炎症继发的一些改变[35,64,65]。这些发生改变的腺体上皮高度不一，呈现出立方状、柱状或者假复层状[108]。典型的子宫内膜上皮鳞状化生也可观察到。

子宫肿瘤

据报道，雌激素对实验啮齿类动物的致瘤作用与它们在人类雌性生殖道表现出来的致癌活性存在广泛的关联[112]。然而，啮齿类动物试验中，药物引起的子宫肿瘤的增加与人的相关性还不清楚。由于老龄啮齿类动物生殖系统活动下降，复杂的激素相互作用使得该问题变得更为模糊。不同的肿瘤形成和肿瘤病理学方面的差异说明，啮齿类动物子宫对性激素和外源性物质的敏感性和反应性存在品系差别。此外，即便对已报道的肿瘤诱发与激素间存在的关系进行评价也是很困难的，因为这些数据通常基于的样本动物很少。即便是在常规试验中，也有报道关于人和啮齿类动物间肿瘤诱导方面的明显差异。一个例子是三苯氧胺，一种选择性的雌激素受体调节剂，患者长期服用与低风险的子宫内膜癌形成有一定关系。而在大鼠和小鼠常规的长期致癌试验中，该药物并不能引起子宫的肿瘤[67,101]。这些差异也被用于一些模型中，如小鼠还未出生或出生后的第1周将其暴露于激素。这些是生殖道发育的关键时间点，雌激素药物诱发的病变与剂量、给药时间、给药次数和小鼠的品系有关，因此要揭示这些已报道病变的确切机制非常困难。

对于多数实验动物而言，子宫和子宫颈的肿瘤是一种不常见的自发性病变，几个特定的小鼠品系除外。然而，少量不同的肿瘤有时会在啮齿类动物中零星出现，其类型很广泛，可以是上皮、非上皮或间叶型肿瘤。

上皮肿瘤

雌性生殖道的上皮肿瘤可在子宫内膜、子宫颈内膜、外子宫颈和阴道形成。它们可能显示鳞状上皮、腺上皮或者混合型分化特征。不同于女性，动物的子宫颈的鳞状上皮癌不常见，但鳞状上皮乳头状瘤和鳞状上皮癌在啮齿类实验动物的子宫、子宫颈和阴道的下段中可以自发出现。

实验鼠的子宫内膜可偶发良性腺上皮肿瘤。尽管它们通常被认为是"子宫内膜息肉"，但一些人称之为"腺瘤"。这意味着需要仔细地鉴别子宫内膜息肉的性质，并确定它们是否真的具有反应性、增生性或者肿瘤的特点。降低对啮齿类动物的子宫内膜息肉的误诊的方法是将所有实验中观察到的息肉归为良性肿瘤。

子宫内膜癌，女性的另一种重要的癌症，对于除了兔和非人灵长类动物以外的多数实验动物来说是一种不太常见的自发性肿瘤。给予初生的啮齿类动物雌激素或长期给予啮齿类动物雌激素都可诱发该病。兔的子宫内膜腺癌是一种非常常见的肿瘤，而对女性而言，随着年龄的增长，其发病率也会逐渐增加，且显示不同程度的分化状态[113]。

国家毒理学项目（National Toxicology Program）的方法是在大鼠和小鼠致癌试验评价中合并子宫的腺样瘤和腺样癌[114]。

子宫内膜息肉

子宫内膜息肉是一种由肥大、增生或肿瘤性的子宫内膜腺体和基质形成的突起物，可有蒂或无蒂。在啮齿类实验动物的子宫腔相当常见，但仅偶见于犬和猴[81,90,115-118]。

该病变是局灶性的增生性病变，因为子宫内膜的各个部分对激素刺激的反应并非都是一致的。Burek报道，对于超过2岁龄的Wistar系大鼠（WAG/Rij）而言，随着年龄增加该病具有非常高的流行率[119]。据报道给予Sprague-Dawley大鼠孕激素-醋炔诺酮两年，腺瘤样息肉的发生率增加[64,65]。

完全由基质细胞构成的息肉称为基质性子宫内

膜息肉[120]。这是老龄Alderley Park Wistar大鼠和某些Fischer 344大鼠种群中最为常见的子宫内膜肿瘤[121-123]。基质性息肉并非在所有品系动物都如此普遍，但这些差异的原因尚不清楚。

由增生性较高的上皮突出物形成的息肉（腺瘤样息肉）应该被认为是一种肿瘤性生长物。仔细辨别增生性病变的增生程度、细胞非典型性和核分裂象以及寻找浸润的证据是非常重要的。评价邻近非息肉子宫内膜的状态也有帮助。鉴于在明确区分老龄鼠不同形式的子宫内膜息肉方面存在困难，常规做法是将它们放在一起进行统计分析。

癌

子宫内膜癌和宫颈癌显示不同的细胞学特征。它们都是啮齿类动物典型的腺癌，其特征为具有高柱状、立方状或腺体样上皮，排列成乳头状或腺泡样结构。基质疏松，形成腺泡或乳头状结构的"背靠背"现象。可见不同程度的细胞层次、核多形性和核分裂象，其中一些呈现较差的腺样分化。

这些肿瘤特征性地浸润到子宫肌层，但也有可能广泛地侵入邻近的子宫外组织。需要注意将真正侵入子宫肌层的腺癌与子宫腺肌病中秩序良好的非肿瘤性子宫内膜浸润区分开，这特别容易发生在小鼠中（见上文）。在这种特殊情况下，细胞学方面的标准显然很重要。偶尔也有腺鳞样或明显的鳞样分化的报道。在国际肿瘤研究机构（International Agency for Research on Cancer）对大鼠肿瘤的分类中，腺癌与腺鳞癌的区别是，前者的鳞样分化或鳞状化生少于10%[120]。

子宫内膜癌通常仅发生在1%~2%的未给药的老龄小鼠和大鼠中[115,123,124]。老龄犬偶然也可见[117]。

性类固醇和其他药物诱发的子宫内膜癌

女性的子宫对激素敏感。雌激素与女性子宫肿瘤形成有一定关系[125,126]。可能的机制包括激素诱导细胞增殖促进肿瘤的发生，基因表达的遗传性重编，以及体细胞DNA突变和纺锤体微管的装配引起的染色体变化[127]。

长期暴露于内源性或外源性雌激素（无孕激素保护）已成为成年女性患子宫内膜癌的确切的风险因素。作为一种替代疗法的雌激素给药或者给予含有高剂量雌激素的避孕药均显示与子宫内膜癌的形成有关。己烯雌酚，一种合成的非甾体类雌激素，1938~1971年间曾用于防止流产和妊娠的并发症，显示服用过该药的母亲生出的女儿更易形成子宫颈和阴道的透明细胞腺癌。

过去多年里，大量的啮齿类动物实验已证实了高水平、长时间的雌激素暴露与肿瘤形成存在联系。然而，虽然许多给予雌激素药物的动物模型显示出一些子宫组织病理学改变，但却并不能总是反映出给予女性同样药物后出现的肿瘤变化。

将己烯雌酚或17β雌二醇长期给予雌性C3H小鼠，显示其与子宫内膜和子宫颈内膜癌的形成有关，因此认为小鼠可能是雌激素致癌作用的有用实验模型[39,45,98,108,128]。当然，小鼠对于雌激素的致癌作用在不同品系间存在差异，且在相同的近交系间也会有不同。

女性长期使用三苯氧胺（一种非甾体类选择性雌激素受体调节剂，结构上与己烯雌酚类似）与子宫内膜癌的形成有关，表现为轻微地增加子宫内膜癌的风险。但在小鼠则不能模拟这种情况。三苯氧胺在常规的长期大鼠和小鼠的致癌试验中并不会引起子宫内膜癌[67,101]。上述差异的原因还不清楚。它可能与代谢的种属差异、组织中DNA加合物形成的不同、雌激素活性的种属差异或雌激素受体分布有关，也可能与对细胞增殖或细胞控制机制存在不同的作用有关[129,130]。

另一项研究中给予Sprague-Dawley大鼠10倍和100倍人剂量的口服避孕药醋炔诺酮（98%的炔诺酮和2%的乙基炔雌醇）或者单独给予含有雌激素的乙基炔雌醇，高剂量组动物可见良性子宫内膜息肉发生率的增加，但未见子宫内膜和子宫颈腺癌发生率增加[64,65,107]。事实上，单纯给予雌激素而引起的子宫改变要轻于联合用药。老龄的猕猴进行甾体联合治疗后可发生子宫内膜息肉[131]，而单纯给予避孕药醋炔诺酮10年都未见肿瘤形成，仅见子宫内膜萎缩[103]。

另外一种较为广泛使用的方法是在初产小鼠给予雌激素药物。初产的1～5天，给予CD-1小鼠己烯雌酚，可以引起持续的形态学改变和发育子宫的动态变化，这可能对生命后期的病理学演化以及子宫肿瘤的形成有影响[132]。尽管成年啮齿类动物对三苯氧胺诱导的子宫内膜肿瘤似乎表现出一定的抵抗性，然而CD-1小鼠在出生后最初5天内给予三苯氧胺后会在14～17月龄时形成子宫内膜腺癌[133]。同样的给药方案下，三苯氧胺显示可引起大于24月龄的Wistar大鼠的子宫内膜癌[134]。然而，结果并不总是一致。另一些人使用同样方案和同样品系的CD-1小鼠却未能复制这些结果[135]。已证明即使轻微地改变实验设计也会产生截然不同的病理学改变。例如，同样的口服而非皮下给予初生期CD-1小鼠三苯氧胺，实验过程并未在动情周期内，结果导致了子宫内膜异位的发生，而不是子宫内膜癌[59,84]。同样给予其他品系小鼠药物后，也未能产生子宫肿瘤。C57BL/6雌性鼠给予己烯雌酚或雌三醇后，在52周内并未观察到子宫肿瘤[136]。尽管初生期给予己烯雌酚或三苯氧胺后会导致很多基因的表达改变，但并不清楚哪个在诱导子宫癌中是关键变化[137,138]。

在研究激素诱导改变的机制方面，这些在初生期内给药的实验设计毫无疑问是有用的[139]，但这使得它们并不能很轻易地预测一些新疗法对于患者的风险。

在年轻女性中不太常见的子宫颈和阴道的透明细胞癌与给予己烯雌酚后阴道的腺病有关，但在实验动物中这一结果并不能够复制出来。组织学上表现为实性的透明片状、含有糖原的细胞或管状和囊状结构，内衬细胞的胞核具有明显的突起，呈现明显的"平头钉"样外观。子宫内暴露于己烯雌酚的妇女并不常见该病，表明一定有其他因素参与到诱导该形式的肿瘤当中[37]。

在初生期，其他方式导致的激素紊乱也能诱导啮齿类动物子宫的腺癌。雌性Sprague-Dawley大鼠在出生后两天内单次注射丙酸睾酮，可见子宫内膜不典型增生和腺癌以及相关的鳞状化生[70]。子宫癌在两年后才能观察到。有人认为这是因为雄激素诱导

的不育引起持续的雌激素刺激导致了上述结果，且这种刺激没有孕激素的保护[70]。以人1～2倍的治疗剂量长期给予大鼠非甾体类抗雄激素比卡鲁胺可能通过类似的激素变化机制引起子宫腺癌。因为该药物用于人类前列腺癌的治疗，所以据判断，子宫肿瘤与患病人群不相关[140]。

培高利特，一种麦角提取物，多巴胺D₁和多巴胺D₂受体激动剂，可以阻断泌乳素的释放，据报道，在啮齿类动物致癌试验中也可以引起子宫肿瘤[141]。少量的子宫内膜腺瘤和癌可见于大鼠，但子宫内膜肉瘤则只见于小鼠。这可能与泌乳素抑制后形成高雌激素/孕酮比有关，但这一说法尚存争议。

并非所有的可引起啮齿类动物生殖道癌的治疗药物都是激素调节剂。一个例子是丙戊酸钠钙，用于治疗癫痫，给予Wistar大鼠104周后可形成子宫腺癌[142]。其机制与性激素改变之间的关系尚不清楚。

药种属类千差万别、激素诱导动物子宫病理多种多样、对病理机制理解不彻底、生殖功能和激素平衡以及不同的处理因素之间关系复杂，再加上种属差异和品系差异，这些因素强调需要经过仔细的评估以后才能得出药物诱发的啮齿类动物子宫癌与人类患者有相关性。

间叶细胞肿瘤

主要的啮齿类实验动物子宫和子宫颈的间叶肿瘤类似于子宫内膜基质肿瘤（基质息肉和基质肉瘤）或平滑肌肿瘤（平滑肌瘤，平滑肌肉瘤）。重要的是，药物安全性评价中子宫基质肿瘤和平滑肌肿瘤的形成似乎对激素敏感。鉴于正常子宫内膜基质和子宫肌层对激素的应答本质以及两者均存在激素受体，这或许并不是人们预期的结果。在致癌试验中，基质息肉和基质肉瘤通常放在一起进行评估[114]。

据报道，其他一些类型的间叶组织肿瘤偶发于大鼠和小鼠，包括多形和圆形细胞肉瘤、组织细胞肉瘤、囊性肉瘤、神经鞘瘤、血管瘤、淋巴瘤以及含有成骨和成软骨分化形式的间叶肿瘤（见第2章，体被系统）。

这些肿瘤类型由于具有各种不同的外观，所以

它们之间的差别通常并不明显。混合分化再加上炎症和坏死使它们变得更为复杂。与其他部位发现的间叶肿瘤一样，一些肿瘤的组织发生和术语依旧存在争议，结果常导致不同的作者对本质上相同的肿瘤使用不同的术语。

基质肉瘤

这些肉瘤的细胞密度高，与源于子宫内膜的正常基质类似。它们最终会取代子宫内膜，浸润到局部组织并在腹腔内广泛转移。这在大鼠和小鼠已有很详细的报道，当中少量动物可以随着年龄增长自发出现这些肿瘤[115,116,143]。类似的基质肿瘤同样在人子宫也有报道，但较为少见且具有不同的组织病理学表现[144,145]。

组织学上，这些肿瘤外观各异。它们包含非常均匀一致的梭形细胞到实性片状未分化的圆形细胞。梭形细胞排列成束，具有嗜酸性的胞质和中度多形性的胞核。而圆形细胞具有稀疏的嗜碱性胞质和深染的核，可见明显的核分裂象。大的肿瘤取代了子宫内膜，侵入子宫肌层，并最终贯穿腹膜侵入其他的腹腔结构[111,116]。免疫组织化学显示S100蛋白和波形蛋白染色阳性，但结蛋白和肌动蛋白染色阴性[120]。在人，平滑肌蛋白的免疫组织化学染色可有效地区别子宫的基质肿瘤和平滑肌肿瘤[146]。

大量的大鼠和小鼠实验证据显示，基质肿瘤通常在生物学行为方面表现为恶性。人的相似肿瘤的研究表明，其生物学行为与核分裂程度和肿瘤边界的性质有关。良性基质结节有相对低的核分裂活性和膨胀性、非浸润型的边界，而真正的基质肉瘤具有较高的核分裂活性和浸润性边界[144]。

基质肉瘤的组织发生有些争议，主要可能由于其分化较差，及与其他肿瘤的一定程度重叠和混合细胞型特点，特别是在小鼠中[147]。人和动物的该肿瘤与正常子宫内膜基质有很大的程度的相似性，提示其子宫内膜基质细胞起源。人基质肉瘤的细致诊断显示在早期子宫内膜增殖阶段，肿瘤细胞的大小和结构类似于基质细胞[148]。该肉瘤和其他子宫内膜肉瘤的原始基质细胞起源概念与其他部位的软组织肿瘤起源于一般干细胞的概念相一致。许多基因在人基质肉瘤中均失控，但当中最为重要的是这些分泌型卷曲相关蛋白，尤其是分泌型卷曲相关蛋白4，它被认为是Wnt-信号转导途径中的调节器，在很多的细胞过程（包括增殖过程）中起着重要的作用[145]。

实验证据表明，特定品系的小鼠，激素处理后其子宫基质肉瘤的发生率会升高。BALB/c小鼠给予18个月的高剂量的孕酮或炔诺酮可发生子宫内膜基质肉瘤[97]。C57Bl小鼠终身给予睾酮后诱发了具有蜕膜外观的子宫肿瘤[149]。培高利特，一种多巴胺受体激动剂和麦角提取物，也可在小鼠致癌试验中增加子宫内膜肉瘤的发生率。但在平行的大鼠试验中，则是子宫腺瘤和子宫癌发生率增加。这些肿瘤在大鼠中是由于雌激素/孕激素比例高所引起的，这是培高利特抑制了泌乳素的结果[141]。

平滑肌瘤、平滑肌肉瘤

具有平滑肌分化特点的梭形细胞构成的肿瘤有时会在老龄实验大鼠、小鼠、仓鼠和猴中自发出现[111,115,119,143,150-152]。而子宫平滑肌瘤或纤维瘤是女性最为常见的肿瘤。大腹猪（野猪）或Eker大鼠的平滑肌瘤携带结节性硬化复合体-2肿瘤抑制基因种系突变，可能是较好的模型[153-155]。

子宫平滑肌瘤是最为常见的妇科肿瘤，临床上涉及约25%或更多的生殖年龄段的人群。病原学和发病机制所知甚少，但它们的发生率受遗传因素、初次生产的胎次和年龄、体重及使用避孕药等情况的影响。它们在绝经期后会复愈[156]。这些肿瘤是不同寻常的肿瘤，主要因为它们具有不典型的生长方式、明显的子宫外弥漫性生长特点，但它们依然是良性肿瘤。该肿瘤有异常的基因表达方式，使其对雌激素具有高敏感性。此外，它可以维持一种分化状态，一直保持与周围子宫肌层相似的核分裂速度。而在动物中情况则不同，在给予雌激素后可见核分裂活性增加[157,158]。也有关于凋亡相关基因失调的报道[159]。

实验动物的子宫平滑肌瘤与在皮下组织发现的平滑肌瘤基本类似，主要是由相互交织排列的呈束状的一致梭形细胞构成，通常含有细长、末端钝圆的胞核和胞质肌原纤维。大的肿瘤中可见不同程度的间质胶原纤维（平滑肌纤维瘤）和透明变性、局灶性坏死或矿化。平滑肌瘤的特征是边界清楚，常由一圈受压的或者致密的子宫肌层围绕。大的肿瘤会使子宫肌层变形，伸入子宫内腔或延伸到子宫颈或阴道。平滑肌肉瘤中任何明显的核多形性和核分裂活性通常都被认为是恶性和诊断为平滑肌肉瘤的证据。平滑肌肉瘤可侵入周围的组织，在啮齿类动物偶见远处转移[111]。

长期给予大鼠β_2雄激素受体激动剂可在卵巢系膜形成平滑肌肉瘤（见卵巢）。此外，CD-1小鼠给予盐酸美沙洛尔，一种具有β_1心脏阻断活性和β_2及α_1血管扩张（激动剂）功能的降压药，18个月后可见子宫平滑肌瘤发生率增加[160]。与其他拥有β_2激动剂活性的药物研究相比，给予大鼠美沙洛尔2年并不会形成卵巢系膜的平滑肌瘤[160]。这些药物相关的子宫肿瘤拥有典型的良性平滑肌瘤的组织学特征，并位于子宫肌层，偶见于阔韧带。它们与局灶性子宫肌层肥大和增生有关。

尽管美沙洛尔引起肿瘤的机制还不清楚，但认为可能与其药效学活性密切相关。该化合物无任何致突变活性，其诱发的小鼠肿瘤形成也会在同时给予β受体阻断剂普奈洛尔时被阻断[69]。即使美沙洛尔在大鼠体内已经达到了足够的血浆水平和子宫暴露量水平，给药大鼠中也不能形成平滑肌瘤，这可能是大鼠子宫肌肉对美沙洛尔的药理学作用具有不同的敏感性。子宫肌肉的自发收缩力研究显示，未给药的小鼠子宫肌肉相比大鼠的子宫肌肉对美沙洛

尔的β_2受体激动性刺激显示出更大的松弛性[69]。此外，在给予美沙洛尔3周后小鼠子宫肌肉的自发收缩力会彻底丧失，但给予大鼠同样的处理仅部分子宫平滑肌收缩力会丧失。另外，与大鼠不同，小鼠在持续给予美沙洛尔后可见子宫重量和肌肉收缩力增加。基于这些数据，有人认为β_2受体在未受孕大鼠和小鼠的子宫肌肉中起支配作用，而未受孕的人子宫对β_2激动剂仅有少量或无松弛反应，所以给予妇女美沙洛尔后不太可能形成子宫肌瘤[69]。

切除卵巢的GR小鼠在给予雌激素和孕酮后，子宫上也会形成可移植性子宫梭形细胞肉瘤[161]。这些肿瘤由梭形细胞构成，中度多形性椭圆形或圆形核，可见低水平的核分裂象。这些梭形细胞肉瘤的表现并非全部是平滑肌肿瘤的典型特征，因为尽管电镜显示存在大量的胞质肌丝，但并未见局灶性高密度细胞，无基底层以及胞饮泡。使用葡萄聚糖包被的炭方法证实肿瘤细胞有孕酮和雌激素受体表达[161]。据报道，CD-1小鼠在产前和初产阶段给予己烯雌酚后可引起子宫肌瘤[162]。

给予雌激素后，其他种属的雌性生殖道可形成平滑肌肿瘤。比格犬给予7年口服避孕药后，会形成子宫和阴道的平滑肌瘤和平滑肌肉瘤，在这当中避孕药主要发挥雌激素的作用[5]。在豚鼠，类似的雌激素作用非常显著，平滑肌瘤可在子宫、脾脏、胰腺和肾脏中形成[163]。中止雌激素后，其肿瘤会消除。然而，这些动物身上雌激素诱导的肿瘤与人的平滑肌瘤具有不同的有丝分裂途径，因为动物在给予17β雌二醇后其有丝分裂活性增加[158]。

卵巢

形态学

哺乳动物间的卵巢大体解剖基本相似，但大小、形状、准确的部位和腹膜覆盖物的形式有所不同。卵巢可能居于肾脏尾部两极间、盆腔深部的任意位置。然而，已知一些种属在妊娠后其卵巢位置

会发生很大程度的变化，特别是人和犬。卵巢囊，一种囊样结构，来源于输卵管系膜，可见于大多数种属，个别除外。啮齿类动物的卵巢具有完整的包膜，女性和类人猿则有部分不完整包膜[164]。

在人类，卵巢具有一致的结构，最大直径为3 cm，包裹在腹膜褶皱（即卵巢系膜）中。这个褶

皱将一侧的卵巢附着到宽的韧带。血管、淋巴管和神经均穿过该褶皱，通过卵巢门进入卵巢。在妇女，如同其他哺乳动物一样，卵巢血管在卵巢系膜的基部相互汇合，这样的一种结构使得血液可以从卵巢或者子宫的血管达到卵巢，从而确保了丰富的营养物质的供应。

非人灵长类动物的卵巢结构差异较大，但猕猴和食蟹猴与人类基本相似[55,165,166]。

犬的卵巢较人的小，通常长度只有1~1.5 cm。动情周期出现前，外观通常光滑，但之后会变得粗糙并呈现结节状。卵巢被深埋在脂肪中，外围包裹着腹膜囊，具有裂隙样开口[165]。

大鼠和小鼠卵巢的形状和大小与成熟卵泡和黄体形成的数量和程度有关。事实上，动情周期中啮齿类动物卵巢重量的改变可能与黄体的形成和退化有关[167]。大鼠和小鼠的卵巢看起来像葡萄样的卵泡团块，包裹在脂肪结缔组织中，附着在高度盘旋的输卵管上。

啮齿类动物的每一个卵巢都有完整的包囊。在大鼠和小鼠，该囊通过位于子宫系膜的对侧和子宫角顶端水平位置的一个裂隙样开口，与腹膜腔相接。这与仓鼠卵巢囊不同，实验数据显示，仓鼠卵巢囊与腹膜腔没有任何接口[165]。卵巢与外部环境之间直接沟通，多数情况下就是与腹膜腔沟通。女性和大鼠的相关研究显示，一些物质（如滑石）置于阴道或子宫腔可以逆行迁移，并最终嵌入卵巢[168,169]。

卵巢主要有三个区域，皮质外区、皮质内区和中间的髓质。皮髓质交界部位在大的卵泡和黄体扭曲卵巢结构的情况下会变得不明显。皮质中含有卵泡和黄体。卵巢血管通过卵巢门进入卵巢基质。卵巢表面与卵巢系膜的浆膜相连，与腹膜间皮相类似。卵巢表面细胞有时可能不是扁平状的，呈立方或柱状外观，一些种属中还可见假复层类型。有时候表层结构被认为是生殖上皮，但人们都知道它主要是一种腹膜（体腔）间皮的特化结构。基于这个原因，"上皮的"这一诊断词在卵巢病理中需谨慎使用。

对啮齿类动物在成熟过程中的卵泡形态学演化已研究得比较清楚。啮齿类动物卵巢的改变通常与妇女、非人灵长类动物（如猕猴）基本相似。

大量的不成熟卵泡（原始卵泡）存在于成年动物的卵巢皮质。雌性动物天生就具有有限数量的原始卵泡，出生后便不会再生成新的原始卵泡。因此，受损的原始卵泡是不能被替换的。在减数分裂前期，初级卵母细胞周围包裹着单层梭形细胞或卵泡细胞。卵泡细胞有桥粒连接到卵母细胞膜，且这被认为是一条营养输送带。卵泡细胞和卵母细胞周围包围着基底层，将原始卵泡和真正的卵巢基质隔离开来。

进入下一个阶段（即初级卵泡期）后，卵泡细胞变得更为立方状。卵泡细胞的成功分裂，产生了次级卵泡的多层"颗粒细胞带"。卵母细胞持续变大，并形成一个糖蛋白带（即透明带），将卵母细胞和内层卵泡细胞隔离开来。

随着颗粒细胞带细胞开始增殖，基底层外的邻近基质开始组装成同心层，胞核变得不那么致密。这些细胞被认为是卵泡膜内膜。卵泡膜外膜指的是外面一层逐渐与正常卵巢基质融合的含更多纤维的基质细胞。

在颗粒细胞形成充满液体的腔期间（称窦期），颗粒细胞间逐渐形成裂隙样的空白区域。接着形成排卵前期的囊状卵泡。在此阶段，卵泡膜内膜细胞变得非常圆或近似上皮样，但卵母细胞终止了进一步膨胀。

随着排卵前促黄体激素猛增，第一次减数分裂完成，产生出第一极体，并形成次级卵母细胞，含有单倍染色体。此期间，卵泡破裂，次级卵母细胞进入输卵管。内层卵泡膜的血管进入残留卵泡的基底层，并形成黄体，后者由颗粒层细胞构成。每一个动情或月经周期形成一个新的黄体，旧的黄体退变为类似纤维或透明样物质（白体），在髓质中聚集。

卵巢基质由结缔组织梭形细胞构成，具有成纤维细胞、平滑肌细胞和高度特化的间质细胞的形态特征。基于各种哺乳动物的卵巢间质细胞的比较学调查数据，Mossman和Duke将间质细胞分类为好几种特定的形态学类型，包括胎儿型、膜型、基质型和门型[164]。颗粒细胞、卵泡膜细胞和基质细胞的超微检查发现它们具有分泌激素细胞的特点，比如含有许多的脂滴，发育良好的滑面内质网和椭圆形的含有管状嵴的线粒体[170]。随着年龄增长，基质的种属差异和品系差异越来越明显。这在多种品系的实验小鼠中是明显的，这些小鼠的间质细胞和基质随年龄增长差异很大。

在猴和人的卵巢门可见到门细胞。它们与人的睾丸间质细胞（莱迪格细胞）相似，甚至可能含有赖因克晶体（Reinke crystalloids）。它们成簇分散在卵巢门的无髓神经纤维间，其功能不清楚。卵巢门还含有大量的血管、淋巴细胞和支持性的基质。

组织病理学诊断

卵巢由于其复杂的结构和取材的局限性，使组织病理学诊断变得不易。一个卵巢的一个切面并不总是可以包含所有相关的组织成分，而且其年龄的判断、卵泡和黄体的数量和大小也不那么精确。在标准试验中这通常并不重要，因为有足够的动物数量可以检测到卵巢有意义的反应。然而，如果依照两代生殖研究中推荐的需要进行卵巢卵泡的定量分析，那么这就很重要[171]。小鼠毒理试验中的卵巢卵泡取材的详细分析说明，在 $6\,\mu m$ 的连续切片中随机选择 $1\% \sim 5\%$ 进行卵泡计数对于卵巢毒理学的详细研究是一种合适的方案[172]。

各种不同的分类方法被用于啮齿类动物卵巢卵泡，这当中即包括了Pedersen和Peters基于卵泡大小和结构创建的复杂体系和较为简单的方法[173]。Bolan和其同事将卵泡分为三类：小卵泡、生长卵泡和窦状卵泡[174]。Hirschfield建议使用横切面中的颗粒细胞的数量来对卵泡进行分类[175]。因为大鼠的原始卵泡从横切片看有4层颗粒细胞，5~8层细胞的卵泡被命名为第二代卵泡。经过下一轮的细胞分化后，将会有16层细胞，命名为第三代卵泡，等等。已有使用抗人细胞色素P450CYP1B1或细胞周期蛋白〔比如，细胞核增殖抗原（PCNA）〕的抗血清进行大鼠的免疫组织化学来对卵泡进行观察和计数。

尽管已有各种诸如此类的方法在毒理学实验中可以用于卵泡定量，然而卵泡定量最好作为一种后续研究程序，如果需要对卵巢的标准切片定性检查中出现的改变进行解释和出现相关的生殖改变，则采用上述方法[181]。

卵巢激素的产生和控制

对药物引起的实验动物卵巢形态学变化相关性的理解需要建立在对性激素产生和控制的比较生理学理解的基础上。重要的是，需要知道我们对女性排卵期间激素控制的理解多数基于切除垂体的大鼠实验，在可能的情况下有非人灵长类动物的数据和对人类的直接观察来支持。非人灵长类动物（特别是猕猴）被广泛用于生殖生理学实验，因为它们有月经周期。尽管人和猴之间毫无疑问存在激素-蛋白相互作用的差别，但人、猕猴和食蟹猴的雌激素和雄激素的代谢及动力学基本类似[182]。

卵巢的生成和激素的产生是发生在卵巢的两个基本的生理活动。下丘脑的促性腺激素释放激素（LHRH、GnRH）的脉冲式释放是控制卵泡刺激素（FSH）和黄体生成素（LH）的基础。性腺激素的分泌受到来自大脑的冲动的影响，比如由应激、昼夜交替和其他的可见刺激、信息素嗅觉信号以及可作用于下丘脑功能的药物产生的冲动。比如，阿片类药物可以影响性腺激素分泌；吗啡和类似物可以抑制排卵；阿片拮抗剂可以引起排卵。

卵泡的形成很大程度上受到FSH的控制。LH引起排卵。卵巢产生的雌激素在FSH和LH的反馈控制方面具有复杂的作用。根据剂量、时程和之前的激素状态，外源性雌激素药物可抑制或刺激促性腺激素的释放。持续给予雌激素（或一次大剂量的雄激素）会抑制FHS和LH的释放，然而停药或给予雌激素或雄激素的拮抗剂则具有相反的效果。负反馈效应涉及垂体和下丘脑，因为该过程需要有一个完整的下丘脑和垂体。

促性腺激素通过它们特定的受体来发挥对卵巢靶细胞的作用，这些受体的数量和分布在生殖周期中随周围环境中激素的变化而变化。卵母细胞无促性腺激素受体，卵泡细胞上的受体似乎同时兼顾卵泡和卵母细胞形成中下丘脑对其产生的作用。促性腺激素通过它们的受体刺激卵巢组织合成性激素。颗粒细胞、卵泡膜和卵巢基质具有醋酸盐或胆固醇合成雌激素、孕激素和雄激素所必需的酶活性，但在不同类型的细胞之间酶活性有所差异。当中的一些差异已经通过免疫组织化学的方法在大鼠得到了很好的证实[170]。在正常人组织，5型-17β羟化类固醇脱氢酶，作为雌激素和雄激素形成的最后步骤，免疫组织化学染色显示它主要在黄体表达[184]。

颗粒细胞具有最高的FHS-诱导型芳香酶活性，用于产生雌激素。尽管基质可以产生所有的性激素，但与卵泡细胞和卵泡膜相比，其产量微不足道。而且，颗粒细胞和卵泡膜细胞是负责生物转化和解毒的酶（比如谷胱甘肽-S-转移酶和细胞色素P450酶）可能存在的部位[185,186]。

卵巢和子宫高表达雌激素受体蛋白。与子宫相反的是，卵巢中雌激素α受体是主要的亚型，据报道，大鼠雌激素α和β受体亚型在卵巢组织中表达[62]。大鼠免疫组织化学和原位杂交试验显示，雌激素α受体在卵泡膜细胞、间质细胞和生殖上皮表达，而雌激素β受体则主要在生长卵泡的颗粒细胞中表达[57]。这些细胞亚型在卵巢中的作用还不清楚，靶向性破坏这些受体基因的小鼠形成了不同表型的卵巢，表明这两个受体都是必需的[61]。雄激素受体同样在生长卵泡的颗粒细胞胞核和散在的间质细胞中表达[57]。

在大鼠，泌乳素显示具有重要的促黄体和溶黄体性质。在妊娠早期和哺乳期，泌乳素对于孕酮的合成是必需的。此外，该激素似乎还可调控黄体受体产生LH[187]。免疫组织化学显示，泌乳素受体位于大鼠卵巢的大多数成分（包括卵子）中，在黄体细胞中聚集程度最高[187]。

垂体激素调节因子和其他内分泌和旁分泌因子对卵巢功能是非常重要的。比如，在过去10多年里，人们已经清楚，胰岛素和胰岛素样生长因子IGF-1和IGF-2对健康人群的卵巢功能调控和对糖尿病、多囊卵巢综合征和严重的胰岛素抵抗人群中卵巢功能障碍的调控都起着相当重要的作用[188-190]。

炎症和坏死

实验动物卵巢的明显坏死和炎症并不常见。药物诱导的卵母细胞的破坏似乎主要表现为卵泡闭锁（见下文），而不是坏死和炎症。

感染可以通过存在于阴道和子宫腔的通道从外部抵达卵巢。这一现象的一个例子是致癌试验中使用的B6C3F1小鼠，不同寻常高数量的小鼠在卵巢内和卵巢周围形成了慢性炎症和脓肿。这种感染被证明是克雷伯菌机会感染的结果。爆发的原因可能与环境因素相关。与饮食中给药、局部给药和吸入给药相比，该病变多发于灌胃给药的实验。这种现象多发于不经常清洗笼架上的自动导水管的实验室。仔细留意自动供水系统的清洁度会降低该病的发生率。

自我免疫介导的炎症是一种具有破坏性的卵巢病。这可能发生于小部分女性群体，可导致卵巢过早衰竭，当中自我免疫可能直接作用于卵母细胞抗原，FSH受体或性激素细胞抗原[192]。切除胸腺的小鼠在出生后第3天时观察到同样的卵巢自我免疫现象。3月龄时，高比例的小鼠在所有的生殖阶段的卵泡中均可见以淋巴细胞、单核细胞、巨噬细胞、一些浆细胞和嗜中性粒细胞构成的炎细胞浸润[193]。3月龄后，炎症消退，剩余萎缩的卵巢，其中含有具有黄体细胞形态学特征的一些细胞。发病原因和刺激性抗原还不清楚，但可能包括T淋巴细胞介导的免疫机制。这种形式的破坏可能与后续的卵巢肿瘤有关。

据报道，大鼠长期给予避孕性激素可形成卵巢纤维化伴有卵巢旁炎症。Wistar大鼠给予高剂量的孕激素-雌激素联合氢炔雌醚和炔雌醚50周导致了卵巢萎缩和纤维化，但这伴随周围组织（包括输卵管）的慢性化脓性炎症。在第50周停止给药后可以恢复。

卵母细胞或卵泡变性

人和啮齿类动物均有在给予各种癌症治疗方法（随同放疗或无放疗）后发生卵母细胞缺失的报道。据报道给予一些药物，比如环磷酰胺、氮芥、苯丁酸氮芥、紫杉酚、顺铂和长春花素，可引起患者的卵巢衰竭。女性给予环磷酰胺后，药物破坏了初级卵母细胞池，卵巢衰竭的发生率随剂量的蓄积而增加，并且40岁以后卵泡剩余量本质上会减少[198]。人单纯接受电离辐射同样也可引起卵母细胞的缺失[199]。人的卵巢癌治疗后和显微镜诊断前，通常活检的时候可见明显的卵母细胞缺失，伴随局灶性或者弥漫性的皮质纤维化和不同程度卵巢萎缩或增生。被破坏的卵母细胞主要通过闭锁过程而消失[195]。外源性物质损害卵泡时所处的时间会最终决定其对生育力的影响。可选择性地破坏生长卵泡和窦状卵泡的药物可能会很快影响生殖力，但这种作用是暂时的，因为此后就会从原始卵泡池中重新补充和替换。然而，可破坏原始卵泡和初级卵泡中的卵母细胞的外源性物质可能会导致绝育，这种作用可能会延迟，但也是永久性的，因为原始卵泡池发生了不可逆的损失[186]。

电离辐射

电离辐射对于卵巢的影响在实验动物已有研究。基于种属差异，这些研究更多是指导性的，因为电离辐射剂量可以被很好地控制，且该实验不用考虑化学类药物所涉及的药物分布和代谢的种属差异。中等剂量的γ-射线照射小鼠后可破坏未成熟的原始卵母细胞，卵巢中更为成熟的卵泡则较少受损。这些年轻的小鼠（14日龄）卵母细胞的LD_{50}估计仅为0.06 Gy（6 rad），且这代表着目前任何已知哺乳动物细胞的最高敏感性。尽管高敏感性的原因还不清楚，但微剂量学方面的考虑和自动射线照相方面的研究表明，小鼠卵母细胞膜对射线的损害作用特别敏感。藏于原始卵泡中的卵母细胞快速丢失，之后是卵泡闭锁、基质增加及卵巢重量下降。大鼠卵巢对射线的反应性质与小鼠相似，但一般认为不如小鼠卵巢那么敏感。相反，在豚鼠，原始卵母细胞似乎不如成熟卵泡对电离辐射的作用敏感，这说明卵母细胞的敏感性在不同的种属间也存在性质的差异[201]。

在灵长类动物中，敏感性也具有种属依赖性。比如，松鼠猴的生殖细胞对电离辐射高度敏感，而已有的数据表明在猕猴，如同人一样，破坏卵母细胞需要很高的辐射剂量[200]。

药物

卵母细胞对抗癌药和其他遗传毒性药物的敏感性也有类似的种属差异，比如对多环芳烃的敏感性也存在种属差异，但这种化合物在分布和代谢方面的种属差异混淆了这些证据。此外，小鼠卵母细胞似乎比大鼠或豚鼠卵母细胞对这些药物的敏感性更高。

人们设计了一个比较人类与大鼠、小鼠卵巢改变的研究来检查抗癌药对卵巢作用的性质。在大鼠，急性或慢性给予环磷酰胺会导致卵泡丢失或闭锁卵泡[202,203,205]。在一个给予环磷酰胺（非胃肠给药）的大鼠实验中，解剖前14天时卵巢总重量呈剂量依赖性下降，伴随窦状卵泡（但不是窦前期卵泡和原始卵泡）大小和数量的减少。大鼠卵泡成熟大约需要19天，表明环磷酰胺的主要卵巢靶点为原始卵泡或小的窦前期卵泡。尽管卵泡的丢失与循环中雌二醇和孕酮水平的降低有关，但却未见促性腺激素水平的变化，这一结论与该药物对卵巢功能的主要作用相一致。

基于幼龄小鼠（7～21日龄）的70多种化合物（包括抗生素和抗癌药物在内）比较研究表明，绝大多数具有破坏卵母细胞能力的药物具有致突变和（或）致癌作用，其作用与剂量相关[200]。这并不奇怪，因为这些药物高毒性，经常明显与其致癌和致突变活性相关。

这些药物在体液和卵巢中的分布是导致这些差别的因素。据表明，卵巢本身具有将给予体内的化合物代谢为活性分子的能力。已用多环芳烃苯并芘（a）、3-甲基胆蒽和7,12二甲基并蒽对一些因素进行了研究，这些物质需要代谢活化后方可对哺乳动物的细胞产生毒性作用。这些化合物均可导致卵母细胞丢失和最终的卵巢肿瘤。有人证实，小鼠单侧给予苯并芘（a）后可以破坏注射一侧的卵母细胞，但却不能对另一侧产生作用，这说明卵巢可以将苯并芘（a）转化为其活性代谢物[207]。有人认为负责代谢多环烃的卵巢酶类与肝微粒体P450依赖性单加氧酶和环氧化物水合酶类似[208]。在几个啮齿类动物试验体系中，卵巢芳烃〔苯并芘（a）〕水解酶的活性可被诱导。

卵巢对多环芳香烃敏感性的种属差异和品系差异很明显。比如，3-甲基胆蒽对C57BL/6N小鼠卵巢的破坏较DBA/SN小鼠品系更为严重[207]。由这些药物引起的卵母细胞的破坏方式还不清楚，但可能是对卵母细胞直接作用或间接通过损伤周围支持颗粒细胞-卵泡膜细胞成分来实现。

还有人认为大鼠给予补骨脂素后出现的黄体减少可能与其诱导肝酶引起代谢增强和结合雌激素有关[208,209]。

组织学评价

在对卵泡细胞丢失的组织学评价中，需要考虑好几个因素。之前已提到过，取材程度和切片切面对于准确的评价是很重要的因素。另外，定量评价也是很重要的。

另外一个因素是给药周期。长期给药仅在特定发育阶段损害卵母细胞，最终产生卵母细胞完全丢失。此外，据表明，短期给予环磷酰胺会导致大卵泡（而非小卵泡）的破坏，从而妨碍卵巢产生类固醇的能力，进而减少了对垂体的负反馈。这会反过来增加促性腺激素的释放，促进未成熟卵泡向成熟期卵泡转化，后者更容易被破坏[202]。

这些因素表明外源性物质对卵母细胞的破坏是一个复杂、多步骤的过程，受种属/品系敏感性、系统和局部代谢和解毒作用、剂量和给药计划的影响。对卵母细胞丢失的部分评价无疑需要在仔细的实验设计中采用制备组织切片的方法进行严格的组织病理学检查。

萎缩

啮齿类动物

卵巢重量的降低和组织学上可见的卵巢萎缩通常伴有随年龄增长而发生的卵巢周期性活动的终止。该病变在啮齿类动物的长期试验中经常被视为一种自发性改变。例如，在Alderley park Wistar大

鼠，卵巢的绝对重量在约1年之后开始降低[122]。此外，对NTP中使用的Fischer344和B6C3F1小鼠的卵巢病理回顾显示，致癌试验中小鼠发生卵巢萎缩的概率较大鼠高10倍[210]。

在这些年龄相关的生理周期消退过程中，卵巢和神经内分泌的相对作用还不清楚，然而下丘脑-垂体损伤相比较于卵巢的寿命显得更为重要，这点大鼠比小鼠明显[4]。实验条件下，饮食因素（特别是能干扰下丘脑-垂体-性腺轴的热量限制和外源性物质给药）可影响年龄相关的卵巢萎缩的表现。此外，卵巢萎缩也可是一种给予破坏卵巢细胞成分、阻断或抑制卵巢正常营养控制能力的化合物直接导致的结果[207,211]。

通常，卵巢萎缩表现为整个器官体积减小，无发育良好的卵泡和黄体。残留的卵细胞和白体可能较为明显，卵巢基质通常较为致密，显示透明样变或纤维化（图12.3）。根据种属、品系、年龄、实验条件和药物的性质，卵巢基本的组织学特征可能还伴有囊性卵泡增多、间质细胞蜡样色素和脂质聚集、淀粉样变和局灶性间质细胞增生。这些伴随的特征为毒理和致癌试验中卵巢萎缩的发病机制提供了重要线索。

主要由促性腺激素释放的反馈抑制引起的卵巢萎缩的形态学特征，在长期给予高剂量雌激素、孕激素或联合给予这些激素的啮齿类和灵长类动物中已有描述。当在C3H小鼠饮食中给予高剂量的17β雌二醇或己烯雌酚52周后，卵巢体积缩小，组织学表现为萎缩，特点为缺乏黄体和大量蜡样色素聚集[45]。

当Sprague-Dawley大鼠联合给予等效于人10倍或100倍剂量的98%醋炔诺酮和2%乙炔雌二醇2年，给药组动物卵巢萎缩的发生较未处理的对照组更为普遍[64,65,107]。组织学表现为给药大鼠可见卵泡发育缺失、无黄体和基质均匀萎缩。然而，同等剂量同等给药时间单纯给予Sprague-Dawley大鼠孕激素成分也显示排卵的抑制，表现为黄体的缺失，但整体性的卵巢萎缩并未观察到[65]。给予雌性Wistar大鼠50周高剂量的孕激素雌激素联合氢炔雌醚和炔雌醚，也形成了类似的卵巢萎缩，但伴随出现慢性化脓性卵巢炎症[194]。在停止给药后30周，这些改变可见相当程

度的恢复，而且可以重现卵泡活性。

在选择性雌激素受体调节剂三苯氧胺的大鼠长期实验中，同样可形成卵巢萎缩，但该药物对大鼠具有部分激动剂活性[67,101]。戈舍瑞林，一种合成的促黄体激素释放激素的类似物，在毒理学实验中与普遍性的性腺抑制有关，可产生大鼠卵巢萎缩，阻止窦状卵泡发育，减少黄体数量[72]。

在啮齿类动物致癌试验中，也有一些其他治疗药物引起卵巢萎缩的报道[3,212]。这些例子包括可引起小鼠的卵巢萎缩的抗菌药呋喃妥因[3,212]和在饮食中给予小鼠2年后可引起卵巢萎缩的龙胆紫[213]。

猴

猕猴以50倍人的剂量给予醋炔诺酮10年，也可引起卵巢萎缩[103]。组织学表现为卵泡发育减少，具体表现为正常的成熟卵泡缺失、基质细胞增多或变得致密。也有人认为这些特征是这些类固醇对下丘脑–垂体–性腺轴功能的抑制作用所导致的。

剂量相关性的卵巢重量的降低及卵泡发育停滞和黄体缺失同样在食蟹猴给予重组单克隆IgG1抗体贝伐单抗中也有报道，该药物可结合并抑制血管内皮生长因子（VEGF）[214]。

犬

虽然关于雌激素调节剂引起犬的卵巢反应的相关信息较少，但在犬给予雌激素和选择性雌激素受体调节剂（如三苯氧胺和碘昔酚）后也可看到卵巢萎缩性改变[20,67,109,215,216]。卵巢萎缩同样也可见犬给予一种神经激肽受体1、2和3的拮抗剂SCH 206272一个月后，但同样条件下大鼠未见。这被认为是通过抑制促黄体激素或促黄体激素释放激素活性间接调控的结果[217]。

卵巢萎缩早期表现为黄体和窦状卵泡减少，但通常会继而发生更为严重的改变，卵巢变得完全没有黄体和窦状卵泡，但在皮质中可能还能见到正常卵母细胞的聚集。一个特别的形态学特征是，在一些情况下，可见浆膜增生，通常表现为卵巢表面的乳头状突起，内含增厚的和分支状的浆膜上皮。这种病变可能比较明显，可见到从单纯的含纤维血管基质的乳头状结构到实性复杂的假腺管型结构。有时可见到相关的矿化。据报道，矿物质沉着可发生在卵母细胞所处的卵泡中央区，常表现为强嗜碱性颗粒样物质。

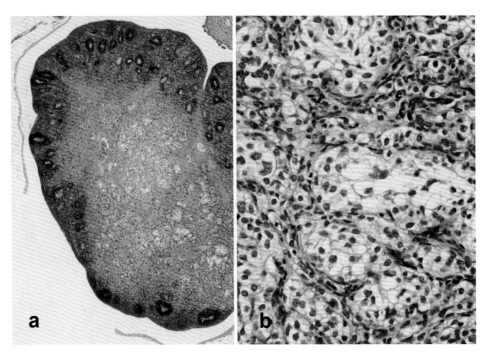

图12.3 一项三苯氧胺两年致癌试验中的Wistar大鼠的卵巢。图a：显示卵巢萎缩，皮质未见发育良好的卵泡或黄体，但具有明显的基质成分（H&E染色×50）。图b：卵巢基质的高倍视野显示管状睾丸支持细胞样结构增生（H&E染色×210）

在给与卵巢衰竭有关的高活性抗肿瘤药物后，妇女和实验动物的卵巢萎缩可能伴随有卵泡复合体的重要损害（见下文）。

囊性改变、多囊性卵巢、卵泡和黄体囊肿

自Stein和Leventhal在1935年发现了妇女多囊性卵巢可导致闭经和肥胖后，人们对该综合征有了越来越清楚的认识[218]。现在该病已经成为妇女与激素水平增加有关的继发性经闭的常见原因之一[219]。在该综合征中，卵巢通常含有许多闭锁卵泡和卵泡囊肿，伴有卵巢被膜增厚和基质增多[220]。

没有任何一种单一病因可以解释该综合征中这一系列的异常情况，但是有人认为这当中存在一些不同的情况，都表现为循环中促性腺激素（特别是促黄体生成素）水平的改变，雄激素过多和雌激素对靶器官的慢性非对抗性作用。同时还可出现免疫系统和自主神经系统的发育改变[221-223]。这些形态学改变可能是排卵停止的结果，排卵停止可产生大量的闭锁卵泡，随后卵泡膜的量增多并产生雄烯二酮。因此，任何改变促性腺激素水平和阻碍卵泡发育的紊乱理论上就会导致这些综合征的发生。患有多囊性卵巢综合征的妇女发生子宫内膜增生和子宫内膜癌的频率高，这在很大程度上归因于雌激素对子宫内膜组织的持续刺激，并且没有黄体酮引起的对增生的抑制作用。

人类卵巢这种综合征的形态学表现在药物临床前安全性评价中很有趣，因为类似的改变可在实验动物自发或诱发出现。在小鼠，雌激素受体α的破坏与囊性卵巢的形成有关[61,71]。组织病理学研究显示，这些小鼠的卵巢具有多囊样外观，可见增大、囊性和常见出血的卵泡，无黄体和排卵现象（图12.4）[61]。有人认为，雌激素受体α基因的破坏通过改变雌二醇对丘脑和垂体的反馈作用，引起循环中雄激素、雌二醇和LH水平升高，从而导致卵巢的病变[61]。在过表达LH的转基因小鼠中也看到了类似的卵巢形态学改变，此实验中也看到了相比于同窝非转基因小鼠，转基因小鼠的睾酮和雌二醇水平增加[224]。在一个由破坏了芳香酶基因而导致雌激素不足的小鼠模型（芳香酶基因敲除小鼠或ArKO小鼠）中，在21～23周龄时观察到了出血性囊性卵泡。血清中LH和FSH水平升高，卵泡发育受阻，未见到黄体[225]。

随着年龄的增加，在未给药的大鼠和小鼠中常

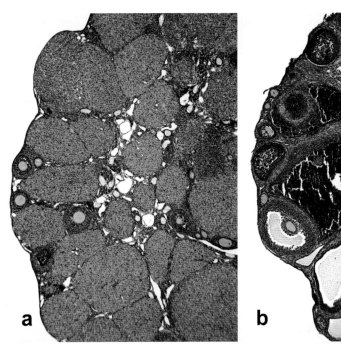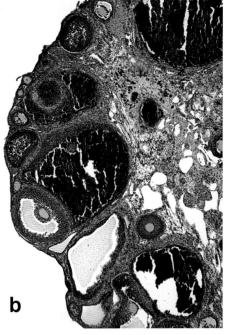

图12.4　图a：含有正在发育卵泡和大量黄体的CD-1小鼠的正常卵巢（H&E染色×63）。图b：雌激素受体α基因敲除（ERKO）小鼠的卵巢，显示典型的囊性改变，伴有出血及成熟黄体的缺失（H&E染色×63）

可见到卵泡囊肿，它们可能来源于次级卵泡，不能排卵。其发生率是品系依赖性的，在一些品系的小鼠中非常常见[210]。来自于这些动物的卵巢与报道于女性中的类似，其病变特征为可见大量的基质，不典型的囊性卵泡，含有少量黄体或无黄体。这些改变可导致持续动情和雌激素生成过量的表现，如囊性子宫内膜增生。在一项研究中，将雌性CD-1小鼠以1只、2只、4只或8只一笼的方式饲养18个月，最终发现以8只一笼饲养的小鼠卵巢囊肿（和囊性子宫内膜增生）的发生率最低[226]。尽管这个现象的原因还不清楚，但这项研究中出现的其他改变说明不同组间存在不同的内分泌状态。

食蟹猴似乎也可自发产生多囊性卵巢综合征，并伴有月经周期的缺失，雄激素过多症和类似于在妇女中见到的腹部脂肪增多等现象[227]。

类似的改变也可发生在外源性物质诱导下丘脑-垂体-性腺轴发生变化之后，且这已被用于人的多囊卵巢综合征模型。将睾酮给予未成熟的雌性大鼠会永久性地改变下丘脑、垂体和卵巢之间的反馈关系，因此卵巢会丧失周期性功能，出现持续的动情期。这些患有多囊性卵巢的动物中雌激素和雄激素的产量均增高[228]。来曲唑，一种可阻断睾酮向雌二醇转化的非甾体芳香酶阻断剂，当给予年轻大鼠时同样也会产生多囊性卵巢[229]。也有关于给予年轻大鼠雌激素从而形成多囊性卵巢模型的报道[221-223]。

类似的反应同样也在一些可以改变卵巢周期性功能药物的临床前安全性评价试验中见到。溴隐亭，一种可以刺激多巴胺受体和阻断脑垂体泌乳素释放的麦角化合物，其安全性评价试验中可见囊性卵泡增多[230]。当将溴隐亭给予大鼠53周，可见囊性卵泡增多和黄体数量减少。在这些大鼠中还可见肾上腺重量增加，脑垂体重量降低。囊性改变主要与雌激素占优势有关，特别是在子宫内膜。据推测溴隐亭通过对下丘脑-垂体-性腺轴的药理活性来介导对卵巢的作用。此外，犬给予同样药物62周后也可见小的囊性、形成不良的卵泡或囊性黄体（黄体囊肿）[230]。

三苯氧胺，一种广泛用于治疗人乳腺癌的抗雌激素药物，给予Alderley park Wistar大鼠3周后，显示可以降低黄体的数量和形成卵泡囊肿[122]。同样的改变在Sprague-Dawley大鼠研究中也可观察到[231]。克罗米酚给予同样品系大鼠也可见到类似现象，有人认为这是由于抗雌激素活性导致雌激素对下丘脑-垂体-性腺轴的正反馈作用被抑制所致[122]。同样给予狨猴（Callithrix jacchus）三苯氧胺6个月后，也有伴有卵巢重量增加的卵巢囊性改变的报道。在该种属中，三苯氧胺作为一种抗雌激素物质。相反的是，三苯氧胺并不会引起犬的卵巢囊性改变。因为在犬中三苯氧胺主要作为一种雌激素激动剂[122]。

另外一个发生卵巢囊性改变的例子是大鼠给予2~4周的孕酮拮抗剂RU486（米非司酮）[232]。与对照组相比，卵巢的改变表现为重量增加，伴有黄体数量增多和囊肿。一些囊肿变得非常大，沿着内壁可见数量不等的黄体化细胞。此外，在给药期间阴道周期中止，且观察到了阴道持续角质化。脑垂体增大。据推测，这些作用是由于黄体酮的作用受到抑制，从而产生了慢性非对抗性的雌激素作用而导致的。非人灵长类动物和妇女给予RU486后未见到同样的卵巢改变，说明RU486对大鼠的作用可能主要通过增加泌乳素释放，对垂体产生作用后继而产生的影响[232]。

药物引起的芳香酶（雄激素向雌激素转变中的重要酶）抑制也可以引起卵巢囊性改变。芳香酶抑制剂CGS18302B给予比格犬13周后也可引起卵巢囊性改变[233]。

大鼠给予人上皮生长因子——卵巢组织中的另一种调节剂，据报道，可引起卵泡囊肿伴黄体变性[234]。这些改变在高剂量出现，与黄体的增生有关。然而，给予食蟹猴同样的药物可出现卵泡萎缩。还不清楚这些反应是对卵巢细胞的直接作用，还是经由垂体和下丘脑轴介导调节而产生的作用。

培高利特，一种长效的多巴胺D_1和多巴胺D_2受体激动剂，可以抑制泌乳素的释放，显示在大鼠的慢性毒性试验中可以改变卵泡发育和阻止黄体的溶解。大鼠给予培高利特长达1年，可见卵巢相对重量剂量依赖性增加高达245%，伴随出现多个黄体[68]。雌性大鼠给予高剂量的非甾体抗雄激素药物氟他米特1年后也可见到黄体数量的增加[235]。

卵巢囊囊肿

在啮齿类动物中，需要区分卵巢囊的囊性扩张与真正的卵巢囊肿或卵巢旁囊肿。老龄小鼠的卵巢囊扩张非常常见[210]。刺激性物质，比如可以从外部到达卵巢的矿物粉末可能会阻碍卵巢囊中的卵细胞向输卵管排放，从而导致卵巢囊扩张或大的卵巢囊囊肿。这会导致内衬上皮的反应性增生[236]。

色素沉着

蜡样脂褐素的沉积是鼠卵巢常见的年龄相关的一种基质细胞改变，也可见于其他一些分泌性激素的细胞，包括睾丸间质细胞（莱迪格细胞）和肾上腺皮质。回顾NTP项目中所用的Fisher344大鼠和B6C3F1小鼠的卵巢，在两个种属中均发现了黄褐色、PAS阳性和抗酸蜡样色素，但在小鼠更为常见[210]。蜡样色素在其他类型大鼠中也较常见，比如SD/JCL品系[237]。抑制类固醇合成的药物，比如咪唑类抗真菌药，也可促进啮齿类动物卵巢中脂褐素的出现。

卵巢中发现的其他色素还包括含铁血黄素，这可能是卵泡和黄体中出血所引起的。据报道，B6C3F1色素小鼠卵巢中偶见黑色素[210]。

脂肪变、脂质沉积症、磷脂质沉积症

间质细胞、卵泡膜细胞和颗粒细胞是典型的产生激素的细胞，它们含有大量的脂质小滴。抑制类固醇激素合成可能会使得脂质在卵巢基质细胞胞质中蓄积，从而产生脂肪变的组织学表现。

该现象的一个例子见于给予甲酮康唑-（咪唑类抗真菌药）6个月的大鼠[238]。肾上腺皮质和卵巢的间质细胞可见脂质增多伴蜡样色素沉积。人们已经知道咪唑类抗真菌药会抑制多种P450介导的反应，这当中也包括参与类固醇合成的反应。这些药物呈剂量依赖性地抑制卵巢产生17β雌二醇的速度[239]。

大量的两亲阳离子药物具有诱导实验动物磷脂质沉积症的能力，同样也可以引起卵巢的改变，尤其是引起黄体的改变（见第6章，呼吸道）[240]。

卵巢增生

卵泡、黄体的量增加或基质增生均可导致卵巢重量增加。比如，大鼠给予孕酮拮抗剂RU486（米非司酮）可导致卵巢重量增加，主要原因为黄体质量增加[232]。同样的现象出现在大鼠短期（2个或3个排卵周期）给予溴隐亭后，这主要是由于大鼠泌乳素的溶黄体作用被抑制后产生的结果[241]。非甾体抗雄激素药物比卡鲁胺在大鼠慢性毒性研究中也可引起卵巢颗粒细胞和卵泡膜细胞增生[140]。

药物临床前安全性评价中，多数形式的卵巢增生是老龄大鼠和小鼠基质和上皮的增生。可见各种不同的组织学类型的增生，包括弥漫性上皮样细胞（来源于卵巢表面细胞）腺瘤样增生，呈现为管状或杆状睾丸支持细胞（斯托利细胞）结构或更典型的具有颗粒细胞和卵泡膜细胞分化的基质细胞。有意思的是，同时破坏小鼠α和β雌激素受体引起卵泡向睾丸支持细胞样细胞分化，伴随有米勒管（Müllerian ducts）抑制物硫酸糖蛋白2的表达，证实了上述两种雌激素受体对于维持卵巢正常的功能和形态很重要[242]。

尽管很多的卵巢萎缩常与年龄相关的卵巢功能丧失有关，但外源性物质也可引起卵巢上皮萎缩。例如，当给予小鼠抗真菌药物呋喃妥因2年后，可见相关的卵泡萎缩与基质增生，后者显示管样分化[3]。

大鼠给予选择性雌激素受体调节剂三苯氧胺2年后，引起的卵巢改变，包括卵泡萎缩伴随睾丸支持细胞结构样增生（图12.3）。

犬的卵巢萎缩（见萎缩）的一个特别的特征是可见浆膜增生，通常表现为卵巢表面乳头状突起，内含有增厚和分支状的浆膜上皮，有时非常明显。犬给予三苯氧胺3个月后，同样也可见卵巢皮质外层的增生和表面表皮的增生[67]。组织学上表现为在增宽的卵巢皮质外区可见明显弥漫性的小而深染的腺细胞增生。机制还不清楚，但可能是由于三苯氧胺对犬的雌激素活性所致，而三苯氧胺在人类和其他种属中表现为抗雌激素活性。

犬给予生长激素14周后，据报道可见基质增生伴基质细胞空泡化和卵巢重量增加[243]。给药同样也引起了这些动物胰岛素样生长因子1和胰岛素血清水平的升高，激素被认为参与了卵巢功能的调控[189]。

长期给予大鼠β肾上腺素药物会引起大鼠卵巢系膜平滑肌组织增生和相关的平滑肌肿瘤（见下文）。

其他病变

已发现各种不同的卵巢变性类疾病，有时表现为全身性疾病。这些改变包括矿化、骨化生、透明变性、淀粉样变和血管的改变，特别是动脉炎。实验用食蟹猴的闭锁卵泡矿化是一种常见的改变[244,245]。

卵巢是非人灵长类动物子宫外子宫内膜异位常见的部位[81]。在一项猕猴的实验中，80%的患有子宫内膜异位的动物都涉及卵巢[246]。典型的子宫内膜异位的特征是可见深棕色病灶，组织学检查可见腺上皮周围包围着致密的子宫内膜基质和新鲜或陈旧性出血证据。回顾冰岛女性所有的盆腔子宫内膜异位的报告，发现卵巢也是她们子宫内膜异位最为常发的解剖部位[247]。

肿瘤

卵巢的肿瘤通常分为两类，一类主要显示上皮分化，类似于卵巢表面或体腔的间皮（生殖上皮），另一类是性索间质分化形式。除此以外，在妇女还有第三类，表现为生殖细胞分化。

每类肿瘤在女性和实验动物中均有报道，不同亚型的分化形式和发生率在不同种属间均不同。显示上皮分化的肿瘤是女性最为常见的肿瘤，而在啮齿类动物品系，这种类型不常见。在啮齿类动物的卵巢中，性索间质细胞肿瘤是一种发生率很高的自发性病变，也是给予高剂量药物后最常被诱发的病变。卵巢的上皮性肿瘤在老龄猴不是很常见[81]。

卵巢的肿瘤诱发

尽管一些遗传毒性化学致癌物，特别是环磷酰胺，可以诱发啮齿类动物卵巢肿瘤的形成，但一些无遗传毒性的化学物和一些手术及实验程序也同样

可诱发啮齿类动物卵巢肿瘤的发生。在许多这些实验体系中，卵巢基质的增生和肿瘤是由卵母细胞和颗粒细胞损伤所导致的，这一过程通常伴随有代偿性的垂体促性腺激素的释放，这反过来会刺激卵巢基质细胞的生长[186]。

在以下情况中也可出现上述现象：卵巢血管的结扎、3日龄小鼠切除胸腺、近交系小鼠的基因敲除和给药。电离辐射对啮齿类动物卵巢的主要作用也是破坏卵泡结构和干扰下丘脑-垂体-性腺轴的自我调控，但也不能完全排除有致突变作用。

其他一些可破坏垂体-性腺功能的操作也会导致卵巢的肿瘤。这些包括：去势动物脾脏内卵巢移植、与去势动物"异种共生"和移植促性腺垂体肿瘤。所有这些操作会导致循环中持续的高水平促性腺激素。因此，将啮齿类动物慢性暴露于各种可干扰垂体-性腺轴的激素物质后，同样也会诱导卵巢肿瘤的发生。其中的例子包括给予黄体酮和口服避孕药炔诺酮和异炔诺酮的小鼠[248,249]。

据报道，一些上市的药物也可在大鼠和小鼠引起卵巢肿瘤，其中小鼠更为常见，但这与人类的致瘤风险无关[250]。例如，促黄体激素释放激素（LHRH）类似物那法瑞林可在大鼠引起良性卵巢肿瘤。三苯氧胺，选择性雌激素受体调节剂，可在小鼠的卵巢形成颗粒细胞腺瘤[67]。实验表明，给予雌性B6C3F1小鼠抗真菌药呋喃妥因两年可引起良性管状腺瘤的发生率增加，这种肿瘤继发于该药物诱发的该品系小鼠长期卵巢萎缩[212]。

在啮齿类实验动物中，由试验操作引起的肿瘤和自发性肿瘤中最为常见的肿瘤类型是管状腺瘤（tubular adenomas）和颗粒-卵泡膜细胞瘤（granulosa-theca cell tumors）。然而，一种特定类型肿瘤的发生与诱发物质而且与遗传因素有关。例如，小鼠在经过卵巢电离辐射后最为常见的肿瘤是管状腺瘤，但相同处理后，另一些品系的小鼠的颗粒-卵泡膜细胞瘤却更为常见[251]。一项雌性Fischer 344大鼠实验显示，给予选择性雌激素受体调节剂雷洛昔芬6个月间，长时间的药物刺激使下丘脑-垂体-性腺轴被破坏，此后卵巢的颗粒细胞对增生变化则异常敏感[252]。

有趣的是，尽管这些改变在6个月停止给药后有些恢复，但依然有一些自主（肿瘤性）生长的证据。

因此，大多数这些出现于啮齿类动物卵巢基质的肿瘤代表了长期过量给予一种器官营养刺激可引起肿瘤形成的另一个例子。人类中似乎没有与之相对应的肿瘤发生[253]。

与女性中最常见的卵巢上皮性肿瘤类似的啮齿类动物肿瘤已有报道，但其要求的试验条件非常苛刻，需要局部给予强力的遗传毒性致癌物。例如，据报道，大鼠一侧卵巢给予2～5μg 7,12二甲基苯并（a）蒽联合反复促性腺激素刺激可引起大鼠发生与女性情况类似的卵巢上皮性瘤前病变和肿瘤[254]。

卵巢上皮性肿瘤

显示上皮分化的肿瘤是成年女性卵巢最常见的肿瘤，其约占到所有卵巢肿瘤的2/3，恶性类型占到所有卵巢癌的85%[255,256]。这些肿瘤被认为起源于卵巢表面（与腹膜间皮相连）的单层上皮的恶性转化，与腹膜间皮相连续。这些源于体腔上皮的单层细胞如何产生如此多样的上皮性肿瘤（组织学上容易让人联系到米勒管起源的上皮）还不清楚[257]。

家族性卵巢癌或乳腺癌病史是最重要的风险因素，但未产妇的风险也较高。有意思的是，口服避孕药的使用、妊娠和泌乳会降低风险。事实上，使用避孕药的女性其发生卵巢癌的风险降低至少一半，据称这种作用的主要机制是排卵的抑制[258]。相反，未产妇发生不间断的排卵会刺激卵巢上皮，这可能使其易于形成癌症[256]。

女性中上皮性肿瘤（如囊腺癌）的组织学多样性在啮齿类动物不常见。真正的上皮性肿瘤显示单纯囊腺样分化。它们通常是良性的，且在大鼠和绝大多数品系小鼠都不特别常见[115,259-263]。该肿瘤由单一或者多个囊样或乳头状结构组成，这些结构被覆立方状或矮柱状上皮，有时候胞质明亮丰富，没有或仅有少量的黏液分泌。恶性囊腺瘤偶尔见于大鼠和小鼠，可在腹膜腔内广泛传播。通过卵巢局部使用遗传毒性致癌剂可诱导产生恶性囊腺瘤[254]。

管状腺瘤（或管状-基质腺瘤）这个术语被用

于定义老龄小鼠卵巢的腺瘤样增生，它被认为是表面上皮的向下生长所致，有时会涉及整个卵巢。所涉卵巢含有肿瘤细胞形成的细微小管，小管上排列着柱状上皮，上皮被基质细胞或性索样细胞形成的结节或"小包"分隔开，这些基质细胞或性索样细胞有时呈黄体化[116,263]。管状腺瘤也被用于由变异的管状结构构成的腺瘤样增生，尤其是在大鼠，当然也包括小鼠。这些类型的肿瘤由管状、腺样结构构成，排列着立方、柱状上皮或实性的细胞结构，有时候显示轻微的黏多糖分泌。肿瘤的基质成分也是多种多样的，但有时会显示黄体化和硬化。

在大鼠和小鼠的肿瘤中，一种比较复杂的情况是在这些管状结构中可见睾丸支持细胞分化。这种分化形式的出现产生了另一个诊断词——支持细胞型管状腺瘤（sertoliform tubular adenoma.）[263,264]。这种肿瘤可能并不能代表一种完全不同的肿瘤类型，但却明确地反映了某些卵巢肿瘤细胞的多能性。

如同在许多其他激素敏感的组织中一样，诊断这种肿瘤的关键问题在于区别各种不同形式的卵巢腺体增生和肿瘤。同样在这里也有必要应用一些普遍的标准来证明肿瘤的自主生长，比如一致的细胞分化、扩张并挤压周围正常的组织和结构。

性索-基质肿瘤

这一类肿瘤包含分化形式与源于性索和正在发育性腺的卵巢基质类似的组织成分。在女性中，这些肿瘤中包括颗粒细胞、卵泡膜细胞、睾丸支持细胞、睾丸间质细胞、形态学上未分化的性索和基质衍生物，但这种肿瘤仅占所有卵巢肿瘤的约10%[255,265]。颗粒细胞肿瘤与垂体促性腺激素的作用有关。出于实用性目的，一般分为两类：显示颗粒细胞和卵泡膜细胞分化的肿瘤称为颗粒-卵泡膜细胞瘤，而显示睾丸支持细胞分化的肿瘤，称作支持细胞瘤。

这些类型的肿瘤是啮齿类实验动物最为常见的卵巢肿瘤，而在某些品系中似乎也是老龄动物最为常见的肿瘤[263]。区别局灶性增生、良性和恶性肿瘤主要依据的一般性原则包括压迫性、细胞形态和有无出血、坏死和侵袭性。有人认为致癌试验评价的一致性分类中性索-基质增生灶应小于或等于黄体大小[116,120]。

颗粒细胞肿瘤和卵泡膜细胞肿瘤

尽管单纯的颗粒细胞肿瘤可见于大鼠和小鼠，但多数肿瘤中显示不同比例的颗粒细胞和膜细胞双重分化。当然，颗粒细胞成分通常占据主导地位。一般认为，该类肿瘤在形态学上与妇女中的同名肿瘤基本类似。

该肿瘤可以是单侧或双侧生长。大多数含有分化良好的颗粒细胞，呈片状、索状或假卵泡状排列。细胞为规则的小型或中等大小的嗜碱性细胞，核-浆比例高。核分裂象少见，胞质稀疏，通常呈颗粒样外观。这些细胞偶见黄体化，表现为胞质内脂质蓄积导致胞质体积增大，细胞呈多角形，细胞边界不清楚，核偏位。卵泡膜成分的组织学表现不一，由梭形细胞构成，细胞紧密排列，常排列成束状或旋涡状，伴有不同程度的间质纤维样基质和透明变性。卵泡膜成分中核分裂象通常较少。这些肿瘤本身不经常侵入或扩散到卵巢外，但在大鼠和小鼠中也可偶见侵入卵巢周围组织和转移扩散的报道。

偶尔可见成群的细胞围绕着嗜酸且PAS阳性物质排列成管状，这是考尔-爱克斯诺小体（Call-Exner body）的典型外观。啮齿类动物该类型肿瘤的这一特征通常并不明显，但偶见于一些分化良好的颗粒细胞肿瘤[259]。

老龄雌性大鼠的颗粒细胞肿瘤非常常见，特别是Fischer 344、SD和Wistar品系[122,263]。据报道，致癌试验中最早在对照组的第36周可以出现[266]。但这不是大多品系老龄小鼠的常见自发肿瘤。据报道，SWR/J和SWR/Bm近交系小鼠在4~6周龄可自发该肿瘤[267]。破坏卵泡刺激素（FSH）受体的小鼠据报道可引起高发生率的性索肿瘤，上述结论支持以下观点，即FSH受体信号紊乱易于导致性索的增生性改变和肿瘤形成[268]。

纤维瘤

在女性中，卵巢纤维瘤是良性肿瘤，由胶原型的梭形细胞构成，常在中年时发生，约占所有女性卵巢肿瘤的4%[255]。尽管一些卵巢纤维瘤可能源于非特定的纤维基质，但有人认为绝大多数起源于专门的卵巢基质细胞，因为它们显示出与卵泡膜细胞瘤重叠的形态学特征。

偶有实验动物发生卵巢纤维瘤的报道。然而，长期给予犬非孕前雄激素类固醇米勃龙（milbolerone）后导致异常高发生率的卵巢纤维瘤[104]。据报道，92只不同品种的犬（包括比格犬）在给予药效学剂量的米勃龙后近10年时，有12只发生了该肿瘤，但在对照组和更高剂量的犬中却没有发现。这些卵巢肿瘤表现为卵巢髓质或卵巢门区域的实性圆形结节，或大而圆，或多个小结节的肿块，挤压皮质并导致其变形。一些犬可见多灶性的和双侧的肿瘤。组织学检查显示该肿瘤由大量致密的纤维组织和少部分的成纤维细胞样细胞构成。肿瘤细胞的胞质通常较少，胞核小，多角形、圆形或椭圆形，染色均一。尽管在一些肿瘤细胞中可见到核分裂象，但肿瘤与周围组织的界限依然很清楚，未见转移扩散性侵袭，但可见岛状髓质小管伸入肿瘤实质。此外，在一些肿瘤中还可见具有平滑肌细胞的组织学外观的梭形细胞。这些肿瘤的准确组织发生机制还不清楚，给予药效学剂量（非过度剂量）的动物中出现这些肿瘤的原因仍未知。

支持细胞肿瘤

该肿瘤的特征表现为睾丸支持细胞的细胞学特征和生长方式。分化良好的肿瘤表现为许多小管内排列着非常一致的柱状细胞，具有椭圆形和位于基部的核和嗜酸性中等量的胞质。细胞含有中等量的脂质，胞质空泡化可能也是一个显著特征。这些小管之间可见睾丸间质细胞。许多人将直径大过黄体的增生性病灶叫作良性肿瘤，小于黄体直径的叫作局灶性增生[116,120]。组织学外观上可能混合有其他的特征，包括颗粒-卵泡膜细胞瘤和管状腺瘤的特征[269]。值得提出的是，许多作者提到的管状腺瘤可能含有明显的支持细胞分化成分。

畸胎瘤

在过去很多年里，偶有少数啮齿类动物发生生殖细胞来源的卵巢肿瘤的报道，在小鼠很少，大鼠更少。

在Rehm和其同事进行的超过400只患有卵巢肿瘤的老龄Han: NMRI小鼠研究中，只有两只动物被发现为卵巢畸胎瘤[262]。肿瘤由角化的鳞状上皮、腺体黏膜或肠黏膜和包含骨及软骨的结缔组织构成。当中的一个肿瘤与颗粒细胞肿瘤共同发生。

许多大的系列性啮齿类卵巢肿瘤研究并未包含畸胎瘤，由Alison和其同事们进行的Fischer 344大鼠和B6C3F1小鼠的研究中报道了在这两个种属中均可见生殖细胞分化的肿瘤[263]。具有成熟组织成分的畸胎瘤仅在B6C3F1小鼠中发现。这些肿瘤中含有很多种分化良好的组织，包括皮肤、毛发、皮脂腺、黑色素细胞、骨骼肌、软骨和骨。恶性成分从基本上都是不成熟的神经组织，通常显示神经玫瑰花型结构。该研究中其他形式的生殖细胞肿瘤包括B6C3F1小鼠的7个绒毛膜癌和13个卵巢卵黄囊癌，Fischer大鼠的上述两种类型的肿瘤各一个。绒毛膜癌是深色、出血性囊性病变，由圆形的滋养层细胞构成，核居中、深染或含有囊泡，直径5~10μm，合胞体滋养层由大的不规则细胞构成，胞质丰富呈颗粒状，核大而怪异或可见多个更圆的核[120]。使用人绒毛膜促性腺激素抗血清进行的B6C3F1小鼠的绒毛膜癌免疫组织化学研究证实，这些合胞体滋养层细胞胞质呈颗粒状阳性染色[263]。

啮齿类动物卵巢卵黄囊癌的特征是可见大量的PAS阳性嗜酸性物质，具有多形核和PAS阳性胞质小滴的多角形内胚层细胞排列成玫瑰花状、条索状或乳头状结构，偶尔可见肾小球体，在啮齿类动物卵巢中，卵黄囊癌有时更多被描述为"奇物"[115,270,271]。

其他肿瘤

啮齿类实验动物的卵巢中还报道有各种其他形式的肿瘤。包括与典型的间皮瘤类似的卵巢表面病变以及软组织肿瘤（包括纤维肉瘤、血管瘤、血管肉瘤和转移性肿瘤）。所谓的"囊性肉瘤（cystic sarcoma）"（见第2章，体被系统，）也发生于大鼠的卵巢。在诊断卵巢间质性梭形细胞肿瘤时需要注意，因为这些肿瘤与显示明显卵泡膜细胞分化的肿瘤类似。一种特殊形式的软组织肿瘤是卵巢系膜平滑肌瘤。

卵巢系膜平滑肌瘤

长期给予大鼠不同的几种拟交感神经药会导致卵巢系膜组织良性平滑肌肿瘤的形成。这些药物包括盐酸甲磺胺异丙肾上腺素、盐酸美舒普林、净特罗、茶丙特罗、马布特罗及沙丁胺醇、羟苄羟麻黄碱和硫酸特布他林[272-277]。极少情况下，未给药大鼠也会发现相同的肿瘤。Gopinath和Gibson在老龄Sprague-Dawley大鼠的7748个卵巢中发现4例这种肿瘤[276]。

据报道称给予这些药物大约一年后可见平滑肌瘤，卵巢系膜可见边界清楚的纺锤形、椭圆形或球形白色致密结节状或不规则团块伸入卵巢门区域。右侧较左侧更为常见。这些肿瘤具有啮齿类动物其他部位平滑肌瘤的典型组织学外观（见第2章，体被系统），肿瘤由交错排列成束状或旋涡状的平滑肌细胞组成，胞质丰富，嗜酸性，核呈椭圆形或细长型，末端钝圆，几乎不显示核分裂活性。这些肿瘤边界清晰，与在一些给药动物卵巢系膜中发现的平滑肌增生性病变不同。肿瘤增生区域表现为平滑肌细胞不规则地、边界模糊地增多，邻近组织不受挤压或变形。

Gopinath和Gibson证实，经历44周恢复期后再给予80周的沙丁胺醇，这些平滑肌瘤既没有进一步发展也无恢复[276]。此外，如果同时给予β抑制剂普萘洛尔，该病变可以被阻断。

拟交感神经药物引起的大鼠平滑肌瘤的发病机制还不清楚。另一些拟交感神经药物不能引起这些肿瘤。能发挥这种作用的似乎仅限于具有β_2受体激动剂活性的拟交感神经药物。因此有人认为，肿瘤的发生可能与卵巢系膜平滑肌细胞中存在特定的β_2肾上腺素能受体有关，β_2受体激动剂可以延长和加强这些特殊受体的活性，从而导致了平滑肌松弛，进而引起平滑肌增生[276,278]。小鼠在同样方式给药和女性在给予同类药物后均未见到该肿瘤[279]。

（乔俊文译，毛晶晶、黄明妹校）

参考文献

1. Anon. Non-clinical safety studies for the conduct of human clinical trials for pharmaceuticals. ICH Topic M3, step 4, Consensus Guideline, 16 July 1997. In: *International conference on harmonisation* 1997.

2. Gandhi M, Aweeka F, Greenblatt RM, Blaschke TF. Sex differences in pharmacokinetics and pharmacodynamics. *Annu Rev Pharmacol Toxicol* 2004;**44**:499-523.

3. Maronpot RR. Ovarian toxicity and carcinogenicity in eight recent National Toxicology Program studies. *Environ Health Perspect* 1987;**73**:125-30.

4. Felicio LS, Nelson JF, Finch CE. Prolongation and cessation of estrous cycles in aging C57BL/6J mice are differentially regulated events. *Biol Reprod* 1986;**34**:849-58.

5. Johnson AN. Comparative aspects of contraceptive steroids. Effects observed in beagle dogs. *Toxicol Pathol* 1989;**17**:389-95.

6. Nelson JF, Karelus K, Bergman MD, Felicio LS. Neuroendocrine involvement in aging-evidence from studies of reproductive aging and caloric restriction. *Neurobiol Aging* 1995;**16**:837-43.

7. Yaghmaie F, Saeed O, Garan SA, Freitag W, Timiras PS, Sternberg H. Caloric restriction reduces cell loss and maintains estrogen receptor-alpha immunoreactivity in the pre-optic hypothalamus of female B6D2F1 mice. *Neuroendocrinol Lett* 2005;**26**:197-203.

8. Nichols SM, Bavister BD, Brenner CA, Didier PJ, Harrison RM, Kubisch HM. Ovarian senescence in the rhesus monkey(*Macaca mulatta*). *Hum Reprod* 2005;**20**:79-83.

9. Bode G, Clausing P, Gervais F, Loegsted J, Luft J, Nogues V, et al. The utility of the minipig as an animal model in regulatory toxicology. *J Pharmacol Toxicol Methods* 2010;**62**:196-220.

10. Stockard CR, Papanicolaou GN. The existence of a typical estrous cycle in the guinea pig-with a study of its histological and physiological changes. *Am J Anat* 1917;**22**:225-83.

11. Schade, ROK. History of cytology. In: *Gastric cytology. Principles, methods and results*. London: Arnold; 1960. p.4-5.

12. Papanicolaou GN. Sexual cycle in human female as revealed by vaginal smears. *Am J Anat* 1933;**52** (Suppl.):519-637.

13. Eckstein P, Zuckerman S. The oestrous cycle in the mammalia. In: Parkes AS, editor. *Marshall's physiology of reproduction*, vol. 1. London: Longmans; 1960. p. 226-396.

14. Davis BJ, Travlos G, McShane T. Reproductive endocrinology and toxicological pathology over the life span of the female rodent. *Toxicol Pathol* 2001;**29**:77-83.

15. Westwood FR. The female rat reproductive cycle: a practical histological guide to staging. *Toxicol Pathol* 2008;**36**:375-84.

16. Goldman JM, Murr AS, Cooper RL. The rodent estrous cycle: characterization of vaginal cytology and its utility in toxicological studies. *Birth Defects Res B Dev Reprod Toxicol* 2007;**80**:84-97.

17. Schutte AP. Canine vaginal cytology — I. Technique and cytological morphology. *J Small Anim Pract* 1967;**8**:301-6.

18. Fowler EH, Feldman MK, Loeb WF. Comparison of histologic features of ovarian and uterine tissues with vaginal smears of the bitch. *Am J Vet Res* 1971;**32**:327-34.

19. Wood CE. Morphologic and immunohistochemical features of the cynomolgus macaque cervix. *Toxicol Pathol* 2008;**36**:119S-29S.

20. Rehm S, Solleveld HA, Portelli ST, Wier PJ. Histologic changes in ovary, uterus, vagina, and mammary gland of mature beagle dogs treated with the SERM idoxifene. *Birth Defects Res B Dev Reprod Toxicol* 2007;**80**:225-32.

21. Eckstein P, Jackson MCN, Millman N, Sobrero AJ. Comparison of vaginal tolerance tests of spermicidal preparations in rabbits and monkeys. *J Reprod Fertil* 1969;**20**:85-93.

22. Chvapil M, Eskelson CD, Stiffel V, Owen JA, Droegemueller W. Studies on nonoxynol-9. 2. Intra-vaginal absorption, distribution, metabolism and excretion in rats and rabbits. *Contraception* 1980;**22**:325-39.

23. Gray JE, Weaver RN, Lohrberg SM, Larsen ER. Comparative responses of vaginal mucosa to chronic pyrimidinone-induced irritation. *Toxicol Pathol* 1984;**12**:228-34.

24. Kaminsky M, Szivos MM, Brown KR. Comparison of the sensitivity of the vaginal mucous membranes of the vaginal mucous membranes of the albino rabbit and laboratory rat to nonoxynol-9. *Food Chem Toxicol* 1985;**23**:705-8.

25. Catalone BJ, Kish-Catalone TM, Neely EB, Budgeon LR, Ferguson ML, Stiller C, et al. Comparative safety evaluation of the candidate vaginal microbicide, C31G. *Antimicrob Agents Chemother* 2005;**49**:1509-20.

26. Patton DL, Sweeney YC, Cummings PK, Meyn L, Rabe LK, Hillier SL. Safety and efficacy evaluations for vaginal and rectal use of BufferGel in the macaque model. *Sex Transm*

Dis 2004;**31**:290-6.

27. Patton DL, Sweeney YC, Tsai CC, Hillier SL. *Macaca fascicularis* vs. *Macaca nemestrina* as a model for topical microbicide safety studies. *J Med Primatol* 2004;**33**:105-8.

28. Piret J, Laforest G, Bussieres M, Bergeron MG. Subchronic (26-and 52-week) toxicity and irritation studies of a novel microbicidal gel formulation containing sodium lauryl sulfate in animal models. *J Appl Toxicol* 2008;**28**:164-74.

29. D'Cruz OJ, Erbeck D, Uckun FM. A study of the potential of the pig as a model for the vaginal irritancy of benzalkonium chloride in comparison to the nonirritant microbicide PHI-443 and the spermicide vanadocene dithiocarbamate. *Toxicol Pathol* 2005;**33**:465-76.

30. D'Cruz OJ, Uckun FM. Preclinical evaluation of a dual-acting microbicidal prodrug WHI-07 in combination with vanadocene dithiocarbamate in the female reproductive tract of rabbit, pig, and cat. *Toxicol Pathol* 2007;**35**:910-27.

31. Ayers KM, Clive D, Tucker WE, Hajian G, De Miranda P. Nonclinical toxicology studies with zidovudine. Genetic toxicity tests and carcinogenicity bioassays in mice and rats. *Fundam Appl Toxicol* 1996;**32**:148-58.

32. Ayers KM, Torrey CE, Reynolds DJ. A transplacental carcinogenicity bioassay in CD-1 mice with zidovudine. *Fundam Appl Toxicol* 1997;**38**:195-8.

33. Gilks CB, Reid PE, Clement PB, Owen DA. Simple procedure for assessing relative quantities of neutral and acidic sugars in mucin glycoproteins: its use in assessing cyclical changes in cervical mucins. *J Clin Pathol* 1988;**41**:1021-4.

34. Minamoto T, Arai K, Hirakawa S, Nagai Y. Immunohistochemical studies on collagen types in the uterine cervix in pregnant and non-pregnant states. *Am J Obstet Gynecol* 1987; **156**:138-44.

35. Gitlin G. On the mode of development of stratified squamous epithelium in the rat's uterus following prolonged estrogen administration. *Anat Rec* 1954;**120**:637-55.

36. Wright TC. Characterization of keratins from rat cervical epithelial cells *in vivo* and *in vitro*. *Cancer Res* 1987;**47**:6678-85.

37. Kurman RJ, Norris HJ, Wilkinshon EJ. *Tumors of the cervix, vagina, and vulva. Third Series, Fascicle 4*. Washington DC: Armed Forces Institute of Pathology; 1990.

38. Forsberg JG. Late effects in the vaginal and cervical epithelia after injections of diethylstilbestrol into neonatal mice. *Am J Obstet Gynecol* 1975;**121**:101-4.

39. Ostrander PL, Mills KT, Bern HA. Long-term responses of the mouse uterus to neonatal diethylstilbestrol treatment and to later sex hormone exposure. *J Natl Cancer Inst* 1985;**74**:121-35.

40. Johnson LD, Palmer AE, King NW, Hertig AT. Vaginal adenosis in *Cebus apella* monkeys exposed to DES in utero. *Obstet Gynecol* 1981;**57**:629-35.

41. Plapinger L. Morphological effects of diethylstilbestrol on neonatal mouse uterus and vagina. *Cancer Res* 1981;**41**:4667-77.

42. Plapinger L, Bern HA. Adenosis-like lesions and other cervicovaginal abnormalities in mice treated perinatally with estrogen. *J Natl Cancer Inst* 1979;**63**:507-18.

43. Hendrickx AG, Benirschke K, Thompson RS, Ahern JK, Lucas WE, Oi RH. Effects of prenatal diethylstilbestrol (DES) exposure on the genitalia of pubertal *Macaca mulatta*. 1. Female offspring. *J Reprod Med* 1979;**22**:233-40.

44. Hendrickx AG, Prahalada S, Binkerd PE. Long-term evaluation of the diethylstilbestrol (DES) syndrome in adult female rhesus monkeys(*Macaca mulatta*). *Reprod Toxicol* 1987;**1**:253-61.

45. Highman B, Norvell MJ, Shellenberger TE. Pathological changes in female C3H mice continuously fed diets containing diethylstilbestrol or 17b-estradiol. *J Environ Pathol* 1977;**1**:1-30.

46. Valerio MG. Comparative aspects of contraceptive steroids: effects observed in the monkey. *Toxicol Pathol* 1989;**17**:401-10.

47. Czernobilsky B, Lifschitz-Mercer B. Endometrial pathology. *Curr Opin Obstet Gynecol* 1997;**9**:52-6.

48. Bassett EG. Infiltration of eosinophils into the modified connective tissue of oestrous and pregnant animals. *Nature* 1962;**194**:1259-61.

49. Gouon-Evans V, Pollard JW. Eotaxin is required for eosinophil homing into the stroma of the pubertal and cycling uterus. *Endocrinology* 2001;**142**:4515-21.

50. Ross R, Klebanoff SJ. The eosinophilic leukocyte. Fine structure studies of changes in the uterus during the estrous cycle. *J Exp Med* 1966;**124**:653-60.

51. Wolfe JM, Burack E, Lansing W, Wright AW. The effects of advancing age on the connective tissue of the uterus, cervix and vagina of the rat. *Am J Anat* 1942;**70**:135-65.

52. Craig SS, Jollie WP. Age changes in density of endometrial stromal cells of the rat. *Exp Geront* 1985;**20**:937.

53. Dallenbach-Hellweg G, Poulsen H. *Atlas of endometrial pathology*. Berlin: Springer-Verlag; 1996.

54. Van Esch E, Cline JM, Buse E, Weinbauer GF. The macaque endometrium, with special reference to the cynomolgus monkey(*Macaca fascicularis*). *Toxicol Pathol* 2008;**36**:67S-100S.

55. Van Esch E, Cline JM, Buse E, Wood CE, de Rijk EPCT, Weinbauer GF. Summary comparison of female reproductive system in human and the cynomolgus monkey(*Macaca fascicularis*). *Toxicol Pathol* 2008;**36**:171S-2S.

56. Cunha GR, Chung LWK, Shannon JM, Taguchi O, Fujii H. Hormone-induced morphogenesis and growth: role of mesenchymal epithelial interactions. *Recent Prog Horm Res* 1983;**39**:559-98.

57. Pelletier G, Labrie C, Labrie F. Localization of oestrogen receptor alpha, oestrogen receptor beta and androgen receptors in the rat reproductive organs. *J Endocrinol* 2000;**165**:359-70.

58. Green AR, Edwards RE, Greaves P, White INH. Comparison of the effect of oestradiol, tamoxifen and raloxifene on nerve growth factor-alpha expression in specific neonatal mouse uterine cell types using laser capture microdissection. *J Mol Endocrinol* 2003;**30**:1-11.

59. Parrott E, Butterworth M, Green A, White INH, Greaves P. Adenomyosis-a result of disordered stromal differentiation. *Am J Pathol* 2001;**159**:623-30.

60. Mylonas I, Jeschke U, Shabani N, Kuhn C, Kriegel S, Kupka MS, et al. Normal and malignant human endometrium express immunohistochemically estrogen receptor alpha (ER-alpha), estrogen receptor beta (ER-beta) and progesterone receptor (PR). *Anticancer Res* 2005;**25**:1679-86.

61. Korach KS, Emmen JMA, Walker VR, Hewitt SC, Yates M, Hall JM, et al. Update on animal models developed for analyses of estrogen receptor biological activity. *J Steroid Biochem Mol Biol* 2003;**86**:387-91.

62. Kuiper GGJM, Carlsson B, Grandien K, Enmark E, Häggblad J, Nilsson S, et al. Comparison of the ligand binding specificity and transcript tissue distribution of estrogen receptors α and β. *Endocrinology* 1997;**138**:863-70.

63. Brosens JJ, De Souza NM, Barker FG. Steroid hormone-dependent myometrial zonal differences in the non-pregnant human uterus. *Eur J Obstet Gynaecol Reprod Biol* 1998;**81**:247-51.

64. Schardein JL. Studies of the components of an oral contraceptive agent in albino rats. I. Estrogenic component. *J Toxicol Environ Health* 1980;**6**:885-94.

65. Schardein JL. Studies of the components of an oral contraceptive agent in albino rats. II. Progestogenic component and comparison of effects of the components and the combined agent. *J Toxicol Environ Health* 1980;**6**:895-906.

66. Furr BJA, Jordan VC. The pharmacology and clinical uses of tamoxifen. *Pharmacol Ther* 1984;**25**:127-205.

67. Tucker MJ, Adam HK, Patterson JS. Tamoxifen. In: Laurence DR, McLean AEM, Weatherall M, editors. *Safety testing of new drugs. Laboratory predictions and clinical performance.* London: Academic Press; 1984. p. 125-61.

68. Francis PC, Carlson KH, Owen NV, Adams ER. Preclinical toxicology studies with the new dopamine agonist pergolide. *Arzneimittelforschung* 1994;**44**:278-84.

69. Gibson JP, Sells DM, Cheng HC, Yuh L. Induction of uterine leiomyomas in mice by medroxalol and prevention by propranolol. *Toxicol Pathol* 1987;**15**:468-73.

70. Morikawa S, Sekiya S, Naitoh M, Iwasawa H, Takeda B, Takamizawa H. Spontaneous occurrence of atypical hyperplasia and adenocarcinoma of the uterus in androgen-sterilized SD rats. *J Natl Cancer Inst* 1982;**69**:95-101.

71. Dixon D, Couse JF, Korach KS. Disruption of the estrogen receptor gene in mice. *Toxicol Pathol* 1997;**25**:518-20.

72. Anon. *ZOLADEX® (goserelin acetate) prescribing information.* Wilmington DE: AstraZeneca; 2005.

73. Donaubauer HH, Kramer M, Krieg K, Meyer D, Von Rechenberg W, Sandow J, et al. Investigations of the carcinogenicity of the LH-RH analogue buserelin (HOE 766) in rats using the subcutaneous route of administration. *Fundam Appl Toxicol* 1987;**9**:738-52.

74. Cartwright JE, Fraser R, Leslie K, Wallace AE, James JL. Remodelling at the maternal-fetal interface: relevance to human pregnancy disorders. *Reproduction* 2010;**140**:803-13.

75. Hart Elcock L, Stuart BP, Mueller RE, Hoss HE. Deciduoma, uterus rat. In: Jones TC, Mohr U, Hunt RD, editors. *Genital system.* Berlin: Springer-Verlag; 1987. p. 140-6.

76. Ghosh D, Bell SC, Sengupta J. Immunohistological localization of insulin-like growth factor binding protein-1 in primary implantation sites and trauma-induced deciduomal tissues of the rhesus monkey. *Placenta* 2004;**25**:197-207.

77. Tamada H, Sakaguchi H, Inaba T, Kawate N, Sawada T. The effect of transforming growth factor a on the progression of decidualization in rats. *Life Sci* 2001;**69**:1549-58.

78. Ohta Y. Age-related decline in deciduogenic ability of the rat uterus. *Biol Reprod* 1987;**37**:779-85.

79. Winneker RC, Bitran D, Zhang ZM. The preclinical biology of a new potent and selective progestin: trimegestone. *Steroids* 2003;**68**:915-20.

80. Wadsworth PF, Heywood R, Allen RM. Treatment of rhesus monkeys (Macaca mulatta) with intrauterine devices loaded with levonorgestrel. *Contraception* 1979;**21**:177-84.

81. Cline JM, Wood CE, Vidal JD, Tarara RP, Buse E, Weinbauer GF, et al. Selected background findings and interpretation of common lesions in the female reproductive system in macaques. *Toxicol Pathol* 2008;**36**:142S-63S.

82. Kaspareit J, Friderichs-Gromoll S, Buse E, Habermann G, Vogel F. Spontaneous epithelial plaques in the uterus of a non-pregnant cynomolgus monkey(*Macaca fascicularis*). *Exp Toxicol Pathol* 2004;**56**:9-12.

83. Schaerdel AD. Pelvic endometriosis associated with infarctions of the colon in a rhesus monkey. *Lab Anim Sci* 1986;**36**:533-6.

84. Greaves P, White INH. Experimental adenomyosis. *Best Pract Res Clin Obstet Gynaecol* 2006;**20**:503-10.

85. Zondervan KT, Weeks DE, Colman R, Cardon LR, Hadfield R, Schleffler J, et al. Familial aggregation of endometriosis in a large pedigree of rhesus macaques. *Hum Reprod* 2004;**19**:448-55.

86. Dinulescu DM, Ince TA, Quade BJ, Shafer SA, Crowley D, Jacks T. Role of K-ras and Pten in the development of mouse models of endometriosis and endometrioid ovarian cancer. *Nature Med* 2005;**11**:63-70.

87. Boyd J. Mouse models of gynecologic pathology. *N Engl J Med* 2005;**352**:2240-2.

88. Matalliotakis IM, Kourtis AI, Panidis DK. Adenomyosis. *Obstet Gynecol Clin North Am* 2003;**30**:63-82.

89. Ferenczy A. Pathophysiology of adenomyosis. *Hum Reprod Update* 1998;**4**:312-32.

90. DiGiacomo RF. Gynecologic pathology in the rhesus monkey(*Macaca mulatta*). II. Findings in laboratory and free-ranging monkeys. *Vet Pathol* 1977;**14**:539-46.

91. Nagasawa H, Kusakawa S. Relationship between incidence and onset age of mammary tumours and uterine adenomyosis in four strains of mice: comparison with the findings of 40 generations previously. *In Vivo* 2001;**15**:345-9.

92. Mori T, Nagasawa H. Mechanisms of development of prolactin-induced adenomyosis in mice. *Acta Anat* 1983;**116**:46-54.

93. Mori T, Nagasawa H, Takahashi S. The induction of adenomyosis in mice by intrauterine pituitary isografts. *Life Sci* 1981;**29**:1277-82.

94. Güttner J. Adenomyosis in mice. *Z Versuchstierkd* 1980;**22**:249-51.

95. Huseby RA, Thurlow S. Effects of prenatal exposure of mice to 'low dose' diethylstilbestrol and the development of adenomyosis associated with evidence of hyperprolactinemia. *Am J Obstet Gynecol* 1982;**144**: 939-49.

96. Meissner WA, Sommers SC, Sherman G. Endometrial hyperplasia, endometrial carcinoma, and endometriosis produced experimentally by estrogen. *Cancer* 1957;**10**:500-9.

97. Lipschutz A, Iglesias R, Panasevich VI, Salinas S. Pathological changes induced in the uterus of mice with the prolonged administration of progesterone and 19-nor-contraceptives. *Br J Cancer* 1967;**21**:160-5.

98. Newbold RR, Bullock BC, McLachlan JA. Uterine adenocarcinoma in mice following developmental treatment with estrogens: a model for hormonal carcinogenesis. *Cancer Res* 1990;**50**:7677-81.

99. Al-Jamal JH, Dubin NH. The effect of raloxifene on the uterine weight response in immature mice exposed to 17 beta-estradiol, 1,1,1-trichloro-2,2-bis(p-chlorophenyl)ethane and methoxychlor. *Am J Obstet Gynecol* 2000;**182**:1099-102.

100. Gray D, Greaves P, Styles J, White I. Pathology and gene expression changes in the uteri of mice dosed with estradiol or tamoxifen. *Toxicology* 2004;**202**:114-5.

101. Greaves P, Goonetilleke R, Nunn G, Topham J, Orton T. 2-Year carcinogenicity study of tamoxifen in Alderley-Park Wistar-derived rats. *Cancer Res* 1993;**53**:3919-24.

102. Karlsson S, Iatropoulos MJ, Williams GM, Kangas L, Nieminen L. The proliferation in uterine compartments of intact rats of two different strains exposed to high doses of tamoxifen or toremifene. *Toxicol Pathol* 1998;**26**:759-68.

103. Fitzgerald J, de la Iglesia F, Goldenthal EI. Ten-year oral toxicity study with norlestrin in rhesus monkeys. *J Toxicol Environ Health* 1982;**10**:879-96.

104. Seaman WJ. Canine ovarian fibroma associated with prolonged exposure to mibolerone. *Toxicol Pathol* 1985;**13**:177-80.

105. Loeb L, Suntzeff V, Burns EL. Growth processes induced by estrogenic hormones in the uterus of the mouse. *Am J Cancer* 1938;**34**:413-27.

106. Walker BE. Uterine tumours in old female mice exposed prenatally to diethylstilbestrol. *J Natl Cancer Inst* 1983;**70**:477-84.

107. Schardein JL, Kaump DH, Woosley ET, Jellema MM.

Long term toxicologic and tumorigenesis studies on an oral contraceptive agent in albino rats. *Toxicol Appl Pharmacol* 1970;**16**:10-23.

108. Rothschild TC, Calhoon RE, Boylan ES. Effects of diethylstilbestrol exposure *in utero* on the genital tracts of female ACI rats. *Exp Mol Pathol* 1988;**48**:59-76.

109. Zayed I, van Esch E, McConnell RF. Systemic and histopathologic changes in Beagle dogs after chronic daily oral administration of synthetic (ethinyl estradiol) or natural (estradiol) estrogens, with special reference to the kidney and thyroid. *Toxicol Pathol* 1998;**26**:730-41.

110. Baskin GB, Smith SM, Marx PA. Endometrial hyperplasia, polyps, and adenomyosis associated with unopposed estrogen in rhesus monkeys(*Macaca mulatta*). *Vet Pathol* 2002;**39**:572-5.

111. Reuber MD, Vlahakis G, Heston WE. Spontaneous hyperplastic and neoplastic lesions of the uterus in mice. *J Gerontol* 1981;**36**:663-73.

112. Purchase IFH. Inter-species comparisons of carcinogenicity. *Br J Cancer* 1980;**41**:454-68.

113. Baba N, Von Haam E. Animal model: spontaneous carcinoma in aged rabbits. *Am J Pathol* 1972;**68**:653-6.

114. McConnell EE, Solleveld HA, Swenberg JA, Boorman GA. Guideline for combining neoplasms for evaluation of rodent carcinogenicity studies. *J Natl Cancer Inst* 1986;**76**:283-9.

115. Faccini JM, Abbott DP, Paulus GJJ. *Mouse histopathology. A glossary for use in toxicity and carcinogenicity studies.* Amsterdam: Elsevier; 1990.

116. Davis B, Harleman JH, Heinrichs M, Maekawa A, McConnell RF, Reznik G, et al. Female genital system. In: Mohr U, editor. *International classification of rodent tumours. The mouse.* Heidelberg: Springer-Verlag; 2001. p.211-68.

117. Gelberg HB, McEntee K. Pathology of the canine and feline uterine tube. *Vet Pathol* 1986;**23**:770-5.

118. Kaspareit J, Friderichs-Gromoll S, Buse E, Habermann G. Spontaneous neoplasms observed in cynomolgus monkeys(*Macaca fascicularis*)during a 15-year period.*Exp Toxicol Pathol* 2007;**59**:163-9.

119. Burek JD. Age-related pathology. In: *Pathology of aging rats.* West Palm Beach Florida: CRC Press; 1978. p. 29-168.

120. Mohr U. Female genital system. In: Mohr U, editor. *International classification of rodent tumours, Part 1. The rat.* Lyon: International Agency for Research on Cancer; 1997.

121. Solleveld HA, Haseman JK, McConnell EE. Natural history of body weight gain, survival and neoplasia in the F344 rat. *J Natl Cancer Inst* 1984;**72**:929-40.

122. Tucker, M.J. The female genital system. In: *Diseases of the Wistar rat.* London: Taylor Francis; 1997. p. 145-161.

123. Haseman JK, Hailey JR, Morris RW. Spontaneous neoplasm incidences in Fischer 344 rats and B6C3F1 mice in two-year carcinogenicity studies. A National Toxicology Program update. *Toxicol Pathol* 1998;**26**:428-41.

124. Maita K, Hirano M, Harada T, Mitsumori K, Yoshida A, Takahashi K, et al. Mortality, major cause of moribundity, and spontaneous tumors in CD-1 mice. *Toxicol Pathol* 1988;**16**:340-9.

125. Henderson BE, Ross R, Bernstein L. Estrogens as a cause of human cancer. The Richard and Hinda Rosenthal Foundation Award lecture. *Cancer Res* 1988;**48**:246-53.

126. Henderson BE, Feigelson HS. Hormonal carcinogenesis. *Carcinogenesis* 2000;**21**:427-33.

127. McLachlan JA, Newbold RR. Cellular and molecular mechanisms of the uterus in animals. *Prog Clin Biol Res* 1996;**394**:175-82.

128. Greenman DL, Delongchamp RR. Interactive responses to diethylstilboestrol in C3H mice. *Food Chem Toxicol* 1986;**24**:931-4.

129. Ismail SM. Gynaecological effects of tamoxifen. *J Clin Pathol* 1999;**52**:83-8.

130. White INH. The tamoxifen dilemma. *Carcinogenesis* 1999;**20**:1153-60.

131. Crossen RJ, Suntzeff V. Endometrial polyps and hyperplasia produced in an aged monkey with estrogen plus progesterone. *Arch Pathol* 1950;**50**:721-6.

132. Yoshida A, Newbold RR, Dixon D. Effects of neonatal diethylstilbestrol (DES) exposure on morphology and growth patterns of endometrial epithelial cells in CD-1 mice. *Toxicol Pathol* 1999;**27**:325-33.

133. Newbold RR, Jefferson WN, Padilla-Burgos E, Bullock BC. Uterine carcinoma in mice treated neonatally with tamoxifen. *Carcinogenesis* 1997;**18**:2293-8.

134. Carthew P, Edwards RE, Nolan BM, Martin EA, Heydon RT, White INH, et al. Tamoxifen induces endometrial and vaginal cancer in rats in the absence of endometrial hyperplasia. *Carcinogenesis* 2000;**21**:793-7.

135. Razvi N, Greaves P, Styles J, Edwards R, White INH. Absence of uterine tumours in CD-1 mice treated neonatally with subcutaneous tamoxifen or 4-hydroxyoestradiol. *Exp*

Toxicol Pathol 2007;**59**:177-85.

136. Begum M, Tashiro H, Katabuchi H, Suzuki A, Kurman RJ, Okamura H. Neonatal estrogenic exposure suppresses PTEN-related endometrial carcinogenesis in recombinant mice. *Lab Invest* 2006;**86**:286-96.

137. Nelson KG, Sakai Y, Eitzman B, Steed T, McLachlan J. Exposure to diethylstilbestrol during a critical developmental period of the mouse reproductive-tract leads to persistent induction of 2 estrogen-regulated genes. *Cell Growth Differ* 1994;**5**:595-606.

138. Newbold RR, Jefferson WN, Grissom SF, Padilla-Banks E, Snyder RJ, Lobenhofer EK. Developmental exposure to diethylstilbestrol alters uterine gene expression that may be associated with uterine neoplasia later in life. *Mol Carcinog* 2007;**46**:783-96.

139. Anderson LM. Predictive values of traditional animal bioassay studies for human perinatal carcinogenesis risk determination. *Toxicol Appl Pharmacol* 2004;**199**:162-74.

140. Iswaran TJ, Imai M, Betton GR, Siddall RA. An overview of animal toxicology studies with bicalutamide (ICI 176,334). *J Toxicol Sci* 1998;**22**:75-88.

141. Anon. *PERMAX*® *(pergolide mesylate) prescribing information*. Aukland: Eli Lilly and Company (NZ) Limited; 2005.

142. Watkins JR, Gough AW, McGuire EJ, Goldenthal E, de la Iglesia FA. Calcium valproate-induced uterine adenocarcinomas in Wistar rats. *Toxicology* 1992;**71**:35-47.

143. Greaves P, Faccini JM. Female genital tract. In: *Rat histopathology. A glossary for use in toxicity and carcinogenicity studies*. Amsterdam: Elsevier; 1992. p. 202-221.

144. Norris HJ, Taylor HB. Mesenchymal tumours of the uterus. A clinical and pathological study of 53 endometrial stromal tumours. *Cancer* 1966;**19**:755-66.

145. Hrzenjak A, Tippl M, Kremser ML, Strohmeier B, Guelly C, Neumeister D, et al. Inverse correlation of secreted frizzled-related protein 4 and beta-catenin expression in endometrial stromal sarcomas. *J Pathol* 2004;**204**:19-27.

146. Rush DS, Tan JY, Baergen RN, Soslow RA. h-Caldesmon, a novel smooth muscle-specific antibody, distinguishes between cellular leiomyoma and endometrial stromal sarcoma. *Am J Surg Pathol* 2001;**25**:253-8.

147. Sass B. Mixed mesenchymal tumours of the mouse uterus. *Lab Anim* 1981;**15**:365-9.

148. Komorowski RA, Garancis JC, Clowry LJ. Fine structure of endometrial stromal sarcoma. *Cancer* 1970;**26**:1042-7.

149. Van Nie R, Benedetti EL, Muhlbock O. A carcinogenic action of testosterone, provoking uterine tumours in mice. *Nature* 1961;**192**:1303.

150. Pour P, Mohr P, Althoff J, Cardesa A, Kmoch N. Spontaneous tumours of common diseases in two colonies of Syrian hamsters. III Urogenital system and endocrine glands. *J Natl Cancer Inst* 1976;**56**:949-61.

151. Goodman DG, Ward JM, Squire RA, Paxton MB, Reichardt WD, Chu KC, et al. Neoplastic and nonneoplastic lesions in aging Osborne Mendel rats. *Toxicol Appl Pharmacol* 1980;**55**:443-7.

152. Kroes R, Garbis-Berkvens JM, De Vries T, Van Nesselrooy JHJ. Histopathological profile of a Wistar rat stock including a survey of the literature. *J Gerontol* 1981;**36**:259-79.

153. Mozzachio K, Linder K, Dixon D. Uterine smooth muscle tumors in potbellied pigs (*Sus scrofa*) resemble human fibroids: a potential animal model. *Toxicol Pathol* 2004;**32**:402-7.

154. Everitt JI, Wolf DC, Howe SR, Goldsworthy TL, Walker C. Rodent model of reproductive-tract leiomyomata — clinical and pathological features. *Am J Pathol* 1995;**146**:1556-67.

155. Houston KD, Hunter DS, Hodges LC, Walker CL. Uterine leiomyomas: mechanisms of tumorigenesis. *Toxicol Pathol* 2001;**29**:100-4.

156. Luoto R, Kaprio J, Rutanen EM, Taipale P, Perola M, Koskenvuo M. Heritability and risk factors of uterine fibroids-the Finnish Twin Cohort Study. *Maturitas* 2000;**37**:15-26.

157. Andersen J, Dyreyes V, Barbieri RL. Leiomyoma primary cultures have elevated transcriptional response to estrogen compared with autologous myometrial cultures. *J Soc Gynecol Investig* 1995;**2**:663-72.

158. Andersen J. Factors in fibroid growth. *Ballie`re's Clin Obstet Gynaecol* 1998;**12**:225-43.

159. Hoffman PJ, Milliken DB, Gregg LC, Davis RR, Gregg JP. Molecular characterization of uterine fibroids and its implication for underlying mechanisms of pathogenesis. *Fertil Steril* 2004;**82**:639-49.

160. Sells DM, Gibson JP. Carcinogenicity studies with medroxalol hydrochloride in rats and mice. *Toxicol Pathol* 1987;**15**:457-67.

161. Briand P, Hou-Jensen K, Thorpe SM, Rose C. Hormone-dependent uterine sarcomas in GR mice. *Eur J Cancer* 1981;**17**:635-41.

162. Newbold RR, Moore AB, Dixon D. Characterization of

uterine leiomyomas in CD-1 mice following developmental exposure to diethylstilbestrol (DES). *Toxicol Pathol* 2002;**30**:611-16

163. Lipschutz A, Varglas Jr L. Structure and origin of uterine and extragenital fibroids induced experimentally in the guinea pig by prolonged administration of estrogens. *Cancer Res* 1941;**1**:236-49.

164. Mossman HW., Duke KL. Comparative morphology of specific ovarian tissues and structures. In: *Comparative morphology of the mammalian ovary*. Madison: University of Wisconsin Press; 1973.

165. Eckstein P, Zuckerman S. Morphology of the reproductive tract. In: Parkes AS, editor. *Marshall's physiology of reproduction*, vol. 1. London: Longmans; 1960. p. 45-155.

166. Buse E, Zö ller M, Van Esch E. The macaque ovary, with special reference to the cynomolgus macaque (*Macaca fascicularis*). *Toxicol Pathol* 2008;**36**:24S-66S.

167. Van Der Schoot P, Uilenbroek JTJ. Reduction of 5 day cycle length of female rats by treatment with bromocriptine. *J Endocrinol* 1983;83-9.

168. Henderson WJ, Hamilton TC, Baylis MS, Pierrepoint CG, Griffiths K. The demonstration of the migration of talc from the vagina and posterior uterus to the ovary in the rat. *Environ Res* 1986;**40**:247-50.

169. Henderson WJ, Joslin CAF, Turnbull AC, Griffiths K. Talc and carcinoma of the ovary and cervix. *J Obstet Gynaecol Br Commonw* 1971;**78**:266-72.

170. Yoshinaga-Hirabayashi T, Ishimura K, Fujita H, Inano H, Ishii-Ohba H, Tamaoki B. Immunocytochemical localization of 17b-hydroxysteroid dehydrogenase (17b-HSH), and its relation to the ultrastructure of steroidogenic cells in immature and mature rat ovaries. *Arch Histol Jpn. Nippon Soshikigaku Kiroku* 1987;**50**:545-56.

171. Anon. *OECD guideline for testing of chemicals. Proposal for updating guideline 416. Two-generation reproduction toxicity study*. Paris: Organisation for Economic Cooperation and Development; 2001.

172. Bucci TJ, Bolon B, Warbritton AR, Chen JJ, Heindel JJ. Influence of sampling on the reproducibility of ovarian follicle counts in mouse toxicity studies. *Reprod Toxicol* 1997;**11**:689-96.

173. Pedersen T, Peters H. Proposal for a classification of oocytes and follicles in the mouse ovary. *J Reprod Fertil* 1968;**17**:555-7.

174. Bolon B, Bucci TJ, Warbritton AR, Chen JJ, Mattison DR, Heindel JJ. Differential follicle counts as a screen for chemically induced ovarian toxicity in mice: results from continuous breeding bioassays. *Fundam Appl Toxicol* 1997;**39**:1-10.

175. Hirschfield AN. Overview of ovarian follicular development. Considerations for a toxicologist. *Environ Mol Mutagen* 1997;**29**:10-5.

176. Muskhelishvili L, Wingard SK, Latendresse JR. Proliferating cell nuclear antigen-a marker for ovarian follicle counts. *Toxicol Pathol* 2005;**33**:365-8.

177. Muskhelishvili L, Freeman LD, Latendresse JR, Bucci TJ. An immunohistochemical label to facilitate counting of ovarian follicles. *Toxicol Pathol* 2002;**30**:400-2.

178. Muskhelishvili L, Latendresse JR, Kodell RL, Henderson EB. Evaluation of cell proliferation in rat tissues with BrdU, PCNA, Ki-67(MIB-5) immunohistochemistry and in situ hybridization for histone mRNA. *J Histochem Cytochem* 2003;**51**:1681-8.

179. Muskhelishvili L, Thompson PA, Kusewitt DF, Wang C, Fadlubar FF. In situ hybridization and immunohistochemical analysis of cytochrome P4501B1 expression in human normal tissues. *J Histochem Cytochem* 2001;**49**:229-36.

180. Picut CA, Swanson CL, Scully KL, Roseman VC, Parker RF, Remick AK. Ovarian follicle counts using proliferating cell nuclear antigen (PCNA) and semi-automated image analysis in rats. *Toxicol Pathol* 2008;**36**:674-9.

181. Regan KS, Cline JM, Creasy D, Davis B, Foley GL, Lanning L, et al. STP position paper: ovarian follicular counting in the assessment of rodent reproductive toxicity. *Toxicol Pathol* 2005;**33**:409-12.

182. Bourget C, Femino A, Franz C, Longcope C. Estrogen and androgen dynamics in the cynomologous monkey. *Endocrinology* 1988;**122**:202-6.

183. Quigley ME, Sheehan KL, Casper RF, Yen SSC. Evidence for an increased opioid inhibition of luteinizing hormone secretion in hyperprolactinemic patients with pituitary microadenoma. *J Clin Endocrinol Metab* 1980;**50**:427-30.

184. Pelletier G, Luu-The V, Teˆtu B, Labrie F. Immunocytochemical localisation of type 5 17b-hydroxysteroid dehydrogenase in human reproductive tissues. *J Histochem Cytochem* 1999;**47**:731-7.

185. Bengtsson M, Reinhold FP, Rydström J. Cellular localization and hormonal regulation of 7,12-dimethylbenz [a]anthracene mono-oxygenase activity in the rat ovary. *Toxicology* 1992;**71**:203-22.

186. Hoyer PD, Sipes IG. Assessment of follicle destruction in chemical-induced ovarian toxicity. *Annu Rev Pharmacol Toxicol* 1996;**36**:307-31.

187. Dunaif AE, Zimmerman EA, Friesen HG, Frantz AG. Intracellular localization of prolactin receptor and prolactin in the rat ovary by immunocytochemistry. *Endocrinology* 1982;**110**:1465-71.

188. Mason H, Franks S. Local control of ovarian steroidogenesis. *Balliére's Clin Obstet Gynaecol* 1997;**11**:261-79.

189. Poretsky L, Cataldo NA, Rosenwaks Z, Giudice LC. The insulin-related ovarian regulatory system in health and disease. *Endocr Rev* 1999;**20**:535-82.

190. Campbell BK. The modulation of gonadotrophic hormone action on the ovary by paracrine and autocrine factors. *Anat Histol Embryol* 1999;**28**:247-51.

191. Rao GN, Hickman RL, Seilkop SK, Boorman GA. Utero-ovarian infection in aged B6C3FI mice. *Lab Anim Sci* 1987;**37**:153-8.

192. Bakalov VK, Anasti JN, Calis KA, Vanderhoof VH, Premkumar A, Chen S, et al. Autoimmune oophoritis as a mechanism of follicular dysfunction in women with 46,XX spontaneous premature ovarian failure. *Fertil Steril* 2005;**84**:958-65.

193. Tsung KS, Smith S, Teuscher C, Cook C, Anderson RE. Murine autoimmune oophoritis, epididymoorchitis, and gastritis induced by day 3 thymectomy. Immunopathology. *Am J Pathol* 1987;**126**:293-302.

194. Lumb G, Mitchell L, de la Iglesia FA. Regression of pathological changes induced by long-term administration of contraceptive steroids to rodents. *Toxicol Pathol* 1985;**13**:283-95.

195. Nicosia SV, Matus-Ridley M, Meadows AT. Gonadal effects of cancer therapy in girls. *Cancer* 1985;**55**:2364-72.

196. Waxman J. Chemotherapy and the adult gonad: a review. *J R Soc Med* 1983;**76**:144-8.

197. Molina JR, Barton DL, Loprinzi CL. Chemotherapy-induced ovarian failure — manifestations and management. *Drug Saf* 2005;**28**:401-16.

198. Mok CC, Lau CS, Wong RWS. Risk factors for ovarian failure in patients with systemic lupus erythematosus receiving cyclophosphamide therapy. *Arthritis Rheum* 1998;**41**:831-7.

199. Baker TG. Radiosensitivity of mammalian oocytes with particular reference to the human female. *Am J Obstet Gynecol* 1971;**110**:746-61.

200. Dobson RL, Felton JS. Female germ cell loss from radiation and chemical exposures. *Am J Ind Med* 1983;**4**:175-90.

201. Oakberg EF, Clarke E. Species comparison of radiation response of the gonads. In: Carlson WD, Gassner FX, editors. *Effects of ionizing radiation on the reproductive system*. Oxford: Pergamon Press; 1964. p. 11-24.

202. Ataya KM, McKanna JA, Weintraub AM, Clark MR, Lemaire WJ. A luteinizing hormone-releasing hormone agonist for the prevention of chemotherapy-induced ovarian follicular loss in rats. *Cancer Res* 1985;**45**:3651-6.

203. Ataya KM, Valeriote FA, Ramahia-Ataya AJ. Effect of cyclophosphamide on immature rat ovary. *Cancer Res* 1989;**49**:1660-4.

204. Plowchalk DR, Mattison DR. Reproductive toxicity of cyclophosphamide in the C57BL/6N mouse. I. Effects on ovarian structure and function. *Reprod Toxicol* 1992;**6**:411-21.

205. Shiromizu K, Torgeirsson SS, Mattison DR. The effect of cyclophosphamide on oocyte and follicle number in Sprague-Dawley rats, C57BL/CN and DBA/2N mice. *Pediatr Pharmacol* 1984;**4**:213-21.

206. Jarrell J, Young Lai EV, Barr R, McMahon A, Belbeck L, O'Connell G. Ovarian toxicity of cyclophosphamide alone and in combination with ovarian irradiation in the rat. *Cancer Res* 1987;**47**:2340-3.

207. Mattison DR, Shiromizu K, Nightingale MS. Oocyte destruction by polycyclic aromatic hydrocarbons. *Am J Ind Med* 1983;**4**:191-202.

208. Diawara MM, Chavez KJ, Hoyer PB, Williams DE, Dorsch J, Kulkosky P, et al. A novel group of ovarian toxicants: the psoralens. *J Biochem Mol Toxicol* 1999;**13**:195-203.

209. Diawara MM, Kulkosky PJ. Reproductive toxicity of the psoralens. *Pediatr Pathol Mol Med* 2003;**22**:247-58.

210. Montgomery CA, Alison RH. Non-neoplastic lesions of the ovary in Fischer 344 rats and B6C3F1 mice. *Environ Health Perspect* 1987;**73**:53-75.

211. Mattison DR. The mechanisms of action of reproductive toxins. *Am J Ind Med* 1983;**4**:65-79.

212. Stitzel KA, McConnell RF, Dierckman TA. Effects of nitrofurantoin on the primary and secondary reproductive organs of female B6C3F mice. *Toxicol Pathol* 1989;**17**:774-81.

213. Littlefield NA, Blackwell BN, Hewitt CC, Gaylor DW. Chronic toxicity and carcinogenicity studies of gentian violet in mice. *Fundam Appl Toxicol* 1985;**5**:902-12.

214. Anon. *AVASTIN*™ *(bevacizumab) prescribing information.*

San Francisco: Genentech Inc.; 2004.

215. Brown AP, Morrissey RL, Crowell JA, Levine BS. Thirteen-week oral toxicity study of difluoromethylornithine in combination with tamoxifen citrate in female dogs. *Cancer Chemother Pharmacol* 1999;**43**: 479-88.

216. Schwartz E, Tornaben JA, Boxill GC. Effects of chronic oral administration of a long acting estrogen quinestrol to dogs. *Toxicol Appl Pharmacol* 1969;**14**:487-94.

217. Losco PE, Leach MW, Sinha D, Davis P, Schmahai TJ, Nomier A, et al. Administration of an antagonist of neurokinin receptors 1, 2, and 3 results in reproductive tract changes in beagle dogs, but not rats. *Toxicol Pathol* 2007;**35**:310-22.

218. Stein IF, Leventhal ML. Amenorrhea associated with bilateral polycystic ovaries. *Am J Obstet Gynecol* 1935;**29**:181-91.

219. Ehrmann DA. Polycystic ovary syndrome. *N Engl J Med* 2005;**352**:1223-36.

220. Haney AF. Endocrine and anatomical correlations in human ovarian pathology. *Environ Health Perspect* 1987;**73**:5-14.

221. Chapman JC, Min SH, Freeh SM, Michael SD. The estrogen-injected female mouse: new insight into the etiology of PCOS. *Reprod Biol Endocrinol* 2009;**7**.

222. Lara HE, Ferruz JL, Luza S, Bustamante DA, Borges Y, Ojeda SR. Activation of ovarian sympathetic nerves in polycystic ovary syndrome. *Endocrinology* 1993;**133**:2690-5.

223. Lara HE, Dissen GA, Leyton V, Paredes A, Fuenzalida H, Fiedler JL, et al. An increased intraovarian synthesis of nerve growth factor and its low affinity receptor is a principal component of steroid-induced polycystic ovary in the rat. *Endocrinology* 2000;**141**:1059-72.

224. Risma KA, Clay CM, Nett TM, Wagner T, Yun J, Nilson JH. Targeted overexpression of luteinizing-hormone in transgenic mice leads to infertility, polycystic ovaries, and ovarian-tumors. *Proc Natl Acad Sci U S A* 1995;**92**:1322-6.

225. Britt KL, Drummond AE, Cox VA, Dyson M, Wreford NG, Jones MEE, et al. An age-related ovarian phenotype in mice with targeted disruption of the Cyp 19 (aromatase) gene. *Endocrinology* 2000;**141**:2614-23.

226. Chvédoff M, Clarke MR, Irisarri E, Faccini JM, Monro AM. Effects of housing conditions on food intakes, body weight and spontaneous lesions in mice. A review of the literature and results of an 18-month study. *Food Chem Toxicol* 1980;**18**:517-22.

227. Arifin E, Shively CA, Register TC, Cline JM. Polycystic ovary syndrome with endometrial hyperplasia in a cynomolgus monkey(*Macaca fascicularis*). *Vet Pathol* 2008;**45**:512-5.

228. Beloosesky R, Gold R, Almog B, Sasson R, Dantes A, Land-Bracha A, et al. Induction of polycystic ovary by testosterone in immature female rats: modulation of apoptosis and attenuation of glucose/insulin ratio. *Int J Mol Med* 2004;**14**:207-15.

229. Mannerås L, Cajander S, Holmäng A, Seleskovic Z, Lystig T, Lönn M, et al. A new rat model exhibiting both ovarian and metabolic characteristics of polycystic ovary syndrome. *Endocrinology* 2007;**148**:3781-91.

230. Richardson BP, Turkalj I, Fluckiger E. Bromocriptine. In: Laurence DR, McLean AEM, Weatherall M, editors. *Safety testing of new drugs laboratory predictions and clinical performance*. London: Academic Press; 1984. p. 19-63.

231. Cho SD, Kim JH, Kim DY, Lee YS, Kang KS. Pre-validation study for OECD enhanced test guideline 407 protocol by gavage for 4 weeks using propylthiouracil and tamoxifen. *Toxicol Lett* 2003;**144**:195-204.

232. Van Der Schoot P, Bakker GH, Klijn JGM. Effects of the progesterone antagonist RU 486 on ovarian activity in the rat. *Endocrinology* 1987;**121**:1375-82.

233. Arthur AT, McCormick GG, Richig JW, Pisacreta DJ, Sullivan DJ, Iverson WO, et al. Toxicology evaluation of an aromatase inhibitor, CGS 18320B, in dogs. *Toxicologist* 1989;**9**:253.

234. Maraschin R, Bussi R, Conz A, Orlando L, Pirovano R, Nyska A. Toxicological evaluation of u-hEGF. *Toxicol Pathol* 1995;**23**:356-66.

235. Anon. *Pharmacology and toxicology review of flutamide NDA, 18-554*. Washington DC: Food and Drug Administration; 1980.

236. Hamilton TC, Fox H, Buckley CH, Henderson WJ, Griffiths K. Effects of talc on the rat ovary. *Br J Exp Pathol* 1984;**65**:101-6.

237. Muraoka Y, Itoh M, Maeda Y, Hayashi Y. Histological change of various organs in aged SD-JCL rats. *Exp Anim* 1977;**26**:1-12.

238. Anon. *Ketoconazole. Summary basis of approval. NDA, 18-533*. Washington DC: Food and Drug Administration; 1981.

239. Latrille F, Charuel C, Monro AM, Stadler J, Sutter BChJ. Imidazole antifungal agents reduce production of 17b-oestradiol by rat ovaries *in vitro*. *Biochem Pharmacol* 1987;**36**:1863-6.

240. Lü llmann-Rauch R. Drug related lysosomal storage disorders. In: Dingle JT, Jacques PJ, Shaw IH, editors. *Lysosomes in applied biology and therapeutics*. Amsterdam: North Holland; 1979. p. 49-130.

241. Van Der Schoot P, Uilenbroek JTJ. Reduction of 5 day cycle length of female rats by treatment with bromocriptine. *J Endocrinol* 1983;**97**:83-9.

242. Couse JF, Hewitt SC, Bunch DO, Sar M, Walker VR, Davis BJ, et al. Postnatal sex reversal of the ovaries in mice lacking estrogen receptors alpha and beta. *Science* 1999;**286**:2328-31.

243. Prahalada S, Stabinski LA, Chen HY, Morrissey RE, De Burlet G, Holder D, et al. Pharmacological and toxicological effects of chronic porcine growth hormone administration in dogs. *Toxicol Pathol* 1998;**26**:185-200.

244. Chamanza R, Marxfeld HA, Blanco AI, Naylor SW, Bradley AE. Incidences and range of spontaneous findings in control cynomolgus monkeys (*Macaca fascicularis*) used in toxicity studies. *Toxicol Pathol* 2010;**38**:642-57.

245. Majeed SK, Gopinath C. Calcification in the adrenals and ovaries of monkeys. *Lab Anim* 1980;**14**:363-5.

246. Fanton JW, Hubbard GB, Wood DH. Endometriosis: clinical and pathological findings in 70 rhesus monkeys. *Am J Vet Res* 1986;**47**:1537-41.

247. Gylfason JT, Kristjansson KA, Sverrisdottir G, Jonsdottir K, Rafnsson V, Geirsson RT. Pelvic endometriosis diagnosed in an entire nation over 20 years. *Am J Epidemiol* 2010;**172**:237-43.

248. Lipschutz A, Iglesias R, Panasevich VI, Salinas S. Granulosa-cell tumours induced in mice by progesterone. *Br J Cancer* 1967;**21**:144-52.

249. Lipschutz A, Iglesias R, Panasevich VI, Salinas S. Ovarian tumours and other ovarian changes induced in mice by two 10-nor-contraceptives. *Br J Cancer* 1967;**21**:153-9.

250. Davies TS, Monro A. Marketed human pharmaceuticals reported to be tumorigenic in rodents. *J Am Coll Toxicol* 1995;**14**:90-107.

251. Marchant J. Animal models for tumours of the ovary and uterus. In: Cotchin E, Marchant J, editors. *Animal tumours of the female reproductive tract: spontaneous and experimental*. New York: Springer-Verlag; 1977. p. 1-25.

252. Long GG, Cohen IR, Gries CL, Young JK, Francis PC, Capen CC. Proliferative lesions of ovarian granulosa cells and reversible hormonal changes induced in rats by a selective estrogen receptor modulator. *Toxicol Pathol* 2001;**29**:403-10.

253. Capen CC. Mechanisms of hormone-mediated carcinogenesis of the ovary. *Toxicol Pathol* 2004;**32** (Suppl. 2):1-5.

254. Stewart SL, Querec TD, Ochman AR, Gruver BN, Bao RD, Babb JS, et al. Characterization of a carcinogenesis rat model of ovarian preneoplasia and neoplasia. *Cancer Res* 2004;**64**:8177-83.

255. Scully RE. Ovarian tumors. A review. *Am J Pathol* 1977;**87**:686-720.

256. Cannistra SA. Cancer of the ovary. *N Engl J Med* 2004;**351**:2519-29.

257. Naora H. Developmental patterning in the wrong context — the paradox of epithelial ovarian cancers. *Cell Cycle* 2005;**4**:1033-5.

258. Petitti DB. Combination estrogen-progestin oral contraceptives. *N Engl J Med* 2003;**349**:1443-50.

259. Frith CH, Zuna RE, Morgan K. A morphological classification and incidence of spontaneous ovarian neoplasms in three strains of mice. *J Natl Cancer Inst* 1981;**67**:693-702.

260. Carter RL. Pathology of ovarian neoplasms in rats and mice. *Eur J Cancer* 1968;**3**:537-43.

261. Gregson RL, Lewis DJ, Abbott DP. Spontaneous ovarian neoplasms of the laboratory rat. *Vet Pathol* 1984;**21**:292-9.

262. Rehm S, Dierksen D, Deerberg F. Spontaneous ovarian tumours in Han:NMRI mice: histologic classification, incidence, and influence of food restriction. *J Natl Cancer Inst* 1984;**72**:1383-95.

263. Alison RH, Morgan KT, Haseman JK, Boorman GA. Morphology and classification of ovarian neoplasms in F344 rats and (C57BL/6XC3H)F1 mice. *J Natl Cancer Inst* 1987;**78**:1229-43.

264. Lewis DJ. Ovarian neoplasia in the Sprague Dawley rat. *Environ Health Perspect* 1987;**73**:77-90.

265. Fox H. Sex cord-stromal tumors of the ovary. *J Pathol* 1985;**145**:127-48.

266. Son WC, Bell D, Taylor I, Mowat V. Profile of early occurring spontaneous tumors in Han Wistar rats. *Toxicol Pathol* 2010;**38**:292-6.

267. Beamer WG, Hoope PC, Whitten WK. Spontaneous malignant granulosa cell tumors in ovaries of young SWR mice. *Cancer Res* 1985;**45**:5575-81.

268. Danilovich N, Roy I, Sairam MR. Ovarian pathology and high incidence of sex cord tumors in follitropin receptor

knockout (FORKO) mice. *Endocrinology* 2001;**142**:3673-84.

269. Knowles JF. Cancer of rat ovaries-Sertoli cell or granulosa-theca cell tumours? *Br J Cancer* 1983;**48**:301-5.

270. Majeed SK, Alison RH, Boorman GA, Gopinath C. Ovarian yolk sac carcinoma in mice. *Vet Pathol* 1986;**23**:776-8.

271. Maekawa A. Neoplasia and preneoplasia of the female genital tract. In: Bannasch P, Gössner W, editors. *Pathology of neoplasia and preneoplasia in rodents. Eulep color atlas*, Vol. 2. Stuttgart: Schattauer; 1997. p. 163-82.

272. Nelson LW, Kelly WA. Mesovarial leiomyomas in rats in a chronic toxicity study of soterenol hydrochloride. *Vet Pathol* 1971;**8**:452-7.

273. Nelson LW, Kelly WA, Weikel JH. Mesovarial leiomyomas in rats in a chronic toxicity study of mesuprine hydrochloride. *Toxicol Appl Pharmacol* 1972;**23**:731-7.

274. Jack D, Poynter D, Spurling NW. Beta adrenoceptor stimulants and mesovarian leiomyomas in the rat. *Toxicology* 1983;**27**:315-20.

275. Amemiya K, Kudoh M, Suzuki H, Saga K, Hosaka K. Toxicity of mabuterol. *Arzneimittel-Forschung* 1984;**34**:1680-4.

276. Gopinath C, Gibson WA. Mesovarian leiomyomas in the rat. *Environ Health Perspect* 1987;**73**:107-13.

277. Colbert WE, Wilson BF, Williams PD, Williams GD. Relationship between in vitro relaxation of the costouterine smooth muscle and mesovarial leiomyoma formation in vivo by b-receptor agonists. *Arch Toxicol* 1991;**65**:575-9.

278. Apperley GH, Brittain RT, Coleman RA, Kennedy I, Levy GP. Characterization of the b-adrenoceptors in the mesovarium of the rat. *Br J Pharmacol* 1978;**63**:345-98.

279. Poynter D, Harris DM, Jack D. Salbutamol, lack of evidence of tumour induction in man. *Br Med J* 1978;**1**:46-7.

第 13 章　内分泌腺

背景知识

哺乳动物作为整体发挥功能依靠两个主要的控制机制，即神经系统和内分泌系统。以前内分泌系统被认为是一个能够释放化学介质的腺体系统，这些化学介质能够远距离作用于相关的靶点。然而，近年来随着人们对激素及其受体相互间的复杂作用、共激活因子的相互交织以及不同组织器官的旁分泌活动的进一步了解，这种区分越来越不明显。甚至脂肪组织也扮演着内分泌器官的角色，能够分泌大量激素、生长因子、酶和细胞因子。这些物质能够调节脂肪堆积、脂肪细胞的分化、血流量、脂质和胆固醇的代谢及免疫功能[1]。系统间的相互作用是相当令人困惑的。作为激素调节剂的治疗药物会引起实质组织有害的改变，反之针对实质器官机制可控的药物也可引起意外的内分泌变化。

尽管通常内分泌器官能够抵抗外源物的直接毒性作用，但是它们对营养物质或非营养物质以及终末器官反馈的刺激或抑制是相当敏感的。长期高剂量外源物的摄入会导致内分泌紊乱，内分泌器官也会发生改变。例如，毒性试验中经常报道肾上腺的改变，这些改变通常提示是机体对药物处理的一种适应性反应[2]。高剂量组出现这样的结果很难解释，因为即使饲养在恒定实验室环境下的实验动物，应激、年龄、品系、季节和昼夜周期及饮食等相互间的复杂作用都会对垂体、甲状腺、甲状旁腺、性腺以及肾上腺皮质的激素产生影响[3,4]。

内分泌系统针对不同的生理刺激、病理刺激和环境刺激仅具备有限的应答能力。内分泌腺体的分泌功能与内分泌细胞的增殖也存在联系[5]。这也解释了在慢性毒性和致癌性试验中，对内分泌器官进行过量或长期刺激时经常会引起内分泌器官的增生性病变。1994年出版的《医师案头参考书》中有关上市人用药品回顾表明，在241种药物中有101种药物在啮齿类动物中能诱发肿瘤，至少15种药物被报道在大鼠可诱发甲状腺肿瘤，9种药物与大鼠的肾上腺肿瘤有关，并且在12只大鼠或者小鼠长期生物测试中出现了垂体腺瘤[6]。在人类患者中几乎没有出现内分泌系统肿瘤。

对增生、良性肿瘤和恶性肿瘤的形态学区分是解释药物引起内分泌器官发生改变的又一难题。在啮齿类动物的内分泌肿瘤的大部分分类中，由于良性肿瘤（腺瘤）的病变组织学外观常呈"连续谱"特点，所以对其诊断主观性较大。对周围组织的挤压经常作为自主性生长的主要标准。尽管在分析许多动物的大量组织时，这种实用的方法具有简单一致的优点，但是这种方法并不总是能精准地反映局部内分泌病变的真实的生物学特性。实验数据和临床病例都表明，对周围组织产生挤压的内分泌腺体的结节性病变或者更恰当地说是灶性增生，往往是可逆的。在评估在动物毒性试验中药物引起的内分泌改变对人类的影响时，这一点需要铭记在心。另外，啮齿类实验动物随着年龄增长经常出现增生和自发性的内分泌组织肿瘤，也有部分可能是由外在环境和异常的生理状态引起的，这也使得组间差异的解释变得复杂。鉴于以上原因，在对啮齿类动物致癌性试验进行评估时，建议对同种类型的腺瘤和癌分组来进行统计分析[7]。

无论如何对病理变化进行分类，内分泌器官的任何明显的与给药相关的改变都需要被很好地表述，因为这或许是疾病机制的重要提示。尤其对内分泌敏感组织（如乳腺和生殖器官）的评价，会提供有关内分泌器官改变本质的重要信息[8]。值得注意的是，最近对检测体内激素调节剂的临床前方法进行重新评价时发现，对内分泌器官和内分泌敏感组织的组织病理学检查是有效的方法之一[9]。利用抗体进行免疫组化检测不同品种的实验动物的激素和激素受体是评估外源物对内分泌系统影响的又一强有力的方法。

犬、啮齿类动物和人类中，激素控制机制和受体分布的显著差异也会导致药物在不同品种动物中引起病理学差异。犬有一些与人类不同的内分泌调控特征[10]。此外，高剂量的药物可能会使靶激素受体的特异性不复存在。

Olsen及其团队对包括10种内分泌调节剂在内的150种药物进行复审时发现，这些药物对动物和患者的内分泌影响只是中度相同（约60%）[11]。在递交给联合国药品安全委员会（CSM）的针对不同适应证的45种药物中，只有1/10的药物对人和动物的内分泌均有影响[12]。在药物引起的需要住院护理的不良反应中，与心血管系统相比，内分泌系统出现不良反应是少见的。严重的内分泌系统的药物不良反应经常是长期使用皮质类固醇引起的代谢异常，包括胰岛素对糖尿病的控制不良和肾上腺功能抑制[13,14]。药物在动物和人体临床试验中的不同影响可能部分是因为在动物毒性试验中使用了较高的剂量。来自原民主德国有关类固醇药物超生理剂量使用的数据表明，如果人服用接近毒性试验中的激素调节剂的剂量时明显会产生更大的毒性[15]。

尽管衡量动物（尤其是啮齿类动物）体内循环激素水平存在技术难度，但是这些衡量是有用的，因为它们将临床前研究和随后患者的临床试验的内分泌影响联系在一起。如果在临床前研究中内分泌病理学与循环激素水平变化相关，类似激素的衡量方法能提供有用的非损伤性方式来检测患者体内是否发生相似的影响。

垂体

垂体由前叶（腺垂体）和后叶（神经垂体）构成，腺垂体起源于垂体凹（即Rathke囊，口咽的外胚层），神经垂体起源于间脑的神经外胚层。腺垂体包括远侧部、中间部和结节部，围绕垂体的漏斗柄形成背嵴或细胞袖套。正中隆突、漏斗柄和漏斗突一起组成神经垂体。

垂体前叶（腺垂体）

腺垂体远侧部由大小不一的圆形或多角形细胞构成的疏松条索组成，与丰富的窦网状结构紧密相连。多年来，远侧部细胞根据它们在H&E染色、其他酸碱性染料染色或胞质颗粒中的糖蛋白激素的PAS染色的着色特性进行归类。这些光镜下的染色特性并不能精准地反映垂体细胞确切功能的亚型，尤其是在生理状态改变或者在病理状态下。目前免疫组化是区分不同细胞类型的可选择的方法。

人类垂体的H&E染色切片中可见*嗜酸性细胞*（α细胞）通常呈中等大小，圆形或椭圆形，胞质嗜酸性。光学显微镜下可见胞质内嗜酸性颗粒。依据橙黄G或偶氨卡红染色、胞质颗粒的超微结构特点或免疫组化等方法将嗜酸性细胞划分为分泌生长激素（GH）和催乳素（PRL）的生长激素细胞和催乳激素细胞。

嗜碱性细胞（β细胞）对H&E染液的着色性相对较差，但是因其含有糖蛋白激素，故可对其胞质内的颗粒进行PAS染色。使用特殊的技术可将嗜碱性细胞划分为分泌促甲状腺激素（TSH）的促甲状腺激素细胞和分泌黄体生成素（LH）及卵泡刺激素（FSH）的促性腺激素细胞。

*嫌色细胞*对包括PAS染色在内的所有常见的染色方法着色性均较差。促肾上腺皮质激素细胞是典型的具有这些染色特性的分泌细胞，它可分泌促肾上腺皮质激素（ACTH）。除了具有分泌功能的嫌色细胞外，远侧部还包括其他类型的嫌色细胞，主要是*滤泡星形细胞*和*滤泡细胞*，也包括间充质细胞和免疫细胞。最近有研究表明，在垂体形成和腺体正常稳态的循环过程中，出现了具有组织特异性的*祖细胞*或*干细胞*（激素阴性或空白细胞），在垂体重构期间或垂体的正常稳态翻转期间它们参与了新的内分泌细胞的形成[16,17]。

*滤泡星形细胞和滤泡细胞*具有长突起，依靠缝隙结合部连接彼此和连接分泌激素的细胞。细胞间的缝隙连接使得细胞之间可以快速交流并产生协调一致的活动。对S-100蛋白染色可以鉴别滤泡星形细胞，通过细胞角蛋白的存在可鉴定滤泡细胞[18]。这两种细胞都可以通过旁分泌过程产生影响增殖和激素生成的因子。这些因子包括白细胞介素-6、血管内皮细胞生长因子、卵泡抑制素、碱性成纤维细胞生长因子、嗜铬粒蛋白A、甲状腺激素转运因子-8和丛生蛋白[19,20]。

尽管在不同研究中所记录的比例不同，但是免疫组化的研究表明，在大鼠腺垂体中催乳素细胞含量最多，其次是生长激素细胞[21]。尽管催乳激素细胞体积密度较少，但是它们占细胞总数的30%～50%。生长激素细胞数量占大鼠远侧部细胞总数高达约20%，其他类型细胞分别各占2%～6%。对比格犬进行免疫组化研究的定量分析，结果显示，在雄性和雌性动物中生长素细胞分别约占垂体体积的8%和6%，催乳激素细胞分别占6%和9%，促肾上腺皮质激素细胞分别占11%和10%[22]。在人类中，生长激素细胞占垂体前叶细胞的50%，而催乳激素细胞和促肾上腺皮质激素细胞分别占总数的15%～20%，促性腺激素细胞占10%，促甲状腺激素细胞占5%[23]。

中间部

中间部在成人中并不明显，但是在人胚胎期、猴、犬及啮齿类动物中是明显的。在大鼠，中间部由10～15层紧密排列的细胞组成，这些细胞也被称为黑素细胞刺激素细胞，它们被结缔组织分隔成小叶。这些细胞具有卵圆形光滑的核，呈圆形或多角形。胞质内小颗粒经过PAS染色和醛复红染色后在光镜下可见。这些黑素细胞刺激素细胞并不完全是均一的，在整个中间部中表现为着色较暗和较亮的细胞。大鼠垂体的中间部是阿黑皮素原系统的一部分，也是α-黑素细胞刺激素（α-MSH）和β-内啡肽的主要来源[24]。ACTH也存在于中间部中，可能在阿黑皮素原前体合成α-MSH中作为中间产物[25]。

神经垂体

神经垂体包含固定的细胞种群（即垂体细胞和来自下丘脑视上核和室旁核的神经内分泌细胞轴突终末部分）。这些细胞的纤维汇集成正中隆起，沿着漏斗柄向下延伸形成漏斗颈，与毛细血管网紧密连接。在纤维中存在被称为赫林体（Herring bodies）的大小不等的团块，是一种分泌的物质。

非肿瘤性变化

尽管在人类和实验动物的垂体中出现的病理变化经常是垂体腺瘤，但是多种非肿瘤性的改变也会出现。人类垂体本身和周围组织可能会有许多炎症和肿瘤的产生[26]。许多全身性疾病的过程（如多动脉炎、感染和肉芽肿性疾病）都会损伤垂体，引起垂体功能的丧失。尽管临床前研究中垂体有时会出现炎症，但是大部分由药物引起的垂体的非肿瘤性改变反映了过量的药效学变化和随着年龄、妊娠、哺乳、应激或阉割出现的生理改变。

萎缩和发育不全

在需求减少的情况下会出现垂体前叶细胞团的

减少，并伴随垂体重量的减轻。垂体细胞群的弥漫性萎缩可能与其他类型细胞的增生（见下文）或局灶性垂体边缘区域延伸的垂体肿瘤有关。人类垂体细胞会随着年龄的增长而减少。定量免疫组化研究表明与年龄相关的垂体变化主要是生长激素细胞大小和数量的下降，且约在40岁时降幅最大[27]。

毫无疑问，大鼠的衰老与下丘脑释放激素含量的下降和垂体合成或释放FSH、LH及TSH的能力有关，但是这些差异可能部分是因为垂体瘤发生率和它们占位效应的差异[28,29]。无论如何，有研究报道将患有垂体肿瘤的动物不计入分析，在非常年老的BN/Bikij和WAG/Rij大鼠中催乳激素细胞的体积密度是下降的[30]。

当大鼠暴露于低气压28天后，其促甲状腺激素细胞的数量大约下降至对照组动物的30%，无显著的细胞学改变或肥大[31]。在缺氧环境下人类也可能发生类似的变化。该机制无疑是复杂的，可能是垂体或下丘脑直接作用的结果，也可能是干扰促甲状腺激素的结果。

许多其他外部因素已被证明会对垂体的功能产生不利影响。具有鼠垂体前叶趋向性的非细胞病变淋巴细胞性脉络丛脑膜炎病毒可在生长激素细胞中复制，导致生长激素合成减少但无细胞坏死或者炎症[32]。研究表明，小鼠的脑垂体可能是单纯疱疹病毒感染的靶点，该病毒会引起垂体细胞的凋亡[33]。使用转基因小鼠的研究发现，CD8+ T淋巴细胞介导的自身免疫损伤可导致垂体缺失，可能同时伴随炎性损伤（如病毒感染）[34]。

药理作用抑制也会引起垂体细胞的减少。比格犬长期使用雌激素会导致促性腺激素细胞数量减少，但会伴随催乳素细胞的增生[35]。

中间部的萎缩

可导致下丘脑的活性增加的生理性变化（如缺水或哺乳）可能会引起垂体中间部的退化。使用溴隐亭（一种多巴胺受体激动剂）处理大鼠，可降低垂体中间部细胞数量和厚度，同时伴随阿黑皮素原衍生肽和mRNA合成的减少[36]。对照组Sprague–Dawley大鼠的中间叶厚度大约是13层细胞的厚度，而溴隐亭丸剂植入大鼠体内12天的处理组中间叶的厚度降低至大约8层细胞。

肥大和增生

和其他腺体组织一样，长期或过度刺激垂体细胞容易导致腺垂体的肥厚和增生。这种反应本质上或许是生理性的，就像在哺乳期也会发生。其他也有一些刺激，其特征通常与垂体的生理性反应一样，但可被认为是过度刺激或病理性刺激，此时垂体的反应可能过于强烈。

垂体称重是检测垂体肥大和增生的经典方法。但是垂体细胞群的异质性决定了必须使用适当的染色方法对切片进行仔细的组织学和形态学分析，进而精准地评估肥大和增生的程度及性质。肥大和增生经常相伴发生。在大多数长期啮齿类动物研究中，一般使用H&E染色切片对脑垂体进行评估。

与其他内分泌器官相同，对实验动物的增生性改变的诊断有点主观。大多数读片者只辨认弥漫性和局灶性增生。腺瘤这一术语专用于对周围实质产生压迫性生长的情形。细胞的局灶性改变也可辨认，灶内细胞胞质更丰富，但未见细胞数量的增加或对周围细胞的挤压。这些概念被应用到啮齿类动物垂体增生性病变的分类中[37-39]。通过对人垂体网状纤维染色区分垂体结构可辨别局灶性结节性增生[26]。

弥漫性增生

弥漫性增生的特征为垂体前叶细胞腺的对称增大。弥漫性增生会影响一个或多个垂体细胞群，改变的细胞中特征性地散布着未受影响或有时候甚至是其他类型的萎缩细胞。

啮齿类动物：大鼠垂体的肥大和增生已经得到很好的研究，但是类似的改变似乎也发生在其他种属（包括小鼠和人类）中。特别令人感兴趣的是，肥大和弥漫性增生自发于老龄大鼠，泌乳、手术切除内分泌组织也会导致其发生。此外，性激素、口服避孕药、营养素、提高催乳素的抗精神病药物和诱导内分泌系统长期变化的其他物质的摄入均会导

致垂体肥大和弥漫性增生[40,41]。近年来通过使用免疫组化、电子显微镜和原位杂交技术，这些变化的许多的特征已经被描述。

多年来，去势对垂体的影响已经得到广泛的研究。无论雄性还是雌性去势大鼠的促性腺激素细胞在体积和数量上均上升，细胞在术后2个月空泡化。超微结构和免疫组化研究表明，受影响的促性腺激素细胞中分泌颗粒数量下降、粗面内质网扩张或空泡化，内含FSH和LH[42]。一些粗面内质网扩张的残基断裂形成大液泡，成为典型的呈印戒外观的去势细胞（图13.1）。

对大鼠垂体免疫染色切片进行形态学研究表明，去势后雌性大鼠会比雄性大鼠产生更高比例的FSH细胞，在术后3个月达到最大[43]。垂体的形态特征与体内FSH和LH的循环水平有关。去势导致的这些改变可能是因为单激素促性腺激素细胞和干细胞的分裂和分化。

据报道，使用非甾体抗雄激素氟他胺处理雄性大鼠3个月或更长时间，垂体内可见典型的去势细胞，即出现大的膨胀的带有印戒环的细胞，并含有

PAS阳性颗粒。氟他胺产生药物去势的形式即睾丸和前列腺的萎缩（见第11章，雄性生殖道）。

生物化学和形态学研究表明，包括人类女性在内的哺乳动物的正常哺乳会出现催乳激素细胞的生理性增生[27,44]。使用超微结构技术对哺乳期大鼠垂体进行形态学研究发现催乳激素细胞胞质量增加，胞质中包含括一个明显的高尔基体和丰富的粗面内质网，经常以同心圆或旋涡状排列，被称为副核。另外在哺乳期滤泡星形细胞的数量和分泌功能也均增加[44]。

摄入雌激素和口服避孕药可以诱导相似但更严重的催乳素细胞的增生。使用己烯雌酚或雌二醇处理大鼠长达16周，垂体的形态学和免疫组化结果显示垂体肿大、细胞拥挤，可见大的垂体细胞，核大、核仁明显、众多的核分裂象及因催乳素着色而显示嗜伊红性的胞质[45-47]。对其他垂体激素染色显示，其他正常类型的细胞弥漫性散落在增生的催乳激素细胞中。垂体重量增加和催乳激素细胞增生程度都表现出时间依赖性。雌激素处理后的大鼠血清中催乳素的水平与垂体的增生是一致的[48]。但是，即使使用雌激素处理16周后，仍然不能看到散在的

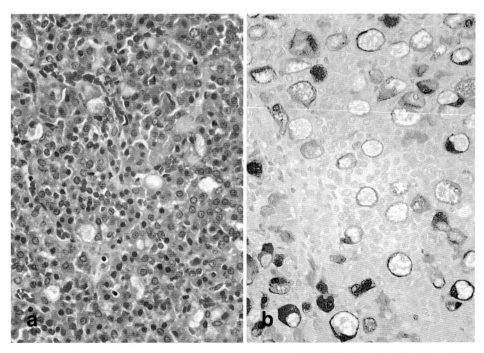

图13.1 图a：高剂量的唑类抗真菌剂处理后的雄性大鼠的垂体。可见垂体促性腺激素细胞的空泡化。免疫染色表明，这些细胞含有黄体生成素而不含催乳素，可能表示了药物对性类固醇合成的影响（H&E染色×210）。图b：去势雌性大鼠垂体染色，可见卵泡刺激素（FSH）细胞。可见典型的去势细胞形态（免疫过氧化物酶染色×210）

增生灶或结节状改变。随着雌激素处理时间的持续增加，使用原位杂交技术检测垂体中合成催乳素的mRNA水平，发现这些改变也与合成催乳素的mRNA弥漫性而非局灶性的增多一致[49]。

高剂量的雌激素更长时间处理动物会诱导更严重的弥漫性增生，但是这些改变是可逆的。连续50周给予雌性大鼠30 mg/（kg·w）或1.2 mg/（kg·d）的促孕剂（以2∶1比例混合的醋酸奎孕醇和炔雌醚）可形成极大的垂体。每日给药的方案导致垂体平均重量超过80 mg/100 g体重，每周给药的方案导致垂体的平均重量超过120 mg/100 g体重（对照组的垂体平均重量大约为5 mg/100 g体重）。组织学上，肿大的垂体特征为囊性变化、毛细血管扩张、充血和出血、嫌色细胞增生，出现大的、形状不规则、核深染的非典型细胞或核深染的小细胞[50]。垂体的变化足以引起脑的移位，颅内压增高，导致一些动物早期死亡。这样的结果经常被归为腺瘤（见下文）。但是，有趣的是，停药50周后通过嗜碱性和嗜酸性细胞群的重建以及血管变化的逆转足以使垂体重量下降50%。临床症状经过30周后消失。尽管停药30周后仍可见一些非典型细胞和1或2个结节，但是结果表明大部分明显的变化是嫌色细胞的增生，其中细胞随着停药可以重新恢复，复原为更成熟的形式。这些结果强调了在垂体的肿瘤和增生之间做出有意义的生物学区分存在潜在的困难。

不同品系的大鼠对雌激素影响的敏感性不同。在历时214天分别给予雌性ACI和Sprague-Dawley大鼠相同剂量的己烯雌酚的对比研究中，发现与Sprague-Dawley大鼠相比，ACI大鼠的垂体重量的增加和催乳激素细胞增生更多[51,52]。ACI大鼠的这些变化伴随着比Sprague-Dawley大鼠血浆中更高的催乳素水平。在另一项研究中，以相同剂量的己烯雌酚处理Fischer 344大鼠和Holtzman大鼠12周，结果显示，Fischer 344大鼠的垂体重量的增加远高于Holtzman大鼠[53]。

给予大鼠长达24个月高剂量的布舍瑞林〔一种与天然的促性腺激素释放激素（LHRH）类似的合成肽类〕也会出现垂体重量增加、垂体前叶局灶性或弥漫性增生，同时伴有睾丸和子宫重量减少、雄性大鼠血清中睾酮水平降低、雌性大鼠血清中孕酮水平降低[54]。

用抗精神病药物处理啮齿类动物也会使垂体中催乳素阳性细胞增多。例如，有研究表明，多巴胺D₂受体和5-羟色胺2型受体的拮抗剂利培酮和帕潘立酮均可使大鼠和小鼠的垂体增生[41]。

甲状腺的切除或抗甲状腺药物（如硫脲嘧啶或丙硫氧嘧啶）的摄入也会导致大鼠垂体重量增加，促甲状腺激素细胞数量增多[46,55]。研究显示，使用丙硫氧嘧啶处理Fischer 344大鼠6周，垂体及甲状腺重量增加，垂体中具有免疫反应性的TSH细胞的比例增加[46]。尽管这种阳性的TSH细胞数量更多，但是以抗TSH血清染色后，其比对照组的垂体细胞着色更淡。

另一个有关促甲状腺激素细胞改变的例子出现在肿瘤坏死因子α（TNF-α）对大鼠90天毒性研究中。尽管给药组大鼠并未出现垂体重量的增加，但是垂体中嗜碱性细胞肿大并含有大的清晰的空泡，免疫组化试验显示这些细胞均为促甲状腺激素细胞。这与甲状腺的改变有关，有人推测垂体的变化可能是因为TNF-α对给药组大鼠甲状腺的增殖和过氧化物酶活性的抑制[56]。

氨鲁米特可抑制肾上腺皮质类固醇激素合成过程中由细胞色素P450介导的羟基化的几个步骤，这种药物是诱导弥漫性垂体增生的另一个例子[57,58]。氨鲁米特已用作抗癫痫药和对某些激素敏感的人类癌症的治疗中[59]。大鼠摄入氨鲁米特可出现ACTH细胞的增生。这些细胞大小增加、形状各异、对抗ACTH血清着色强度也不同[60]。超微结构下这些增生的细胞特点是形状不规则、带有狭长突起的星状细胞缘、丰富的粗面内质网、突出的高尔基体、数量增加体积增大的分泌颗粒、胞核含有明显的核仁。促性腺激素细胞和促甲状腺激素细胞也呈现出增生的迹象，这些特征与氨鲁米特可干扰雄激素向雌激素转化和甲状腺激素的合成的事实是一致的[61,62]。在给予氨鲁米特的实验动物和人类中，肾上腺皮质和甲状腺的改变均有报道[59]。有可能促肾上腺皮质激素、促性腺激素和促甲状腺激素的刺激是由于靶腺体产生的激素减少导致反馈抑制缺乏从而引起各种下丘脑释放激素的释放增强的结果[60]。

犬：随着年龄的增长，包括比格犬在内的许多品种的犬都会自发垂体前叶弥漫性增生。免疫组化结果表明，老龄犬的变化包括弥漫性增生和促生长激素细胞肥大。这些改变在雌犬远侧部背区最明显，伴随乳腺的增生性改变或肿瘤[63]。在某些例子中，促生长激素细胞似乎渗入或浸入脑垂体中间部。在老年繁殖期雌性犬的垂体远侧部，也报道出现催乳激素细胞的弥漫性增加。

长期给予比格犬性类固醇，可见垂体前叶细胞的弥漫性增生和肥大。以一种雌激素〔1.28 mg/（kg·w）的17β-雌二醇〕肌肉注射雌性比格犬52周，免疫组化和形态学研究发现，垂体远侧部催乳激素细胞出现进行性增生和肥大[35]。这些细胞在远侧部的腹中心区很明显，与对照组细胞相比，对抗绵羊泌乳素血清着色较弱，表明这些细胞内的激素水平低于正常含量。组织学上可见这些细胞体积大，含有均一的球形或卵圆形深染核，核仁明显，有丝分裂活动增加。胞质中含有丰富的高尔基区，胞质嗜碱性，含有丰富的粗面内质网。与此相反，促性腺激素细胞（LH和FSH细胞）萎缩，而其他类型的细胞看起来不受影响。

给予犬孕激素会产生一些不同的变化。使用高剂量的一种孕激素（醋酸环丙氯地孕酮）处理切除卵巢的比格犬4周，会出现生长激素细胞的增生和肥大，而催乳激素细胞通常不会改变[64]。比格犬中生长激素似乎在孕激素诱导的改变中作为媒介发挥着重要作用。比格犬给予猪生长激素（与犬生长激素类似的药物）14周也会出现垂体重量增加，垂体前叶细胞肿大，电镜下出现空泡或胞质变稀、粗面内质网扩张，对生长激素着色[22]。犬为何以这种方式回应外源性生长激素，目前尚不明确。给予重组大鼠生长激素的大鼠和小鼠的垂体重量均未出现与给药相关的变化，也没有迹象表明垂体出现增生或形成肿瘤[65]。

通过甲状腺切除手术造成的甲状腺功能减退的比格犬3年后也发现垂体肿大，组织学特点是腺垂体中遍布许多大的浅色细胞，经常出现胞质空泡变

性、胞核大而圆，有时可见双核，核仁明显。采用免疫组化对这些细胞染色，许多细胞对TSH着色[66]。

中间部的弥漫性增生

在切断垂体柄或下丘脑损伤导致视上核和室旁核遭到破坏时，大鼠及其他种属的垂体中间部均可能出现肥大和增生[67]。外源物的摄入干扰了多巴胺能控制系统，也会导致中间部的肥大和增生。使用一种多巴胺拮抗剂氟哌啶醇长期处理大鼠会刺激α-MSH和β-内啡肽的分泌，加速阿黑皮素原的合成，伴随着垂体的中间部细胞层数目增加。增厚的腺体包含了许多黑色的黑素细胞刺激素细胞，这些细胞大小似乎无增加，但是原位杂交试验显示，与对照组细胞相比，它们含有较多的合成阿黑皮素原的mRNA[36]。中间叶的增生也在老龄的叙利亚仓鼠中自发产生[68]。

局灶性增生

一团或一片垂体细胞出现着色改变和增殖，对周围正常腺体或组织有很小或无挤压，称为局灶性增生。这些细胞可能比正常细胞稍大或稍淡，可能与正常细胞有相似的核[37-39]。局灶性增生局限于只有细胞学改变但对周围无挤压的区域，该区域与周围组织界限不清。出现对一个以上象限的挤压被认为是腺瘤的证据[37,39]。

在垂体病变的一些分类中也定义了*局灶性结节性增生*，尤其在人类垂体病变的诊断中[26]。在这个诊断方法中，将明显可见有假包膜存在的病变诊断为腺瘤。在大鼠中，这种结节性病变的特征是出现岛状的增生细胞，这些细胞出现了细胞分裂象和核的异型性，但并未以假包膜或致密网状纤维与周围组织明显地分开[69]。鉴于大鼠垂体的一些结节性病变会出现明显逆转，所以在对引起大鼠垂体产生改变的化合物进行安全评价时，应该做出适当的判断。在普遍认可的啮齿类动物脑垂体增生性病变的分类中，结节性增生并未标出。

在犬，已区分了局灶性增生和弥漫性增生。和垂体瘤一样，局灶性增生更常见于对照组老龄雌犬中。局灶性增生在垂体远侧部的腹中心和颅部尤其

普遍，但是它们也会在中间部出现。病灶很小，没有明显分界。细胞的大小和着色特性是多样的。它们可能包含PAS阳性颗粒，但是和垂体腺瘤一样对抗ACTH血清特异性着色[63]。鉴于ACTH、β–MSH、β–内啡肽和β–促脂解素含有共同的氨基酸序列，所以这种免疫反应可能不一定是针对ACTH，也可能是含相关肽段的其他蛋白。

垂体瘤

人和实验动物的垂体前叶的大部分肿瘤都被认定为腺瘤。腺垂体的腺瘤被定义为垂体细胞的均一增殖，与周围正常组织分界明显，出现了挤压或取代周围正常组织的明确的组织学迹象[37-39]。挤压一般被认为是自主行为的证据。周围组织被挤压形成含有细胞的窄线状假包膜，它们被交叉排列的结缔组织、凝聚的网状纤维和毛细血管隔离，经常可通过银染网状纤维清晰地看到[69]。也有研究表明，大鼠中S-100染色显示在腺瘤和周围组织之间形成分界线的是滤泡星形细胞[20]。这些细胞通常比正常的垂体细胞大，含有丰富的浅色胞质和囊泡状核。可见各种形态架构的垂体瘤：弥漫性、血管瘤样、腺状、囊状及多形性[38]。

垂体腺瘤这一定义已被应用于实验动物和人中，严格界定了腺瘤诊断的阈值。但是，应该牢记的是在腺瘤和增生之间的任何区分依然是主观的。的确，正如McNichol所说，垂体腺瘤是否确实是肿瘤依然是内分泌病理未解之谜之一，因为这需要细胞克隆系的建立，而目前仍未实现[23]。

对腺瘤和垂体腺癌进行区分通常依靠组织学证据：有无局部浸润或是否侵入邻近组织，尤其是脑组织或骨。这种区分也是主观的，因为在组织学水平上，良性和恶性垂体肿瘤的生物学本质并无严格界限。癌可以简单地被认为是相同肿瘤类型的更活跃的变异体。人的垂体腺瘤的经验证明了组织形态与生物学行为并不一致的观点[26]。虽然发现约10%的人垂体肿瘤具有局部组织浸润的组织学特征，但是表现出明确的恶性行为的肿瘤（如明显在脑脊液内扩散或转移扩散到颅骨外）是极少见的。然而，当恶性肿瘤发生时，它们可能缺乏恶性的细胞学表现[70]。美国国家毒理学计划（NTP）有关啮齿类动物致癌性试验中对合并肿瘤的评估指导原则认为应该将垂体腺瘤和癌分类进行统计评估[7]。

人类

最近通过对尸检和核磁共振成像的方法获得的人类垂体腺瘤的数据进行复审时发现垂体腺瘤的总患病率超过16%，这表明垂体腺瘤在人群中还是相当普遍的[71,72]。在所有有症状的颅内病变中垂体腺瘤也占了6%～10%[26]。泌乳素腺瘤看起来是最常见的亚型。其分类不仅依赖于大小，还要根据它们的免疫组化结果和功能状态。电子显微镜下也证明非功能性病变起源于垂体。恶性程度最重要的方面是对周围组织结构而非周围腺体组织本身的侵袭[26]。

对散发性垂体腺瘤的病因目前仍然知之甚少。分子水平的研究发现人类垂体腺瘤的发生是相当复杂的。它们的发生依赖于多种肿瘤抑制基因和原癌基因[72]。鉴于单一垂体可以包含多个肿瘤或增生区域，每个区域都有自己的克隆起源和生长的特定模式、凋亡及病理特征，所以人类垂体腺瘤是复杂的肿瘤[72]。

女性的高催乳素血症引起的闭经常与垂体腺瘤相关。虽然有研究表明人类垂体腺瘤与雌激素的摄入相关，但是垂体腺瘤的发生和激素、避孕类固醇之间并无明显的关系[73,74]。利用成像技术对雌激素替代治疗的绝经女性进行垂体大小的评估发现只有很小的变化[75]。

尽管对于大型肿瘤或对药物治疗无反应的肿瘤，外科手术依然很重要，但是垂体腺瘤的药物治疗已经取得了显著的进步[76]。

大鼠

虽然在某些品系大鼠中垂体腺瘤发病率很低，但它是老年大鼠常见的自发性肿瘤[77]。在大多数但不是所有的大鼠品系中，一般雌性大鼠更易受影响，其发生率随着年龄的增长而增加。虽然垂体腺瘤在小于40周龄的雄性和雌性大鼠中均会发生，但是1岁以后易感品系的大鼠发生垂体腺瘤的数目明显上升[78-80]。在不同实验室使用同种品系大鼠所报道的发生率经常是不同的，在同样实验条件下同一实验室使用相同品系的大鼠发生率也会随着时间的不同而改变[81,82]。

随着年龄的增长，实验大鼠对垂体腺瘤的易感性增加的原因仍未确定。因为大部分这些肿瘤中都含有催乳激素细胞，所以有人指出老龄大鼠下丘脑中表现出的多巴胺含量下降可能是重要因素，因为多巴胺是主要的催乳素抑制因子[83]。雌性大鼠垂体腺瘤的较高发生率表明，雌激素不是通过对垂体细胞的直接影响就是通过抑制多巴胺产生作用。他莫昔芬，一项非甾体类抗雌激素的致癌性研究中清晰地表明了雌激素的影响。用他莫昔芬处理Wistar大鼠2年的整个实验期间，与对照组大鼠相比，所有处理组，无论雌性还是雄性大鼠的垂体腺瘤数量和腺瘤相关的死亡数目呈现明显的下降[84]。

饮食因素也会影响大鼠的垂体腺瘤的发生。20多年前有研究显示，对Wistar大鼠饲喂同样的饲料，2年内自由采食的大鼠组发生垂体肿瘤明显高于限制20%饲料的大鼠组[85]。从那时起，一直有研究显示限饲可以降低大鼠垂体瘤的发生率或延迟垂体瘤的发生[86,87]。与采食较高蛋白饲料的大鼠相比，自由采食

低蛋白饲料的Wistar大鼠产生垂体腺瘤会更少[88]。一项更近期的研究表明，限制饮食的大鼠呈现的较低的垂体腺瘤发生率与催乳素、雌二醇、LH和胰岛素样生长因子1（IGF-1）循环水平的降低，生长激素细胞和催乳激素细胞体积的下降及垂体细胞的较低的增殖指数相关[87]。

反复繁殖也会推迟雌性大鼠垂体腺瘤的出现[89]。

有时候在大鼠致癌性试验中观察到一些处理组大鼠垂体腺瘤的发生率降低，也可能与这些组别较低的体重和降低的摄食量有关。

垂体腺瘤的组织学外观是多样的。它们可以具有大量的血管，或呈出血性，肿瘤细胞排列成狭窄的小梁或厚索状。它们可能呈现实体或结节状的生长模式。有时也会出现明显的纤维变性和色素沉着。肿瘤细胞是由从含有颗粒状胞质的小细胞到含有丰富嗜酸性胞质的高度多形性大细胞组成（图13.2）。尽管垂体腺瘤的组织学和细胞学特征是多样的，但是绝大多数自发性大鼠垂体腺瘤中都含有催乳激素[77,78,88,90-92]。较少数目的腺瘤中含有LH、FSH、TSH、ACTH或这些激素的组合。一些腺瘤对所有常见垂体激素的抗血清完全无反应[69,77]。少数自

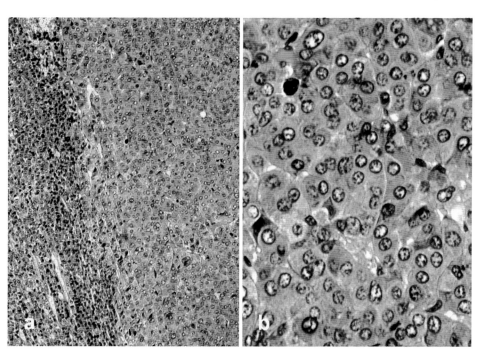

图13.2　2岁龄雄性Sprague-Dawley大鼠的垂体瘤。图a：可见嗜酸性肿瘤细胞取代相邻的腺体，但是没有被膜（H&E染色×85）；图b：高倍镜下显示均匀一致的肿瘤细胞的细节（H&E染色×210）

发垂体腺瘤也来源于大鼠中间部的细胞[67]。通过免疫组化染色，这些腺瘤通常显示ACTH抗体免疫细胞化学染色阳性[77]。

据报道，去势，长期摄入雌激素、合成的促性腺激素释放激素（LHRH）类似物（如戈舍瑞林和亮丙瑞林）、鲑降钙素、若干抗精神病药和β阻滞剂阿替洛尔，切除甲状腺、缺碘、摄入致甲状腺肿物质和降钙素，以及电离辐射均会导致大鼠腺垂体产生腺瘤[6,40,41,67,93-96]。

尽管雌激素和孕激素对大鼠垂体的长期影响得到了广泛的研究，但是Lumb和他的团队的研究强调了对这些激素诱导的垂体改变的解释存在一些困难[50]。巨大型的垂体足以导致对中枢神经系统产生严重压迫的迹象，但是停止药物处理后垂体肿大可以消退，这种现象提出了一个可能：被诊断为垂体腺瘤的病变可能不全是独立的肿瘤病变。Treip在对比观察了皮下植入雌二醇丸剂230天和植入丸剂120天后去除植入物110天的Wistar大鼠的垂体，得出了与上述相似的结果[97]。大鼠植入丸剂230天被报道出现大的出血性垂体腺瘤。植入物被移除的大鼠垂体大小正常，只有窦状隙和网状纤维样的残留、陈旧性出血和含铁血黄素沉着的迹象。研究者推测雌二醇诱导的垂体肿瘤是完全激素依赖性的，它们可能不是独立的肿瘤。

品系的差异在垂体肿瘤的诱导中也是重要的。在相同条件下对雌性Sprague-Dawley大鼠和ACI大鼠给予己烯雌酚长达214天，ACI大鼠垂体出现催乳素腺瘤，而Sprague-Dawley大鼠仅出现局灶性增生[51,52]。这些差异是由于在两种品系中，药物刺激催乳激素细胞生长和产生激素的程度不同。

小鼠

与大鼠相比，自发性垂体腺瘤在小鼠中是不太常见的，但是在致癌性试验经常使用的小鼠品系中，老龄小鼠偶尔可见自发性垂体腺瘤[98]。小鼠中的这些自发性肿瘤与在大鼠或人类中发现的自发性肿瘤相比，在免疫组化特征上普遍较弱。繁殖的雌性NZY小鼠通常会产生垂体嫌色细胞腺瘤和乳腺腺瘤[99]。小鼠也会出现垂体中间部的腺瘤[100]。

通过垂体前叶靶基因的表达，已经开发了许多垂体增殖紊乱和腺瘤的转基因小鼠模型[101]。例如，编码多巴胺D_2受体的基因缺失导致催乳素的产生不受控，随后形成催乳素腺瘤[102]。下丘脑的生长激素释放激素（GHRH）的过量表达刺激生长激素的产生和分泌，导致生长激素细胞的增殖和腺瘤的形成[103]。

同大鼠一样，雌激素的长期摄入，去势，各种形式的甲状腺功能衰退、放射性的^{131}I、^{90}Sr及硫脲嘧啶等药物的摄入或辐射与激素的组合处理都会诱导小鼠垂体腺瘤的产生[67,94,100]。有研究显示许多多巴胺D_2受体拮抗剂类的抗精神病药物（如氟哌啶醇、匹莫齐特和利培酮）能引起小鼠但不能引起大鼠的垂体腺瘤[41,104,105]。在啮齿类动物中，这些药物与催乳素水平的升高和乳腺肿瘤的发生相关（见第3章，乳腺）。

与自由采食的对照组相比，饮食限制也会降低雌性B6C3F1小鼠产生垂体肿瘤的数目[106]。

仓鼠

与小鼠一样，老龄仓鼠偶尔也会观察到垂体腺瘤，在形态学上与其他种属的垂体腺瘤类似[68,107]，但免疫组化技术还不能很好地鉴定它们。

犬和猴

不同品种的犬类（包括老龄比格犬）都会自发产生垂体腺瘤[63,108]。这些膨胀性的结节性病变由多种形态的细胞构成，细胞排列呈片状、形成小梁或者呈腺泡样结构，可变大并浸润至神经部。它们在远侧部和中间部都可能发生，能对ACTH或MSH相关肽类的抗血清产生免疫反应。尽管在产生垂体腺瘤的犬类动物中，肾上腺皮质也会形成腺瘤或结节，使得循环中皮质醇水平稍高，但循环中ACTH水平通常却较低[63]。

同样在猴群中偶尔也会发现垂体腺瘤。尽管在毒性试验所用年龄的猴子中不常见，但在长期试验中却能见到[109,110]。

（赵文霞译，欧周罗、乔俊文校）

肾上腺

Ribelin在其文献综述中指出，在所有由外源物所引起的实验动物的内分泌腺的变化中，有关肾上腺变化的报道是最多的[2]。在毒性研究中已证明包括治疗剂在内的许多不同类别的化学物可通过各种不同的类固醇靶点影响实验动物的肾上腺皮质。然而，报道中指出，可引起实验动物上述这些变化的药物以治疗剂量用于患者时却很少产生明显的肾上腺毒性。在人群中有关肾上腺的严重药物不良反应也有报道，但这些几乎就是由治疗引起的肾上腺功能抑制，或大多是由于使用了肾上腺皮质类固醇和相关治疗所造成的肾上腺皮质功能亢进[111-113]。许多其他药物（尤其是在有严重应激的情况下）可能易引起肾上腺皮质功能不全。例子有抗真菌药，如酮康唑，其在高剂量时可干扰糖皮质激素的合成[114]。

人们已较为清楚垂体-肾上腺轴的结构-功能关系，且由刺激或损伤所致其形态学上的改变种类也很有限，这些都有利于对药物所引起的垂体-肾上腺轴的改变进行组织学评价。肾上腺分为皮质和髓质。肾上腺皮质可分为三层，即球状带、束状带和网状带，尽管这三个区域的组织成分在不同种属间有一定的差异。

人体的球状带不是连续的一层，而是在被膜下形成的圆形细胞团。这与实验动物不同，实验动物的球状带是连续的且相当均匀的一层。犬类动物的球状带特别明显，以条索状和巢状排列的细长细胞为特征，与啮齿类动物、非人灵长类动物和人类的较圆形的球状带细胞是完全不同的。由于大鼠球状带和束状带之间有明显分界，因此对其肾上腺皮质已经有了尤为深入的研究。在一些品系的实验动物中，尤其是在Sprague-Dawley大鼠中，位于球状带和束状带之间的界限不清的区域有人称其为中间带[115]。人和实验动物肾上腺皮质的大部分是由束状带构成的。人体的网状带是很明显的，然而一些啮齿类动物（尤其是小鼠）的网状带却不易区分，因为它们的束状带细胞似乎一直延伸到髓质。

哺乳动物肾上腺的一个重要特征是深层皮质区缺少重要的动脉血的直接供应。这一区域主要依靠已经灌注过皮质外层并含有分泌的类固醇血液来供应[116]。经由腺体头部进入皮质的血液最后在髓质排空，形成了皮髓质门脉系统。在大多数大型哺乳动物中，流经肾上腺的总血量是较高的。在人体中它仅次于甲状腺的血流量[116]。与动脉血的供应方式不同，只要一条主要的肾上腺静脉就能将整个肾上腺的血液排空。这样的解剖学上的布局意味着血源性的类固醇激素能够达到足以活化儿茶酚胺合成所需的酶的浓度[117]。

肾上腺皮质能分泌包括孕激素、皮质类固醇、盐皮质激素、雄激素和雌激素在内的所有已知的活性类固醇激素。合成这些激素的前体（即胆固醇）可以从饮食和下列包括肾上腺皮质细胞在内的许多细胞的生物合成中获得。

尽管包括大鼠在内的一些种属中，高密度脂蛋白也可充当底物，但首选的底物仍是血浆中的低密度脂蛋白胆固醇。肾上腺皮质细胞有低密度脂蛋白受体，能够形成复合物并通过溶酶体将低密度脂蛋白内化水解，并释放胆固醇[118]。在NADPH和氧分子的参与下，一系列具有底物特异性的细胞色素酶可将底物分子羟基化。在正常情况下，类固醇生物合成的限速步骤是由线粒体细胞色素P450（CYP11A1）所参与的胆固醇向20α-羟基胆固醇的转化，ACTH可促进这一步骤，而且血管紧张素也可对这一步骤进行调节[119]。因此，这些步骤成为外源性化合物的作用靶点也不足为奇[120]。

不同种属产生皮质醇和皮质酮的能力是不同的。例如，人、狗和豚鼠在有17-羟化酶（CYP17）的情况下主要产生皮质醇，而兔子和大鼠则主要产生皮质酮。然而，这些比例不是固定的，如ACTH可以刺激皮质醇的生产，但不刺激皮质酮的生产，从而改变两者的比例[121]。

醛固酮几乎专门由球状带分泌形成，主要由肾素-血管紧张素系统调节。在大鼠的肾上腺中，醛固酮合成酶（CYP11B2）仅存在于球状带，而11β-羟化酶（CYP11B1）却只存在于束状带和网状带。肾小球旁器（见第10章，肾）合成的肾素作用于血中的α2-球蛋白碎片中的血管紧张素原，从而形成10肽的血管紧张素Ⅰ，这是一个限速步骤。血管紧张素Ⅱ是一种8肽，是由循环过程中的转换酶作用于血管紧张素Ⅰ而形成的。血管紧张素Ⅱ的主要作用是刺激球状带中醛固酮的生物合成和增加外周动脉对血压升高的抵抗力。这一刺激不需要激活环磷酸腺苷系统，但需要钙的参与[122]。参与醛固酮合成的酶不但在线粒体中存在，而且在滑面内质网上也有[123,124]。

另一个可以区分球状带和束状带的结构是线粒体嵴——它在球状带中呈片状，而在束状带中呈管泡状。有人认为由ACTH刺激所致的类固醇的产量增加与线粒体嵴由片状向管泡状转化有密切关系[115]。

除了肾素-血管紧张素系统之外，血浆中的钠和钾的浓度、ACTH、α-促黑激素及其类似物也参与调控球状带的功能，但不容置疑的是它们之间的相互作用是很复杂的[124-126]。

球状带还表现出许多其他的功能，包括细胞再生，而细胞死亡似乎却出现在网状带。已证明在大鼠中ACTH刺激肾上腺细胞增生主要是在被膜处、球状带和中间区，而不是在束状带和网状带[127]。此外，相当数量的旁分泌因子也被认为可以调节球状带的功能。这些因子包括神经递质（如儿茶酚胺、抗利尿激素、各种神经肽）、内皮素、白细胞介素和肿瘤坏死因子α[115,128-130]。

小鼠的肾上腺皮质有几个与众不同的特点，即有明显的X带、褐色变性和被膜下细胞增生。X带是紧邻髓质的第四皮质层。它好像与其他种属的胎儿皮质相似。它的大小、演化和退化的模式随着品系、性别和生殖状况而改变[131]。在白色小鼠品系中，瑞士小鼠的X带要比C57和CBA品系的小鼠更厚[132]。

X带的细胞要比束状带的细胞更密集、胞质更嗜碱性。在大多数品系中，X带不是出生时就存在的，而是在出生大约10天后出现。雄性小鼠的X带随后扩大，但当经过大约5周到达性成熟期时就很快消失了。这些细胞固缩并伴有黄蜡样色素或褐色变性。雌性小鼠X带最初的演化与雄性小鼠相似，但它却

持续地变大，大约9周时达到最大。然而，在这个阶段可见一些脂质空泡，而且它们的数量随着X带在数月的缓慢退化中逐渐增多。孕期的干预会加速X带的退化。对青春期的雌雄小鼠进行去势手术可以防止X带早期退化，这时的X带大大拓宽，且仅在约5个月之后退化。垂体切除术可导致束状带和X带（而不是球状带）退化。Deacon和其同事的研究显示，瑞士小鼠X带的形态学表现主要与促黄体激素（LH）而不是ACTH有关，因此可通过用促黄体激素来防止小鼠X带的退化[132]。雄性动物的去势可以防止X带的退化，可能是由于去除了睾丸的雄性激素从而使促黄体激素的分泌不受抑制。X带在孕期快速消失可能是由于卵巢中或其他来源的雄性激素。在美国国家毒理学计划中，通过一些化学品在小鼠中的测试，对小鼠X带的正常退化进行了更新[133]。

与大鼠和小鼠不同，在叙利亚仓鼠中，雄性仓鼠的肾上腺重量要大于雌性仓鼠，这一性别差异似乎主要是由于雄性仓鼠的网状带比雌性仓鼠厚3倍[134]。在仓鼠中，这种肾上腺的二型性可能与其他一些与性别相关的特征有关，如雄性仓鼠肾上腺的季节性扩大以及主要免疫应答的性别差异[135]。

肾上腺皮质

副肾上腺皮质组织

在实验动物和人类的肾上腺中有一个正常的变异，就是存在副肾上腺皮质组织，称之为"肾上腺残留"。这些组织是本质上正常的皮质结节，可与肾上腺分离或附属于肾上腺。应当把它们与皮质细胞的挤压增生性结节和皮质细胞肿瘤区分开。

这些附属结节的发生率有相当大的种间差异。在小鼠中特别常见。Hummel指出其在C57L、BALB/c和C58品系的小鼠中的发生率最高（约60%），在C3H小鼠中的发生率则较低（约40%）[136]。在小鼠中，这些附属结节似乎更常出现在左腹而不是右腹，两者之比为4∶1。在食蟹猴中，异位的肾上腺可能附着于肾脏被膜上，有时也可能出现肝脏和右侧肾上腺的组织融合[137]。

炎症、出血和坏死

尽管肾上腺实质的炎症在皮质中不常见，但在人和实验动物中血管扩张，出血和坏死却是常见病变。血窦扩张、淤血和出血经常位于深皮质，这与这一区域独特的门脉系统有关[116]。应激、ACTH和其他一些激素的使用都可使血流量增大，内分泌状态这样的改变可能会导致淤血和出血的进一步发展。个别细胞的溶解和局灶性的坏死也都有可能伴随出血和淤血。因此出血和坏死的原因并不总是很清楚。在人体中出血与应激、败血症、烧伤、心肌梗死、充血性心力衰竭、急性肾小管坏死性低温症、缺氧、血管栓塞和使用抗凝药治疗有关[116]。

许多外源物是引起人和实验动物肾上腺皮质坏死和出血性梗死的潜在因素，例如丙烯腈、硫鸟嘌呤、硫代乙酰胺、7,12-二甲基苯并蒽（DMBA）和海地美溴铵[138]。脂溶性药物O,P'DDD［2,2-双（2-氯苯基-4-氯苯基）-1,1-二氯乙烷］受到特别的关注，因为它已用作治疗人体中无法切除的转移性肾上腺皮质癌[139]。此药物对肾上腺皮质细胞有高度的细胞毒性。它诱导肾上腺线粒体退行性变和随后的细胞破裂，这一情况主要发生在束状带和网状带，而球状带很大程度上不受影响[140]。对于由此药物引起的肾上腺坏死，犬较敏感，而大鼠和豚鼠对此则有一定的抵抗力，人对它的易感性介于两者之间[119]。

另一个例子是给予犬、兔、猴和豚鼠PD 132301-2所导致的肾上腺皮质坏死，PD132301-2是一种新的酰基辅酶A：胆固醇酰基转移酶抑制剂[141]。在豚鼠中，给药后的几小时内就出现了明显的细胞坏死，超微结构显示有线粒体和滑面内质网的损伤，提示有直接的细胞毒性。

脂肪变性、脂质沉积

在肾上腺皮质中脂质沉积是普遍现象，并且可在多种不同的条件下发生。正常、非应激状态下的皮质中含有丰富的脂滴，通常直径约为0.5 μm。这些脂滴中公认含有酯化胆固醇[124]。脂滴在一些种属中会随着年龄增长和对生理变化的反应而变大或变得显著。在用药物进行治疗和使用其他外源物后，在球状带、束状带和网状带的细胞的胞质中也可能会出现脂质沉积增多[2,142]。

外源物使肾上腺皮质的脂质沉积增多可看作一般的细胞毒性现象的一部分，或者是通过药物介导抑制类固醇合成途径从而使胆固醇和类固醇前体沉积。通过光学显微镜检查来区分这些细胞过程似乎是不可能的，但借助某些其他组织学特征可能对此有帮助。例如，慢性的类固醇合成抑制通过负反馈刺激ACTH的生成也可导致肾上腺皮质增生。这可能不仅导致脂质的沉积，而且在光学和电子显微镜下也可见细胞和亚细胞器的适应性肥大和增生。这类变化被称作脂质增生或类脂增生（见下文）。

咪唑抗真菌药物酮康唑和克霉唑，毒性研究发现它们会使大鼠和犬的肾上腺皮质中产生脂质沉积[143,144]。酮康唑会使大鼠的束状带和网状带细胞胞质中的脂滴生成增多，同时伴有巨噬细胞增生和蓄积，蜡样质色素沉积，甚至最终导致纤维化。亚急性和慢性毒性研究发现，克霉唑会使大鼠网状带中脂质空泡增多，同样这一结果也出现在进行平行毒性研究的犬的束状带中[143]。研究表明，克霉唑和酮康唑都可在肾上腺和其他组织中抑制一些细胞色素P450依赖性类固醇合成酶的活性[145-147]。因此，在用这类药物的高剂量进行给药的动物中，脂质前体的沉积也就不是一个令人惊讶的现象了。这一发现解释了这种具有抑制类固醇合成特性的药物对激素依赖性疾病的患者具有很好的疗效[148]。然而这也可能导致严重应激状态下的肾上腺功能不全[114]。

直接细胞毒性通常导致皮质细胞脂质沉积并伴有胞质细胞器的变性、细胞死亡和萎缩。药剂 α-（1,4-二氧化-3-甲基喹喔啉-2-基）-N-甲基硝酮就是这种现象的一个实例。给予该药物的大鼠和犬的皮质区会出现明显的空泡变以及与此相关的超微结构的变化，包括脂质沉积、滑面内质网和线粒体的损伤及明显的吞噬作用[142]。这类反应之后会出现细胞死亡、巨噬细胞中胆固醇和脂滴的沉积，以及延长用药后的结节状增生。

上述的脂质沉积应与同样可对类固醇生成组织

造成影响的磷脂质病的一般现象区分开。

髓样小体、髓磷脂体、磷脂质病

髓样小体可沉积在实验动物的肾上腺皮质，这可看作一般的药物性磷脂质病的一部分（见第6章，呼吸道）。组织学中显示，皮质中包含有小而密的大小不定的胞质包涵体，这在用甲苯胺蓝染色的用塑料包埋的半薄切片中尤为明显。它们在用石蜡包埋以及苏木精和伊红染色的切片中不易与其他形式的脂质空泡区分开，尤其在正常非应激状态下充满脂质的皮质中（图13.3）。超微结构检查表明这些小体是由层状或晶体状的、膜结合型溶酶体的包涵体所构成，尽管它们的精细结构特点随着不同的用药和种属而有所变化。

胞质小体、螺旋内酯固醇小体或S小体

螺旋内酯固醇小体是肾上腺皮质中较明显的实体。它们是球形的、嗜伊红的、层状的胞质小体，起初是在使用抗盐皮质激素化合物螺旋内酯固醇进行治疗的患者的球状带细胞中发现的[149]。螺旋内酯固醇，一种类固醇分子，它能拮抗肾小管水平上靶细胞中的醛固酮的电解质效应并且还能抑制醛固酮的生物合成[150]。

螺旋内酯固醇小体主要存在于被膜下的球状带中，直径为2~25 μm不等。每个小体的边缘都有一个致密的晕轮与周围的胞质分隔开。超微研究表明它们是由薄层状膜的致密的同心圆体构成的[151]。组织化学研究中，它们呈现苏丹黑B、固蓝和酸性正铁血红素阳性染色，表明这些小体是由磷脂构成的[149]。酶细胞化学研究显示，大部分小体的3β-羟化类固醇脱氢酶的活性高，而葡萄糖-6-磷酸脱氢酶和琥珀酸脱氢酶的活性低[152]。这表明它们主要是由滑面内质网膜构成。此外，这些小体酸性磷酸酶、非特异性酯酶及其他溶酶体酶的活性通常较低，这与普通的磷脂质病不同。这些小体与溶酶体的关系不大，这可能可以解释在停止用螺旋内酯固醇进行治疗后，这些小体为何仍存在。

这些结构的出现对患者使用螺旋内酯固醇的安全性并没有太明确的意义。尽管已在用螺旋内酯固醇给药的大鼠中发现有相似的超微结构，但这些结构在实验动物中仍是较不易诱发的[153]。然而，类似的胞质小体可能仍会为分泌醛固酮的皮质肿瘤的组

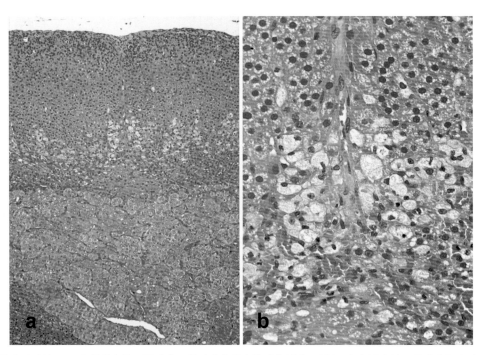

图13.3　一种药物处理后的Wistar大鼠肾上腺，该药物可导致其他器官的磷脂质病。图a：在皮质内层可见透明细胞（H&E染色×50）。图b：皮质内层的高倍视野，可见皮质细胞增大透明的胞质，光镜下的这种特征与磷脂沉积相符合（H&E染色×210）

织学诊断提供潜在有用的诊断线索。

褐色萎缩、褐色变性、脂褐素或蜡样质色素沉积

小鼠肾上腺的一个显著特点是其易有蜡样质色素沉积，尤其是在皮髓交界处退化的X带中，甚至有可能累及髓质。组织学上，这种色素在皮质内层形成大块状的、棕色、有微小空泡的细胞样团块（图13.4a）。该色素呈现出蜡样质色素的一般染色特性，即嗜品红、嗜酸，而Perl's铁染色呈阴性。在某些品系的动物，尤其是BALB/c小鼠中，这种色素特别常见[131]。使用雌激素和肾上腺皮质类固醇可使其更加严重[131,154-156]。

大鼠的肾上腺中也可见蜡样质色素。曾有报道在用咪唑抗真菌剂酮康唑进行慢性毒性研究的大鼠的肾上腺中发现有脂褐素[144]。观察到该色素与束状带和网状带中的脂肪沉积有关。电镜检查结果表明该色素位于溶酶体中。

在老年仓鼠中，蜡样质色素致密的聚合物也可能在皮髓交界处沉积。对仓鼠肾上腺超微结构的研究表明该色素沉积在网状带内部的巨噬细胞中[157]。雌激素能使仓鼠肾上腺中该色素的量增多[158]。

球状带萎缩

对肾素–血管紧张素系统或其他控制系统有抑制作用的物质可以影响球状带的功能，可能会使球状带变薄，并使球状带细胞缩小。

大鼠给予血管紧张素转化酶抑制剂卡托普利后，其肾上腺皮质的形态学显示出球状带细胞体积减小，这与其胞核缩小、线粒体体积减小及线粒体嵴和内质网的膜表面积减小有关[159]。而通过同时使用血管紧张素Ⅱ可完全抵消这些效应。当ACTH分泌受到抑制时，高盐负荷、钾缺乏，以及给予醛固酮、去氧皮质酮和β肾上腺素能受体阻滞剂噻吗洛尔也能使球状带变薄[160,161]。

研究表明，给予一种硫酸黏多糖多硫酸N–甲酰化壳聚糖（R01-8307）长达4周会使大鼠的球状带变薄，这一效应可能与其抑制醛固酮分泌的能力有关[162]。

给大鼠持续注射心房利钠因子（ANF）可引起球状带萎缩和醛固酮血浆浓度降低并伴有血浆肾素活性的改变[163]。ANF处理的大鼠肾上腺皮质的形态学分析显示出球状带细胞及其核的体积减小，线粒体体积、线粒体嵴每个小格的表面积、滑面内质网

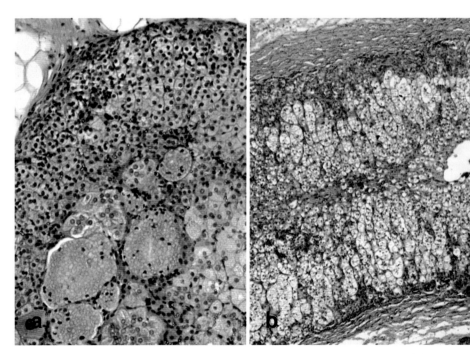

图13.4　图a：该肾上腺来自一只18月龄的CD1雄性小鼠，显示出其皮质内层形成了大块状的、有微小空泡的棕色团块（H&E染色×100）。图b：该肾上腺皮质来自一只Sprague-Dawley大鼠，显示出典型的皮质萎缩并伴有厚的纤维被膜（H&E染色×50）

的轮廓都减小，同时脂滴间隔相应增大。这些发现解释说明了ANF对于大鼠肾上腺球状带类固醇的合成能力有抑制作用[163]。

束状带和网状带的萎缩

在动物和人中，无论是外源性皮质类固醇过量还是可产生类固醇的肿瘤分泌的内源性皮质类固醇过量，都会导致肾上腺重量减轻和皮质萎缩，但球状带受影响相对较小。

犬给予25μg醋酸氢化可的松1年，其肾上腺表现出束状带和网状带变薄，并且超微结构也显示由于疏松的胶原蛋白的增加，导致了单个细胞和细胞索间的细胞外间质增宽[164]。束状带细胞呈现出胞质脂质减少、线粒体有发达的板状嵴和丰富的基质，且只有少量的滑面内质网和核糖体。皮质深层约20%的细胞呈现出细胞变性，以及圆形空泡状的细胞碎片、膜性物质和色素的沉积。尽管曾有报道指出球状带有脂质增多，但该层则仍保持相对不变。曾有报道，长时间用其他糖皮质激素处理的犬也有类似的情况出现[165]。

在大鼠中，经氢化可的松或地塞米松处理后出现了类似的皮质变薄、胞核缩小，以及球状带和束状带脂质增多[166,167]。对用氢化可的松给药的大鼠进行酶细胞化学研究结果也表明琥珀酸脱氢酶、四氮唑还原酶、ATP酶、酸性磷酸酶和非特异性酯酶的活性下降，但5′核苷酸酶和碱性磷酸酶的活性有所增加。用肾上腺皮质类固醇处理的小鼠也会出现肾上腺萎缩。给予小鼠强的松18个月的一项研究发现，相似给药剂量的雄性动物要比雌性动物更易发生肾上腺萎缩[156]。该病的另一个特征是可见含有大量金棕色色素的大细胞变性并蓄积于皮髓交界处，称为褐色变性（brown degeneration）。

人和实验动物肾上腺长期萎缩的特征是肾上腺被膜纤维组织增厚（图13.4b）。纤维化通常不会发生在腺体的实质中。肾上腺皮质的萎缩可能与氢化可的松和其他外源性物质处理所致的弥漫性脂肪变有关[142,167]。

有证据表明，降脂药也会使实验动物束状带细胞中脂滴的数量减少[168]。

在小鼠中已证明，雄烯二酮，一种雄激素类固醇，可造成雌性动物中对雄性激素敏感的X带的萎缩[169]。

被膜下增生——小鼠（被膜下细胞增生、梭形细胞增生、A型细胞增生）

随着年龄的增长，肾上腺被膜下梭形或纺锤形细胞增生在小鼠中较常见，但不同品系动物的增生程度差异较大。其可表现为被膜较均匀的增厚。其也可以在被膜下形成局灶性的、楔形的增生或形成一个较大的团块取代了较多的皮质。镜下，细胞呈椭圆形或纺锤形并有疏松的嗜碱性胞质，很少或没有有丝分裂活性（A细胞）。这些细胞可能与含有丰富透明或嗜酸性胞质的更大的、圆形的或多角形的细胞（B细胞）混在一起。尽管肿瘤本质上是多结节性的且会压迫周围组织，但在晚期病例中仍可能较难区分非肿瘤性增生性病变和瘤变。[39,170]

小鼠肾上腺的这一显著变化的发生率可受居住条件影响。在Chvédoff和其同事的研究中，瑞士小鼠以每笼1只、2只、4只和8只的密度饲养在27cm×21cm×14cm的笼子里18个月，肾上腺被膜下增生的发生率呈抛物线分布[171]。比起每笼2只或4只的小鼠，这些病变在每笼1只或8只的小鼠中则较不常见。出现这种现象的原因尚无法解释，但有人认为肾上腺的活性与隔离或拥挤所致的应激有关可能可以解释这个研究中的抛物线分布情况。而在每笼2只或4只动物的实验组中出现的应激较轻。无论对于雄性动物还是雌性动物，去势也都可促进这一变化的发展[131]。然而，尽管由ACTH所致的细胞增生在这一区域出现是很常见的，但其在小鼠中确切的发病机制仍然不确定。研究表明，在CE/J小鼠中，去势也可增加这些被膜下细胞的增生[172]。

在老年人中，已经观察到无症状的类似的形态学变化，并且在尸检时这些变化能大到足以肉眼可见[173]。在人类中，这种改变的本质仍是未知的，但有人提出这可能是肾上腺细胞向一种类似卵巢间质的组织的化生。

束状带肥大、脂质减少

长期应激或给予ACTH可导致肾上腺皮质重量的增加，这与肾上腺皮质激素循环水平升高有关[164,174,175]。众所周知，ACTH是在应激状态下控制皮质类固醇激素生物合成的一个主要因素。在应激状态下，先有ACTH循环水平的增加，再有皮质类固醇激素的增加，这是ACTH和γ-促黑素原对胆固醇代谢协同作用的结果[176]。

健康、非应激状态的动物中正常静息的肾上腺和猝死的人或手术切除的肾上腺都会充满脂质，并且束状带细胞会表现为泡沫状、透明样的细胞（透明细胞）。然而，人体的尸检标本显示出，如果死亡前长期患病，那么此时的肾上腺较非应激状态下的更重些。组织学上，该皮质细胞显示出活性增加的特点，且被称为脂质减少或致密细胞。这些细胞具有致密的嗜酸性胞质和有明显核仁的大泡状核，同时伴有胞质脂质减少。在超微结构水平，这些变化表现为脂质空泡数量减少，线粒体数目增多、体积增大，且经常有泡状或管泡状嵴，滑面内质网明显[116,164,177,178]。

类似的变化也出现在应激后或用ACTH处理的动物中。最近的一个比较研究表明，发生在感染性休克患者束状带中的弥漫性脂质减少和实验诱导的内毒素血症的小鼠束状带中的弥漫性脂质减少呈现出了相同的组织学形态[179]。也已证明受到束缚应激的大鼠有肾上腺重量增加和球状带脂质减少的现象[180]。有报道称，把野外捕获的并在捕获后经过一段时间笼养后产生相关应激的猴子的肾上腺皮质与捕获后立即处死的猴子的肾上腺皮质相比发现有类似的组织学改变[181]。

由透明细胞向致密细胞的转变始于束状带和网状带的交界处。当应激或ACTH的持续刺激使得整个束状带都成为致密细胞时，这一变化就会向外朝着被膜发展。对大鼠以ACTH处理几天，其肾上腺皮质显示出束状带和网状带细胞的胞核较对照组大，而且在束状带的细胞通常有1~2个核仁。细胞化学研究表明，胞质中酸性磷酸酶和非特异性酯酶的活性增加，尤其是在束状带中，其活性颗粒位于高尔基体区域和细胞膜附近[167]。在用甲吡酮给药的大鼠中发现了类似的形态学和酶细胞化学的变化，甲吡酮是一种11β-羟化酶特异性抑制剂，推测这可能是ACTH代偿性分泌增加的结果。

在应激中止后或停止ACTH处理后，会出现逆转反应或脂质充盈。也会出现从脂质进-出直到所有的束状带细胞都已经恢复到透明的脂质充盈状态。这一脂质排空-充盈的顺序可能并不总是完全有规律的。当出现显著刺激时，单个细胞可能会经历变性或坏死[164]。脂质充盈的细胞区域在脂质减少的细胞中也可被看作岛。后一种情况可能在局灶性增生的发展中很重要。

齐多夫定是一种广泛应用于治疗人类免疫缺陷病毒的抗反转录病毒药物。对用齐多夫定给药4个月的大鼠的肾上腺皮质进行有趣的形态学电镜研究发现存在细胞肥大。细胞肥大是以体积增大、线粒体腔表面每个小格的增大、滑面内质网的增大，以及脂滴体积的显著减小为特点。这些形态学的研究结果与醛固酮和皮质酮的循环水平升高有关。然而，该机制还不清楚，尽管有人认为这些变化可能不是由给药所直接导致的，因为24小时接触齐多夫定没有产生任何影响[182]。

弥漫性增生

在糖尿病小鼠突变品系C57BL/KSJ-db/db中存在与其他内分泌紊乱（包括内源性儿茶酚胺的增多和肾上腺髓质增生）相关的肾上腺皮质弥漫性增生的描述[183]。

据报道，许多治疗药物在高剂量给药时会导致实验动物肾上腺皮质增生。已证明用起到合成代谢作用剂量的克仑特罗导致的肾上腺皮质增生和循环与腺体中皮质酮及皮质醇水平的升高有关[184]。用直接作用的血管扩张药吡那地尔的高剂量给药4~8周的大鼠会出现弥漫性肾上腺皮质增生[185]。胆固醇合成药物也可导致肾上腺皮质肥大或增生。7天输注竞争性抑制剂羟甲基戊二酰辅酶A（HMG-CoA）还原酶洛伐他汀的大鼠会产生束状带体积增大，这与核体积的增大、线粒体腔和过氧化物酶体腔的增大，以及脂滴的减小有关[186]。虽然在理论上洛伐他汀等药物可改变人肾上腺的功能，但其在临床应用中似乎并没有什么问题。长时间用降胆固醇药4-氨基吡唑并吡啶处理的大鼠会出现与滑面内质网肥大、过氧化物酶体增生和脂滴减少相关的束状带体积增大[187]。

脂质增生或类脂增生

抑制皮质类固醇合成所需酶的化合物可通过负反馈机制刺激ACTH分泌从而导致肾上腺皮质增生。此增生过程可伴有肾上腺皮质细胞胞质中胆固醇和类固醇前体的沉积，形成透明细胞或泡沫样外观，有时会有胆固醇裂隙形成。这一系列变化被称为脂质增生或类脂增生[188]。可引起这一变化的化合物包括美替拉酮、苯胺和类似物、氨鲁米特[167,189,190]。

氨鲁米特，一种安眠药格鲁米特的氨基衍生物，由于其对肾上腺的作用已经很明确，表现为典型的脂质或类脂增生，因此它在这一方面比较受关注。1960年，美国将氨鲁米特作为一种抗惊厥药引进，在此之后，对于它对人体内分泌系统的影响首次进行了描述[59]。尽管这一药物已不再作为一种抗惊厥药来使用了，但已发现它的内分泌副作用对激素依赖性肿瘤有治疗作用。氨鲁米特可抑制肾上腺皮质的生物合成中几个由P450介导的羟化步骤，尤其是通过抑制胆固醇侧链的20α-羟基化来抑制胆固醇侧链裂解（胆固醇经酶作用转化为孕烯醇酮）[188]。在人中，氨鲁米特引起的临床表现和血清电解质表现均指向肾上腺皮质功能不全。对用氨鲁米特进行治疗的患者的肾上腺的形态学研究显示出腺体体积增大、与胞质中含有脂质的细胞数量增加相关的束状带的增厚，同时伴有相应的球状带变薄[191,192]。

在对大鼠和犬的研究中显示出了类似的形态学变化。增厚的球状带是以淡染和含有过量脂质的胞质空泡变的细胞数量增多为特点的。一些细胞含有少量的、针状或菱形的晶体，被认为是胆固醇或胆固醇酯，可引起细胞溶解和局灶性炎症[60,193,194]。组织化学研究显示出酸性磷酸酶活性的增加与巨噬细胞数量的增多有关[195]。持续给药之后，纤维组织会取代坏死灶，此时肾上腺皮质区就会消失[196,197]。超微结构的研究显示出胞质脂滴增加、线粒体肿大、线粒体内膜腔的直径显著增大至6μm[194]。这些形态学特征与类固醇合成受阻的理论相符，氨鲁米特使得未被使用的天然类固醇前体的蓄积增加。在这样的条件下会出现一个负反馈机制，该机制使得ACTH分泌增加从而导致弥漫性皮质增生[198]。

以氨鲁米特处理大鼠后引起的这些变化与那些报道的用苯胺进行皮下给药引起的反应相类似，也可能抑制类固醇生物合成的早期阶段[190]。这些发现的特点也是肾上腺增大、胞质脂滴和胆固醇结晶蓄积，与线粒体变性、滑面内质网增生、高尔基体扩张和溶酶体增多相关，以内皮质区最显著。

这些变化与美替拉酮产生的改变不同，美替拉酮是在11β-羟化酶这一步对类固醇合成进行抑制的。这个药剂会使大鼠产生无脂质沉积的ACTH样（致密细胞）增生（见上文）。该增生与琥珀酸脱氢酶和四氮唑还原酶的活性增加有关，但与氨鲁米特产生的变化不同[167]。

氰基酮（WIN 24540）是一种抑制微粒体3β-羟基类固醇脱氢酶的药物，能阻断肾上腺皮质细胞中的孕烯醇酮转化为孕酮，已证明大鼠经氰基酮处理几天也可引起束状带肥大[199]。由氰基酮引起的肥大与束状带细胞中线粒体总体积增大、滑面内质网增多，以及脂滴的增大和总胆固醇的增多相关。

球状带的肥大和弥漫性增生

能够改变肾素-血管紧张素调节系统的化合物可能导致细胞肿大和球状带增宽。使用肾素或血管紧张素Ⅱ不仅能增加醛固酮的分泌而且也能增加球状带的厚度。血管紧张素Ⅱ是球状带增大的强效刺激剂[125]。其他的一些可以间接刺激肾素-血管紧张素系统或影响控制机制的因素也可能引起球状带的增厚。这些因素包括缺盐、钾负荷、缺血、肾血管性高血压和使用ACTH[125]。使用ACTH主要影响束状带，但已有证据表明在大鼠中当缺乏其他营养因子的时候，ACTH也能刺激球状带增大。在用β肾上腺素能受体阻滞剂处理和盐负荷导致其他控制机制受到抑制的大鼠中发现，ACTH可使球状带细胞体积增大、胞核体积增大、线粒体体积增大、脂质增多，以及线粒体嵴和滑面内质网的表面积增大[161]。有报道，在用高剂量的合成和天然雌激素处理的犬中，增宽的球状带没有了正常的条索状结构，但却没有明显的功能改变[200]。

用催乳素重复而非单次给药的大鼠也显示出与全部细胞体积增大、胞核体积增大、线粒体体积增大、脂滴增大及线粒体嵴和滑面内质网的表面积增大相关的球状带体积的增大[201]。这就增加了催乳素参与球状带功能的身体调控的可能性，并且可能解释了高催乳素血症中的一些水钠潴留。

研究表明，一些钙通道拮抗剂能使实验动物的球状带增厚。尼莫地平，一种二氢吡啶类钙通道拮抗剂，在用其高剂量处理2年的大鼠中会产生与肾上腺重量增加相关的球状带的增厚，但是没有与这一变化相关的结节或肿瘤的发生[202]。在尼群地平和其他钙通道阻滞剂处理的大鼠中也观察到类似的形态学变化（图13.5）[203]。这一变化的生物学意义尚不确定，但有研究表明一种钙通道阻滞剂通过血管紧张素Ⅱ抑制醛固酮分泌可能是由跨膜钙离子流的改变来介导的[204,205]。

奥索地平，另一种钙通道阻断剂，在用其给药13周的比格犬中也出现球状带增厚[206]。该球状带是以由正常排列的犬的肾上腺球状带变成细长的垂直于被膜的细胞束为组织学特征。超微结构研究表明球状带细胞与对照组相比含有更少的脂滴，但有更大的线粒体和溶酶体簇，以及增多的滑面内质网。由于在肾小球旁器中可见肾素颗粒增多，所以推测这种球状带的增厚并非由醛固酮释放所直接引起的，而是继发于由肾素-血管紧张素通过低血压诱发的改变。

局灶性增生、细胞变异灶、结节性增生、增生结节、腺瘤、癌

随着年龄的增长，在大鼠、小鼠、仓鼠、兔、猴和人类中肾上腺皮质的局灶性改变和结节是常见的[68,131,207–211]。它们的分类一直是争议的来源，主要是由于用组织学的标准很难区分较严重的结节性增生和腺瘤。

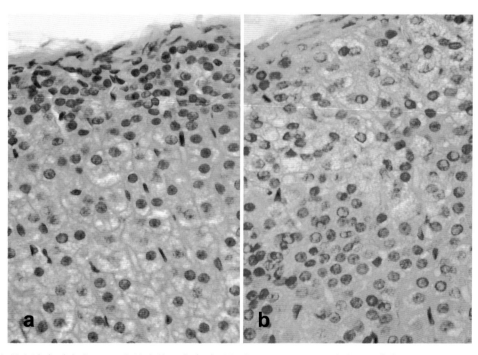

图13.5　图a：该肾上腺皮质来自一只6个月毒性研究中对照组的Sprague-Dawley大鼠(H&E染色×210)。图b：该肾上腺皮质来自于同一研究中用一种钙通道阻滞剂给药6个月的Sprague-Dawley大鼠。图示球状带增宽，皮质细胞可见增大的泡状核、胞质丰富且含有少量颗粒

肾上腺皮质结节性病变在老年人中非常普遍。基于尸检病例和现代影像学技术，据估计在大于50岁的每100个人中超过3人有肾上腺结节[209]。它们被认为是各种无功能腺瘤和局灶性结节增生[210]。在Dobbie进行的一项研究中，将随机从50名成人的尸体剖检中获得的肾上腺进行了详细的三维研究，研究表明结节的存在，普通的心血管疾病和肾上腺被膜下血管的病理学之间存在显著的相关性[208]。有人认为，这些结节是由局灶性缺血引起的对皮质细胞缺失（节段性萎缩）的局部反应，且应考虑为局灶性结节增生。

局灶性病变在老年大鼠中十分常见，但不同种属间的发生率存在差异[212]。Wexler指出肾上腺皮质结节的出现与雄性大鼠血管病变的加速和雌性大鼠经历多次生育之间存在相关性[213]。他指出多次生育所致的肾上腺皮质亢进不仅可以诱发结节的产生，而且还可以加速血管的病变，类似于人类Cushing综合征中所见的血管和其他退行性病变的增加。多次生育与肾上腺结节形成之间的相关性与Strauss观察到的用ACTH间歇刺激会导致结节状态，而长时间持续ACTH给药或应激则会导致皮质的弥漫性增生和脂质减少是相一致的[138]。

由实验结果可知，引起肾上腺皮质功能亢进的其他因素可能导致或加速皮质局灶性增生的发展。去势是在小鼠中诱发局灶性增生最有效的方法[131]。然而，小鼠去势和肾上腺结节之间的关系具有品系依赖性，一些品系对结节的生长会有高度的抗性，而其他品系则较为敏感[214]。有人认为去势会使垂体-肾上腺-性腺轴失衡，导致垂体中促肾上腺皮质激素活性增加同时伴有皮质增生。

另一个可能导致肾上腺皮质局灶性增生这一现象增多的因素是小鼠在出生时的胸腺摘除[215]。肾上腺皮质结节的发生率也可受饮食的影响。用各种高蛋白、高脂饲料喂饲的仓鼠比起用低蛋白和低脂肪饲料喂饲的仓鼠而言，结节则更为常见[216]。

可导致肾上腺皮质细胞损伤或萎缩的化学试剂，如α-（1,4-二氧化-3-甲基喹唑-2-基）-N-甲基-硝酮或二甲基苯丙蒽也可引起局灶性再生性增生。其相应的脂肪变、纤维化、钙化或萎缩的组织学特点可帮助区分此种病变和瘤变[2,142]。

尽管种属间（包括人类在内）的肾上腺皮质局灶性增生是相似的，但这些病变在啮齿动物中公认的分类倾向于称为局灶性病变，其表现为对周围腺体有明显压迫的腺瘤，而不是试图把其定义为结节增生的一个单独类别[37,39,217]。

在这些分类中，小的局灶性病变，有时被称为细胞变异灶或局灶性肥大，它是一些细胞的聚合体，其与周围正常的腺体在细胞学上是不同的。这些细胞通常比周围的正常细胞大，显示出不同的胞质染色特性。胞质可能是透明的，含有细小或大的空泡，呈嗜酸性或颗粒状（图13.6）。当病变扩大形成更多的结节，它们取代或压迫周围正常的腺体。这种病变习惯上被称为腺瘤。它们可显示出各种不同的胞质变化，且胞核可能比正常细胞的胞核更大并具有多形性。通常情况下，单个病变可能是具有多种细胞类型的多结节性的。较大的病变可表现出脂肪变性或其他退行性变，并可能会有充血和出血。肾上腺皮质癌是可压迫周围实质组织的较大病灶，表现出显著的细胞多形性、频繁的有丝分裂和明显的局部浸润或转移扩散[217]。

肾上腺髓质

尽管皮质和髓质之间的边界划定得很清楚，然而髓质和皮质之间密切的解剖学上的关系意味着它们功能上的整合。研究已表明，嗜铬细胞会产生大量的自分泌和旁分泌因子，包括神经肽和细胞因子，可以刺激或抑制肾上腺皮质类固醇的合成[209,218]。

髓质与皮质的密切关系会在对髓质的评价中引出某些问题。髓质无法完整地从腺体中摘出。此外，肾上腺的总重量并不是髓质重量的可靠预测指标，因为髓质仅占人和实验动物肾上腺总体积的10%～20%。由于一个横截面的单次测量可能不能代表整个腺体，因此对于髓质的形态学的评价需特别注意。对于人的肾上腺髓质而言尤其如此，因为人的肾上腺髓质只存在于腺体的头部和体部[219]。尽

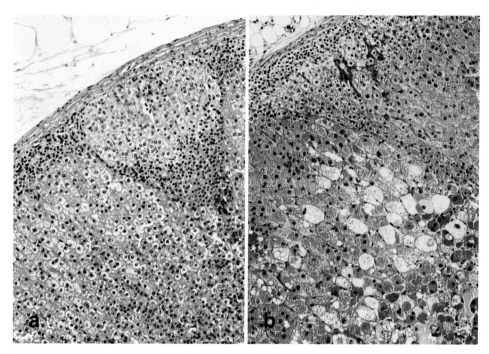

图13.6 图a：在老年大鼠的肾上腺皮质（球状带）中可见典型的细胞灶性改变。图b：相同放大倍数下，束状带的局灶性病变。判断这些病变是局灶性肥大还是增生取决于发生病变的细胞是比周围的细胞更大还是在数量上增多（H&E染色×50）

管大鼠肾上腺髓质在整个腺体中都有分布，但对大鼠肾上腺髓质的精确形态学评价仍需多个切面[220]。

肾上腺髓质的主要细胞称为嗜铬细胞。"嗜铬"这一术语来源于当其暴露在重铬酸钾水溶液中时，由于儿茶酚胺的氧化和聚合作用（嗜铬反应），该细胞会特征性地变黑。嗜铬细胞呈巢状、束状、簇状或蜂窝状排列在毛细血管和血窦丰富的血管网周围。同时存在的还有神经细胞和施万细胞样神经胶质细胞，后者可用S100蛋白、神经微丝蛋白和突触小泡蛋白的免疫细胞化学技术进行染色[221,222]。肾上腺髓质的血液供应同时来源于髓质动脉和由皮质排出的含有高浓度的肾上腺皮质类固醇的门静脉系统。髓质细胞呈卵圆形或多角形，核呈圆形且常偏位，胞质呈细颗粒状或空泡状。用戊二醛固定后，在大鼠肾上腺髓质中两种类型的胞质颗粒清晰可见。含有肾上腺素（去甲肾上腺素）的细胞有微棕色的胞质，而含肾上腺素的细胞也如所预料的更具有嗜酸性[223]。用嗜铬反应在组织切片中检测儿茶酚胺不如用甲醛蒸气或乙醛酸处理的荧光方法可靠[222]。免疫细胞化学证实酪氨酸羟化酶，这一儿茶酚胺合成时的限速酶，也可以用于鉴别所有的嗜铬细胞[221,224]。同样，作为去

甲肾上腺素转换成肾上腺素所需的酶，苯乙醇胺-N-甲基转移酶的染色可鉴别肾上腺素生成细胞[225,226]。

嗜铬细胞的超微结构检查显示高尔基体区域较大、线粒体较小、有大量平行的粗面内质网、大量的游离核糖体和糖原颗粒。胞质中含有大量嗜铬颗粒，其特征为电子密度高的直径为0.1～0.2 μm的膜结合囊泡。含有肾上腺素的细胞显示出适度致密的颗粒，然而含有去甲肾上腺素的细胞含有中央电子密度非常高的颗粒。这种不同的染色反应在大鼠的髓质中比在人的髓质中更为明显。有人认为它是由于戊二醛反应使得去甲肾上腺素而非肾上腺素不溶所致。这就反过来导致了含有去甲肾上腺素颗粒的嗜锇性和电子密度增高[222]。

除了儿茶酚胺，在包括人类在内几个种属的肾上腺髓质的胞质颗粒中还含有少量的阿片样肽甲硫氨酸-脑啡肽和亮氨酸-脑啡肽[227]。其他蛋白包括嗜铬粒蛋白、酸性蛋白家族和多巴胺β羟化酶。与儿茶酚胺在胞质中合成并进入颗粒不同，神经肽在粗面内质网中合成且聚集在高尔基体的颗粒中[222]。

成人体内在肾上腺髓质中超过80%的儿茶酚胺是肾上腺素，但1岁时主要是以去甲肾上腺素的形

式存在的[219]。含有去甲肾上腺素的细胞约占Long-Evans大鼠髓质面积的10%[223]。苯乙醇胺-N-甲基转移酶，这一肾上腺素形成中所需的酶，它只能是后天获得的，其活性好像是由经门脉系统灌流到髓质的成人肾上腺皮质激素来调控。较早的文献指出，随着年龄的增长，在猫、犬、家兔和豚鼠中去甲肾上腺素转变为肾上腺素的比例会有类似的减少，而在大鼠中这一比例变化不大[219]。

坏死

坏死和炎症在肾上腺髓质中不常见，但它们可由外源物引起。已有报道，用半胱胺盐酸盐、离子载体抗生素盐霉素和抗原虫剂莫能霉素处理可引起实验动物肾上腺髓质坏死[228-230]。在盐霉素诱发大鼠损伤的研究中显示，单个细胞的损伤特点为数小时内发生核固缩、胞质嗜碱性、脱颗粒和细胞溶解[230]。这种坏死会伴有间质水肿和充血，但在早期时很少或没有炎症。同样地，其恢复也是非常迅速的，新生成的嗜铬细胞在24小时内就已经在受损区域内出现了。

增生

局灶性和弥散性的肾上腺髓质增生在老年啮齿类实验动物中都会发生，但增生在某些品系的大鼠中尤为常见，在这些品系的大鼠中可通过给药来改变激素水平从而促进增生的发展[231]。在大鼠中促进髓质增生性病变的原因目前尚不清楚，但这或许是因为受体酪氨酸激酶ret容易上调所致[232]。肾上腺髓质增生在包括人类在内的其他种属中不常有报道[223]。大鼠和小鼠嗜铬细胞增生特性的体外比较研究表明，小鼠细胞对于促有丝分裂作用有较强的抗性，这一特性可防止小鼠发生增生性病变[226]。

在啮齿类动物中，对于髓质而言，主要的诊断难点在于增生随着肿瘤的生长会形成一个连续的组织学谱（嗜铬细胞瘤）。这一难点已引起了政府监管机构中对可引起大鼠髓质增生的外源物的安全性的争议。

Hollander和Snell仅仅通过去除增生的概念，把

所有大鼠肾上腺髓质的增生性病变都称为嗜铬细胞瘤，从而解决了这一诊断上的难点[233]。然而，这也产生了问题。病理学家在表示人的髓质肿瘤时，会广泛地使用"嗜铬细胞瘤"这个术语，它与特定的临床病理结果相关，对于一些小簇的无症状的嗜碱性细胞而言，把它们归入如此主要的病变中是既不合理也不恰当的。Roe和Bär把五点分级系统用于增生的评价来辨别不易区分的重度异型增生（5级）和良性肿瘤。他们证明这个方法的合理性是基于毒性病理学的主要目标是区分对照组和给药组动物形态上的差别，而未必总是需要绝对的诊断[234]。这种方法显然有可以避免不恰当诊断或误导性诊断的优点。

倘若采取一个保守的方法，像在其他内分泌器官中一样，用对周围组织有明显压迫作为主要标准来区分增生和瘤变也是合理的。采用一个标准的命名体系有利于研究间的比较[37,39,217]。有人提出把肿瘤的切面大于50%的正常髓质作为诊断依据是较为实用的[39]。病理学家在诊断局灶性和弥漫性增生以及嗜铬细胞瘤时采用精确且一致的标准是很重要的，尤其是在个体研究中。然而，必须始终记住这些分类是实际操作中的定义，并不一定总能反映病变的生物学状态。

弥漫性增生

弥漫性增生涉及大部分或全部的肾上腺髓质，其特征为嗜铬细胞数量增多引起的髓质体积的增大，无结节形成。其通常与细胞的肥大相关。细胞显示出着色变化，发生弥漫性扩张但没有结节形成，也没有对周围皮质产生压迫。

弥漫性增生可能随着年龄的增长和在对髓质细胞有慢性刺激的条件下自发产生。Tischler和他的同事描述了在老龄的Long-Evans大鼠中发生的弥漫性增生。在还不到1岁龄的大鼠中髓质大约占肾上腺体积的8%，然而在年长的大鼠中髓质占该体积的两倍。组织学上，年长动物的细胞显示出有略微较多的多形性的核，细胞呈较厚的束状排列且周围有粗糙的网状纤维围绕[223]。

另一个弥漫性髓质增生的例子见于大鼠暴露在低压缺氧的环境中28天。这种增生模型的组织学特

点为出现一簇明显的嗜铬细胞，没有细胞多形性或细胞核多形性。其独有的特征是增生的细胞压迫血窦且内皮细胞伸展进入细胞簇，这与对照组大鼠广泛扩张的血窦不同[235]。这些变化与肾上腺皮质增生和ACTH循环增加有关。这些结果印证了髓质增生是对低氧环境中儿茶酚胺的需求增加所作出的反应这一概念。

在糖尿病小鼠中也可见肾上腺髓质的弥漫性增生。在C57BL/KsJ-db/db品系的小鼠中，髓质中儿茶酚胺的含量增加，且酪氨酸羟化酶、多巴胺-β-羟化酶和苯乙醇胺-N-甲基转移酶的活性增强。形态学分析表明，与非糖尿病对照动物相比，其髓质的大小增加约30%，但较低的细胞密度则表明髓质体积的增大不仅由于髓质增生而且也是由于髓质肥大所致[183]。

局灶性增生

在细胞学上出现与正常细胞不同的局部的髓质细胞聚集则被认为是局灶性增生。在啮齿类动物中，这些病灶中的细胞通常会有稀疏的嗜碱性胞质和增大的细胞核。虽然病灶可能是多灶性的，但仍可通过其对周围组织无压迫和破坏、无包膜或假包膜以及无法证明其为自主的膨胀性生长的特点把它们与肿瘤区分开[37,39,217]。在大鼠中这些病灶的嗜铬性似乎一般都是阴性的[236,237]。一些作者采用嗜碱性病灶（basophilic focus）这一术语来表示除了着色性改变而没有其他细胞学变化的病灶。

肾上腺髓质瘤变

在啮齿类动物的致癌性试验中，最常见的肾上腺髓质肿瘤是嗜铬细胞瘤和神经节细胞瘤，这两者都被认为是神经嵴来源的细胞。嗜铬细胞瘤是嗜铬细胞的肿瘤。如果其对周围的皮质和软组织有压迫、取代或破坏则可判断为自主性生长。

神经节细胞瘤在大鼠的肾上腺髓质中偶尔可见，这种肿瘤的特点鲜明，由大的或小的神经节细胞和数目不定的梭形基质细胞构成[238]。嗜铬细胞瘤和神经节细胞瘤的混合型也是偶尔可见的，这也提

示它们的组织来源是相同的[239]。尽管神经母细胞瘤，这种未成熟神经母细胞的肿瘤是在人类婴幼儿期的肾上腺髓质中公认的肿瘤，然而它们在啮齿类动物中仅偶尔可见。当在大鼠中发现呈独特的玫瑰花样的小圆形或卵圆形细胞簇的肿瘤时，它们通常不会表现出人类神经母细胞瘤的独有特征，尤其在其发病和生物学行为的早期[233]。

在大鼠中，经常在弥漫性肾上腺髓质增生的背景中发现嗜铬细胞瘤[223]。肿瘤有丰富的血管，因而可见出血、血栓及坏死。肿瘤细胞的数量是不定的。它们可能在细胞学上与正常的嗜铬细胞类似，且呈特有的束状和巢状排列。这些细胞表现出不同程度的多形性，胞核深染并有不同的分裂活性。可偶见较奇特的多核巨细胞。一些肿瘤是由单层排列的小的胞质疏松的嗜碱性细胞所构成的[37,39,217,233,240]。

在啮齿类动物中，渗入皮质的肿瘤细胞扩散到被膜或被膜周围结缔组织或血管通常被认为是判断其恶性行为的依据。在应用这些判断标准时必须要谨慎，因为人嗜铬细胞瘤的临床病理学研究表明，良性和恶性的嗜铬细胞瘤可能具有相同的形态。肿瘤细胞外渗出肾上腺被膜或浸润血管，以及存在细胞核多形性和细胞多形性的组织学特征也可能是一种良性的临床表现[219]。

在对仓鼠进行的致癌性试验中，嗜铬细胞瘤已成为最常见的一种肿瘤[241]。在小鼠中，自发性嗜铬细胞瘤一般更少见且用外源性物质处理也不易引发[242-245]。

大鼠

在大鼠中，嗜铬细胞瘤的发生率有高度的品系依赖性。一些大鼠品系特别容易发生肾上腺髓质局灶性增生和肿瘤，无论是随着年龄的增长自发形成的还是用外源性物质处理后形成的。有人报道，自发的增生性病变在雄性动物中的发生率在不同品系的大鼠中为0～86%[246]。在一项旨在比较在相同环境中两种不同品系的大鼠的病理学改变的试验中，嗜铬细胞瘤在雄性Long-Evans大鼠中发生率为12%，但在雌性Long-Evans大鼠和雌雄Sprague-Dawley大鼠中却未见发生[212]。一般来说，雄性大鼠比雌性大鼠更容易发生

嗜铬细胞瘤[242,247,248]。饮食因素也可能很重要，因为肾上腺髓质的增生性病变好像在喂饲高碳水化合物饲料的大鼠中更为常见[234]。嗜铬细胞瘤的发生与严重的慢性肾脏疾病相关，这在被认为是钙平衡紊乱的雄性Fischer 344大鼠中已有描述[249]。也有人认为与特定饮食相关的嗜铬细胞瘤低发生率与体重较低和大鼠肾脏疾病的低发生率相关[250]。

Tischler和他的同事所进行的一个详细调查表明，随着年龄的增长，Long-Evans大鼠的肾上腺髓质结节状病变主要发生在近皮质区[223]。病灶和结节中的细胞比正常的嗜铬细胞略小，且核浆比较高。细胞深染，胞核圆形或卵圆形且显示出比周围细胞有更多的多形性和更强的核分裂能力。与在弥漫性增生中网状结构被保留不同，这些局灶性的病变显示出逐步取代网状纤维。这些病变在至少25%的老年大鼠中是在双侧腺体中都发生的，且在单个腺体中常为多灶性。有人建议把中等大小的和大的结节性生长都视为肿瘤[246]。病灶和结节中的细胞的特征是比非结节区的细胞含有更小、更均匀的分泌颗粒，但其电子密度与正常的含去甲肾上腺素的细胞中的颗粒类似。生物化学分析表明，增生的细胞主要含有去甲肾上腺素，而且也含有神经降压素和神经肽。它们通常可以用嗜铬反应或用儿茶酚胺生物合成所需酶的免疫组织化学进行染色。

用外源性物质处理后，大鼠比其他种属更易发生局灶性增生和嗜铬细胞瘤[2]。在用治疗药物和许多其他化学物处理的大鼠中出现了肾上腺髓质的局灶性增生，包括被诊断为嗜铬细胞瘤的病变。这些治疗药物包括生长激素、视黄醇、维生素D_3、β肾上腺素受体阻滞药噻吗洛尔、镇痛药佐美酸、利舍平、氧四环素、氨苄青霉素和非类固醇抗炎药保泰松[245,251–258]。其他各种化学物包括乳糖和多元醇（如山梨糖醇、甘露糖醇、木糖醇和乳糖醇）、2-脱氧-D-葡萄糖、尼古丁，此外还有电离辐射[220,234,252,259–262]。

许多产生增生和肿瘤的药物没有遗传毒性且涉及的机制仍不清楚。Boelsterli和Zbinden提出长期用高剂量的木糖醇和其他多元醇处理的大鼠会产生儿茶酚胺合成抑制，从而导致髓质的代偿性肥大、增生和肿瘤[231]。有人提出，多元醇对大鼠肾上腺髓质的刺激作用是通过改变钙稳态来介导的[234]。乳糖和某些多元醇的胃肠道吸收性相对较差，且它们会降低回肠促进钙吸收的能力，这可能就会反过来影响肾上腺髓质的活性。佐美钠是另一种可导致髓质增生的药物，因为它可与钙紧密结合因而也可能会改变钙稳态[254]。

尽管已证明合成的视黄醇醋酸酯在某些沙门菌株的Ames试验中具有一些活性，但视黄醇仍被广泛地用作药物和食品添加剂，且已证明其可以对许多系统中肿瘤的发生有抑制作用[263]。然而，有报道指出，用视黄醇醋酸酯处理的F344/DuCrj大鼠会产生髓质增生，并且嗜铬细胞瘤的数量增加[251]。据报道，用其他合成的视黄醇和维生素D_3处理也有类似的结果[253,264]。

大鼠髓质的敏感性、一些沉淀剂的普遍存在性、所涉及的可能的机制属性，以及在人类中缺乏直接的对应实例都表明，高剂量治疗药物处理大鼠后产生的这些病变通常与其对人类的安全性几乎没有关联。

小鼠

尽管随着年龄增长，小鼠自发产生的嗜铬细胞瘤比雄性大鼠要少，但在小鼠的致癌性研究中已证明一些化学物（包括防腐剂4-己基间苯二酚）能增加它们的发生率[245,265]。这些病变似乎也不能预示人类的患癌风险。

（王莉萍译，欧周罗、乔俊文校）

甲状腺

甲状腺是唯一以储存大量激素、减缓激素循环总速率为特征的内分泌器官，这些特征可以避免循环的激素水平因一时性合成停止而降低。甲状腺基本构成单位为滤泡，由上皮细胞围成大小不等的闭合囊腔，内含胶质。滤泡被分成小叶，每一小叶由血供极丰富的末端分支血管供血。甲状腺实质的血流量高于肾脏的血流量。

不同种属和啮齿动物不同品系之间，同一腺体、同一小叶的滤泡细胞大小不同。一项对伦敦犬和慕尼黑犬的比较研究表明，与伦敦犬相比，慕尼黑犬的甲状腺中胶质较少，滤泡上皮细胞较高，可能是因为碘摄入量不同[266]。滤泡上皮细胞的高度反映腺体的活动状态。功能活跃时，细胞呈高柱状，反之呈扁平状。

电子显微镜下，滤泡细胞周围有连续的基底膜，相邻的滤泡细胞之间保持非常稳定的空间距离。朝向滤泡腔的细胞间隙被大量的紧密连接带密封住，这使得滤泡非常不容易被渗透。实验表明分子量约为5 kDa的氚标记的菊粉不能进入滤泡胶质[267-269]。腺泡细胞顶端表面有刷状缘，其短而不规则的微绒毛伸入胶质。通常微绒毛长约0.2 μm，但在甲状腺功能亢进时其长度会增加。

静息状态下，腺泡细胞的球状核中染色质相对较少，细胞核位置居中。在更活跃的细胞中，球状核靠近细胞基底部，线粒体和脂滴数目非常少，但溶酶体大量存在。电子显微镜下的特征为细胞中含有大量游离的核糖体和明显的粗面内质网，通常情况下，电子密度较低的无定型物质使内质网膨胀。核上或核旁的高尔基体也很明显，它们与小的或中等大小的小泡和分泌颗粒（胶质滴）有关。胞质上半部分充满了电子密度中等的小颗粒或顶部小泡。

滤泡细胞的主要产物为胶质，主要包含甲状腺球蛋白。甲状腺球蛋白是一种由10%的碳水化合物组成的糖蛋白，是甲状腺激素的储存形式。其碳水化合物成分主要包括葡萄糖胺、甘露糖、岩藻糖、半乳糖和唾液酸，分子量约为660 kDa。胶质H&E染色着色程度不均匀，并且PAS染色呈阳性。

甲状腺球蛋白的多肽部分在粗面内质网中合成，糖基化在高尔基体中进行，随后被运送至细胞顶部，甲状腺球蛋白分子中酪氨酰残基发生碘化，碘化酪氨酸无激素活性。随后，碘化酪氨酸耦联，形成具有激素活性的甲腺原氨酸，L-酪胺酸（T_4）

和三碘甲腺原氨酸（T_3）。大多数碘化发生在新合成的甲状腺球蛋白中，即通过胞吞方式进入胶质之前或刚刚进入胶质的甲状腺球蛋白。大鼠和小鼠中，这种耦联反应似乎由滤泡细胞中的内源性过氧化物酶介导，在粗面内质网、近顶部的小泡、滤泡腔周围的胶质和高尔基体中发生，这些细胞器与甲状腺球蛋白的合成有关[270]。与之相反，具有吸附性质的颗粒过氧化物酶呈阴性。滤泡细胞吞饮甲状腺球蛋白，形成胶质滴。胶质滴与含活性蛋白酶的溶酶体融合，随后T_3和T_4通过蛋白酶切从甲状腺球蛋白中释放到血液中[271]。

垂体促甲状腺激素（TSH）主要调节甲状腺功能，TSH也受甲状腺典型反馈机制的调控。促甲状腺激素释放激素（TRH）是由下丘脑视前区或室旁核肽能神经元合成的三肽激素。TRH从垂体门脉血管运至垂体，促进TSH的释放和合成。尽管TSH的释放主要由TRH和甲状腺激素调节，但是生长抑素、左旋多巴和多巴胺也可能降低甲状腺对TRH的反应。

甲状腺受起源于颈神经节和迷走神经的肾上腺素能和胆碱能神经纤维的支配。传入纤维通过喉神经调节血管舒缩、血流、TSH、碘化物和其他代谢底物的输送率。此外，肾上腺素能系统可能直接影响甲状腺功能，因为肾上腺素能胺类会影响甲状腺的碘及其中间代谢。

C细胞（透明细胞、滤泡旁细胞、滤泡间细胞、降钙素生成细胞）

尽管动物中的C细胞在许多年前已被发现，但人类甲状腺中的C细胞最近才被识别。这可能是因为它们数量不多，分布不均匀，以及它们在H&E染色切片的非特异组织学外观使其不易被看到。一般认为滤泡细胞起源于腹侧咽底中线外侧部，而C细胞起源于腮后原基。

H&E染色显示C细胞胞质着色略浅，呈颗粒状。C细胞分布于滤泡周围，通常在滤泡基膜范围以内。通过银染法（硝酸银）或免疫荧光细胞化学降钙素染色，光学显微镜下可见C细胞。超微结构观察显示C细胞含大量高电子密度且与膜结合的胞质颗粒，在人类中，该颗粒的直径约为280 nm（Ⅰ型）或130 nm（Ⅱ型）[272]。在大鼠中也可以见到这两种颗粒，Ⅰ型颗粒平均直径为190 nm，Ⅱ型平均直径约为125 nm[273]。虽然C细胞中线粒体和高尔基体明显，但粗面内质网相对较少。抗降钙素和抗血清免疫荧光细胞化学染色是研究C细胞在所有种属甲状腺中分布的最好方法。定量分析人和猴甲状腺中C细胞的数量和分布也十分重要。

人体中，C细胞相对集中在沿中轴的侧叶上1/3与中1/3的连接处[272]。在猴的甲状腺中，其分布也局限在某些区域[274]。食蟹猴甲状腺中C细胞的密度与人类中的相似[275]。犬的C细胞常分布在明显的滤泡间细胞群中[276]。大鼠C细胞分布更广泛，但在中部最集中[273]。叙利亚仓鼠中，C细胞占据了甲状腺的中心部位[277]。

除了分泌降钙素，C细胞还生产其他调控物质，包括神经降压素、胃泌素释放肽、生长抑素、促甲状腺激素释放激素和降钙素基因相关肽[278-280]。

炎症，甲状腺炎

人和实验动物中的甲状腺是公认的烈性慢性炎症（慢性甲状腺炎）的发生区域，通常与自身免疫过程有关。自然状态下，慢性甲状腺炎发生在人、比格犬和大鼠的某些品系，尤其是Buffalo和BioBreeding/Worcester品系中。据报道，年轻的实验用食蟹猴偶尔会发生淋巴细胞性甲状腺炎[137,281]。普通实验用啮齿类动物、犬和灵长类动物的甲状腺中也会观察到急性炎症细胞和单核细胞的聚集，但这些通常没有特殊的生物学意义。

人类

人体中甲状腺炎主要分两类，亚急性甲状腺炎（de Quervain's亚急性甲状腺炎）和慢性甲状腺炎（桥本甲状腺炎）。前者较少见，通常有季节性并会引发上呼吸道感染或其他病毒性疾病，如流行性腮腺炎、流行性感冒和柯萨奇病毒（Coxsackie）、埃可（ECHO）病毒或腺病毒感染。亚急性甲状腺炎是滤泡上皮的一种主要病变，偶尔会与自体免疫有关。亚急性甲状腺炎的组织学特点为单核细胞的斑片状或局灶性浸润，胶质减少，基底膜断裂及出现以胶质和多核巨细胞为中心的肉芽肿（巨细胞性甲状腺炎）。

桥本甲状腺炎是最常见的器官特异性自身免疫反应之一[282]。它不仅具有家族性和女性倾向，也与某些单倍型人类白细胞共同抗原（HLA）有关[283]。突出了等位基因在HLA类似分子决定特定靶组织中的重要性，其耐受性减弱将导致特定的器官损伤。

组织学上，桥本甲状腺炎的特征为淋巴细胞、浆细胞和巨噬细胞的广泛浸润并伴有生发中心活跃。大多数情况下，可见胶质减少，上皮细胞退化以及基底膜断裂。一些上皮细胞变大，含丰富的嗜酸性胞质，形成此条件下的典型特征，即所谓的艾思肯纳齐细胞（Askanazy cells）。

桥本甲状腺炎的特点是出现循环的特殊自身抗体，尤其是针对甲状腺过氧化物酶和甲状腺球蛋白的抗体[284]。桥本疾病中甲状腺的免疫荧光细胞化学染色分析显示，受损最多的区域与T_4淋巴细胞（辅助T淋巴细胞）的激活有关，T_4淋巴细胞的分布通常与B细胞的生发中心密切相关。激活的细胞毒性或抑制性T细胞也会出现，但分散于整个甲状腺，通常与甲状腺上皮细胞紧密相连。IgG和补体的颗粒状免疫复合物主要集中在沿滤泡基底膜、未受主要损伤的区域，并且树突状细胞增多[285,286]。虽然研究结果已明确证明了免疫反应介导了桥本甲状腺炎的发生，但引发自身免疫紊乱的原因还不清楚。

人体针对甲状腺抗原的自身免疫反应导致了两种不同的病理过程，出现相反的临床表现。桥本甲状腺炎与甲状腺功能减退有关，而甲状腺功能亢进出现在格雷夫斯病（Graves' disease）中。格雷夫斯病患者中，抗促甲状腺激素受体抗体的合成促进甲状腺增生和甲状腺激素分泌，导致甲状腺功能亢进，而不是发生在桥本甲状腺炎中的甲状腺功能减退。人们认为，导致格雷夫斯病的自身免疫反应起始于甲状腺特异性$CD4^+$ T细胞的激活，随后自身反应性B细胞进入甲状腺，产生抗甲状腺抗体[288]。格雷夫斯病中甲状腺的特征为血管分布增多和淋巴细胞轻微浸润。

实验动物

在应用于毒理学研究的实验动物中，比格犬最易发生自发性慢性甲状腺炎，类似于桥本甲状腺炎[280,290]。自然状态下，该病普遍存在于某些比格犬群体中，具有家族性特征[291]。其他品种的犬也受到该病的影响[292,293]。尽管人们对犬的自发性淋巴细胞性甲状腺炎的病因了解不多，但循环中自身抗体的出现以及其类似人桥本甲状腺炎的组织学特征极大程度上提示了自身免疫机制。比格犬自发性甲状腺炎的一般组织学特征为淋巴细胞、浆细胞和巨噬细胞多灶性或弥漫性浸润滤泡及间质，伴随明显的生发中心。滤泡腔内胶质减少，滤泡细胞破坏，有些滤泡细胞会变大，含嗜酸性胞质，并且可能形成巨细胞[289,294]。

胰岛素依赖性糖尿病模型组Buffalo大鼠和BioBreeding/Worcester（BB/W）大鼠随着年龄增长会出现自发性淋巴细胞性甲状腺炎[295,298]。非肥胖性糖尿病（NOD）小鼠中的一个品系——NOD和B10.A（4R）小鼠的杂交品系——NOD-H-2（h4）小鼠，也会发生自身免疫性甲状腺炎，并且摄入碘后会增强炎症[299]。有研究表明，在这种易感品系中，碘增强了甲状腺球蛋白成为自身抗原的潜能[300]。

通过甲状腺抗原免疫或甲状腺抗原致敏的细胞转移建立了几种自身免疫性甲状腺炎动物模型[301]。对这些动物的研究确定了CD4$^+$T细胞在诱导和抑制自身免疫性甲状腺炎中的关键作用。B细胞应答和自身抗体增强了炎症反应，而不是刺激炎症反应[288]。抗甲状腺抗血清在小鼠和鸡的不同品系中的研究表明，不同品系和不同种属的甲状腺对自身免疫损伤的易感程度不同[302]。

Buffalo大鼠摄入具致癌性且可抑制免疫的甲基胆蒽（Methylcholanthrene）后，甲状腺炎的发生率有所升高。给予甲基胆蒽联合新生大鼠胸腺切除术时，所有Buffalo大鼠都发生甲状腺炎[295]。用不含完全弗氏佐剂的大鼠甲状腺制剂和百日咳（Bordetella pertussis）疫苗进行免疫后，Buffalo大鼠发生甲状腺炎，而Lewis大鼠则不发生[303]。大多数常用大鼠品系极少发生自发性慢性甲状腺炎。然而，全身辐射和胸腺切除后，即使有正常抵抗力的大鼠品系也发生淋巴细胞性甲状腺炎，表明在常用大鼠品系中，免疫抑制可能促进自身免疫性甲状腺炎的发生[304]。

药物性甲状腺炎

鉴于甲状腺易受自身免疫紊乱的影响，所以用于治疗癌症和慢性感染的免疫调节剂引起甲状腺炎便不足为奇。例如：干扰素α（IFN-α）具有多种免疫调节功能，曾被用于治疗丙肝病毒感染。白介素2（IL-2）能够诱导T细胞增殖和B细胞生长，激活自然杀伤细胞以及单核细胞，也与甲状腺炎的发生有关[282]。高效抗反转录病毒治疗HIV感染后，免疫系统重建，也可能伴随CD4$^+$T细胞改变，引起自身免疫紊乱。

其他药物也被报道可引起患者甲状腺炎，但有可能是通过非免疫机制。锂也可能使甲状腺功能紊乱，或许与它抑制甲状腺释放甲状腺激素的功能有关，但组织病理学改变表现为滤泡细胞破坏，无淋巴细胞浸润[305-307]。

有趣的是，一种含碘的抗心律失常药物胺碘酮对人类患者的治疗作用与甲状腺功能亢进和甲状腺炎有关，但是自身免疫机制同样可能并没有参与。它对甲状腺的副作用分为两类[308]。第一类，发生在已患有甲状腺疾病的患者中，含碘量高的药物加速了甲状腺激素的合成[309]。第二类，可能是由于药物对甲状腺直接的细胞毒性反应。其组织学特征为甲状腺腺泡局部损伤，伴有巨噬细胞浸润和纤维化，与de Quervain甲状腺炎类似，但是没有肉芽肿性变化。然而这种损伤过程发生在滤泡不活跃的情况下[310-312]。在一些案例中，虽然免疫机制可能重要，但是Smyrk和同事的研究表明，胺碘酮可导致甲状腺滤泡破裂，释放碘化甲腺原氨酸，且升高的甲状腺激素会引起甲状腺功能亢进，抑制TSH，最终剩余的甲状腺滤泡也会失去活性[311]。

免疫调节性或抑制性的药物也能引起实验动物发生淋巴细胞性甲状腺炎。比如，未成熟的Wistar大鼠服用免疫抑制化合物夫仑替唑〔1-（6-甲氧基-2-苯并噻唑基）-3苯基尿素〕1年后，发生慢性甲状腺炎[313]。其组织学特征为甲状腺中大量淋巴细胞，混有浆细胞和巨噬细胞浸润，胶质减少，滤泡细胞变性及增生。雄性大鼠的变化比雌性更常见，这些改变在用药中断后会缓慢逆转。循环中抗甲状腺球蛋白抗体、IgG细颗粒状沉积物以及滤泡细胞基底膜补体的出现，表明免疫反应可能介导了甲状腺炎的发生。据推测，夫仑替唑消耗的抑制性T淋巴细胞比辅助细胞更多，从而使得甲状腺抗体形成并发生甲状腺炎[313]。尽管夫仑替唑引起的这些改变出现在Wistar大鼠中，但在类似的研究中，并未出现在比格犬、恒河猴和ICR小鼠中[313]。

免疫调节剂引起比格犬甲状腺炎的一个例子是抗关节炎的有机金化合物金诺芬。用大于人用剂量30倍的金诺芬处理7年后，比格犬由于慢性淋巴细胞性甲状腺炎以及其他免疫紊乱的症状（包括自身免疫性溶血性贫血和血小板减少症）而发生甲状腺功能减退[314]。

萎缩

尽管甲状腺萎缩发生在慢性炎症损伤之后，但是营养性萎缩也可继发于甲状腺刺激激素分泌减少或滤泡细胞明显退化。营养性萎缩典型的组织学特征是甲状腺滤泡内衬低立方状或扁平状上皮细胞，几乎没有证据说明其有吞饮作用，且滤泡充满均匀胶质。

据报道，用棉子酚处理15天后的大鼠中可发生原发性甲状腺退化。棉子酚是在棉树中发现的具有男性避孕特性的一种化合物。棉子酚处理过的大鼠的甲状腺中出现染色较浅的胶质，胶质使滤泡膨胀，与剂量依赖性局部萎缩和非炎性滤泡细胞退化有关[315]。退化的滤泡变形，其上皮细胞变性、固缩，有些细胞剥脱到滤泡腔中。大鼠体内也出现与剂量相关的游离甲状腺素（T_4）、三碘甲腺原氨酸（T_3）和逆-三碘甲腺原氨酸（rT_3）的下降，后者是不能产热，且无生物活性的T_3类似物[315]。

色素沉着

甲状腺碳黑色素沉着最初被报道出现于服用半合成四环素衍生物二甲胺四环素超过1个月的大鼠、小鼠、犬和猴中[316]。随后在长期服用二甲胺四环素的人的甲状腺中也被报道出相似的色素沉着[317-322]。与四环素不同，二甲胺四环素均匀分布于甲状腺中[323]。

在服用二甲胺四环素的所有种属（包括人类）中，甲状腺切面可见明显的黑色素沉着。组织学检查显示滤泡上皮细胞胞质顶部出现深棕色的细微颗粒状色素。这种色素在甲状腺的其他细胞中并不常见，但它偶尔可能脱落到胶质内，或见于滤泡间结缔组织中的巨噬细胞样细胞中[319,324,325]。

这种色素具有黑色素的组化特征。Masson-Fontana黑色素染色呈阳性，可由高锰酸钾洗脱[319,324]。普鲁士蓝反应（含铁血黄素染色）和油红O染色通常为阴性，然而在某些病例中，该色素与脂褐素混合在一起[320]。所有种属的超微结构研究表明，色素沉着本质上主要是溶酶体，由与脂质小泡或胶质小泡有关的圆形或大而不规则的嗜酸性小体围绕而成。给予二甲胺四环素超过1个月的大鼠中，粗面内质网的囊泡中也出现这样的色素[324]。

色素沉着发生的原因及对甲状腺功能的影响还不确定。Attwood和Dennett最初认为色素是二甲胺四环素的分解产物，类似于黑色素[317]。随后的实验证据整体上支持了色素是二甲胺四环素的氧化产物，且甲状腺过氧化物酶主导着这一转换。二甲胺四环素在体外加入3%的过氧化氢后容易被氧化为黑色物质[319]。薄层色谱法显示二甲胺四环素处理的大鼠的甲状腺组织在体外与过氧化氢混合后，具有与二甲胺四环素相同的特征[324]。作者也表明了高剂量的二甲胺四环素轻微损伤了大鼠的甲状腺功能。TSH刺激甲状腺释放的T_4总量比对照组少，并且与二碘酪氨酸相比，单碘酪氨酸有所增加。

在Benitz和同事的原始报道中，甲状腺和垂体中甲状腺切除细胞出现增生性改变，表明二甲胺四环素诱导了功能性改变[316]，但在治疗剂量内不会出现于人[318]。临床证据表明，治疗剂量的二甲胺四环素引起的人体甲状腺颜色变化与其对功能的不良影响无关[320]。二甲胺四环素还与人体皮肤和骨骼的色素沉着有关[326-328]。（见第2章，体被系统）

甲状腺发生褐变，是由于许多其他药物所致脂褐素聚集的结果（图13.7）。氯氮平，一种二苯并-吖庚因类抗精神病药，在大鼠可引起脂褐素样色素沉着[329]。虽然氯氮平能够促进大鼠细胞脂质氧化，但服用高剂量氯氮平的大鼠或犬的甲状腺没有色素沉着，并且人体中也没有出现可检测到的甲状腺功能改变，所以，不能证明大鼠中出现的甲状腺色素沉着对人体有害[329]。一种广泛应用的抗精神病药思瑞康（富马酸喹硫平）的大鼠毒性研究中，甲状腺上皮细胞脂褐素样色素滴出现剂量相关性增加，但在犬毒性研究中没有出现[330]。

啮齿类动物中，色素可能随着年龄增长自发地聚集在甲状腺，尤其是滤泡上皮中的铁、胶质以及脂褐素。

化生

甲状腺炎中发生的慢性甲状腺损伤可能伴有甲状腺上皮鳞状上皮化生，这在服用高剂量的合成与天然雌激素1年的比格犬中有过报道[200]。病变特征为甲状腺滤泡腔内出现灶状非角质化的鳞状上皮，表明正常滤泡细胞急剧转化。有研究者认为，这是雌激素在比格犬中的药理作用。

肥大与增生

正如其他内分泌器官，细胞肥大与增生引起的甲状腺肿大反映了功能需求的增加。其增生特点为弥漫性或局限性。对外科切除人体肿大甲状腺（甲状腺肿）几十年来的研究表明，持续或反复的甲状腺激素分泌不足会引起弥漫性增生，最后形成局限性或结节性增生，通常称为腺瘤性甲状腺肿。

腺瘤性甲状腺肿这一术语本身就反映了在人体中难以区分真正的肿瘤和局部增生病变。与其他内分泌器官一样，实验动物的甲状腺肿瘤和增生病变也难以区分。许多局部病变或结节性增长在人体中被定为结节性增生，而在啮齿类动物中往往被诊断为腺瘤或囊腺瘤。

在Fischer 344大鼠的一项研究中，对大鼠服用抗甲状腺药甲巯基咪唑（1-甲基-2-咪唑）所引起的甲状腺局灶性和结节性增生在其停药后的生物学性质的评价显示了这些不确定性。结节性病灶的腺泡细胞出现蒂状或乳头状内凹，腺组织突出至甲状腺囊组织界面，或至薄壁血管腔。甲巯基咪唑中止后，病变可完全逆转。这一类的大鼠结节常被诊断为腺

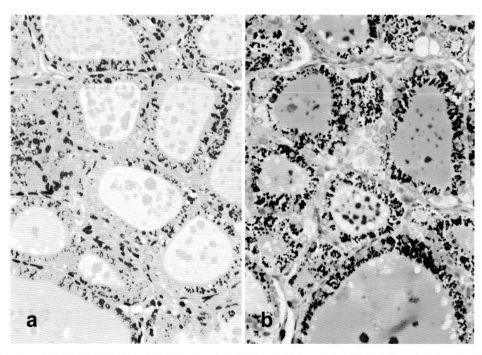

图13.7　Wistar大鼠经可诱发甲状腺滤泡上皮细胞形成色素滴的药物处理后，其肾上腺几乎没有功能改变或明显增生的证据。图a：胞质内可见色素小滴（H&E染色×210）。图b：银染后的色素滴(Masson Fontana黑色素染色×210)

瘤，然而实验表明它们中的大多数并不是自发性肿瘤[331]。这些数据表明，人和实验动物结节性甲状腺病变的生物学行为比人们普遍认为的更具有可比性。

制定更可靠的人体甲状腺病变的实验病理学保守诊断标准显然是有必要的，目前对啮齿类动物增生性甲状腺病变比较一致的分类强调结节的出现、周围薄壁组织的挤压或移位，这些是自主性增长的表现，比如腺瘤[37,39,332]。不管采用什么样的分类，个体致癌性生物检测中区分甲状腺增生病灶的判断标准应该一致、清楚，这一点很重要。然而，需要牢记，结节不一定反映真正的自主性增长。

人及实验动物甲状腺弥漫性增生的特征为腺体体积均匀变大，伴随甲状腺功能升高。组织学上，增生的腺体滤泡形状不规则，囊腔变窄，胶质减少。滤泡上皮折叠、盘绕、分层，甚至呈乳头状（图13.8）。滤泡细胞的嗜酸性胞质含大量微小液滴，位于基底部的细胞核变大、变圆，比正常的细胞呈现更明显的柱状。在原发性甲状腺功能亢进的人和一些甲状腺增生的大鼠中都有报道，胶质发生特征性改变，明显的球状液泡迅速覆盖上皮[333]。叙利亚仓鼠自发性甲状腺增生胞质基底部出现明显的液泡[334]。大鼠甲状腺功能

亢进的另一个特征是在H&E染色切片中显示胶质嗜碱性增强。这种嗜碱性物质还可以用冯库萨染色（von Kossa reaction）进行鉴别[335]。

电子显微镜下，粗面内质网明显，囊泡扩张，高尔基体变大，胞质内液滴增多，表面微绒毛增多、变长，顶部表面的伪足高度发达。组织学证据表明腺体中血管增多。

局灶性增生的特征为异质性病灶，常出现在弥漫性增生的甲状腺中。这些病灶边界清楚或界限不清，但是它们没有明显的组织挤压，也没有真正的包膜形成，细胞形态各异。滤泡可能因充满胶质而膨胀，由不活跃的扁平细胞围绕，或者由致密的细胞区组成。与弥漫性增生类似，组织学特征为局灶性的被覆腺泡细胞乳头状内褶。退行性改变包括出血、坏死、纤维化和色素沉积，胆固醇结晶也可能出现在长期增生的人和大鼠中。

总而言之，人们公认的甲状腺增生性病灶与腺瘤不同，它没有明显的组织挤压或真正的包膜，结构各异，具有多样性或生长方式与邻近的非结节性腺体相似。

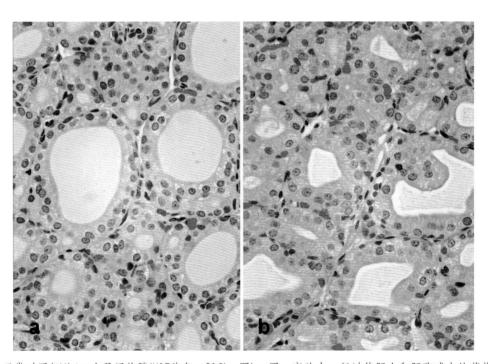

图13.8 图a：正常对照组Wistar大鼠甲状腺(H&E染色×210)。图b：同一实验中，经过使肝大和肝酶减少的药物处理后的大鼠甲状腺。切面显示甲状腺滤泡上皮中度增生，滤泡细胞轻度肿大且有轻微的皱褶，滤泡胶质减少(H&E染色×210)

治疗药物引起的增生

许多治疗性药物，包括能够抑制甲状腺激素合成的药物，长期服用可引起实验啮齿类动物的甲状腺增生或肿瘤（见下文）。当治疗使甲状腺激素低于正常水平时，循环的TSH增多，促使甲状腺变大。这类因素包括：含碘过量、含碘不足、抗甲状腺的硫酰胺类、磺酰脲类、磺胺类、替代苯酚类（如间苯二酚和苯基丁氮酮）、碘匹林（碘和安替比林）、乙硫异烟胺、6-巯基嘌呤、肿瘤坏死因子α（TNF-α）、锂类药物以及芸苔属植物中的一些成分[336]。猕猴服用重组人表皮生长因子2周后，出现明显的甲状腺增生和胶质减少，这是表皮生长因子一般增生效应的一部分[337]。影响肝脏对甲状腺激素清除的药物成分也会增强甲状腺功能，引起甲状腺增生。这些成分中，只有一部分会对人类甲状腺产生影响。

滤泡细胞过量的碘摄入会阻碍碘的过氧化反应，干扰二碘酪氨酸和单碘酪氨酸的转化，T_3和T_4释放受阻，引起TSH分泌增多，从而抑制碘的吸收[338]。实验动物中，缺碘使甲状腺素合成减少，TSH升高，引起甲状腺肿大[339-341]。人体中，含碘的治疗药物（比如胺碘酮）可以引起甲状腺功能减退和甲状腺功能亢进以及甲状腺形态学的改变[310]。

硫代酰胺化合物是一类作用较强的甲状腺激素抑制剂，可以诱导实验动物甲状腺增生[331]。这一类化合物含有硫脲，具有抗甲状腺功能的作用[342]。这类药物包括硫脲嘧啶、6-丙基硫氧嘧啶和作用更强的甲硫咪唑（1-甲基咪唑-2-硫醇）。氨基-杂环类化合物，比如用于治疗结核病的对氨基苯甲酸，尽管没有硫代酰胺的作用强，但也能引起甲状腺增生。与此类似，磺胺类药也能引起实验动物甲状腺增生[333,334]。这些药物引起的甲状腺增生的一个重要特征是用药中止后，甚至在长期用药后，增生可以逆转[331]。

长期服用抗甲状腺化合物引起的甲状腺增生的另一个特征是甲状腺滤泡细胞的功能与增生活动无关。抗甲状腺药氨基三唑引起的大鼠甲状腺增生，在继续用药和循环甲状腺激素持续不足的情况下，一两个月后还是消失了[344]。虽然甲状腺滤泡细胞的功能与增生无关的原因不太清楚，但是循环的TSH水平及其生物活性仍然保持很高，并且有丝分裂活动的减弱不是因为TSH活性降低。所以，可能存在其他调控甲状腺增生的机制，可能是滤泡细胞本身的受体或受体后途径[344]。

研究表明，在体外，肿瘤坏死因子α（TNF-α）可影响许多内分泌细胞。虽然TNF-α急性给药能够引起大鼠甲状腺出血、坏死和纤维化，但是长期给药会引起甲状腺上皮细胞增生[56]。这与垂体促甲状腺激素细胞的空泡化、T_3和T_4的减少以及循环TSH的升高有关。有研究提出，因为TNF-α在体外可以同时抑制甲状腺过氧化物酶活性和甲状腺细胞增生，所以体内的甲状腺增生可能是由于循环TSH的升高。

另一类引起实验动物甲状腺持续功能亢进和增生的重要化合物是影响甲状腺激素清除的药物。肝脏和甲状腺的代谢有着密切的关系，因为肝微粒体酶在甲状腺激素的脱碘化和胆汁排泄的过程中有着重要作用[345]。苯巴比妥可能通过诱导大鼠肝中甲状腺素葡糖醛酸基转移酶的合成，引起甲状腺素葡萄糖苷酸的胆汁排泄增加，从而加大T_4的流通量，促进甲状腺肿大和上皮细胞增生[345-347]。

降血脂药安妥明和非诺贝特、WY-14643或增塑剂（2-乙基己酯）邻苯二甲酸酯处理大鼠3个月或3个月以上，可引起甲状腺增生。其增生特点是，与未处理的对照组相比，更多立方形的细胞包围着滤泡，滤泡体积缩小[335]。H&E染色切片显示胶质收缩，嗜碱性增强。在滤泡细胞中，可见溶酶体变大，数目增多，高尔基体变大，粗面内质网扩张。

另一个例子是用SC37211，一种咪唑类抗菌药物处理大鼠，可引起甲状腺增生，其原因可能是肝脏中T_4与二磷酸尿苷葡萄糖醛酸转移酶的结合增加[348]。组胺H_2拮抗剂SK&F 93479可能通过相同的机制诱导大鼠甲状腺增生，因为用药的大鼠体内T_4清除率增高[349,350]。抗精神病药富马酸喹硫平（思瑞康）在雄性大鼠和小鼠中，通过加强肝对甲状腺素的清除和代谢，提高循环的TSH水平，诱导甲状腺瘤[330,351]。

肝酶诱导与甲状腺肥大或增生之间的关系仍不清楚。用辛伐他汀，一种作用较强的HMG-CoA还原酶抑制剂，处理雌性大鼠5周后，与对照组相比，约有35%

的大鼠血清TSH水平较高，血清甲状腺素水平轻度降低，并伴有甲状腺肥大和肝重增加[352]。辛伐他汀除诱导HMG-CoA还原酶以外，没有明显改变肝微粒体酶的活性，表明甲状腺的改变可能简单地与功能性肝脏细胞数量增多从而使甲状腺素清除能力增强有关。

通过实验动物评价致甲状腺增生药物的安全性挑战在于，如何评估该药在治疗人的过程中，可能导致甲状腺改变的风险。虽然试验药在不同种属组织中的分布对评估结果重要，但是这些差异与不同种属甲状腺组织对药物作用敏感性的差异类似。与人、猴及其他种属相比，大鼠显得非常敏感。Takayama和同事的研究表明，与大鼠相比，猴对同样剂量的丙基硫氧嘧啶和磺胺间甲氧嘧啶的抗甲状腺作用敏感性更低[343]。这些药物处理大鼠5周后，T_3和T_4水平降低，进入甲状腺precursors的[131]I减少，循环的TSH升高，甲状腺重量增加，可见广泛的滤泡增生，但是灵长类动物则不会出现这些变化。尽管种属间药物的不同分布及代谢的因素不能完全排除，但是体外实验表明，猴抑制甲状腺过氧化物酶活性所需的药物浓度比大鼠的高，说明组织敏感性是种属差异的重要因素。再者，与人相比，大鼠体内甲状腺素的代谢更快，这是因为大鼠的循环中缺少甲状腺素结合球蛋白。同时，大鼠对甲状腺过氧化物酶活性的抑制也比人更敏感[353]。

总的来说，许多药物都能引起实验动物甲状腺形态和功能的改变，尤其是在大鼠，但是这些药物在临床上没有对甲状腺功能产生明显的影响。然而，引起动物甲状腺改变的抗精神病药物本身是通过改变甲状腺功能以治疗精神病或抑郁症，所以药物与甲状腺功能之间明确的关系仍不确定[354]。

一如既往，评价对人体内分泌器官增生的风险，需要仔细鉴定实验动物中相关激素或酶的改变，以及设计与人类具有相似评估终点的临床研究。

肿瘤

在人体诊断病理学和临床前毒理学中，单纯地从组织学上难以区分滤泡上皮局灶性增生与真正的腺瘤、腺瘤与癌。人体甲状腺肿瘤基于细胞学标准的生物学行为仍然不可预测，对于出现形态学恶变特征的肿瘤更是一样。然而，类似的形态学标准在诊断人体和实验动物甲状腺肿瘤方面却有着良好的应用。判断甲状腺肿瘤时，有必要评定所有相关的甲状腺腺体增生的程度和分布，并且寻找其激素紊乱、肝大和肝药酶诱导的证据。

一般认为，腺瘤是独立的、有完整包膜的结节或团块，显微镜下结构非常均匀，形态与周围腺体不同（图13.9）。邻近腺体出现明显移位或挤压常被作为自主性增长的依据。

滤泡上皮癌与腺瘤的生长方式相似，区别在于出现浸润，而不是简单的细胞异型。人和实验动物研究中的确凿证据表明，癌的组织学特征应具有清晰的浸润性，而不是简单地基于一些细胞夹杂在或伸入纤维包膜内[331]。

人和实验动物滤泡上皮腺瘤或癌按其细胞学特征分为乳头状、腺泡状和实体性三类。上皮乳头状肿瘤的诊断有一个要点。人体诊断病理学中，乳头状腺瘤是一种相对罕见的肿瘤，同时具有乳头状和滤泡状结构，特征为细胞核重叠，伴有核沟[355]。对于实验大鼠和小鼠，通常将具有像滤泡细胞腺瘤或癌一样乳头状特征的团块诊断为甲状腺肿瘤[37,39,332]。

免疫细胞化学在鉴别甲状腺滤泡状和乳头状肿瘤时作用较小，但是降钙素染色可以区分C细胞实体肿瘤与起源于滤泡细胞的实体肿瘤（见下文）。有研究表明，*ras*癌基因表达的性质或程度可能反映人体甲状腺肿瘤的生物特性和啮齿动物甲状腺肿瘤模型中诱发因素的类型[356,357]。

致癌性研究中，大多数未处理的大鼠或小鼠品系的滤泡状腺瘤和癌通常只是偶然发生，比例小而不确定[358-360]。在致癌性研究中，将滤泡状腺瘤和癌分组进行统计学分析是必不可少的[7]。

Kaspareit和同事报道，在历时15年的一系列毒性实验研究中，只有一只猕猴出现了滤泡状腺瘤[211]。

诱导性甲状腺肿瘤

许多具有较强遗传毒性的致癌物具有广谱致癌

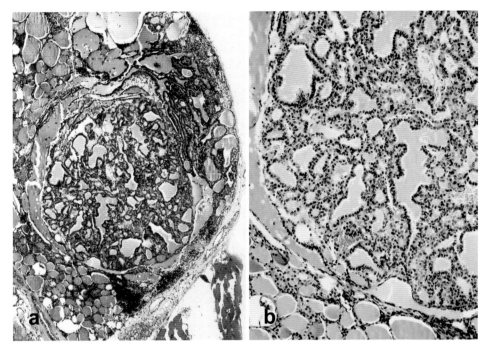

图13.9　12月龄CD-1小鼠甲状腺，这个明显的滤泡病变被诊断为腺瘤。图a：虽然没有包膜，但与周围的腺体细胞差异明显（H&E染色×10）。图b：高倍镜下的同一病灶(H&E染色×50)

性，所以在短期内就会引起啮齿动物的甲状腺肿瘤。用遗传毒性致癌物处理的啮齿类动物模型中，低碘饮食、碘过量和其他引起甲状腺功能紊乱的因素可增加甲状腺肿瘤的发生率[341,361,362]。

普遍认为，人和实验动物甲状腺肿瘤的发生与电离辐射的暴露有关。幼年时对颈部的外部辐射会增加患甲状腺乳头状癌的风险。在原子弹爆炸试验后的马绍尔群岛和发生了切尔诺贝利核反应堆事故的乌克兰，小儿乳头状癌的发生率升高，表明[131]I和碘的其他放射性同位素对甲状腺具有致癌作用[355]。实验动物服用放射性碘后会发生滤泡细胞起源的甲状腺肿瘤[363,364]。有趣的是，碘摄入不足的国家中大部分甲状腺肿瘤病例的性质为滤泡性肿瘤或间变性肿瘤，在碘摄入量足的国家主要发病形式为乳头状瘤[355]。有人认为电离辐射主要作为甲状腺肿瘤的一个启动因素。然而，辐射可能通过损伤甲状腺功能，进而刺激TSH持续分泌，从而促进甲状腺癌的发生。

大部分引起啮齿动物甲状腺肿瘤的有害物质没有遗传毒性。只有在甲状腺素合成受到抑制或者分解排泄增加时，甲状腺长期增生，肿瘤才会发生[365]。比如低碘饮食、甲状腺大部分切除或者诸如卷心菜、油菜

籽等天然甲状腺肿大剂，无遗传毒性杀虫剂和工业化学原料，抗甲状腺药物以及许多高剂量的治疗性药物可增强肝脏对甲状腺激素的清除能力[348,350,366]。

可以通过实验动物到人的研究结果来解释种属差异问题，比如作为除草剂使用的抗甲状腺成分氨基三唑（杀草强）的安全性评估实验。在致癌试验中，抑制甲状腺过氧化物酶的化合物增加了大鼠甲状腺（和垂体）肿瘤的数量，但没有增加小鼠或仓鼠的肿瘤数量[367]。这与杀草强对不同种属甲状腺功能的影响程度不同有关，其对大鼠的影响比对小鼠或仓鼠的更大。再者，对甲状腺功能影响很小或没有影响的低剂量杀草强没有致癌作用。由于杀草强没有致突变作用，所以有人认为，这一类致癌作用存在一个药物的阈剂量，在这个剂量之下，既不会使激素失衡，也不会引起肿瘤[367]。

解释种属差异的另一个例子是组胺H_2拮抗剂SK&F93479。服用高剂量SK&F93479的大鼠出现胶质损耗、滤泡增生，2年后发展为滤泡性腺瘤和腺癌，然而，小鼠和犬的甲状腺未受药物的影响[350]。专门的甲状腺功能研究表明，SK&F93479可能通过影响发生在大鼠肝脏的能量依赖性的、高亲和力的

甲状腺素摄取部位的受体相互作用，增加甲状腺素的清除率、降低循环中的甲状腺素水平、提高血浆TSH水平，从而间接产生这些作用[349,368]。

对啮齿类动物的致癌性试验显示，引起甲状腺肿瘤的另一大类化合物会明显提高肝内药物代谢酶的活性。近些年，市场上有许多可以诱导肝药酶，引起大鼠和小鼠甲状腺肿瘤的药物。苯巴比妥可以诱导肝内多功能氧化酶，所以本身可以引起雄性大鼠甲状腺腺瘤[345]。在肝功能改变的情况下，需要寻找垂体-甲状腺稳态改变的证据。正如Davies提到的，由于啮齿类动物循环的激素水平对操作应激和环境因素高度敏感，所以甲状腺激素的改变并不是一直都显而易见[369]。

通过比较实验动物垂体-甲状腺失稳态后甲状腺滤泡细胞肿瘤的发展和人体甲状腺肿瘤的流行病学数据可知，很有可能人体对肿瘤引起的长期甲状腺功能紊乱的敏感性低于常用的动物模型[365]。啮齿类动物中报道的许多甲状腺肿瘤的例子都是高剂量下的。因为药物低于垂体-甲状腺激素失稳态的阈剂量值时，甲状腺肿瘤发生的风险小，所以这些高剂量的研究对治疗剂量下的人几乎没有意义[366]。

因此，概括地说，对引起啮齿类动物甲状腺肿瘤药物的全面评价应该基于以下几点：

1. 早期滤泡细胞肥大或增生的组织学依据；
2. 甲状腺或垂体激素改变的证据；
3. 甲状腺激素合成或清除减少的具体依据；
4. 阈剂量值以下甲状腺功能没有改变；
5. 治疗剂量下，人体循环的激素水平没有明显的紊乱。

C细胞增生与肿瘤

C细胞增生的特征为腺体局部或整体滤泡旁细胞数目增多，体积增大。人体中C细胞增生相对少见，分两类。一类本质上为生理性增生，与高钙血症、甲状旁腺功能亢进和毒性甲状腺肿有关。一系列人体活检表明，局部C细胞团块出现在中老年人，且没有进一步发展为C细胞肿瘤（髓样癌）的倾向[370]。相反地，C细胞增生也可出现在肿瘤早期，在髓样癌和

多发性内分泌肿瘤相关的家族中出现的频率较高。

人体甲状腺的研究表明，生理性C细胞增生主要为弥漫性，在常规切片中不易被发现，所以最好通过降钙素染色和定量分析来判断。与肿瘤早期的增生不同，生理性增生没有细胞异型性。相反，与肿瘤相关的增生在H&E染色切片中易见，因为细胞更明显，轻度到中度异型，但仅局限在甲状腺滤泡基底膜内[371]。

C细胞增生和C细胞肿瘤也出现在很多种家畜和实验动物中。已在家养公牛、犬、猫和实验大鼠、小鼠、仓鼠中对其特征进行了很详细地研究[273,372-374]。大鼠C细胞增生和肿瘤的发生与品系有关，且受饮食（包括维生素D_3含量增加）的影响[375]。

DeLellis和同事认真研究了大鼠Long-Evans品系中C细胞增生和髓样癌发生的顺序[273]。在C细胞肿瘤形成之前，有一个长期的C细胞弥漫性结节样增生的阶段，伴随血清降钙素升高。随后，髓样癌形成，1年左右开始出现，2年后频繁出现。通过形态测量，年幼的Long-Evans大鼠中，C细胞占甲状腺实质的4%，但9~12个月大时占7%，老年时占20%[273]。C细胞主要集中在一个中心部位，随后扩散到周围，甚至包膜以下。随着年龄增长，C细胞聚集更明显，这些聚集体可能进展为结节，并扭曲、挤压甚至取代邻近的甲状腺滤泡。与正常和弥散性增生的C细胞均匀致密的降钙素染色相反，结节性增生染色更多变，且常常更浅。电子显微镜下，细胞所含颗粒稀少，主要包含Ⅱ型分泌颗粒。

1979年，DeLellis和同事提出，大鼠C细胞肿瘤的形成是研究人体髓样甲状腺癌很好的模型。随后，研究发现人体髓样癌和啮齿类动物C细胞肿瘤在基因学、生物学和组织病理学方面存在明显差异[376]。人体中C细胞肿瘤常为恶性，扩散至局部淋巴结，所以预后一般较差。大鼠C细胞肿瘤极少发生转移，即便发生，也通常在肺小血管丛中[37]。事实上，人体中极少诊断为C细胞腺瘤，而大鼠中，C细胞肿瘤的报道非常常见[376]。大鼠C细胞肿瘤共表达降钙素和生长抑素，这也是与人体髓样癌的重要区别[376]。且大鼠C细胞肿瘤几乎不含淀粉，这与人类肿瘤不同。

虽然一些叙利亚仓鼠和某些品系的小鼠C细胞肿

瘤的发生率很高，但与大鼠不同，它们似乎没有出现任何程度的C细胞肥大[374]。高钙饮食饲养幼犬后，甲状腺形态学分析显示C细胞数目增多[377]。

最后，有趣的是，放射性[131]I诱导滤泡细胞肿瘤形成，但对C细胞却有相反的作用。服用放射性碘的Long-Evans大鼠与对照组相比，C细胞肿瘤数目减少[378]。

C细胞腺瘤和C细胞癌（髓样癌）

啮齿类动物中，取代周围腺体，但无浸润的C细胞结节样增生通常被认为是腺瘤。啮齿类动物致癌性研究中，达成共识的分类指出，区别C细胞增生和腺瘤的主要标准之一是大小。大于5个相邻平均大小滤泡的C细胞灶则被一概地定为C细胞腺瘤[37,39,332]。这些小的病灶是否为自主的肿瘤性生长仍然只是推测。

将出现间质或血管浸润的C细胞结节或C细胞索诊断为髓样癌。大鼠中，这些肿瘤可能是多中心的，但在啮齿类动物中，它们又呈现出一系列的分化模式。高分化肿瘤由多面体细胞组成，细胞核呈圆形或椭圆形，内含中等颗粒的染色质，核仁不明

显，且有丝分裂活性低（图13.10）。肿瘤细胞的形态可能相当多样，含染色质较多的胞核变大，核仁明显。低分化髓样癌可能出现梭形细胞。啮齿类动物的髓样癌，间质通常非常少，但刚果红染色可能会显示局部淀粉样物质沉积。

诊断髓样癌和评价肿瘤细胞在甲状腺组织内的扩散程度，最有用的方法是降钙素染色（图13.10b），但是低分化肿瘤的降钙素免疫反应可能较弱[273,277,379]。人和大鼠C细胞癌的细胞都能产生其他调节肽，尤其是常出现在中枢神经系统和肠道中的十三肽神经降压素[278]。Wistar大鼠中，约有一半的C细胞腺瘤、C细胞癌和所有转移处可检测到生长抑素[280]。

有人认为，大鼠和叙利亚仓鼠C细胞肿瘤似乎不涉及C细胞的广泛增生，因此类似于人体髓样癌的零星分布形式[277,374,380]。

药物诱导的C细胞肿瘤

啮齿类动物易于被诱发形成C细胞增生性病变，致癌性研究证明了一些外源性物质可以诱导C细胞肿瘤。艾塞那肽，一种结合并激活胰高血糖素样肽-1（GLP-1）受体的抗糖尿病新药，Sprague-Dawley雌

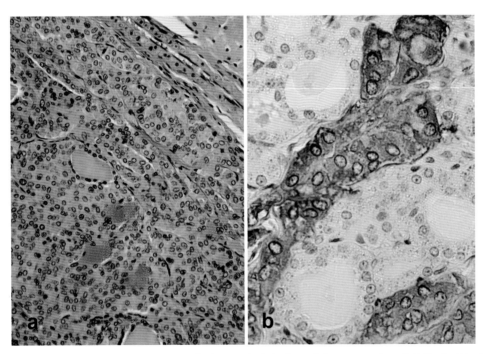

图13.10 图a：24月龄Sprague-Dawley大鼠甲状腺，典型的C细胞肿瘤（H&E染色×85）。图b：高倍镜下，同一肿瘤的降钙素染色。含有降钙素的肿瘤细胞与邻近的滤泡上皮细胞界限清楚（免疫过氧化物酶染色×210）

性大鼠服用后，C细胞肿瘤的发生率升高，而小鼠没有[381]。对大鼠和小鼠2年的研究表明，人体GLP-1类似物和利拉鲁肽联合用药，也能诱导C细胞增生、C细胞腺瘤和C细胞癌[382,383]。详细研究表明，利拉鲁肽可能通过介导位于啮齿类动物C细胞中的GLP-1受体从而产生这些作用。GLP-1激动剂促进降钙素的释放，增强降钙素的表达，导致C细胞增生[275]。人和猴C细胞GLP-1受体的表达似乎少很多。服用利拉鲁肽20个月的食蟹猴，C细胞没有受到任何影响。因此，这些肿瘤可能只对啮齿类动物的内分泌组织产生影响，不代表会给服用这类药以治疗糖尿病的患者带来致癌风险。

甲状旁腺

甲状旁腺的组织学检查通常与甲状腺检查一起进行。但是，甲状旁腺在颈部的位置略有不同，切面也不一样，所以标准组织切片中甲状旁腺的横切面常常不一致。虽然检查个体动物的多个甲状旁腺对于区分增生和肿瘤可能是重要的，但在常规的毒性研究中找出每一个甲状旁腺对于恰当评价甲状旁腺功能通常没有必要，因为骨组织表面的重吸收已经能够反映这些情况（见第5章，肌肉骨骼系统）。

在大多数动物种属和人中，两对甲状旁腺位于颈前方甲状腺旁[384]。人体的第一对甲状旁腺胚胎时期起源于第三个鳃囊，位于甲状腺前面或背侧面。第二对起源于第四个鳃囊，靠近甲状腺上极。甲状旁腺的分布位置不同，但在胚胎时期通常都沿着咽囊的下降线分布。犬的甲状旁腺与甲状腺位置很近，外侧的一对甲状旁腺起源于第三个鳃囊，每个长2~5 mm，位于甲状腺上极，另一对稍小的甲状旁腺起源于第四个鳃囊，位于甲状腺内侧面[384]。

大鼠、小鼠和仓鼠只有一对甲状旁腺，起源于第三个鳃囊，通常嵌入甲状腺上极外侧面的组织中。在所有种属中，异位的甲状旁腺组织可能位于颈部前方和胸腺内。

甲状旁腺细胞称为主细胞。虽然种属间主细胞群的细胞学差异明显，但是一些差异可能反应腺体活性。不活跃的主细胞呈圆形或立方形，胞核相对较大，胞质染色较浅。超微结构检查显示胞质电子密度较低，细胞器不发达，包括小高尔基体、小线粒体，几乎没有分泌颗粒，也没有糖原、中性脂质和脂褐素沉积。活跃的细胞通常胞质染色较深，胞质电子密度高，分泌颗粒数目增多，但是缺乏糖原和脂质。据报道，大鼠和犬的甲状旁腺，尤其在功能亢进状态下，可见多核巨细胞[384,385]。虽然这些细胞胞质中不含很多的分泌颗粒，并且出现退行性改变，但是这类细胞的意义还不确定。

在成年男性和女性以及一些动物种属（包括仓鼠但不包括大鼠和小鼠）中甲状旁腺中有明显的嗜酸性细胞。人体嗜酸性细胞的胞质充满了形状奇特的线粒体，氧化酶和水解酶活性较高[386]。这些细胞的意义不确定，但是好像与甲状旁腺激素（PTH）的合成无关。

PTH是一种含84个氨基酸残基的多肽，甲状旁腺细胞参与活性PTH、相关肽前体、前甲状旁腺素原和甲状旁腺激素原的加工。甲状旁腺激素主要调节血钙水平，通过直接作用于骨骼和肾脏的靶细胞发挥作用。甲状旁腺激素提高破骨细胞和成骨细胞的活性，增加骨钙的释放，以提高血钙含量。如甲状旁腺激素持续升高，进一步激活祖细胞，那么骨骼中活跃的破骨细胞数目就会增多。长期的甲状旁腺激素升高也提高了成骨细胞的数目，从而加速骨骼形成，增强骨骼吸收。甲状旁腺激素也直接影响邻近肾小管，阻碍肾小管对磷酸的重吸收，导致高磷酸盐尿，尿道中钾、碳酸氢盐、钠和氨基酸的分泌也增加[384]。调控甲状旁腺分泌活动的主要是循环的钙浓度，在某种程度上镁离子的浓度也可参与调控[387]。

虽然甲状旁腺最常见的诊断难点是增生与肿瘤，但在高钙饮食或高水平维生素的情况下，甲状旁腺细胞可出现萎缩性改变。通过组织学标准来判断喂养高钙食物的犬中某些活动水平的降低，比如细胞核和核分裂的数目，主细胞核/浆比，以及细胞索状或腺泡状结构的出现等[377]。

与甲状腺类似，注射甲状旁腺提取物和Freund佐剂可能引起淋巴细胞性甲状旁腺炎、甲状旁腺退化或萎缩[388]。

增生和肿瘤

甲状旁腺肿瘤的诊断标准与其他内分泌器官相似，但也有相同的困难。

人和实验动物中，甲状旁腺增生可为弥漫性或局灶性。人体中，可以通过腺体实质细胞密集，伴随主细胞呈片状、条状或滤泡状，且间质内脂肪细胞减少等特征识别增生。这些改变最初是多灶性的，最后延伸至整个腺体。大鼠、小鼠和仓鼠甲状旁腺主细胞胞质清晰，呈嗜碱性或嗜酸性，细胞形态多种多样[389,390]。然而，啮齿类动物正常腺体大多没有基质脂肪，有无基质脂肪对评估增生没有帮助。对Long-Evans大鼠的形态学研究表明，年轻成年大鼠甲状旁腺的纵向切面为0.3 mm²时，其平均面积最大。9~12个月的大鼠甲状旁腺出现轻微的增生，与主细胞体积略微增大，细胞索增厚有关，

腺体平均面积约为0.6 mm²。发生甲状腺C细胞增生或髓样癌的动物，腺体的平均切面面积更大，约为1.0 mm²[273]。

仓鼠的甲状旁腺增生很常见，通常伴有晚期肾脏疾病的组织表现，尤其是淀粉样变性、肾钙质沉着和晚期肾小球硬化症，原因可能是钙流失所致。钙摄入量低和服用降钙的药物，比如钙离子螯合化合物，也会引起甲状旁腺增生[138]。

腺瘤与腺体其余部分有明显的区别。腺瘤会使邻近的甲状旁腺或甲状腺组织出现移位或者被挤压，但不一定有包膜（图13.11）。啮齿类动物发生腺瘤的对侧甲状旁腺中可见有用的诊断特征，比如胞质减少，细胞器、分泌颗粒减少，脂质和脂褐素增多等相对正常或萎缩性改变。甲状旁腺腺瘤虽然可以被诱导，但自发性甲状旁腺瘤也会偶尔见于老年啮齿动物中。服用放射性碘的新生大鼠，甲状腺和甲状旁腺都发生了肿瘤。甲状旁腺的位置与放射性碘在甲状腺中的储存位置非常接近，所以可能甲状旁腺接受的电离辐射的量足以引起肿瘤。Wynford-Thomas和同事证明了低维生素D饮食可以促进辐射诱

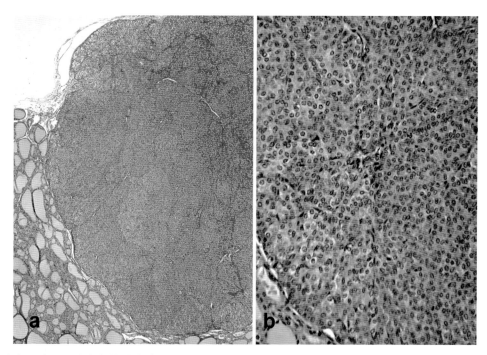

图13.11 患晚期肾小球硬化症和肾性骨营养不良症的老年Sprague-Dawley大鼠甲状旁腺，来自图5.1b和图10.3中的同一只大鼠。图a：典型的结节样腺瘤取代了邻近的甲状腺组织(H&E染色×10)。图b：均质嗜酸性细胞排列成实体条索或片层状（H&E染色×85）

导的甲状腺腺瘤的形成。他们指出，辐射作为启动因子，低维生素饮食作为促进因子影响了甲状旁腺的活动。

（呼雪庆译，欧周罗、乔俊文校）

参考文献

1. Poulos SP, Hausman DB, Hausman GJ. The development and endocrine functions of adipose tissue. *Mol Cell Endocrinol* 2010;**323**:20-34.

2. Ribelin WE. The effects of drugs and chemicals upon the structure of the adrenal gland. *Fundam Appl Toxicol* 1984;**4**:105-19.

3. Wong CC, Dohler K-D, Gerrlings H, von zur Mü hlen A. Influence of age, strain, and season on circadian periodicity of pituitary, gonadal and adrenal hormones in the serum of male laboratory animals. *Horm Res* 1983;**17**:202-15.

4. Araujo RL, Andrade BM, Padron AS, Gaidhu MP, Perry RLS, Carvalho DP, et al. High-fat diet increases thyrotropin and oxygen consumption without altering circulating 3,5,30-triiodothyronine (T-3) and thyroxine in rats: the role of iodothyronine deiodinases, reverse T-3 production, and whole-body fat oxidation. *Endocrinology* 2010;**151**:3460-9.

5. Pawlikowski M. The link between secretion and mitoses in the endocrine glands. *Life Sci* 1982;**30**:315-20.

6. Davies TS, Monro A. Marketed human pharmaceuticals reported to be tumorigenic in rodents. *J Am Coll Toxicol* 1995;**14**:90-107.

7. McConnell EE, Solleveld HA, Swenberg JA, Boorman GA. Guidelines for combining neoplasms for evaluation of rodent carcinogenesis studies. *J Natl Cancer Inst* 1986;**76**:283-9.

8. Lucas JN, Rudmann DG, Credille KM, Irizarry AR, Peter A, Snyder PW. The rat mammary gland: morphologic changes as an indicator of systemic hormonal perturbations induced by xenobiotics. *Toxicol Pathol* 2007;**35**:199-207.

9. Kennel P, Pallen C, Barale-Thomas E, Espuna G, Bars R. Tamoxifen: 28-day oral toxicity study in the rat based on the Enhanced OECD Test Guideline 407 to detect endocrine effects. *Arch Toxicol* 2003;**77**:487-99.

10. Johnson AN. Comparative aspects of contraceptive steroids. Effects observed in beagle dogs. *Toxicol Pathol* 1989;**17**:389-95.

11. Olson H, Betton G, Robinson D, Thomas K, Monro A, Kolaja G, et al. Concordance of the toxicity of pharma- ceuticals in humans and animals. *Regul Toxicol Pharmacol* 2000;**32**:56-67.

12. Fletcher AP. Drug safety tests and subsequent clinical experience. *J R Soc Med* 1978;**71**:693-6.

13. Mjörndal T, Boman MD, Hagg S, Backstrom M, Wiholm BE, Wahlin A, et al. Adverse drug reactions as a cause for admissions to a department of internal medicine. *Pharmacoepidemiol Drug Saf* 2002;**11**:65-72.

14. Owens RC, Ambrose PG. Antimicrobial safety: focus on fluoroquinolones. *Clin Infect Dis* 2005;**41**:S144-57.

15. Franke WW, Berendonk B. Hormonal doping and androgenization of athletes: a secret program of the German Democratic Republic government. *Clin Chem* 1997;**43**:1262-79.

16. Vankelecom H, Gremeaux L. Stem cells in the pituitary gland: a burgeoning field. *Gen Comp Endocrinol* 2010;**166**:478-88.

17. Rizzoti K. Adult pituitary progenitors/stem cells: from in vitro characterization to in vivo function. *Eur J Neurosci* 2010;**32**:2053-62.

18. Yamashita M, Qian ZR, Sano T, Horvath E, Kovacs K. Immunohistochemical study on so-called follicular cells and folliculostellate cells in the human adenohypophysis. *Pathol Int* 2005;**55**:244-7.

19. Inoue K, Couch EF, Takano K, Ogawa S. The structure and function of folliculo-stellate cells in the anterior pituitary gland. *Arch Histol Cytol* 1999;**62**:205-18.

20. Heinzlmann A, Koves K. The characteristic change in the distribution of S-100 immunoreactive folliculostellate cells in rat anterior pituitary upon long-term estrogen treatment is prevented by concomitant progesterone treatment. *Endocrine* 2008;**33**:342-8.

21. Dada MO, Campbell GT, Blake CA. Pars distalis cell quantification in normal adult male and female rats. *J Endocrinol* 1984;**101**:87-94.

22. Laroque P, Molon-Noblot S, Prahlada S, Stabinski LG, Hoe C-M, Peter CP, et al. Morphological changes in the pituitary gland of dogs chronically exposed to exogenous growth hormone. *Toxicol Pathol* 1998;**26**:201-6.

23. McNicol AM. Pituitary adenomas. *Histopathology* 1987;**11**:995-1011.

24. Vaudry H, Tonon MC, Delarue R, Vaillant R, Kraicer J. Biological and radioimmunological evidence for melanocyte stimulating hormones (MSH) of extrapituitary origin in the rat brain. *Neuroendocrinology* 1978;**27**:9-24.

25. O'Donohue TL, Dorsa DM. The opiomelanotropinergic neuronal and endocrine systems. *Peptides* 1982;**3**:353-95.

26. Ironside JW. Pituitary gland pathology. *J Clin Pathol* 2003;**56**:561-8.

27. Sun Y-K, Xi Y-P, Fenoglio CM, Pushparaj N, O'Toole KM, Kledizik GS, et al. The effect of age on the number of pituitary cells immunoreactive to growth hormone and prolactin. *Hum Pathol* 1984;**15**:169-80.

28. Bedrak E, Chap Z, Brown R. Age-related changes in the hypothalamic-pituitary-testicular function of the rat. *Exp Gerontol* 1983;**18**:95-104.

29. Chen HJ. Age and sex difference in serum and pituitary thyrotropin concentration in the rat: influence by pituitary adenoma. *Exp Gerontol* 1984;**19**:1-6.

30. Van Putten LJA, Van Zwieten MJ, Mattheij JAM, Van Kemenade JAM. Studies on prolactin-secretory cells in aging rats of different strains. I. Alterations in pituitary histology and serum prolactin levels as related to aging. *Mech Ageing Dev* 1988;**42**:75-90.

31. Gosney JA. Morphological changes in the pituitary and thyroid of the rat in hypobaric hypoxia. *J Endocrinol* 1986;**109**:119-24.

32. Oldstone MBA, Sinha YN, Blount P, Tishon A, Rodriguez M, Von Wedel R, et al. Virus-induced alterations in homeostasis: alterations in differentiated functions of infected cells in vivo. *Science* 1982;**218**:1125-7.

33. Aita K, Shiga J. Herpes simplex virus types 1 and 2 infect the mouse pituitary gland and induce apoptotic cell death. *Arch Virol* 2004;**149**:2443-51.

34. De Jersey J, Carmignac D, Le Tissier P, Barthlott T, Robinson I, Stockinger B. Factors affecting the susceptibility of the mouse pituitary gland to CD8 T-cell-mediated autoimmunity. *Immunology* 2004;**111**:254-61.

35. El Etreby MF, Schilk B, Soulioti G, Tushaus U, Wiemann H, Gunzel P. Effect of 17b-estradiol on cells of the pars distalis of the adenohypophysis in the beagle bitch: an immunocytochemical and morphometric study. *Endokrinologie* 1977;**69**:202-16.

36. Chronwall BM, Millington WR, Griffin ST, Unnerstall JR, O'Donohue TL. Histological evaluation of the dopaminergic regulation of proopiomelanocortin gene expression in the intermediate lobe of the rat pituitary, involving in situ hybridization and ^{3}H thymidine uptake measurement. *Endocrinology* 1987;**120**:1201-11.

37. Mohr U. Endocrine system. In: Mohr U, editor. *International classification of rodent tumours. Part 1: the rat.* Lyon: International Agency for Research on Cancer; 1994.

38. Majka, J.A., Solleveld, H.A., Barthel, C.H. Van Zwieten, M.J. Proliferative lesions of the pituitary in rats. In: *Guides for toxicologic pathology.* Washington DC: STP/ARP/AFIP; 1990.

39. Capen CC, Karbe E, Deschl U, George C, Germann P-G, Gopinath C, et al. Endocrine system. In: Mohr U, editor. *International classification of rodent tumors. The mouse.* Berlin: Springer; 2001. p. 269-322.

40. Furth J, Ueda G, Clifton KH. The pathophysiology of pituitaries and their tumors: methodological advances. In: Busch H, editor. *Methods in cancer research*, vol. 10. New York: Academic Press; 1973. p. 201-277.

41. Chalecka-Franaszek, E. *Invega (paliperidone) extended-release tablets. Pharmacology and toxicology review and evaluation.* NDA 021999. Rockville MD: Food and Drug Adminstration Center for Drug Evaluation and Review; 2006.

42. Tixier-Vidal A, Tougard C, Kerdelhue B, Jutisz M. Light and electron microscopic studies on immunocytochemical localization of gonadotrophic hormones in the rat pituitary gland with antisera against ovine FSH, LH, LHb, and LHa. *Ann N Y Acad Sci* 1975;**254**:433-61.

43. Ibrahim SN, Moussa SM, Childs GV. Morphometric studies of rat anterior pituitary cells after gonadectomy: correlation of changes in gonadotrophs with the serum levels of gonadotropins. *Endocrinology* 1986;**119**:629-37.

44. Cinti S, Sbarbati A, Marelli M, Osculati F. An ultrastructural morphometric analysis of the adenohypophysis of lactating rats. *Anat Rec* 1985;**212**:381-90.

45. Lloyd RV. Estrogen induced hyperplasia and neoplasia in the rat anterior pituitary gland. *Am J Pathol* 1983;**113**:198-206.

46. Lloyd RV, Mailloux J. Effects of diethylstibestrol and propylthiouracil on the rat pituitary. An immunohistochemical study. *J Natl Cancer Inst* 1987;**79**:865-73.

47. Niwa J, Minase T, Hashi K, Mori M. Immunohistochemical, electron microscopic and morphometric studies of estrogen-induced rat prolactinomas after bromocriptine treatment. *Virchows Arch B Cell Pathol Incl Mol Pathol* 1987;**53**:89-96.

48. Lyle SF, Wright K, Collins DC. Comparative effects of tamoxifen and bromocriptine on prolactin and pituitary weight in estradiol-treated male rats. *Cancer* 1984;**53**:1473-7.

49. Lloyd RV, Landefeld TD. Detection of prolactin messenger RNA in rat anterior pituitary in situ hybridization. *Am J*

Pathol 1986;**125**:35-44.

50. Lumb G, Mitchell L, De la Iglesia FA. Regression of pathological changes induced by long-term administration of contraceptive steroids to rodents. *Toxicol Pathol* 1985;**13**:283-95.

51. Holtzman S, Stone JP, Shellabarger CJ. Influence of diethylstibestrol treatment on prolactin cells of female ACI and Sprague-Dawley rats. *Cancer Res* 1979;**39**:779-84.

52. Stone JP, Holtzman S, Shellabarger CJ. Neoplastic responses and correlated plasma prolactin levels in diethyl-stibestrol-treated ACI and Sprague-Dawley rats. *Cancer Res* 1979;**39**:773-8.

53. Wiklund J, Wertz N, Gorski J. A comparison of oestrogen effects on uterine and pituitary growth and prolactin synthesis in F334 and Holtzman rats. *Endocrinol Metab Clin North Am* 1981;**109**:1700-7.

54. Donaubauer HH, Kramer M, Krieg K, Meyer D, Von Rechenberg W, Sandow J, et al. Investigations of the carcinogenicity of the LH-RH analogue buserelin (HOE 766) in rats using the subcutaneous route of administration. *Fundam Appl Toxicol* 1987;**9**:738-52.

55. Purves HD, Griesbach WE. Changes in the basophil cells of the rat pituitary after thyroidectomy. *J Endocrinol* 1956;**13**:365-75.

56. Kakinuma C, Hamada Y, Futamura Y, Kuwayama C, Shimoi A, Shibutani Y. Human natural tumor necrosis factor a induces multiple endocrine and hematologic disorders in rats. *Toxicol Pathol* 1999;**27**:402-11.

57. Cash R, Brough AJ, Cohen NNP, Satoh PS. Amino-glutethimide (Elipten-Ciba) as an inhibitor of adrenal steroido-genesis. Mechanism of action and therapeutic trial. *J Clin Endocrinol Metab* 1967;**27**:1239-48.

58. Dexter RN, Fishman LM, Ney RL, Liddle GW. Inhibition of adrenal corticosteroid synthesis by aminoglutethimide. Studies of the mechanism of action. *J Clin Endocrinol Metab* 1967;**27**:473-80.

59. Hughes SWM, Burley DM. Aminoglutethimide: a 'side-effect' turned to therapeutic advantage. *Postgrad Med J* 1970;**46**:409-16.

60. Zak M, Kovaks K, McComb DJ, Heitz PU. Aminoglutethimide-stimulated corticotrophs. An immunocytologic, ultrastructural and immunoelectron microscopic study of the rat adenohypophysis. *Virchows Arch B Cell Pathol* 1985;**49**:93-106.

61. Pittman JA, Brown RW. Antithyroid and antiadrenocorticoid activity of aminoglutethimide. *J Clin Endocrinol Metab* 1966;**26**:1014-6.

62. Graves PE, Salhanick HA. Seroselective inhibition of aromatase by enantiomers of aminoglutethimide. *Endocrinology* 1979;**105**:52-7.

63. El Etreby MF, Muller-Peddinghaus R, Bhargava AS, Trautwein G. Functional morphology of spontaneous hyperplastic and neoplastic lesions in the canine pituitary gland. *Vet Pathol* 1980;**17**:109-22.

64. El Etreby MF, Fath El Bab MR. Effect of cyproterone acetate on cells of the pars distalis of the adenohypophysis in the beagle bitch. *Cell Tissue Res* 1977;**183**:177-89.

65. Farris GM, Miller GK, Wollenberg GK, Molon-Noblot S, Chan C, Prahalada S. Recombinant rat and mouse growth hormones: risk assessment of carcinogenic potential in 2-year bioassays in rats and mice. *Toxicol Sci* 2007;**97**:548-61.

66. Diaz-Espineira MM, Mol JA, van den Ingh T, van der Vlugt-Meijer RH, Rijnberk A, Kooistra HS. Functional and morphological changes in the adenohypophysis of dogs with induced primary hypothyroidism: loss of TSH hypersecretion, hypersomatotropism, hypoprolactinemia, and pituitary enlargement with transdifferentiation. *Domest Anim Endocrinol* 2008;**35**:98-111.

67. Russfield AB. Pituitary tumors. In: Sommers SC, editor. *Endocrine pathology decennial 1966-1975*. New York: Appleton-Century Crofts; 1975. p. 41-79.

68. Pour P, Mohr U, Althoff J, Cardesa A, Kmoch N. Spontaneous tumors and common diseases in two colonies of Syrian hamsters. III Urogenital system and endocrine glands. *J Natl Cancer Inst* 1976;**56**:949-61.

69. McComb DJ, Kovacs K, Beri J, Zak F, Milligan JV, Shin SH. Pituitary gonadotroph adenomas in old Sprague-Dawley rats. *J Submicr Cytol Pathol* 1985;**17**:517-30.

70. Scheithauer BW, Randall RV, Laws ER, Kovaks KT, Horvath E, Whitaker MD. Prolactin cell carcinoma of the pituitary. Clinicopathologic, immunohistochemical and ultrastructural study of a case with cranial and extracranial metastases. *Cancer* 1985;**55**:598-604.

71. Ezzat S, Asa SL, Couldwell WT, Barr CE, Dodge WE, Vance ML, et al. The prevalence of pituitary adenomas-a systematic review. *Cancer* 2004;**101**:613-9.

72. Daly AF, Tichomirowa MA, Beckers A. The epidemiology and genetics of pituitary adenomas. *Best Pract Res Clin Endocrinol Metabol* 2009;**23**:543-54.

73. Gooren LJG, Assies J, Asscheman H, Deslegte R, Vankessel

H. Estrogen-induced prolactinoma in a man. *J Clin Endocrinol Metab* 1988;**66**:444-6.

74. Babichev VN, Marova EI, Kuznetsova TA, Adamskaya EI, Shishkina IV, Kasumova SY. Role of sex hormones in development of pituitary adenoma. *Bull Exp Biol Med* 2001;**131**:309-11.

75. Abech DD, Moratelli HB, Leite S, Oliveira MC. Effects of estrogen replacement therapy on pituitary size, prolactin and thyroid-stimulating hormone concentrations in menopausal women. *Gynecol Endocrinol* 2005;**21**:223-6.

76. Lleva RR, Inzucchi SE. Diagnosis and management of pituitary adenomas. *Curr Opin Oncol* 2011;**23**:53-60.

77. McComb DJ, Kovacs K, Beri J, Zak F. Pituitary adenomas in old Sprague-Dawley rats: a histologic, ultrastructural, and immunocytochemical study. *J Natl Cancer Inst* 1984;**73**:1143-66.

78. Barsoum NJ, Moore JD, Gough AW, Sturgess JM, De la Iglesia FA. Morphofunctional investigations on spontaneous pituitary tumors in Wistar rats. *Toxicol Pathol* 1985;**13**:200-8.

79. Son W-C, Gopinath C. Early occurrence of spontaneous tumors in CD-1 and Sprague-Dawley rats. *Toxicol Pathol* 2004;**32**:371-4.

80. Son WC, Bell D, Taylor I, Mowat V. Profile of early occurring spontaneous tumors in Han Wistar rats. *Toxicol Pathol* 2010;**38**:292-6.

81. Tarone RE, Chu KC, Ward JM. Variability in the rates of some naturally occurring tumors in fischer 344 rats and CC57BL/6N x C3H/HeN)F1 (B6C3F1) mice. *J Natl Cancer Inst* 1981;**66**:1175-81.

82. Tennekes H, Gembardt C, Dammann M, van Ravenzwaay B. The stability of historical control data for common neoplasms in laboratory rats: adrenal gland (medulla), mammary gland, liver, endocrine pancreas, and pituitary gland. *Regul Toxicol Pharmacol* 2004;**40**:18-27.

83. Prysor-Jones RA, Silverlight JJ, Jenkins JS. Hypothalamic dopamine and catechol oestrogens in rats with spontaneous pituitary tumours. *J Endocrinol* 1983;**96**:347-52.

84. Greaves P, Goonetilleke R, Nunn G, Topham J, Orton T. 2-Year carcinogenicity study of tamoxifen in Alderley-Park Wistar-derived rats. *Cancer Res* 1993;**53**:3919-24.

85. Tucker MJ. The effect of long-term food restriction on tumours in rodents. *Int J Cancer* 1979;**23**:803-7.

86. Keenan KP, Soper KA, Smith PF, Ballam GC, Clark RL. Diet, overfeeding, and moderate dietary restriction in control Sprague-Dawley rats: 1. Effects on spontaneous neoplasms. *Toxicol Pathol* 1995;**23**:269-86.

87. Molon-Noblot S, Laroque P, Coleman JB, Hoe CM, Keenan KP. The effects of ad libitum overfeeding and moderate and marked dietary restriction on age-related spontaneous pituitary gland pathology in Sprague-Dawley rats. *Toxicol Pathol* 2003;**31**:310-20.

88. Berry PH. Effects of diet or reproductive status on the histology of spontaneous pituitary tumors in female Wistar rats. *Vet Pathol* 1986;**23**:606-18.

89. Pickering CE, Pickering RG. The effect of repeated reproduction on the incidence of pituitary tumours in Wistar rats. *Lab Anim* 1984;**18**:371-8.

90. Berkvens JM, Van Nesselrooy JHJ, Kroes R. Spontaneous tumours in the pituitary gland of old Wistar rats. A morphological and immunocytochemical study. *Am J Pathol* 1980;**13**:179-91.

91. Kovacs K, Horvath E, Ilse RG, Ezrin C, Ilse D. Spontaneous pituitary adenomas in aging rats: a light microscopic, immunocytological, and fine structure study. *Beiträge zur Pathologie* 1977;**161**:1-16.

92. Nagatani M, Miura K, Tsuchitani M, Narama I. Relationship between cellular morphology and immunocytological findings of spontaneous pituitary tumors in the aged rat. *J Comp Pathol* 1987;**97**:11-20.

93. Brown WR, Fetter AD, Van Ryzin RJ, Langloss JM. Proliferative pituitary lesions in rats treated with salmon or porcine calcitonin. *Toxicol Pathol* 1993;**21**:81-6.

94. Gold LS, Manley NB, Slone TH, Ward JM. Compendium of chemical carcinogens by target organ: results of chronic bioassays in rats, mice, hamsters, dogs, and monkeys. *Toxicol Pathol* 2001;**29**:639-52.

95. Anon. *TENORMIN (atenolol) prescribing information.* Wilmington: AstraZeneca Pharmaceuticals LP; 2010.

96. Anon. *Miacalcin® (calcitonin-salmon) nasal spray prescribing information.* East Hanover, New Jersey: Novartis Pharmaceuticals Corporation; 2009.

97. Treip CS. The regression of oestradiol-induced pituitary tumours in the rat. *Am J Pathol* 1983;**141**:29-40.

98. Mahler JF, Elwell MR. Pituitary gland. In: Maronpot RR, Boorman GA, Gaul BW, editors. *Pathology of the mouse. Reference and atlas.* Vienna IL: Cache River Press; 1999. p.491-507.

99. Bielschowsky M, Bielschowsky F, Lindsay D. A new strain of mice with a high incidence of mammary cancers and enlargement of the pituitary. *Br J Cancer* 1956;**10**:688-99.

100. Nilsson A, Bierke P. Neoplasia and preneoplasia of the mouse pituitary gland. In: Bannasch P, Gössner W, editors. *Pathology of neoplasia and preneoplasia in rodents, eulep color atlas*, vol. 2. Stuttgart: Schattauer; 1997.

101. Cushman LJ, Camper SA. Molecular basis of pituitary dysfunction in mouse and human. *Mamm Genome* 2001;**12**:485-94.

102. Asa SL, Kelly MA, Grandy DK, Low MJ. Pituitary lactotroph adenomas develop after prolonged lactotroph hyperplasia in dopamine D2 receptor-deficient mice. *Endocrinology* 1999;**140**:5348-55.

103. Hammer RE, Brinster RL, Rosenfeld MG, Evans RM, Mayo KE. Expression of human growth hormone-releasing factor in transgenic mice results in increased somatic growth. *Nature* 1985;**315**:413-6.

104. Anon. *ORAP® (Pimozide) Tablets prescribing information*. Sellersville PA: Gate Pharmaceuticals; 2010.

105. Anon. *HALDOLs (haloperidol injection) prescribing information*. Raritan, NJ: Ortho-McNeil Pharmaceutical, Inc.; 2005.

106. Sheldon WG, Bucci TJ, Hart RW, Turturro A. Age-related neoplasia in a lifetime study of ad libitum-fed and food-restricted B6C3F1 mice. *Toxicol Pathol* 1995;**23**:458-76.

107. Bernfeld P, Homburger F, Adams RA, Soto E, Van Dongen CG. Base-line data in a carcinogen susceptible first generation hybrid strain of Syrian golden hamsters. *J Natl Cancer Inst* 1986;**77**:165-71.

108. Attia MA. Cytological study on pituitary adenomas in senile untreated Beagle bitches. *Arch Toxicol* 1980;**46**:287-93.

109. Hollander CF, Zurcher C, Broerse JJ. Tumorigenesis in high-dose total body irradiated rhesus monkeys — a life span study. *Toxicol Pathol* 2003;**31**:209-13.

110. Valerio MG. Comparative aspects of contraceptive steroids: effects observed in the monkey. *Toxicol Pathol* 1989;**17**:401-10.

111. Patel H, Bell D, Molokhia M, Srishanmuganathan J, Patel M, Car J, et al. Trends in hospital admissions for adverse drug reactions in England: analysis of national hospital episode statistics 1998-2005. *BMC Clin Pharmacol* 2007;**7**:9.

112. Wu TY, Jen MH, Bottle A, Molokhia M, Aylin P, Bell D, et al. Ten-year trends in hospital admissions for adverse drug reactions in England 1999-2009. *J R Soc Med* 2010;**103**:239-50.

113. Carrasco-Garrido P, de Andres LA, Barrera VH, de Miguel GA, Jimenez-Garcia R. Trends of adverse drug reactions related-hospitalizations in Spain (2001-2006). *BMC Health Serv Res* 2010;**10**:287.

114. Bornstein SR. Predisposing factors for adrenal insufficiency. *N Engl J Med* 2009;**360**:2328-39.

115. Vinson GP. Adrenocortical zonation and ACTH. *Microsc Res Tech* 2003;**61**:227-39.

116. Neville, A.M. O'Hare, M.J. Structure of the adult adrenal cortex. In: *The human adrenal cortex. Pathology and biology-an integrated approach*. Berlin: Springer-Verlag; 1982. p. 16-34.

117. Cryer PE. The adrenal medulla. In: James VTH, editor. *The adrenal gland*. New York: Raven Press; 1992. p. 465-89.

118. Gwynne JT, Strauss JF. The role of lipoproteins in steroidogenesis and cholesterol metabolism in steroidogenic glands. *Endocr Rev* 1982;**3**:299-329.

119. Temple TE, Liddle GW. Inhibitors of adrenal steroid biosynthesis. *Annu Rev Physiol* 1970;**10**:199-218.

120. Harvey PW, Everett DJ, Springall CJ. Adrenal toxicology: a strategy for assessment of functional toxicity to the adrenal cortex and steroiclogenesis. *J Appl Toxicol* 2007;**27**:103-15.

121. Ganjam VK, Campbell AL, Murphy BEP. Changing patterns of circulating corticosteroids in rabbits following prolonged treatment with ACTH. *Endocrinology* 1972;**91**:607-11.

122. Elliott ME, Alexander RC, Goodfriend TL. Aspects of angiotensin action in the adrenal. Key roles for calcium and phosphatidyl inositol. *Hypertension* 1982;**4**:52-8.

123. Tamaoki BI. Steroidogenesis and cell structure. Biochemical pursuit of sites of steroid synthesis. *J Steroid Biochem* 1973;**4**:89-118.

124. Nussdorfer GG. Cytophysiology of the adrenal zona glomerulosa. *Int Rev Cytol* 1980;**64**:307-69.

125. Nussdorfer GG. Cytophysiology of the adrenal cortex. *Int Rev Cytol* 1986;**98**:1-405.

126. Vinson GP, Hinson JP, Tóth IE. The neuroendocrinology of the adrenal cortex. *J Endocrinol* 1994;**6**:235-46.

127. Pignatelli D, Ferreira J, Vendeira P, Magalhaes MC, Vinson GP. Proliferation of capsular stem cells induced by ACTH in the rat adrenal cortex. *Endocr Res* 2002;**28**:683-91.

128. Vinson GP. Glornerulosa function and aldosterone synthesis in the rat. *Mol Cell Endocrinol* 2004;**217**:59-65.

129. Andreis PG, Neri G, Tortorella C, Aragona F, Rossi GP, Nussdorfer GG. Mechanisms transducing the aldosterone secretagogue signal of endothelins in the human adrenal cortex. *Peptides* 2002;**23**:561-6.

130. Nussdorfer GG, Rossi GP, Malendowicz LK, Mazzocchi G. Autocrine-paracrine endothelin system in the physiology

and pathology of steroid-secreting tissues. *Pharmacol Rev* 1999;**51**:403-37.

131. Dunn TB. Normal and pathologic anatomy of the adrenal gland of the adrenal gland of the mouse, including neoplasms. *J Natl Cancer Inst* 1970;**44**:1323-89.

132. Deacon CF, Mosley W, Jones IC. The X-zone of the mouse adrenal cortex of the Swiss albino strain. *Gen Comp Endocrinol* 1986;**61**:87-99.

133. Nyska A, Maronpot RR. Adrenal gland. In: Maronpot RR, Boorman GA, Gaul BW, editors. *Pathology of the mouse. Reference and atlas*. Vienna IL: Cache River Press; 1999. p.509-36.

134. Ohtaki S. Conspicuous sex difference in zona reticularis of the adrenal cortex of Syrian hamsters. *Lab Anim Sci* 1979;**29**:765-9.

135. Blazkovec AA, Orsini MW. Ontogenetic aspects of sexual dimorphism and the primary immune response to sheep erythrocytes in hamsters from pre-puberty through senescence. *Int Arch Allergy Appl Immunol* 1976;**50**:55-67.

136. Hummel KP. Accessory adrenal cortical nodules in the mouse. *Anat Rec* 1958;**132**:281-96.

137. Chamanza R, Marxfeld HA, Blanco AI, Naylor SW, Bradley AE. Incidences and range of spontaneous findings in control cynomolgus monkeys (Macaca fascicularis) used in toxicity studies. *Toxicol Pathol* 2010;**38**:642-57.

138. Strauss FH. The endocrine system. In: Riddell RH, editor. *Pathology of drug-induced and endocrine diseases*. New York: Churchill Livingston; 1982. p. 631-48.

139. Hutter AM, Kayhoe DE. Adrenal cortical carcinoma. Results of treatment with o,p0DDD in 138 patients. *Am J Med* 1966;**41**:581-92.

140. Kaminsky N, Luse S, Hartcroft P. Ultrastructure of adrenal cortex of the dog during treatment with DDD. *J Natl Cancer Inst* 1962;**29**:127-59.

141. Dominick MA, Bobrowski WA, MacDonald JR, Gough AW. Morphogenesis of a zone-specific adrenocortical cytotoxicity in guinea pigs administered PD 132301-2, an inhibitor of acyl-CoA: cholesterol acyltransferase. *Toxicol Pathol* 1993;**21**:54-62.

142. Yarrington JT. Chemically induced adrenal lesions. In: Jones TC, Mohr U, Hunt RD, editors. *Endocrine system, monograph on pathology of laboratory animals*. Berlin: Springer-Verlag; 1983. p. 69-75.

143. Tettenborn D. Toxicity of clotrimazole. *Postgrad Med J* 1974;(Suppl. 50):17-20.

144. Tachibana M, Noguchi Y, Monro AM. Toxicology of fluconazole in experimental animals. In: Fromtling RA, editor. *Recent trends in the discovery, development and evaluation of antifungal drugs*. Prous Science; 1987. p. 93-102.

145. Pont A, Williams PL, Loose DL, Feldman R, Reitz E, Bochra C, et al. Ketoconzole blocks adrenal steroid synthesis. *Ann Intern Med* 1982;**97**:370-2.

146. Mason JI, Murry BA, Olcott M, Sheets JJ. Imidazole antimycotics: inhibitors of steroid aromatase. *Biochem Pharmacol* 1985;**34**:1087-92.

147. Houston JB, Humphrey MJ, Matthew DE, Tarbit MH. Comparison of two azole antifungal drugs, ketoconazole and fluconazole, as modifiers of rat hepatic mono-oxygenase activity. *Biochem Pharmacol* 1988;**37**:401-8.

148. Allen JM, Kerle DJ, Ware H, Doble A, Williams G, Bloom SR. Combined treatment with ketoconazole and luteinizing hormone releasing hormone analogue: a novel approach to resistant progressive prostate cancer. *Br Med J* 1983;**287**:1766.

149. Janigan DT. Cytoplasmic bodies in the adrenal cortex of patients treated with spirolactone. *Lancet* 1963;**1**:850-2.

150. Corvol P, Claire M, Oblin ME, Geering K, Rossier B. Mechanism of the antimineralocorticoid effects of spiro-lactones. *Kidney Int* 1981;**20**:1-6.

151. Kovacs K, Horvath E, Singer W. Fine structure and morphogenesis of spironolactone bodies in the zona glomerulosa of the human adrenal cortex. *J Clin Pathol* 1973;**26**:949-57.

152. Aiba M, Suzuki H, Kageyama K, Murai M, Tazaki H, Abe O, et al. Spironolactone bodies in aldosteronomas and in the attached adrenals. Enzyme histochemical study of 19 cases of primary aldosteronism and a case of aldosteronism due to diffuse hyperplasia of the zona glomerulosa. *Am J Pathol* 1981;**103**:404-10.

153. Fisher ER, Horvat B. Experimental production of so-called spironolactone bodies. *Arch Pathol* 1971;**91**:471-8.

154. Schardein JL, Patton GR, Lucas JA. The microscopy of 'brown degeneration' in the adrenal gland of the mouse. *Anat Rec* 1967;**159**:291-309.

155. Highman B, Norvell MJ, Schellenberger TE. Pathological changes in female C3H mice continuously fed diets containing diethylstibestrol or 17b-estradiol. *J Environ Pathol Toxicol* 1977;**1**:1-30.

156. Dillberger JE, Cronin NS, Carr GJ. Prednisone is not a

mouse carcinogen. *Toxicol Pathol* 1992;**20**:18-26.

157. Nickerson PA. Adrenal cortex in retired breeder Mongolian gerbils (Meriones unguiculatus) and golden hamsters (Mesocricetus auratus). Ultrastructural alterations in the zona reticularis. *Am J Pathol* 1979;**95**:347-58.

158. Koneff AA, Simpson ME, Evans HM. Effects of chronic administration of diethylstibestrol on the pituitary and other endocrine organs of hamsters. *Anat Rec* 1946;**94**:169-95.

159. Mazzocchi G, Nussdorfer GG. Long-term effects of captopril on the morphology of normal rat adrenal zona glomerula. *Exp Clin Endocrinol* 1984;**84**:148-52.

160. Mazzocchi G, Robba C, Rebuffat P, Nussdorfer GG. Effects of sodium repletion and timolol maleate adminis-tration on the zona glomerulosa of the rat adrenal cortex: an electron microscopic morphometric study. *Endokrinologie* 1982;**79**:81-8.

161. Nussdorfer GG, Neri G, Belloni AS, Mazzocchi G, Rebuffat P, Robba C. Effects of ACTH on the zona glomerulosa of sodium-loaded timolol maleate-treated rats: stereology and plasma hormone concentrations. *Acta Endocrinol* 1982;**99**:256-62.

162. Abbott EC, Monkhouse FC, Steiner JW, Laidlaw JC. Effects of sulfated mucopolysaccharide (RO1-8307) on the zona glomerulosa of the rat adrenal gland. *Endocrinology* 1966;**78**:651-4.

163. Mazzocchi G, Rebuffat P, Nussdorfer GG. Atrial atriuretic factor (ANF) inhibits the growth and the secretory activity of rat adrenal zona glomerulosa in vivo. *J Steroid Biochem* 1987;**28**:643-6.

164. Bloodworth Jr JMB. The adrenal. In: Sommers SC, editor. *Endocrine pathology decennial 1966-1975*. New York: Appleton-Century-Crofts; 1975. p. 391-411.

165. Miller GK, Valerio MG, Pino MV, Larson JL, Viau A, Hamelin N, et al. Chronic effects of the novel glucocor-ticosteroid RPR 106541 administered to beagle dogs by inhalation. *Toxicol Pathol* 2000;**28**:226-36.

166. McNicol AM, Kubba MA, Stewart CJR. The morphological effects of dexamethasone on the pituitary-adrenal axis of the rat — a quantitative study. *Am J Pathol* 1988;**154**:181-6.

167. Malendowicz LK. Comparative studies on the effects of aminoglutethimide, metopirone, ACTH and hydrocortisone on the adrenal cortex of adult male rats. II. Histological and histochemical studies. *Endokrinologie* 1973;**61**:75-93.

168. Magalhaes MM, Magalhaes M, Gomes ML, Hipolito-Reis C, Serra TAM. A correlated morphological and biochemical

study on rat adrenal steroidogenesis. *Eur J Cell Biol* 1987;**43**:247-53.

169. Anon. Toxicology and carcinogenesis studies of androstenedione (CAS No. 63-05-8) in F344/N Rats and B6C3F1 Mice (Gavage Studies). In: *National toxicology program techical report 1192*. Reseach Triangle Park: National Toxicology Program; 2010.

170. Laroque P, Duprat P, Hollander CF. Neoplasia and preneoplasia of the adrenal glands. In: Bannasch P, Gössner W, editors. *Pathology of neoplasia and preneoplasia in rodents. Eulep color atlas*, vol. 2. Stuttgart: Schattauer; 1997.

171. Chvédoff M, Clarke MR, Irisarri E, Faccini JM, Monro AM. Effects of housing conditions on food intakes, body weight and spontaneous lesions in mice. A review of the literature and results of an 18-month study. *Food Chem Toxicol* 1980;**18**:517-22.

172. Johnsen IK, Slawik M, Shapiro I, Hartmann MF, Wudy SA, Looyenga BD, et al. Gonadectomy in mice of the inbred strain CE/J induces proliferation of sub-capsular adrenal cells expressing gonadal marker genes. *J Endocrinol* 2006;**190**:47-57.

173. Carney JA. Unusual tumefactive spindle-cell lesions in the adrenal glands. *Hum Pathol* 1987;**18**:980-5.

174. Bates RW, Milkovic S, Garrison MM. Effects of prolactin, growth hormone and ACTH, alone and in combination, upon organ weights and adrenal function in normal rats. *Endocrinology* 1964;**74**:714-23.

175. Harvey PW, Sutcliffe C. Adrenocortical hypertrophy: establishing cause and toxicological significance. *J Appl Toxicol* 2010;**30**:617-26.

176. Alfano J, Pederson RC, Kramer RE, Brownie AC. Cholesterol metabolism in the rat adrenal cortex: acute tem-poral changes following stress. *Can J Biochem Cell Biol* 1983;**61**:708-13.

177. Symington TS. The adrenal cortex. In: Symington TS, editor. *The functional pathology of the human adrenal gland. Part II*. Edinburgh: Livingstone; 1969. p. 3-216.

178. Merry BJ. Mitochondrial structures in the rat adrenal cortex. *J Anat* 1975;**119**:611-8.

179. Polito A, Lorin de la Grandmaison G, Mansart A, Louiset E, Lefebvre H, Sharshar T, et al. Human and experimental septic shock are characterized by depletion of lipid droplets in the adrenals. *Intensive Care Med* 2010;**36**:1852-8.

180. Pellegrini A, Grieco M, Materazzi G, Gesi M, Ricciardi MP.

Stress-induced morphohistochemical and functional changes in rat adrenal cortex, testis and major salivary glands. *Histochem J* 1998;**30**:695-701.

181. Suleman MA, Wango E, Farah IO, Hau J. Adrenal cortex and stomach lesions associated with stress in wild male African green monkeys (Cercopithecus aethiops) in the post-capture period. *J Med Primatol* 2000;**29**:338-42.

182. Tortorella C, Guidolin D, Petrelli L, De Toni R, Milanesi O, Ruga E, et al. Prolonged zidovudine administration induces a moderate increase in the growth and steroidogenic capacity of the rat adrenal cortex. *Int J Mol Med* 2009;**23**:799-804.

183. Carson KA, Hanker JS, Kirshner N. The adrenal medulla of the diabetic mouse (C57BL/KsJ, db/db): biochemical and morphological changes. *Comp Biochem Physiol* 1982;**72A**:279-85.

184. Illera JC, Silvan G, Blass A, Martinez MM, Illera M. The effect of clenbuterol on adrenal function in rats. *Analyst* 1998;**123**:2521-4.

185. Arrigoni-Martelli E, Finucane J. Pinacidil. In: Scriabine A, editor. *New drugs annual: cardiovascular drugs*, vol. 3. New York: Raven Press; 1985.

186. Rebuffat P, Mazzocchi G, Nussdorfer GG. Effect of long-term inhibition of hydroxy-methylglutaryl coenzyme A reductase by mevinolin on the zona fasciculata of rat adrenal cortex. A combined morphometric and biochemical study. *Virchows Arch B Cell Pathol* 1987;**54**:67-72.

187. Mazzocchi G, Robba C, Meneghelli V, Nussdorfer GG. Effects of ACTH and aminoglutethimide administration on the morphological and functional responses of rat adrenal zona fasciculata to a prolonged treatment with 4-aminopyrazolo-pyrimidine. *J Anat* 1987;**154**:55-61.

188. Zak F. Lipid hyperplasia, adrenal cortex rat. In: Jones TC, Mohr U, Hunt RD, editors. *Endocrine system*. Berlin: Springer-Verlag; 1983. p. 80-4.

189. Schwarz W, Suchowsky GK. Die Wirkung von Mefopiron und Amphenon B auf die Nebenniernninde der Ratte. *Virchows Arch A Pathol Anat Histopathol* 1963;**334**:270-8.

190. Kovacs K, Blascheck JA, Yeghiayan E, Hatakeyama S, Gardell C. Adrenocortical lipid hyperplasia induced in rats by aniline. A histologic and electron microscopic study. *Am J Pathol* 1971;**62**:17-34.

191. Camacho AM, Brough AJ, Cash R, Wilroy RS. Adrenal toxicity associated with the administration of an anti-convulsant drug. *J Paediatr* 1966;**68**:852-3.

192. Givens JR, Coleman S, Britt L. Anatomical changes is produced in the human adrenal cortex by aminoglutethimide. *Clin Res* 1968;**16**:441.

193. Marek J, Thoenes W, Motlik K. Lipoide transformation der mitochondrien in Nebennierenrindenzellen nach aminoglutathimid (Elipten Ciba). *Virchows Arch B Cell Pathol* 1970;**6**:116-31.

194. Marek J, Motlik K. Ultrastructure of acute adenocortical damage due to aminoglutethimide (Elipten Ciba) in rats. *Virchows Arch B Cell Pathol* 1978;**27**:173-88.

195. Motlik K, Marek J, Starka L. The influence of aminoglutethimide (Elipten Ciba) on the morphology and function of rat female adrenal cortex in a short-term experiment. *Acta Univ Carol Med* 1978;**24**:131-50.

196. Marek J, Motlik K. Ultrastructural changes of the adrenal cortex in Cushing's syndrome treated with amino-glutethimide (Elipten Ciba). *Virchows Arch B Cell Pathol* 1975;**18**:145-56.

197. Starka L, Motlik K. The influence of injected aminoglutethimide on the morphology of rat adrenal cortex and adrenal metabolism of progesterone. *Endocrinologie* 1971;**58**:75-86.

198. Goldman AS. Production of congenital lipoid adrenal hyperplasia in rats and inhibition of cholesterol side-chain cleavage. *Endocrinol Metab Clin North Am* 1970;**86**:1245-51.

199. Robba C, Mazzocchi G, Gottardo G, Meneghelli V, Nussdorfer GG. Effects of prolonged treatement with cya-noketone on the zona fasciculata of rat adrenal cortex. A combined morphometric and biochemical study. *Cell Tissue Res* 1987;**250**:599-605.

200. Zayed I, Van Esch E, McConnell RF. Systemic and histopathologic changes in beagle dogs after chronic daily oral administration of synthetic (ethinyl estradiol) or natural (estradiol) estrogens, with special reference to the kidney and thyroid. *Toxicol Pathol* 1998;**26**:730-41.

201. Mazzocchi G, Robba C, Rebuffat P, Nussdorfer GG. Effects of prolactin administration on the zona glomerulosa of the rat adrenal cortex: stereology and plasma hormone concentration. *Acta Endocrinol* 1986;**111**:101-5.

202. Scriabine A, Battye R, Hoffmeister F, Kazda S, Towart R, Garthoff B, et al. Nimodipine. In: Scriabine A, editor. *New drugs annual: cardiovascular drugs*, vol. 3. New York: Raven Press; 1985. p. 197-218.

203. Hoffmann K. Toxicological studies with nitrendipine. In: Scriabine A, Vanov S, Deck K, editors. *Nitrendipine*. Baltimore: Urban and Schwarzenberg; 1984. p. 25-32.

204. McAllister Jr RG, Hamann SR, Piascik MT. Aspects of the clinical pharmacology of verapamil, a calcium-entry antagonist. *Biopharma Drug Dispos* 1983;**4**:203-11.

205. Millar JA, Struthers AD. Calcium antagonists and hormone release. *Clin Sci* 1984;**66**:249-55.

206. Nyska A, Waner T, Shapira S, Skutelski E, Galiano A, Dayan D. Thickening of the adrenal zona glomerulosa in dogs induced by oxodipine, a calcium channel blocker. *Toxicol Pathol* 1992;**20**:549-55.

207. Appleby EC, Sohrabi-Haghdoost I. Cortical hyperplasia of the adrenal gland in the dog. *Res Vet Sci* 1980;**29**:190-7.

208. Dobbie JW. Adrenocortical nodular hyperplasia: the aging adrenal. *Am J Pathol* 1969;**99**:1-18.

209. Bornstein SR, Stratakis CA, Chrousos GP. Adrenocortical tumors: recent advances in basic concepts and clinical management. *Ann Intern Med* 1999;**130**:759-71.

210. Neville AM. The nodular adrenal. *Investig Cell Pathol* 1978;**1**:99-111.

211. Kaspareit J, Friderichs-Gromoll S, Buse E, Habermann G. Spontaneous neoplasms observed in cynomolgus monkeys (Macaca fascicularis) during a 15-year period. *Exp Toxicol Pathol* 2007;**59**:163-9.

212. Greaves P, Rabemampianina Y. Choice of rat strain: a comparison of the general pathology and the tumour incidence in 2-year old Sprague-Dawley and Long-Evans rats. *Arch Toxicol* 1982;(Suppl. 5):298-303.

213. Wexler BC. Correlation of adrenocortical histopathology with arteriosclerosis in breeder rats. *Acta Endocrinol* 1964;**46**:613-31.

214. Strickland JE, Saviolakis GA, Weislow OS, Allen PT, Hellman A, Fowler AK. Spontaneous adrenal tumors in the aged, ovariectomized NIH Swiss mouse enhanced retrovirus expression. *Cancer Res* 1980;**40**:3570-5.

215. Zak F. Nodular cortical hyperplasia, adrenal thymectomized mouse. In: Jones TC, Mohr U, Hunt RD, editors. *Endocrine system*. Berlin: Springer-Verlag; 1983. p. 75-80.

216. Birt DF, Pour PM. Interaction of dietary fat and protein in spontaneous diseases of Syrian golden hamsters. *J Natl Cancer Inst* 1985;**75**:127-33.

217. Patterson, D.R., Hamlin, M.H., Hottendorf, G.H., Gough, A. Brown, W.R. Proliferative lesions of the adrenal glands in rats. In: *Guides for toxicologic pathology*. Washington DC: STP/ARP/AFIP; 1995.

218. Nussdorfer GG. Paracrine control of the adrenal cortical function by medullary chromaffin cells. *Pharmacol Rev* 1996;**48**:495-530.

219. Neville AM. The adrenal medulla. In: Symington T, editor. *Functional pathology of the human adrenal gland. Part II.* Edinburgh: Livingstone; 1969. p. 219-324.

220. Boelsterli UA, Cruz-Orive L-M, Zbinden G. Morphometric and biochemical analysis of adrenal medullary hyperplasia induced by nicotine in rats. *Arch Toxicol* 1984;**56**:113-6.

221. Pace V, Perentes E, Germann P-G. Pheochromocytoma and ganglioneuromas in the aging rats: morphological and immunohistochemical characterization. *Toxicol Pathol* 2002;**30**:492-500.

222. Tischler AS, DeLellis RA. The rat adrenal medulla. I. The normal adrenal. *J Am Coll Toxicol* 1988;**7**:1-19.

223. Tischler AS, DeLellis RA, Perlman RL, Allen JM, Costopoulos D, Lee YC, et al. Spontaneous proliferative lesions of the adrenal medulla in aging Long-Evans rats. Comparison to PC12 cells, small granule-containing cells, and human adrenal medullary hyperplasia. *Lab Invest* 1985;**53**:486-98.

224. Tischler AS, Sheldon W, Gray R. Immunohistochemical and morphological characterization of spontaneously occurring pheochromocytomas in the aging mouse. *Vet Pathol* 1996;**33**:512-20.

225. Tischler AS. Triple immunohistochemical staining for bromodeoxyuridine and catecholamine biosynthetic enzymes using microwave antigen retrieval. *J Histochem Cytochem* 1995;**43**:1-4.

226. Tischler AS, Powers AS, Shahsavari JF, Ziar J, Tsokas P, Downing J, et al. Comparative studies of chromaffin cell proliferation in the adrenal medulla of rats and mice. *Fundam Appl Toxicol* 1997;**35**:216-20.

227. North RA, Egan TM. Actions and distributions of opioid peptides in peripheral tissues. *Br Med Bull* 1983;**39**:71-5.

228. McComb DJ, Kovacs K, Horner HC, Gallagher GT, Schwedes U, Usadel KH, et al. Cysteamine-induced adrenocortical necrosis in rats. *Exp Mol Pathol* 1981;**35**:422-34.

229. McDougald LR, Roberson EL. Antiprotozoan drugs. In: Booth NH, McDonald LE, editors. *Veterinary pharmacology and therapeutics*. Ames: Iowa State University Press; 1988. p. 950-68.

230. Chen-Pan C, Yamamoto Y, Sakogawa T, Yamada J, Hayashi Y. Prompt recovery of damaged adrenal medullae induced by salinomycin. *Toxicol Pathol* 1999;**27**:563-72.

231. Boelsterli UA, Zbinden G. Early biochemical and morphological changes of the rat adrenal medulla induced

by xylitol. *Arch Toxicol* 1985;**57**:25-30.

232. Powers JF, Brachold JM, Ehsani SA, Tischler AS. Up-regulation of ret by reserpine in the adult rat adrenal medulla. *Neuroscience* 2005;**132**:605-12.

233. Hollander CF, Snell KC. Tumours of the adrenal gland. In: Turusov VS, editor. *Pathology of tumours in laboratory animals, vol. 1. tumours of the rat. Part 2.* Lyon: International Agency for Research on Cancer; 1976. p. 273-93.

234. Roe FJC, Bär A. Enzootic and epizootic adrenal medullary proliferative disease of rats: influence of dietary factors which affect calcium absorption. *Hum Toxicol* 1985;**4**:27-52.

235. Gosney JR. Adrenal corticomedullary hyperplasia in hypobaric hypoxia. *Am J Pathol* 1985;**146**:59-64.

236. Gillman J, Gilbert C, Spence I. Pheochromocytoma in the rat. Pathogenesis and collateral reactions and its relation to comparable tumors in man. *Cancer* 1953;**6**:494-511.

237. Bosland MC, Bär A. Some functional characteristics of adrenal medullary tumors in aged male Wistar rats. *Vet Pathol* 1984;**21**:129-40.

238. Reznik G, Ward JM, Reznik-Schü ller H. Ganglioneuromas in the adrenal medulla of F344 rats. *Vet Pathol* 1980;**17**:614-21.

239. Martinez MJ, Mog SR. Spontaneous complex pheochromocytoma in a Fischer 344 rat. *Vet Pathol* 2001;**38**:470-3.

240. Majeed SK, Harling SM. Malignant pheochromocytoma with widespread metastases in the rat. *J Comp Pathol* 1986;**96**:575-80.

241. Chvédoff M, Faccini JM, Gregory MH, Hull RM, Monro AM, Perraud J, et al. The toxicology of the schistosomicidal agent oxamnaquine. *Drug Dev Res* 1984;**4**:229-35.

242. Haseman JK, Hailey JR, Morris RW. Spontaneous neoplasm incidences in Fischer 344 rats and B6C3F1 mice in two-year carcinogenicity studies: a National Toxicology Program update. *Toxicol Pathol* 1998;**26**:428-41.

243. Mahler JF, Stokes W, Mann PC, Takaoka M, Maronpot RR. Spontaneous lesions in aging FVB/N mice. *Toxicol Pathol* 1996;**24**:710-6.

244. Hill GD, Pace V, Persohn E, Bresser C, Haseman JK, Tischler AS, et al. A comparative immunohistochemical study of spontaneous and chemically induced pheochromocytomas in B6C3F1 mice. *Endocr Pathol* 2003;**14**:81-91.

245. Greim H, Hartwig A, Reuter U, Richter-Reichhelm HB, Thielmann HW. Chemically induced pheochromocytomas in rats: mechanisms and relevance for human risk assessment. *Crit Rev Toxicol* 2009;**39**:695-718.

246. Tischler AS, DeLellis RA. The rat adrenal medulla. II. Proliferative lesions. *J Am Coll Toxicol* 1988;**7**:23-41.

247. Cheng L. Pheochromocytoma in rats: incidence, etiology, morphology and functional activity. *J Environ Pathol Toxicol* 1980;**4**:219-28.

248. McMartin DN, Sahota PS, Gunson DE, Hsu HH, Spaet RH. Neoplasms and related proliferative lesions in control Sprague-Dawley rats from carcinogenicity studies. Historical data and diagnostic considerations. *Toxicol Pathol* 1992;**20**:212-25.

249. Nyska A, Haseman JK, Hailey JR, Smetana S, Maronpot RR. The association between severe nephropathy and pheochromocytoma in the male F344 rat-the National Toxicology Program experience. *Toxicol Pathol* 1999;**27**:456-62.

250. Haseman JK, Ney E, Nyska A, Rao GN. Effect of diet and animal care/housing protocols on body weight, survival, tumor incidences, and nephropathy severity of F344 rats in chronic studies. *Toxicol Pathol* 2003;**31**:674-81.

251. Kurokawa Y, Hayashi Y, Maekawa A, Takahashi M, Kukubo T. High incidences of pheochromocytomas after long-term administration of retinol acetate to F344/Du Crj rats. *J Natl Cancer Inst* 1985;**74**:715-23.

252. Tischler AS, Powers JF, Downing JC, Riseberg JC, Shahsavari M, Ziar J, et al. Vitamin D-3, lactose, and xylitol stimulate chromaffin cell proliferation in the rat adrenal medulla. *Toxicol Appl Pharmacol* 1996;**140**:115-23.

253. Tischler AS, Powers JF, Pignatello M, Tsokas P, Downing JC, McClain RM. Vitamin D-3-induced proliferative lesions in the rat adrenal medulla. *Toxicol Sci* 1999;**51**:9-18.

254. Mosher AH, Kircher CH. Proliferative lesions of the adrenal medulla in rats treated with zomepirac sodium. *J Am Coll Toxicol* 1985;**7**:83-91.

255. Anon. *Bioassay of reserpine for possible carcinogenicity.* National Technical Information Service Publication, PB 80/217920. National Cancer Institute; 1979. p. 1-41.

256. Diener RM. Case history. Pheochromocytomas and reserpine: review of carcinogenicity bioassay. *J Am Coll Toxicol* 1988;**7**:95-105.

257. Tischler AS, Ziar J, Downing JC, McClain RM. Sustained stimulation of rat adrenal chromaffin cell proliferation by reserpine. *Toxicol Appl Pharmacol* 1995;**135**:254-7.

258. Moon HD, Simpson ME, Li CH, Evans HM. Neoplasms

in rats treated with pituitary growth hormone. II. Adrenal glands. *Cancer Res* 1950;**10**:364-70.

259. Bär A. Sugars and adrenomedullary proliferative lesions: the effects of lactose and various polyalcohols. *J Am Coll Toxicol* 1988;**7**:71-81.

260. Minor RK, Smith DL Jr., Sossong AM, Kaushik S, Poosala S, Spangler EL, et al. Chronic ingestion of 2-deoxyD-glucose induces cardiac vacuolization and increases mortality in rats. *Toxicol Appl Pharmacol* 2010;**243**:332-9.

261. Eranko O. Nodular hyperplasia and increase of noradrenaline content in the adrenal medulla of nicotine-treated rats. *Acta Pathol Microbiol Scand* 1955;**36**:210-8.

262. Warren S, Grozdev L, Gates O, Chute RN. Radiation-induced adrenal medullary tumors in the rat. *Arch Pathol* 1966;**82**:115-8.

263. Sporn MB, Roberts AB. Role of retinoids in differentiation and carcinogenesis. *Cancer Res* 1983;**43**:3034-40.

264. Kamm JJ. Toxicology, carcinogenicity, and teratogenicity of some orally administered retinoids. *J Am Acad Dermatol* 1982;**6**:652-9.

265. Anon. Toxicology and Carcinogenesis Studies of 4-Hexylresorcinol (Cas No. 136-77-6) in F344/N Rats and B6C3F₁ Mice (Gavage Studies). In: *National toxicology program techical report 1-192*. Reseach Triangle Park: National Toxicology Program; 1988.

266. Zarrin K, Hanichen T. Comparative histopathological study of the canine thyroid gland in London and Munich. *J Small Anim Pract* 1974;**15**:329-42.

267. Chow SY, Jee WS, Taylor GN, Woodbury DM. Radioautographic studies of inulin, sulfate and chloride in rat and guinea pig thyroid glands. *Endocrinology* 1965;**77**:818-24.

268. Chow SY, Woodbury DM. Studies on the stromal, luminal and cellular compartments of the thyroid. *Endocrinology* 1965;**77**:825-40.

269. Chow SY, Woodbury DM. Kinetics of distribution of radioactive perchlorate in rat and guinea pig thyroid glands. *J Endocrinol* 1970;**47**:207-18.

270. Sawano F, Fujita H. Some findings on the cytochemistry of the thyroid follicle epithelial cell in rats and mice. *Arch Histol Jpn* 1981;**44**:439-52.

271. Doniach I. The structure of the thyroid gland. *J Clin Pathol* 1967;**20**:309-17.

272. DeLellis RA, May L, Tashjian AH, Wolfe HJ. C-cell granule heterogeneity in man. An ultrastructural immunocytochemical study. *Lab Invest* 1978;**38**:263-9.

273. DeLellis RA, Nunnemacher G, Bitman WR, Gagel RF, Jashjian AH, Blount M, et al. C-cell hyperplasia and medullary thyroid carcinoma in the rat. An immunohistochemical and ultrastructural analysis. *Lab Invest* 1979;**40**:140-54.

274. Kameda Y. Distribution of C-cells in monkey thyroid-glands as studied by the immunoperoxidase method using anti-calcitonin and anti-C-thyroglobulin antisera. *Arch Histol Jpn* 1983;**46**:221-8.

275. Knudsen LB, Madsen LW, Andersen S, Almholt K, de Boer AS, Drucker DJ, et al. Glucagon-like peptide-1 receptor agonists activate rodent thyroid C-cells causing calcitonin release and C-cell proliferation. *Endocrinology* 2010;**151**:1473-86.

276. Kameda Y. Coexpression of vimentin and 19s-thyroglobulin in follicular cells Located in the C-cell complex of dog thyroid-gland. *J Histochem Cytochem* 1995;**43**:1097-106.

277. DeLellis RA, Wolfe HJ, Mohr U. Medullary thyroid carcinoma in the Syrian golden hamster: an immunocytochemical study. *Exp Pathol* 1987;**31**:11-6.

278. Zeytinoglu FN, Gagel RF, DeLellis RA, Wolfe HJ, Tashjian AH, Hammer RA, et al. Clonal strains of rat medullary thyroid carcinoma cells that produce neurotensin and calcitonin. Functional and morphological studies. *Lab Invest* 1983;**49**:453-9.

279. Zabel M, Surdyk J, Biela-Jacek I. Immunocytochemical studies on thyroid parafollicular cells in postnatal development of the rat. *Acta Anat* 1987;**130**:251-6.

280. Pilling A, Jones S, Turton J. Expression of somatostatin mRNA and peptides in C-cell tumours of the thyroid gland in Han Wistar rats. *Int J Exp Pathol* 2004;**85**:13-23.

281. Guzman RE, Radi ZA. Chronic lymphocytic thyroiditis in a cynomolgus macaque (Macaca fascicularis). *Toxicol Pathol* 2007;**35**:296-9.

282. Michels AW, Eisenbarth GS. Immunologic endocrine disorders. *J Allergy Clin Immunol* 2010;**125**:S226-37.

283. Pearce EN, Farwell AP, Braverman LE. Thyroiditis. *N Engl J Med* 2003;**348**:2646-55.

284. Li YQ, Nishihara E, Kakudo K. Hashimoto's thyroiditis: old concepts and new insights. *Curr Opin Rheumatol* 2011;**23**:102-7.

285. Aichinger G, Fill H, Wick G. In situ immune complexes, lymphocyte subpopulations, and HLA-DR-positive epithelial cells in Hashimoto thyroiditis. *Lab Invest* 1985;**52**:132-40.

286. Kabel PJ, Voorbij HAM, De Haan M, Van Der Gaag RD,

Drexhage HA. Intrathyroid dendritic cells. *J Clin Endocrinol Metab* 1988;**66**:199-207.

287. Albert LJ, Inman RD. Mechanisms of disease: molecular mimicry and autoimmunity. *N Engl J Med* 1999;**341**:2068-74.

288. Stassi G, De Maria R. Autoimmune thyroid disease: new models of cell death in autoimmunity. *Nat Rev Immunol* 2002;**2**:195-204.

289. Tucker WE. Thyroiditis in a group of laboratory dogs. *Am J Clin Pathol* 1962;**38**:70-4.

290. Schaffner J-C. Lymphocytic thyroiditis in beagle dogs. *Arch Toxicol* 1988;(Suppl. 12):110-3.

291. Musser E, Graham WR. Familial occurrence of thyroiditis in purebred beagles. *Lab Anim Care* 1968;**18**:58-68.

292. Gosselin SJ, Capen CC, Martin SL. Histologic and ultra-structural evaluation of thyroid lesions associated with hypothyroidism in dogs. *Vet Pathol* 1981;**18**:299-309.

293. Conaway DH, Padgett GA, Bunton TE, Nachreiner R, Hauptman J. Clinical and histological features of primary progressive, familial thyroiditis in a colony of borzoi dogs. *Vet Pathol* 1985;**22**:439-46.

294. Fritz TE, Zeman RC, Zelle MA. Pathology and familial incidence of thyroiditis in a closed beagle colony. *Exp Mol Pathol* 1970;**12**:14-30.

295. Silverman DA, Rose NR. Neonatal thymectomy increases incidence of spontaneous and methylcholanthrene-enhanced thyroiditis in rats. *Science* 1974;**184**:162-3.

296. Yanagisawa M, Hara Y, Satoh K, Tanikawa T, Sakatsume Y, Katayama S, et al. Spontaneous autoimmune thyroiditis in Bio Breeding/Worcester (BB/W) rats. *Endocrinol Jpn* 1986;**33**:851-61.

297. Wright JR, Senhauser DA, Yates AJ, Sharma HM, Thibert P. Spontaneous thyroiditis in BB Wistar diabetic rats. *Vet Pathol* 1983;**20**:522-30.

298. Pettersson A, Wilson D, Daniels T, Tobin S, Jacobs HJ, Lander ES, et al. Thyroiditis in the BB rat is associated with lymphopenia but occurs independently of diabetes. *J Autoimmun* 1995;**8**:493-505.

299. Rasooly L, Burek CL, Rose NR. Iodine-induced autoimmune thyroiditis in NOD-H-2(h4) mice. *Clin Immunol Immunopathol* 1996;**81**:287-92.

300. Rose NR, Rasooly L, Saboori AM, Burek CL. Linking iodine with autoimmune thyroiditis. *Environ Health Perspect* 1999;**107**:749-52.

301. Vladutiu AO. Experimental autoimmune-thyroiditis in mice chronically treated from birth with anti-IgM antibodies. *Cell Immunol* 1989;**121**:49-59.

302. Rose NR. The thyroid gland as source and target of auto-immunity. *Lab Invest* 1985;**52**:117-9.

303. Silverman DA, Rose NR. Spontaneous and methylcholanthrene-enhanced thyroiditis in BUF rats. II Induction of experimental autoimmune thyroiditis without complete Freund's adjuvent. *J Immunol* 1975;**114**:148-50.

304. Penhale WJ, Farmer A, McKenna RP, Irvine WJ. Spontaneous thyroiditis in thymectomized and irradiated Wistar rats. *Clin Exp Immunol* 1973;**15**:225-36.

305. Mizukami Y, Michigishi T, Nonomura A, Nakamura S, Noguchi M, Takazakura E. Histological features of the thyroid-gland in a patient with lithium-induced thyrotoxicosis. *J Clin Pathol* 1995;**48**:582-4.

306. Miller KK, Daniels GH. Association between lithium use and thyrotoxicosis caused by silent thyroiditis. *Clin Endocrinol* 2001;**55**:501-8.

307. Lazarus JH. Lithium and thyroid. *Best Pract Res Clin Endocrinol Metabol* 2009;**23**:723-33.

308. Tsang W, Houlden RL. Amiodarone-induced thyrotoxicosis: a review. *Can J Cardiol* 2009;**25**:421-4.

309. Basaria S, Cooper DS. Amiodarone and the thyroid. *Am J Med* 2005;**118**:706-14.

310. Brennan MD, Van Heerden JA, Carney JA. Amiodarone-associated thyrotoxicosis (AAT): experience with surgical management. *Surgery* 1987;**102**:1062-7.

311. Smyrk TC, Goellner JR, Brennan MD, Carney JA. Pathology of the thyroid in amiodarone-associated thyro-toxicosis. *Am J Surg Pathol* 1987;**11**:197-204.

312. Anon. Amiodarone and the thyroid: the Janus response. *Lancet* 1987;**2**:24-5.

313. Kitchen DN, Todd GC, Meyers DB, Paget C. Rat lymphocytic thyroiditis associated with ingestion of an immunosuppressive compound. *Vet Pathol* 1979;**16**:722-9.

314. Bloom JC, Thiem PA, Morgan DG. The role of conventional pathology and toxicology in evaluating the immunotoxic potential of xenobiotics. *Toxicol Pathol* 1987;**15**:283-93.

315. Rikihisa Y, Lin YC. Effect of gossypol on the thyroid in young rats. *J Comp Pathol* 1989;**100**:411-7.

316. Benitz KF, Roberts GKS, Yusa A. Morphologic effects of minocycline in laboratory animals. *Toxicol Appl Pharmacol* 1967;**11**:150-70.

317. Attwood HD, Dennett X. A black thyroid and minocycline treatment. *Br Med J* 1976;**2**:1109-10.

318. Saul SH, Dekker A, Lee RE, Breitfeld V. The black thyroid:

its relation to minocycline use in man. *Arch Pathol Lab Med* 1983;**107**:173-7.

319. Reid JD. The black thyroid associated with minocycline therapy. A local manifestation of a drug-induced lysosomal/substrate disorder. *Am J Clin Pathol* 1983;**79**:738-46.

320. Gordon G, Sparano BM, Kramer AW, Kelly RG, Tropoulos MJ. Thyroid gland pigmentation and minocycline therapy. *Am J Pathol* 1984;**117**:98-109.

321. Medeiros LJ, Federman M, Silverman ML, Balogh K. Black thyroid associated with minocycline therapy. *Arch Pathol Lab Med* 1984;**108**:268-9.

322. Landas SK, Schelper RL, Tio FO, Turner JW, Moore KC, Bennett-Gray J. Black thyroid syndrome: exaggeration of a normal process? *Am J Pathol* 1986;**85**:411-8.

323. Kelly RG, Kanegis LA. Metabolism and tissue distribution of radio-isotopically labelled minocycline. *Toxicol Appl Pharmacol* 1967;**11**:171-83.

324. Tajima K, Miyagawa J-I, Nakajima H, Shimizu M, Katayama S, Mashita K, et al. Morphological and biochemical studies on minocycline-induced black thyroid in rats. *Toxicol Appl Pharmacol* 1985;**81**:393-400.

325. Kurosumi M, Fujita H. Fine structural aspects on the fate of rat black thyroids induced by minocycline. *Virchows Arch B Cell Pathol* 1986;**51**:207-13.

326. Fenske NA, Millns JL, Greer KE. Minocycline-induced pigmentation at sites of cutaneous inflammation. *JAMA* 1980;**244**:1103-6.

327. McGrae JD, Zelickson AS. Skin pigmentation secondary to minocycline therapy. *Arch Dermatol* 1980;**116**:1262-5.

328. White SW, Besanceney C. Systemic pigmentation from tetracycline and minocycline therapy. *Arch Dermatol* 1983;**119**:1-2.

329. Sayers AC, Amsler HA. Clozapine. In: Goldberg ME, editor. *Pharmacological and biochemical properties of drug substances*, vol. 1. American Pharmaceutical Association, Academy of Pharmaceutical Science; 1977. p. 1-31.

330. Freed, L.M. *Quetiapine fumarate (Seroquel®) pharmacology and toxicology review*. NDA 20-639. Rockville MD: Food and Drug Administration Center for Drug Evaluation and Review; 1997.

331. Todd GC. Induction and reversibility of thyroid proliferative changes in rats given an antithyroid compound. *Vet Pathol* 1986;**23**:110-7.

332. Botts, S., Jokinen, M.P., Isaacs, K.R., Meuten, D.J. Tanaka, N. Proliferative lesions of the thyroid and parathyroid glands. In: *Guides for toxicologic pathology*. Washington DC: STP/ARP/AFIP; 1991.

333. Heath JE, Littlefield NA. Morphological effects of subchronic oral sulphamethazine administration on Fischer 344 and B6C3F1 mice. *Toxicol Pathol* 1984;**12**:3-9.

334. Livingstone RS, Franklin CL, Lattimer JC, Dixon RS, Riley LK, Hook RR, et al. Evaluation of hyperplastic goiter in a colony of Syrian hamsters (Mesocricetus auratus). *Lab Anim Sci* 1997;**47**:346-50.

335. Price SC, Chescoe D, Grasso P, Wright M, Hinton RH. Alterations in the thyroids of rats treated for long periods with di-(2-ethylhexyl) phthalate or with hypolipidaemic agents. *Toxicol Lett* 1988;**40**:37-46.

336. Ingbar SH. The thyroid gland. In: Wilson JD, Foster DW, editors. *William's textbook of endocrinology*. Philadelphia: Saunders; 1985. p. 682-815.

337. Reindel JF, Gough AW, Pilcher GD, Bobrowski WF, Sobocinski GP, de la Iglesia FA. Systemic proliferative changes and clinical signs in cynomolgus monkeys administered a recombinant derivative of human epidermal growth factor. *Toxicol Pathol* 2001;**29**:159-73.

338. Nagataki S. Effects of excess quantities of iodine. In: Greep RO, Astwood EB, Greer MA, Solomon DH, Geiger SR, editors. *Handbook of physiology section 7*, vol. 3. Washington DC: American Physiological Society; 1974.

339. Axelrod AA, Leblond CP. Induction of thyroid tumors in rats by a low iodine diet. *Cancer* 1955;**8**:339-67.

340. Denef J-F, Houmont S, Cornette C, Beckers C. Correlated functional and morphometric study of thyroid hyperplasia induced by iodine deficiency. *Endocrinology* 1981;**108**:2352-8.

341. Ohshima M, Ward JM. Dietary iodine deficiency as a tumor promoter and carcinogen in male F344/NCr rats. *Cancer Res* 1986;**46**:877-83.

342. Cooper DS. Antithyroid drugs. *N Engl J Med* 1984;**311**:1353-62.

343. Takayama S, Aihara K, Onodera T, Akimoto T. Antithyroid effects of propylthiouracil and sulfamonomethoxine in rats and monkeys. *Toxicol Appl Pharmacol* 1986;**82**:191-9.

344. Wynford-Thomas D, Stringer BJM, Williams ED. Dissociation of growth and function in the rat thyroid during prolonged goitrogen administration. *Acta Endocrinol* 1982;**101**:210-6.

345. McClain RM. The significance of hepatic microsomal enzyme induction and altered thyroid function in rats.

Implications for thyroid gland neoplasia. *Toxicol Pathol* 1989;**17**:294-306.

346. Oppenheimer JW, Bernstein G, Burks MZ. Increased thyroxine turnover after stimulation of hepatocellular binding of thyroxine by phenobarbital. *J Clin Invest* 1968;**47**:1399-406.

347. Jones HW, Clarke NAB. Assessment of the influence of subacute phenobarbitone administration of multi-tissue cell proliferation in the rat using bromodeoxyuridine immunocytochemistry. *Arch Toxicol* 1993;**67**:622-8.

348. Comer CP, Chengelis CP, Levin S, Kotsonis FM. Changes in thyroidal function and liver UDP glucuronyltransferase activity in rats following administration of a novel imidazole (SC-37211). *Toxicol Appl Pharmacol* 1985;**80**:427-36.

349. Brown CG, Harland RF, Major IR, Atterwill CK. Effects of toxic doses of a novel histamine (H2) antagonist on the rat thyroid gland. *Food Chem Toxicol* 1987;**25**:787-94.

350. Atterwill CK, Brown CG. Mechanistic studies on the thyroid toxicity induced by certain drugs. *Arch Toxicol* 1988;(Suppl. 12):71-9.

351. Anon. *SEROQUEL® (quetiapine fumarate) prescribing information*. Wilmington: AstraZeneca Pharmaceuticals LP; 2005.

352. Smith PF, Grossman SJ, Gerson RJ, Gordon LR, Deluca JG, Majka JA, et al. Studies on the mechanism of simvastatin-induced thyroid hypertrophy and follicular cell adenoma in the rat. *Toxicol Pathol* 1991;**19**:197-205.

353. Alison RH, Capen CC, Prentice DE. Neoplastic lesions of questionable significance to humans. *Toxicol Pathol* 1994;**22**:179-86.

354. Sauvage MF, Marquet P, Rousseau A, Raby C, Buxeraud J, Lachaˆtre G. Relationship between psychotropic drugs and thyroid function: a review. *Toxicol Appl Pharmacol* 1998;**149**:127-35.

355. Schlumberger MJ. Medical progress: papillary and follicular thyroid carcinoma. *N Engl J Med* 1998;**338**:297-306.

356. Lemoine NR, Mayall ES, Williams ED, Thurston V, Wynford-Thomas D. Agent-specific ras oncogene activation in rat thyroid tumours. *Oncogene* 1988;**3**:541-4.

357. Lemoine NR, Mayall ES, Wyllie FS, Williams ED, Goyns M, Stringer B, et al. High frequency of ras oncogene activation in all stages of human thyroid tumorigenesis. *Oncogene* 1989;**4**:159-64.

358. Dinse GE, Peddada SD, Harris SF, Elmore SA. Comparison of NTP historical control tumor incidence rates in female Harlan Sprague Dawley and Fischer 344/N rats. *Toxicol Pathol* 2010;**38**:765-75.

359. Eiben R. Frequency and time trends of spontaneous tumors found in B6C3F(1) mice oncogenicity studies over 10 years. *Exp Toxicol Pathol* 2001;**53**:399-408.

360. Poteracki J, Walsh KM. Spontaneous neoplasms in control Wistar rats: a comparison of reviews. *Toxicol Sci* 1998;**45**:1-8.

361. Kanno J, Onodera H, Furuta K, Maekawa A, Kasuga T, Hayashi Y. Tumor promoting effects of both iodine deficiency and iodine excess in the rat thyroid. *Toxicol Pathol* 1992;**20**:226-35.

362. Zbinden G. Hyperplastic and neoplastic responses of the thyroid gland in toxicological studies. *Arch Toxicol* 1988;(Suppl. 12):98-106.

363. Doniach I. Comparison of the carcinogenic effect of X-irradiation with radioactive iodine on rat's thyroid. *Br J Cancer* 1957;**11**:67-76.

364. de Ruiter, J., Hollander, C.F., Boorman, G.A., Hennemann, G., Docter, R. Van Putten, L.M. Comparison of carcinogenicity of ^{131}I and ^{125}I in thyroid gland of the rat. In: *Biological and environmental effects of low-level radiation*, vol. 2. Vienna: International Atomic Energy Agency; 1976. p. 21-33.

365. Hill RN, Erdreich LS, Paynter OE, Roberts PA, Rosenthal SL, Wilkinson CF. Thyroid follicular cell carcinogenesis. *Fundam Appl Toxicol* 1989;**12**:629-97.

366. Paynter OE, Burin GJ, Jaeger RB, Gregorio CA. Goitrogens and thyroid follicular cell neoplasia: evidence for a threshold process. *Regul Toxicol Pharmacol* 1988;**8**:102-19.

367. Steinhoff D, Weber H, Mohr U, Boehme K. Evaluation of amitrole (aminotriazole) for potential carcinogenicity in orally dosed rats, mice and golden hamsters. *Toxicol Appl Pharmacol* 1983;**69**:161-9.

368. Poole A, Jones RB, Pritchard D, Catto L, Leonard T. In vitro accummulation of thyroid hormones by cultured rat hepatocytes and the biliary excretion of iodothyronines in rats treated with a novel histamine H2-receptor antagonist. *Toxicology* 1989;**59**:23-6.

369. Davies DT. Assessment of rodent thyroid endocrinology: advantages and pit-falls. *Comp Haematol Int* 1993;**3**:142-52.

370. O'Toole K, Fenoglio-Preiser C, Pushparaj N. Endocrine changes associated with the human aging process: III. Effect of age on the number of calcitonin immunoreactive cells in the thyroid gland. *Hum Pathol* 1985;**16**:991-1000.

371. Perry A, Molberg K, Albores-Saavedra J. Physiologic versus

neoplastic C-cell hyperplasia of the thyroid. Separation of distinct histologic and biologic entities. *Cancer* 1996;**77**:750-6.

372. Capen CC, Black HE. Animal model of human disease. Medullary thyroid carcinoma, multiple endocrine neoplasia, Sipple's syndrome. Animal model: ultimobronchial thyroid neoplasm in the bull. *Am J Pathol* 1974;**74**:377-80.

373. Leav I, Schiller AL, Rijnberk A, Legg MA, Der Kinderen PJ. Adenomas and carcinomas of the canine and feline thyroid. *Am J Pathol* 1976;**83**:61-122.

374. Van Zweiten MJ, Frith CH, Nooteboom AL, Wolfe HJ, DeLellis RA. Medullary thyroid carcinoma in female BALB/c mice. A report of 3 cases with ultrastructural immunohistochemical and transplantation data. *Am J Pathol* 1983;**110**:219-29.

375. Thurston V, Williams ED. Experimental induction of C cell tumours in thyroid by increased dietary content of vitamin D3. *Acta Endocrinol* 1982;**100**:41-5.

376. Martin-Lacave I, Rojas F, Bernabé R, Utrilla JC, Ferná ndez-Santos JM, de Miguel M, et al. Comparative immunohistochemical study of normal, hyperplastic and neoplastic C cells of the rat thyroid gland. *Cell Tissue Res* 2002;**309**:361-8.

377. Goedegebuure SA, Hazewinkel HAW. Morphological findings in young dogs chronically fed a diet containing excess calcium. *Vet Pathol* 1986;**23**:594-605.

378. Ott RA, Hoffmann C, Oslapas R, Nayyar R, Paloyan E. Radioiodine sensitivity of parafollicular C cells in aged Long-Evans rats. *Surgery* 1987;**102**:1043-8.

379. Pilling AM, Jones SA, Endersby-Wood HJ, McCormack NAM, Turton JA. Expression of thyroglobulin and calcitonin in spontaneous thyroid gland tumors in the Han Wistar rat. *Toxicol Pathol* 2007;**35**:348-55.

380. Wolfe HJ, DeLellis RA, Jackson CE, Greenwald KA, Block MA, Tashjian AH. Immunocytochemical distinction of hereditary from sporadic medullary carcinoma. *Lab Invest* 1980;**42**:111.

381. Colerangle, J. *Pharmacology and toxicology review and evaluation of exenatide injection.* NDA 21773. Rockville MD: Center for Drug Evaluation and Research, US Food and Drug Administration; 2005.

382. Parola, A. *Pharmacology and toxicology review and evaluation Victoza® (liraglutide for injection).* NDA 22341. Rockville MD: Center for Drug Evaluation and Research, US Food and Drug Administration; 2008.

383. Parks M, Rosebraugh C. Weighing risks and benefits of liraglutide-the FDA's review of a new antidiabetic therapy. *N Engl J Med* 2010;**362**:774-7.

384. Capen CC. Structural and biochemical aspects of parathyroid function in animals. In: Jones TC, Mohr U, Hunt RD, editors. *Endocrine system.* Berlin: Springer-Verlag; 1983. p. 217-47.

385. Oksanen A. The ultrastructure of the multi-nucleated cells in canine parathyroid glands. *J Comp Pathol* 1980;**90**:293-301.

386. Harcourt-Webster JN, Truman RF. Histochemical study of oxidative and hydrolytic enzymes in the abnormal human parathyroid. *Am J Pathol* 1969;**97**:687-93.

387. Arnaud CD. Calcium homeostasis: regulatory elements and their integration. *Fed Proc* 1978;**37**:2557-60.

388. Lupelescu A, Potorac E, Pop A, Heitmanek C, Mercujiev E, Chisiu N, et al. Experimental investigations on immunology of the parathyroid gland. *Immunology* 1968;**14**:475-82.

389. Pour PM, Wilson JT, Salmasi S. Hyperplasia, parathyroid rat. In: Jones TC, Mohr U, Hunt RD, editors. *Endocrine system.* Berlin: Springer-Verlag; 1983. p. 268-74.

390. Pour PM. Hyperplasia, parathyroid, hamster. In: Jones TC, Mohr U, Hunt RD, editors. *Endocrine system.* Berlin: Springer-Verlag; 1983. p. 265-8.

391. Wynford-Thomas V, Wynford-Thomas D, Williams ED. Experimental induction of parathyroid adenomas in the rat. *J Natl Cancer Inst* 1983;**70**:127-34.

第14章 神经系统和特殊感觉器官

背景

尽管药物的神经系统不良反应在患者中十分常见，但其性质与发病机制不尽相同。反应表现可能较轻微，但也可能严重到需要住院治疗[1-3]。某些药物警戒性数据表明神经系统之外的其他系统性失调更为常见，但德国的一家毒物信息中心表示精神病症、神经系统疾病、镇静以及锥体束外症状同样属于最为常见的药物反应症状[4]。在英国，药物引起的精神与行为疾病在药源性紧急住院中占有相当大的比例[5,6]。心血管药物通常会引起眩晕、焦虑以及意识模糊，特别是对于老年患者[7]。

由于非甾体类抗炎药物的广泛使用，精神症状也是这一类药物虽不常见但很重要的并发症[8]，这可能是敏感个体内受前列腺素调节的神经传导受损的结果。锥体束外症状是由多巴胺受体阻断引起的一类常见的药物不良反应[9]。

肿瘤的治疗会引起包括中枢神经系统在内的一系列不良反应，这一现象或许令人意外，因为这些药物针对的是分裂旺盛的细胞且通常不会穿过血脑屏障[10]。然而某些治疗肿瘤的药物能够增加血脑屏障的通透性，间接引起继发于肾损伤和抗利尿激素分泌失调的水分过多和代谢改变[11]。肿瘤化疗同样会对已发的神经疾病进程有不良影响，如多发性硬化症[12]。脑肿瘤的标准疗法，包括外科手术、放疗和化疗，均不出意外地表现出神经毒性，最常见的脑肿瘤治疗长期并发症包括电离辐射引起的坏死和肿瘤形成以及化疗相关的脑白质病[13]。

大麻、阿法类、可卡因、安非他明以及脱氧麻黄碱等药物滥用的主要物质也常会引起精神与神经病症。由于使用多种物质、感染以及其他系统疾病的复杂作用，其机制尚不完全清楚，但这些不良反应许多都是起因于药物所引起的局部缺血和脑血管损伤[14]。

神经系统的不良反应在老年患者中更为普遍，一方面是由于老年患者接受的治疗较多且新陈代谢能力下降；另一方面则与神经系统自身的老龄化相关，包括神经元缺失、神经传递改变以及对异物的适应能力下降[15]。

对于儿童，很大一部分的不良反应是来源于药物对神经系统的影响，现已报道的症状有头痛、焦虑以及行为激进[16]。

尽管目前动物与人的药物所致神经系统不良反应对比数据并不多，但这些数据表明动物实验普遍对主观性神经反应的预示性较差，但能较好地预示潜在的严重结构损伤[17]。一篇关于动物和人对45种不同药物的反应表明动物表现出过高的神经系统反应，这主要是因为高剂量药物对动物引起的反应（如共济失调、惊厥）在人应用治疗剂量时并没有表现出来。相反地，某些主观性反应如眩晕、头痛、口干以及出汗只表现在人身上，而在动物实验中并未观察到[18]。与上述观点不同的是，日本的一项对于84种新药的研究表明一般药理学研究能够用非特殊化的方式预测人的主观性不良反应[19]，例如将啮齿类动物的自主活动对应为人类的眩晕。

常规毒性研究中对中枢神经系统病变的评估可采用临床监测以及对脑和神经组织的组织病理学检查，这两种方式具有合理的相关性。犬、猴和人对25种不同抗肿瘤药的反应评估表明，它们的神经与神经肌肉毒性反应呈现约有40%是一致的[20]，犬和猴具有相似的预测值，并且在高剂量时一致性最佳。特异性的症状几乎没有一致性。Owens对另外21种抗肿瘤药物的综述表明人类与动物的神经毒性反应具有一定程度的一致性[21]，这种一致性在对烷基化药物的研究中较明显而在其他药物的研究中不太明显。从制药公司的文档中回顾150多种近期研发的各类药物对人的毒性作用，发现在221种人体毒性反应中有49种为神经毒性。这些药物中有超过一半的药物用于治疗神经疾病[22]，而且最终这些药物大部分都没有得以进入市场。在这一系列结果中发现非啮齿类动物的研究结果比啮齿类动物的研究结果更贴近于人类神经系统的不良性反应[22]。

在标准的临床前毒性实验中存在一些神经毒性未能被预测的著名案例。报道称抗肿瘤药物顺铂在引进后不久表现出神经毒性，但在毒性实验中没有观察到这类毒性，随后的动物模型也很难复制出来[23]。当动物实验对主观性神经反应的预示较差时，建议采用组织病理学检查的常规方法检测潜在的严重神经毒性反应。

临床及行为学评价

安全性实验的活体实验阶段中，良好的临床观察是评价中枢与外周神经系统毒性的一个重要部分。经验丰富的工作人员通过对动物的日常观察，可以从动物行为、姿态、步调、协调性、肌肉张力以及一般行为的非常微小的改变中获取非常专业的信息。宽敞的饲养环境有利于以上的观察，尤其是对于大型动物而言。此类评价还包括饮食行为的改变、食欲的下降以及呕吐等标志自主神经功能改变的行为。运用列表的方式观察和记录日常行为和体征，这种系统化的方法在检测精神药物引起的改变时保证了很大程度的精确性[24]。一些啮齿类动物实验表明，在无明显可见病理改变的剂量下，动物细微的行为改变和步态变化是神经毒性可逆性变化的一项敏感指征[25]。此外，任何神经系统体征的性质足以强调相对应的脑组织部位需要仔细的显微镜检查。

特殊神经行为或功能研究对药物毒理学评价的益处还难以确定。然而，特殊神经行为和功能学研究，以及电生理实验对于关联功能与形态学结果具有一定作用，并且可能对传统组织学研究也是一种有益的补充[26-30]。这些实验的优势在于允许在持续时间内对单个动物进行重复评价，从而可以确定神经损伤的起始、进展、持续时间及可逆性[31]。

组织病理学评价

病理学评价一直以来都是神经毒性评价的基础，近10年，研究者们一直在寻求可用于毒性实验的更好的神经病理学技术。有很多国际临床前神经病理评价的管理指导文件可供参考[32]。

在常规毒性实验中，大部分实验室都采用将脑、脊髓和神经浸入常规固定液中固定、石蜡包埋及H&E染色的方法。在人们已了解其局限性并识别所产生的人工假象的情况下，这种方法作为常规的筛选方法已被广泛接受[33]。通过将动物快速放血、仔细地摘除脑组织并保持其结构完整、快速彻底固定以及连贯的组织修取和脱水处理，就可以制得好的脑组织切片[34]。无须过多解释制片中出现的人工假象，因为动物与治疗群体之间有很大的不同。暗神经元是最为常见的一种人工假象，但也能够与变性的神经元（嗜伊红）相区分[35]。灌注固定是大多数特殊神经病理学评估以及在脑中发现药物性损伤时确定无作用剂量水平的金标准[36]。

无论使用哪种取材方法，脑和脊髓的取材、切片的范围都至关重要。切片应该充分包括大脑、小脑、脑干、脊髓的灰质和白质部分、脊髓神经节和外周神经。关键区域包括基底神经节、黑质、齿状核、浦肯野细胞和视神经束。前庭神经核、三叉神经脊束核、橄榄核、丘脑核和大脑皮层Ⅳ区等区域由于葡萄糖消耗量较高，因而可能具有重要意义[37]。此外，还应考虑位于第三、第四脑室周围脑组织区域的供血血管具有有孔内皮，该处血管较中枢神经系统中的其他血管具有更强的渗透性和更快的血浆滤过交换。这些区域通常包含激素生成细胞或激素受体或具有与调节循环分子密切相关的功能。这些区域包括神经垂体、脑室正中隆起、松果体、后极区、终板血管、穹窿下和脑室管膜连合下器官以及脉络丛。后极区是一种伸入第四脑室腔内的海绵状血管性组织，是化学感受器构成的催吐触发区，该区域对阿扑吗啡、吗啡、强心苷类、尼古丁和左旋多巴等药物敏感。这可能是癌症化疗导致人们呕吐一个特殊靶点[38,39]。脉络丛细胞也表现为系统性功能障碍（包括自身免疫源性和外源性物质导致的）的靶点，这代表了毒性物质到达脑实质的一种途径[40]。

制作脑组织精细部分的连续组织切片并非一件易事，所以一些实验室使用金属模板或模具分层制取3~5张标准啮齿类动物脑组织横剖面切片[37,41]。现已形成更为细致的神经解剖学取材方法，用以毒性实验中对脑组织的综合评价[42]。参考图谱和其他文献对病理学家诊断小鼠、大鼠、犬和非人灵长类动物的脑组织极具指导价值[43-47]。横向参考对照组动物的脑组织切片同样对诊断非常有帮助。

神经系统与机体其他系统以一种复杂的方式相互影响，神经毒性作用通常表现为其他组织器官的异常。因而对其他组织的病理学诊断对于神经系统毒性的综合评价具有重要意义。例如，三叉神经节的损伤往往表现出角膜溃疡；药物对支配输精管的非肾上腺素型神经的毒性作用常可引起附睾自发性肉芽肿。而治疗性的血管损伤、循环系统疾病以及

血栓形成可能也会引起神经系统的病理损伤。

细胞化学、免疫组织化学及超微技术

神经系统的复杂性与异质性决定其需要特殊染色技术加以显示。尽管近几年老式的金属浸渍技术未得以广泛应用，但改良银染法已被用于显示损伤的轴突[48,49]。铜银染色法用于显示神经毒素MK-801致大鼠脑损伤的三维重建[50]。两类新型阴离子荧光化合物Fluoro-Jade和Fluoro-Jade B已用作显示神经元变性的组织学示踪剂，其标记的坏死神经元在荧光显微镜下呈亮黄色荧光[51,52]。这些染色方法对检测、量化变性的神经元极有帮助，尤其是对于经过灌注固定的脑组织[35]。与凋亡相关的分子学方法同样可用于评价损伤神经元[53]，例如caspase-3染色。

针对多种抗原的免疫细胞化学染色有时也可用于神经系统的评价。胶质纤维酸性蛋白（GFA）是常用的一类检测抗原。这种分子量约48kDa的蛋白，最初是从多发性硬化症的人类脑组织分离得到。对GFA的细胞免疫组织化学技术已广泛用于检测正常和病理状态下人类脑组织石蜡切片中的胶质细胞。该方法同样适用于毒性实验中啮齿类动物的脑和外周神经组织胶质细胞的检测，但不与肿瘤的胶质细胞反应[54-56]。S100蛋白非特异表达于胶质细胞与施万细胞，用于神经外胚层肿瘤分化的诊断[57-59]。能够在糖酵解途径中催化2-磷酸甘油酸酯与磷酸丙酮酸相互转化的磷酸丙酮酸水合酶（2-磷-甘油酸酯水解酶）的一类同工酶，大量表达于神经细胞，可作为神经细胞特异性标记物[60]。其他神经细胞标记物有突触囊泡蛋白、神经元核抗原、神经丝蛋白、神经特异性烯醇酶、微管相关蛋白质2（MAP2）。钙结合蛋白、小白蛋白及钙网膜蛋白的染色同样可用于鉴定某些神经亚型[35]。

细胞色素P450表达于脑组织中的神经细胞和血管细胞，可用免疫组织化学染色显示[61-63]。尽管P450在脑组织内的含量仅为肝微粒体内含量的0.5%~2%，但脑组织中发现的特殊形式的P450可能能够调节内源性受体并产生局部毒性代谢物[64]。

与淋巴细胞和巨噬细胞反应的单克隆抗体同样

可用于小胶质细胞、B细胞和T细胞的免疫组织化学染色。小胶质细胞是先天性免疫的关键细胞，可通过免疫组化鉴定其所表达的3型补体受体和硫酸角蛋白多糖来识别，该硫酸角蛋白多糖不表达于组织中的巨噬细胞[65]。游离钙衔接分子-1和溶酶体标记分子CD68是应用较为广泛的小胶质细胞和巨噬细胞标志物[66]。多年以来，在脊髓灰质炎活疫苗的食蟹猴体内神经毒性评价中，半定量组织病理学评价以及对病毒抗原的细胞反应和神经元变性损耗的评分一直是重要的评价指标[67,68]。

某些标记的凝集素（如α-D-半乳糖残留物的特异性凝集素西非单豆素）同样可用于标记小胶质细胞[56]。大鼠的星形细胞瘤和颗粒细胞瘤对标记的蓖麻素着色，据称是对β-D-半乳糖的特异性着色[69]。

电镜技术在神经系统化学物作用的研究中有着历史悠久的地位，且仍然在用于机制的效应评价的技术范围中具有重要意义，尤其是与细胞化学方法联合使用[70,71]。

种属和性别差异

实验动物神经系统的某些解剖学及代谢特征不同于人类，在治疗药物的临床前评价中应予以考虑。啮齿类动物的大脑半球缺乏复杂的脑沟和脑回，因而相较人类更容易受局部缺血和缺氧的影响。神经黑色素的缺乏则使大鼠脑黑质不如人脑对MPTP（1-甲基-4苯-1,2,3,6-四氧吡啶）的损伤敏感[72]。动物脑组织解剖学的最显著差异位于大脑裂隙中的发散结构，此外在实验动物中还存在多种种属、性别和品系间的其他结构差异[44,73,74]。

神经毒性损伤分类

同其他器官类似，神经系统也容易发生畸形、炎症、营养障碍及肿瘤疾病。由于毒性药物通常对一种细胞类型产生主要影响，Schaumberg和Spencer根据毒物损伤的主要的细胞靶点（神经元胞体、轴索、髓鞘、神经胶质细胞、血管、脑膜及脉络丛）建立了一套有效的神经毒性损伤分类方法[75]。中枢和外周神经系统的髓鞘、轴索和神经元胞体可能是损伤靶点。尽管其他类型细胞中二级、三级损伤的普遍出现使这个缺乏详尽神经病理学研究的分类系统并不像期望中实用，但这一损伤分类系统仍有许多优点。此外，该分类方法对髓鞘为主要靶点的损伤和直接损伤轴索的情况没有明显的区分。

脑

神经元胞体损伤、神经元病

损伤的神经元具有多种组织病理学表现。可表现为胞内空泡、细胞肿胀或出现暗斑，通常伴有模糊的尼氏体出现（图14.1）。受损神经元胞体周围的胶质细胞增生，形成"卫星现象"。通过对胶质纤维酸性蛋白染色可明显观察到胶质细胞的反应性胞质改变。神经胶质细胞病变是神经元损伤的重要标志，因其代表生命状态时的损伤，而并非是组织固定的人工假象或濒死改变。

在评价细胞对病毒抗原的反应时，脊髓灰质炎活疫苗在食蟹猴体内的神经毒性主要表现为神经元变性和缺失（图14.1）。通过一系列的Sinbis病毒感染小鼠脑炎的实验研究，总结出神经系统常规炎症反应的特点[76,77]。对病毒复制的早期反应表现为血管周围的T淋巴细胞聚集以及脑脊液中单核细胞增多。单核细胞和B淋巴细胞的数量增加作为对病毒感染的特异性免疫反应。此外，在细胞毒性T细胞/抑制性T细胞数量不变时，辅助T细胞/诱导性T细胞数量仍增加，这表明辅助T细胞/抑制T细胞是最先到达病毒复制部位的细胞。人类某些形式的脑炎有一系列与之类似的改变[78,79]。

神经兴奋毒性同样是药物性神经元损伤评价的一个概念[80]。基于谷氨酸盐、天冬氨酸盐及相似药物的结构效应关系，提出了一些通常当作神经递质的氨基酸也可通过引起突触后膜上受体的兴奋和极

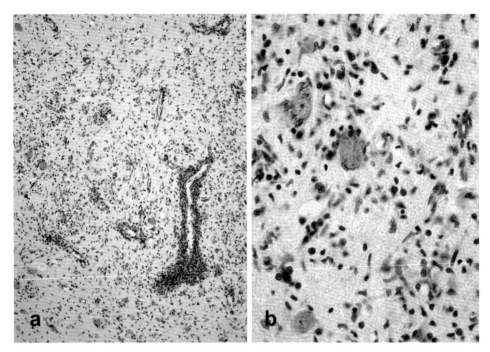

图14.1 来自于一种脊髓灰质炎疫苗神经毒性研究中的食蟹猴脊髓。图a：血管周围明显可见大量的单核细胞浸润（尼氏染色×40）。图b：神经元出现不同程度的变性，尼氏体缺失，周围环绕小胶质细胞（尼氏染色×250）

化而造成神经元损伤[81]。当药物过多地聚集在神经元细胞膜周围时，可引起持续的、过度的去极化状态以及细胞膜渗透性的不断增加。最终，依赖能量的稳态维持失衡，从而引起细胞损伤、坏死。某些神经元细胞群由于其受体的特殊性、敏感性及不同程度的血-脑屏障通透性而可能是一种靶点。据推测，神经兴奋毒性属于一系列谷氨酸盐样药物引起的神经毒性[71,82-84]。小脑的浦肯野纤维对兴奋性氨基酸引起的神经损伤尤其敏感，原因在于它能通过来自下橄榄的攀缘纤维和来自颗粒细胞的平行纤维接受大量的谷氨酸能突触连接，但是不同的谷氨酸受体对损伤的反应比较复杂的[85]。

早期损伤在刺激毒素给药后一个小时之内即可观察到。在大多数动物种属的神经细胞内都可观察到早期突触水肿。典型受损的神经元表现出核固缩且胞质透明。未受损的神经元即便是靠近主要损伤部位，其轴突依然是典型的正常细胞状态，这一现象称为"轴突保留细胞病理反应"[81]。

在高剂量毒性实验中，大多数的工业化学物和非治疗性药物都表现出神经损伤，但几乎没有药物在治疗剂量时表现出神经毒性。在治疗剂量范围内具有神经毒性的药物通常不会被进一步开发用于人。相关的实例有，计划用于精神疾病中大脑多巴胺受体激动剂的四氢吡啶在恒河猴中的毒性实验。在给药29天的早期毒性实验中，受试恒河猴表现出失动、僵硬、震颤及姿势异常等临床症状。病理检查显示不同形式的弥漫性皮质萎缩，主要位于枕叶和顶叶，包括弥漫性神经损伤在内的组织病变主要位于大脑皮质、黑质区和纹状体，病变主要表现为细胞水肿、胞质空泡及尼氏体缺失、细胞萎缩及核固缩[86]，有人认为这种病变与人类的帕金森样综合征和使用含有MPTP（1-甲基-4苯基-1,2,3,6-四氧吡啶）的不正当麻醉造成的猴脑损伤相似[87,88]。因而最终这类药物并未开发用于人类。

另一种药物是计划作为抗代谢药物用于癌症治疗但会产生急性神经损伤的3-乙酰吡啶。该药物的化学结构类似于烟碱，具有抑制磷酸戊糖旁路反应酶的作用。神经元坏死的特征为萎缩、嗜伊红染以及皱缩，在fluoro-jade染色下呈亮黄色荧光，这种表现在小鼠和大鼠的下橄榄核脑区和其他中枢脑部结构中都可观察到[89-91]。

在药物对于人类的危险性评估中更困难的是，

药物对实验动物脑部神经元产生损伤的剂量往往高于治疗剂量范围。具有启发性的例子是目前已使用的高剂量对实验动物产生神经损伤的药物青蒿素衍生物，包括有青蒿素甲醚、青蒿乙醚以及青蒿素丁二酸脂钠[92]。青蒿素是中医治疗疟疾处方中的主要活性成分，对有多重耐药性的恶性疟疾有疗效[93]。青蒿素以及其衍生物是目前可有效治疗疟疾的药物中效用最快的一类。注射高剂量的青蒿素对小鼠、大鼠、犬和灵长类动物的脑干核团特定区域产生选择性损伤[25,94-97]。对犬的详细研究表明，肌肉注射青蒿素产生的神经元损伤和继发的轴索损伤主要发生在小脑顶部、脑桥与前庭神经核以及中缝核或丘系旁区域[95]。神经元表现出典型的损伤特征：尼氏体缺失、胞质嗜伊红、胞核皱缩并最终被小胶质细胞清除。据报道，其他同型药物在动物身上经非肠道途径给药时也会产生类似的毒性影响[92]。实验动物经口给药时不会产生类似的毒性影响，但此时全身药物暴露要少得多。患者使用的药物剂量比动物实验中产生毒性的剂量要小很多。然而，青蒿素神经毒性的潜在危险性评价是其临床毒性评价的难点，原因在于严重病患通常表现为脑型疟并出现昏迷[98]。然而青蒿素已用于超过200万的疟疾患者，没有证据显示其有临床相关的神经毒性作用或不可逆性神经损害[25]。

另外一个药物是硝呋莫司，它被用于治疗拉丁美洲克氏锥虫感染引起的查加斯病（Chagas's disease）。尽管它仍是被广泛接受用于治疗这一潜在严重疾病的药物[99]，但该药与患者严重的神经症状有关，据报道高剂量硝呋莫斯可引起小鼠和大鼠的大脑神经元损伤。

甲硝唑是治疗某些原虫及厌氧性细菌感染的重要药物，其在高剂量时同样会引起动物的神经损伤。大鼠高剂量给药达3个月表现出剂量相关性神经症状，脑组织的病理变化包括前庭、耳蜗及橄榄核脑区的神经元丢失和胶质细胞增生[100-102]。几种结构类型的药物在给药后也会导致这种类型的病理改变，如放射致敏剂米索硝唑以及工业中间化学品m-硝基苯[103]。有人提出这种病变主要出现于胶质细胞和脉管系统。尽管已有高剂量甲硝达唑具有神经毒

性副作用的报道，但多年以来其一直被安全地用于治疗多种人类感染性疾病。不过相较于那些会引起啮齿类动物神经毒性的药物，甲硝唑的治疗剂量较低而且使用周期较短[104]。

据最近报道，在猕猴的豆状核壳内注入高剂量重组甲硫氨酰人胶质细胞系衍生噬神经因子6个月后，猕猴表现出多灶性浦肯野细胞缺失、分子细胞层和颗粒细胞层萎缩。有人认为这可能是神经兴奋毒性机制介导的病变，但损伤的分布并不典型且会出现颗粒细胞层缺失[105]。

对某些其他治疗药物是否能引起神经损伤尚存争议。将广为使用的抗惊厥药物苯妥英用于动物可引起浦肯野纤维数量减少[106]；苯妥英用于人时，同样有报道称会引起浦肯野细胞变性[107]。细致的大鼠实验表明，只有高剂量使用时才会引起毒性症状急性发作，而在长期给药时，包括逐渐增加药物剂量最终达到高剂量暴露的长期给药并无明显毒性且没有组织病理损伤[108]。对癫痫患者的研究显示，浦肯野细胞的缺失与癫痫发作次数、组织缺氧及其他癫痫相关性损伤有关，而并非由于苯妥英的治疗所引起[109]。该结果似乎与以下观点一致，即正常的代偿性血流量增加并不能满足异常神经细胞过量的新陈代谢需要，从而引起神经元损伤[110]。几类主要的镇静剂具有相似的问题，如酚噻嗪类、噻吨和苯丁酮类，它们都对人类具有神经性副作用[111]。一些临床副作用可在实验动物上复制，一些动物实验还表现出神经元缺失[112,113]。然而对患者尸检中没有明显的证据能够表明神经元缺失或神经胶质增多不能归因于疾病恶化或正常老化[114,115]。

磷脂质病

给予实验动物阳离子两亲性药物，如氯喹、三环类抗抑郁药、对氯苯丁胺及三苯氯胺，通常引起神经细胞溶酶体内磷脂质和极性脂质的聚积，形成广义的磷脂质病。在大脑、小脑、脊髓、背根神经节、下丘脑神经分泌细胞以及视网膜神经节细胞中均可观察到磷脂质[116-118]。脑组织中的磷脂质包涵体与其他器官中的相似。H&E染色切片中难以观察

到磷脂质，在甲苯胺蓝染色的半薄切片中则较易观察。磷脂质病的超微结构特征为，神经元胞体内可见大量胞质晶体和板层状包涵体。相比于其他能够引起磷脂质病的药物，氯喹通常只引起细胞内形成板层状包涵体。密集的多形态自噬细胞包涵体同样可在轴索和轴索终端聚积。这些细胞自噬空泡可以是大块的，还可能含有线粒体和神经分泌颗粒。研究表明，由于神经细胞体的磷脂质病使轴突的功能性溶酶体水解酶供应减少，从而造成了细胞自噬体的聚积[118]。尽管这些药物中的某些与人类的神经症状和髓磷脂的减少有关，但仍没有明确的证据表明磷脂质病本身对神经细胞具有严重的功能性影响[119]。

给予犬泊沙康唑（目前用于治疗严重真菌感染的一类药物）1年的研究表明，典型的神经元磷脂质空泡出现在背侧和腹侧丘脑、下丘脑、薄束核以及髓质的内侧和外侧楔束核。该病变与细胞损伤无关且在停药3个月后病变无加重或减退[120]。有趣的是，神经病学和电生理学检测并未显示出任何功能改变的证据。

给予大鼠高剂量抗锥虫和抗肿瘤药物舒拉明引起涉及黏多糖和鞘脂积聚的类似黏多糖储积症的蓄积紊乱[121]，在大鼠肝脏、肾脏、脾脏、心脏、肺及脑中都出现形态学改变。外周神经细胞中也可见黏多糖积聚，并发生轴索变性[122]。光镜下观察积聚的黏多糖为澄清的胞质内空泡，而电镜下则可观察到透明溶酶体包涵体，包涵体的成分为黏多糖，电镜下同样可见出现在磷脂质病中的磷脂板层状包涵体。这种双重效应的产生与舒拉明抑制溶酶体酶有关，其中β-葡萄糖醛酸酶和透明质酸酶与黏多糖的降解相关，β-己糖胺酶A和GM3-唾液酸酶则分别为GM2和GM3降解所必需的[121]。

脑白质变性、脑白质病、空泡形成

脑和其他神经组织切片中的空泡有很多原因。尽管它们可在神经元和神经胶质细胞中发现，但大部分空泡一般发生在脑白质和有髓周围神经，主要是由髓磷脂改变所导致的。脑白质病这一术语用于临床医学中脑白质发生改变的情况。

大多数种属常规固定和包埋的脑在白质中可见许多圆形的中等大小的空泡，空泡中含有无定形的嗜酸性或嗜碱性物质[33]。这些特殊改变很可能是人为造成的，但是其发生的确切原因并不清楚。它们可能会影响研究，尤其是在发生率有组间差异的情况下。

老龄大鼠、小鼠的空泡脑病和空泡变性

在老龄大鼠中，没有任何细胞反应的脑白质空泡值得注意。有人认为以非特定的方式给予多种外源性物质可导致脑白质空泡的发生增多[123]。随着年龄增长，小鼠脑主要神经纤维束的空泡数量也在增加。对于B6C3F1小鼠，在胼胝体、脉络膜、海马伞和穹窿、视神经束、视神经和扣带出现空泡是最常见的[33]。

药物引起的空泡形成：髓鞘

在实验动物脑白质或周围神经鞘都已发现由不同种类的治疗性药物导致的空泡形成。这些药物许多都是当前临床上广泛使用的，但这些药物中只有少数可对人类神经产生副作用。然而，在动物的高剂量实验中出现的这些空泡是否与人类的不良作用有关联经常是不确定的。这些发现启示我们，新药非临床安全性评价中药物诱导的神经组织空泡化必须要谨慎评估和解释。

例如，给予Sprague-Dawley大鼠和有颜色的LH大鼠（Lister-Hooded rat）高剂量抗癫痫药氨己烯酸（一种γ氨基丁酸转氨酶的酶激活不可逆抑制剂）90天后，脑白质出现可逆的局灶性空泡[124]。实验组大鼠在实验结束时出现体重增长延缓，一些动物在实验邻近结束时出现抽搐。在小脑白质中，尤其是靠近顶核、小脑叶片、脑桥、丘脑束、内囊、视神经束和海马的部分，发现伴随着水肿的空泡。髓磷脂染色显示没有髓鞘损失的证据，但超微结构检查揭示髓鞘的改变为外部板层沿着周期间线明显分离。受影响区域显示反应性的、神经胶质的、酸性的、蛋白阳性的星形细胞增多和活化的（ED-1阳性）巨噬细胞增多。类似的病变同样在犬身上发生。大鼠和犬

脑的病变已通过无创核磁共振造影被证实[125-127]。然而，通过氨己烯酸治疗的患者无论是通过影像学检查或者是少数治疗患者死后的大脑检查并未发现类似病变[128-130]。有趣的是，SD大鼠这些脑部变化与视网膜外核层的组织破坏有关，但LH大鼠并不是这样（见视网膜相关内容）。尽管氨己烯酸具有相对较好的耐受性，并且有效用于治疗癫痫病，但该药已被证实可引起视网膜功能障碍的电生理表现和临床上可检测到的视觉感觉功能干扰[131-133]。

给予犬高剂量的氟联苯3-羟基-3-甲基戊二酰辅酶A（HMG-CoA）还原酶抑制剂或者抑制素L-645164可导致髓鞘轻度肿胀和视神经及神经束、听神经-前庭神经束和梯形交叉内空泡化[134]。有人提出这种现象与其氟环结构而非药理活性相关，因为在类似活性的药物中并未发现此类现象，但在结构相关但药理作用不同的类似物中出现这种病变。

另一种对啮齿类实验动物和人脑白质都产生空泡的广泛使用的药物是重要的抗结核类抗生素异烟肼[135-137]。使用这种药物对人的中枢神经系统和眼具有显著的不良作用[138,139]。异烟肼在人体内主要通过乙酰化作用进行代谢，主要作用酶是在肝细胞中可溶部分中存在的N-乙酰转移酶。乙酰化缓慢者容易发生周围神经病变，但可通过使用吡哆辛来改善或阻止病变的发生。也有报道出现抽搐、视觉障碍、肌肉颤搐、眩晕、共济失调、欣快症、神志不清等。病理变化包括有髓和无髓周围运动神经的Wallerian型变性，并发生骨骼肌的去神经性萎缩。虽然大鼠似乎对异烟肼不太敏感，但高剂量异烟肼可使大鼠产生与人类似的剂量依赖性周围神经病变。给予异烟肼90天的大鼠主要在靠近小脑顶核有髓区域产生空泡，但在嗅结节、丘脑、大脑皮层、中隔和基底核也出现病变[140]。一般认为大鼠随年龄增长会正常地出现空泡化，而药物处理可能会促进这一过程。

犬似乎对异烟肼更敏感，可能是由于缺乏乙酰化作用的酶。使用异烟肼处理的犬的脑白质广泛空泡化，其中丘脑、中脑、延髓、小脑、皮质下层和

海马白质最明显[137]。空泡是与少突神经胶质细胞肿胀和核固缩有关的髓鞘周期间线分离所导致的。

大鼠颈动脉注入甘露醇或尿素高渗溶液后呈现出皱缩、变性和嗜酸性的神经细胞，大脑皮层和白质的血管周围空泡形成与这种现象有关[141]。有人认为因为高渗溶液导致的血-脑屏障的明显打开都能使白蛋白外渗，所以后续注入物质会有导致脑损伤的风险。事实上，血脑屏障的高渗破坏可用于增强脑肿瘤化疗药的运输[142]。甘露醇和高渗生理盐水在神经外科的脑水肿、颅内高压和围术期护理中有重要作用，但其机制尚不明确[143-145]。

脱髓鞘（髓鞘质病）

主要的毒物致脱髓鞘的一个例子是犬静脉注射给予抗真菌药两性霉素B甲酯长达12周时[146]。严重的临床症状和组织病理学检查显示出广泛髓鞘缺失，尤其是皮质下大脑白质、卵圆椎体、额叶、脑室周围、胼胝体、小脑和脑干等区域。少突神经胶质细胞数量的减少，出现胞质增多和球根状胞质小体的反应性星形胶质细胞、嗜苏丹的间质碎片和充满脂质的巨噬细胞都预示着髓鞘损伤。尽管这些变化的机制尚不明确，但有人认为这与两性霉素的特性和相关多烯大环内酯类抗生素通过与细胞膜固醇作用改变髓鞘膜渗透性导致后续破坏有关[146]。类似情况在人类长期静脉内或鞘内使用高剂量药物时也有报道[147]。在安全性评价中需要仔细考虑给药剂量、途径和暴露量等因素。已经研发两性霉素B脂质体剂型以减少该类毒性[148]。

轴突病变

轴突远端节段的主要损害可能是涉及神经系统的不良反应中最常见形式之一。大量不同的药物已被报道可以产生一种纯感觉性或混合性感觉运动神经病。有些外源性物质可使中枢和周围神经系统都产生轴突病变，而有些就只产生在其中一个区域[149]。许多被报道的药物产生外周神经病变，其中一些与中枢轴突损伤有关（见下面脊髓、脊神经根和周围神经相关内容）。

血管病变

一般血管疾病可能会涉及到脑血管，能改变脉管系统或诱发血栓的药物可能也会导致脑的病变。例如比格犬脑膜动脉的自发性动脉炎。脉络丛血管容易受到体循环状态的影响，这可能是由于其结构类似于其他器官（如肾小球）中的结构。实验室食蟹猴脑部最常见的病变是脑实质、脊髓或者脑膜血管周围淋巴细胞浸润或套管现象[150]。

具有独特结构特征的脑血管可能也参与了疾病过程或药物引起的绕过体循环的疾病。例如给予犬高剂量的降低胆固醇他汀类药物（即HMG-CoA还原酶竞争性抑制剂）[151]。

正常比格犬多次给予治疗剂量的洛伐他汀，从大约10天之后出现各种神经症状，包括活动减少、共济失调、呕吐、唾液分泌过多、震颤、慢性强直和抽搐等。这些犬的脑出现广泛的多灶性血管周围水肿，脑灰质明显出血，脑白质也有少许出血。小血管出现纤维素性变性、内皮细胞反应性增生并伴有均质的嗜酸性物质渗出。这些病变在大脑、小脑和脑干广泛分布，杏仁核和额叶皮质受影响最大。但大血管几乎不受影响。这些病变可导致轴突变性、后舌面邻近的神经束空泡形成、靠近视网膜的视神经表现出毗邻束重塑板层状的空泡形成以及梭形轴突变性。

虽然这些机制尚不明确，但超微结构研究显示血管损伤主要涉及内皮细胞。受影响的内皮细胞表现为粗面内质网的管槽扩张并出现细微颗粒状物质和低电子密度膜包绕的胞质空泡。体内研究发现注入辣根过氧化酶可出现血管外渗症状。这种表现仅出现在使用超高剂量药物的犬身上，因该种属动物脑部小血管内皮的还原酶活性较低[151]。

脉络丛

脉络丛是存在于4个主要的脑室腔中的绒毛结构，是脑脊液细化加工的主要部位。对于脑而言，每个丛都扮演着类似肾脏的作用，对脑脊液稳态起到重要的作用。它们形成了血-脑屏障的主要部分。

镜下观察，脉络丛由单层立方上皮构成，覆盖在嵌入疏松结缔组织间质的毛细血管袢上[152]。基底内褶和表面微绒毛大大增加了上皮表面积。单核细胞或巨噬细胞和树突状细胞出现在基质中。上皮细胞的精细结构，特别是大量的线粒体、上皮的极化性质与肾小管上皮很相似，参与类似的液体跨膜运动。溶解运动的障碍是血浆面对的基底外侧膜。大脑和脑脊液之间的被动溶解物质交换由紧密连接限制，紧密连接密封上皮顶端面对脑脊液的细胞极。像辣根过氧化物酶这样的血源性分子已被证明可以通过有孔脉络膜毛细血管进入上皮细胞基质和上皮基底膜半部的外侧细胞间隙，而不是通过顶端的紧密连接。多次静脉注射铁蛋白的大鼠，经电镜研究证实蛋白可由脉络膜基质的结缔组织细胞吸收，也可由上皮细胞接纳，最后在胞质溶酶体液泡中被破坏[153,154]。已通过立体定向机制证实上皮细胞可以积累和运输各种各样的溶质[155]，被认为是通过合成或从血液转移过来的循环脑脊液中信号分子的来源。脉络丛也被认为在大脑药物输送中起到重要作用[156]。在大鼠和小鼠第四脑室的脉络丛中，聚集着含有淡染颗粒胞质的较大的细胞，这些细胞有时含有糖原，周围围绕着上皮细胞（脉络膜细胞），是一种正常现象[157]。

人的脉络丛虽然也可能发生肿瘤，但公开报道的病理学资料极少。老年人一般会出现大量Biondi小体或Biondi环，它们由细胞内的淀粉样纤维聚集而成。阿尔兹海默病患者的脉络丛也有β淀粉样蛋白和Biondi环积聚[152]。随着年龄的增长，脉络丛钙沉积也会增加。在血色素沉积症和铁含量超载情况下还会出现铁沉积。

空泡形成

脉络丛参与血液循环和脑脊液之间多种物质的交换进程，紧密连接会阻止物质向脑脊液渗透，因而异常物质会在此集聚。如在黏多糖贮积症患者中，黏多糖可积聚在脉络膜丛的基质，从而引发脉络丛产生透明的空泡化细胞。大鼠连续30天腹腔内给予甲基纤维素可导致脉络丛基质泡沫细胞积累[158]。

也有报道称，药物可诱导脉络丛细胞发生形态学变化。在毒理研究中注入高剂量药物可引发各种各样的空泡形成和磷脂沉积。给予大鼠、犬和食蟹猴地索布胺（一种哌啶环抗心律失常的药物），在许多器官上皮细胞出现典型的磷脂层状包涵体。但在脉络丛上皮细胞发现这些层状溶酶体包涵体的只有大鼠和猴，犬中却没有[159]。有人认为，种属差异是药物分布不同的原因。一些哌嗪类和吡啶类免疫调节复合物可在大鼠近端肾小管和脾脏红髓的细胞中产生水样空泡，在脉络丛上皮细胞产生类似的空泡[160]。

给予大鼠高剂量的杀锥虫药物舒拉明，可诱发外周神经和其他器官以及脉络丛的黏多糖蓄积紊乱。在对C14标记大鼠的研究中，常规切片上可清楚地观察到透明的胞质空泡（图14.2）[161]。

肿瘤

大部分实验颅内和周围神经肿瘤被归入到同一大类中，这是按照人类神经系统肿瘤的组织发生分类来确定的。这种分类是由Bailey和Cushing在1926年首次提出，形成了诊断人类和实验动物脑肿瘤的基础[162-164]。然而，与当前人类神经系统肿瘤分类对比，实验动物（包括啮齿类动物）中已记录的肿瘤类型的范围是非常有限的。

使用啮齿类动物脑肿瘤的流行率作为致癌性评价，一般会比整体流行率低1~2个百分点[165]。随着年龄增长，大鼠比小鼠或仓鼠更易产生自发性脑肿瘤。然而，一些实验室已经报道大鼠脑肿瘤有超过5%的发生率[166]。在致癌性研究中，Alderley Park Wistar大鼠脑肿瘤是一些更常见的肿瘤，在长达20年的一些研究中，雄性对照有报道超过10%的发生率，而雌性当中少见[167]。啮齿类动物脑肿瘤一般发生率很低，尤其是F344大鼠[69,165,168]。尽管在以前的研究中，取材方式是一种不确定的差异因素，但近年来各实验室之间的操作更加一致，所以品系间差异可能是值得注意的。

啮齿类动物脑肿瘤发生率随着年龄增加而增长，这与人类胶质细胞瘤发病率高峰在六旬年龄的情况相符[169,170]。研究不同品系大鼠发现脑肿瘤发生率在24月龄急剧升高，因此对这个年龄段的大鼠进行组间差异评价需格外小心[171]。在大部分品系大鼠和小鼠甚至是人类，雄性发病率高于雌性是种常见现象[168,169,172-174]。然而，对20项致癌性研究中的年轻

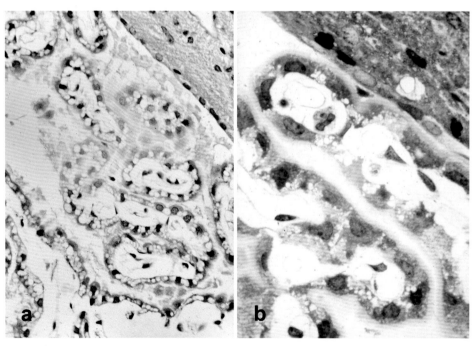

图14.2　图a：给予舒拉明后的大鼠脉络丛可见不伴随任何细胞反应的空泡化细胞(H&E染色×100)。图b：高倍镜下同一脉络丛（甲苯胺蓝染色×250）

对照组SD大鼠进行的一项肿瘤发生调查显示，神经外胚层肿瘤可以最早发生在研究第25周的雄性动物和研究第45周的雌性动物[175]。在Han Wistar大鼠的研究中发现，脑肿瘤在雄性动物最早出现在第41周，而雌性为第31周[176]。

鉴于年龄、性别和组间差异可能会干扰致癌性生物评价的解释，Koestner建议在满足若干标准后才可以认定一种受试物为神经致癌物[177]。这些标准如下：

• 脑肿瘤发生率可见可靠的、一致的增长，要超过对照组的预期范围；

• 肿瘤发生年龄下降或生存率降低；

• 有明确的剂量关系；

• 转向低分化肿瘤类型和出现癌前病变。

虽然很严格，但在致癌性实验中，它们代表诠释脑肿瘤组间差异的最基本的准则。确实，没有化学品或者药物被证实与人类脑肿瘤的发生有明确的因果关系[178,179]。而且，在确定中枢神经系统致瘤风险的啮齿类动物致癌性生物评价中，上市的药物似乎没有出现符合以上标准的案例[180]。唯一在啮齿类动物脑产生致瘤作用的治疗性药物案例是一些抗癌烷化剂，如环磷酰胺、甲基苄肼、瘤可宁[180,181]。其他在啮齿类动物研究中产生脑肿瘤的化学物多为诱变剂，它们也在其他器官产生肿瘤[181]。大部分人类恶性胶质瘤的潜在原因尚不明确，唯一的确定因素是暴露在电离辐射中。几乎没有证据说明脑肿瘤与头部损伤、含亚硝基化合物的食品、暴露在电磁场和职业性有害因素有关[182,183]。

与啮齿类动物脑肿瘤发生有关的大部分外源性物质生物学意义不明确，并且与它们的特定治疗的适应证不相关。例如，在国家毒理学计划（NTP）对广泛使用的强效利尿剂呋塞米（速尿）为期2年的饲喂研究中，低剂量的3只大鼠脑部发现脑膜瘤，而对照组和高剂量组都未见[184]。同样，为期2年的非特异性内皮素受体拮抗剂波生坦实验中，在高剂量组雄性大鼠发现1～2例脑星形细胞瘤，而低剂量组和对照组都没有出现[185]。考虑到它在临床上只用于危及生命的疾病，因此上述发现与人的相关性小。

电离辐射是人类胶质细胞瘤和脑膜瘤唯一明确的风险因素，但免疫抑制也能增加人类神经系统原发性淋巴瘤的发生率，尤其是免疫抑制还与获得性免疫缺陷综合征有关[186]。

肿瘤的主要生物学类型有神经外胚层肿瘤（神经上皮肿瘤）、神经鞘瘤、脑脊膜及其相关组织肿瘤、原发性淋巴瘤和继发性肿瘤。关于实验大鼠、小鼠毒性病理学中采用的一致性分类方法已经出版[187-189]。关于啮齿类动物（尤其是大鼠）神经系统肿瘤诊断特征的详细概述最近也已出版[165]。

神经外胚层肿瘤

这些肿瘤通常被一起归类为神经胶质瘤，这一术语被用于指定中枢神经系统的原发性肿瘤，这类肿瘤表现为星形细胞分化（星形细胞瘤）、少突胶质细胞分化（少突胶质细胞瘤）或者室管膜分化（室管膜瘤）。也可见混合模式的分化。在啮齿类动物致癌性实验评价中，指导原则推荐将肿瘤合并归为胶质细胞瘤来分析[190]。因而诊断胶质细胞瘤的子类型显得不是很重要，子类型只是用来区分不同组织起源的肿瘤。免疫组化对于鉴别这些肿瘤似乎没有特别的帮助。在对Sprague-Dawley大鼠和F344大鼠中发现的60例星形胶质细胞瘤的详细研究显示，它们通常对神经胶质纤维酸性蛋白和S100蛋白显示阴性，但对巨噬细胞和树突细胞抗原显示阳性[191]。

在老龄大鼠和小鼠中偶尔能观察到各种类型的神经胶质瘤，但是星形细胞瘤是最常见的类型。星形细胞瘤似乎在F344大鼠中最不常见，但在致癌性研究中使用的其他大部分品系大鼠仍有不到1%的发生率，在小鼠中更少见[165]。实验动物神经胶质瘤可由许多致癌物诱导，包括亚硝基乙基脲和其他烷基化药物[178]。值得注意的是，人神经胶质瘤依据有无核异形、核分裂、小血管增殖和细胞坏死等不同组织学特点分为不同等级，患者年龄和体质状态是主要预后因素[186]。

星形细胞瘤：可在全脑中出现，但倾向发生于大脑两半球。令人吃惊的是受累的动物经常极少表现出症状，但发生于狭窄位置（如脊髓）的肿瘤也

可能会表现出后躯麻痹[192]。大体观察可见星形细胞瘤表现为浅灰色肿胀区域，没有不连续的边界。镜下，它们是多种细胞组成相对统一的细胞，胞核圆形或椭圆形、胞质粉红、细胞边界不清。也发现有血管周围袖套现象、神经元周围肿瘤细胞聚集（卫星现象）和栅栏状坏死。大鼠自发性星形细胞瘤中肿瘤细胞的一个显著特点是缺少胶质纤维酸性蛋白[187]。有些作者尝试描述不同星形细胞瘤的细胞特点，包括原生质的、纤维型、肥胖星形细胞和纤维状细胞型，但是可能不被当作常规依据认可。未分化形式表现出明显的细胞非典型性，也偶尔发现多核巨细胞。星形胶质细胞瘤显示不同的分化。虽然在分化的基础上，可分为良性和恶性，但用高级别或低级别分化来描述可能更合适[69]。

少突神经胶质瘤：一般较少见，经常位于大脑两半球、基底核和胼胝体。表现为出血、坏死和囊性改变等病变。一般由相对一致的细胞组成，胞核圆形或卵圆形、胞质透明、细胞边界比较清楚。可能发现血管内皮细胞肥大，偶见钙化。由星形细胞和少突胶质细胞组成的混合性胶质瘤分化也会发生。

在啮齿类动物，*室管膜瘤*是一种更具争议的诊断，但在大鼠中偶尔有自发室管膜瘤的报道[167,187,193,194]。典型的是在脑室和脑导水管发生。细胞密集、均一，核圆形或卵圆形，细胞界限不清，形成花环或假花环状。在对人类进行诊断时要看到纤毛或毛基体，后者要用PATH染色表现出纤毛的基体；但是这个名字在啮齿类动物肿瘤中并不常用。

局灶性神经胶质增生、微肿瘤和隐匿型星形细胞瘤

大量老龄大鼠和小鼠脑部组织切片发现胶质细胞聚集组成的小灶[171,174]。这些损伤曾被称为神经胶质瘤，尤其是有细胞异型性的情况存在时。然而，几乎没有证据表明这些损伤是否会演变成为神经胶质瘤。Fraser的研究指出，小鼠在大约200日龄时出现病灶的高峰，暗示有可能发生复原。然而，在缺乏诱发因素的情况下，有些作者认为可能是瘤前病变[187]。当在致癌性实验中发现这种情况时应该记录下来，局灶性神经胶质细胞增生这个术语比较恰当。

脑膜和相关组织肿瘤

这些肿瘤可以被再分为脑膜瘤、脑膜肉瘤、颗粒细胞瘤和有色品系动物中的黑色素瘤[187]。脑膜瘤发生于形成脑膜的细胞。在人类当中，脑膜瘤代表不同组织学表现的一组肿瘤。啮齿类动物脑膜瘤的外观也是多种多样的。的确，这也引发了对大鼠所谓的颗粒细胞瘤细胞来源的争论。尽管这种争议最终没有定论，但颗粒细胞瘤和更典型的脑膜瘤之间在结构上的重叠暗示颗粒细胞瘤应被认为是脑膜瘤的一个变异体[195,196]。

脑膜瘤可在大脑表面发现，表现为有清晰边界的脑膜增厚或者斑状结构，可能压迫下面的脑组织。而肉瘤边界不清。脑膜瘤可能由含有胞质嗜酸性淡染的、胞核细长的梭形细胞或成纤维细胞束相互交织组成，并含有数量不等的细胞间胶原蛋白。更常见的脑膜瘤细胞具有丰富的嗜酸性胞质和泡状核，细胞排列在由纤维间质分隔的小叶中。人脑膜瘤典型的沙粒体很少有描述。肉瘤通常是梭形细胞肿瘤，显示出更多的细胞多形性、偶见怪异细胞和多核巨细胞。

颗粒细胞肿瘤大体可被认为是孤立脆弱的苍白病变，与脑组织的分界明显。肿瘤发生在大小脑半球的背部、侧面或者腹侧表面。镜下观察，细胞具有颗粒状、嗜酸性、PAS染色阳性、淀粉酶阴性的胞质。胞核形状多变，有大的囊泡状核，也有小而圆或细长形并深染的胞核。电镜检查可见胞质中有膜结合的电子致密小体和中间丝，细胞间有桥粒样结构[195]。免疫组化显示出现波形蛋白，而不是与脑膜组织来源一致的细胞角蛋白、S100蛋白或者是神经胶质纤维酸性蛋白（GFAP）[195]。颗粒细胞肿瘤在大鼠最常见，而在小鼠也偶尔有类似的肿瘤[197]。

最近一个综述指出用于致癌性实验的SD大鼠和Wistar大鼠中这些肿瘤的发生率在雄性通常有1.5%，而雌性仅有0.7%～0.8%[165]。

其他肿瘤

其他肿瘤偶尔自发于老龄啮齿类动物，见于报道的更加稀少。脉络丛罕见乳头状上皮肿瘤[194,198]。

中枢神经系统也发生神经节瘤和神经鞘瘤。大鼠和小鼠中枢神经系统也偶尔发现高度细胞性的髓母细胞瘤，其细胞为圆形或细长形，胞核深染，胞质和细胞边界模糊[69]。松果体肿瘤较罕见，但在大部分种属中都有发现。在一只2岁龄F344大鼠中有报道发生松果体肿瘤，在松果体区域可见边界清晰的肿块，肿块由固体片状或索状的中度多形性细胞组成，这些细胞被纤细的纤维血管间质分隔开[199]。胞核呈圆形、纺锤形或具有一些有丝分裂活动的囊泡。胞质嗜酸性，有空泡，免疫组化染色显示有突触囊泡蛋白而不是神经胶质纤维酸性蛋白或波形蛋白。可发现周围结构局部渗透但没有转移。另一种被称为神经成肌细胞瘤（neuromyoblastoma，也称蝾螈瘤）的罕见肿瘤，有报道称在大鼠下丘脑或垂体区域出现，由小的深染细胞混有丰富嗜酸性胞质的细胞和表现出神经元或横纹肌分化的细胞组成[200]。

恶性网状内皮组织增多症代表了家畜和实验动物中枢神经系统的一种淋巴网状内皮细胞的原发性肿瘤性增生。然而，由于缺乏恰当的细胞标志物研究来证实细胞来源，因而在啮齿类动物中这个诊断术语的使用仍存有争议[171,187,191]。在对大鼠的报道中，其特征为多灶性，经常有与小胶质细胞相似的肿瘤细胞实性生长并在室周浸润[193,194]。

大脑内脂肪瘤或脂肪瘤性错构瘤也偶尔发现，尤其是老龄小鼠[189]。

脊髓、脊神经根和周围神经

脊髓的一般病理变化与脑的变化相似。药物诱导的周围神经病变在前文已经略微提及。类似于中枢神经系统，周围神经毒性损伤的原始表达位点是神经体（神经元病）、髓鞘（髓鞘质病）或者是轴突（轴突病）。与对脑的研究类似，研究外源性物质对周围神经的影响时要特别注意固定和染色技术以获得最佳结果[201]。一种单纤维技术已被应用到检查有髓神经的毒理学研究中。

外周神经元病

一些药物选择性伤害血-脑屏障外部的神经细胞，很可能是由于外周神经节周围血管的相对渗透率。例如，已有报道称，给予实验动物高剂量多柔比星可引起背根、三叉神经节和交感神经元发生变化，但是这些作用在人类并不常发生[202]。病变包括最初神经细胞核苍白、染色质缺失和后续的尼氏体缺失。脊神经背根、后柱和周围神经的感觉神经元已有相关病变的描述，如神经纤维丝数量增加、胞质空泡形成和神经元缺失伴Wallerian变性。这些种间差异的原因仍不清楚。

周围神经的神经元病的一个例子是使用过度剂量的吡哆辛（维生素B₆），可诱导人类和动物神经元损伤。由于其对周围感觉神经节神经细胞的伤害，临床研究显示每日高剂量可导致进行性感觉神经病，原因系外周感觉神经节的神经元受损，例如背根神经元。虽然准确机制尚不明确，但实验性研究已证实吡哆辛可损害神经元，尤其是有最大代谢需求、大而长的神经元。

舒拉明和顺铂都被报道可对背根神经节细胞产生伤害，舒拉明可导致黏多糖蓄积和神经节细胞中出现层状包涵体[203]。

轴突病变

轴突病或轴突原发性损伤通常发生在神经纤维的远端。据报道许多药物可产生周围神经病变，包括抗生素如异烟肼、乙胺丁醇、乙硫异烟胺、呋喃妥因、甲硝唑、舒拉明等，抗肿瘤药物如长春花生物碱、铂化合物、紫杉烷类等，心血管药物冠心宁及肼苯哒嗪，催眠药，精神药品和抗惊厥药物，金盐类，吲哚美辛和反转录酶抑制剂[10,75,203-205]。

癌症化疗中使用的铂化合物、紫杉烷类、埃博霉素和蛋白酶抑制剂可引起患者周围神经病变，是治疗方案修改的主要原因[206]。关于多种抗癌药物对实验动物神经系统影响的研究表明，这些药物（特别是紫杉烷和铂化合物）可产生不同程度的有髓神经纤维（尤其是坐骨神经）的轴突变性[122,207-210]。并不是所有人类患者轴突病变的情况都可以在实验动物得到可靠复制。例如，当试图在啮齿类动物再现顺铂的神经毒性时，肾毒性和肾衰竭的剂量限制性毒性会出现在在神经毒性之前[23]。

轴突病变的病理特征可能是复杂的。大鼠静脉注射临床相关剂量的紫杉醇时，不仅在感觉神经元，而且在腰背根神经节中的卫星细胞、坐骨神经髓鞘的施万细胞都有细胞损伤的证据。此外，还可见胶质纤维酸性蛋白在背根神经节的卫星细胞中表达增加和CD68阳性的活化的巨噬细胞在背根神经节和外周神经中数量增加。在腰椎脊髓，OX42阳性的小胶质细胞也有增加。这些结果表明紫杉醇诱导的外周神经病变有如下特征：神经元和非神经元细胞均可受到损伤，同时伴有背根神经节和外周神经巨噬细胞活化，以及脊髓中小胶质细胞的激活[211]。

由此而论，给予犬高剂量的氯碘羟喹（5-氯-7-碘-8-羟基喹啉）后出现中枢神经系统内的远端轴突变性就可以解释了。这种药物最初是作为局部消毒剂使用，但后来被广泛用作口服抗寄生虫药。在日本有报道称该药物和中毒性脑病及亚急性视神经脊髓病相关。亚急性视神经脊髓病的病理检查可见轴突变性及继发远侧股薄肌神经束和皮质脊髓束髓鞘的变化。氯碘羟喹的毒性作用已在犬和猴身上复制，而小鼠则不能。组织学检查表明轴突肿胀和髓鞘破坏。髓鞘的巨噬细胞聚集和星形胶质细胞的激活发生在脊髓的背腹内侧和外侧柱，但却不出现于外周神经、脊神经节及自主神经节[212,213]。

轴索变性时，通过银浸渍技术（如博迪恩染色，Bodian's stain）可显示轴突的断裂伴有局灶性嗜银性增加。当累及有髓鞘的轴突时，轴索变性通常伴有继发的脱髓鞘。以舒拉明毒性为例，轴索变性会伴随着黏多糖和神经鞘脂在神经细胞和神经纤维内的聚集（图14.3）[122]。

髓鞘质病

当外源性物质破坏外周神经的施万细胞和髓鞘的紧密结合时，可导致髓鞘质病。有一些药物能够破坏髓鞘，特别是六氯酚和碲[149]。碲引起的外周神

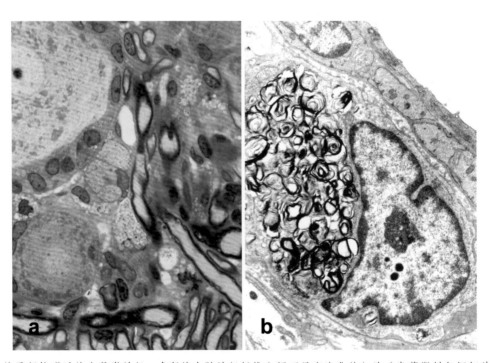

图14.3　图a：给予舒拉明后的大鼠脊神经。残留的有髓神经纤维之间可见空泡化的细胞（半薄塑料包埋切片，甲苯胺蓝染色×250）。图b：脊神经节的电镜照片可见含有清晰的黏多糖和层状的磷脂包涵体（透射电镜×2250）。电镜照片为Dr Huw Jones馈赠

经病变可能是通过改变胆固醇代谢来实现[214]。

脊神经根神经病或退行性脊髓病是老年大鼠自发的累及外周神经髓鞘的退行性改变，与脊髓及脊神经根的病变相关[215-218]。2岁龄的Alderley Park Wistar大鼠出现这些变化的比例高达70%[167]。组织学上，其特征是髓鞘局灶性肿胀或明显的节段性脱髓鞘伴有髓磷脂泡沫巨噬细胞聚集。受影响的神经附近也可能出现肉芽肿性反应。通过制备剥离的单神经揭示了髓磷脂泡位于脱髓鞘段的近端部分[219]。坐骨神经和胫神经是最常见的受影响神经，但其他神经（包括腰脊神经根、脊髓束和马尾）也会受影响。神经近端部分经常受波及，可能是因为它们有较大的体积，施万细胞含有的髓磷脂也较丰富。受累神经所支配的骨骼肌也可能会出现萎缩性改变。大鼠这种自发性改变的原因尚不清楚，但其发生率可受外源性物质的影响。限制饮食可以减少这种情况的发生，特别是在为期2年研究的后期[220]。

肿瘤

在小鼠和大鼠脊髓有时可以发生神经胶质瘤，但这种肿瘤更多见于脑[192,221]。老龄的啮齿类动物少数可以自发外周神经肿瘤，也可以由致癌物（如乙基或甲基亚硝基脲）诱导发生[58,69,222]。由于外周神经肿瘤的细胞为梭形细胞，与其他软组织肿瘤细胞的组织形态类似，这就使鉴别诊断相对复杂。虽然

S100蛋白染色是有帮助的，但该抗原在许多其他类型的细胞中也存在，故也不能过度依赖该方法。

神经鞘瘤的组织形态学特征为长梭形细胞束交错排列成人字形，核排列成栅栏状，称为Antoni A型。除此之外，还有一种形态质地疏松、有水肿，伴有变性及囊肿，称为Antoni B型。后者并不是神经鞘瘤的典型结构，因为在其他类型的肿瘤中也可见类似结构。Wistar大鼠自发神经鞘瘤的超微结构研究结果表明肿瘤细胞具有明显的外部层状结构、指状的胞质凸起和胞质内同心层，同心层间隔约为15nm有规律地排列[58]。

副神经节细胞瘤在啮齿类动物较少发生，但有典型的组织病理学特征。它们更多分布于轴旁，平行于正常的副神经节系统。人的头部、颈部或纵隔多发，大鼠则常发于腹膜后[223]。这种肿瘤的细胞排列成致密的、大小不等的巢状或呈Zellballen样结构，有明显的网状轮廓。细胞主要有两种类型：一种细胞的特点是细胞界限不清，胞质含有丰富的嗜酸性颗粒，核位于中央，圆形或椭圆形。另一种细胞为较小的细长细胞，胞质嗜酸性，核椭圆形、深染。大多数肿瘤中可见胞质嗜银颗粒，这些电子致密的颗粒周围围绕着一层光滑的膜。这些肿瘤细胞有丝分裂象较少见，常浸润血管，发生血管内转移或肺转移。

神经节瘤是周围神经系统另一种罕见的肿瘤（见第13章，内分泌腺）。

眼

眼是一种复杂的器官，具有一些特殊的特征，是外源性物质作用的一个重要场所。例如，角膜和晶状体的透明度可以受治疗药物的影响而改变。眼压可由于药物改变房水外流而受到影响。药物可通过直接作用于视网膜细胞或损害视神经束而使视力发生改变。各种被动和主动过程使眼部成为一种免疫豁免部位，并可被化学物质改变[224]。作用于神经系统的药物也可能通过干扰眼外肌而扰乱眼球运动。

虽然药物的眼部副作用的真实发生率还不确定，但从文献综述和美国药物引起的眼部副作用的

数据显示，药物还是不易引起眼部副作用[225-227]。精神类药物似乎对眼部有一系列的潜在有害影响[228]。不良的眼部影响也与一些中药和营养添加剂相关[229]。已报道的由于治疗导致的人类眼部改变在性质和程度上均有不同。给予抗心律失常药物胺碘酮后引起的角膜沉积是可逆的，通常在停止治疗后并无视力障碍[230,231]。与之相反的是，大剂量氯喹治疗引起的视网膜变化可能是不可逆的，停止治疗后或可伴有视力障碍[232]。抗癫痫药物氨己烯酸对视网膜可产生毒性作用，造成视网膜周边视野缺损，而不损伤中央窝

视觉区，所以视网膜往往没有症状或症状迟发[226]。尽管如此，氨己烯酸仍是许多神经系统疾病的治疗选择。儿童的视觉损害可能由于一直被忽视而导致更严重的视觉障碍[226]。

由于担心药物对人眼潜在致残或不可逆的损伤，所以眼评估在临床前毒性研究中处于突出位置。传统的亚急性和慢性毒性研究中，在给药期会对眼睛进行定期的检眼镜和裂隙灯显微镜检查。细致的病理组织学检查可以揭示某些变化，如轻度上皮萎缩等。这种病变不会改变角膜透明度，所以难以通过生物显微镜检查发现。而其他技术也有应用，如Schirmer泪液测试、张力测定法（间接测眼内压）和视网膜电描记法[233]。这些技术能够检测出角膜、晶状体或视网膜的细微变化。另一种显微技术——激光共聚焦显微技术也正用于眼部检查。它可在体内显微检查角膜，并且已经成为一种评价动物模型眼刺激性的非侵入性方法[234,235]。

由于不同实验动物眼结构及生理功能存在差异，使得评估药物与实验动物眼睛变化的关系变得较为复杂。不同种属之间房水的形成率也不同。小鼠、非人灵长类动物及人类的虹膜和睫状体的血管内皮无孔，呈紧密连接，但在大鼠闭锁斑之间存在4 nm的缝隙连接[236]。照膜是一种反光结构，位于犬的脉络膜，而大鼠、小鼠、兔、猴子和人类则无该结构。在药物安全性评价中常用的白化大鼠和小鼠的眼睛缺乏黑色素，这与犬、非人灵长类动物及人的眼睛不同。因此，那些通过与黑色素结合而产生毒性的化合物可能并不能影响这些动物的眼睛。人类和其他灵长类动物的眼睛也有相当大的差异，例如人类大面积的巩膜区域都没有色素沉着[237]。

遗憾的是，很少有关于全身给药对于人和实验动物眼睛的影响的关键比较。眼部药物的一些不良反应可以在动物身上复制，但是另一些似乎仅为人类特有。由于实验动物先天的特性，使得报道的在人类的某些作用可能本身就很难在动物实验中预测，如抗惊厥药物治疗导致的复视或氨己烯酸导致的视野缺损。

而对用于眼睛的物质的刺激效应则存在更多的比较数据（背景数据）。在发生一些美容产品造成眼部损伤的案例之后，德雷兹染眼试验（Draize eye test）于1944年被提出，并被政府认可。该方法以兔子为实验动物，用于评价眼睛或眼周用材料的安全[238]。尽管这个试验目前已不太常用，但对于滴注于实验动物角膜和结膜的制剂，它提供了一个标准化的试验方案。评估通常不进行显微镜检查，而仅限于大体观察外眼病变的方法提供眼部的发病率指数。在该试验中通常认为兔眼比人类的眼睛对刺激物更敏感，但也存在一些例外[239-241]。德雷兹染眼试验的确减少了刺激物对人类的伤害，但它已逐渐被改良，或被体外方法取代[241]。开发的兔低容量眼测试比过量给药的德雷兹染眼试验更好地考虑到了动物福利，但仍可能高估了对人类可能造成的影响。但这种高估并不如德雷兹染眼试验那样大，因此，低容量眼测试仍是一种用于评估人眼用化学品的刺激风险的合理方法[240]。

技术考量

眼睛光镜检查的常规组织学技术尚有很多待改进的地方。通常要避免使用福尔马林或甲缩醛（formalsaline）固定液，而采用金属固定剂，如Zenker或Davidson试剂固定，之后进行石蜡包埋和H&E染色。啮齿类动物眼球要仔细定位，使切片中包括眼球、视神经、眶内泪腺和哈氏腺（harderian gland）[41]。双石蜡包埋或半薄塑料包埋的切片为观察给药期药物引起的病变提供了更好的材料。毫无疑问，在进行检眼镜或裂隙灯显微镜检查时，对观察到的眼内病变结构样本适当选择和固定后进行电镜检查对于描述病变特征是一种有用的辅助手段。不同类型的塑料包埋及制备合理大小的半薄切片可有效地帮助高分辨率光学显微镜检查药物引起的眼睛改变。这不仅避免了超微结构检查时高度选择性地取样，还可以在观察细胞改变时提供比石蜡包埋更好的分辨率。

结膜

结膜的炎症零星见于实验动物，是对感染、空气中的灰尘和污染物的反应。更严重的结膜炎通常与角膜炎症或眼睛前段结构的炎症有关（见角膜部分讨论）。

哈氏腺和泪腺

哈氏腺位于眼眶内，大鼠、小鼠、仓鼠及许多其他陆生脊椎动物的哈氏腺均很发达。哈氏腺由管泡状末端组成，管腔宽，但缺乏内管系统，可通过局部分泌机制分泌含脂物质。啮齿类动物的哈氏腺分泌物内含不同量的卟啉色素，而腺体本身也含有极高水平的卟啉，主要为原卟啉IX，腺体的δ-氨基乙酰丙酸合成酶活性是不确切的，而非红细胞形式的[242,243]。对哈氏腺的功能目前还了解甚少。对鸟类和鳄鱼的哈氏腺进行检查，发现其在局部淋巴组织起作用[244,245]。大鼠研究表明原卟啉IX作为光敏剂，可被紫外线和日光中的蓝光激活，触发单线态氧的产生及钙离子的释放和分泌反应[246]。

哈氏腺具有性别差异。在雌性啮齿类动物可观察到较明显的卟啉。去势及雄激素或雌激素给药可适度减少啮齿类动物哈氏腺内色素的含量[242,247]。基于小鼠的研究，有人提出催乳素可控制腺体内卟啉含量。抗精神病药物给药诱导高泌乳素血症后，小鼠哈氏腺卟啉的积累量会增加，而如果联合使用溴隐亭——一种催乳素抑制剂则会抑制卟啉的增加[248]。大鼠饮食中缺少泛酸也可能致卟啉积累，最终导致哈氏腺肥大[249]。

啮齿类动物的眼睛还具有一个眶内泪腺和一个眶外泪腺。它们由浆液性细胞组成，一种结构上类似于腮腺的细胞。

淋巴组织是正常哈氏腺和泪腺的组成部分，也存在于人类和实验动物的结膜，是眼部黏膜防御机制的一部分。Lewis大鼠的免疫细胞化学研究表明，单核/巨噬细胞系和树突状细胞是结膜和间质结缔组织基质最常见的细胞类型。而淋巴组织中的B淋巴细胞稀少。T淋巴细胞是一种上皮和固有层常见的细胞类型，为单一的抑制性/细胞毒性（CD8）T淋巴细胞，主要与结膜上皮和腺上皮相关[250]。在其他种属（包括人）中也可以见到这种常见类型[251]。

血泪症

血泪症的特征是哈氏腺过度分泌红色物质，这种红色物质可能会被误认为是血液[252]。血泪症可由应激、局部刺激以及胆碱能药物引起。也有人认为，对血泪症进行评分可仔细评估较小的应激（如住所、饲养及实验操作）对大鼠的影响，是一种简单、实用的和非侵入性的方式[253]。

炎症

实验室动物的哈氏腺和泪腺会偶发小灶性非特异性慢性炎症。更为严重的炎性改变则很少见，可能与唾液腺炎症相关。特别是大鼠感染涎泪腺炎病毒后，哈氏腺和泪腺会出现急、慢性炎症，水肿和坏死。

大鼠强光暴露12小时也可发生哈氏腺组织严重坏死、水肿和炎症，且腺体内卟啉丧失[254]。持续暴露4天和8天，这些变化恢复。这表明光动力学反应可直接作用于腺体内的卟啉而引起这些变化。

实验小鼠的泪腺据报道偶尔会出现严重的炎症反应。NZB/NXW杂交F1代小鼠可自发一种干燥性角结膜炎并伴有泪腺的淋巴细胞浸润。雌性更常发生，不仅见于泪腺，还有颌下腺和腮腺组织。该品系小鼠在24周和29周龄时泪腺淋巴浸润达到顶峰，与机体呈现最强免疫反应的时间一致[255]。

啮齿类动物哈氏腺发生的局部坏死性炎症可能与眶内采血技术有关[256]。

犬的泪腺组织比啮齿类动物更常出现外源性物质诱导的炎症。有报道称5-氨基水杨酸给药1年后，犬的泪腺、瞬膜腺及腮腺会发生炎症和萎缩[257]。这些改变更常见于雌性犬，与角结膜炎相关（见下文）。泪腺和瞬膜腺的组织学检查发现腺体萎缩并伴有淋巴样细胞浸润。有人认为，这些研究结果对于人类而言可能没有意义，因为还未出现干燥性角结膜炎患者的报道。犬在非那吡啶给药后有类似变化的报道，泪腺不仅表现出炎症和萎缩，还有棕色色素聚积[258]。有报道称给予犬磺胺类药后，泪腺也可出现炎性过程。在某些情况下，炎症也可能是超敏反应的结果[259]。

泪腺如果受到严重损害，可能对眼睛的完整性产生重要的影响。有证据表明，泪液分泌减少及随之而来的干燥会促进眼表的炎症[260]。在眼眶区域进行电离辐射治疗癌症引起的泪腺损伤后最容易见到这种炎症。有些患者会发展成干眼症，并进一步发展为严重的角结膜炎[261]。

增生和肿瘤

常规的诊断规则适用于哈氏腺和泪腺的增生性病变。局灶性腺体增生或导管上皮细胞的鳞状上皮化生均有详细描述，特别是大鼠的病变可能代表腺体损伤后的再生性反应[188]。这种增生对周围腺体无明显压迫。报道称大鼠注入重组人表皮生长因子后，哈氏腺出现腺泡弥漫性增生[262]，特征是各个腺泡内细胞数量增加、细胞肥大、细胞核大小不等、细胞碎片聚集和区域性棕色色素聚积。

老年大鼠、小鼠和仓鼠可自发哈氏腺及泪腺的原发性肿瘤，但小鼠更易发生且特征最明显[168,188,263-265]。大多数肿瘤是腺瘤，呈囊状、乳头状或腺泡样分化。小鼠哈氏腺肿瘤的发生率具有品系依赖性，据报道其发生率在0.5%～15%不等[265]。大鼠和小鼠自发腺癌也有报道，癌症可能侵入局部组织或转移到肺脏[167,264]。小鼠腺癌的发生率也具有品系依赖性。

已有报道表明对小鼠进行电离辐射及给予一定量的遗传毒性化学品后，哈氏腺肿瘤的发生率会增加[265-267]。虽然小鼠哈氏腺肿瘤可能被视为这个种属所特有，但它们常常伴发于治疗引起的其他器官的肿瘤，而且大鼠也会发生这种肿瘤[181]。因此这种反应不能被孤立地看待，也不能被视为小鼠所特有的反应。

非诱变剂唑来膦酸，是一种双膦酸同时也是破骨细胞的骨吸收抑制剂，它也能在常规的小鼠致癌性实验各剂量组中增加哈氏腺腺瘤的发生率，其所用剂量与恶性高钙血症患者使用的剂量范围一致[268]。而对这种药物进行全方位测试，发现它并不致突变，且大鼠也未见相似肿瘤的发生。更昔洛韦，一种合成鸟嘌呤的衍生物，可活化巨细胞病毒，也可在致癌实验中诱导小鼠哈氏腺肿瘤，但这种药物同时表现出淋巴样细胞的致突变活性[269]。

角膜

角膜的透明性与原纤结构排序有关，在最小范围的光波长内，通过折光率下降性波动使可见光透过[270]。光学二次谐波成像显示，角膜因胶原纤维规律的排列成多晶格状而具有透明性，而巩膜的原纤维具有不均匀的管样结构，带有薄的硬壳，适于维持巩膜的坚度和弹性[271]。在炎症过程中角膜的胶原纤维排列改变、角膜水肿或异常物质沉积可造成光散射、角膜混浊或不透明。现已证实基质上皮的相互作用是由细胞因子（如肝细胞生长因子、角质细胞生长因子、白细胞介素1和可溶性Fas配体）介导的，这些细胞因子对维持角膜的完整起着重要的作用[272]。角膜也是一种无免疫学反应的组织。在这点上，其显微解剖学特点如血液-组织屏障及缺乏淋巴引流很重要，但角膜也表达较少的MHC抗原。此外，研究表明角膜本身能分泌免疫抑制物质和抗炎物质来抑制免疫性炎症反应[224]。

报道称大量刺激性化学品可使人类角膜产生称作毒性角膜病的不良改变[273]。这些化学品包括有机溶剂、清洁剂、催化剂和其他工业化学品。系统性给予一些两亲性药物可导致在角膜沉积[230,274]。癌症化疗可导致角膜病变。对眼眶附近癌症患者的泪腺进行电离辐射会引起泪腺的明显损伤，并可能会减少眼泪的分泌并可能产生所谓的干眼综合征。如果辐射总量超过35 Gy，以每次按1.8～2.0 Gy（180～200 rad）分次照射，泪腺损伤的风险会急剧上升，可进一步发生严重的角膜反应（包括干燥性角结膜炎），并严重威胁眼睛[261]。

滥用药物，特别是不适当使用局部麻醉滴眼液，可导致角膜严重损伤。局部或眼科药物治疗是引起人类角膜药物性病变的常见原因，这一点毫不意外。

角膜病变可以分为两大类，一类主要由炎症过程（角膜炎）引起，另一类本质上是变性或角膜物质异常沉积（营养不良）的结果。当然，这两类情况之间的区分并不清晰，因为治愈的炎性病变可能会增加营养不良的出现和异常物质的沉积，例如角膜中钙的沉积可能是先前炎性损伤的结果。

常规的毒性研究中，特别是老年啮齿类动物，重复的眼底镜检查可观察到一些角膜光学特性的自发改变。许多这些自发改变是显微镜无法检测到的轻微的或短暂的局灶性混浊。创伤、轻微感染或有刺激性的灰尘、垫料中的氨和动物房中饲料均可引起这些改变。

炎症（角膜炎）

根据实验室动种属群和病原微生物的流行情况的不同，角膜和结膜的自发性炎症可以伴发或不伴发随后的瘢痕形成和眼混浊。实验室大鼠比小鼠或仓鼠更易自发角膜炎，主要是由于唾液泪腺炎病毒感染导致[275]。在大多数实验室，实验用比格犬仅偶尔发生角膜炎，这可能与粉尘、垫料以及感染等因素有关，但是在高剂量活性药物作用下，眼睛防御机制功能降低，可能加剧角膜炎恶化。

角膜和结膜炎症通常与化学品局部给药和刺激性蒸气暴露有关。角膜炎和结膜炎的病理改变的轻重取决于损伤的严重程度，可以从水肿和轻度炎症到重度炎症、糜烂、溃疡不等，并伴有上皮增生和其他上皮表面的角化与典型的炎症过程。上皮还可能被含有杯状细胞的结膜样上皮所取代。在严重的情况下，间质下层和内皮细胞也可能出现损伤。

有报道称，角膜对刺激性物质的反应存在种属和品系差异。例如，比较丙二醇单丙醚蒸气对SD大鼠、F344大鼠、Hartley豚鼠和新西兰白兔的眼刺激性，结果表明蒸气诱发的结膜炎和角膜炎，在除F344大鼠以外的其他3种动物中均出现了不可逆的矿化、血管生成、基质分离和角膜纤维化[276]。在该实验中，通常认为兔眼对刺激物质比人眼更敏感，但也存在例外情况[239–241]。虽然在针对眼刺激性的德雷兹染眼试验中通常不对眼睛进行组织学检查，但有实验表明，对化学物长期作用引起的兔角膜上皮和基质病变详细的镜检描述，为角膜损伤的机制提供新的思路[277–279]。

全身给药也可能会引起角膜损伤和炎症（图14.4）。药物或其代谢物可被分泌到泪液中，产生局部刺激作用。已有报道称药物诱导的角膜混浊可发生在实验动物给予麻醉性镇痛药或长时间麻醉的

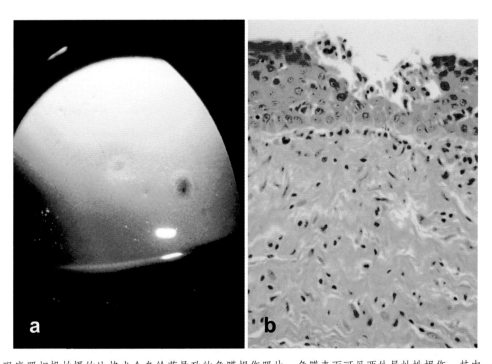

图14.4　图a：眼底照相机拍摄的比格犬全身给药导致的角膜损伤照片。角膜表面可见两处局灶性损伤，其中一处是隆起，一处是小凹陷。由A.S. Davis.供图。图b：比格犬角膜出现角膜上皮浅表性糜烂，而基质并未受损，这对应于图a体内检查中隆起的病灶(H&E染色×140)。图a中小的凹陷区域对应的是局灶性上皮萎缩（图未呈现）

情况下[280–282]。单次给予雄性SD大鼠长效麻醉止痛药1-α-乙酰美散酮3~5天内引起角膜局部混浊，主要分布在角膜中央部、鼻侧或鼻下区域[281]。组织学病变的严重程度各异，但一般特征为角膜上皮增厚及细胞极性丧失、基底膜玻璃样变性、基质血管形成、梭形细胞增生和少量炎性细胞。一些动物可以发生明显的角膜穿孔和剧烈的炎症。有人认为化学物引起角膜病变的机制来源于对感觉神经支配、眨眼或眼泪形成的不良作用，而不是对角膜上皮的直接化学作用。大鼠表现出的对吗啡的耐受性使角膜免受1-α-乙酰美散酮的损伤。据报道，啮齿类动物在使用甲苯噻嗪和氯胺酮长时间麻醉情况下，如果眼睑持续张开，在睑裂区可发生过度暴露性角膜炎[282]。

实验动物泪腺功能障碍时，泪液发生量或质的变化，可能会引起干燥性角结膜炎。这种情况在自发泪腺组织淋巴细胞浸润的NZB/NZW杂交F1代小鼠，以及手术切除泪腺的兔均有记录[255,283]。犬一种干燥性角结膜炎被报道，在给予犬镇静剂后，泪液分泌减少[284]。类似的情况也在给予犬一些磺胺类和非磺酰胺类的5-氨基水杨酸的实验中有报道，均与泪液水分减少有关[257]。

组织学检查发现典型的角结膜炎包括表层角膜上皮细胞的扁平化和脱落，超微结构表现为细胞生长缓慢，细胞表面微皱襞减少，浅表上皮细胞的胞质电子密度降低，以及前体细胞膜破坏。表面可能会出现一种炎性覆盖物，伴随多种不同程度的炎症、血管形成和成纤维细胞增殖。

萎缩

虽然角膜上皮厚度减少是由于对眼使用了刺激物，但给予犬抑制氧化鲨烯的降血脂新型药物后也可导致原发性角膜上皮萎缩[285]。该病的发病机制还不是很清楚，但可能与抑制角膜细胞分裂的药理活性有关。这些病变与众不同，因为发育中的毛囊细胞分裂受到了抑制，而表皮却增生了。使用曲帕拉醇的患者也有相似的病变报道。曲帕拉醇是胆固醇合成中在脱氢胆固醇这一步骤中的另一种晚期阻断

剂[285–287]。另有报道称给予犬氧化鲨烯抑制剂可以减少或改变泪液产生，并推测这些改变是富含脂类的腺体中脂质合成减少的结果[288]。

增生

在炎症和反应性的条件下角膜上皮常出现局灶性增生，但有记录表明给予猕猴重组人表皮生长因子衍生物2周后，角膜上皮可出现一致的弥漫性增生[289]。与对照组相比被覆上皮增厚了2倍。组织学特征包括表层的扁平上皮细胞数量增多，伴有其下一层的基底细胞肥大。皮肤和多种器官的其他上皮细胞也有增生，但并没有表现出炎症和变性的改变。

新生血管形成

通常对无血管的角膜来说，新生血管形成是一个复杂的多因素过程。正常角膜无血管是抗血管生成和促血管生成刺激之间的一个动态平衡的结果[290]。角膜伤口愈合可打破这种微妙的平衡，导致病理性角膜血管形成。在大多数情况下，血管形成都伴随着角膜和结膜的炎性反应，而且白细胞和激活的巨噬细胞以及它们的化学产物都参与了这一过程[291]。膳食因素也是潜在的重要的影响因素。给予实验动物的饲料中如果缺乏色氨酸、赖氨酸、核黄素、维生素A或微量金属（例如锌），则会导致角膜血管的形成[292,293]。

在给予大鼠锌缺乏饲料持续7周的实验中，对血管形成过程进行精细的形态学检查，结果显示新生薄壁毛细血管内衬无孔上皮细胞，伴有神经纤维和原始施万细胞，没有基底膜。该实验模型中未出现炎性改变，或某些炎性反应可能已经发生在眼科检查前。

角膜营养不良：矿化、带状角膜病变

在人和实验动物的角膜中，会形成矿物质沉积，尤其是沿着基底膜和上皮下基质出现。人的这种病变称为钙化性带状角膜病变，与导致血钙水平升高的全身性改变有关，如甲状旁腺功能亢进、恶性高钙血症以及过量的维生素D治疗。矿物质沉积后也可发生局部损伤或角膜干燥。有证据表明，用

磷酸盐缓冲液冲洗伤眼或后续用磷酸盐缓冲液滴眼可能导致某些患者出现不溶性钙盐的沉积[294]。利用乙二胺四乙酸（EDTA）螯合钙是一种有效的治疗方法[295]。

实验室大鼠和小鼠常自发类似的矿化，包括F344大鼠、SD大鼠和Wistar大鼠以及CD-1小鼠[167,275,296-298]。也有文献报道，在血清碱性磷酸酶活性升高的KK品系糖尿病小鼠和具有甲状旁腺功能亢进特征的MRL品系小鼠也出现这种矿化[299,300]。给予大鼠吗啡后导致角膜干燥，兔子局部创伤以及过量使用维生素D也可出现类似的矿物质沉积[280,301,302]。

虽然大鼠和小鼠矿化的程度及范围以及继发性改变的严重性随品系、年龄和实验条件有所不同，但这些改变在形态学上是类似的。病变通常位于角膜中心，占据了与睑裂部位一致的椭圆型区域。

矿化的早期组织学改变表现为沿着上皮基底膜分布的嗜碱性颗粒。这种颗粒增多后渐渐发展为连续的矿化斑，并沿着基底膜进入基质表层。PAS染色显示基底膜局部增厚。这一阶段，Von Kossa染色和茜素红S（Alizarin Red）染色会出现弱阳性，提示含有钙和磷酸盐[298]。更进一步地改变还包括基底膜和被覆上皮出现缺损，导致细胞坏死、炎性反应、异物反应和瘢痕形成。对F344大鼠的角膜进行超微结构研究表明，这种细胞外出现的高电子密度结晶或颗粒具有不透明的核心、透亮的边缘，呈明暗交替环状分层排列。能量色散X射线分析发现这种结晶或颗粒的主要成分是钙和磷。

虽然啮齿类动物出现这种改变的原因不明，但钙在角膜基质以饱和浓度或者接近饱和浓度存在，角膜微环境的微小改变都可能导致钙的沉积[303]。泪液中pH值或者离子浓度的变化被认为是其中的一个促进因素[297]。角膜混浊的发生率，包括不同品系小鼠因矿化而导致的角膜混浊，都认为与鼠笼的清洗频率有关。已表明饲养环境，尤其是尿素酶阳性菌和饲养环境的氨浓度水平，均是角膜混浊重要的致病因素[296]。动物的品系差异提示遗传易感性也很重要[282]。不管具体的发病机制如何，可以肯定的是，钙平衡和角膜内稳态的微小改变，包括高剂量的某

些治疗药物引起的改变，都会影响这种情况的发生率和严重程度[304]。

空泡化、磷脂沉积症

某些阳离子两亲性药物与全身性的磷脂质沉积症有关，可在角膜产生脂沉积症样的改变。有报道指出，患者给予如氯喹和胺碘酮等药物治疗时可出现这种角膜表现[230,274,305]。和此类药物的其他不良作用不同，这些在人角膜部位形成的沉积通常是可逆的，并且几乎不引起视觉障碍[232]。实验研究表明，大鼠和犬用此类药物后也可出现类似的角膜磷脂沉积。然而在一项研究中，给予6只健康犬临床等效剂量的胺碘酮11周，仅1只犬在角膜胞质内有小范围的磷脂沉积，低于人类流行病学中的发病率[307]。

组织学上，H&E染色的切片中显示角膜上皮细胞出现特征性泛蓝颗粒，而甲苯胺蓝染色的半薄切片中显示角膜上皮细胞中含不规则、致密染色的胞质内包涵体[306]，超微结构下其表现为典型的层状结晶包涵体。

色素沉着

角膜色素沉着可以发生在前房出血后。据报道，人类经过长期肠外给予含金化合物治疗后可出现色素沉着，表现为前层角膜金黄色金属颗粒沉着[232]。人类患者的眼球表面色素沉积可能比实验动物更明显，因为色素沉积于白色巩膜时更容易被发现。据报道，四环素、胺碘酮、氯丙嗪和其他吩噻嗪类药物、抗疟药和银盐均可导致皮肤出现色素沉着[228,308-310]。

葡萄膜

通常认为葡萄膜包括眼球的脉络膜层、睫状体和虹膜。这些结构相互连接，是眼睛重要的血管区，为眼内结构提供了大部分的血液供应。此外，睫状体分泌的房水流经瞳孔进入前房，经由角膜和虹膜形成的角内的小梁网流出，再入Schemm管（即巩膜静脉窦）。房水正常流动如被破坏会使眼内压增高并产生青光眼，随后造成视神经和视网膜细胞的损

伤。造成用扩张瞳孔或限制其收缩的药物均可能会影响房水流动，造成眼前房浅或虹-角膜角度窄的人容易出现青光眼[226]。葡萄膜还充当免疫细胞的中转站，含有丰富的树突状细胞网和常驻组织内的巨噬细胞[311-313]。正常食蟹猴的脉络膜和睫状体聚集有大量的淋巴或单核细胞[314]。因此葡萄膜参与许多眼内炎症过程和免疫应答[315]。虽然人类与药物有关的葡萄膜炎比较罕见，但一些药物治疗还是与此相关，包括抗病毒药物万乃洛韦、抗结核药ribafutin、帕米磷酸、磺胺类药物、链激酶和外用美替洛尔[316]。

尽管大多数实验动物的葡萄膜罕见炎症、变性和肿瘤过程，但眼科检查还是发现了实验室大鼠、小鼠、仓鼠、兔子和比格犬的一些细微的发育异常，如瞳孔残膜、瞳孔链，异位瞳孔和缺损[275,317-319]。当观察到葡萄膜炎症、出血、纤维化或虹膜黏连到晶状体（虹膜黏连）时，这通常说明眼前房有创伤或炎性过程。在啮齿类动物的虹膜偶尔可出现矿化[320]。

实验动物少有药物诱导的葡萄膜的形态学改变的报道。能产生广泛磷脂沉积症的药物可能也会引起虹膜典型的细胞改变。例如，给予犬抗心律失常哌啶类药物地索布胺，在虹膜的色素上皮细胞可出现磷脂质症典型的空泡化，这种改变也可见于许多其他器官，包括脉络丛[159]。

另一个药物引起虹膜改变的例子是给患者以及实验动物使用苯基取代的前列腺素F2α类似物拉坦前列素治疗。该药物可作为提高眼压的有效局部用药。有报道称虹膜呈绿棕、黄棕以及灰棕色的患者易发生虹膜颜色变深[321,322]。给予猕猴（食蟹猴）拉坦前列素的实验中，也有色素沉着增加的报道，似乎主要是由于正常情况下黑色素合成活性低下的某些个体的黑色素合成增加[323]。值得注意的是交感神经系统对于虹膜色素沉着的发生起着重要的作用。例如，在幼年时期缺乏单侧交感神经刺激会干扰虹膜浅表基质内黑色素细胞的黑色素沉着，造成眼睛出现不同的颜色[324]。

已有报道称食蟹猴的眼睛局部使用前列腺素F2c会出现水肿和睫状体的肌肉间隙扩张，这可能与其可降低眼内压、增加葡萄膜巩膜的房水流出有关[325]。

晶状体

晶状体是由PAS强阳性基底膜包裹变形的上皮细胞组成的透明的、双凸状结构。PAS阳性基底膜缺乏弹性纤维，充当着大分子的筛网的角色。前面的球形表面是由立方细胞构成的表面层。在晶状体赤道位置，胞质向前和向后延伸形成长形细胞或晶状体纤维。晶状体周边细胞的胞核比较明显，排列形成弧形或晶状体"弓形"。晶状体纤维的形成和更新伴随一生并不断向晶状体的中心移动，在晶状体的中心发生胞质浓缩和核固缩。因此，旧的纤维积聚在晶状体的中心或核心，新生的纤维在晶状体外层或皮质不断生成。晶状体中心形成的"Y"型结构代表着并列的晶状体纤维的连接。

晶状体的透明度取决于其组成的细胞蛋白的溶解度，而角膜的透明度取决于胶原纤维的精密排列。人和实验动物的晶状体50%以上是由水组成的，水中含有不同比例的被称为晶体（crystallines）的可溶性蛋白。不溶性蛋白主要存在于晶状体的中心，主要是老化细胞的细胞膜。现在已经知道晶状体纤维不是停滞的，而是形成一个复杂的、动态的系统，其中细胞通过低耐受的缝隙连接组成的大量网状结构互相联系，形成一个合胞体[326]。

晶状体具有免疫豁免性，不受体液免疫和细胞免疫的影响[224]。然而，晶状体的破裂可能引起晶状体诱导的自身免疫性葡萄膜炎。

晶状体的完整性取决于营养物质直接通过组织液（主要为房水）的扩散。晶状体上皮细胞是晶状体能量主要的生产部位，其通过具有Na+和K+活性的ATP酶主动转运无机离子和氨基酸。因此，晶状体上皮细胞具有泵的作用，是保持晶状体水合作用的主要部位。破坏上皮的任何过程都很容易引起晶状体肿胀，可能造成晶状体不可逆的损伤及白内障的形成[327]。

晶状体能量主要来源于葡萄糖，葡萄糖无氧酵解生成的乳酸扩散进入房水。糖酵解的速度由己糖激酶和葡萄糖进入晶状体的速率控制。如果葡萄糖浓度升高，6-磷酸葡萄糖水平也上升，这反过来又限制糖酵解速率，从而防止乳酸的过量积累。在血糖水平很高时（例如糖尿病），醛糖还原酶会被激活。这为葡萄糖代谢提供了另一条途径，即代谢为山梨醇。晶状体代谢紊乱或外源性物质与晶体蛋白相互作用可能会引起晶状体纤维改变而发生晶状体混浊或白内障。

白内障

临床前安全性研究中，准确定义晶状体病变的术语和精确描述所有诱发的病变都是非常重要的。白内障在临床上定义为晶状体混浊而导致视物模糊[327]。然而，一些常规的白内障病变可以通过标准的眼底镜检查检测晶状体混浊来确定。裂隙灯的检查表明，未发育成熟的实验动物可发生晶状体浑浊，并且多种特异性或非特异性的不良刺激可诱导晶状体发生可逆性混浊[328]。正因如此，在毒性研究中，动物的白内障应该定义为先天性不可逆的晶状体混浊以及明确的渐进性的后天性晶状体混浊[275]。因此，白内障通常在晶状体部分被提及。核性白内障增加了晶状体中央部分的密度。皮质性白内障累及晶状体表面，开始于外围，并向视轴延伸。后囊性白内障经常出现在囊膜下的视轴区，对人类影响最大。

已经知道的引起人类白内障的原因包括紫外线光照、氧化应激、糖尿病、吸烟和饮酒，但是绝大部分原因还不清楚。白内障的发生方式有很多。主要的证据都表明白内障形成是从晶状体肿胀开始的。最常见的过程是通过钾离子流失，钙离子和钠离子进入细胞内，导致细胞出现空泡以及裂隙，随后蛋白质聚集和沉淀[327]。代谢产物（如山梨醇）和多肽、外源性有毒物质或其代谢物的积累或电离辐射对晶状体纤维的直接损伤都可以引起晶状体细胞的损伤。外源性物质或其代谢物可在非酶作用下与晶体蛋白相互作用，导致蛋白质聚集，从而可能引起散光[329]。

许多治疗药物（尤其是抗增生性抗癌药物）和电离辐射与人类白内障的发生相关。白消安，一种烷化剂，癌症患者服用后会发生晶状体后囊性白内障，可能与其干扰晶状体纤维增生相关[330]。同样，电离辐射在经过一段潜伏期后，可通过影响晶状体赤道上的生发上皮而诱导晶状体后囊性白内障[226]。

引起白内障的其他药物包括二溴甘露醇、氮芥、替姆与三乙烯亚胺苯醌[331]。三苯乙醇，一种胆固醇合成抑制剂，也与人类白内障的发展相关[286,287]。有人认为白内障与药物抑制晶状体胆固醇生物合成以及遗传性胆固醇代谢有关，因为晶状体需要持续合成胆固醇。由于晶状体细胞膜在已知的细胞膜中胆固醇含量最高，因此胆固醇合成障碍会导致晶状体膜结构的改变和白内障的形成[332]。虽然临床前研究（见下文）已经证明他汀类药物或羟甲基戊二酰辅酶A（HMG-CoA）还原酶抑制剂与白内障的发生有关，但是临床上针对这些广泛使用的药物进行研究，结果并未发现白内障患者的显著增加[333,334]。

长期研究已经证明糖皮质激素与白内障形成有关，流行病学也表明吸入类固醇的使用和晶状体后囊性白内障有关[335-339]。长期服用糖皮质激素引起白内障的病因还不确定。缺少合适的动物模型阻碍了这一机制的研究。例如大鼠因为表现出对白内障诱导的抵抗故而不能用作模型动物[336]。有观点认为前部的晶状体上皮细胞可能是最主要的发生功能异常的部位，因为在类固醇诱导的白内障患者中观察到晶状体上皮细胞间的裂隙增多，这可能是由于钠钾泵受到了干扰从而导致晶状体肿胀而引发的结果[329]。

白内障的毒性研究

在临床前研究中，如果一种新的治疗药物在一种或多种实验动物中引起剂量相关性的晶状体混浊或白内障，那么这种药物就会被关注，其受关注的程度取决于病变的发展速度、剂量反应以及程度。在人体的临床试验中，如果不密切监测人的眼睛，则很难排除危险。虽然在I期临床研究中仔细的眼评估是相当可行的，但在扩展临床试验中可行性却较低。鉴于白内障在老年人群中的高发病率，需要对大量的患者进行监测，以排除药物作用。

活组织检查已经证明啮齿类实验动物也可以发生大范围的与年龄相关的晶状体改变。白内障的发生率由于实验室和品系的不同而不同。即使是4～5

周龄的瑞士小鼠（Swiss mice），也有近20%的动物会出现晶状体混浊或光密度异常[317]。自发性白内障和药物诱导性白内障是难以区分的，因为通过非特异性机制可增加啮齿类动物自发白内障的发生率。例如，Alderley Park Wistar大鼠发生的所谓新月形白内障与性别有关，并且通过使用外源性物质调节性激素水平可改变其发生率。使用该品系动物进行长期实验会干扰对实验结果的解释[340]。虽然白内障和晶状体混浊在犬中可自发出现，但大多数的比格犬种类仅出现很轻的晶状体改变，并且通常不影响毒性研究，所以自发性白内障在实验用比格犬中并不是一个大问题。

自发性和诱发性白内障的组织学表现通常不易区分。自发性晶状体混浊及白内障研究最好的实验对象可能是大鼠。晶状体纤维开始的改变可通过H&E染色鉴定。接下来发展为细胞肿胀并伴有胞质颗粒出现（图14.5）。然后可见明显的细胞变性，伴随空泡形成以及嗜碱性碎片或嗜酸性小球聚集。晶状体弓内整齐排列的胞核出现移位或变性，这可能也是晶状体损伤的征兆之一。包膜下上皮细胞可能同样出现明显的变性，尤其是核固缩、核碎裂、胞质

空泡形成以及出现嗜酸性小球。长期服用化学物质诱导的白内障多为后囊性病变。晶状体弓形区附近往往发生为更急性的病变，如晶状体纤维的肿胀或变性以及围绕晶状体赤道的空泡变性[341,342]。

对乙酰氨基酚的研究阐明了不同品种和品系的动物对外来物质诱发白内障的敏感性。扑热息痛（对乙酰氨基酚），一种广泛使用的解热镇痛药，已被证明会引起小鼠白内障[343]。在小鼠研究中，与C57BL/6小鼠相比，对乙酰氨基酚更容易诱导DBA/2小鼠出现白内障，但这种影响似乎与该品系动物的乙酰氨基酚的肝生物转化和肝毒性作用无关[344]。

降胆固醇药物洛伐他汀是一种3-羟基-3-甲戊二酰辅酶A（HMG-CoA）还原酶抑制剂，长期给予犬高剂量的该药后可发生晶状体混浊，而大鼠、小鼠或猴子则不会发生[345]。晶状体混浊的发生率虽然低，但与剂量相关。药物首先增加了晶状体后方区域缝合线处的密度，随后在缝合线连接处周围出现空泡化，最终完全发展为白内障。当药物暴露量远远大于人用最大剂量时，犬才会出现晶状体的病变，所以有人认为治疗剂量的洛伐他汀不会引发人类患者的白内障。类似的晶状体改变在其他品系的

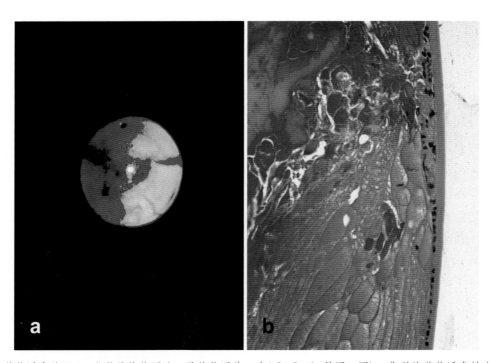

图14.5 图a：药物诱发的Wistar大鼠晶状体浑浊，晶状体照片，由A.S. Davis.供图。图b：典型的药物诱发性白内障的非特异性改变。肿胀，晶状体纤维气球样变，细胞变性以及嗜酸性小球聚集(H&E染色×140)

犬中也有报道，但不是所有品系的犬都会发生[345,347]。

阻断胆固醇合成的氧化鲨烯合酶的新型降血脂药物可引起犬、小鼠和仓鼠的白内障[285,288]。这些药物在治疗约2周后引发白内障，病变特征为晶状体赤道区域的晶状体细胞坏死。这些研究结果与大鼠给予三苯乙醇的结果相似，三苯乙醇可抑制2,4-脱氢胆甾醇（链甾醇）合成胆固醇。然而，三苯乙醇也可引起人的晶状体后囊性白内障，这点与大鼠相似[286,287,348]。虽然该机制尚不清楚，但推测这些快速的变化可能与胆固醇合成的明显抑制有关。然而，在晶状体上皮细胞培养时添加另一种氧鲨烯抑制剂U18666A，结果表明这种药物可进入晶状体脂质膜，并使脂质膜结构产生广泛的收缩，提示直接扰乱晶状体膜结构可能促进白内障的发生[349]。大多数这些强效的致白内障药物并不会进行到人的研究。

视网膜

视网膜是眼睛最复杂的部分，在常规的组织切片中它被认为由10层解剖结构组成。外层是支持性的色素上皮（或色素部），为单层立方上皮细胞，与视杆和视锥感光细胞相邻。外层的每个细胞由面对感光细胞的顶端部分和位于Bruch膜上的基底部分组成。这层不引人注目的结构与它的重要性形成了鲜明的对比，其功能障碍可导致视细胞死亡和失明[350]。视网膜色素上皮细胞执行一些重要的功能，特别是吞噬每日更新的感光细胞外节，利用溶酶体消化废弃脱落的外节尖端，并将消化废物输出至脉络膜[351]。视网膜色素上皮细胞还含有一种异构酶，可将视觉循环中的全反式视黄醛再转化为11-顺式视黄醛[352,353]。

其余9层结构组成感觉上皮（或称神经部），在此处视杆细胞和视锥细胞的感光外节和内节与外核层之间被一层外界膜分隔开。外界膜代表了悬韧带附着的密度，它连接视杆、视锥细胞内节与Müller细胞，也是Müller细胞之间的连接。Müller细胞通常被认为是高度特异化的星形胶质细胞[354]。

虽然在常规固定、石蜡包埋、苏木素染色的切片中这些不同的视网膜层已可以明确界定，但是塑胶包埋制成的半薄切片则更加提高了光镜下视网膜各层细节的鉴别。免疫细胞化学技术也有助于视网膜细胞群的划分。对大鼠视网膜进行免疫细胞化学染色，S100蛋白的抗血清染色可显示非神经元成分、Müller细胞和星形胶质细胞，但是星形胶质细胞染色比Müller细胞更为明显[355]。细胞视黄醛结合蛋白和谷氨酰胺合成酶的抗体也可以标记Müller细胞，但不能标记星形胶质细胞，而神经胶质纤维酸性蛋白可以显示在神经胶质细胞和Müller细胞[354]。

视网膜解剖结构的一个重要特征是血-视网膜屏障。与血-脑屏障相似的是，血-视网膜屏障通过调节液体和代谢物的交换来帮助保持视网膜的完整性，以及阻止血液中大分子物质进入。血-视网膜屏障是内皮细胞膜的功能之一，紧密连接和低水平的内吞作用预示着从血液的跨内皮膜泡运输明显缺乏[356]。类似的屏障也存在于视神经和虹膜的血管。比起其他屏障而言，虹膜的血管屏障对实验条件的反应更加多样化[357,358]。

视网膜的完整性依赖于良好的血液供应，因为它是在体内代谢活性最高的组织之一。视网膜通过两个血管床供血，分别为后部区域的脉络膜和位于玻璃体下的视网膜血管。这些血管由Bruch膜分隔开。眼具有多种生长因子，包括色素上皮衍生的生长因子。该因子是一种糖蛋白，是协调视网膜神经元功能和血管功能的关键成分[359,360]。

啮齿类、犬和灵长类动物的视网膜具有相似的结构，但也存在一些差异，这些差异可能与毒理学相关。在缺乏视网膜黑色素的白化大鼠和小鼠，一些能蓄积在黑素细胞的化合物带来的有害影响会被大大地抵抗掉。这就提示不能仅依靠药物与黑色素的结合来预测药物的眼毒性，相反在某些情况下，药物与黑色素结合后可能还有保护作用[361]。仓鼠视网膜色素上皮中已证明具有不同于小鼠的黑色素，这可能也是视网膜毒性种间差异的基础[362]。

照膜细胞形成的反光膜（照膜）是下层脉络膜的变形部分，能够反射部分穿过视网膜的光线，以便在环境光照条件较差的情况下提供辅助视觉。照膜存在于犬的眼底背侧段，人类或啮齿类动物都没有该结构。照膜是由有角的细胞分层排列形成，中心多达15层，而靠近视神经的外围仅单层排列。照膜细胞具有圆形胞核以及明显的核仁，胞质中有细长的杆状小体，锇固定后表现出高电子密度。照膜细胞间隙较宽并含有丰富的弹性纤维。因为照膜是一种人类并不具有的种属特异性的结构，所以药物导致的照膜改变可能与人几乎没有关联[363]。

视网膜或视神经损伤是人用药物治疗中最重要的眼部副作用之一。氯喹、奎宁、氯丙嗪、甲硫哒嗪、他莫昔芬、铁螯合剂去铁胺、抗结核药物乙胺丁醇和异烟肼等均能引起该病变[226,232,330,331,364,365]。已经有报道称干扰素治疗的患者可出现视觉障碍和无症状视网膜病变[366]。氨己烯酸，是一种重要的抗癫痫药物，也与周边视野缺失有关[226,367-369]。一些药物可能仅引起视网膜功能的暂时性改变，但视力永久丧失的情况也有报道。这是仍在用于严重疾病的重要治疗药物所面临的一个重要问题，比较突出的例子有乙胺丁醇治疗耐药结核、去铁胺治疗危及生命的铁过载患者和氨己烯酸治疗某些癫痫。电离辐射治疗垂体区病变也与视神经损伤和视交叉的视觉缺失有关[226]。

由于良好的视网膜组织切片并不容易获得，因此药物导致人眼损伤的准确的组织学特征以及相应的实验动物的视网膜病变信息也就不易获得。有些药物损伤了动物的视网膜但却没有引起人的视觉障碍。然而，有些与人类患者视网膜损伤有关的药物（如乙胺丁醇或氨己烯酸）也可对实验动物的视网膜产生影响[124,127,370,371]。

有一些动物研究结果难以解释，但可以通过好的研究范例来阐明，如抗疟药氯喹，其确切的机制尚不完全清楚，但它的使用，特别是在长期高剂量情况下使用，能造成视网膜损伤从而引起视觉丧失。虽然对氯喹导致人视网膜损伤的组织学研究还很少，但已有结果显示多种病变，其中包括视网膜层变性（特别是外核层和外网层），色素上皮变性并转移到视网膜内[372-374]。视网膜神经节细胞还可见曲线形膜性溶酶体性包涵体[375]。动物研究也显示神经节细胞内有磷脂溶酶体的包涵体（见下面的磷脂质

病部分）[376]。虽然氯喹主要靶向神经节细胞，但其他一些研究显示它的主要作用是通过视网膜色素上皮介导的，因为氯喹能够强力结合黑色素并积聚在视网膜色素上皮细胞[377,378]。

因此，研发新型治疗药物和研究作用机制的临床前毒性研究中，描述眼底检查、组织学表现以及所有视网膜病变的演变都是非常重要的。

视网膜层的激光捕获显微技术已被应用于研究视网膜毒性表征的基因表达谱[379]。应用于功能评价的技术（如视网膜电描记术）可能可以将动物和患者的视网膜病变的评价联系起来。在放射自显影实验中，当一种特殊的药物能够结合色素大鼠的黑色素时，能够排除药物导致的视网膜损伤同样很重要。然而，当一种新药在临床前研究中显示出遗传视网膜毒性时，患者的新药临床试验依然需要艰难的风险-收益分析。

视网膜萎缩

实验动物视网膜最常见的改变是萎缩，它可能自发或被外源性物质诱导。通常实验动物的视网膜萎缩根据发病机制来进行分类，因为大部分类型的视网膜萎缩所表现出来的组织学特征都是一样的。

视网膜萎缩分类
    老年性视网膜萎缩
    遗传性视网膜萎缩
    营养性视网膜病
    炎症后萎缩
    青光眼萎缩
    毒性视网膜病
    光毒性视网膜病

这些分类并不完全确切，因为遗传因素可能会与年龄相关的改变、环境光照和外源性物质诱导的毒性相互作用。

遗传性视网膜萎缩

大鼠：白化大鼠可自发视网膜萎缩，通常被认为是一种老年性改变或与环境强光的不良作用有关。大多数品系的老龄大鼠都可偶发视网膜萎缩。

在为期2年的实验中，雄性及雌性Alderley Park Wistar大鼠发生视网膜萎缩的比例可达到10%。而暴露在自然光中时，该品系大鼠视网膜萎缩的发生率增加了5倍[167]。

在一些品系的大鼠中，遗传性视网膜变性表现尤为明显，特别是Royal College of Surgeons（RCS）大鼠和Wag/Rij大鼠[380,381]。因缺乏对脱落的视杆细胞外节段盘的吞噬作用，白化RCS大鼠和色素RCS大鼠会在出生后的前几周出现遗传性视网膜病变，且c-mer原癌基因酪氨酸蛋白激酶（mertk）在这个过程中发生突变。在人体中mertk是由MERTK基因编码的，该酶是视网膜病变的基础[382]。mertk是免疫系统、男性生殖道和视觉系统的一个关键性吞噬受体，在视网膜色素上皮中，mertk受体是光感受器外节每日摄取所必需的[383]。mertk发生突变会导致感光器变性。移植色素上皮或mertk导入病毒基因可以防止这种病变发生[382,384]。组织学上，感光细胞缺失表现为外核层胞核数量减少，色素上皮及视网膜上皮间持续存在细胞碎片灶[385]。

Wag/Rij大鼠约在1月龄发生原发性感光细胞变

性，进而1年内外视网膜细胞全部消失[381]。这些品系的大鼠视网膜变性在发病初期具有遗传性特征，因此其他品系大鼠的视网膜变性也可能具有遗传倾向。

小鼠：遗传变性在实验室小鼠更为普遍。1951年Bruckner在瑞士报道了遗传变性是一种常染色体的隐性遗传[386]。这种情况可能是相对于所谓的无杆视网膜来说的。早在1924年，Keeler就曾提及小鼠的无杆视网膜[387]。相似的视网膜变性也曾出现在CD-1小鼠的常规亚急性毒性实验中，因此在观察小鼠眼睛的病理时应警惕这种可能性（图14.6）[275]。对约3000只4~5周龄CD-1小鼠眼睛的病变情况进行统计，视网膜萎缩在雄性动物的发生率约为4%，而雌性动物的发生率也超过2%[317]。

犬：虽然一些品种的犬有遗传性视网膜变性的详细报道，但实验用比格犬却很少发生[363]。

老年性视网膜萎缩

Weisse和其同事发现老龄Chbb/THOM白化大鼠的周边视网膜内核层和外核层的细胞缺失[388]。在老龄F344大鼠、SD大鼠和Wistar-Furth大鼠中也有过相似的形态学报道[275,389-392]。然而，这些变化的确切发

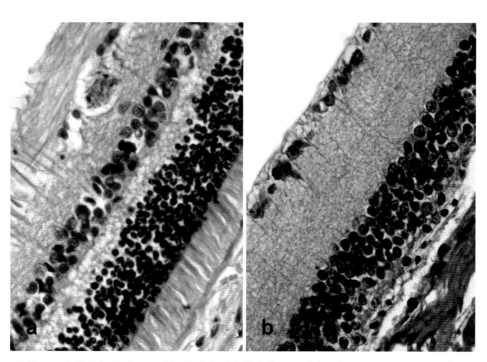

图14.6 图a：18月龄CD-1小鼠的视网膜，细胞层数从外到内均完整，分别为视杆细胞和视锥细胞外节，视杆细胞和视锥细胞外核层，双极细胞内核层，内网层和神经节细胞层(H&E染色×210)。图b：相似月龄的CD-1小鼠，视网膜萎缩。视杆细胞和视锥细胞外节完全消失（H&E染色×210）

病机制还不清楚，其中的某些变化仍未确定是由基因编码引起的还是老年动物自发的。非常幼龄的大鼠也可能发生类似的变化。

对有年龄相关视网膜变化的SD大鼠进行超微结构观察，结果表明色素上皮早期出现变性，尤其是基底膜和随后变性的感光细胞[389]。色素上皮变性过程可以通过注入的辣根过氧化物酶从脉络膜透过进入视网膜来证实。在此基础上有人认为，这些与年龄相关的视网膜变化可能表示色素上皮存在着原始缺陷。

类似的年龄相关变化在小鼠或仓鼠并不多见。犬的老年性萎缩曾有过报道，但毒性研究中的年轻比格犬却很少发生。

光引起的视网膜萎缩

白化大鼠的视网膜对光非常敏感。这种短暂暴露于强光或长期暴露于相对正常水平的昼夜交替的人工照明光的敏感性与年龄相关[388,393]。为了研究大鼠视网膜的变化，对饲养大鼠进行光照控制，结果显示，与年龄相关的视网膜萎缩容易在视网膜边缘发生不同，光照引起的变化则更容易发生在后极部。病变的严重性也与光照距离有关[394]。显微镜下，这些变化与普通的萎缩区别不大，主要表现为外核层的胞核逐渐消失，渐渐发展到内视网膜层消失，外网层突触小泡蛋白免疫反应消失，星形胶质细胞增生，Müller细胞活化及视网膜血管增生。

炎症后萎缩

实验室动物很少发生眼后段炎症，偶有发生时会导致视网膜损伤和萎缩。毒性实验中比格犬多见的多灶性浆液性脉络膜视网膜炎表现为局部视网膜脱落，感光器间局部浆液积聚及外核层局灶性缺失[395]。该病主要发生在夏季，传播媒介还不清楚。

局灶性视网膜炎、脉络膜炎及视网膜萎缩偶尔也与游走性幼虫病有关[396]。虽然非人灵长类动物的自发性黄斑变性也曾有报道，但由外伤引起且多为单侧的脉络膜视网膜变化是更为常见的。

治疗引起的萎缩

啮齿类动物由外源性物质引起的视网膜萎缩与自发性萎缩表现类似。然而一些药物诱导的特定视网膜细胞或细胞层的细胞学变化也与视网膜萎缩有关。尤其是当一种新型治疗药物引起此改变时，对其本质的解读就相当重要了。

氨己烯酸（γ-乙烯基GABA），是一种GABA的不可逆酶激活抑制剂，是目前使用的一种抗癫痫药物，在临床前研究中能引起视网膜变化。该药物与患者的视觉障碍有关。在大鼠90天的氨己烯酸实验中，视网膜的变化包括轻度外核层排列紊乱伴有视杆细胞层被取代，病变多分布在眼睛外围。病变只发生在白化SD大鼠，且严重程度呈剂量相关性。而色素Lister-Hooded大鼠在相似的条件下给予氨己烯酸，没有表现出视网膜改变[124]。大鼠视网膜内的氨己烯酸浓度比脑中高出5倍[397]。氨己烯酸与人类患者的周边视野缺失有关，但确切病理机制还不清楚[226]。有限的尸检数据表明，视野缺失患者的神经节细胞消失，部分内核层和外核层的细胞核也消失，内网层和外网层发生萎缩[130]。

有报道显示，抗结核治疗（特别是用乙胺丁醇治疗）可导致人类患者的视力障碍，主要影响视神经。这种不良作用的早期特征与视网膜中央区域的视觉症状相关，停药后通常大多可以恢复[226]。在白化大鼠的乙胺丁醇18~102天给药实验中，当给药剂量高于临床剂量〔105~2500 mg/（kg·d）〕时，16%的大鼠可见双侧局灶性轴索肿胀，未见视神经交叉及颅内部分视神经发生脱髓鞘[398]。已经证明乙胺丁醇引起的大鼠视网膜神经节细胞的缺失可能是通过兴奋性毒性通路来介导的[371]。

从N-甲基-N-亚硝基脲以及新型2-硝基咪唑放射增敏剂CI-1010等药物产生的变化来看，外核层和感光层对外源性物质尤其敏感。形态学时间进程研究表明，CI-1010致视网膜变性可发生在单次给予高剂量后的数天内，涉及感光层和外核层[399]。感光层空泡化、扁平化，在超微结构下表现为内段肿胀，外段碎裂。外核层细胞核消失，细胞凋亡，表现为核固缩和核碎裂。由于出现了不可逆的细胞毒性，该药物被停止研发。

视神经和视交叉在电离辐射下也会受到损伤。而其他神经组织损伤的特点是白质和灰质坏死，反应性星形细胞增生，血管内皮细胞增生和纤维素样坏死[400]。

给予猫氟喹诺酮类抗菌剂恩诺沙星后突发失明，虽然与人用药物没有直接关系，但这也表明了视网膜对毒性作用的敏感性潜在种间差异。恩诺沙星一般情况下耐受性良好，但也有报道称，高剂量时可诱发猫的视网膜损伤[401-404]。这种损伤的特点是导致急性失明，经眼底检查发现照膜的反射率增加，视网膜血管变薄和减少，照膜层偶见锈色或金色斑点，且视网膜的其他区域有色素的改变[402]。组织病理学以视网膜变性为特点，主要影响外核层及感光层，并伴有视网膜色素上皮的增生性改变。这种改变的机制还不清楚，但更多地呈剂量相关而不是个体特异[403]。类似的结果还未见在其他种属中报道。人常用的其他类似氟喹诺酮的药物也未出现相似的情况。

视网膜——磷脂质病，脂沉积症

能诱导广泛磷脂沉积的药物可使视网膜细胞产生类似的改变。这些药物能在大鼠的视网膜色素上皮细胞、神经细胞或Müller细胞产生典型的层状或结晶状包含体。甲苯胺蓝半薄切片染色显示，这种胞质包涵体深染且紧密排列[116,118,405]。给予大鼠多种阳离子两亲性药物后，主要的细胞改变会随着特定药物而分布于视网膜细胞群中。例如，氯喹和4,4′-二乙基-氨基乙氧基己雌酚主要影响神经元和Müller细胞，三苯乙醇影响色素上皮和Müller细胞，氯环利嗪则类似地改变色素上皮和感官视网膜细胞。所以也有人提出，药物作用的差异是源于它们对特定极性脂质的亲合性不同。视网膜色素上皮细胞尤其危险，因为在通常情况下色素上皮细胞可吞噬大量脱落的位于视杆细胞外节段顶端的膜物质盘[118]。

一些阳离子两亲性药物的使用与人类重大的视网膜病和视觉丧失的发生相关。磷脂沉积在这一过程中的作用尚不清楚，主要是因为人眼组织病理数据的采集相当困难。抗疟疾药氯喹是一种被广泛研究的具有示范性的老药。用电子显微镜详细观察氯喹给药大鼠的眼睛，视网膜神经节细胞均快速产生溶酶体磷脂包含体，但是白化大鼠或色素大鼠并不

伴随有色素细胞层的明显改变[376,406]。对人类而言，视网膜病仅出现在推荐剂量给药数年或更长时间之后，主要涉及含有黑色素的细胞，但溶酶包涵体也可能出现于神经节细胞[374,407]。

犬在给予阳离子两亲性药物后，照膜细胞也可能出现脂沉积样空泡，但这种脂质沉积分布与人类的相关性还不清楚。

结晶样视网膜病变

多种遗传条件及他莫昔芬、呋喃妥因和甲氧氟烷等药物处理与人视网膜折光性晶体沉积的发生相关[408]。例如患者经甲氧氟烷麻醉后出现斑点样视网膜，而这种改变是由草酸盐结晶引起的。类似的沉积也出现于这种麻醉剂处理后的兔子身上[409,410]。

视网膜色素上皮病变

考虑到视网膜色素上皮细胞对维持视网膜的完整性非常重要，所以外源性物质对眼部的影响可能主要体现在视网膜。虽然色素上皮细胞对不良条件的反应力有限，但药物还是可以引起各种各样的病变，Mecklenburg和Schraermeyer在综述中详细地描述了这些变化，包括变性、萎缩、细胞质内磷脂和其他细胞物质的聚积，同时可见视网膜下腔内反应性局灶性增生、局灶性纤维素增生和巨噬细胞浸润[411]。研究这些病变也许可以为视网膜损伤的机制提供一定的线索。

萎缩——照膜

已有报道显示比格犬在给予不同种类的治疗药物后，照膜可发生变性、萎缩或颜色及反射能力的变化。这些药物包括β肾上腺素能阻断剂SCH 19927、乙胺丁醇（一种大环内酯类抗生素）、蔷薇霉素（一种咪唑并喹唑啉）、CGS 14796C（一种芳香化酶抑制剂）、1,3-二（4-咪唑啉-2-甲氧基苯氧基）丙烷乳酸盐（一种用于治疗卡氏肺囊虫肺炎的潜在药物）、1192U90（一种实验用镇静药）以及一种已停产的抗糖尿病药物[412-419]。

眼底检查显示受影响的眼睛以照膜的反射消失

为特征，并伴有局部、斑驳的或散在的色素沉积区域，与基底部非照膜区的表现类似。组织学上，这些色素区域表现为变性、变薄或者照膜细胞全部消失，而色素上皮几乎没有改变。给予犬芳香化酶抑制剂CGS 14796C后，超微检查显示照膜细胞出现细胞变性或胞质自噬空泡[417]。因为照膜不可再生，所以这些变化通常也是不可逆的。而药物引起照膜变色但组织学上未见损伤的情况也有报道[415]。

大多数情况下，外源性物质对照膜层产生如此影响的原因仍不清楚，推测可能是一些药物通过螯合金属（特别是锌）来影响照膜层。在犬的照膜细胞内就发现含有高浓度的锌[414,421]。这种螯合作用已经通过一种抗结核药物——乙胺丁醇得到了证明。给予犬乙胺丁醇后，照膜组织中锌的含量下降，因此犬的照膜发生改变可能是由于乙胺丁醇的锌螯合特性[421]。虽然人的眼睛没有照膜层，但视网膜和脉络膜中含有较高浓度的锌。有报道称乙胺丁醇也能引起人眼的变化，有人推测这种变化可能也与乙胺丁醇的锌螯合特性有关[421]。大鼠视网膜细胞体外研究表明，乙胺丁醇相关的细胞毒性并非与锌缺乏或兴奋性毒性有关，而是由于另一种机制，这种机制需要细胞内锌的存在[422]。虽然普遍认为药物引起的照膜反应对没有照膜的种属（如人类）没有毒理学意义，但严格评估一种新型药物在不同种属的所有数据仍是评价该药物的一个重要部分。照膜层的变化可能可以简单地反映出相关的视网膜损伤。

肿瘤

人类眼睛和周围组织的肿瘤可以自发，也可以被诱发产生。已报道的皮肤肿瘤包括鳞状细胞乳头状瘤及癌、黑色素瘤和软组织肉瘤。大鼠和小鼠的葡萄膜可发生黑色素瘤、平滑肌瘤和神经鞘瘤[188,265]。也有报道称大鼠眼内接种12型人腺病毒后会产生视网膜母细胞瘤样肿瘤[423]。

耳

耳朵在解剖学上分为3个主要区域：外耳，由耳郭和含有改进皮脂腺的外耳道组成；中耳（或鼓室）；内耳，包含参与听力和平衡的感觉结构。内耳所处位置较深，难以接近，对其结构-活性关系的认识也落后于其他一些组织。随着基因组的研究及转基因小鼠模型的应用，内耳功能的分子基础方面的研究最近已经取得了相当大的进展[424]。

鼓室可以被分为三部分，即鼓室上隐窝或上鼓室，中鼓室和下鼓室。对应于人类乳突小房的充满空气的空腔未在大鼠发现。人类和大鼠的被覆黏膜是相似的，均由纤毛细胞及分泌细胞衬于腔道内，而一些其他区域，特别是鼓室上隐窝则覆盖单层鳞状上皮或立方上皮[425]。在病理条件下，特别是中耳炎的时候，纤毛细胞和分泌细胞会在腔内大面积延展。

耳蜗是一个卷曲的螺旋结构，具有一个被称作耳蜗轴的中央核心。耳蜗轴中含有神经和血供。不同动物的耳蜗从基底到顶端所绕的圈数是不一样的。一个膜状管道将内骨通道分为3个小室。前庭阶与鼓阶在耳蜗顶点相连，均含有内淋巴。中阶包含外淋巴。Reissner膜（前庭膜）将中阶与前庭阶分开。柯蒂器包含感觉毛细胞，位于中阶与鼓阶之间的无细胞分隔膜上。两类毛细胞沿螺旋的长轴平行排列成行，内层毛细胞单层排列，外层毛细胞根据种属不同呈3层或更多层排列（图14.7和图14.8）。人类的细胞排列似乎没有大鼠或豚鼠有序。高频率的声音会使耳蜗基部的毛细胞产生最大位移，而低频率的声音则可在顶部探测到。所以，耳蜗基部的毛细胞损伤可能会影响对高频声音的听觉，而顶部毛细胞的损伤会影响对低频声音的感知。此外，外层毛细胞缺失而内层毛细胞完整会导致听力阈值的变化及感知频率的区别，这表明外层毛细胞扮演了声音放大器的角色[424]。

前庭系统包含不同的平面组成的三个半规管和两个囊样结构，分别为椭圆囊和球囊。感觉细胞在椭圆囊斑和球囊斑处。

常规毒性研究中，耳蜗和前庭系统的功能和结

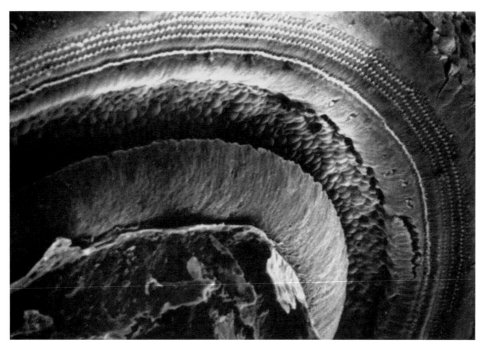

图14.7　大鼠正常柯蒂器扫描电镜显微图像，显示顶转的部分结构。边缘的Reissner膜和盖膜被移除，暴露出感觉毛细胞（SEM×450）。该图片信息来源于Dr N.G. Read

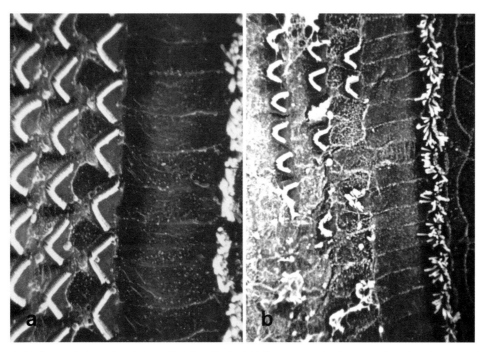

图14.8　图a：正常柯蒂器网状板细节。内柱细胞的矩形板将单排内层毛细胞与外层毛细胞分离。外层毛细胞排列成3条精准的行（SEM×2200）。图b：给予大鼠卡那霉素的柯蒂器网状板。一些排列成3行的外层毛细胞是完整的，而有一些已经缺失，被展开的支持细胞取代（SEM×1400）。该图片来源于Dr N.G. Read

构不易评估。然而，有少量的药物仅损伤前庭系统而不影响耳蜗，因此对耳蜗功能单独进行评估似乎是检测药物是否潜在改变前庭系统的合理方法。Preyer反射或耳郭抽打是检测对声音反应的有效方法，而记录脑干对声音反应的电活动则是另一种非侵入性的方法。另外，尤其需要注意这些实验方法的设计和声音频率的使用[426]。

颞骨内的空间小且有保护良好，这就对组织切片有了严格的要求，一般也只能观察到少量的感觉细胞。应用标准的表面处理技术，豚鼠的耳解剖时比其他实验动物更易到达内耳部分，所以在耳毒性的研究中一直用豚鼠作为实验动物[427]。观察这些组织可以用相差显微镜或微分干涉差显微镜。毛细胞内含有顶端肌动蛋白组分，所以另一种方法是用荧光素或罗丹明共轭鬼笔环肽对顶端肌动蛋白进行染色并用荧光显微镜观察[427]。扫描电子显微镜也可以用来观察该组织[428-430]。在常规啮齿动物毒性研究中，大鼠和猴子可通过扫描电子显微镜观察临界点干燥耳蜗。Astbury和Read运用这个方法，将大鼠的耳蜗用卡那霉素进行处理，显示网状柯蒂器的固定形式的形态学损伤，与豚鼠报道的卡那霉素诱发耳毒性的病变相似（图14.7和图14.8）[429]。这种病变呈时间和剂量相关性，起始于耳蜗基底部的外层毛细胞，渐渐影响至顶端，随后表皮板也出现病变并引起内层毛细胞消失。也有人指出，在震惊反射（Preyer反射）中，先发生相当广泛的形态变化，之后才引起一系列不同的听觉频率的转变。

药物引起的病变

许多药物都可对内耳产生不利影响，而临床上表现最明显的是氨基苷类抗生素、含铂抗癌药、水杨酸盐、奎宁和髓袢利尿剂，如布美他尼、呋塞米（速尿）和依他尼酸。髓袢利尿剂导致听力变化可能是可逆性地改变了离子转运。一些研究表明，水杨酸盐和奎宁所致的耳毒性在本质上可能是局部缺血性的，一旦停止给药，这些病变似乎也可恢复，不会出现永久性的形态学损伤[431-433]。相反，对于癌症患者来说，顺铂导致的耳毒性是重大的不可逆的不良作用。顺铂虽然不会危及生命，但可能导致听力显著下降，并且会削弱儿童接受社会和教育功能[434]。

20世纪40年代中期，随着链霉素的引进，氨基苷类抗生素引起的耳毒性被广泛研究。所有这种类型的药物均具有潜在耳毒性，可能与其具有3~5个氨基团的氨基环醇环有关[429,435,436]。一些氨基苷类结构比其他结构具有更加明显的耳毒性或耳蜗毒性。一般而言链霉素倾向于损害内耳前庭部，庆大霉素主要损伤前庭组织，而新霉素具有更明显的耳蜗毒性[437]。

根据药物及动物种属不同，毛细胞的损伤也有所不同，通常一开始发生在柯蒂器底转的最深处的一行，进而波及到离顶点较近的其他行。听力受损同时出现，最初仅限于高声频听力受损，但逐渐涉及较低的声音频率。在前庭系统中，损伤和毛细胞缺失通常出现于上皮的中央区[437]。

据报道实验动物给予铂化合物后，外层毛细胞内部的行会发生类似的毛细胞损伤，接下来是耳蜗基部的第2和第3行[438-440]。这与动物及癌症患者经顺铂给药后引起的初始高频听力丧失相一致[441]。

外耳（耳郭）

外耳易受炎症和肿瘤的影响，这与皮肤和皮下组织的其他部分相似。突出的耳郭特别容易受到创伤。在皮肤刺激实验中，小鼠的耳郭是非常方便研究的部位（见第2章中皮肤和皮下组织）。一些更特别的情况也偶尔会在外耳出现，尤其是大鼠的耳软骨膜炎和耳部皮脂腺癌。耳郭内软骨的变化也许能反映软骨内稳态的全身性改变。例如，在C3（1）/SV40T抗原（TAg）转基因小鼠，大耳朵的组织学观察特点是软骨层增厚、肥大和增生，而其所用背景动物是C57BL/6J而不是常用的FVB/N型。猿猴病毒40（SV40）大肿瘤抗原（TAg）转化序列能使p53和成视网膜细胞瘤蛋白失活，并常常导致细胞的转化，表明这种转化序列也可能是一种细胞周期调控因子，能调节软骨细胞增殖与分化。虽然这些小鼠并未发生肿瘤，但耳郭的这些变化可导致普遍的关节内软骨病变，与人的软骨瘤病相似[442]。

耳软骨炎

耳软骨的这种明显病变可以自发于几种品系的大鼠，甚至几个月大的动物也可发生[443-445]。佩戴金属耳标的大鼠和小鼠可产生耳软骨炎，这可能与金属离子释放相关[445,446]。用Ⅱ型胶原免疫大鼠可诱导此病变的发生[447,448]，也可以通过Ⅱ型胶原免疫或外伤引起炎性反应来建立小鼠耳软骨炎模型[449]。因缺乏内源性Ⅱ型分子，DQ8转基因小鼠也可通过Ⅱ型胶原免疫引起耳软骨炎[450]。Matrilin-1抗体是一种软骨特异性蛋白，主要表达在气管软骨。Matrilin-1抗体也可诱导小鼠气管软骨炎[451]。

临床上，耳郭双侧可观察到红斑结节。组织学上表现为增生性肉芽肿性炎症，由淋巴细胞、浆细胞、嗜中性粒细胞、巨噬细胞、异物巨细胞和增生的成纤维细胞混合组成，并局部破坏耳郭的正常软骨。各个区域炎性浸润的程度有所不同。有些区域表现非常安静，而有些区域可见显著的纤维增生和明显的血管系统。炎症较少的破坏区域的一个更显著的特征是出现分散的、不规则的未成熟软骨结节，由淡嗜酸性基质和许多成软骨细胞组成。

这种自发病变的原因还未知。有人提出，它源于软骨对Ⅱ型胶原的自身免疫反应，因为它与Ⅱ型胶原免疫后引起的病变相似[445]。该病与人类复发性多软骨炎相似，后者通常与其他自身免疫性疾病、CD4 T淋巴细胞、浆细胞、病变组织中的免疫球蛋白和补体、出现Ⅱ型胶原和其他软骨蛋白（包括matrilin-1、软骨寡聚基质蛋白）的自身抗体，以及可检测到的对软骨成分的细胞免疫应答相关[452,453]。

肿瘤

耳部皮脂腺癌（Zymbal腺）呈局部浸润性生长于外耳道附近[454]。美国国家毒理学计划（NTP）已对一些主要化学诱变剂进行了测试，发现它们与治疗相关的该类肿瘤的增加有关[455]。

NTP的数据库的许多不同综述表明，外耳Zymbal腺（一种变形的皮脂腺）的表皮往往是强力遗传毒性致癌物的靶点[181,267,456]。无遗传毒性治疗药物较少诱导啮齿类动物形成这类肿瘤[180]。此外，NTP数据库提出，引起Zymbal腺肿瘤的药物与皮肤、雄性包皮腺及雌性阴蒂和乳腺肿瘤的发生相关。所以这些药物的致瘤性评价需要考虑皮肤和附属腺中发生的所有类型的肿瘤。

显微镜下，Zymbal腺肿瘤由鳞状上皮性的浸润性肿块组成，通常表现出大量角化及皮脂腺特征。它们局灶性浸润，引起被覆皮肤溃疡，侵蚀骨组织并产生远端转移（特别是肺部转移）。在致癌性生物测定中，少量的其他肿瘤（如各种肉瘤）也可能在大鼠及小鼠的Zymbal腺中出现[168]。

（富欣、贺亮、黄明姝、毛晶晶译，富欣校）

参考文献

1. Fradet G, Legac X, Charlois T, Ponge T, Cottin S. Iatrogenic pathology in elderly, inducing hospitalisation. A one year retrospective study in an internal medicine department. *Revue de Me´decine Interne* 1996;**17**:456-60.

2. Camargo AL, Ferreira MBC, Heineck I. Adverse drug reactions: a cohort study in internal medicine units at a university hospital. *Eur J Clin Pharmacol* 2006;**62**:143-9.

3. Lagnaoui R, Moore N, Fach J, Longy-Boursier M, Be´gaud B. Adverse drug reactions in a department of systemic diseases-oriented internal medicine: prevalence, incidence, direct costs and avoidability. *Eur J Clin Pharmacol* 2000;**55**:181-6.

4. Mey C, Hentschel H, Hippius M, Balogh A. Documentation and evaluation of adverse drug reactions (ADR) — contribution from a poison information center. *Int J Clin Pharmacol Ther* 2002;**40**:102-7.

5. Patel H, Bell D, Molokhia M, Srishanmuganathan J, Patel M, Car J, et al. Trends in hospital admissions for adverse drug reactions in England: analysis of national hospital episode statistics 1998-2005. *BMC Clin Pharmacol* 2007;**7**:9.

6. Wu TY, Jen MH, Bottle A, Molokhia M, Aylin P, Bell D, et al. Ten-year trends in hospital admissions for adverse drug reactions in England 19992009. *J R Soc Med* 2010;**103**:239-50.

7. Mjörndal T, Boman MD, Hagg S, Backstrom M, Wiholm BE, Wahlin A, et al. Adverse drug reactions as a cause for admissions to a department of internal medicine. *Pharmacoepidemiol Drug Safety* 2002;**11**:65-72.

8. Onder G, Pellicciotti F, Gambassi G, Bernabei R. NSAID-related psychiatric adverse events. *Drugs* 2004;**64**:2619-27.

9. Hedenmalm K, Guzey C, Dahl ML, Yue QY, Spigset O. Risk factors for extrapyramidal symptoms during treatment with selective serotonin reuptake inhibitors, including cytochrome P-450 enzyme, and serotonin and dopamine transporter and receptor polymorphisms. *J Clin Psychopharmacol* 2006;**26**:192-7.

10. Plotkin SR, Wen PY. Neurologic complications of cancer

therapy. *Neurol Clin* 2003;**21**:279-318.

11. Soussain C, Ricard D, Fike JR, Mazeron JJ, Psimaras D, Delattre JY. CNS complications of radiotherapy and chemotherapy. *Lancet* 2009;**374**:1639-51.

12. Petzold A, Mondria T, Kuhle J, Rocca MA, Cornelissen J, Boekhorst PT, et al. Evidence for acute neurotoxicity after chemotherapy. *Ann Neurol* 2010;**68**:806-15.

13. Perry A, Schmidt RE. Cancer therapy-associated CNS neuropathology: an update and review of the literature. *Acta Neuropathol* 2006;**111**:197-212.

14. Büttner A. Review: the neuropathology of drug abuse. *Neuropathol Appl Neurobiol* 2011;**37**:118-34.

15. Ginsberg G, Hattis D, Russ A, Sonawane B. Pharmacokinetic and pharmacodynamic factors that can affect sensitivity to neurotoxic sequelae in elderly individuals. *Environ Health Perspect* 2005;**113**:1243-9.

16. Schirm E, Tobi H, van Puijenbroek EP, Monster-Simons MH, de Jong-van den Berg LTW. Reported adverse drug reactions and their determinants in Dutch children outside the hospital. *Pharmacoepidemiol Drug Safety* 2004;**13**:159-65.

17. Greaves P, Williams A, Eve M. First dose of potential new medicines to humans: how animals help. *Nat Rev Drug Discov* 2004;**3**:226-36.

18. Fletcher AP. Drug safety tests and subsequent clinical experience. *J R Soc Med* 1978;**71**:693-6.

19. Igarashi T, Nakane S, Kitagawa T. Predictability of clinical adverse reactions of drugs by general pharmacology studies. *J Toxicol Sci* 1995;**20**:77-92.

20. Schein PS, Davis RD, Carter S, Newman J, Schein DR, Rall DP. The evaluation of anticancer drugs in dogs and monkeys for the prediction of qualitative toxicities in man. *Clin Pharmacol Ther* 1970;**11**:3-40.

21. Owens AH. Predicting anticancer drug effects in man from laboratory animal studies. *J Chronic Dis* 1962;**15**:223-8.

22. Olson H, Betton G, Robinson D, Thomas K, Monro A, Kolaja G, et al. Concordance of the toxicity of pharmaceuticals in humans and animals. *Regul Toxicol Pharmacol* 2000;**32**:56-67.

23. Windebank AJ. Cisplatin. In: Spencer PS, Schaumberg HH, Ludolph AC, editors. *Experimental and clinical neurotoxicology*. New York: Oxford University Press; 2000. p.392-6.

24. Alder S, Candrian R, Elsner J, Zbinden G. Neurobehavioral screening in rats. *Methods Find Exp Clin Pharmacol* 1986;**8**:279-89.

25. Nontprasert A, Pukrittayakamee S, Dondorp AM, Clemens R, Looareesuwan S, White NJ. Neuropathologic toxicity of artemisinin derivatives in a mouse model. *Am J Trop Med Hyg* 2002;**67**:423-9.

26. Reiter LW. Neurotoxicology in regulation and risk assessment. *Dev Pharmacol Ther* 1987;**10**:354-68.

27. Tilson HA. Behavioral indices of neurotoxicity. *Toxicol Pathol* 1990;**18**:96-104.

28. Ross, JF. ECOs, FOBs, and UFOs: making sense of observational data. *Toxicol Pathol*: 2000;**28**:132-136.

29. Mattsson JL, Eisenbrandt DL, Albee RR. Screening for neurotoxicity: complementarity of functional and morphologic techniques. *Toxicol Pathol* 1990;**18**:115-27.

30. Arezzo JC, Litwak MS, Zotova EG. Correlation and dissociation of electrophysiology and histopathology in the assessment of toxic neuropathy. *Toxicol Pathol* 2011;**39**:46-51.

31. Moser VC. Functional assays for neurotoxicity testing. *Toxicol Pathol* 2011;**39**:36-45.

32. Bolon B, Bradley A, Butt M, Jensen K, Krinke G, Mellon RD. Compilation of international regulatory guidance documents for neuropathology assessment during nonclinical general toxicity and specialized neurotoxicity studies. *Toxicol Pathol* 2011;**39**:92-6.

33. Garman, RH. Artefacts in routinely immersion-fixed nervous tissue. *Toxicol Pathol*: 1990;**18**:149-153.

34. Jordan WH, Young JK, Hyten MJ, Hall DG. Preparation and analysis of the central nervous system. *Toxicol Pathol* 2011;**39**:58-65.

35. Garman RH. Histology of the central nervous system. *Toxicol Pathol* 2011;**39**:22-35.

36. Fix AS, Garman RH. Practical aspects of neuropathology: a technical guide for working with the nervous system. *Toxicol Pathol* 2000;**28**:122-31.

37. Garman RH. Evaluation of large-sized brains for neurotoxic endpoints. *Toxicol Pathol* 2003;**31**(Suppl.):32-43.

38. Edwards CM. Chemotherapy induced emesis-mechanisms and treatment: a review. *J R Soc Med* 1988;**81**:658-62.

39. Cubeddu LX, Hoffmann IS, Fuenmayor NT, Finn AL. Efficacy of ondansetron (GR 38032F) and the role of serotonin in cisplatin-induced nausea and vomiting. *N Engl J Med* 1990;**322**:810-6.

40. Levine S. Choroid plexus: target for systemic disease and pathway to the brain. *Lab Invest* 1987;**56**:231-3.

41. Morawietz G, Ruehl-Fehlert C, Kittel B, Bube A, Keane K, Halm S, et al. Revised guides for organ sampling and trimming in rats and mice-Part 3-A joint publication of the RITA and NACAD groups. *Exp Toxicol Pathol* 2004;**55**:433-49.

42. Switzer RC, Lowry-Franssen C, Benkovic SA. Recommended neuroanatomical sampling practices for comprehensive brain evaluation in nonclinical safety studies. *Toxicol Pathol* 2011;**39**:73-84.

43. Krueger G. Mapping of the mouse brain for screening procedures with the light microscope. *Lab Anim Sci* 1971;**21**:91-105.

44. Bolon B. Comparative and correlative neuroanatomy for the toxicologic pathologist. *Toxicol Pathol* 2000;**28**:6-27.

45. Paxinos G, Watson C. *The rat brain in stereotaxic coordinates*. San Diego: Academic Press; 1997.

46. Sidman RL, Angevine JB, Pierce ET. *Atlas of the mouse brain and spinal cord*. Cambridge, Massachusetts: Harvard University Press; 1971.

47. Bolon B, Bradley A, Garman RH, Krinke GJ. Useful toxicologic neuropathology references for pathologists and toxicologists. *Toxicol Pathol* 2011;**39**:234-9.

48. Switzer RC. Application of silver degeneration stains for neurotoxicity testing. *Toxicol Pathol* 2000;**28**:70-83.

49. Grant G, Hollander H, Aldskogius H. Suppressive silver methods — a tool for identifying axotomy-induced neuron degeneration. *Brain Res Bull* 2004;**62**:261-9.

50. Fix AS, Stitzel SR, Ridder GM, Switzer RC. MK-801 neurotoxicity in cupric silver-stained sections: lesion reconstruction by 3-dimensional computer image analysis. *Toxicol Pathol* 2000;**28**:84-90.

51. Schmued LC, Albertson C, Slikker W. Fluoro-Jade: a novel fluorochrome for the sensitive and reliable histo-chemical localization of neuronal degeneration. *Brain Res* 1997;**751**:37-46.

52. Schmued LC, Hopkins KJ. Fluorojade: novel fluorochromes for detecting toxicant-induced neuronal degeneration. *Toxicol Pathol* 2000;**28**:91-9.

53. El-Khodor BF, Burke RE. Medial forebrain bundle axotomy during development induces apoptosis in dopamine neurons of the substantia nigra and activation of caspases in their degenerating axons. *J Comp Neurol* 2002;**452**:65-79.

54. Ludwin SK, Eng LF. The topographical distribution of S-100 and GFA proteins in the adult rat brain: an immunohistochemical study using horseradish peroxidene-

labelled antibodies. *J Comp Neurol* 1976;**165**:197-209.

55. Nada O, Kawana T. Immunohistochemical identification of supportive cell types in the enteric nervous system of the rat colon and rectum. *Cell Tissue Res* 1988;**251**:523-9.

56. Fix AS, Ross JF, Stitzel SR, Switzer RC. Integrated evaluation of central nervous system lesions: stains for neurones, astrocytes, and microglia reveal the spatial and temporal features of MK-801-induced neuronal necrosis in the rat cerebral cortex. *Toxicol Pathol* 1996;**24**:291-304.

57. Kahn HJ, Marks A, Thom H, Baumal R. Role of antibody to S100 protein in diagnostic pathology. *Am J Clin Path* 1983;**79**:341-7.

58. Gough AW, Hanna W, Barsoum NJ, Moore J, Sturgess JM. Morphologic and immunohistochemical features of two spontaneous peripheral nerve tumours in Wistar rats. *Vet Pathol* 1986;**23**:68-73.

59. Van Eldik LJ, Jensen RA, Ehrenfried BA, Whetsell WO. Imunohistochemical localization of S100b in human nervous system tumours using monclonal antibodies with specificity for the S100b polypeptide. *J Histochem Cytochem* 1986;**34**:977-82.

60. Schmechel DE. l-Subunit of the glycolytic enzyme enolase: nonspecific or neuron specific? *Lab Invest* 1985;**54**:239-42.

61. Köhler C, Eriksson LG, Hansson T, Warner M, Ake-Gustafsson J. Immunohistochemical localization of cyto-chrome P-450 in the rat brain. *Neurosci Lett* 1988;**84**:109-14.

62. Le Goascogne C, Robel R, Gouezou M, Senanes N, Baulieu E-E, Waterman M. Neurosteroids: cytochrome P450 scc in rat brain. *Science* 1987;**237**:1212-5.

63. Hedlund E, Gustafsson J-Å, Warner M. Cytochrome P450 in the brain: 2B or not 2B. *Trends Pharm Sci* 1998;**19**:82-5.

64. El-Bacha RS, Minn A. Drug metabolising enzymes in cerebrovascular endothelial cells afford a metabolic pro-tection to the brain. *Cell Mol Biol* 1999;**45**:15-23.

65. Stoll G, Jander S. The role of microglia and macrophages in the pathophysiology of the CNS. *Prog Neurobiol* 1999;**58**:233-47.

66. Kofler J, Wiley CA. Microglia. *Toxicol Pathol* 2011;**39**:103-14.

67. Boulger LR. The neurovirulence test for live poliomyelitis vaccine. *J Biol Stand* 1973;**1**:119-38.

68. Chino F, Kodaman H, Hara M, Komatsu T. Evaluation of the neurovirulence test of oral poliovaccines in Japan during the period 19631982. *Jpn J Med Sci Biol* 1984;**37**:233-40.

69. Krinke GJ, Kaufman W, Mahrous AT, Schaetti P. Morphologic characterization of spontaneous nervous system tumors in

mice and rats. *Toxicol Pathol* 2000;**28**:178-92.

70. Jones HB. The role of ultrastructural investigations in neurotoxicology. *Toxicology* 1988;**49**:3-15.

71. Jones HB, Jenkins CR, Bowdler AL, Simpson MG, Lock EA. Ultrastructural pathology and cytochemical investigations of L-2-chloropropionic acid-induced neurointoxication of the rat cerebellum. *Acta Neuropathol* 1997;**93**:241-51.

72. D'Amato RJ, Lipman ZP, Snyder SH. Selectivity of the Parkinsonian neurotoxin MPTP: toxic metabolite MPP+ to neuromelanin. *Science* 1986;**231**:987-9.

73. Gorski RA, Gordon JJ, Shryne JE, Southham AM. Evidence for a morphological sex difference within the medial preoptic area of the rat brain. *Brain Res* 1978;**148**:333-46.

74. Diamond MC. Sex difference in the rat forebrain. *Brain Res Rev* 1987;**12**:235-40.

75. Schaumburg HH, Spencer PS. Toxic models of certain disorders of the nervous system-a teaching monograph. *Neurotoxicology* 1979;**1**:209-20.

76. Griffin DE, Hess JL. Cells with natural killer activity in the CSF of normal and athymic nude mice with acute Sindbis virus encephalitis. *J Immunol* 1986;**136**:1841-5.

77. Griffin DE, Hess JL, Moench TR. Immune responses in the central nervous system. *Toxicol Pathol* 1987;**15**:294-302.

78. Johnson RT, Burke DS, Elwell M, Leake CJ, Nisalak A, Hoke CH, et al. Japanese encephalitis: immunocytochemical studies of viral antigen and inflammatory cells in fatal cases. *Ann Neurol* 1985;**19**:567-73.

79. Johnson RT, Intralawan P, Puapanwatton S. Japanese encephalitis: identification of inflammatory cells in the cerebospinal fluid. *Ann Neurol* 1986;**20**:691-5.

80. Wang Y, Qin ZH. Molecular and cellular mechanisms of excitotoxic neuronal death. *Apoptosis* 2010;**15**:1382-402.

81. Olney JW. Excitotoxic mechanisms of neurotoxicity. In: Spencer PS, Schaumberg HH, editors. *Experimental and clinical neurotoxicology*. Baltimore: Williams and Wilkins; 1980. p. 272-94.

82. Olney JW, Labruyere J, Price MT. Pathological changes induced in cerebrocortical neurons by phencyclidine and related drugs. *Science* 1989;**244**:1360-2.

83. Meldrum B, Garthwaite J. Excitatory amino acid neurotoxicity and neurodegenerative disease. *Trends Pharm Sci* 1990;**11**:379-87.

84. Shaw JP. Excitatory amino acid receptors, excitotoxicity and the human nervous system. *Curr Opin Neurol Neurosurg* 1993;**6**:414-22.

85. O'Hearn E, Molliver ME. Administration of a non-NMDA antagonist, GYKI 52466, increases excitotoxic Purkinje cell degeneration caused by ibogaine. *Neuroscience* 2004;**127**:373-83.

86. Barsoum NJ, Gough AW, Sturgess JM, de la Iglesia FA. Parkinson-like syndrome in nonhuman primates receiving a tetrahydropyridine derivative. *Neurotoxicology* 1986;**7**:119-26.

87. Langston JW, Ballard PA. Parkinson's disease in a chemist working with 1-methyl-4-phenyl-1,2,3,6-tetrahydropyridine. *N Engl J Med* 1983;**309**:310.

88. Burns RS, Chiueh CC, Markey SP, Ebert MH, Jacobowitz DM, Kopin IJ. A primate model of Parkinsonism: selective destruction of dopaminergic neurones in the pars compacta of the substantia nigra by N-methyl-4phenyl-1,2,3,6-tetrahydropyridine. *Proc Natl Acad Sci U S A* 1983;**80**:4546-50.

89. Hicks SP. Pathologic effects of antimetabolites. I. Acute lesions in the hypothalamus, peripheral ganglia, and adrenal medulla caused by 3-acetyl pyridine and prevented by nicotinamide. *Am J Pathol* 1955;**31**:189-99.

90. Krinke GJ, Classen W, Vidotto N, Suter E, Wü rmlin CH. Detecting necrotic neurons with fluoro-jade stain. *Exp Toxicol Pathol* 2001;**53**:365-72.

91. Balaban CD. Central neurotoxic effects of intraperitoneally administered 3-acetylpyridine, harmaline, and niacinamide in Sprague-Dawley and Long-Evans rats: a critical review of central 3-acetylpyridine neurotoxicity. *Brain Res* 1985;**9**:21-42.

92. Efferth T, Kaina B. Toxicity of the antimalarial artemisinin and its dervatives. *Crit Rev Toxicol* 2010;**40**:405-21.

93. Hien TT, Day NPJ, Ohu NH, Mai NTH, Chau TTH, Loc PP, et al. A controlled trial of artemether or quinine in Vietnamese adults with sever falciparum malaria. *N Engl J Med* 1996;**335**:76-83.

94. Brewer TG, Grate SJ, Peggins JO, Weina PJ, Petras JM, Levine BS, et al. Fatal neurotoxicity of arteether and artemether. *Am J Trop Med Hyg* 1994;**51**:251-9.

95. Classen W, Altmann B, Gretener P, Souppart C, Skelton-Stroud P, Krinke G. Differential effects of orally versus parenterally administered qinghaosu derivative artemether in dogs. *Exp Toxicol Pathol* 1999;**51**:507-16.

96. Genovese RF, Newman DB, Gordon KA, Brewer TG. Acute high dose arteether toxicity in rats. *Neurotoxicology*

1999;**20**:851-9.

97. Petras JM, Kyle DE, Gettayacamin M, Young GD, Bauman RA, Webster HK, et al. Arteether: risks of two-week administration in *Macaca mulatta*. *Am J Trop Med Hyg* 1997;**56**:390-6.

98. Hoffman SL. Artemether in severe malaria-still too many deaths. *N Engl J Med* 1996;**335**:124-6.

99. Castro JA, de Mecca MM, Bartel LC. Toxic side effects of drugs used to treat Chagas' disease (American try-panosomiasis). *Hum Exp Toxicol* 2006;**25**:471-9.

100. Evans JG. Metronidazole induced encephalopathy. In: Drommer W, Karbe E, Germann P-G, Morawietz G, editors. *Classic examples in toxicologic pathology*. Hannover: European Society of Toxicologic Pathology; 2005.

101. Griffin JE, Price DL, Kuethe DO, Goldberg AM. Neurotoxicity of misonidazole in rats. 1. Neuropathology. *Neurotoxicology* 1980;**1**:653-66.

102. Rogulja PV, Kovac W, Schmid H. Metronidazolencephalopathie der Ratte. *Acta Neuropathol* 1973;**25**:36-45.

103. Romero IA, Lister T, Richards HK, Seville MP, Wylie SP, Ray DE. Early metabolic changes during m-dinitrobenzene neurotoxicity and the possible role of oxidative stress. *Free Radic Biol Med* 1995;**18**:311-9.

104. Anon. *FLAGYL® (metronidazole tablets) prescribing information*. Chicago: G.D. Searle; 2004.

105. Hovland DN, Boyd RB, Butt MT, Engelhardt JA, Moxness MS, Ma MH, et al. Six-month continuous intraputamenal infusion toxicity study of recombinant methionyl human glial cell line-derived neurotrophic factor (r-metHuGDNF) in rhesus monkeys. *Toxicol Pathol* 2007;**35**:1013-29.

106. Alcala H, Lertratanangkoon K, Stenbach W, Kellaway P, Horning MG. The Purkinje cell in phenytoin intoxication: ultrastructural and Golgi studies. *Pharmacologist* 1978;**20**:240.

107. Ghatak NR, Santoso RA, McKinney WM. Cerebellar degeneration following long-term phenytoin therapy. *Neurology* 1976;**26**:818-20.

108. Puro DG, Woodward DJ. Effects of diphenylhydantoin on activity of rat cerebellar Purkinji cells. *Neuropharmacology* 1973;**12**:433-40.

109. Dam M. Phenytoin toxicity. In: Woodbury DM, Penry JK, Peppenger CE, editors. *Antiepileptic drugs*. New York: Raven Press; 1982. p. 247-56.

110. Salcman M, Defendini RL, Correll J, Gilman S. Neuropathological changes in cerebellar biopsies of epileptic

patients. *Ann Neurol* 1978;**3**:10-9.

111. Marsden CD, Jenner P. The pathophysiology of extrapyramidal side-effects of neuroleptic drugs. *Psychol Med* 1980;**10**:55-72.

112. Pakkenberg H, Fog R, Nilakantan B. The long-term effects of perphenazine enanthate on the rat brain. Some metabolic and anatomical findings. *Psychopharmacologia* 1973;**29**:329-36.

113. Nielson EB, Lyon M. Evidence for cell loss in corpus striatum after long-term treatment with a neuroleptic drug (flupenthixol) in rats. *Psychopharmacologia* 1978;**59**:85-9.

114. Jellinger K. Neuropathologic findings after neuroleptic long-term therapy. In: Roizin L, Shiraki H, Grcevic N, editors. *Neurotoxicology*. New York: Raven Press; 1977. p. 25-42.

115. Harrison PJ. The neuropathological effects of antipsychotic drugs. *Schizophr Res* 1999;**40**:87-99.

116. Lüllmann H, Lü llmann-Rauch R. Tamoxifen-induced generalized lipidosis in rats subchronically treated with high doses. *Toxicol Appl Pharmacol* 1981;**61**:138-46.

117. Lüllmann H, Lü llmann-Rauch R, Wasserman O. Drug-induced phospholipidoses. *CRC Crit Rev Toxicol* 1975;**4**:185-218.

118. Lüllmann-Rauch R. Drug-induced lysosomal disorders. In: Dingle JT, Jaques PJ, Shaw IH, editors. *Lysosomes in applied biology and therapeutics*. Amsterdam: North Holland; 1979. p. 49-130.

119. Reasor MJ, Kacew S. Drug-induced phospholipidosis: are there functional consequences? *Exp Biol Med* 2001;**226**:825-30.

120. Cartwright ME, Petruska J, Arezzo J, Frank D, Litwak M, Morrissey RE, et al. Phospholipidosis in neurons caused by posaconazole, without evidence for functional neurologic effects. *Toxicol Pathol* 2009;**37**:902-10.

121. Rees S, Constantopoulos G, Barranger JA, Brady RO. Organomegaly and histopathology in an animal model of mucopolysaccharidosis induced by suramin. *Naunyn Schmiedebergs Arch Pharmacol* 1982;**319**:262-70.

122. Russell JW, Gill JS, Sorenson EJ, Schultz DA, Windebank AJ. Suramin-induced neuropathy in an animal model. *J Neurol Sci* 2001;**192**:71-80.

123. Gopinath C, Prentice DE, Lewis DJ. *The nervous system. Atlas of experimental toxicological pathology. Current histopathology*, vol. 13. Lancaster: MTP Press; 1987. . p. 137-144.

124. Butler WH, Ford GP, Newberne JW. A study of the effects

of vigabatrin on the central nervous system and retina of Sprague-Dawley and Lister-Hooded rats. *Toxicol Pathol* 1987;**15**:143-8.

125. Weiss KL, Schroeder CE, Kastin SJ, Gibson JP, Yarrington JT, Heydorn WE, et al. MRI monitoring of vigabatrin-induced intramyelinic edema in dogs. *Neurology* 1994;**44**:1944-9.

126. Peyster RG, Sussman NM, Hershey BL, Heydorn WE, Meyerson LR, Yarrington JT, et al. Use of ex-vivo magnetic-resonance-imaging to detect onset of vigabatrin-induced intramyelinic edema in canine brain. *Epilepsia* 1995;**36**:93-100.

127. Preece NE, Houseman J, King MD, Weller RO, Williams SR. Development of vigabatrin-induced lesions in the rat brain studied by magnetic resonance imaging, histology, and immunocytochemistry. *Synapse* 2004;**53**:36-43.

128. Jackson GD, Grunewald RA, Connelly A, Duncan JS. Quantitative MR relaxometry study of effects of vigabatrin on the brains of patients with epilepsy. *Epilepsy Res* 1994;**18**:127-37.

129. Cohen JA, Fisher RS, Brigell MG, Peyster RG, Sze G. The potential for vigabatrin-induced intramyelinic edema in humans. *Epilepsia* 2000;**41**:148-57.

130. Ravindran J, Blumbergs P, Crompton J, Pietris G, Waddy H. Visual field loss associated with vigabatrin: pathological correlations. *J Neurol Neurosurg Psychiatry* 2001;**70**:787-9.

131. Miller NR, Johnson MA, Paul SR, Girkin CA, Perry JD, Endres M, et al. Visual dysfunction in patients receiving vigabatrin-clinical and electrophysiologic findings. *Neurology* 1999;**53**:2082-7.

132. Turanli G, Celebi A, Yalnizoglu D, Topcu M, Anlar B, Topaloglu H, et al. Vigabatrin in pediatric patients with refractory epilepsy. *Turk J Pediatr* 2006;**48**:25-30.

133. Rebolleda G, Perez JLG, Negrete FJM, Tang RA. Vigabatrin toxicity in children. *Ophthalmology* 2005;**112**:1322-3.

134. Gerson RJ, Allen HL, Lankas GR, MacDonald JS, Alberts AW, Bokelman DL. The toxicity of a fluorinated-biphenyl HMG-CoA reductase inhibitor in beagle dogs. *Fundam Appl Toxicol* 1991;**16**:320-9.

135. Blakemor WF, Palmer AC, Noel PRB. Ultrastructural changes in isoniazid-induced brain edema in dog. *J Neurocytol* 1972;**1**:263-78.

136. Cavanagh JB. On the pattern of changes in peripheral nerves produced by izoniazid intoxication in rats. *J Neurol Neurosurg Psychiatry* 1967;**30**:26-33.

137. Blakemore WF. Isoniazid. In: Spencer PS, Schaumburg HH, editors. *Experimental and clinical neurotoxicology.* Baltimore: Williams and Wilkins; 1980. p. 476-89.

138. Martinjak-Dvorsek I, Gorjup V, Horvat M, Noc M. Acute isoniazid neurotoxicity during preventive therapy. *Crit Care Med* 2000;**28**:567-8.

139. Alvarez FG, Guntupalli KK. Isoniazid overdose — 4 case-reports and review of the literature. *Intensive Care Med* 1995;**21**:641-4.

140. Wells MY, Krinke GJ. Cerebral vacuolation induced in rats by the administration of LUP-3FDC, an antituberculosis cocktail. *Exp Toxicol Pathol* 2008;**59**:365-72.

141. Salahuddin TS, Johansson BB, Kalimo H, Olsson Y. Structural changes in the rat brain after carotid infusions of hyperosmolar solutions. A light microscopic and immunohistochemical study. *Neuropathol Appl Neurobiol* 1988;**14**:467-82.

142. Jolliet-Riant P, Tillement J-P. Drug transfer across the bloodbrain barrier and improvement of brain delivery. *Fundam Clin Pharmacol* 1999;**13**:16-26.

143. Ogden AT, Mayer SA, Connolly ES. Hyperosmolar agents in neurosurgical practice: the evolving role of hypertonic saline. *Neurosurgery* 2005;**57**:207-15.

144. Rabinstein AA. Treatment of cerebral edema. *Neurologist* 2006;**12**:59-73.

145. Klarica M, Varda R, Oreskovic D, Rados M, Mandac I, Bulat M. Mechanisms of action of hyperosmolar mannitol in lowering the cerebrospinal fluid pressure. *Period Biol* 2005;**107**:153-6.

146. Ellis WG, Bencken E, Le Couteur RA, Barbano JR, Wolfe BM, Jennings MB. Neurotoxicity of amphotericin B methyl ester in dogs. *Toxicol Pathol* 1988;**16**:1-9.

147. Mott SH, Packer RJ, Vezina LG, Kapur S, Dinndorf PA, Conry JA, et al. Encephalopathy with parkinsonian features in children following bone-marrow transplantations and high-dose amphotericin-B. *Ann Neurol* 1995;**37**:810-4.

148. Gulati M, Bajad S, Singh S, Ferdous AJ, Singh M. Development of liposomal amphotericin B formulation. *J Microencapsul* 1998;**15**:137-51.

149. Jortner BS. Mechanisms of toxic injury in the peripheral nervous system: neuropathologic considerations. *Toxicol Pathol* 2000;**28**:54-69.

150. Chamanza R, Marxfeld HA, Blanco AI, Naylor SW, Bradley AE. Incidences and range of spontaneous findings in control cynomolgus monkeys (*Macaca fascicularis*) used in toxicity

studies. *Toxicol Pathol* 2010;**38**:642-57.

151. Berry PH, MacDonald JS, Alberts AW, Molon-Noblot S, Chen JS, Lo C-YL, et al. Brain and optic system pathology in hypocholesterolemic dogs treated with a competitive inhibitor of 3-hydroxy-3-methylglutaryl coenzyme A reductase. *Am J Pathol* 1988;**132**:427-43.

152. Wolburg H, Paulus W. Choroid plexus: biology and pathology. *Acta Neuropathol* 2010;**119**:75-88.

153. Van Deurs B. Horseradish peroxidase uptake into the rat choroid plexus epithelium with special reference to the lysosomal system. *J Ultrastruct Res* 1978;**62**:155-67.

154. Hurley JV, Anderson RM, Sexton PT. The fate of plasma protein which escapes from blood vessels of the choroid plexus of the rat-an electron microscope study. *J Pathol* 1981;**134**:57-70.

155. Rapoport SI. *Blood-brain barrier in physiology and medicine*. New York: Raven Press; 1976.

156. Strazielle N, Ghersi-Egea JF. Choroid plexus in the central nervous system: biology and physiopathology. *J Neuropathol Exp Neurol* 2000;**59**:561-74.

157. Levine S, Saltzman A. Choroidal bodies: a new structure in the fourth ventricular choroid plexus of the rat and mouse. *Brain Res* 2003;**981**:210-2.

158. Roth DR, Krinke GJ. Occurrence of foam cells in the choroid-plexus of rats injected intraperitoneally with methylcellulose. *Exp Toxicol Pathol* 1994;**45**:413-4.

159. Koizumi H, Watanabe M, Numata H, Sakai T, Morishita H. Species difference in vacuolation of the choroid plexus induced by the piperidine-ring drug disobutamide in the rat, dog and monkey. *Toxicol Appl Pharmacol* 1986;**84**:125-48.

160. Levine S, Sowinski R. T-lymphocyte depletion and lesions of the choroid plexus and kidney induced by tertiary amines in rats. *Toxicol Appl Pharmacol* 1977;**40**:147-59.

161. McNally WP, DeHart PD, Lathia C, Whitfield LR. Distribution of [C-14]suramin in tissues of male rats following a single intravenous dose. *Life Sci* 2000;**67**:1847-57.

162. Bailey P, Cushing H. *A classification of tumors of the glioma group*. Philadelphia: JB Lippincott; 1926.

163. Burger PC, Scheithauer BW. *Tumors of the central nervous system*. Washington DC: Armed Forces Institute of Pathology; 1994.

164. Kleihues P, Cavenee WK. *Pathology and genetics of tumours of the nervous system*. Lyon: International Agency for Research on Cancer; 2000.

165. Weber K, Garman RH, Germann P-G, Hardisty JF, Krinke G, Millar P, et al. Classification of neural tumors in laboratory rodents, emphasizing the rat. *Toxicol Pathol* 2011;**39**:129-51.

166. Sumi N, Stavrou D, Frohberg H, Jochmann G. The incidence of spontaneous tumours of the central nervous system of Wistar rats. *Arch Toxicol* 1976;**35**:1-13.

167. Tucker MJ. Special sense organs and associated tissues. In: *Diseases of the wistar rat*. London: Taylor and Francis; 1997. p. 237-247.

168. Haseman JK, Hailey JR, Morris RW. Spontaneous neoplasm incidence in Fischer 344 rats and B6C3F1 mice in two-year carcinogenicity studies: a National Toxicology Program update. *Toxicol Pathol* 1998;**26**:428-41.

169. Jones RD. Epidemiology of brain tumours in man and their relationship with chemical agents. *Food Chem Toxicol* 1986;**24**:99-103.

170. Weller RO. Brain tumours in man. *Food Chem Toxicol* 1986;**24**:91-8.

171. Solleveld HA, Bigner DD, Averill DR, Bigner SH, Boorman GA, Burger PC, et al. Brain tumors in man and animals. Report of a workshop. *Environ Health Perspect* 1986;**68**:155-73.

172. Fitzgerald JE, Schardein JL, Kurtz SM. Spontaneous tumours of the nervous system in albino rats. *J Natl Cancer Inst* 1974;**52**:265-73.

173. Gopinath C. Spontaneous brain tumours in Sprague-Dawley rats. *Food Chem Toxicol* 1986;**24**:113-20.

174. Fraser H. Brain tumours in mice, with particular reference to astrocytoma. *Food Chem Toxicol* 1986;**24**:105-11.

175. Son WC, Gopinath C. Early occurrence of spontaneous tumors in CD-1 mice and Sprague-Dawley rats. *Toxicol Pathol* 2004;**32**:371-4.

176. Son WC, Bell D, Taylor I, Mowat V. Profile of early occurring spontaneous tumors in Han Wistar rats. *Toxicol Pathol* 2010;**38**:292-6.

177. Koestner A. The brain-tumour issue in long-term toxicity studies in rats. *Food Chem Toxicol* 1986;**24**:139-43.

178. Rice JM, Wilbourn JD. Tumors of the nervous system in carcinogenic hazard identification. *Toxicol Pathol* 2000;**28**:202-14.

179. Travis LB. Therapy associated solid tumors. *Acta Oncol* 2002;**41**:232-333.

180. Davies TS, Monro A. Marketed human pharmaceuticals reported to be tumorigenic in rodents. *J Am Coll Toxicol* 1995;**14**:90-107.

181. Gold LS, Slone TH, Stern BR, Bernstein L. Comparison of target organs of carcinogenicity for mutagenic and nonmutagenic chemicals. *Mutat Res* 1993;**286**:75-100.

182. Fisher JL, Schwartzbaum JA, Wrensch M, Wiemels JL. Epidemiology of brain tumors. *Neurol Clin* 2007;**25**:867-90.

183. Wen PY, Kesari S. Malignant gliomas in adults. *N Engl J Med* 2008;**359**:492-507.

184. Sills RC, Hailey JR, Neal J, Boorman GA, Haseman JK, Melnick RL. Examination of low-incidence brain tumor responses in F344 rats following chemical exposures in National Toxicology Program carcinogenicity studies. *Toxicol Pathol* 1999;**27**:589-99.

185. Koerner JE. Bosentan. NDA 21-290. *Review and evaluation of toxicology data*. Rockville MD: Center for Drug Evaluation and Research. Food and Drug Administration; 2001.

186. DeAngelis LM. Brain tumors. *N Engl J Med* 2001;**344**:114-23.

187. Solleveld HA, Gorgacz EJ, Koestner A. Central nervous system neoplasms in the rat. In: *Guides for toxicologic pathology* Washington DC: STP/ARP/AFIP; 1991.

188. Mohr U. Central nervous system; heart; eye; mesothelium. In: *International classification of rodent tumours. The rat.* Lyon: International Agency for Research on Cancer; 1994.

189. Krinke G, Fix A, Kaufman W, Ackerman LJ, Garman RH, George C, et al. Central nervous system. In: Mohr U, editor. *International classification of rodent tumors. The mouse.* Heidelberg: Springer-Verlag; 2001. p. 139-62.

190. McConnell EE, Solleveld HA, Swenberg JA, Boorman GA Guidelines for combining neoplasms for evaluation of rodent carcinogenicity studies. *J Natl Cancer Inst*: 1986;**76**:283-289.

191. Nagatani M, Ando R, Yamakawa S, Saito T, Tamura K. Histological and immunohistochemical studies on spontaneous rat astrocytomas and nalignant reticulosis. *Toxicol Pathol* 2009;**37**:599-605.

192. Adams SW, Crowley AM. Posterior paralysis due to spontaneous oligodendroglioma in the spinal cord of the rat. *Lab Anim Sci* 1987;**37**:345-7.

193. Dagle GE, Zwicker GM, Renne RA. Morphology of spontaneous brain tumors in the rat. *Vet Pathol* 1979;**16**:318-24.

194. Krinke G, Naylor DC, Schmid S, Frö hlich E, Schnider K. The incidence of naturally occurring primary brain tumours in the laboratory rat. *J Comp Pathol* 1985;**95**:175-92.

195. Mitsumori K, Dittrich KL, Stefanski S, Talley FA, Maronpot RR. Immunohistochemical and electron microscopic study of meningeal granular cell tumors in rats. *Vet Pathol* 1987;**24**:356-9.

196. Yoshida T, Mitsumori K, Harada T, Maita K. Morphological and ultrastructural study of the histogenesis of meningeal granular cell tumors in rats. *Toxicol Pathol* 1997;**25**:211-6.

197. Morgan KT, Frith CH, Swenberg JA, McGrath JT, Zü lch KJ, Crowder DM. A morphologic classification of brain tumors found in several strains of mice. *J Natl Cancer Inst* 1984;**72**:151-60.

198. Shimomoto T, Yoshida M, Takahashi M, Uematsu F, Maekawa A, Nakae D. A case report of a choroid plexus carcinoma spontaneously occurring in the right lateral ventricle of a 14-week-old, female Donryu rat. *Toxicol Pathol* 2004;**32**:264-8.

199. Heath JE, Winokur TS. Case report: pineocytoma in a male Fischer 344 rat. *Toxicol Pathol* 1998;**26**:294-7.

200. Miller JL, Westwood FR, Jackson DG. Neuromyoblastoma in the rat. *J Comp Pathol* 1992;**106**:493-443

201. Jortner BS. Preparation and analysis of the peripheral nervous system. *Toxicol Pathol* 2011;**39**:66-72.

202. Cho ES. Toxic effects of adriamycin on the ganglia of the peripheral nervous system: a neuropathological study. *J Neuropathol Exp Neurol* 1977;**36**:907-15.

203. Peltier AC, Russell JW. Recent advances in drug-induced neuropathies. *Curr Opin Neurol* 2002;**15**:633-8.

204. Argov Z, Mastaglia FL. Drug-induced peripheral neuropathies. *Br Med J* 1979;**1**:663-6.

205. Gamelin L, Boisdron-Celle M, Morel A, Gamelin E. Oxaliplatin neurotoxicity. *Bull Canc* 2006;**93**:S17-22.

206. Cavaletti G, Marmiroli P. Chemotherapy-induced peripheral neurotoxicity. *Nat Rev Neurol* 2010;**6**:657-66.

207. Persohn E, Canta A, Schoepfer S, Traebert M, Mueller L, Gilardini A, et al. Morphological and morphometric analysis of paclitaxel and docetaxel-induced peripheral neuropathy in rats. *Eur J Cancer* 2005;**41**:1460-6.

208. Cavaletti G, Tredici G, Petruccioli MG, Donde E, Tredici P, Marmiroli P, et al. Effects of different schedules of oxaliplatin treatment on the peripheral nervous system of the rat. *Eur J Cancer* 2001;**37**:2457-63.

209. Carozzi VA, Canta A, Oggioni N, Sala B, Chiorazzi A, Meregalli C, et al. Neurophysiological and neuropathological characterization of new murine models of chemotherapy-induced chronic peripheral neuropathies. *Exp Neurol* 2010;**226**:301-9.

210. Nakamura I, Ichimura E, Kobayashi H, Mashiba H, Nagai D, Ebara K, et al. Comparative study of peripheral neurotoxicity after injection of two different paclitaxel formulations in rats. *Arzneim-Forsch-Drug Res* 2010;**60**:205-9.

211. Peters CM, Jimenez-Andrade JM, Jonas BM, Sevcik MA, Koewler NJ, Ghilardi JR, et al. Intravenous pacli-taxel administration in the rat induces a peripheral sensory neuropathy characterized by macrophage infiltration and injury to sensory neurons and their supporting cells. *Exp Neurol* 2007;**203**:42-54.

212. Schaumberg HH. Clioquinol. In: Spencer PS, Schaumberg HH, Ludolph AC, editors. *Experimental and clinical neurotoxicology*. New York: Oxford University Press; 2000. p. 396-400.

213. Mao XL, Schimmer AD. The toxicology of Clioquinol. *Toxicol Lett* 2008;**182**:1-6.

214. Reuhl KR, Polunas MA. Tellurium. In: Spencer PS, Schaumberg HH, Ludolph AC, editors. *Experimental and clinical neurotoxicology*. New York: Oxford University Press; 2000. p. 1140-3.

215. Burek JD, Van Der Kogel AJ, Hollander CR. Degenerative myelopathy in three strains of aging rats. *Vet Pathol* 1976;**13**:321-31.

216. Cotard-Bartley MP, Secchi J, Glomot R, Cavanagh JB. Spontaneous degenerative lesions of peripheral nerves in aging rats. *Vet Pathol* 1981;**18**:110-3.

217. Krinke G. Spinal radiculoneuropathy in aging rats: demyelination secondary to neuronal dwindling? *Acta Neuropathol* 1983;**59**:63-9.

218. Krinke G, Suter J, Hess R. Radicular myelinopathology in aging rats. *Vet Pathol* 1981;**18**:335-41.

219. Krinke GJ, Vidotto N, Weber E. Teased-fiber technique for peripheral myelinated nerves: methodology and interpretation. *Toxicol Pathol* 2000;**28**:113-21.

220. Roe FJC, Lee PN, Conybeare G, Kelly D, Matter B, Prentice D, et al. The biosure study: influence of composition of diet and food consumption on longevity, degenerative diseases and neoplasia in Wistar rats studied for up to 30 months post weaning. *Food Chem Toxicol* 1995;**33**:1S-100S.

221. Frith CH, Chandra M. Spontaneous primary astrocytoma in the spinal cord of a mouse and a rat. *Toxicol Pathol* 1990;**18**:427-9.

222. Koestner A, Swenberg JA, Wechsler W. Experimental tumors of the nervous system induced by resorptive N-nitrosourea compounds. *Progr Exp Tumor Res* 1972;**17**:9-30.

223. Hall LB, Yoshitomi K, Boorman GA. Pathologic features of abdominal and thoracic paragangliomas in F344/ N rats. *Vet Pathol* 1987;**24**:315-22.

224. Streilein JW. Regional immunity and ocular immune privilege. *Chem Immunol* 1999;**73**:11-38.

225. Fraunfelder FW, Fraunfelder FT. Adverse ocular drug reactions recently identified by the national registry of drug-induced ocular side effects. *Ophthalmology* 2004;**111**:1275-9.

226. Hadjikoutis S, Morgan JE, Wild JM, Smith PEM. Ocular complications of neurological therapy. *Eur J Neurol* 2005;**12**:499-507.

227. Hampson J, Harvey JN. A systematic review of drug-induced ocular reactions in diabetes. *Br J Ophthalmol* 2000;**84**:144-9.

228. Richa S, Yazbek JC. Ocular adverse effects of common psychotropic agents. A review. *CNS Drugs* 2010;**24**:501-26.

229. Fraunfelder FW. Ocular side effects from herbal medicines and nutritional supplements. *Am J Ophthalmol* 2004;**138**:639-47.

230. D'Amico DJ, Kenyon KR, Ruskin JN. Amiodarone keratopathy: drug induced lipid storage disease. *Arch Ophthalmol* 1981;**99**:257-61.

231. MäntyjärviM, TuppurainenK, IkäheimoK. Ocular side effects. *Surv Ophthalmol* 1998;**42**:340-66.

232. Davidson SI, Rennie IG. Ocular toxicity from systemic drug therapy. An overview of clinically important adverse reactions. *Med Toxicol* 1986;**1**:217-24.

233. Kuiper B, Boevé MH, Jansen T, Roelofs-Van-Emden ME, Thuring JWGM, Wijnands MVW. Ophthalmologic examination in systemic toxicity studies: an overview. *Lab Anim* 1996;**31**:177-83.

234. Böhnke M, Masters BR. Confocal microscopy of the cornea. *Prog Retin Eye Res* 1999;**18**:553-628.

235. Jester JV, Maurer JK, Petroll WM, Wilkie DA, Parker RD, Cavanagh HD. Application of in vivo confocal microscopy to the understanding of surfactant-induced ocular irritation. *Toxicol Pathol* 1996;**24**:412-28.

236. Szalay J, Nunziata B, Henkind P. Permeability of iridal blood vessels. *Exp Eye Res* 1975;**21**:531-43.

237. Kobayashi H, Kohshima S. Unique morphology of the human eye and its adaptive meaning: comparative studies on external morphology of the primate eye. *J Hum Evol* 2001;**40**:419-35.

238. Draize JH, Woodard G, Calvery HO. Method for the study

of irritation and toxicity of substances applied topically to the skin and mucous membranes. *J Pharmacol Exp Ther* 1944;**82**:377-90.

239. Gershbein LL, McDonald JE. Evaluation of the corneal irritancy of test shampoos and detergents in various animal species. *Food Cosmet Toxicol* 1977;**15**:131-4.

240. Roggeband R, York M, Pericoi M, Braun W. Eye irritation responses in rabbit and man after single applications of equal volumes of undiluted model liquid detergent products. *Food Chem Toxicol* 2000;**38**:727-34.

241. Wilhelmus KR. The Draize eye test. *Surv Ophthalmol* 2001;**45**:493-515.

242. Sakai T. The mammalian harderian gland: morphology, biochemistry and physiology. *Archivum Histologicum Japonicum. Nippon Soshikigaku Kiroku* 1981;**44**:299-333.

243. Nagai M, Nagai T, Yamamoto M, Goto K, Bishop TR, Hayashi N, et al. Novel regulation of d-aminolevulinate synthase in the rat harderian gland. *Biochem Pharmacol* 1997;**53**:643-50.

244. Burns RB. The harderian gland in birds: histology and immunology. In: Webb SM, Hoffman RA, Puig-Domingo ML, Reiter RJ, editors. *Harderian gland: porphyrin metabolism, behavioral and endocrine effects*. Berlin: Springer; 1992. p. 155-61.

245. Rehorek SJ, Legenzoff EJ, Carmody K, Smith TD, Sedlmayr JC. Alligator tears: a reevaluation of the lacrimal apparatus of the crocodilians. *J Morphol* 2005;**266**:298-308.

246. Cui ZJ, Zhou YD, Satoh Y, Habara Y. A physiological role for protoporphyrin IX photodynamic action in the rat Harderian gland? *Acta Physiol Scand* 2003;**179**:149-54.

247. Spike RC, Johnson HS, McGadey J, Moore MR, Thompson GG, Payne AP. Quantitative studies on the effects of hormones on structure and prophyrin biosynthesis in the harderian gland of the female golden hamster. 1. The effects of ovariectomy and androgen administration. *J Anat* 1985;**142**:59-72.

248. Kajimura T, Satoh H, Nomura M. Effect of hyperprolactinemia induced by neuroleptic agent timiperone, on porphyrin content of mouse harderian gland. *J Toxicol Sci* 1997;**22**:219-29.

249. Eida K, Kubota N, Nishigaki T, Kikutani M. Harderian gland. V. Effect of dietary pantothenic acid deficiency on porphyrin biosynthesis in harderian gland of rats. *Chem Pharm Bull* 1975;**23**:1-4.

250. Gomes JAP, Jindal VK, Gormley PD, Dua HS. Phenotypic analysis of resident lymphoid cells in the conjunctiva and adnexal tissues of rat. *Exp Eye Res* 1997;**64**:991-7.

251. Chodosh J, Nordquist RE, Kennedy RC. Anatomy of mammalian conjunctival lymphoepithelium. *Adv Exp Med Biol* 1998;**438**:557-65.

252. Harkness JE, Ridgeway MD. Chromodacyorrhea in laboratory rats(*Rattus norvegicus*). Etiological considerations. *Lab Anim Sci* 1980;**30**:841-4.

253. Mason G, Wilson D, Hampton C, Wurbel H. Non-invasively assessing disturbance and stress in laboratory rats by scoring chromodacryorrhoea. *ATLA* 2004;**32**:153-9.

254. Kurisu K, Sawamoto O, Watanabe H, Ito A. Sequential changes in the Harderian gland of rats exposed to high intensity light. *Lab Anim Sci* 1996;**46**:71-6.

255. Gilbard JP, Hanninen LA, Rothman RC, Kenyon KR. Lacrymal gland, cornea, and tear film in the NZB/ NZWF, hybrid mouse. *Curr Eye Res* 1987;**6**:1237-48.

256. McGee MA, Maronpot RR. Harderian gland dacryoadenitis in rats resulting from orbital bleeding. *Lab Anim Sci* 1979;**29**:639-41.

257. Joseph EC, Betton GR, Barnett KC, Faccini JM. The toxicology and pathology of 5-aminosalicylic acid kerato-conjunctivitis sicca in the beagle dog. *Toxicologist* 1988;**8**:131.

258. Slatter DH. Keratoconjunctivitis sicca in dog produced by oral phenazopyridine hydrochloride. *J Small Anim Pract* 1973;**14**:749-71.

259. Trepanier LA. Idiosyncratic toxicity associated with potentiated sulfonamides in the dog. *J Vet Pharmacol Ther* 2004;**27**:129-38.

260. Pflugfelder SC. Antiinflammatory therapy for dry eye. *Am J Ophthalmol* 2004;**137**:337-42.

261. Parsons JT. Radiation toxicity to the visual system. *J Neuro-ophthalmol* 2004;**24**:193-4.

262. Breider MA, Bleavins MR, Reindel. JF, Gough AW, de la Iglesia FA. Cellular hyperplasia in rats following continuous intravenous infusion of recombinant human epidermal growth factor. *Vet Pathol* 1996;**33**:184-94.

263. Goodman DG, Ward JM, Squire RA, Chu KC, Linhart MS. Neoplastic and non-neoplastic lesions in aging F344 rats. *Toxicol Appl Pharmacol* 1979;**48**:237-48.

264. Sheldon WG, Curtis M, Kodell RL, Weed L. Primary harderian gland neoplasms in mice. *J Natl Cancer Inst* 1983;**71**:61-8.

265. Krinke G, Fix A, Jacobs M, Render J, Weisse J. Eye and

harderian gland. In: Mohr U, editor. *International classification of rodent tumors. The mouse.* Heidelberg: Springer-Verlag; 2001. p. 139-62.

266. Haseman JK, Lockhart AM. Correlations between chemically related site-specific carcinogenic effects in long-term studies in rats and mice. *Environ Health Perspect* 1993;**101**:50-4.

267. Gold LS, Manley NB, Slone TH, Ward JM. Compendium of chemical carcinogens by target organ: results of bioassays in rats, mice, hamsters, dogs and monkeys. *Toxicol Pathol* 2001;**29**:639-52.

268. Anon. *ZOMETAs (zoledronic acid) prescribing information.* East Hanover NJ: Novartis Pharmaceuticals Corporation; 2005.

269. Anon. *CYTOVENE® IV (ganciclovir sodium for injection) prescribing information.* Nutley NJ: Roche Pharmaceuticals; 2006.

270. Freegard TJ. The physical basis of transparency of the normal cornea. *Eye* 1997;**11**:465-71.

271. Han M, Giese G, Bille JF. Second harmonic generation imaging of collagen fibrils in cornea and sclera. *Opt Express* 2005;**13**:5791-7.

272. Wilson SE, Liu JJ, Mohan RR. Stromalepithelial interactions in the cornea. *Prog Retin Eye Res* 1999;**18**:293-309.

273. DeRosa AJ. Toxic keratopathy. *Int Ophthalmol Clin* 1998;**38**:15-22.

274. Turdumambetova G, Bredehorn T, Duncker GIW. Ocular side-effects associated with amiodarone therapy. *Klin Monbl Augenheilkd* 2005;**222**:485-92.

275. Taradach C, Greaves P. Spontaneous eye lesions in laboratory animals: incidence in relation to age. *CRC Crit Rev Toxicol* 1984;**12**:121-47.

276. Klonne DR, Dodd DE, Ballantyne B, Losco PE. Multispecies comparison of corneal lesions produced during a two-week vapor exposure to propylene glycol monopropyl ether. *Toxicologist* 1988;**8**:130.

277. Maurer JK, Parker RD. Microscopic changes with acetic acid and sodium hydroxide in the rabbit low-volume eye test. *Toxicol Pathol* 2000;**28**:679-87.

278. Maurer JK, Molai A, Parker RD, Li L, Carr GJ, Petroll WM, et al. Pathology of ocular irritation with acetone, cyclohexanol, parafluoroaniline, and formaldehyde in the rabbit low-volume eye test. *Toxicol Pathol* 2001;**29**:187-99.

279. Maurer JK, Molai A, Parker RD, Li L, Carr GJ, Petroll WM, et al. Pathology of ocular irritation with bleaching agents in

the rabbit low-volume eye test. *Toxicol Pathol* 2001;**29**:308-19.

280. Fabian R, Band J, Drobeck H. Induced corneal opacities in the rat. *Br J Ophthalmol* 1967;**51**:124-9.

281. Roerig DL, Hasegawa AT, Harris GJ, Lynch KL, Wang RIH. Occurrence of corneal opacities in rats after acute administration of 1-a-acetylmethadol. *Toxicol Appl Pharmacol* 1980;**56**:155-63.

282. Williams DL. Ocular diseases in rats: a review. *Vet Ophthalmol* 2002;**5**:183-91.

283. Beitch I. The induction of keratinization in the corneal epithelium. A comparison of the 'dry' and vitamin A deficient eyes. *Invest Ophthalmol* 1970;**9**:827-43.

284. Majeed SK, Prentice DE, Heywood R. A form of keratoconjunctivitis sicca in dogs treated with an anti-spasmodic compound. *J Pathol* 1983;**140**:133.

285. Pyrah IT, Kalinowski A, Jackson D, Davies W, Davis S, Aldridge A, et al. Toxicologic lesions associated with two related inhibitors of oxidosqualene cyclase in the dog and mouse. *Toxicol Pathol* 2001;**29**:174-9.

286. Kirby TJ. Cataracts produced by triparanol (MER/29). *Trans Am Ophthalmol Soc* 1967;**65**:493-543.

287. Kirby TJ, Achor RWP, Perry HO, Winkelmann RK. Cataract formation after triparanol therapy. *Arch Ophthalmol* 1962;**68**:84-7.

288. Funk J, Landes C. Histopathologic findings after treatment with different oxidosqualene cyclase (OSC) inhibitors in hamsters and dogs. *Exp Toxicol Pathol* 2005;**57**:29-38.

289. Reindel JF, Gough AW, Pilcher GD, Bobrowski WF, Sobocinski GP, de la Iglesia FA. Systemic proliferative changes and clinical signs in cynomolgus monkeys administered a recombinant derivative of human epidermal growth factor. *Toxicol Pathol* 2001;**29**:159-73.

290. Huang AJW, Li DQ, Li CH, Shang TY, Hernandez E. Modulation of corneal vascularization. *Ocul Surf* 2005;**3**:S190-3.

291. Klintworth GK, Burger PC. Neovascularization of the cornea: current concepts of its pathogenesis. *Int Ophthalmol Clin* 1983;**23**:27-39.

292. Carter-Dawson L, Tanka M, Kuwabara T, Bieri JG. Early corneal changes in vitamin A deficient rats. *Exp Eye Res* 1980;**30**:261-8.

293. Leure-Dupree AE. Vascularization of the rat cornea after prolonged zinc deficiency. *Anat Rec* 1986;**216**:27-32.

294. Daly M, Tuft SJ, Munro PMG. Acute corneal calcification

following chemical injury. *Cornea* 2005;**24**:761-5.

295. Najjar DM, Cohen EJ, Rapuano CJ, Lairson PR. EDTA chelation for calcific band keratopathy: results and long-term follow-up. *Am J Ophthalmol* 2004;**137**:1056-64.

296. Van Winkle TJ, Balk MW. Spontaneous corneal opacities in laboratory mice. *Lab Anim Sci* 1986;**36**:248-55.

297. Bellhorn RW, Korte GE, Abrutyn D. Spontaneous corneal degeneration in the rat. *Lab Anim Sci* 1988;**38**:46-50.

298. Losco PE, Troup CM. Corneal dystrophy in Fischer 344 rats. *Lab Anim Sci* 1988;**38**:702-10.

299. Mittle R, Galin MA, Opperman W, Camerini-Davalos RA, Spior D. Corneal calcification in spontaneously diabetic mice. *Invest Pathol* 1970;**9**:137-45.

300. Hoffman RW, Yang JE, Waggie KS, Durham JB, Burge JR, Walker SE. Band keratopathy in MRL/l and MRL/n mice. *Arthritis Rheum* 1983;**26**:645-52.

301. Fine BA, Berkow JS, Fine S. Corneal calcification. *Science* 1968;**162**:129-30.

302. Muirhead JR, Tomazzoli-Gerosa L. Animal models of band keratopathy. In: Tabbara K, Cello R, editors. *Animal models of ocular disease*. Springfield: Thomas; 1984. p. 221-32.

303. O'Conner GR. Calcific band keratopathy. *Trans Am Ophthalmol Soc* 1972;**70**:58-81.

304. Kaplun A, Barishak RY. Appearance of keratitis in laboratory mice: influence of azathioprine and meticorten. *Lab Anim* 1976;**10**:105-9.

305. Mantyjarvi M, Tuppurainen K, Ikaheimo K. Ocular side effects of amiodarone. *Surv Ophthalmol* 1998;**42**:360-6.

306. Drenkhahn D, Jacobi B, Lü llmann -Rauch R. Corneal lipidosis in rats treated with amphiphilic cationic drugs. *Arzneimittelforschung* 1983;**33**:827-31.

307. Bicer S, Fuller GA, Wilkie DA, Yamaguchi M, Hamlin RL. Amiodarone-induced keratopathy in healthy dogs. *Vet Ophthalmol* 2002;**5**:35-8.

308. Johnston AM, Memon AA. Mystery of the blue pigmentation. *N Engl J Med* 1999;**340**:1597-8.

309. Morrow GL, Abbott RL. Minocycline-induced scleral, dental, and dermal pigmentation. *Am J Ophthalmol* 1998;**125**:396-7.

310. Sanchez AR, Rogers RS, Sheridan PJ. Tetracycline and other tetracycline-derivative staining of the teeth and oral cavity. *Int J Dermatol* 2004;**43**:709-15.

311. McMenamin PG. Dendritic cells and macrophages in the uveal tract of the normal mouse eye. *Br J Ophthalmol* 1999;**83**:598-604.

312. McMenamin PG. The distribution of immune cells in the uveal tract of the normal eye. *Eye* 1997;**11**:183-93.

313. Butler TL, McMenamin PG. Resident and infiltrating immune cells in the uveal tract in the early and late stages of experimental autoimmune uveoretinitis. *Invest Ophthalmol Visual Sci* 1996;**37**:2195-210.

314. Sinha DP, Cartwright ME, Johnson RC. Incidental mononuclear cell infiltrate in the uvea of cynomolgus monkeys. *Toxicol Pathol* 2006;**34**:148-51.

315. Pras E, Neumann R, Zandman-Goddard G, Levy Y, Assia EI, Shoenfeld Y, et al. Intraocular inflammation in autoimmune diseases. *Semin Arthritis Rheum* 2004;**34**:602-9.

316. Fraunfelder FW, Rosenbaum JT. Drug-induced uveitis-incidence, prevention and treatment. *Drug Saf* 1997;**17**:197-207.

317. Hubert M-F, Gerin G, Durand-Cavagna G. Spontaneous ophthalmic lesions in young Swiss mice. *Lab Anim Sci* 1999;**49**:232-40.

318. Park SA, Jeong SM, Yi NY, Kim MS, Jeong MB, Suh JG, et al. Study on the ophthalmic diseases in ICR mice and BALB/c mice. *Exp Anim* 2006;**55**:83-90.

319. Jeong MB, Kim NR, Yi NY, Park SA, Kim MS, Park JH, et al. Spontaneous ophthalmic diseases in 586 New Zealand White rabbits. *Exp Anim* 2005;**54**:395-402.

320. Faccini JM, Abbott DP, Paulus GJJ. *Mouse histopathology. A glossary for use in toxicity and carcinogenicity studies.* Amsterdam: Elsevier; 1990.

321. Brown SM. Increased iris pigment in a child due to latanoprost. *Arch Ophthalmol* 1998;**116**:1683-5.

322. Eisenberg DL, Camras CB. A preliminary risk-benefit analysis of latanoprost and unoprostone in open-angle glaucoma and ocular hypertension. *Drug Saf* 1999;**20**:505-14.

323. Lindquist NG, Larsson BS, Stjernschantz J. Increased pigmentation of iridal melanocytes in primates induced by a prostaglandin analogue. *Exp Eye Res* 1999;**69**:431-6.

324. Gesundheit B, Greenberg M. Medical mystery: brown eye and blue eye-the answer. *N Engl J Med* 2005;**353**:2409-10.

325. Lutjen-Drecoll E, Tamm E. Morphological study of the anterior segment of cynomolgous monkey eyes following treatment with prostaglandin F2c. *Exp Eye Res* 1988;**47**:761-9.

326. Mathias RT, Rae JL. The lens: local transport and global transparency. *Exp Eye Res* 2004;**78**:689-98.

327. Jacob TJC. The relationship between cataract, cell swelling and volume regulation. *Prog Retin Eye Res* 1999;**18**:223-33.

328. Fraunfelder FT, Burns RP. Acute reversible lens opacity:

carried by drugs, cold, anoxia asphyxia, stress, death and dehydration. *Exp Eye Res* 1970;**10**:19-30.

329. Karim AEA, Jacob TJC, Thompson GM. The human lens epithelium; morphological and ultrastructural changes associated with steroid therap. *Exp Eye Res* 1988;**48**:215-24.

330. Griffin JD, Garnick MB. Eye toxicity of cancer chemotherapy. A review of the literature. *Cancer* 1981;**48**:1539-49.

331. Harrison RJ. Ocular adverse reactions to systemic drug therapy. *Adverse Drug React Bull* 1996;**180**:683-6.

332. Cenedella RJ. Cholesterol and cataracts. *Surv Ophthalmol* 1996;**40**:320-37.

333. Smeeth L, Hubbard R, Fletcher AE. Cataract and the use of statins: a case-control study. *QJM-an International Journal of Medicine* 2003;**96**:337-43.

334. Schlienger RG, Haefeli WE, Jick H, Meier CR. Risk of cataract in patients treated with statins. *Arch Intern Med* 2001;**161**:2021-6.

335. Cumming RG, Mitchell P, Leeder SR. Use of inhaled corticosteroids and the risk of cataract. *N Engl J Med* 1997;**377**:8-14.

336. Chylack LT. Cataracts and inhaled steroids. *N Engl J Med* 1997;**337**:46-8.

337. Smeeth L, Boulis M, Hubbard R, Fletcher AE. A population based case-control study of cataract and inhaled corticosteroids. *Br J Ophthalmol* 2003;**87**:1247-51.

338. Jick SS, Vasilakis-Scaramozza C, Maier WC. The risk of cataract among users of inhaled steroids. *Epidemiology* 2001;**12**:229-34.

339. James ER. The etiology of steroid cataract. *J Ocul Pharmacol Ther* 2007;**23**:403-20.

340. Lazenby CM, Westwood FR, Greaves P. Crescentic cataracts in Alderley-Park rats. *Vet Pathol* 1993;**30**:70-4.

341. Heywood R. Drug-induced lenticular lesions in the dog. *Br Vet J* 1971;**127**:301-3.

342. Heywood R, Gopinath C. Morphological assessment of visual dysfunction. *Toxicol Pathol* 1990;**18**:204-17.

343. Shichi H, Gaasterland EE, Jensen NM, Nebert DW. Ah locus: genetic differences in susceptibility to cataracts induced by acetaminophen. *Science* 1978;**200**:539-41.

344. Lubek BM, Avaria M, Basu PK, Wells PG. Pharmacological studies on the in vivo cataractogenicity of acetaminophen in mice and rabbits. *Fundam Appl Toxicol* 1988;**10**:596-606.

345. MacDonald JS, Gerson RJ, Kornbrust DJ, Kloss MW, Prahalada S, Berry PH, et al. Preclinical evaluation of lovastatin. *Am J Cardiol* 1988;**62**:16J-27J.

346. Hockwin O, Evans M, Roberts SA, Stoll RE. Post-mortem biochemistry of beagle dog lenses after treatment with fluvastatin (Sandoz) for two years at different dose levels. *Lens Eye Toxic Res* 1990;**7**:605-23.

347. Gerson RJ, MacDonald JS, Alberts AW, Kornbrust DJ, Majka JA, Stubbs RJ, et al. Animal safety and toxicology of simvastatin and related HMG-CoA reductase inhibitors. *Am J Med* 1989;**87**:28S-38S.

348. Gehring PJ. The cataractogenic activity of chemical agents. *CRC Crit Rev Toxicol* 1971;**1**:93-118.

349. Cenedella RJ, Jacob R, Borchman D, Tang D, Neely AR, Samadi A, et al. Direct perturbation of lens membrane structure may contribute to cataracts caused by U18666A, an oxidosqualene cyclase inhibitor. *J Lipid Res* 2004;**45**:1232-41.

350. Sparrrow JR, Hicks D, Hamel CP. The retinal pigment epithelium in health and disease. *Curr Mol Med* 2011;**11**:802-23.

351. Siu TL, Morley JW, Coroneo MT. Toxicology of the retina: advances in understanding the defence mechanisms and pathogenesis of drug-and light-induced retinopathy. *Clin Exp Ophthalmol* 2008;**36**:176-85.

352. Strauss O. The role of retinal pigment epithelium in visual functions. *Ophthalmologe* 2009;**106**:299-304.

353. Strauss O. The retinal pigment epithelium in visual function. *Physiol Rev* 2005;**85**:845-81.

354. Lewis GP, Erickson PA, Kaska DD, Fisher SK. An immunocytochemical comparison of Muller cells and astrocytes in the cat retina. *Exp Eye Res* 1988;**47**:839-53.

355. Kondo H, Takahashi H, Takahashi Y. Immunohistochemical study of S-100 protein in the postnatal development of Muller cells and astrocytes in the rat retina. *Cell Tissue Res* 1984;**238**:503-8.

356. Essner E. Role of vesicular transport in breakdown of the blood retinal barrier. *Lab Invest* 1987;**56**:457-60.

357. Peyman GA, Apple D. Peroxidase diffusion processes in the optic nerve. *Arch Ophthalmol* 1972;**88**:650-4.

358. Rapoport SI. Osmotic opening of bloodbrain and bloodocular barriers. *Exp Eye Res* 1977;**25** (Suppl.):499-509.

359. Dawson DW, Volpert OV, Gillis P, Crawford SE, Xu H, Benedict W, et al. Pigment epithelium-derived factor: a potent inhibitor of angiogenesis. *Science* 1999;**285**:245-8.

360. King GL, Suzuma K. Pigment-epithelium-derived factor-a key coordinator of retinal neuronal and vascular functions. *N Engl J Med* 2000;**342**:349-51.

361. Leblanc B, Jezequel S, Davies T, Hanton G, Taradach C.

Binding of drugs to eye melanin is not predictive of ocular toxicity. *Regul Toxicol Pharmacol* 1998;**28**:124-32.

362. Buyukmihci N, Goehring-Harmon F. Histology and fine structure of the hamster retinal pigment epithelium. *Acta Anat* 112:36-46 (Acta).

363. Heywood R. Drug-induced retinopathies in the beagle dog. *Br Vet J* 1974;**130**:564-9.

364. Porter JB. A riskbenefit assessment of iron-chelation therapy. *Drug Saf* 1997;**17**:407-21.

365. Tsai RK, Lee YH. Reversibility of ethambutol optic neuropathy. *J Ocul Pharmacol Ther* 1997;**13**:473-7.

366. Vial T, Choquet-Kastylevsky G, Liautard C, Descotes J. Endocrine and neurological adverse effects of the therapeutic interferons. *Toxicology* 2000;**142**:161-72.

367. Kinirons P, Cavalleri GL, O'Rourke D, Doherty CP, Reid I, Logan P, et al. Vigabatrin retinopathy in an Irish cohort: lack of correlation with dose. *Epilepsia* 2006;**47**:311-7.

368. Midelfart A, Midelfart E, Brodtkorb E. Visual field defects in patients taking vigabatrin. *Acta Ophthalmol Scand* 2000;**78**:580-4.

369. Wild JM, Robson CR, Jones AL, Cunliffe IA, Smith PEM. Detecting vigabatrin toxicity by imaging of the retinal nerve fiber layer. *Invest Ophthalmol Visual Sci* 2006;**47**:917-24.

370. Sasaki S, Yagi K, Miyata H, Nakamura I, Iwaki Y, Kimura M. P-VECP can reveal visual toxicity in pigmented rats of repeated doses of ethambutol. *Neurotoxicol Teratol* 2004;**26**:279-84.

371. Heng JE, Vorwerk CK, Lessell E, Zurakowski D, Levin LA, Dreyer EB. Ethambutol is toxic to retinal ganglion cells via an excitotoxic pathway. *Invest Ophthalmol Visual Sci* 1999;**40**:190-6.

372. Bernstein HN, Ginsberg J. The pathology of chloroquine retinopathy. *Arch Ophthalmol* 1964;**71**:238-45.

373. Wetterholm DH, Winter FC. Histopathology of chloroquine retinal toxicity. *Arch Ophthalmol* 1964;**71**:82-7.

374. Green WR. Retina. In: 4th ed. Spencer WH, editor. *Ophthamic pathology. An atlas and textbook*, vol. 2. Philadelphia: WB Saunders Company; 1996. p. 677-1331.

375. Ramsey MS, Fine BS. Chloroquine toxicity in human eye — histopathologic observations by electron microscopy. *Am J Ophthalmol* 1972;**73**:229-35.

376. Gregory MH, Rutty DA, Wood RD. Retinal changes and chloroquine. *Br Med J* 1968;**2**:428-9.

377. Francois J, Maudgal MC. Experimentally induced chloroquine retinopathy in rabbits. *Am J Ophthalmol* 1967;**64**:886-93.

378. Meier-Ruge W. Experimental investigation of the morphogenesis of chloroquine retinopathy. *Arch Ophthalmol* 1965;**73**:540-4.

379. Saturno G, Pesenti M, Cavazzoli C, Rossi A, Giusti AM, Gierke B, et al. Expression of serine/threonine protein-kinases and related factors in normal monkey and human retinas: the mechanistic understanding of a CDK2 inhibitor induced retinal toxicity. *Toxicol Pathol* 2007;**35**:972-83.

380. Dowling JE, Sidman RL. Inherited retinal dystrophy in the rat. *J Cell Biol* 1962;**14**:73-109.

381. Lai Y-L, Jacoby RO, Jonas AM, Papermaster DS. A new form of hereditary retinal degeneration in Wag/Rij rats. *Invest Pathol* 1975;**14**:62-7.

382. Vollrath D, Feng W, Duncan JL, Yasumura D, D'Cruz PM, Chappelow A, et al. Correction of the retinal dystrophy phenotype of the RCS rat by viral gene transfer of Mertk. *Proc Natl Acad Sci U S A* 2001;**98**:12584-9.

383. Strick DJ, Feng W, Vollrath D. Mertk drives myosin II redistribution during retinal pigment epithelial phagocytosis. *Invest Ophthalmol Visual Sci* 2009;**50**:2427-35.

384. Li I, Turner JE. Inherited retinal degeneration in the RCS rat: prevention of photoreceptor degeneration by pigment epithelial cell transplantation. *Exp Eye Res* 1988;**47**:911-7.

385. von Sallman L, Grimes P. Spontaneous retinal degeneration in mature Osborne-Mendel rats. *Arch Ophthalmol* 1972;**88**:404-11.

386. Bruckner R. Spaltlampenmikroskopie und Ophthalmoskopie am Auge von Ratte und Maus. *Doc Ophthalmol* 1951;**56**:452-554.

387. Keeler C. The inheritance of a retinal abnormality in white mice. *Proc Natl Acad Sci U S A* 1924;**10**:329-33.

388. Weisse I, Stötzer H, Seitz R. Age and light-dependent changes in the rat eye. *Virchows Arch A Pathol Anat Histopathol* 1974;**362**:145-56.

389. Lin W-L, Essner E. An electron microscopic study of retinal degeneration in Sprague-Dawley rats. *Lab Anim Sci* 1987;**37**:180-6.

390. Lin W-L, Essner E. Retinal dystrophy in Wistar-Furth rats. *Exp Eye Res* 1988;**46**:1-12.

391. Lai Y-L, Jacoby RO, Jonas AM. Age-related and light-associated retinal changes in Fischer rats. *Invest Ophthalmol Vis Sci* 1978;**17**:634-8.

392. Lai Y-L, Jacoby RO, Yao PC. Animal model: peripheral degeneration in rats. *Am J Pathol* 1979;**97**:449-52.

393. Noell WK, Walker VS, Kang BS, Berman S. Retinal damage by light in rats. *Invest Pathol* 1966;**5**:450-73.

394. Perez J, Perentes E. Light-induced retinopathyin the albino-rat in long-term studies — an immunohistochemical and quantitative approach. *Exp Toxicol Pathol* 1994;**46**:229-35.

395. Weisse I, Seitz R, Stegman H. Eine multifokale serose Chorioretinitis beim Beagle. *Vet Pathol* 1981;**18**:1-12.

396. Rubin LF, Saunders LZ. Intraocular larva migrans in dogs. *Pathol Vet* 1965;**2**:566-73.

397. Sills GJ, Patsalos PN, Butler E, Forrest G, Ratnaraj N, Brodie MJ. Visual field constriction — accumulation of vigabatrin but not tiagabine in the retina. *Neurology* 2001;**57**:196-200.

398. Lessell S. Histopathology of experimental ethambutol intoxication. *Invest Ophthalmol Visual Sci* 1976;**15**:765-9.

399. Breider MA, Pilcher GD, Graziano MJ, Gough AW. Retinal degeneration in rats induced by CI-1010, a 2nitroimidazole radiosensitizer. *Toxicol Pathol* 1998;**26**:234-9.

400. Crompton MR, Leyton DD. Delayed radionecrosis of the brain following therapeutic x-radiation of the pituitary. *Brain* 1961;**84**:85-101.

401. Wiebe V, Hamilton P. Fluoroquinolone-induced retinal degeneration in cats. *J Am Vet Med Assoc* 2002;**221**:1568-71.

402. Gelatt KN, van der Woerdt A, Ketring KL, Andrew SE, Brooks DE, Biros DJ, et al. Enrofloxacin-associated retinal degeneration in cats. *Vet Ophthalmol* 2001;**4**:99-106.

403. Woodward KN. Veterinary pharmacovigilance. Part 6. Predictability of adverse reactions in animals from laboratory toxicology studies. *J Vet Pharmacol Ther* 2005;**28**:213-31.

404. Crispin SM, Gould DJ, Carter WJ, Lowe RC. Idiosyncratic reaction to enrofloxacin in cats. *Vet Rec* 2002;**150**:555-6.

405. Drenkhahn D, Lüllmann-Rauch R. Drug-induced retinal lipidosis: differential susceptibilies of pigment epithelium and neuroretina toward several amphiphilic cationic drugs. *Exp Mol Pathol* 1978;**28**:360-71.

406. Gregory MH, Rutty DA, Wood RD. Differences in retinotoxic action of chloroquine and phenothiazine derivatives. *J Pathol* 1970;**102** 139-50.

407. Gatty DM. Toxicology. In: Klintworth GK, Garner A, editors. *Pathobiology of ocular disease. Part B*. New York: Informa Healthcare Inc.; 2008. p. 1079-90.

408. Drenser K, Sarraf D, Jain A, Small KW. Crystalline retinopathies. *Surv Ophthalmol* 2006;**51**:535-49.

409. Albert DM, Bullock JD, Lahav M, Caine R. Flecked retina secondary to oxalate crystals from methoxyflurane anesthesia: clinical and experimental studies. *Trans Sect Ophthalmol Am Acad Ophthalmol Otolaryngol* 1975;**79**: OP817-26.

410. Bullock JD, Albert DM. Generalized oxalosis with retinal involvement following methoxyflurane anesthesia. *Anesthesiology* 1974;**41**:296-302.

411. Mecklenburg L, Schraermeyer U. An overview on the toxic morphological changes in the retinal pigment epithelium after systemic compound administration. *Toxicol Pathol* 2007;**35**:252-67.

412. Schiavo DM, Sinha DP, Black H, Arthaud L, Massa T, Murphy BF, et al. Tapetal changes in beagle dogs. 1. Ocular changes after oral administration of a beta-adrenergic blocking agent — SCH 19927. *Toxicol Appl Pharmacol* 1984;**72**:187-94.

413. Cappiello VP, Layton WM. A one year study of ethambutol in dogs: results of gross and histopathologic examinations. *Toxicol Appl Pharmacol* 1965;**7**:844-9.

414. Massa T, Davis GJ, Shiavo DM, Sinha RJ, Black HE, Schwartz E. Tapetal changes in beagle dogs. II Ocular changes after intravenous administration of a macrolide antibiotic-rosamicin. *Toxicol Appl Pharmacol* 1984;**72**:195-200.

415. Schiavo DM. Retinopathy from administration an imidazoquinazoline to beagles. *Toxicol Appl Pharmacol* 1972;**23**:782-3.

416. Schiavo DM, Green JD, Traina VM, Spaet R, Zaidi I. Tapetal changes in beagle dogs following oral administration of CGS14796C, a potential aromatase inhibitor. *Fundam Appl Toxicol* 1988;**10**:329-34.

417. Hiles RA, Bekersky I, Serabian MA, Mong S. Comparative toxicity in rats and dogs of intravenous 1,3-di(4imidazolino-2-methoxyphenoxy) propane lactate, a potential agent for the treatment of *Pneumocystis-carinii* Pneumonia. *Drug Invest* 1993;**6**:311-9.

418. Dillberger JE, Peiffer RL, Dykstra MJ, O'Mara M, Patel DK. The experimental antipsychotic agent 1192U90 targets tapetum lucidum in canine eyes. *Toxicol Pathol* 1996;**24**:595-601.

419. Funk J, Altmann B, Mohr S, Schaefer H-E. Tapetal changes in beagle dogs following oral administration of a discontinued antidiabetic drug. *Toxicol Pathol* 2009;**37**:138.

420. Figueroa R, Weiss H, Smith JC, Hackley BM, McBean LD, Swassing CR, et al. Effect of ethambutol on ocular zinc

concentration in dogs. *Am Rev Respir Dis* 1971;**104**:542-94.

421. Yoon YH, Jung KH, Sadun AA, Shin H-C, Koh J-Y. Ethambutol-induced vacuolar changes and neuronal loss in rat retinal cell culture: mediation by endogenous zinc. *Toxicol Appl Pharmacol* 2000;**162**:107-14.

422. Kobayashi S, Mukai N. Retinoblastoma-like tumors induced in rats by human adenovirus type 12 in rats. *Cancer Res* 1974;**34**:1646-51.

423. Forge A, Wright T. The molecular architecture of the inner ear. *Br Med Bull* 2002;**63**:5-24.

424. Albiin N, Hellström S, Stenfors L-E, Cerne A. Middle ear mucosa in rats and humans. *Ann Otol Rhinol Laryngol* 1986;**95**(Suppl. 126):2-15.

425. Mattsson JL. Ototoxity: an argument for evaluation of the cochlea in safety testing in animals. *Toxicol Pathol* 2000;**28**:137-41.

426. Engström H, Ades HW, Hawkins JE. Cytoarchitecture of the organ of Corti. *Acta Otolaryngol* 1964;(Suppl. 188):92-9.

427. Forge A, Harper ES. Ototoxicity. In: Ballantyne B, Marrs TC, Syversen T, editors. *General and applied toxicology*, vol. 2. London: Macmillan; 2000. p. 775-801.

428. Astbury PJ, Read NG. Improved morphological technique for screening potentially ototoxic compounds in laboratory animals. *Br J Audiol* 1982;**16**:131-7.

429. Astbury PJ, Read NG. Kanamycin induced ototoxicity in the laboratory rat. A comparative morphological and audiometric study. *Arch Toxicol* 1982;**50**:267-78.

430. Davies S, Forge A. Preparation of the mammalian organ of Corti for scanning electron microscopy. *J Microsc-Oxf* 1987;**147**:89-101.

431. Wecker H, Laubert A. Reversible reduction in hearing with acute salicylate intoxication. *HNO* 2004;**52**:347-51.

432. Rivera W, Kleinschmidt KC, Velez LI, Shepherd G, Keyes DC. Delayed salicylate toxicity at 35 hours without early manifestations following a single salicylate ingestion. *Ann Pharmacother* 2004;**38**:1186-8.

433. Karbwang J, Tin T, Rimchala W, Sukontason K, Namsiripongpun V, Thanavibul A, et al. Comparison of arte-mether and quinine in the treatment of severe falciparum malaria in south-east Thailand. *Trans R Soc Trop Med Hyg* 1995;**89**:668-71.

434. Skinner R. Best practice in assessing ototoxicity in children with cancer. *Eur J Cancer* 2004;**40**:2352-4.

435. Bagger-Sjoback D. Effect of streptomycin and gentamycin on the inner ear. *Ann N Y Acad Sci* 1997;**830**:120-9.

436. Wersall J. Structural damage to the organ of Corti and vestibular epithelia caused by aminoglycoside antibiotics in the guinea pig. In: Werner SA, Matz GJ, Hawkins JE, editors. *Aminoglycoside ototoxicity*. Boston: Little Brown; 1981. p. 197-214.

437. Perletti G, Vral A, Patrosso MC, Marras E, Ceriani I, Willems P, et al. Prevention and modulation of amino-glycoside ototoxicity (Review). *Mol Med Rep* 2008;**1**:3-13.

438. Laurell G, Bagger-Sjoback D. Degeneration of the organ of Corti following intravenous administration of cisplatin. *Acta Otolaryngol* 1991;**111**:891-8.

439. Laurell G, Bagger-Sjoback D. Dose-dependent inner-ear changes after IV administration of cisplatin. *J Otolaryngol* 1991;**20**:158-67.

440. Sergi B, Ferraresi A, Troiani D, Paludetti G, Fetoni AR. Cisplatin ototoxity in the guinea pig: vestibular and cochlear damage. *Hear Res* 2003;**182**:56-64.

441. Allen GC, Tiu C, Koike K, Ritchey AK, Kurs-Lasky M, Wax MK. Transient-evoked otoacoustic emissions in children after cisplatin chemotherapy. *Otolaryngol Head Neck Surg* 1998;**118**:584-8.

442. Verschoyle R, Edwards R, Nolan B, Greaves P. Articular chondromatosis and chrondroid metaplasia in transgenic TAg mice. *Toxicol Pathol* 2004;**32**:22-5.

443. Chiu T, Lee KP. Auricular chrondropathy in aging rats. *Vet Pathol* 1983;**21**:500-4.

444. Prieur DJ, Uung DM, Counts DF. Auricular chrondritis in fawn-hooded rats: a spontaneous disorder resembling that induced by immunization with type II collagen. *Am J Pathol* 1984;**116**:69-76.

445. Kitagaki M, Suwa T, Yanagi M, Shiratori K. Auricular chondritis in young ear-tagged Crj:CD(SD)IGS rats. *Lab Anim* 2003;**37**:249-53.

446. Kitagaki M, Hirota M. Auricular chondritis caused by metal ear tagging in C57BL/6 mice. *Vet Pathol* 2007;**44**:458-66.

447. Cremer MA, Pitcock JA, Stuart JM, Kang AH, Townes AS. Auricular chondritis in rats: an experimental model of relapsing polychondritis induced with Type II collagen. *J Exp Med* 1981;**154**:535-40.

448. McCune WJ, Schiller AC, Dynesius-Trentham RA, Trentham DE. Type II collagen-induced auricular chondritis. *Arthritis Rheum* 1982;**25**:266-73.

449. Yoo TJ, Lee MK, Min YS, Chiang HJ, Wang K, Fujiyoshi T, et al. Epitope specificity and T-cell receptor usage in type-II collagen-Induced autoimmune ear disease. *Cell Immunol*

1994;**157**:249-62.

450. Taneja V, Griffiths M, Behrens M, Luthra HS, David CS. Auricular chondritis in NOD.DQ8.A beta o (A(g7 -/-)) transgenic mice resembles human relapsing polychondritis. *J Clin Invest* 2003;**112**:1843-50.

451. Hansson AS, Johannesson M, Svensson L, Nandakumar KS, Heinegard D, Holmdahl R. Relapsing polychondritis, induced in mice with matrilin 1, is an antibody-and complement-dependent disease. *Am J Pathol* 2004;**164**:959-66.

452. Gergely P, Poor G. Relapsing polychondritis. *Best Pract Res Clin Rheumatol* 2004;**18**:723-38.

453. Rapini RP, Warner NB. Relapsing polychondritis. *Clin Dermatol* 2006;**24**:482-5.

454. Pliss PG. Tumours of the auditory sebaceous glands. In: Turusov VS, editor. *Pathology of tumours in laboratory animals. Tumours of the rat, Part 1*, vol. 1. Lyon: International Agency for Research on Cancer; 1973. p. 23-30.

455. Gold LS, Manley NB, Slone TH, Ward JM. Compendium of chemical carcinogens by target organ: results of chronic bioassays in rats, mice, hamsters, dogs, and monkeys. *Toxicol Pathol* 2001;**29**:639-52.

456. Ashby J, Tennant RW. Definitive relationships among chemical-structure, carcinogenicity and mutagenicity for 301 chemicals tested by the United States NTP. *Mutat Res* 1991;**257**:229-306.

索引